彩图 10-1　心肌梗死病人 ^{201}Tl 运动-再分布心肌灌注断层显像

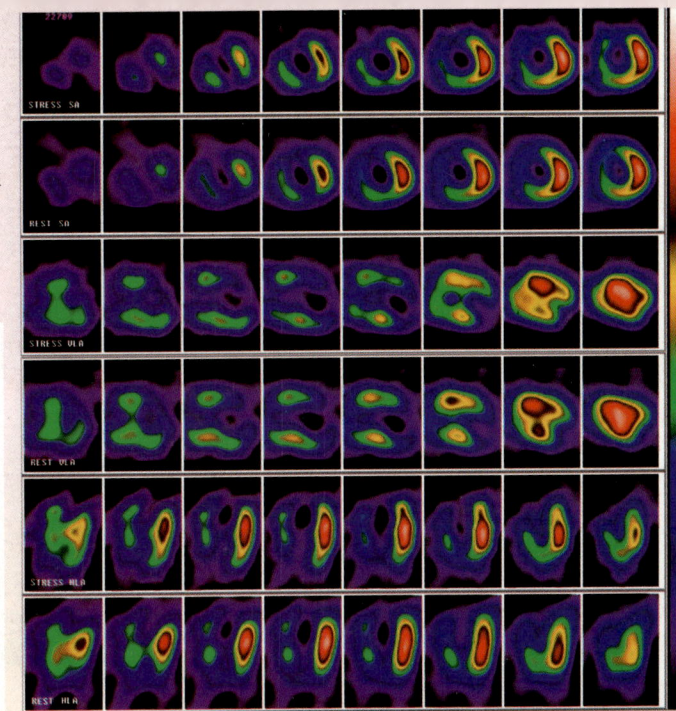

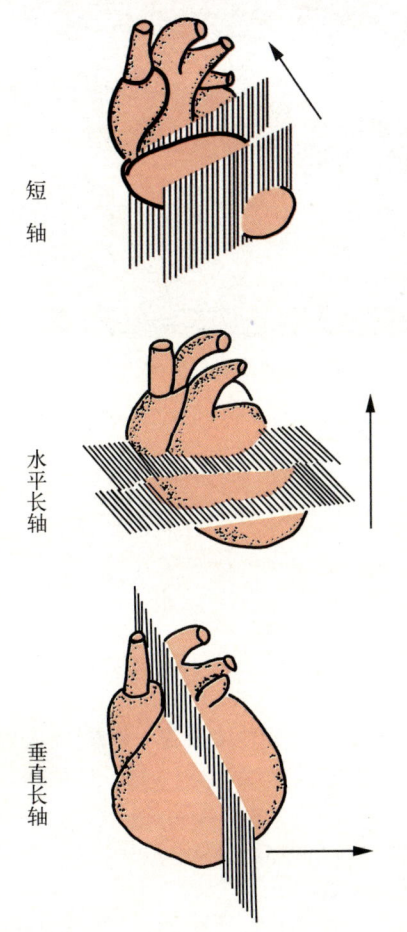

彩图 10-2　左心室断层影像各断面示意图

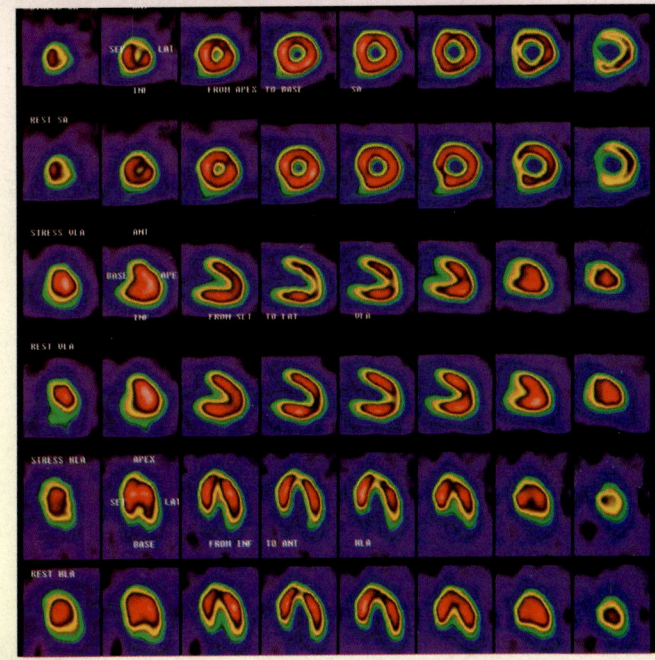

彩图 10-3　运动心肌灌注显像正常

彩图 10-4　正常变异

A. 短轴断层图像　垂直于心脏长轴，从心尖到心脏基底部的依次断层图像。侧壁的放射性浓度略高于室间壁；间壁近基底部为膜部，呈放射性缺损区；下壁放射性常略低于前壁

B. 水平长轴断层图像　间壁放射性低于侧壁，室间壁的长度常短于侧壁，变异较大

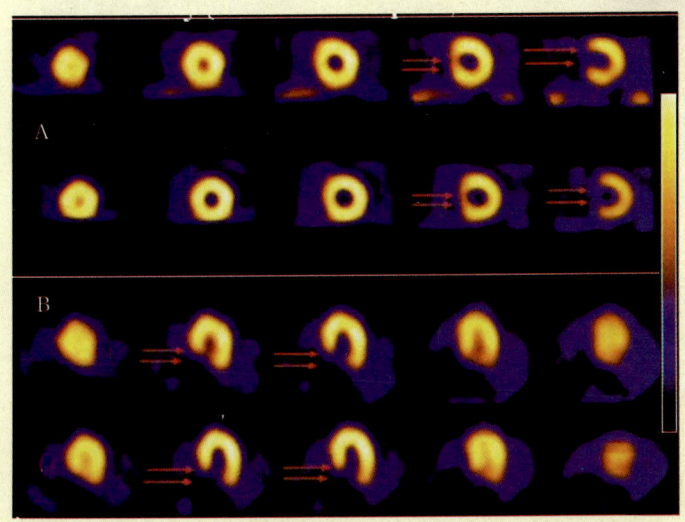

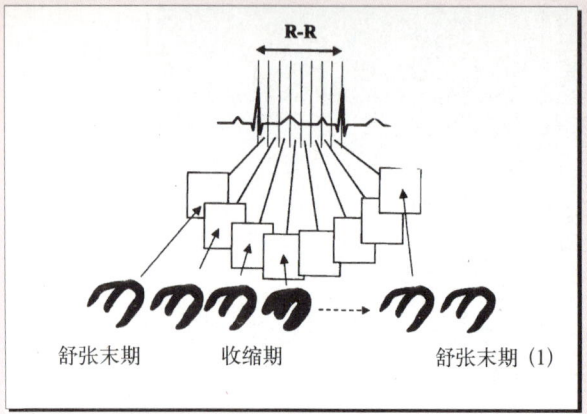

彩图 10-5　心肌灌注门控采集示意图

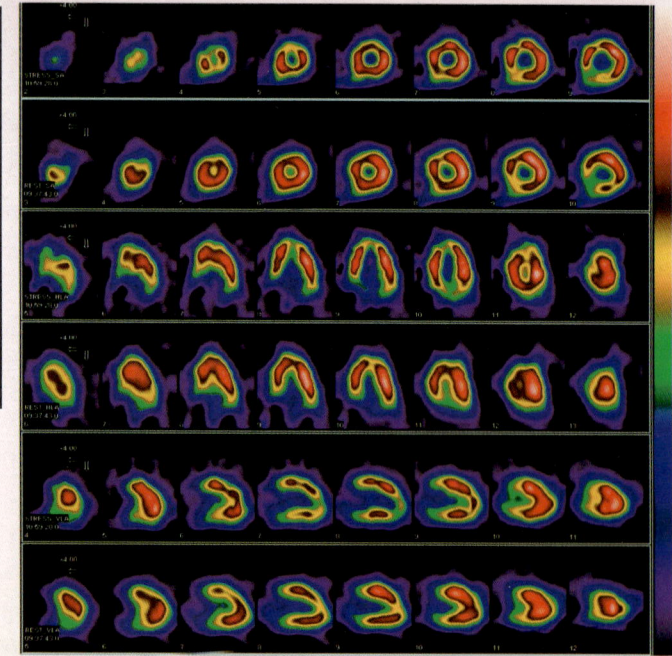

彩图 10-6　ATP 介入心肌灌注断层显像（^{99m}Tc-MIBI）

注：可见左心室下壁和前壁的心尖部呈可逆性放射性减低区，提示下壁和前壁心尖部心肌缺血

彩图 10-7　^{99m}Tc-MIBI 740 MBq 静息态＋硝酸甘油服药心肌灌注断层显像

注：可见左心室下壁心尖部呈非可逆性放射性缺损区，间隔及侧壁心尖部呈非可逆性放射性减低区，前壁心尖部和中部呈可逆性放射性缺损和减低区。临床印象：左心室下壁心尖部心肌梗死样改变，间隔、前壁及侧壁心尖部和前壁中部心肌梗死伴有存活心肌

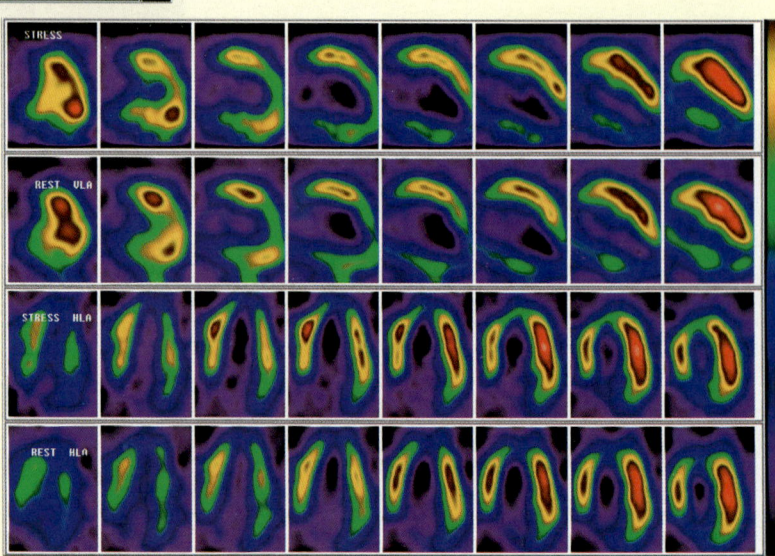

彩图 10-8　缺血性心肌病

注：左心室明显扩大，左心室下壁的心尖部和中部固定性放射性缺损，中部的前壁和前间隔固定性放射性减低

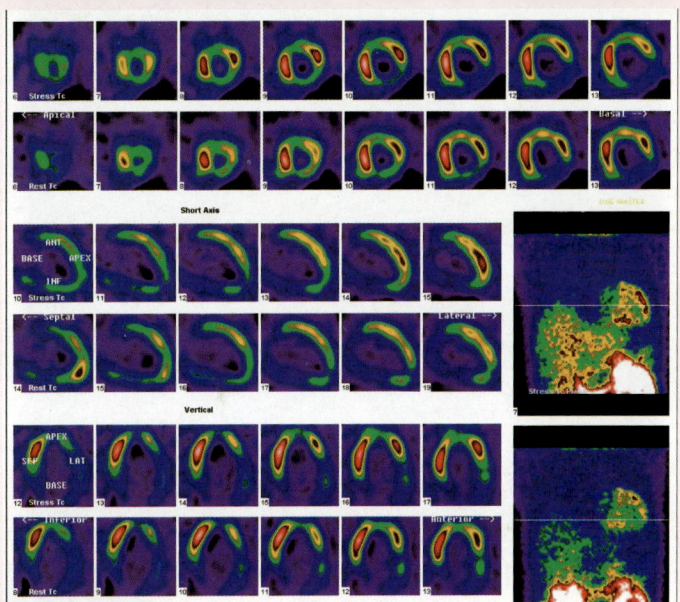

彩图10-9 ATP心肌灌注断层显像

注：可见左心室明显扩大，呈球形，室壁变薄，有多节段非可逆性放射减低区，符合扩张性心肌病表现

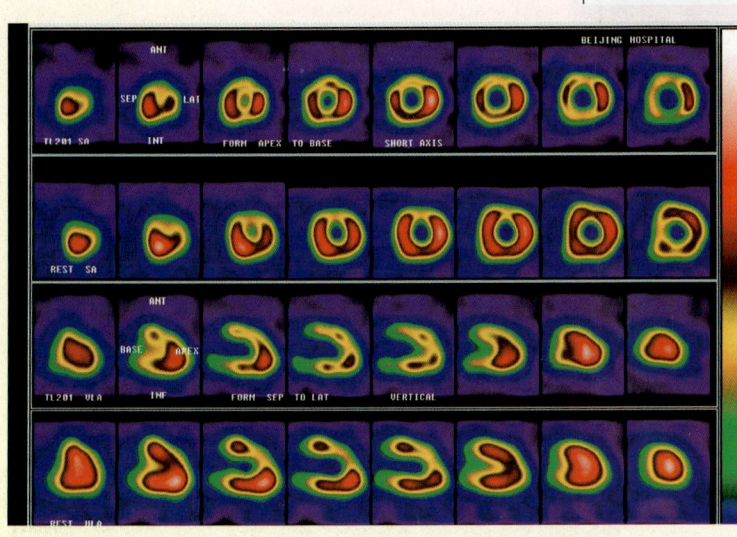

彩图10-10 乳腺衰减 左心室前壁呈固定性放射性减低

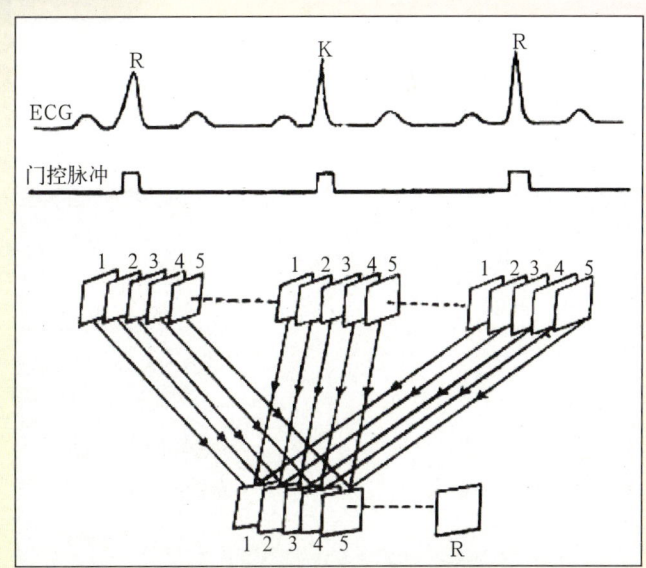

彩图10-11 门控数据采集示意图

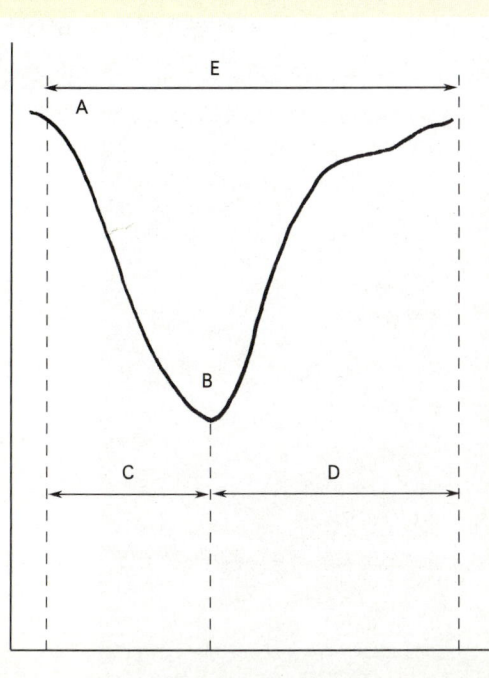

彩图10-12 心室容积曲线

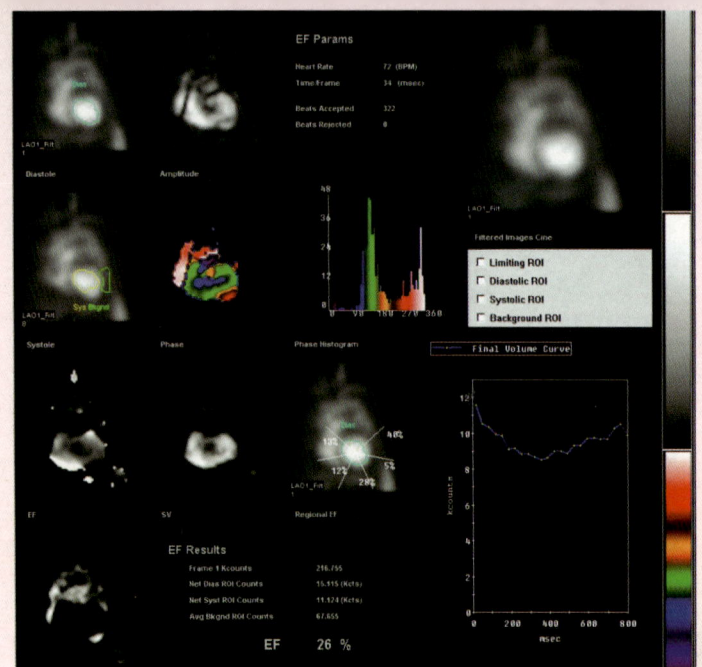

彩图 10-13　陈旧性前侧壁心肌梗死并左心室心尖部室壁瘤形成

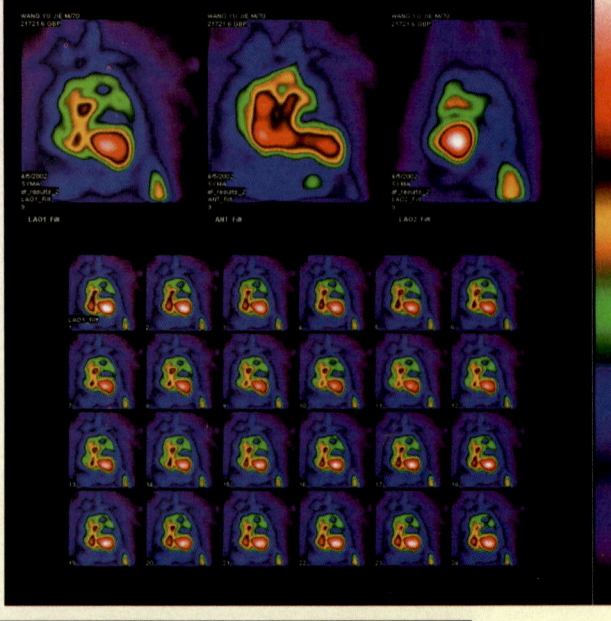

彩图 10-14　室壁瘤引起的心肌运动异常

注：心动电影显示心尖、尖下壁、下侧壁呈矛盾运动，前壁、前侧壁和间隔基底段无运动

彩图 10-15　心肌梗死的 ^{18}F-FDG 代谢显像

注：心肌灌注减低区对 ^{18}F-FDG 不摄取，呈"灌注—代谢匹配（match）"，表明心肌梗死

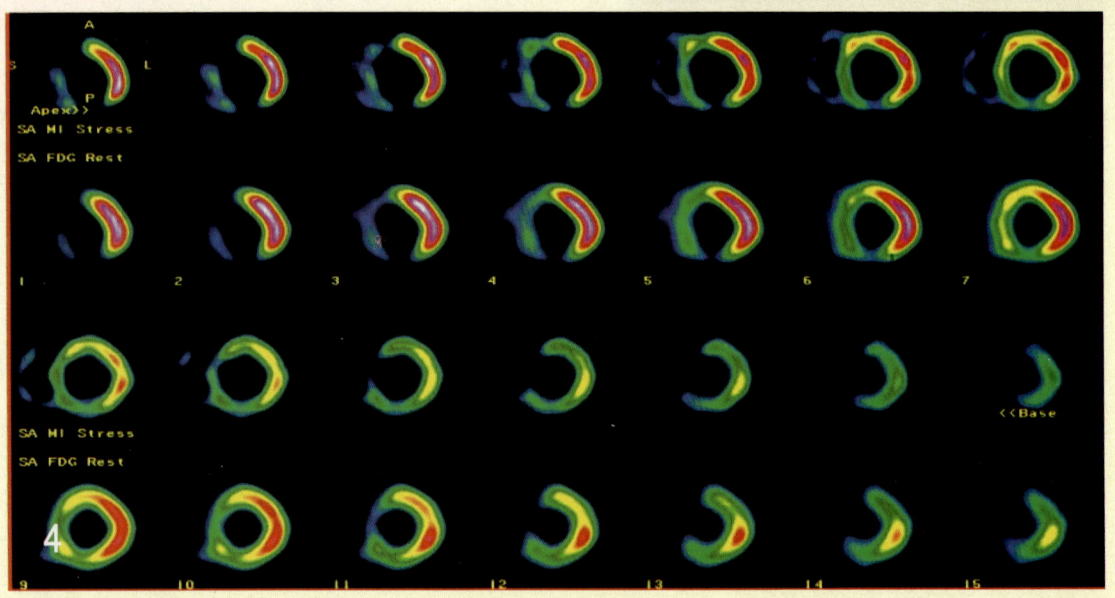

新编心血管疾病鉴别诊断学

NEW DIFFERENTIAL DIAGNOSTICS OF
CARDIOVASCULAR DISEASES

主　编
范　利　李小鹰

副主编
李艳芳　曹　剑　尚延忠

编著者

范　利	李小鹰	李艳芳	曹　剑	尚延忠	刘秀华
付　艳	卢喜烈	刘　亮	司全金	张　云	华　潞
智　光	谭国娟	安宁豫	高元桂	韩丽君	许　锋
孙福成	朱　平	高文谦	李伯君	杨庭树	朱冰坡
		郝卫军	郑延松		

金盾出版社

内 容 提 要

本书由范利教授和李小鹰教授组织解放军总医院、北京医院、阜外心血管病医院的20多位著名专家编撰而成。总结了国内外心脏病学的最新进展和专家们丰富的临床实践经验，荟萃了国内外心血管疾病临床诊断和辅助诊断的先进成果，融入了丰富的辨病知识，共分为三篇二十五章。第一篇为心血管疾病鉴别诊断基础，分为五章介绍了心血管解剖、生理、病理的基础知识，分述了症状鉴别诊断、心脏杂音鉴别诊断和心脏增大鉴别诊断；第二篇为心血管疾病实验室鉴别诊断，从第六章至第十章介绍了心电图、超声心动图、X线、磁共振、核素等检查对心血管疾病的鉴别诊断方法；第三篇心血管疾病鉴别诊断各论，自第十一章至第二十五章重点论述了冠状动脉疾病、高血压、休克、心力衰竭、心律失常、心脏瓣膜病、心包炎、先天性心脏病、大动脉和大静脉疾病、周围血管疾病的诊断和鉴别诊断。内容新颖翔实，结构严谨清晰，既反映了心血管疾病鉴别诊断的新理论、新进展，又广集专家们丰富的临床经验，且文笔流畅，图文并茂，是心血管内科、外科医师的重要参考书，亦可供普通内科和辅诊科室医师参阅。

图书在版编目(CIP)数据

新编心血管疾病鉴别诊断学/范利，李小鹰主编. —北京：金盾出版社，2007.6
ISBN 978-7-5082-4497-6

Ⅰ.新… Ⅱ.①范…②李… Ⅲ.心脏血管疾病-鉴别诊断 Ⅳ.R540.4

中国版本图书馆CIP数据核字(2007)第030594号

金盾出版社出版、总发行
北京太平路5号(地铁万寿路站往南)
邮政编码：100036　电话：68214039　83219215
传真：68276683　网址：www.jdcbs.cn
彩色印刷：北京百花彩印有限公司
黑白印刷：北京金盾印刷厂
装订：永胜装订厂
各地新华书店经销
开本：787×1092 1/16　印张：44.5　彩页：4　字数：1100千字
2007年6月第1版第1次印刷
印数：1—6000册　定价：79.00元

(凡购买金盾出版社的图书，如有缺页、
倒页、脱页者，本社发行部负责调换)

序

　　心血管疾病是发达国家和部分发展中国家的常见病和多发病,已成为现代人主要的死亡原因之一。随着我国人口平均寿命的延长,以及人们生活方式、工作习惯和环境条件的变化,现代人心血管疾病的发病率和病死率呈明显上升趋势,人们对心血管疾病的关注程度也日益升高。由于现代分子生物学、医学工程学和计算机技术的蓬勃发展,在基础医学和临床医学之间架起了一座桥梁,使许多心血管疾病诊断和治疗的新技术、新方法不断应用于临床,使医疗质量得到了明显提高,对冠心病、心肌梗死、高血压病、心脏瓣膜病、先天性心脏病等的诊断和治疗都有了很大进展。但是在日常医疗工作中,心血管疾病的漏诊、误诊仍时有发生。虽然国内已有关于心血管疾病鉴别诊断的专著,但因科学技术突飞猛进地不断发展,临床诊疗实践中仍感有许多不足之处,要求医师的诊疗水平不断更新、补充和提高。

　　本书总结了近年的新理论、新概念、新技术,以便于广大医务人员紧随科技发展的形势,不断更新和拓展医学知识,提高对心血管疾病的诊疗水平。范利、李小鹰两位教授在百忙之中抽出时间,组织了解放军总医院、北京医院和阜外心血管病医院的中青年专家们进行了《新编心血管疾病鉴别诊断学》一书的编著工作。该书以诊断为基础,鉴别诊断为重点,从病因、症状、体征、实验室与辅助检查、心血管疾病各论等多个方面,从不同角度提出疾病间的异同,详细地对心血管疾病的诊断与鉴别诊断,疾病的病因与发病机制、临床表现的异同做了全面的阐述。

　　本书内容新颖翔实,主要来自当前的专业文献资料和有关专家在其专业领域的研究成果与临床实践的经验。结构严谨,系统性强,既能反映新理论、新进展,又广集作者们丰富的临床经验。以启迪中青年医师的思维,开阔思路,用纵横角度来认识疾病和解决临床上一些极其复杂的现象,从而帮助读者提高临床诊治水平。望此书能成为我国现代心血管疾病医学的重要参考书之一。

　　披阅之余,深觉本书是从事心血管临床、教学及科研工作的各级医生和护理人员在实际工作中很好的参考书。因此,欣然执笔,草此为序。

中国工程院院士
解放军总医院老年心血管病研究所所长　王士雯
解放军总医院教授

2007.3

前　言

近年来,我国心血管疾病的发病率呈逐渐增高的趋势,并已成为人群死亡的主要原因之一。随着医学科学的进步,临床和实验室诊断新技术的不断发展,临床医师在心血管疾病的诊断和鉴别诊断技术上有了很大提高。但由于有些临床医师对新的诊断技术了解不够,或诊断思路不清晰,或临床经验不足等因素,仍容易影响对心血管疾病的及时诊断和鉴别诊断,乃至耽误治疗,直接影响患者的预后,因而不断提高对心血管疾病的正确诊断和防治技术水平尤为重要。心血管疾病是内科较为特殊的一组常见疾病,其诱因和病因各不相同,不仅有解剖和生理上的复杂性,同时又是全身性疾病的一部分。因此,在作出心血管疾病诊断的同时,还要及时作出病因学诊断、病理学诊断和病理生理学诊断,这就要求临床医师应具有丰富的诊断和鉴别诊断的相关知识及能力。

针对读者的需求,本书特邀解放军总医院、北京医院、阜外心血管病医院的20多位专家学者,收集了国内外心脏病学近年来的最新进展,结合专家们丰富的临床实践经验,集体编撰了《新编心血管疾病鉴别诊断学》一书,以期能更好地将心血管疾病与其他学科疾病的鉴别诊断的知识和经验带给读者,以提高心血管疾病的确诊率,更好地服务于广大患者。

本书共为三篇二十五章。第一篇心血管疾病鉴别诊断基础,分为五章,主要介绍了心血管系统的解剖、生理和病理的基础知识,分述了症状鉴别诊断、心脏杂音鉴别诊断和心脏增大的鉴别诊断;第二篇心血管疾病实验室的鉴别诊断,从第六章至第十章,就心电图、超声心动图、X线、磁共振、核素检查的鉴别诊断进行了详细的论述;第三篇心血管疾病鉴别诊断各论,自第十一章至第二十五章,从临床实用的角度详述了冠状动脉疾病、高血压病、休克、心力衰竭、心律失常、心脏瓣膜病、心肌病、心包炎、先天性心脏病、主动脉和腔静脉疾病、周围动脉和周围静脉疾病、血脂异常,以及其他心脏病的诊断和鉴别诊断方法。

本书如实反映了国内外心血管疾病诊断和鉴别诊断科学进展的现状,既介绍了临床最新的进展和理论基础,又展现了作者临床丰富的实践经验,且较详细地阐述了心血管疾病诊断和鉴别诊断相关的新技术、新理论。内容丰富,结构严谨,科学新颖,图文并茂。望此书能作为内科、心血管内科、心血管外科、老年科,以及辅诊科医师、保健工作者和医学院校师生实际工作中较为实用的参考书,并愿与读者一起不断继续深入地探讨。由于在本书编写过程中因种种原因使所撰写的内容广度、深度不尽一致,经验和学识并非完善,难免存在错误和不足,还请同道不吝批评和指正。

谨在此特别感谢解放军总医院放射科著名专家高元桂教授亲自执笔撰写了心血管疾病的磁共振检查章节,体现了他一贯令人敬佩的严谨治学精神。真诚的感谢中国工程院院士、解放军总医院老年心血管病研究所所长、著名老年心血管病专家王士雯教授在百忙之中披阅本书样稿并为本书作序。

解放军总医院　范　利　李小鹰

2007.3

目 录

第一篇 心血管疾病鉴别诊断基础

第一章 心脏血管解剖学

第一节 心脏及大血管的形态和位置 ································· 1
  一、心脏的形态 ·· 1
  二、心脏及大血管的位置及其体表投影 ····························· 1
第二节 心包 ··· 2
  一、心包壁层 ·· 2
  二、心包腔 ·· 3
  三、心包的血管和神经 ·· 3
第三节 心腔 ··· 4
  一、左心房 ·· 4
  二、左心室 ·· 4
  三、右心房 ·· 5
  四、右心室 ·· 5
  五、心脏的间隔 ·· 6
第四节 心壁 ··· 7
  一、心内膜 ·· 7
  二、心肌层 ·· 7
  三、心外膜 ·· 7
  四、心脏的纤维支架 ··· 7
第五节 心脏传导系统 ··· 8
  一、窦房结 ·· 8
  二、房内传导束 ·· 8
  三、房室交界区 ·· 9
  四、室内传导束 ·· 9
  五、心脏的异常传导束 ·· 10
第六节 心脏的血液供应 ··· 11
  一、心脏动脉 ·· 11
  二、心脏静脉 ·· 13
第七节 心脏神经 ·· 14
  一、交感神经 ·· 14

二、副交感神经 …………………………………………………………………………… 14
三、感觉神经 ……………………………………………………………………………… 14
四、神经递质及其受体 …………………………………………………………………… 14

第二章 心血管生理学与病理生理学

第一节 心肌电生理特征 ……………………………………………………………………… 16
一、心肌细胞的静息电位与动作电位 …………………………………………………… 16
二、心肌细胞的跨膜离子流 ……………………………………………………………… 18
三、心脏起搏、传导和收缩性 …………………………………………………………… 20
四、心肌缺血时的电生理变化 …………………………………………………………… 26
第二节 心脏激素 ……………………………………………………………………………… 26
一、心钠素 ………………………………………………………………………………… 26
二、肾素-血管紧张素 …………………………………………………………………… 28
三、降钙素基因相关肽 …………………………………………………………………… 29
四、内皮素 ………………………………………………………………………………… 30
五、其他 …………………………………………………………………………………… 31
第三节 心肌代谢 ……………………………………………………………………………… 32
一、心肌代谢的特点 ……………………………………………………………………… 32
二、心肌缺血时的代谢变化 ……………………………………………………………… 33
第四节 心脏功能 ……………………………………………………………………………… 35
一、心脏收缩与舒张功能 ………………………………………………………………… 35
二、心肌缺血时心脏功能的变化 ………………………………………………………… 37
第五节 心血管的神经体液调节 ……………………………………………………………… 38
一、心血管的神经调节 …………………………………………………………………… 38
二、心血管的体液调节 …………………………………………………………………… 41
三、心肌缺血时的神经、体液调节 ……………………………………………………… 45

第三章 心血管疾病症状的鉴别诊断

第一节 心血管疾病诊断和鉴别诊断原则 …………………………………………………… 48
一、调查研究,收集完整和确实的诊断资料 …………………………………………… 48
二、综合分析资料,建立初步诊断 ……………………………………………………… 50
三、动态临床观察,验证和修正诊断 …………………………………………………… 50
第二节 心血管疾病症状 ……………………………………………………………………… 51
一、心悸 …………………………………………………………………………………… 51
二、呼吸困难 ……………………………………………………………………………… 52
三、咳嗽 …………………………………………………………………………………… 56
四、咯血 …………………………………………………………………………………… 59

五、胸痛	62
六、发绀	65
七、头痛	69
八、晕厥	74
九、水肿	77

第四章 心脏杂音的鉴别诊断

第一节 概述 ... 80
  一、产生心脏杂音的原因 ... 80
  二、心脏杂音发生的时期 ... 81
  三、心脏杂音的诊断 ... 81
  四、心脏杂音的鉴别诊断 ... 84
第二节 心脏杂音的分类 ... 85
  一、收缩期杂音 ... 85
  二、舒张期杂音 ... 88
  三、连续性杂音 ... 90
第三节 心尖区杂音 ... 91
  一、心尖区收缩期杂音 ... 91
  二、心尖区舒张期杂音 ... 93
第四节 三尖瓣区杂音 ... 94
  一、三尖瓣区收缩期杂音 ... 94
  二、三尖瓣区舒张期杂音 ... 95
第五节 心底部杂音 ... 95
  一、主动脉瓣狭窄与肺动脉瓣狭窄杂音的鉴别 ... 95
  二、肺动脉瓣区舒张期杂音与主动脉瓣关闭不全舒张期杂音的鉴别 ... 96
  三、心底部连续性杂音 ... 96
第六节 主动脉瓣区杂音 ... 97
  一、主动脉瓣区收缩期杂音 ... 97
  二、主动脉瓣区舒张期杂音 ... 98
第七节 肺动脉瓣区杂音 ... 99
  一、肺动脉瓣区收缩期杂音 ... 99
  二、肺动脉瓣区舒张期杂音 ... 100
第八节 胸骨左缘第三四肋间收缩期杂音 ... 101
  一、室间隔缺损 ... 101
  二、肺动脉瓣狭窄和右心室漏斗部狭窄 ... 101
  三、肥厚梗阻性心肌病 ... 101
  四、房间隔缺损 ... 102
第九节 额外心音 ... 102

一、喀喇音 ··· 102
　　二、开瓣音 ··· 103
　　三、心包叩击音 ··· 104
　　四、肿瘤扑落音 ··· 104

第五章　心脏增大的鉴别诊断

第一节　心室增大 ·· 105
　　一、左心室增大 ··· 105
　　二、右心室增大 ··· 117
第二节　心房增大 ·· 130
　　一、左心房增大 ··· 130
　　二、右心房增大 ··· 133
第三节　普遍性心脏增大 ·· 138
　　一、全心衰竭 ··· 138
　　二、扩张型心肌病 ··· 139
　　三、病毒性心肌炎——心脏扩大、心力衰竭型 ····················· 140
　　四、克山病 ·· 142
　　五、贫血性心脏病 ··· 142
　　六、围生期心脏病 ··· 143
　　七、甲状腺功能亢进性心脏病 ·· 143
　　八、甲状腺功能减退症 ··· 143
第四节　局限性心脏增大 ·· 144
　　一、心包囊肿与心包憩室 ·· 144
　　二、心室室壁瘤 ··· 145
　　三、心脏肿瘤 ··· 146

第二篇　心血管疾病的实验室鉴别诊断

第六章　心电图鉴别诊断

第一节　P波异常 ·· 148
　　一、肺性P波 ·· 148
　　二、二尖瓣P波 ··· 149
第二节　病理性Q波 ··· 151
　　一、梗死性Q波 ··· 151
　　二、非梗死性Q波 ··· 153
　　三、不同导联出现Q波的常见原因 ···································· 155
第三节　J波的鉴别诊断 ··· 155

一、早期复极综合征	155
二、右束支传导阻滞	157
三、不定型室内传导阻滞	158
四、J 波异常的原因	158

第四节　QRS 电轴偏移 … 160
 一、QRS 电轴左偏 … 160
 二、QRS 电轴右偏 … 161
 三、QRS 电轴偏移的临床意义 … 162

第五节　ST 段偏移 … 163
 一、缺血性 ST 段抬高 … 163
 二、继发性 ST 段抬高 … 163
 三、继发性 ST 段抬高与缺血性 ST 段抬高的区别 … 164
 四、ST 段压低 … 165

第六节　T 波改变 … 166
 一、良性 T 波倒置 … 166
 二、病理性 T 波倒置 … 167
 三、双峰 T 波 … 168
 四、T 波电交替 … 169

第七节　动态心电图 … 171
 一、及时诊断心律失常 … 171
 二、发现猝死危险因素 … 172
 三、诊断缺血性心脏病 … 172
 四、协助鉴别诊断 … 173
 五、动态心电图的应用 … 173

第八节　心电图运动试验 … 173
 一、运动试验心心电图 … 173
 二、心脏运动试验的适应证、禁忌证及注意事项 … 174
 三、平板运动试验 … 175

第七章　超声心动图鉴别诊断

第一节　心脏超声检查及常规超声心动图 … 183
 一、心脏超声检查技术的发展 … 183
 二、常用心脏超声面位置和特征 … 183

第二节　超声心动图异常的鉴别诊断 … 189
 一、左心室扩大 … 189
 二、右心室扩大 … 191
 三、左心房扩大 … 193
 四、右心房扩大 … 193

五、左心室肥厚 194
六、右心室肥厚 195
七、主动脉增宽 196
八、肺动脉增宽 197
九、心包异常 198
第三节 超声心动图新技术的发展与应用 198
一、谐波成像技术与超声心肌造影技术 199
二、多普勒组织成像技术 200
三、三维超声技术 200
四、全方向 M 型超声心动图技术 201
五、彩色室壁动力分析技术 201

第八章 心血管疾病的 X 线鉴别诊断

第一节 心脏普通 X 线平片检查 202
一、概述 202
二、诊断与鉴别诊断及临床意义 203
第二节 电子计算机 X 线断层扫描 210
一、概述 210
二、诊断与鉴别诊断及临床意义 210
第三节 选择性冠状动脉造影 211
一、概述 211
二、冠状动脉血液供应 212
三、冠状动脉造影的适应证和禁忌证 212
四、冠状动脉病变的基本征象 213
五、冠状动脉造影结果分析 213
六、左心室造影 215
七、临床冠心病分型与冠状动脉病变的关系 216
八、冠状动脉造影术常见并发症 216
第四节 数字减影血管造影 217
一、概述 217
二、临床应用及诊断意义 218

第九章 心血管疾病的磁共振成像检查

第一节 磁共振成像的基本原理 222
一、核磁共振 222
二、核磁弛豫 223
第二节 脉冲序列 224

一、自旋回波脉冲 …………………………………………………………………… 224
二、反转恢复脉冲 …………………………………………………………………… 224
三、梯度回波脉冲 …………………………………………………………………… 224
四、回波平面成像脉冲 ……………………………………………………………… 225
五、快速磁共振成像 ………………………………………………………………… 225
第三节 心血管磁共振其他检查技术和方法 ………………………………………… 225
一、磁共振血管造影 ………………………………………………………………… 225
二、血流速度测定 …………………………………………………………………… 226
三、心肌标记技术 …………………………………………………………………… 227
四、磁共振对比剂 …………………………………………………………………… 227
五、磁共振灌注成像 ………………………………………………………………… 227
六、磁共振波谱分析 ………………………………………………………………… 227
第四节 心血管磁共振检查的优缺点、适应证和禁忌证 …………………………… 227
一、优点 ……………………………………………………………………………… 227
二、缺点 ……………………………………………………………………………… 228
三、适应证 …………………………………………………………………………… 228
四、禁忌证 …………………………………………………………………………… 228
第五节 心脏的特殊检查方法 ………………………………………………………… 228
一、心血管搏动和呼吸运动伪影的控制 …………………………………………… 228
二、扫描层面选择 …………………………………………………………………… 228
三、心脏断层成像的标准化心肌分段 ……………………………………………… 230
四、左心室功能检测 ………………………………………………………………… 231
第六节 心脏磁共振成像正常所见 …………………………………………………… 233
一、诸扫描体位心脏正常所见 ……………………………………………………… 233
二、心脏主要解剖结构正常所见 …………………………………………………… 233
第七节 常见心脏病磁共振成像 ……………………………………………………… 235
一、冠状动脉粥样硬化性心脏病 …………………………………………………… 235
二、心肌病 …………………………………………………………………………… 240
三、瓣膜病变 ………………………………………………………………………… 241
四、心包病变 ………………………………………………………………………… 241
五、心脏肿瘤 ………………………………………………………………………… 242
第八节 先天性心脏病磁共振成像 …………………………………………………… 246
一、房间隔缺损 ……………………………………………………………………… 246
二、房室间隔缺损 …………………………………………………………………… 246
三、室间隔缺损 ……………………………………………………………………… 247
四、动脉导管未闭 …………………………………………………………………… 247
五、法洛四联症 ……………………………………………………………………… 248
六、右心室双出口 …………………………………………………………………… 249
七、共同动脉干 ……………………………………………………………………… 250

八、大动脉转位	250
九、单心室	253
十、三尖瓣异常	253
十一、肺静脉畸形引流	255
十二、主动脉狭窄	255

第九节 血管病变与变异磁共振成像 …… 257
  一、主动脉病变 …… 257
  二、肺血管病变 …… 260
  三、腔静脉病变 …… 261

第十章 心脏放射性核素检查

第一节 心肌灌注显像 …… 267
  一、原理 …… 267
  二、显像剂 …… 267
  三、显像方法 …… 269
  四、采集方法 …… 270
  五、正常影像 …… 271
  六、异常影像 …… 273
  七、诊断与鉴别诊断及临床意义 …… 273
  八、心肌灌注显像中的几个临床问题 …… 275
  九、心肌阳性显像 …… 276
第二节 核素心功能显像 …… 277
第三节 正电子发射型断层显像 …… 281
  一、正电子发射型断层心肌灌注显像 …… 281
  二、正电子发射型断层心肌代谢显像 …… 282
  三、正电子发射型断层心肌显像的临床应用 …… 283

第三篇 心血管疾病鉴别诊断各论

第十一章 冠状动脉疾病的鉴别诊断

一、不稳定型心绞痛 …… 286
二、稳定型心绞痛 …… 288
三、急性心肌梗死 …… 290
四、无症状性心肌缺血 …… 292
五、微血管性心绞痛 …… 293
六、冠状动脉栓塞 …… 294
七、冠状动脉炎 …… 295

第十二章 高血压的鉴别诊断

第一节 高血压病 ······ 303
一、血压测量与临床分型 ······ 303
二、诊断 ······ 306
三、鉴别诊断 ······ 312

第二节 继发性高血压 ······ 312
一、肾实质性高血压 ······ 312
二、肾血管性高血压 ······ 314
三、嗜铬细胞瘤性高血压 ······ 317
四、原发性醛固酮增多症 ······ 320
五、皮质醇增多症 ······ 322
六、妊娠高血压综合征 ······ 324
七、医源性高血压 ······ 326

第十三章 休克及低血压的鉴别诊断

第一节 休克病因 ······ 328
第二节 休克分类 ······ 328
一、按休克原因分类 ······ 328
二、按休克发生的始动环节分类 ······ 329
三、按休克血流动力学特点分类 ······ 329

第三节 休克病理生理 ······ 330
一、微循环变化 ······ 330
二、血液流变学的变化 ······ 334
三、细胞代谢变化及功能和结构的损害 ······ 336
四、器官功能的改变 ······ 338

第四节 各型休克的特点 ······ 341
一、感染性休克 ······ 341
二、心源性休克 ······ 342
三、过敏性休克 ······ 343
四、神经源性休克 ······ 343

第五节 休克防治原则 ······ 343
一、及早预防 ······ 343
二、积极治疗 ······ 344

第六节 低血压 ······ 345
一、低血压的病因 ······ 346
二、低血压的发生机制 ······ 347

三、低血压的临床表现 ……………………………………………………………… 353
四、低血压的诊断与鉴别诊断 …………………………………………………… 354
五、低血压的预后及治疗 ………………………………………………………… 354

第十四章 心力衰竭的鉴别诊断

第一节 急性左心衰竭 ………………………………………………………………… 356
　一、诊断 ……………………………………………………………………………… 356
　二、鉴别诊断 ………………………………………………………………………… 359
第二节 右心衰竭 ……………………………………………………………………… 363
　一、诊断 ……………………………………………………………………………… 363
　二、鉴别诊断 ………………………………………………………………………… 365
第三节 难治性心力衰竭 ……………………………………………………………… 366
　一、诊断 ……………………………………………………………………………… 367
　二、鉴别诊断 ………………………………………………………………………… 367

第十五章 心律失常的鉴别诊断

第一节 心动过缓型心律失常 ………………………………………………………… 370
　一、窦性心动过缓 …………………………………………………………………… 370
　二、过缓的房性逸搏 ………………………………………………………………… 372
　三、过缓的房性逸搏心律 …………………………………………………………… 372
　四、过缓的交界性逸搏 ……………………………………………………………… 373
　五、过缓的交界性逸搏心律 ………………………………………………………… 373
　六、过缓的室性逸搏 ………………………………………………………………… 374
　七、过缓的室性逸搏心律 …………………………………………………………… 375
第二节 过早搏动 ……………………………………………………………………… 376
　一、房性过早搏动 …………………………………………………………………… 376
　二、房室交界性过早搏动 …………………………………………………………… 379
　三、室性过早搏动 …………………………………………………………………… 380
第三节 心动过速 ……………………………………………………………………… 384
　一、窦性心动过速 …………………………………………………………………… 384
　二、房性心动过速 …………………………………………………………………… 385
　三、房室结内折返性心动过速 ……………………………………………………… 388
　四、自主性交界性心动过速 ………………………………………………………… 389
　五、室性心动过速 …………………………………………………………………… 390
第四节 心房扑动与心房颤动 ………………………………………………………… 394
　一、心房扑动 ………………………………………………………………………… 394
　二、心房颤动 ………………………………………………………………………… 396

第五节 心室扑动与心室颤动 ······ 399
一、心室扑动 ······ 399
二、心室颤动 ······ 401
第六节 窦房传导阻滞与窦性停搏 ······ 402
一、窦房传导阻滞 ······ 402
二、窦性停搏 ······ 404
第七节 房室传导阻滞 ······ 405
一、一度房室传导阻滞 ······ 405
二、二度房室传导阻滞 ······ 406
三、三度房室传导阻滞 ······ 409
第八节 室内传导阻滞 ······ 410
一、右束支传导阻滞 ······ 410
二、左束支传导阻滞 ······ 412
三、左前分支传导阻滞 ······ 414
四、左后分支传导阻滞 ······ 416
五、双束支传导阻滞 ······ 417
六、三分支传导阻滞 ······ 417
七、不定型室内传导阻滞 ······ 418
第九节 隐匿性传导 ······ 418
一、房室交界区的下行性隐匿性传导 ······ 418
二、房室交界区的逆行性隐匿性传导 ······ 419
三、房室交界区以外的隐匿性传导 ······ 420
第十节 心房内传导阻滞 ······ 421
一、诊断 ······ 421
二、鉴别诊断 ······ 422
三、治疗 ······ 422
第十一节 二联律 ······ 422
一、窦性过早搏动二联律 ······ 422
二、房性过早搏动二联律 ······ 423
三、房室传导阻滞二联律 ······ 423
四、室性过早搏动二联律 ······ 424
五、室性反复搏动二联律 ······ 424
六、预激综合征合并二度房室传导阻滞二联律 ······ 425
第十二节 预激综合征与心律失常 ······ 426
一、预激综合征 ······ 426
二、手风琴效应 ······ 428
第十三节 心脏电交替现象 ······ 428
一、单纯 P 波电交替 ······ 428
二、单纯 QRS 波电交替 ······ 429

三、单纯 ST 段电交替 ... 429
四、单纯 T 波电交替 ... 430
五、单纯 U 波电交替 ... 430
六、心电全交替现象 ... 431
七、心动过速性电交替 ... 431

第十六章 心脏瓣膜病的鉴别诊断

一、二尖瓣狭窄 ... 433
二、二尖瓣关闭不全 ... 437
三、主动脉瓣狭窄 ... 440
四、主动脉瓣关闭不全 ... 449
五、肺动脉瓣狭窄 ... 455
六、肺动脉瓣关闭不全 ... 462
七、二尖瓣脱垂综合征 ... 464
八、三尖瓣狭窄 ... 468
九、三尖瓣关闭不全 ... 473
十、联合瓣膜疾病 ... 476
十一、人工瓣膜疾病 ... 482

第十七章 心肌疾病的鉴别诊断

一、病毒性心肌炎 ... 486
二、扩张型心肌病 ... 489
三、肥厚型心肌病 ... 497
四、限制型心肌病 ... 506
五、右心室心肌病 ... 509
六、酒精性心肌病 ... 512
七、围生期心肌病 ... 513
八、缺血性心肌病 ... 516

第十八章 心包炎的鉴别诊断

第一节 感染性心包炎 ... 521
一、结核性心包炎 ... 521
二、细菌性心包炎 ... 522
三、病毒性心包炎 ... 522
四、真菌性心包炎 ... 523
第二节 非感染性心包炎 ... 524

一、肿瘤性心包炎 ………………………………………………………………………… 524
二、尿毒性心包炎 ………………………………………………………………………… 525
三、风湿性心包炎 ………………………………………………………………………… 525
四、心肌梗死后心包炎 …………………………………………………………………… 526
五、放射性心包炎 ………………………………………………………………………… 527
六、代谢性心包炎 ………………………………………………………………………… 527

第十九章 先天性心脏病的鉴别诊断

第一节 单纯交通型 ………………………………………………………………………… 529
　一、房间隔缺损 …………………………………………………………………………… 529
　二、卢特伯格综合征 ……………………………………………………………………… 531
　三、部分肺静脉畸形引流 ………………………………………………………………… 531
　四、完全型肺静脉异位引流 ……………………………………………………………… 532
　五、三房心 ………………………………………………………………………………… 534
　六、共同心房 ……………………………………………………………………………… 535
　七、室间隔缺损 …………………………………………………………………………… 537
　八、动脉导管未闭 ………………………………………………………………………… 539
　九、主动脉-肺动脉间隔缺损 …………………………………………………………… 543
　十、艾森门格综合征 ……………………………………………………………………… 544
第二节 心脏瓣膜畸形 ……………………………………………………………………… 545
　一、主动脉瓣膜狭窄 ……………………………………………………………………… 546
　二、主动脉瓣上狭窄 ……………………………………………………………………… 547
　三、主动脉瓣下狭窄 ……………………………………………………………………… 548
　四、肺动脉瓣狭窄 ………………………………………………………………………… 550
　五、三尖瓣下移畸形 ……………………………………………………………………… 554
　六、二尖瓣关闭不全 ……………………………………………………………………… 557
第三节 血管异常 …………………………………………………………………………… 559
　一、主动脉狭窄 …………………………………………………………………………… 559
　二、主动脉弓中断 ………………………………………………………………………… 562
　三、血管环 ………………………………………………………………………………… 564
　四、永存动脉干 …………………………………………………………………………… 566
　五、主动脉窦瘤 …………………………………………………………………………… 570
　六、冠状动脉瘘 …………………………………………………………………………… 573
　七、左肺动脉或右肺动脉起源于升主动脉 ……………………………………………… 576
　八、肺动静脉瘘 …………………………………………………………………………… 577
　九、肺动脉狭窄 …………………………………………………………………………… 578
　十、下腔静脉异位连接 …………………………………………………………………… 579
　十一、永存左上腔静脉异位连接到冠状静脉窦 ………………………………………… 580

十二、永存左上腔静脉异位连接到左心房 …………………………… 581
第四节　心脏复杂畸形 ……………………………………………………… 582
　一、法洛四联症 ……………………………………………………………… 582
　二、完全性房室间隔缺损 …………………………………………………… 584
　三、大血管转位 ……………………………………………………………… 586
　四、单心室 …………………………………………………………………… 588
　五、三尖瓣闭锁 ……………………………………………………………… 590
　六、肺动脉闭锁 ……………………………………………………………… 591
　七、主动脉弓离断和主动脉弓闭锁 ………………………………………… 592
　八、主动脉狭窄 ……………………………………………………………… 594
　九、永存动脉干 ……………………………………………………………… 595
第五节　心脏位置异常 ……………………………………………………… 597
　一、镜面右位心 ……………………………………………………………… 597
　二、右旋心 …………………………………………………………………… 598
　三、左旋心 …………………………………………………………………… 598
　四、中位心 …………………………………………………………………… 599

第二十章　主动脉及大动脉疾病的鉴别诊断

一、主动脉夹层 ………………………………………………………………… 602
二、主动脉瘤 …………………………………………………………………… 606
三、梅毒性主动脉炎 …………………………………………………………… 608

第二十一章　周围动脉疾病的鉴别诊断

一、下肢动脉硬化闭塞症 ……………………………………………………… 611
二、多发性大动脉炎 …………………………………………………………… 613
三、血栓闭塞性脉管炎 ………………………………………………………… 617
四、周围动脉瘤 ………………………………………………………………… 621
五、急性周围动脉栓塞 ………………………………………………………… 623

第二十二章　周围静脉疾病的鉴别诊断

一、深静脉血栓形成 …………………………………………………………… 628
二、血栓性静脉炎 ……………………………………………………………… 636
三、原发性下肢深静脉瓣膜功能不全 ………………………………………… 641

第二十三章 腔静脉疾病的鉴别诊断

一、上腔静脉综合征 …………………………………………………………………… 648
二、下腔静脉综合征 …………………………………………………………………… 651

第二十四章 血脂异常的鉴别诊断

一、高胆固醇血症的病因 ……………………………………………………………… 658
二、高三酰甘油血症的病因 …………………………………………………………… 659
三、高脂血症的临床表现 ……………………………………………………………… 660
四、血脂异常的诊断 …………………………………………………………………… 661
五、高脂血症的分类诊断 ……………………………………………………………… 662

第二十五章 其他心脏病的鉴别诊断

一、医源性心脏病 ……………………………………………………………………… 665
二、高原性心脏病 ……………………………………………………………………… 666
三、放射性心脏病 ……………………………………………………………………… 668
四、贫血性心脏病 ……………………………………………………………………… 669
五、糖尿病性心脏病 …………………………………………………………………… 671
六、甲状腺功能亢进性心脏病 ………………………………………………………… 672
七、甲状腺功能减退性心脏病 ………………………………………………………… 673
八、甲状旁腺功能亢进性心脏病 ……………………………………………………… 674
九、甲状旁腺功能减退性心脏病 ……………………………………………………… 675
十、肢端肥大症性心脏病 ……………………………………………………………… 676
十一、嗜铬细胞瘤性心脏病 …………………………………………………………… 677
十二、原发性醛固酮增多症性心脏病 ………………………………………………… 678
十三、类癌性心脏病 …………………………………………………………………… 679
十四、肥胖症性心脏病 ………………………………………………………………… 680
十五、营养缺乏性心脏病 ……………………………………………………………… 681
十六、梅毒性心血管病 ………………………………………………………………… 682
十七、艾滋病性心血管损害 …………………………………………………………… 684
十八、尿毒症性心肌病 ………………………………………………………………… 686
十九、心脏神经症 ……………………………………………………………………… 687

第一篇 心血管疾病鉴别诊断基础

第一章 心脏血管解剖学

第一节 心脏及大血管的形态和位置

一、心脏的形态

人的心脏由于自律性搏动,其形状、大小、位置随功能状态不同而改变,心脏标本的形状近似前后略扁的倒置圆锥体,有心底、心尖、胸肋面、膈面和左、右、下三缘,心底朝向右后上方,心尖朝向左前下方,心脏长轴为一条从右肩指向左下腹的直线。

在心脏表面,心底处有环形的冠状沟环绕心脏,是分隔心房与心室的标志。冠状沟前部被肺动脉和主动脉隔断,而在心脏的前、后面上各有一条自冠状沟向下达心尖侧心尖切迹的浅沟,分别称为前室间沟和后室间沟,成为左、右心室在心脏表面的分界。上、下腔静脉和右肺静脉之间是后房间沟,为左、右心房后面分界的标志,冠状沟和后室间沟相交处称房室交点。

心脏前面即胸肋面(前壁)由右心房、右心耳、右心室、左心室和左心耳构成,隆凸向前,与胸前壁相接。心脏下面即膈面(下壁)由左、右心室构成,朝向下后方,卧于膈上。心脏左侧面亦称侧壁,形成心脏左缘,主要由左心室构成,只有上方的小部分为左心房,心脏右缘由右心房构成,向上延续为上腔静脉,自上而下略向右凸,为一钝缘,而心脏下缘近水平,较锐利,为一锐缘,大部分为右心室,只有心尖部由左心室构成。

二、心脏及大血管的位置及其体表投影

心脏位于胸腔中纵隔内,周围裹以心包,心脏的位置往往因呼吸、体态和姿势的不同而有所变化,如心脏在吸气状态下为垂直位,呼气状态下即为横位。心脏位于胸骨体和第2~6肋软骨后方,第5~8胸椎前方,约2/3在身体中线左侧,1/3在其右侧。

心脏前方大部分被肺和胸膜所覆盖,只有前面下部一个三角区域仅隔着心包与胸骨体下部左半及左侧第四五肋软骨相邻;因此,临床上心内注射多选在胸骨左缘第四五肋间进针,以免伤及胸膜和肺。心脏后方与食管胸段、胸主动脉和脊柱邻接。当左心房扩大时常压迫以上结构而产生相应症状。临床上也常利用食管造影来观察左心房的变化。心脏两侧与肺相邻,中间隔着心包和纵隔胸膜,上方为出入心脏的大血管,下方与膈相接。

(一)心脏整体在体表的投影

1. 心尖 位于左侧第五肋间隙,左侧锁骨中线稍内侧,距前正中线约9cm。

2. 心脏左缘 自心尖斜向内上方至左侧第二肋软骨的下缘,距胸骨左缘约1.2cm处。

3. 心脏右缘 自右侧第3肋骨上缘距胸骨右缘1.2cm处开始,向下至第六肋软骨划一条略向右侧凸出的线,它的最凸处在第四肋间隙,距中线为3.7cm。

4. 心脏上界 连接左、右缘的上端即为心脏上界。

5. 心脏下缘 自心尖经胸骨体下端至心脏右缘的下端。

6. 心房下界 自左侧第3胸肋关节处斜向右下至右侧第六胸肋关节。

(二)心脏房室口(瓣)及动脉口(瓣)在体表的投影

1. 肺动脉瓣 在左侧第3胸肋关节稍上方,部分位于胸骨之后。

2. 主动脉瓣 胸骨左缘后方,平第3肋间处;一条斜向右下方长约2.5cm的直线为其投影。

3. 二尖瓣基底部 位于胸骨体左半后面,平对左侧第四胸肋关节处;一条长约3cm斜向右下的直线为其投影。

4. 三尖瓣基底部 位于分隔心房与心室的界线上,自第四胸肋关节高度胸骨正中线的后方,斜向右下引一条长约4cm的直线,即为三尖瓣基底部的投影。

5. 窦房结位点 位于右侧第二肋间距右胸骨旁线0~2cm范围内,或相当于右胸锁关节中点垂线内1cm,上距右胸锁关节中点平面6~8cm范围内。在做体表窦房结电图时,了解窦房结的位点,正确定位,能提高窦房结电图采录的成功率。

(三)大血管的位置及其在体表的投影

1. 升主动脉 升主动脉起始于左心室的主动脉口,主动脉口位于第3肋间隙胸骨左缘处,在此先画一向下的长约2.5cm的直线,再从该线的两端向右上方划两条平行线,至胸骨角的右半部,即右侧第二胸肋关节处,表示升主动脉的体表投影。

2. 主动脉弓 主动脉弓是升主动脉的延续,自右侧第二胸肋关节上缘处起始,经胸骨柄的后方向左至第四胸椎下缘移行为胸主动脉。主动脉弓的上缘大致与胸骨柄中部的水平线一致,弓的下缘与左肺动脉间有韧带相连。

3. 胸主动脉 胸主动脉位于后纵隔内,上起第四胸椎下缘左侧,与主动脉弓相连,下至第12胸椎下缘处,穿过膈的主动脉裂孔,移行为腹主动脉,如在左侧第二胸肋关节斜向左下至幽门平面上2cm处画一长为2.5cm的直线,即为胸主动脉在体表的投影。

第二节 心 包

心包是包裹心脏及出入心脏的大血管根部周围的纤维浆膜囊,由纤维性心包和浆膜性心包两部分组成。浆膜性心包又分为壁层和脏层;脏、壁两层互相连续,共同围成一个狭窄密闭的间隙,即心包腔,腔内有少量心包液,起润滑作用。

一、心包壁层

(一)纤维性心包

纤维性心包质地坚韧,由浅、中、深三层致密的胶原纤维和弹力纤维互相交织而成,其胶原纤维的形状及弹力纤维的数量和厚度,随年龄的增长而有改变,成年人心包的弹性比老年者稍大。纤维性心包分为肋部、外侧部和膈部。

1. 肋部 即纤维性心包的前部,大部被左、右肺的前缘及左、右胸膜掩盖;在胸骨下部的左半及左侧第四五肋软骨的胸骨端,直接与胸前壁相贴,这个区域称为心包裸区,是心包穿刺的良好部位。心包与胸骨之间有上、下两条纤维索,称为胸骨心包韧带。此外,尚有一条心包膈韧带,起始于膈的胸肋部,止于心包前面,是由几束结缔组织构成的。

2. 外侧部 纤维性心包的外侧部与纵隔胸膜相接,隔着纵隔胸膜与肺的纵隔面相邻。在纵隔胸膜与纤维性心包之间有膈神经和心包膈血管通过。胸膜只在血管神经束行经处与心包分离,其余部分的胸膜与心包紧密相贴,不易分离。渗出性心包炎时可刺激膈神经,出现呃逆症状。

3. 膈部 即纤维性心包的下部,与膈的中心腱和小部分肌质部紧密附着,下腔静脉穿经此部。

4. 后部 纤维性心包后部以疏松结缔组织与气管、主支气管、食管及胸主动脉相连接。大量心包积液时,可压迫气管和支气管,引起咳嗽、呼吸困难、吞咽困难,甚至可压迫左侧喉返神经,导致声音嘶哑。

(二)浆膜性心包

浆膜心包由光滑的浆膜层及纤维组织构成。浆膜层平滑、有光泽,表面被覆一层扁平多角形的间皮细胞。间皮下为富有弹力纤维的致密结缔组织。浆膜性心包分为脏层和壁层,在出入心脏大血管的根部互相移行,两层之间形成的间隙即心包腔。

1. 脏层 紧贴心壁肌层的表面及出入心脏大血管根部的外面,又称为心外膜。

2. 壁层 衬覆在纤维性心包的内面。脏、壁两层在大血管根部互相移行,其折返线可分为动脉部和静脉部。

二、心包腔

心包腔是浆膜性心包脏层和壁层互相移行所形成的间隙,内含少量(20~50ml)浆液,称心包液,起润滑作用,减少心脏搏动时的摩擦。

由于在心脏基底部有8条出入心脏的大血管相连,因而这些大血管的根部,心包的脏层与壁层之间的折返较为复杂,在心包腔内形成一些管道和隐窝,即心包窦,主要的有心包横窦、心包斜窦、心包前下窦。

三、心包的血管和神经

(一)心包的动脉

纤维性心包和浆膜性心包壁层的动脉来源很多,以胸廓内动脉的心包膈动脉为主。另外,纤维性心包的胸肋部还接受胸腺动脉和肋间动脉的分支供血。纤维性心包的外侧部尚有来自支气管动脉的细支分布。心包的后部由支气管动脉、食管动脉及纵隔动脉等提供部分血供。心包膈部,除了心包膈动脉分支供应外,还有膈上动脉的分支分布。浆膜性心包脏层(即心外膜)的动脉主要是来自左、右冠状动脉的分支。分布在心包的动脉分支之间有广泛的吻合,尤其在浆膜性心包脏层与壁层的折返处,这种吻合大量存在。

(二)心包的静脉

在纤维性心包和浆膜性心包的壁层中含有丰富的静脉网,心包的静脉血最后经心包膈静脉汇入左、右头臂干静脉。心包的一部分静脉血还可经肋间静脉、膈上静脉、支气管静脉,以及纵隔静脉、食管静脉等注入奇静脉和半奇静脉、胸廓内静脉及膈下静脉等。

心包的静脉互相连接成网,形成上、下腔静脉之间侧支循环的途径之一,当上腔静脉或奇静脉系闭塞时,可起到代偿静脉回流的作用。

(三)心包的神经

心包的神经分布有交感神经、副交感神经及感觉神经等。心包的交感神经纤维主要来自颈胸神经节,同时也有来自心丛、膈丛和主动脉丛的神经纤维。心包的副交感神经纤维主要从迷走神经的左喉神经发出。心包的感觉神经主要通过肋间神经和膈神经传入脊髓。由于心包的感觉神经很丰富,心脏手术切开心包时,要对心包进行麻醉。心包切开的部位,以选用心包前壁中部纵向切口为宜,避免损伤行于纵隔胸膜与心包外层壁之间的心包膈动、静脉。

第三节 心 腔

一、左心房

左心房位于心底,卧于左心室上方,接受从肺静脉回流的动脉血,前方有升主动脉和肺动脉,后方与食管毗邻,左心房分为两个部分,左心耳和左心房体部,左心耳向前右侧突出,较右心耳细长,是胚胎时期的原始心房,内壁因有发达的梳状肌而凹凸不平,当心脏病变引起此处血流缓慢时引起血栓形成。左心房后壁有四个肺静脉入口,无瓣膜。

二、左心室

左心室位于右心室的左后方,接受左心房运回的动脉血,并推送动脉血到全身。左心室呈圆锥形,底朝右后上方,有左房室口和主动脉口,圆锥形的尖指向左前下方,构成心尖。

左心室以左房室瓣(二尖瓣)前瓣为界,分为流入道和流出道两部分。流入道室壁布满肉柱,入口为左房室口,2~3个指尖大小,口周缘有二尖瓣,二尖瓣借腱索附于左心室乳头肌上。左房室口纤维环、左房室瓣、乳头肌和腱索构成了左房室口防止血液逆流的结构,即二尖瓣复合体。

二尖瓣有前瓣和后瓣,二尖瓣的基底附于二尖瓣环,游离缘对向心室腔,形成漏斗形的口,引导左心房血液流至左心室。主瓣间有两个较深的裂凹,两裂凹顶部的瓣膜组织称前外侧连合和后内侧连合,瓣膜的粘连或关闭不全多发生在联合处。二尖瓣的前瓣位于右前方,呈椭圆形或近似长方形,界于主动脉口与左房室口之间,并与主动脉壁直接延续,此瓣仅有粗带和透明带,房室两面均较光滑。前瓣附着缘约占二尖瓣环周长的1/3,而其附着缘至游离缘的宽度较大,为后瓣的1倍左右,因此前瓣本身较易活动。后瓣位于左后方,它的游离缘通常有两个切迹将它再分成三个小扇叶,中间一叶较大,两侧较小。临床上二尖瓣脱垂以后瓣脱垂多见。

左心室乳头肌分为两组：前乳头肌位于左室前壁和外侧壁的交界处，常为单个粗大型；后乳头肌位于后壁和近隔壁的交界处，通常可见2～3个。从两组乳头肌的尖端发出腱索与两侧尖瓣的相邻两缘相连，腱索可止于瓣膜的游离缘、室面及近瓣环的基部。左心室每个乳头肌分出7～12条腱索，为一级腱索，并可有两次分支，故有二级和三级腱索之分。腱索的异常，包括异常的加长和缩短、腱索附着异位、腱索融合或断裂均能影响二尖瓣的功能，特别是一级腱索的断裂，可引起二尖瓣关闭不全。按新的腱索分类法可将腱索分成扇形腱索、基底腱索和游离腱索等，但在前尖瓣的腱索中常可见到两条较强大的粗腱索，又称支柱腱索。支柱腱索的断裂可直接影响二尖瓣的功能，引起血流动力学的严重紊乱。

左心室流出道又称主动脉前庭，其室壁光滑，出口为主动脉口，口缘为有三个半月瓣的主动脉瓣附着。主动脉瓣与升主动脉之间的内腔称主动脉窦。主动脉窦又分为主动脉左前窦、右前窦和后窦（无冠状动脉窦）。左前窦和右前窦的窦内分别有左、右冠状动脉的开口。

三、右心房

右心房位于心脏右上部，接受全身静脉血的回流，根据胚胎发生，右心房可分为前部、固有心房与后部腔静脉窦。固有心房前半部向左突出成为右心耳，固有心房内壁粗糙，有由肌肉形成的平行肌性隆起，称梳状肌。右心耳内面肌束交织成网，是血栓容易形成的部位。右心房后部即腔静脉窦，内壁光滑，前界是一束上下行的肌性隆起，称为界嵴，上方有上腔静脉开口。下方有下腔静脉开口。下腔静脉开口前外缘有胚胎时残留的半月形瓣（eustachian valve），此瓣有个体差异，可缺如。在下腔静脉口与右心房室口之间有冠状窦口，心壁的绝大多数静脉血都经此口流入右心房。右心房的左后壁是房间隔，借下方的右心房室口与右心室相通。

四、右心室

右心室位于心脏的最前部，为一扁平的锥形心腔，壁厚3～4cm，右心室内腔分为后下方的流出道及前上方的流入道，两者以室上嵴为界，流入道入口为右房室口，其较左房室口大，有3～4指尖大，周缘附有右房室瓣（三尖瓣），与左心室一样，右心室流入道上有防止血液逆流的三尖瓣复合体结构，包括右房室口的三尖瓣环、三尖瓣、腱索和乳头肌。流入道室壁肌束交错隆起形成肉柱，肉柱可分为三种类型：第一种为附于室壁的嵴状隆起。第二种是两端固定于室壁或室间隔面，中间呈桥索状的肉柱，如隔缘索，又称节制索。它从室间隔的下部横跨心室腔到达前乳头肌部，形成右心室流入道的下界，有防止室壁过度扩张的功能。供应房室束的右束支及前乳头肌的血管可通过隔缘索达前乳头肌；因此，在右心室手术时，要防止损伤此索。第三种肉柱为乳头肌，其基部附于室壁，尖端突入右心室腔内。

三尖瓣是起始于三尖瓣环的一片连续的膜性幕，呈袖管状。在瓣膜游离缘上有数个裂凹，将幕状组织分成三个尖瓣，按它们附着的部位分为前瓣、后瓣和隔侧瓣。瓣间三个裂凹顶部的瓣膜组织称联合，分别称外侧（前后）联合、前内侧（隔）联合和后内侧（隔）联合。瓣膜粘连多发生于这些部位。三尖瓣粘连时，以器械扩张分离，一般分离外侧连合和后内侧连合，而不主张分离前内侧连合，以免损伤室间隔膜部和房室束。三尖瓣前瓣最大，隔瓣贴附于室间隔的膜部和肌部，有时此瓣可部分或完全地遮盖室间隔膜部的缺损，使缺损不易被发现。后瓣又被切迹分成三个小瓣，称前（后）扇叶、中间扇叶和（后）隔扇叶。各瓣膜房面光滑，室面被腱索附着而粗糙不平。由于腱索止点分布不同，瓣膜从游离缘到基部可分成三个带：粗糙带、透明带和基带。腱索在粗糙带的室面附着较多,并且由于瓣膜关闭触碰,粗糙带呈高低不平状,它的上界为瓣膜闭合线。从闭合线到瓣膜的游离缘为瓣膜的接触区。透明带薄而光滑,无或少接受腱索。各尖瓣借腱索附于乳头肌上。右室乳头肌有三组:前乳头肌、后乳头肌和隔(内)乳头肌。室间隔上部的隔乳头肌较恒定,称锥状乳头肌。隔瓣借腱索附于隔乳头肌或直接附于室间隔壁。腱索分为三级,近年来按照腱索的形态及附着点的不同,分为:扇形腱索、粗带腱索、深腱索、游离缘腱索和基腱索。前四种为牵拉腱索,功能是控制瓣膜的开、关及支持瓣膜,基腱索的功能是将瓣膜固定于瓣环上。

右心房的流出道位于右室前上方,内壁光滑,无肉柱,称动脉圆锥或漏斗部。动脉圆锥借肺动脉口通向肺动脉干,口上有三个半月形的肺动脉瓣附着。肺动脉瓣一个在前,两个在后,每个瓣膜的游离缘中央有一个小结,称半月瓣结,当心室舒张时,瓣膜关闭,借半月瓣结的相互接近使瓣的闭合更加紧密,以防止血液反流回心室。右房室口和肺动脉之间有弓形的肌肉隆起,称室上嵴,它从室间隔的上部(隔肢)跨到右心室的前外侧壁(壁肢)。隔肢向前延续为隔缘索,壁肢抵达三尖瓣前瓣基部的室壁上。室上嵴肥厚时可引起漏斗部狭窄。

五、心脏的间隔

(一)房间隔

房间隔为右心房的后内壁,其上有卵圆窝,卵圆窝边缘常呈下缘缺如的马蹄形肌性隆起,窝底较薄,是心导管从右心房穿入左心房的理想部位。卵圆窝在出生后未闭合者,为先天性房间隔缺损最常见的一种类型(第二孔型房缺)。有些正常人在出生后仍在卵圆窝底的上方留有潜在性解剖通道,在右心房压力高于左心房时可出现病理性右向左分流,也可在心导管插管时经此潜在通道从右心房进入左心房。在房间隔上的卵圆窝前方,有一个三角区,称考克三角(triangle of Koch),它是由冠状窦口的前缘、托特洛腱(Todaro tendon)和三尖瓣隔瓣的附着线围成的三角。托特洛腱为一细长圆形胶状纤维束,是中心纤维体向后的延续,它向下方延伸与下腔静脉瓣的前端相连,通常被薄层心肌所覆盖。考克三角的尖对着膜性室间隔的房室部,三角的顶角内为房室结所在部位,有重要的临床意义。在膜性室间隔与卵圆窝前上方之间的膨隆区域,称主动脉隆凸,它左侧毗邻的是主动脉窦,主要是主动脉的后窦,该处也可作为心导管左房入路的标志。

房间隔又是左心房右壁,在与右心房卵圆窝相应的部位,可见一半月形的皱襞,它是胚胎时房间孔的遗迹。

(二)室间隔

室间隔为左、右心室的中隔,其前后缘和心脏表面的前后室间沟相对应。大部分由肌性部分组成,厚度和左心室壁一致,称室间隔的肌性部;小部分位于肌性部的上方,菲薄呈膜状,为室间隔的膜性部。室间隔膜部临床意义很大,室间隔缺损多发生在此处。房室束沿室间隔膜部的后下缘走行,故膜部缺损修补手术时注意勿伤及缺损后下缘的房室束。从左心室内面观,膜部恰位于主动脉瓣的后瓣和右瓣联合的下方;从右心室内观,三尖瓣的隔瓣附于室间隔的膜部,因此膜性室间隔又分为前后两部,前部分隔主动脉前庭和右心室,为膜性室间隔的室间部;后部分隔主动脉前庭和右心房,为膜性室间隔的房室部。

第四节 心　壁

心壁分为三层，由内向外分别为心内膜、心肌层和心外膜。

一、心内膜

心内膜为覆盖在心壁内面并形成瓣膜和腱索的一层薄而光滑的膜，它又可分为三层：内皮层、内皮下层和内膜下层。内皮层为单层扁平上皮，附于心腔表面，并与出入心脏的大血管内皮相延续；内皮下层由较致密的结缔组织和弹力纤维等组成，室间隔处还可见较多平滑肌细胞；内膜下层位于内皮下层的外层，主要为疏松结缔组织，并含有血管、淋巴管、神经及传导系统的浦肯野纤维网。在乳头肌和腱索处无心内膜下层。

二、心肌层

心肌层是心脏壁的主要组成部分，主要由心肌细胞组成，心肌细胞之间有结缔组织，即心肌间质组成。

心肌细胞的排列比较复杂，单个心肌细胞首尾相连排列成线状，很多心肌细胞线集合成束或膜片，这些心肌细胞束或膜片在心肌膜内呈螺旋形交错排列，使心室收缩时心室长轴缩短，而深部肌层收缩使心室腔缩小。

心肌间质是心肌细胞之间的结缔组织，主要有成纤维细胞及其分泌的Ⅰ型和Ⅲ型胶原蛋白形成的纤维组成。这些细胞和纤维在分布和排列上形成一个多层次、多方位的网络结构，称为心肌间质网络。间质内有丰富的毛细血管、淋巴管和小神经。

心脏各部位的心肌层因其负荷不同，厚度也不一致，由厚至薄依次为：左心室、右心室、心房。心房肌和心室肌分别附着于心脏的纤维支架的两侧，因此两者可以分别收缩。

三、心外膜

心外膜是心包的浆膜性脏层，在心肌膜外层，由浅至深可分为5层结构，依次为：内皮层、基底膜、浅层胶原纤维、弹力纤维及深层胶原纤维。心外膜的组织结构使其具有特殊的弹性，以适应心肌的舒缩功能。在心外膜和心外膜下富含血管网、淋巴管网、神经纤维及脂肪组织等。

四、心脏的纤维支架

心脏的纤维支架位于主动脉口、肺动脉口和左、右房室口周围及主动脉口与左、右房室口之间，是心肌纤维束和瓣膜的附着点。它由致密结缔组织构成，显微镜下可见大量胶原纤维，有时尚可见软骨，故其质地坚韧而富有弹性，在心脏的运动中起支持和稳定的作用。心脏的纤维支架主要包括左、右房室口纤维环，主动脉口纤维环，肺动脉口纤维环及左、右纤维三角等。右纤维三角又称中心纤维体，位于主动脉口纤维环与左、右房室口纤维环之间，向下附着于室间隔肌部的上缘，向前逐渐与室间隔膜部相移行。由于心传导系统的房室束穿过中心纤维体，故中心纤维体的病变或钙化均可累及房室束而引起房室传导阻滞。

第五节 心脏传导系统

心脏传导系统是心壁内由心肌特化而成的具有产生自发起搏冲动,并能将这些冲动传导到心脏各部位的系列结构组成,使心房和心室按一定的顺序和节律进行收缩和舒张运动。心脏传导系统包括窦房结、房内传导束、房室交界区、心室传导束及心传导系。

一、窦房结

(一)窦房结的形态和位置

窦房结位于上腔静脉和右心房之间界沟的上 1/3 段,表面覆盖着心外膜。窦房结整体多呈梭形,长约 15mm,中部宽约 5mm,结的大小有一定变异,但与心脏大小不成比例。一般窦房结的上端距上腔静脉与心耳交点约 3.8mm,个别可越过腔耳角延伸至右心房的内侧壁,使窦房结呈马蹄形。关于窦房结的位置,有人提出了"窦房结三角"的概念,发现界沟上 1/3 段并不平直,而是向右上方略凹陷,被称为窦房结切迹,窦房结即位于此切迹内。同时他们又发现,右肺上静脉上缘平面恒定地由右房肌束斜向前下方越过窦房结尾部表面。这样,此肌束、界沟的窦房结切迹、由界沟上端至右肺上静脉入口上缘的连线就围成了一个三角形,即窦房结三角。该三角左下缘有窦房结,右下缘下方有窦房结动脉。临床手术时应避免损伤此三角,以免影响窦房结功能。

(二)窦房结的细微结构

窦房结是心脏起搏点,结内有恒定的窦房结动脉穿过,动脉周围有环状排列的特化的心肌细胞,主要包括结细胞和移行细胞,另还有丰富的结缔组织。

结细胞,又称起搏细胞(pacemaker cell),简称 P 细胞。P 细胞成团或分散存在,淡染,细胞边界不清晰,核周清亮,核呈圆形或椭圆形,着色亦浅。P 细胞是心脏起搏部位,可自发产生起搏冲动,起搏冲动在窦房结和房室结内传导很慢,约为 0.05m/s,可能是与 P 细胞间缺乏闰盘连接有关。

移行细胞或过渡细胞(transitional cell),简称 T 细胞,主要分布在窦房结的外周层,连于 P 细胞与一般心肌细胞之间。T 细胞较 P 细胞大,呈菱形或长柱状,胞浆着色较 P 细胞深,却比一般心肌细胞浅,其核多为长椭圆形,染色较 P 细胞稍重。T 细胞位于窦房结的周围,主要功能是将 P 细胞产生的起搏冲动传导到心肌细胞,使心肌产生收缩和舒张运动。

在窦房结的间质内,尚有毛细血管、胶原纤维、弹力纤维、成纤维细胞及无髓神经纤维等。

二、房内传导束

关于窦房结产生的冲动如何传导到房室结和心房肌,长期以来一直存在争议。主要观点有两种:

第一种观点认为,窦房结和房室结之间并无特殊的传导束,窦房结的冲动主要依靠心房肌细胞自身传导,在右心房的一些部位,如卵圆窝前方的界嵴处,心房肌细胞排列较一致,传导速度较其他部位快,构成了所谓的"优势通路"(preferential pathway)。

另一种观点则认为,心房内确实存在形态和功能上特殊分化的传导束。包括:①连接窦房结和房室结的结间束,可分为前结间束、中结间束和后结间束。②将窦房结冲动传导到心肌的房间束。

以上两种观点都有一定依据,但都有很多问题无法解释。

三、房室交界区

房室交界区又称房室连接区,位于房间隔下部的右侧,冠状窦口前方,膜性房室间隔的后方,上为卵圆窝的下缘,下为三尖瓣隔侧瓣的附着线,左下邻右纤维三角(中心纤维体)和室间隔的顶部,此区所在位置与 Koch 三角相当,为房室间传导交接的重要地区,是冲动由心房至心室的必经之路。房室交界区由三部分组成:房室结(结区)、房室结的心房扩展部(房区)和房室束的近侧部(束区),这三部分的连接部又可称为房结区和结束区。

(一)房室结

房室结位于冠状窦口前上方的房室隔内,左邻中心纤维体,右侧为极薄的右房心房肌及心内膜覆盖。房室结为一呈矢状位的扁平结构,位于 Koch 三角的前部,Todaro 腱的下方,表面看不到明显的心内膜隆起。其大小有个体差异,成人房室结大约为 $7mm \times 4mm \times 1mm$。

房室结内存在三种细胞:T 细胞、P 细胞和浦肯野细胞。P 细胞主要位于结的深部;在结细胞岛内,P 细胞和 T 细胞均可见;浦肯野细胞主要分布于房室结的周围部和前下部。与窦房结相比,房室结的 P 细胞数量少,而 T 细胞是房室结的主要成分。浦肯野细胞宽而短,肌丝稀疏,细胞器较少,浦肯野细胞间可见闰盘与缝隙连接,有利于冲动的快速传导。

(二)房室结的心房扩展部

房室结的心房扩展部又称节间束终止部,位于房室交界区近冠状窦口的区域,邻近房室结的后上部,由前、中、后结间束的纤维组成。前、中、后三条结间束的纤维在房室结后上部交织后分成两部分:以前、中结间束为主的大部分纤维,从房间隔向下进入房室结的后上部;以后结间束为主的小部分纤维,则绕过房室结的主体而止于房室结的下部甚至房室束,即所谓的旁路纤维。

(三)房室束近侧部

为房室束位于房室连接区的起始段,自房室结的深侧前端延续为房室束,它向前穿入中心纤维体中,此段又称为穿部。之后进入心室,行于室间隔膜部后下缘,行一极短距离即离开房室连接区。房室束分叉前长约 10mm,直径 1.5~2.0mm,又称房室束未分叉部。

四、室内传导束

心室内传导束包括房室束、左束支、右束支及浦肯野纤维网等。

(一)房室束

房室束又称希氏束(His 束),是心房与心室间兴奋传导的惟一重要通路。房室束从房室结的前端起始,穿过中心纤维体(穿部),至室间隔肌性部与中心纤维体之间(未分叉部),继续向前下行于室间隔膜部的后下缘,首先从主干发出左束支的纤维,主干即延伸为右束支,最后分为右束支和左束支最前部的纤维而终(分叉部)。房室束全长 10～20mm,直径 1.5～2.0mm。

(二)左束支

左束支为宽约 5mm 的扁带,呈瀑布状从房室束的分叉部发出,在室间隔左侧的心内膜下下行约 1.5cm,至肌性室间隔上 1/3 与中 1/3 交界处即分为三组分支。

1. 前组 沿室间隔左侧向前下行,到达左室间乳头肌中、下部,绕行向前外,分布于前乳头肌、室间隔前上部和附近的左室游离壁的内面。

2. 间隔组 位于前组之后,下行分布于室间隔的中下部,心尖及附近左室游离壁的内面。

3. 后组 沿室间隔行向后下至左室后乳头肌附着处或经一些游离小梁直接到达后乳头肌的中部,分支至后乳头肌,它还分支至室间隔后上部和附近左室游离壁的内面。

左心室有三处心内膜最早兴奋,分别在前、后乳头肌根部和室间隔中下部,这与三组分支分布特点是一致的。三组分支在室间隔和游离室壁互相交织,吻合成网,之间没有明显界限。

(三)右束支

右束支呈圆索状,为房室束主干的延续,在室间隔膜部下缘中部向前下弯行,经过右心室圆锥乳头肌的后方,向下进入隔缘肉柱(节制索),到达右心室前乳头肌根部的前外侧再分为三组分支。前组分支,自前乳头肌根部行向前上方;后组分支,为右束支的终末支,由前乳头肌根部向后行至右心室后乳头肌,分布至后乳头肌和邻近室壁;间隔组分支,在隔缘肉柱起始处分出,散布于室间隔右侧面下部及前隔旁区肉柱内。

左、右束支的共同点,都是沿室间隔下降,交织成心内膜下浦肯野纤维网。不同点是左束支主干呈扁带状,较短,分支较早;右束支呈圆柱状,较长,分支较晚,故右束支易受局部病灶影响而发生传导阻滞。左、右心室的乳头肌接受束支的分支较早,故其收缩略早于游离壁心肌,有利于牵拉房室瓣,防止血液倒流。

(四)浦肯野纤维网

左、右束支的终支在心内膜下交织成心内膜下浦肯野纤维网,并深入心室肌内形成心肌内浦肯野纤维网。心内膜下浦肯野纤维网主要分布在室间隔的中下部,心尖、乳头肌的下部和游离室壁的下部等。在人的心脏,心肌内浦肯野纤维网穿入很浅,浦肯野细胞直接或借移行细胞与一般心肌细胞相连。由于浦肯野纤维与心肌纤维的数目相差很大,一条浦肯野纤维可以兴奋数以千计的心肌细胞。心室兴奋传导的顺序基本上是从室间隔扩散到前壁、侧壁,再扩散至心尖和下壁,最后兴奋心底和右室流出道。

五、心脏的异常传导束

心脏的异常传导束或纤维,由于它们的存在与预激综合征有关,甚至可导致心律失常,故有很重要的临床意义。主要的异常传导束有:

(一)房室副束

房室副束又称 Kent 束,为心房肌与心室肌之间直接相连的一般心肌纤维,起于房室环附近的心房肌,经过房室环的浅侧,止于心室肌。Kent 束可有一条或数条不等,直径为 1～3mm,它们可将心房肌的兴奋不经房室连接区而直接传至心室,形成除房室束外的又一条附加的房室间传导通路,成为典型的预激综合征和折返性心动过速的解剖学基础。

(二)结室副束和束室副束

结室副束和束室副束(Mahaim 纤维),是与心脏传导系相连的一种副束。①结室副束是由房室结直接发出的特化肌纤维,连于室间隔心肌。②束室副束是由房室束或束支主干直接发出的纤维,向下与室间隔心肌相连。这类纤维只存在于少数人,可使一部分心肌过早激动。

(三)房结旁路束

房结旁路束(James 束),即房希旁路束,此束较短,在房室连接区内,由后结间束末段的大部分纤维和前、中结间束的小部分纤维,绕过房室结的右侧面迂回进入房室结的远端,甚至直接止于房室束。这些纤维由于不经过房室结,使神经冲动避开房室结的延搁时间,致使心室提早激动。

第六节　心脏的血液供应

一、心脏动脉

心脏作为机体血液循环的动力泵,无时无刻不在做功耗能,因此心脏必须有足够的血液供应。而冠状动脉是心脏惟一的血供来源,所以冠状动脉的解剖显得极为重要。正常冠状动脉分左、右两支,起于主动脉窦,其主干及主要分支位于心内膜下,较细的分支穿入心肌内,再逐级分支供应心肌细胞等组织。

(一)左冠状动脉

左冠状动脉起自主动脉左后窦,向左行经左心耳与肺动脉干之间,继而分为前室间支(前降支)和旋支。

1. 前室间支　又称前降支,是左冠状动脉两大分支之一。从行走方向看,似为左冠状动脉的延续,沿室间沟下行。有人研究认为,前室间支止于后室间沟下 1/3 范围的约占 60%,少部分终止于中 1/3 或心尖切迹。终止于心尖的前后室间支或它的分支,可相互吻合。前室间支在心室区可向三个方向发出分支:

(1)左室前支:可有 3～9 支,以锐角起自前室间支,分布于左心室胸肋面的心肌。

(2)左圆锥支:起自前室间支近端,分支向右分布于动脉圆锥上部,与右圆锥支吻合,构成 Vieussens 环。

(3)右室间支:多为 3～4 支较小的分支,分布于右心室前壁近室间沟的部分。

(4)前隔支:又名对角支,起于左冠状动脉主干分叉处,由于前室间支多止于后室间沟下

1/3，且前隔支较后隔支长，因此室间隔的前 2/3 多为前隔支分布。近端第一支或第二支的强大分支在室间隔内向左下斜行，可经心室内的节制索分布于右室前乳头肌。前、后隔支在室间隔内有丰富的吻合，是左、右冠状动脉吻合的重要途径。

2. 左旋支 与前室间支多成直角从冠状动脉分出，沿冠状沟左行，多止于左缘与房室交点之间。其主要分支有：

(1) 左室前支：多以锐角从左旋支发出，分布于左心室前壁的上部。

(2) 左缘支：起始于心左缘处，斜向下行至心左缘，分布于此处及邻近室壁。

(3) 左室后支：多为 1~3 支，分布于左室隔面的外侧部和左心室后乳头肌。

(4) 窦房结支：即窦房结动脉，约 40% 起始于旋支或与左心房前支共干发出，向上行经心耳内侧壁和左心房前壁，向右至上腔静脉口，多以逆时针方向环绕上腔静脉口，从窦房结尾端穿入结内。少数呈逆时针方向或呈分叉状包绕上腔静脉口，从前面进入窦房结。

(5) 左房旋支：从旋支近侧段起始，分布于左心房后壁。

(6) 心房支：由旋支上缘分出，可分为左房前支、中支和后支，分别供应前壁、外侧壁和后壁。

3. 中间支 在左冠状动脉前降支和左旋支之间的夹角内发出，出现率各家报道不一，铸型标本中为 43%，选择性冠状动脉造影中为 9.4%。

（二）右冠状动脉

右冠状动脉起始于主动脉右前窦，沿右房室沟（冠状沟）右行，绕心脏锐缘至隔面，通常在房室交点区或其侧分出后室间支（后降支）和右旋支。右冠状动脉的分支有：

1. 窦房结支 又称窦房结动脉，约 60% 从右冠状动脉起始段分出，向上经右心房内侧壁绕上腔静脉口穿入窦房结。

2. 右圆锥支 是右室前支中比较恒定的分支，分布于动脉圆锥前方，在动脉圆锥上部与左圆锥支吻合。

3. 前房间隔动脉 又称 Kugel 动脉，约 68% 起始于右冠状动脉，约 27% 从左旋支发出。它的位置较低，行经主动脉根部后方，沿心房前壁到达房间前沟，继穿入房间隔的下部，位于卵圆窝下方。Kugel 动脉分布于卵圆窝下方的房间隔、卵圆窝的一部分、心房前壁、主动脉根部、房室瓣及房室连接区等结构，并与房室结动脉、左房后支、心房前支及窦房结支有广泛的吻合，冠状动脉狭窄或栓塞时可参与侧支循环。

4. 右室前支 多为 2~4 支，较粗且长，主要分布于右心室胸肋面。

5. 锐缘支 是右冠状动脉在右心室锐缘处的分支，沿锐缘或其附近下行，分布于邻近室壁。

6. 右室后支 为 1~4 支较小分支，分布于右心室后壁。

7. 后室间支 即后降支，多起自右冠状动脉，起始点常偏离房室交点区的右侧，不像前室间支那样强大，沿后室间沟下行，多止于后室间沟的下 1/3 或心尖区。沿途滋养邻近左、右室壁，并进入室间隔，分布于室间隔的后 1/3。

8. 右旋支 左行越过房室交点，分布于房室交点与左心缘之间，有细支与左旋支吻合。

9. 左室后支 多为右旋支的延续，向下分布于左心室后壁，与左旋支的左心室后支一起滋养左心室后壁及后乳头肌。

10. 房室结支 即房室结动脉，是左或右冠状动脉行经房室交点区的分支，行经左、右房室口之间，进入 Koch 三角，末端穿入房室结，多数行经该结背侧 1/3 时，主干离开该结，向尾侧成 50°~90° 的角度，分布于邻近心肌，被认为是确认房室结动脉的一个重要标志，X 线造影可利用这个近直角分支定位房室结。约 93% 的人的房室结支起于右冠状动脉，当右冠状动脉行经房室交点区时常出现"U"形弯曲，而房室结动脉多起自"U"形弯曲的顶端，Keith-Flag 认为这与心脏的发生有关，但也有人发现这个概念并不是恒定的，存在变异性。

11. 右房支 分布于右心房壁，分为右房前支、中间支和后支。

（三）冠状动脉的分布类型

左、右冠状动脉在膈面的分布范围存在较大差异，有三种分布类型：

1. 右优势型 右冠状动脉除分布于右心室膈面外，尚有越过房室交点和后室间沟，分布于左心室膈面的一部分或全部。此型约占 65.7%，属正常型。

2. 均衡型 左、右冠状动脉分别供应左、右心室膈面，互不越过房室交点。此型约占 28.7%。

3. 左优势型 左冠状动脉除分布于左心室膈面外，尚有分支越过房室交点和后室间沟分布于右心室膈面的一部分。后室间支和房室结支均从左冠状动脉发出。此型较少，约占 5.6%。此型者，若左冠状动脉主干发生阻塞，或前降支和旋支同时受累，可发生广泛的左室心肌梗死，并累及窦房结，房室结及左、右束支，发生严重的心律失常。

二、心脏静脉

心脏的静脉血有三条途径回流至心腔，即冠状窦、右室前静脉和心最小静脉。

（一）冠状窦

为心脏最大的静脉干，心壁 70%~90% 的静脉血经冠状窦回流至右心房。冠状窦长 3~4cm，位于左心房与左心室之间的冠状沟内后部，表面覆有薄层心房肌，心房收缩时可阻止血液流入右心房，心房舒张时促进血液回流，起到类似瓣膜的作用。冠状窦口位于下腔静脉口与右房室口之间，窦口多有冠状窦瓣。冠状窦口是心导管术和心内直视手术的重要标志性结构。

冠状窦的属支主要有心大静脉、心中静脉和心小静脉等。

（二）右室前静脉

右室前静脉是从右心室前壁起始的 2~3 支静脉，向右上跨越冠状沟直接注入右心房。

（三）心最小静脉

心最小静脉是位于心壁内的小静脉，直接开口于心房或心室腔，冠状动脉闭塞时，梗死部心肌可从心最小静脉获得部分血液。

心脏的静脉在心脏表面有着广泛的吻合。

第七节 心脏神经

心脏的神经主要有交感神经、副交感神经和感觉神经三部分,近年来证明还有肽能神经分布。心脏的正常活动有赖于交感神经、副交感神经等神经活动的平衡与协调。

一、交感神经

心交感神经的低级中枢位于颈$_6$～胸$_6$脊髓段侧角的中间带外侧核,节前纤维经前根离开脊髓,进入颈上、颈中、颈下神经节及交感干,在此换元后发出节后纤维,组成心上、心中、心下及胸心神经进入心脏。左、右交感神经在心脏的支配部位有所不同。右侧交感神经主要分布在窦房结,兴奋时使心跳加快;左侧交感神经纤维广泛分布于心房和心室肌兴奋时使心肌收缩力增强,增加冠状动脉的血流量。

二、副交感神经

心脏副交感神经的低级中枢位于迷走神经背核,可能还包括疑核和孤束核的内侧亚核。这些核发出的节前纤维,经迷走神经的心上支和心下支进入心脏后,经心内神经节换元并发出节后纤维,主要分布于心房肌、心血管和心脏传导系等,对心室肌的支配有过争议,目前认为亦有不明显分布,并可轻度降低心肌收缩力。

副交感神经的节后纤维主要是胆碱能纤维,两侧迷走神经因支配部位不同,对心脏的影响也不同。右侧迷走神经分布于窦房结和部分心房肌,刺激后表现为心率减慢。左侧迷走神经则主要支配房室结、部分心房肌和心室肌兴奋后引起房室传导减慢,心肌收缩力减弱。迷走神经兴奋也可引起冠状动脉扩张,增加冠状动脉血流量。静息状态下,正常心脏持续接受迷走神经为主的神经支配。

三、感觉神经

心脏的感觉神经混行于交感神经和副交感神经内。行于交感神经内的感觉神经主要与心脏的痛觉有关;其他性质的感觉由迷走神经传导,可能达不到意识水平,只起反射调节作用。感觉神经的末梢分布于心外膜、心肌层、心内膜(包括心脏瓣膜和腱索)及心血管等,心肌缺氧的感受器可能位于心肌层,心肌缺氧时产生心绞痛。

四、神经递质及其受体

(一)儿茶酚胺

交感神经末梢释放的去甲肾上腺素,肾上腺髓质分泌的肾上腺素等儿茶酚胺,一起作用在心肌膜上的肾上腺受体,进而激活腺苷酸环化酶,使胞浆内的 cAMP 增加,进而激活一系列蛋白酶,通过改变 Ca^{2+} 在心肌细胞胞浆中的浓度,产生正性变力作用、正性变时作用和正性变传导作用。

心脏有两种儿茶酚胺的受体:α-肾上腺素能受体和β-胆碱能受体(包括β$_1$和β$_2$受体)。大部分α受体兴奋时引起冠状动脉收缩;β受体兴奋可引起冠状动脉扩张。因此,两种受体的平衡对心脏的正常工作是必要的。心房和心室都有 β_1 和 β_2 受体分布,而心房的分布常偏多。另有研究证明 β_2 受体在血管平滑肌、窦房结和房室结分布更多。

(二)乙酰胆碱

迷走神经末梢释放的乙酰胆碱,作用在心肌细胞膜的毒蕈碱型(M_2 型)胆碱能受体,通过多种离子通道的影响,主要是增加心肌细胞对 K^+ 的通透性,引起细胞过极化,进入细胞的 Ca^{2+} 减少而产生负性变力、变时、变传导作用。

(解放军总医院 范 利)

参考文献

1 钟世镇 主编. 系统解剖学. 北京:科学出版社,2003
2 王怀经 主编. 局部解剖学. 北京:高等教育出版社,2003
3 李光千,祝善乐 主编. 局部解剖学. 北京:科学出版社,2003
4 Yacoub MH, Cohn LH. Novel approaches to cardiac valve repair: from structure to function: Part II. Circulation, 2004;109(9):1064—1072
5 Anderson RH, Brown NA, Webb S. Development and structure of the atrial septum. Heart, 2002;88(1):104—110
6 Ferreira Martins JD, Anderson RH. The anatomy of the interatrial communication—what does the interventionist need to know? Cardiol Young,2000;10(5):464—473
7 席焕久 主编. 人体解剖学. 北京:高等教育出版社,2003
8 James TN. Structure and function of the sinus node, AV node and His bundle of the human heart: part I-structure. Prog Cardiovasc Dis,2002; 45(3):235—267
9 Chow LT, Chow SS, Anderson RH, *et al*. Autonomic innervation of the human cardiac conduction system: changes from infancy to senility-an immunohistochemical and histochemical analysis. Anat Rec,2001;264(2):169—182
10 Kawano H, Okada R, Yano K. Histological study on the distribution of autonomic nerves in the human heart. Heart Vessels, 2003;18(1):32—39
11 Fozzard HA, Haber E, Jennings RB, *et al*. The Heart and Cardiovascular System. Raven Press, New York: Raven Press. 1991;2193
12 Crick SJ, Wharton J, Sheppard MN, *et al*. Innervation of the human cardiac conduction system. A quantitative immunohistochemical and histochemical study. Circulation, 1994; 89(4): 1697—1708
13 Marron K, Wharton J, Sheppard MN, *et al*. Distribution, morphology, and neurochemistry of endocardial and epicardial nerve terminal arborizations in the human heart. Circulation, 1995;92(8):2343—2351

第二章 心血管生理学与病理生理学

心脏与血管组成机体的心血管系统,对于维持血液循环,保证体内物质运输,维持机体内环境的相对稳定具有十分重要的作用。近年来心血管系统除了上述经典的功能外,循环系统内分泌功能亦受到高度重视。本章主要介绍心脏电生理与舒缩功能,代谢与心血管调节,血管系统内分泌与旁自分泌功能及其病理生理学意义。

第一节 心肌电生理特征

一、心肌细胞的静息电位与动作电位

心肌组织具有兴奋性(excitability)、自律性(autorhythmicity)、传导性(conductivity)和收缩性(contractivity)四种生理特性,其中的前三者属于心肌的电生理特性,是以心肌细胞膜生物电活动为基础的。心肌细胞可分为两类,一为工作细胞,包括心房肌和心室肌细胞,具有收缩性、兴奋性和传导性。在正常情况下,高等哺乳动物(人、犬)心室肌和心房肌细胞无自动起搏能力,但低等动物有自动起搏能力。二是特殊分化的心肌细胞,构成心脏的特殊传导系统,心脏传导系统的细胞具有兴奋性、自律性和传导性,又称自律细胞。心脏传导系统在节律性兴奋的发生和传播上有特殊作用,主要包括浦肯野纤维、过渡细胞(T细胞)和起搏细胞(P细胞)。T细胞的形态和电活动的性质介于P细胞与浦肯野纤维之间,分布于窦房结、心房、房室结、房室束、左右束支。

(一)静息电位

心肌细胞在静息状态下,细胞膜外为正电荷,膜内为负电荷,这种细胞膜内外的电位差,称为静息电位(resting potential, RP)。心房肌和心室肌细胞的静息电位是稳定的,如人和哺乳动物的心房肌和心室肌细胞静息时膜电位约为$-90mV$。而P细胞、T细胞和浦肯野纤维等自律细胞的静息电位不稳定,有缓慢自动去极化现象,其舒张电位在前一个动作电位刚复极完毕时为最大,称为最大舒张电位(maximum diastolic potential)。浦肯野细胞的最大舒张电位约为$-90mV$;窦房结细胞的最大舒张电位约为$-50mV$。

静息电位的形成主要与心肌细胞内外各种离子浓度差有关。以心室肌细胞为例,在静息状态下,心肌细胞膜对K^+的通透性为对Na^+通透性的50倍左右,而细胞内的K^+浓度(140nmol/L)又远高于细胞外(4mmol/L),所以细胞内K^+顺浓度差(化学梯度)外流;当K^+外渗时,膜内负离子尾随其后,但由于负离子外渗能力很差而被阻留在膜内,结果使膜外聚集一层正离子,膜内聚集一层同等数量的负离子,形成极化状态,即膜外带正电,而膜内带负电,形成细胞膜内外的电位差(电位梯度),这种电位梯度的形成可阻碍K^+的继续外流。最后,当化学梯度推动K^+外流的量和电位梯度推动K^+内流的量相等(电-化学平衡)时,不再有K^+的净外逸,细胞膜内外的电位差达到一个稳定值($-90mV$),形成静息电位。

P细胞、T细胞和浦肯野纤维等自律细胞的静息电位不稳定,会自动产生缓慢去极化,该

类细胞复极化的最大舒张电位相当于工作心肌的静息电位。去极化达阈电位时，又引起一次动作电位，如此周而复始，连续产生节律性兴奋，因此 4 期自动去极化是自律细胞产生自律性的基础。以心肌传导细胞为例：心肌传导细胞 4 期自动去极化是由起搏电流(I_f)引起。I_f 在动作电位 3 期复极电位达 −60mV 时开始激活而开放，随着复极化程度增高，其开放程度也增大，至 −100mV 左右充分激活。去极程度呈时间依赖性，达阈电位水平后，又产生一次动作电位。

（二）动作电位

当心室肌细胞受到刺激，静息电位减少到 −60～−70mV（阈电位）水平时，细胞膜的钠通道开放。细胞膜对 Na^+ 的通透性突然升高，而对 K^+ 的通透性却显著降低，因此膜外 Na^+ 急速渗入膜内，使细胞内 Na^+ 大量增加。细胞内电位由 −90mV 突然升高到 +20～+30mV（极化状态逆转），所产生的细胞内电位变化称为动作电位。心肌工作细胞动作电位分为 0、1、2、3、4 共 5 个时期。心肌细胞激动后，膜外变为负电位，膜内变为正电位，这种极化状态的消除称为除极。除极在动作电位曲线上表现为一骤升曲线，称为动作电位 0 期，即除极化期。除极到 −55mV 左右，钠通道关闭，除极完毕，此期时间短暂，仅 1～2ms。参与 0 期的离子流除了主要的钠离子快速内流(I_{Na})外，还有瞬时向内的钙电流(I_{Ca-T})。0 期相当于心电图 QRS 波群的起点到波峰。

心肌细胞除极后，由于细胞的代谢过程，细胞膜又重新恢复了对 K^+、Na^+ 的通透性，细胞内电位逐渐恢复到静息电位（−90mV）水平，这一过程称为复极。心室肌的复极过程历时 200～300ms，包括以下 3 个阶段：1 期，即快速复极早期，此期约历时 10ms，膜内电位由 +30mV 迅速下降至 0mV 左右，由以 K^+ 外流为主的瞬时外向离子流(Ito)产生，使膜电位迅速向负值转化，另外 Cl^- 内流引起的 I_{Cl} 也是 1 期中活动的电流，但在正常条件下对 1 期的形成影响甚微。1 期相当于心电图 QRS 波群的后半（约从 R 波峰到 J 点）。0 期与 1 期的快速膜电位变化常被合称为峰电位，相当于 QRS 波群。当心肌除极至细胞内电位达 −40mV 时，细胞膜上钙通道（慢通道）开放，钙离子通过慢通道缓慢内流(I_{Ca-L})与少量 K^+ 外流达到平衡，膜电位变化缓慢，徘徊于零电位水平，形成复极过程的平台，称为动作电位 2 期，即缓慢复极期，此期约 100ms。2 期是心肌细胞动作电位的主要特征，相当于心电图的 ST 段。Ca^{2+} 内流达一定量后，慢通道关闭，2 期结束。参与 2 期的内向电流除了上述 I_{Ca-L} 外，还包括慢失活的钠电流和钠钙交换电流(I_{Na-Ca})。而外向电流主要包括延迟整流钾电流(I_K)、内向整流钾电流(I_{K1})及较小的外向钠泵电流。以后细胞内 K^+ 迅速外渗，细胞内电位迅速下降为负电位，在动作电位曲线上出现一速降曲线，称为动作电位 3 期，即快速复极末期，此期的主要外向电流是 I_K，历时 100～150ms，相当于心电图的 T 波。最后心肌通过心肌细胞膜上的钠-钾泵和钠钙交换体的协同转运作用，使细胞内过多的 Na^+、Ca^{2+} 主动地转移到细胞外，同时使细胞外过多的 K^+ 转移到细胞内，使细胞内各种离子浓度恢复到静息状态水平。此期除了钾平衡电位外，主要的内向电流是 I_{Na-Ca}，而主要的外向电流是钠泵电流，从而使细胞内电位也恢复到静息电位（−90mV），并维持在这一水平上，在曲线上出现一段水平线，称为 4 期，即舒张期或静息期，相当于心电图 T 波后的等电位线。从 0 期去极化开始到 3 期复极化完成的时间，称为动作电位时程(action potential daretion, APD)，在整个时程中，心肌细胞的电位曲线与心电图的对应关系如图 2-1。

心肌传导细胞的动作电位,分为去极过程的 0 期和复极过程的 1、2、3、4 共 5 个时期。其 0 期去极化幅度可达 100~130mV,它所表现的动作电位形态和各期形成的离子基础也与工作细胞的基本相同。所不同的是:①心肌传导细胞平台期很宽;②4 期的电位不稳定,可自动去极化(图 2-2)。

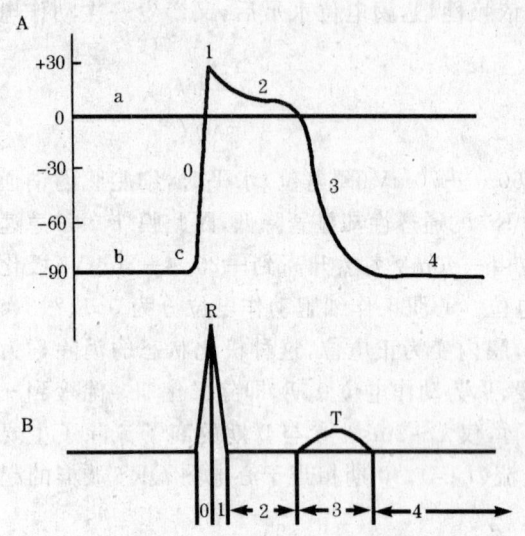

图 2-1 心室肌细胞电位变化曲线与心电图的关系
    A. 心室肌细胞动作电位曲线
    a. 等电位线 b. 静息电位 c. 动作电位的开始
    B. 常规心电图曲线

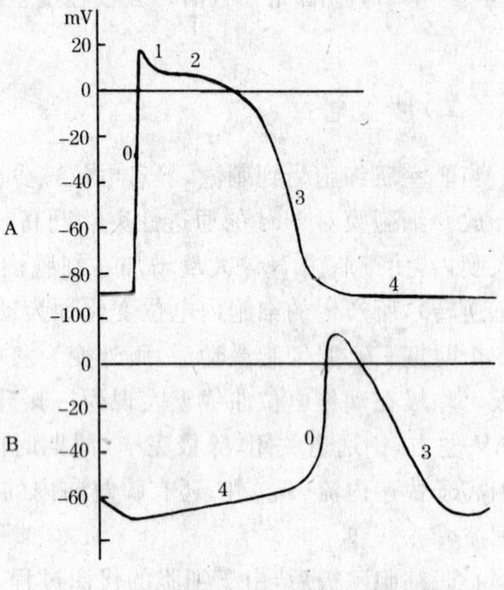

图 2-2 心室肌与窦房结细胞跨膜电位曲线
    A. 心室肌
    B. 窦房结细胞

二、心肌细胞的跨膜离子流

心肌细胞动作电位是细胞电活动的表现,而心肌细胞电活动则是细胞兴奋时,细胞膜内外各种离子的跨膜流动所造成的。在生理学上,正离子由膜外向膜内流动或负离子由膜内向膜外流动被定义为内向电流,内向电流促使细胞膜内电位趋向于正(除极);正离子由膜内向膜外流动或负离子由膜外向膜内流动,被定义为外向电流,外向电流导致细胞膜内电位趋向于负(复极或超极化)。

(一)主要内向离子电流

1. 钠电流 钠电流(sodium current,I_{Na})是细胞外 Na^+,由钠通道内流所形成的。在心肌形成快反应型心肌细胞动作电位的 0 期除极,被称为第一内向离子电流,其变化对于兴奋的发生与传播均有重要意义。心肌细胞 I_{Na} 可以被选择性钠通道阻断药河豚毒素(tetrodotoxin,TTX)所阻断,I 类抗心律失常药物的主要特征就是抑制 I_{Na}。

2. 钙电流 钙电流(calcium current,I_{Ca})是心肌细胞的第二个内向离子电流。过去一直认为是一种由慢通道调控的缓慢内向离子电流,故称之为慢内向电流(slow inward current,I_{si})。目前认为,第二内向离子电流并不是单一的钙离子流,而是由三组特性各不相同的钙离子流所组成。

(1)快速钙离子流($I_{Ca,f}$):其通道的激活和失活速度非常快,通常它融合于快反应细胞

Na^+内向电流的末尾部分,与其共同形成快反应细胞动作电位的升支末段,而对平台期的形成作用不大。但是,对慢反应细胞来说,$I_{Ca,T}$是慢反应自律细胞动作电位 0 期去极化的离子基础。

(2)缓慢钙离子流:是一种比 $I_{Ca,T}$ 缓慢且微弱的内向 Ca^{2+} 离子电流,其主要作用是维持快反应细胞的平台期,是 2 期平台形成的主要离子成分之一。

(3)Na^+-Ca^{2+} 交换体的生电性电流(I_{Na-Ca}):在平台期的形成中起一定作用,而且还参与慢反应自律细胞的 4 期自动去极化过程的形成。

3. 起搏电流(pacemaker current,I_f) 曾经被称为奇异电流(funny current,I_f)是一种非特异性内向离子电流,在心肌细胞发生超极化时才能被充分激活,主要由细胞外 Na^+ 内流(也有 K^+)所形成,在无钠溶液中不能产生,是一种电位依赖性和时间依赖性的内向电流。存在并发生于自律性细胞的 4 期自动去极化过程,与心肌自律细胞舒张期自动除极及自律性有关。

4. Na^+-Ca^{2+} 交换电流($I_{Na/Ca}$) 心肌细胞膜上存在有 Na^+-Ca^{2+} 交换体,它的化学计量学是 3 个 Na^+ 对 1 个 Ca^{2+} 的双向跨膜转运,在此过程中有电荷的净移动,产生跨膜电流,即 Na^+-Ca^{2+} 交换电流(Na^+-Ca^{2+} exchanger current,$I_{Na/Ca}$)。通过 Na^+-Ca^{2+} 交换体,膜两侧的 Na^+ 和 Ca^{2+} 可双向转运,电荷的净移动总是与 Na^+ 流动的方向一致。因此,内向电流表示 Ca^{2+} 由胞内排出,而外向电流表示 Ca^{2+} 进入胞内。$I_{Na^+/Ca^{2+}}$ 的方向和大小由 3 个参数决定,即 Ca^{2+} 和 Na^+ 浓度的跨膜梯度和跨膜电位。在静息电位 $-70 \sim -90$ mV 状态下,Na^+/Ca^{2+} 交换电流呈内向,Ca^{2+} 由细胞排出,相反,在动作电位超射期间,Ca^{2+} 流入细胞。Na^+-Ca^{2+} 交换机制是使动作电位期间进入细胞的 Ca^{2+} 迅速离开细胞的主要渠道,参与兴奋-收缩耦联,并可影响心肌收缩力。

(二)主要外向离子电流

1. 瞬时外向电流 瞬时外向电流(transient outward current,I_{to})是一种在心肌细胞上发现较早的电压和时间依赖性的钾外向电流,也有 Na^+ 参与。I_{to} 包括 I_{BO} 和 I_{LO} 两种,前者作用时间短暂,是由细胞内 Ca^{2+} 所触发的,为 Ca^{2+} 依赖性,后者作用时间较长,为非 Ca^{2+} 依赖性,一般所说的 I_{to} 常为 I_{LO}。该外向电流于去极化条件下激活,在快反应细胞动作电位的 1 期快速复极过程中起主要作用。因此,I_{to} 的有无及大小与动作电位的形状有重要关系,如人心室肌细胞和犬浦肯野细胞的 I_{to} 较强,其动作电位 1 相复极明显并在平台之前出现切迹,豚鼠心室肌细胞无 I_{to},其动作电位 1 相复极就不明显。

2. 延迟整流电流 延迟整流电流(delayed rectifier potassium current,I_K)最初是在犬的浦肯野纤维上发现的,当时其离子机制不明,被称之为 I_{X1},后来发现其他心肌细胞上也有类似的电流,目前统一定义为 I_K。是一种由 K^+ 为主,但也有 Na^+ 参与的外向离子电流,属于无失活的离子流类型。K^+ 的反转电位为 -90 mV 左右,当膜电位>-90 mV 时,K^+ 向细胞内流动,而膜电位<-90 mV 时,K^+ 向细胞外流动。K^+ 向细胞内流动时,电流与电压呈线性关系,而 K^+ 向细胞外流动时,电压升高,而外向电流却增加很小,即内向整流,为心肌细胞所特有。由于最初在心肌上发现的这种离子流激活缓慢,故称之为延迟整流电流。I_K 是心肌细胞动作电位复极的重要电流,其抑制会使动作电位时程延长,Ⅲ类抗心律失常药物即为 I_K 的抑制药。

3. 内向整流电流 内向整流电流(inward rectifier potassium current,I_{k1})是心肌细胞上研究较早的离子流,以往认为是电压依赖性、时间非依赖性外向 K^+ 电流,曾经被称之为 K^+ 外向背景电流。近年来研究表明,在钳制电压负值增大(如－120mV)时,呈现时间依赖性激活,目前认为其内向整流机制与细胞内阳离子浓度,特别是 Mg^{2+} 对钾通道外向电流的抑制作用有关。激活现象存在于快反应型细胞,是一种决定快反应工作心肌细胞静息电位的离子流,呈单纯由 K^+ 携带的复极电流。为了与 I_k 相区别,故称之为 I_{k1} 离子电流。它在快反应细胞动作电位的 2 期和 3 期复极均起重要作用,如果 I_{k1} 增加可以使动作电位时程缩短,是临床上Ⅲ类抗心律失常药物的靶点。

4. ATP 敏感性钾电流 ATP 敏感性钾电流[ATP-sensitive potassium current,$I_{K(ATP)}$]为受 ATP 调节的 K^+ 外向电流。在心肌细胞缺血缺氧等致细胞内 ATP 浓度下降时,ATP 敏感性钾通道开放,导致 K^+ 外流,动作电位时程缩短。

5. 钠激活性钾电流 钠激活性钾电流[sodium activated potassium current,$I_{k(Na)}$]是一种由细胞内 Na^+ 激活的钾外向电流,在快反应细胞的 3 期快速复极过程中起重要作用,故又称之为复极电流。在心肌细胞缺血缺氧导致 ATP 不足,细胞膜上 Na^+-K^+ 泵受抑制时,细胞内滞留的 Na^+ 增加可以激活 $I_{k(Na)}$,使心肌细胞复极加速,动作电位时程缩短。

6. Na^+-K^+ 泵电流 Na^+-K^+ 泵电流(Na^+-K^+ pump current,I_{pump})又称生电性泵电流。心肌细胞在进行 Na^+-K^+ 泵(即 Na^+-K^+—ATP 酶)转运中,将细胞内 3 个 Na^+ 排出细胞外,同时将细胞外 2 个 K^+ 泵入细胞内,形成一种净外向的电流,此即 I_{pump}。静息时 I_{pump} 参与静息电位的形成,但其作用通常不超过 10mV。细胞外 K^+ 浓度增加或细胞内 Na^+ 浓度增高都能促进 Na^+-K^+ 泵的活动。通过 Na^+-K^+ 泵的连续活动,保持了细胞膜内、外 Na^+ 和 K^+ 的跨膜梯度,这种跨膜梯度是形成动作电位除极相 Na^+ 内流和复极相 K^+ 外流的驱动力。I_{pump} 与静息电位的形成、3 期复极的加速和窦房结对潜在起搏点的超速抑制有关。强心苷是 I_{pump} 最主要的抑制药。

三、心脏起搏、传导和收缩性

心肌组织具有兴奋性(excitability)、自律性(autorhythmicity)、传导性(conductivity)和收缩性(contractivity)4 种特性,其中兴奋性、自律性和传导性是以心肌细胞膜生物电活动为基础的。而收缩性是指心肌能够在细胞膜动作电位的触发下产生收缩反应的特性,是以收缩蛋白和调节蛋白之间的生物化学和生物物理反应为基础的。

(一)心脏起搏

心肌能自动地按一定节律发生兴奋的能力,称为自动节律性。心肌的自律性起源于心肌细胞本身。在高等动物和人,心脏内特殊传导系统的细胞有自律性,而心房和心室肌工作细胞不具有自律性。自律性是决定心脏起搏的关键电生理特性。心脏起搏传导系统中的各种自律细胞具有自律性,其中窦房结自律细胞自律性最高,每分钟可自动发放起搏兴奋约 100 次。在整体情况下,由于迷走神经的紧张性抑制作用对窦房结起搏细胞的调控,健康成年人窦性心律一般为 75 次/min 左右。若注射阿托品阻断迷走神经的作用后,心率立即增快。心室中的浦肯野纤维自律性最低,约为 25 次/min;房室结区和房室束(希氏束)及其束支的自律性,则介于窦房结和浦肯野纤维之间。

1. 慢反应自律细胞的起搏机制 窦房结内含有多种类型细胞,其中 P 细胞和 T 细胞均具有自律性。一般认为,P 细胞的自动起搏频率高于 T 细胞,窦房结自律性细胞动作电位的幅值小,超射小,0 期幅值约 70mV,没有 1 期和 2 期。最大复极电位为 $-60 \sim -65$ mV。在此电位下,钠通道已失活。窦房结细胞的自动除极是由随时间而增长的净内向电流所引起的。当 4 期自动除极达阈电位时(约 -40 mV),激活膜上的钙通道,引起钙内流,导致 0 期除极。由于钙通道是慢通道,因此窦房结细胞动作电位 0 期除极幅度低,速度慢。以后钙通道逐渐失活,而钾通道被激活,出现 K^+ 外流。由于钙内流减少和钾外流增加,膜便逐渐复极并达最大复极电位。窦房结细胞是由慢通道开放而产生 0 期除极,故称为慢反应自律细胞,其动作电位称为慢反应动作电位。窦房结细胞在动作电位 3 期复极末到达最大负电位值,随后进入 4 期,但膜电位并不静息,而是负电位的绝对值逐渐自动减小。4 期自动除极的净内向电流主要是由一种外向电流和两种内向电流所构成。

(1) I_k 外向电流:I_k 通道的激活和逐渐增强所造成的 K^+ 外向电流,是引起窦房结起搏细胞复极化的主要原因。但在复极化达 -40 mV 时,I_k 通道便开始逐渐失活,钾外向电流随之逐渐减少;当窦房结起搏细胞复极到 -70 mV,亦即达到最大复极电位时,便开始出现自动去极化现象。由此可见,K^+ 外向电流的进行性衰减是窦房结起搏细胞 4 期自动去极化的主要离子流基础。

(2) 内向电流:I_f 慢内向离子(主要是 Na^+)电流,是一种进行性增强的内向离子电流,它在浦肯野细胞起搏活动中起着重要作用。但在窦房结起搏细胞中其作用不如 I_k 外向电流的进行性衰减所起的作用那样重要;若与 I_k 的作用相比,对兔窦房结起搏细胞 4 期自动去极化过程中净内向电流的总幅值的影响,仅为 I_k 所起作用的 1/6。

(3) I_{Ca} 慢内向电流:I_{Ca} 是一种非特异性的缓慢内向电流,在窦房结细胞 4 期自动去极化达 -60 mV 时开始被激活;因而在自动去极化过程的后 1/3 期间才充分发挥作用,加速了自动去极化的进程,使其迅速达到窦房结起搏细胞的阈电位水平而产生 0 期去极化。

2. 快反应自律细胞的起搏机制 心脏传导系统中的 T 细胞和浦肯野纤维也具有自律性,属快反应自律细胞。浦肯野细胞 4 期自动除极的离子基础与窦房结细胞不同,主要由随时间而逐渐增强的内向电流 I_f 和逐渐衰减的 I_k 外向电流所引起,浦肯野细胞的 4 期自动除极速率远较窦房结为慢,因此其自律性较窦房结为低。

3. 心脏传导系统的自律性及影响自律性的因素 在整体情况下,心脏传导系统各部位自律细胞的自律性高低不一,窦房结为 90~100 次/min,房室结为 40~60 次/min,浦肯野纤维为 15~40 次/min。可见,心脏的自动节律性收缩活动是受窦房结支配调控的。窦房结中的 P 细胞是心脏自动节律性活动的主导者,即正常起搏点。其他自律细胞接受窦房结起搏细胞所产生的窦性节律的控制,因而无法表现出各自的自律性,而只是发挥其传导功能,故称为潜在起搏点。但是,在某些异常情况下,这些潜在起搏细胞可主动或被动地取代窦房结的起搏功能,而成为异位起搏点,形成了异位节律,又称异位心律。应当指出,在某些条件下,窦性心律与异位心律可以并存,各自独立地发放冲动,其中异位起搏点在整个异位周期内均受到保护,即不被另一起搏点的激动所侵入,这就产生了并行心律。

在生理情况下,窦房结对其他潜在起搏点的控制作用,是通过抢先占领(preoccupation)和超速抑制(overdrive suppression)两种方式来实现的。前者由于窦房结优势起搏细胞的自律性最高,动作电位 4 期自动去极化的速度最快,因而达到阈电位水平而发出自律性冲动最早;于是其他潜在起搏细胞被其抢先占领,导致自身的自律性兴奋无法出现。后者指在窦房结优势起搏细胞与潜在起搏细胞两者的自律性相差愈大时,前者对后者的抑制作用愈强,超速驱动作用中断后,停搏的时间也愈长。该现象提示,在人工起搏的情况下,如因故需暂停起搏器时,在中断之前其驱动频率应逐步减慢,以避免发生心搏骤停。

心肌细胞自律性的高低受4期自动除极的速度和最大舒张电位水平的影响。

(1)4期自动除极的速度:除极速度快,到达阈电位的时间就缩短,单位时间内发生兴奋的次数增加,自律性就增高;反之,除极速度慢,到达阈电位的时间就延长,自律性降低。交感神经递质可加快4期自动除极的速度,使心率加快。

(2)最大舒张电位的水平:最大舒张电位绝对值变小,与阈电位的差距就减小,到达阈电位的时间就缩短,自律性增高;反之,最大舒张电位的绝对值变大,则自律性降低。心迷走神经兴奋时,其递质可增加细胞膜对K^+的通透性,使最大舒张电位更负,是导致心率减慢的原因之一。

(3)阈电位水平:阈电位降低,由最大舒张电位到达阈电位的距离缩小,自律性增高;反之,阈电位升高,则自律性降低。

(二)心脏的传导

1. 兴奋在心脏内的传导过程和特点　心肌细胞传导动作电位的能力和速度不同。在种属进化和个体发育过程中,心脏分化出由窦房结、房室结、房室束、左束支、右束支和浦肯野纤维网所组成的传导系统。另外,在窦房结与房室结之间有一些排列比较整齐的肌纤维,在某种程度上比其他心房肌纤维更有利于传导,形成传导的优势通路。动作电位的传导,包括去极化传播和复极过程的推进,两者同样重要。通常是先去极的细胞先复极,先去极的心肌部位先复极,但在原位心脏心室肌中,由于心外膜下表层细胞与肌壁中和心内膜下细胞所处的环境不同,复极的速度不相同,动作电位时程(APD)的长短也不同。外膜下表层细胞APD短于内膜下和肌壁中层心肌M细胞,尽管内膜下细胞先于外膜下细胞开始复极,但完成复极时间落后于外膜下心肌(图2-3)。

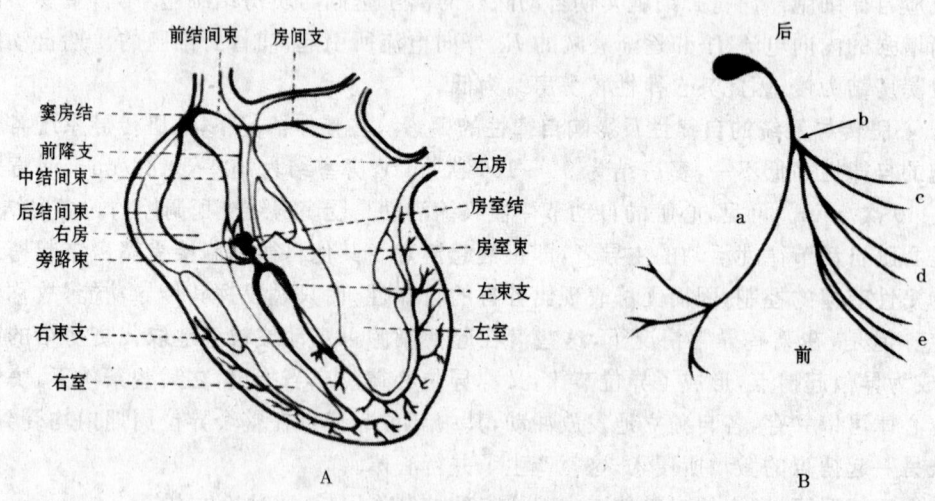

图 2-3　心脏起搏传导系统示意图
A. 心脏的起搏传导系统
B. 房室束支
a. 右束支　b. 左束支　c. 右后支　d. 左间隔支　e. 左前支

正常的传导路径首先由窦房结 P 细胞自发产生动作电位,兴奋传到左、右心房肌和房室结,接着经由房室束、左束支、右束支、浦肯野纤维,引起室中隔和左心室、右心室发生动作电位。正常人心脏各部分的兴奋传导速度如下:心房肌 0.8~1.0 m/s,房室结 0.02~0.2m/s,房室束和束支 2~4m/s,浦肯野纤维 4m/s,心室肌 0.4m/s。人窦房结传导时间 65~100ms,不超过 100ms。激动在房室结内的传导速度最慢,多在 20~200mm/s,这主要是由于房室交界处细胞体积小,细胞间缝隙连接少,细胞膜电位低,0 期除极幅度小,除极速度慢所致。房室交界处的兴奋传导约需 0.1s,延搁时间较长,这具有重要的生理意义。心房兴奋后,要经过较长时间引起心室兴奋收缩,可避免心房和心室收缩重叠的现象。这不但有利于心房、心室的有序收缩,而且心房先收缩可进一步将血液挤入心室,使心室在收缩前有充分的血液充盈,有利于心室的射血。

此后激动经房室束到达左束支、右束支,经左间隔支先使室间隔左侧中部除极,由左向右进行,经 0.005~0.010s,即达室间隔右侧。此后激动便经左束支、右束支到达左心室、右心室内膜下的浦肯野纤维,使左心室、右心室除极(图 2-4)。除极方向是从内膜面朝向外膜面,激动在浦氏纤维传导最快,约 4m/s。右心室壁较薄,大部分右心室除极先行结束;左心室壁较厚,在右心室几乎完全除极的时候还有部分的左心室壁仍在进行除极。通常左心室基底部与右心室肺动脉圆锥部是心室中最后除极的部位。

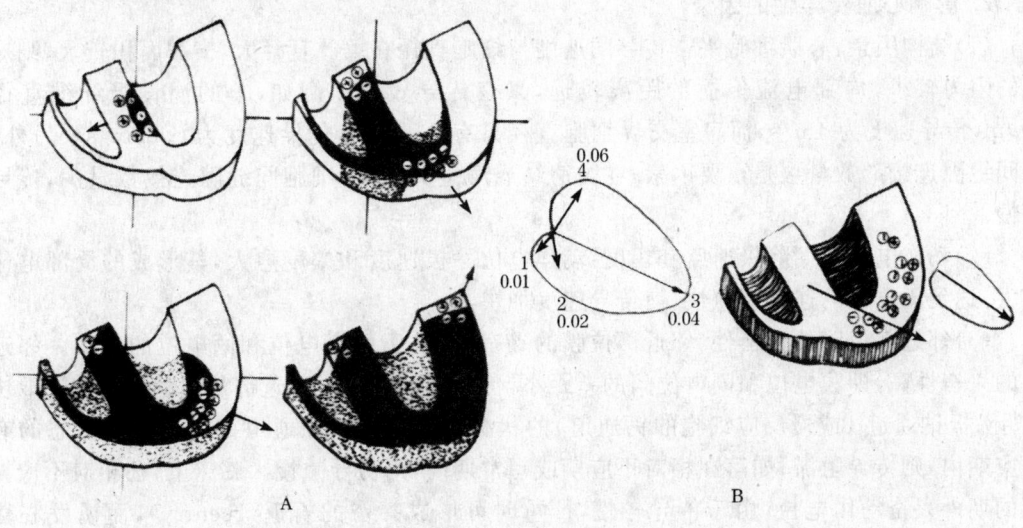

图 2-4 心室除极示意图
A. 各瞬间心室除极综合向量与 QRS 环产生
B. 心肌复极与 T 环形成

此外,胞间传导也是动作电位在心肌细胞之间的传导的方式之一。20 世纪 50 年代中期,电镜观察发现心肌细胞之间存在明确的界膜,各个细胞是独立的结构单位,各细胞之间的细胞膜存在三种相互联系的方式:附着筋膜、桥粒和间隙连接(图 2-5)。目前认为间隙连接(gap junction)是胞间电兴奋传导的关键部位,它本身具有特殊结构的细胞间连接部位,存在胞间通道,可将各个心肌细胞联系起来,一个细胞的胞质中的离子和小分子物质可经过间隙连接的胞间通道互相沟通,进行胞间通讯,而且间隙连接的电阻低(平均 $300\Omega \cdot cm^2$),心肌细胞其他部位的膜电阻率是 $10\,000\Omega \cdot cm^2$。在两细胞膜约 2nm 的间隙内存在胞间通道,每个通道由两片

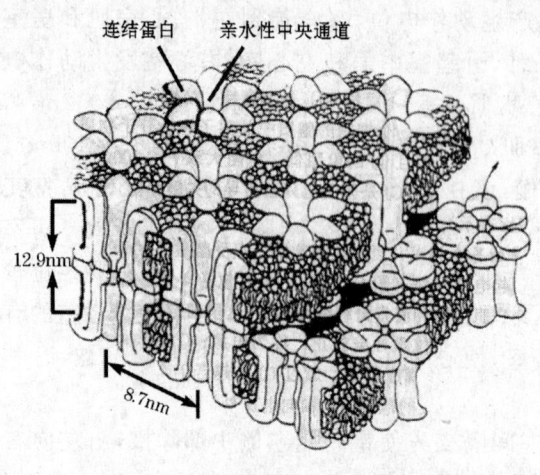

图 2-5 心肌细胞间隙连接结构示意图

膜上各半个通道相对组成,两个半截管道连接在一起成为一个完整的胞间通道,呈六角形。亲水性中央孔道的内部直径 1.5~2.0nm。离子和染料及氨基酸等代谢物能通过胞间通道,从一个细胞扩散到另一个细胞。间隙连接通道常是开放的,当六角形的蛋白质亚单位处于一定的倾斜角度时,中央亲水性通道开放,胞间电阻降低,保持胞间通讯和心肌细胞之间的电耦合,当心肌细胞损伤、细胞内钙离子浓度异常升高、H^+ 浓度过高等因素的影响下,间隙连接通道闭合、电阻升高。细胞间电耦合发生故障,有可能改变动作电位在细胞间的传导方向。Mg^{2+} 浓度升高,降低间隙连接的电导,降低兴奋传导速度。一些药物也能通过影响间隙连接影响传导过程。个别心肌细胞受损伤时,能产生损伤电流,但损伤电流在很短时间内消失,这时细胞外的钙离子大量进入损伤细胞,使损伤细胞内钙离子浓度过度升高,间隙连接通道闭合,在一定程度上有保护作用。

2. 影响心肌传导性的因素

(1)结构因素:心肌细胞兴奋传导的速度与细胞直径有关。直径大,横截面积较大,则对电流的阻力较小,局部电流传播的距离较远,兴奋传导较快。例如,羊的浦肯野纤维直径为 70μm,传导速度为 4m/s,而房室交界细胞直径只有 3~4μm,传导速度为 0.05m/s。另外,细胞间缝隙连接的数量也是重要因素,在窦房结或房室交界处,细胞间缝隙连接数量少,传导速度慢。

(2)动作电位 0 期除极速度和幅度:动作电位除极速度和幅度愈大,其形成的局部电流也愈大,达到阈电位的速度也愈快,使传导速度加快。

(3)邻近部位膜的兴奋性:邻近部位膜的兴奋,取决于静息电位和阈电位的差距。邻近部位的兴奋性高,即膜电位和阈电位间的差距小,传导速度就快。邻近部位膜的兴奋性还取决于 0 期除极钠通道(或慢反应细胞的钙通道)的状况。当兴奋落在通道尚处在失活状态的有效不应期内,则传导阻滞;如落在相对不应期或超常期内,则传导减慢。临床上,在相对不应期出现的期外兴奋动作电位,由于传导较慢,严重时可形成兴奋的折返(reentry),而诱发心律失常。

(三)心脏的收缩性

心肌收缩性(contactility)是指心肌能够在细胞膜动作电位的触发下产生收缩反应的特性,是以收缩蛋白和调节蛋白之间的生物化学和生物物理反应为基础的。心肌通过本身收缩活动的强度和速度的改变以影响每搏输出量,它是心肌不依赖于前、后负荷而能改变其力学活性的一种内在特性。这一自身调节过程主要依赖于兴奋时胞浆内钙离子浓度、兴奋-收缩耦联过程中被活化的横桥的效率和肌凝蛋白的 ATP 酶活性,从而达到等长自身调节的目的。当心肌收缩能力下降时(如心力衰竭),心室功能曲线向右下方移位。

一些衡量泵血功能的指标,如搏出量、搏功等,易受前、后负荷的影响,并不能完全反映心肌收缩性。目前,常用一系列速度指标来评定收缩能力。对完整心脏常采用的指标为:射血相心室容积变化速率(dV/dt)、心室直径变化速率(dD/dt)和心室内压变化速率(dp/dt)。心室内压最大变化速率,发生在等容收缩期的前半段时间内,前、后负荷基本不变,因此 dp/dt 可作为评定心肌收缩能力的改变。在测定心动周期过程中心室内压变化的同时,通过计算机对压力波进行微分,便可得到 dp/dt。实验证明,心室内压变化速率(dp/dt)一般与心肌收缩能力呈正相关。对同一个体来讲,dp/dt 峰值可用来表示不同功能状态下心肌的收缩能力。

(四)兴奋性周期变化与收缩的关系

1. 一次兴奋过程中兴奋性的周期性变化　心肌细胞发生一次扩布性兴奋后,兴奋性会发生周期性变化,心肌兴奋性的变化可分为几个时期:

(1)绝对不应期和有效不应期:从除极相开始到复极达-55mV 这一期间内,无论给予多大的刺激,心肌细胞均不产生反应,也就是说,此期内兴奋性等于零,称为绝对不应期(absolute refractory period)。从-55mV 复极到-60mV 这段时间内,给予强刺激可使膜发生部分除极或局部兴奋,但不能爆发动作电位。因此从除极开始至复极达-60mV 这段时期内,给予刺激均不能产生动作电位,称为有效不应期(effective refractory period)。在这段时间内钠通道完全失活或仅有少量钠通道开始复活,大部分钠通道没有恢复到备用状态。

(2)相对不应期:相当于从复极-60mV 到-80mV 的时期。此期间内用大于正常阈值的强刺激才能产生动作电位,故称为相对不应期(relative refractory period)。在此期内,大部分钠通道已复活,心肌的兴奋性已逐渐恢复,但仍低于正常。

(3)超常期:相当于从复极的-80mV 到-90mV 的时期。在这一期间内,用低于正常阈值的刺激,就可引起动作电位爆发,表明心肌的兴奋性超过正常,称为超常期(supranormal period)。在此期内膜电位靠近阈电位,故所需的刺激阈值小于正常阈值。

在相对不应期或超常期引出的动作电位,其 0 期的幅度和上升速率均低于正常。这主要是由于部分钠通道仍处于失活状态之故。这样的动作电位传播速度较慢,易成为心律失常及折返形成的原因之一。

2. 兴奋性周期变化与心肌收缩活动的关系　一些正常或异常的心肌舒缩活动与心肌兴奋性的周期变化有关(图 2-6)。

(1)不发生强直收缩:由于心肌细胞的有效不应期很长(数百毫秒),相当于整个收缩期加舒张早期。在此期内,任何刺激都不能使心肌发生兴奋和收缩,因此心肌保持收缩与舒张交替的节律活动,实现其泵血功能。

(2)期前收缩与代偿间隙:正常心脏是按窦房结发出的兴奋进行节律性收缩活动的。如果在心室的有效不应期之后,心肌受到人为的刺激或受到起自窦房结以外的病理性刺激,心室可产生一次正常节律以外的收缩,称为期外收缩。由于期外收缩发生在下一次窦

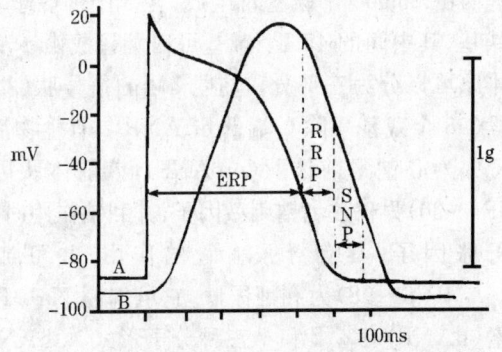

图 2-6　心室肌动作电位期间兴奋性的变化及其与机械收缩的关系

A. 动作电位
B. 机械收缩

ERP. 有效不应期　RRP. 相对不应期　SNP. 超常期

房结兴奋所产生的正常收缩之前,故又称为期前收缩。期前兴奋也有自己的有效不应期,当紧接在期前收缩后的一次窦房结兴奋传到心室时,常正好落在期前兴奋的有效不应期内因而不能引起心室兴奋和收缩,必须等到下次窦房结的兴奋传来,才能发生收缩。所以,在一次期前收缩之后往往有一段较长的心脏舒张期,称为代偿间歇。

四、心肌缺血时的电生理变化

研究缺血性心律失常的机制历来备受重视,通常采用细胞电生理及临床电生理的方法进行观察研究。关于心肌缺血时心肌电生理功能的基本改变及心律失常的发生机制,可能与心肌缺血时下列心肌代谢及离子方面的改变有关:细胞外高 K^+ 对心肌细胞和神经末梢的刺激;溶血磷脂、长链酰基化合物(long-chain acyl compounds)在心肌细胞膜上的堆积;交感神经系统的改变,包括因缺血应激而致的循环儿茶酚胺增多,缺血心肌内儿茶酚胺减少,细胞膜上交感神经受体发生变化;细胞内离子含量改变,包括细胞内钙离子堆积等。上述心肌代谢及离子方面的改变可引起以下变化:跨膜电位负值降低,动作电位 0 期上升幅度降低,除极速率减慢,动作电位时程缩短等基本电生理改变,再通过折返、后除极触发活动及异常自律性活动等机制,引起心律失常发生。心肌缺血时,可引起多种心律失常发生,临床观察及动物实验研究过程中,最常见的是室性心律失常,如室性早搏、室性心动过速、加速性室性自主心律及致死性室颤。

第二节 心脏激素

一、心钠素

(一)结构与分布

心钠素又称心房钠尿肽(ANP),主要是由心房肌细胞产生的一种利钠、利尿因子。心钠素基因由 25 000 个碱基对组成,含 3 个外显子和 2 个内含子。成熟的心钠素 mRNA 约含 850 个碱基,其中间的 456 个碱基可以翻译成由 152 个氨基酸残基组成的心钠素前体原。心钠素前体原可以分为三部分,包括 N 端的信号肽(24 个残基)、C 端的心钠素(28 个残基)和中间的肽段(98 个残基),除 C 端的 et-ANP 具有生物活性外,中间的 98 肽也含有活性片段。中间的 98 肽又称为心钠素前体肽(proANP),该前体肽可被酶解成不同片段。1~30 氨基酸片段(proANP1~30)为长效利钠刺激因子,其利钠作用时间长;31~67 氨基酸片段(Pro-ANP31~67)为血管舒张因子,具有舒张血管的作用,并可加强 ANP 的利钠效应;79~98 氨基酸片段(proANP79~98)为利钾尿肽,它可抑制 Na^+-K^+ ATP 酶,特异性地促进尿 K^+ 的排出。人心钠素(hANP)有 α、β 和 γ 三种分子形式,α-hANP 由 28 个氨基酸残基组成,第 7、23 位的两个 Cys 形成一个二硫键,使其分子呈环状结构;β-hANP 是由两条相互平行、C 端和 N 端相互倒置的 α-hANP 藉两个二硫键构成,在心房和血浆中 β-hANP 的含量和生物活性均约为 α-hANP 的 1/4,但作用较 α-hANP 长而持久,可能通过分解 α-hANP 起作用;γ-hANP 由 126 个氨基酸残基组成,其 C 末端的 28 个残基为 α-hANP,它是 α-hANP 的直接前体。γ-hANP 亦具有微弱的生物学活性,其活性为 α-hANP 的 1/10~1/5。

心钠素主要存在于心肌细胞内,心房含量约为心室含量的100倍,右心房含量约为左心房的2倍。在心肌细胞内,分泌颗粒主要集中于核周围,核两端分布尤为密集。心钠素亦广泛分布于脑内,其中以下丘脑和隔区含量最高。肺的大静脉壁肌细胞和一些上皮细胞也能合成心钠素,但含量很少。血浆中心钠素主要来自心房,沿血液流动方向由动脉到静脉含量逐渐降低。一般成人血浆ANP含量为50～150pg/ml,年龄越小,浓度越高。

人血浆中α-hANP占80%,β-hANP占20%。心钠素受体广泛分布于心血管、肺、肾、肾上腺、胎盘和神经系统、免疫系统等多种组织,其中以肾上腺皮质最为密集。受体分为B型和C型,B受体由一个分子质量为120kD的亚单位构成,与颗粒性鸟苷酸环化酶耦联,通过cGMP发挥生理效应;C受体由两个分子质量为65kD的亚单位组成,它不与鸟苷酸环化酶耦联,但可与ANP及其代谢片段结合,延缓ANP的降解以调节ANP的水平,因此C受体被认为是ANP的调节受体。心钠素与受体结合后,激活鸟苷酸环化酶,促进细胞内cGMP含量增高,进而激活蛋白激酶G。蛋白激酶G通过增强钙泵活性,促进Ca^{2+}外流,阻断Ca^{2+}通道,抑制Ca^{2+}内流,以及直接和间接(通过抑制磷酸肌醇系统)抑制肌浆网释放Ca^{2+},使细胞内游离Ca^{2+}浓度降低,从而发挥其生物学效应。

(二)主要生物学作用与病理生理意义

1. 利钠利尿作用 心钠素是目前已知的最强大的利钠利尿剂。心钠素的利尿作用发生迅速,静注后1～2min即起反应,5～10min反应达高峰,持续1～2h。心钠素前体肽的利尿作用时间更长,ProANP79～98则无利钠作用而具有更强大的利钾作用。心钠素是一种选择性的肾血管舒张剂,并且对入球小动脉的舒张作用比对出球小动脉强,可提高肾小球滤过压。心钠素利钠利尿的机制,主要为增加肾小球的滤过率,增加肾髓质尤其是肾乳头的血流量,改变球管平衡和抑制近曲小管和集合管对钠的重吸收。

2. 心血管作用 心钠素和其前体肽均具有舒张血管、降低血压的作用,且心钠素还具有改善心律失常和调节心功能的作用。其舒张血管作用不依赖于内皮,亦不受α、β胆碱能受体阻断药和前列腺素合成抑制药的影响。心钠素对大动脉的舒张作用强,如主动脉、颈动脉等;而对小动脉的舒张作用弱,因此对总外周阻力影响较小。心钠素还可舒张冠状动脉,增加心脏的血液供应。

心钠素可使正常机体降低心输出量,这是因为它可引起静脉回流量减少,心功能不全病人应用心钠素可使心输出量增加。由于心钠素具有利钠利尿、减少循环血量和扩张血管、降低外周阻力的作用,因此它可降低血压。

(三)病理生理意义

心钠素具有调节水、电解质代谢,维持循环稳态的重要生理作用,其代谢常参与许多疾病的发生和发展过程。

1. 心功能不全 心功能不全导致的右心房压升高,使心钠素的合成与释放均增加,这是机体的一种代偿反应。血浆心钠素水平的增高是心功能不全的指标。严重心力衰竭病人有高血浆心钠素水平,而尿量却很少,可能与下列因素有关。

(1)心钠素水平长期升高使得肾脏心钠素受体发生降调现象。

(2)血浆β-ANP水平升高而α-ANP并不相应增加。

(3) 血浆中对抗心钠素作用的物质,如加压素、血管紧张素水平升高。

(4) 血中出现心钠素自身抗体。

2. 心肌病和心肌炎 扩张性心肌病时,心脏合成、释放心钠素明显增加,血浆心钠素水平异常升高达正常水平的 100 倍。这样使心钠素受体发生降调(下降性调节),机体对心钠素的反应性降低。遗传性心肌病时,心脏合成心钠素的能力下降,心脏和血浆心钠素水平下降,这是遗传性心肌病产生心功能不全的一个重要原因。心肌炎时心钠素合成增加,血浆心钠素水平亦升高。

3. 高血压 多数研究发现,高血压时血浆、心脏心钠素含量均明显升高,且心钠素 mRNA 含量亦增多,说明心钠素合成增强。高血压时,影响血浆心钠素水平的因素很多。如高血压伴有心肌肥厚和心房压升高时,血浆心钠素水平显著升高;高盐负荷的高血压患者血浆心钠素水平升高,而低盐负荷的患者可不增高;肾性高血压、原发性醛固酮增多症、高肾素性高血压者,血浆心钠素升高明显,而低肾素性和正常肾素性高血压则变化不明显。

4. 肾功能不全 急性或慢性肾功能不全时血浆心钠素水平均明显升高,应用心钠素对实验性肾功能不全具有良好的治疗效果。

5. 肺部疾患 各种肺动脉高压的患者均伴有血浆心钠素水平的升高,肺动脉压越高,血浆心钠素的水平亦越高。此外,缺氧、胸腔容积的变化亦可引起心钠素的释放,所以在支气管哮喘发作期、呼吸窘迫综合征、肺水肿等肺疾患时,常伴有血浆心钠素水平的升高。

6. 肝硬化 肝硬化患者血浆心钠素的水平显著升高。肝硬化时,所引起的钠水潴留,可能与肾脏对心钠素的反应性降低有关。给肝硬化患者应用心钠素时发现,可以降低心房压,增加尿钠和尿量的排泄,并可降低血浆醛固酮的水平。

二、肾素-血管紧张素

(一) 结构与分布

肾素-血管紧张素系统(renin-angiotensin system,RAS)由两个酶(肾素和血管紧张素转换酶)和一个基质(血管紧张素原)组成。血管紧张素原是一种 α_2 球蛋白,分子质量为 60～65kD,肾素为一种糖蛋白,分子质量约为 42kD,对底物有高度选择性,可使血管紧张素原水解和释放出血管紧张素 I。血管紧张素转换酶(ACE)是一种含 Zn 的二羧基肽酶,也是一种糖蛋白,分子质量 90～140kD,主要由内皮细胞产生,可使血管紧张素 I 脱去羧基端的组氨酸和亮氨酸而生成血管紧张素 II。血管紧张素 II 还可进一步经氨基肽酶作用产生血管紧张素 III。血管紧张素 II、III 具有收缩血管和刺激醛固酮分泌的作用。在许多组织,如血管还可在另一些酶的作用下,使血管紧张素原转变为血管紧张素 II,这些酶为 Chymase 和组织蛋白酶 G。这可能是 ACE 抑制药不能完全阻断组织血管紧张素 II 生成的一个重要原因。RAS 可分为全身循环的 RAS 和组织局部的 RAS 两部分,前者参与短期心肾功能的调节,后者主要调控血管张力和组织功能。组织 RAS 主要以旁分泌和自分泌的形式在局部起着调节血流量和血管紧张性的作用。

(二) 主要生物学效应

1. 心血管效应 血管壁组织中存在 RAS 的各个组成成分,可以在局部生成血管紧张素

Ⅱ(ANGⅡ)。血中血管紧张素Ⅱ既可直接也可通过促进儿茶酚胺的释放,而使血管平滑肌收缩以维持血管的紧张性,还可作用于内皮细胞,促进一氧化氮的释放对血管紧张性进行反馈性调节。血管组织中局部的 RAS,可能参与对局部组织中血管阻力的紧张性的控制。不同部位的血管对 ANGⅡ的反应是不同的,肾、皮肤、肠系膜、冠状动脉、脑的血管对 ANGⅡ发生明显的收缩反应,但骨骼肌、肺血管反应较弱。大血管的反应比中等口径及微动脉的反应弱。这种反应程度的差别是由于 ANGⅡ受体的表达的不同,以及不同的血管 ANGⅡ引起的前列腺素生成的不同所致。ANGⅡ能刺激血管壁合成前列腺素。在一些血管中,各种前列腺素(PG)的生成为 $PGI_2 > PGE_2 > PGF_2 > TXA_2$。其中 PGI_2 和 PGE_2 都是舒血管物质。所以认为 ANGⅡ对血管平滑肌的作用通过生成 PG 而得到局部的负反馈调控。ANGⅡ还可促进离体培养的血管平滑肌细胞增殖,可能参与高血压所引起的血管重塑过程。

ANGⅡ既可直接作用于心脏而导致心率加快、心肌收缩力加强和心脏细胞生长,也能通过交感神经中枢活动的改变间接地影响心脏的活动。但由于它同时引起外周血管收缩而刺激压力感受性反射,所以在体内这一效应不十分明显。

2. 对肾上腺的作用 ANGⅡ能刺激肾上腺球状带细胞合成和分泌醛固酮,并且是醛固酮的生物合成和分泌的主要调节者。由于醛固酮不能在肾上腺细胞内储存,所以其合成的增加导致分泌的增加。长期给予 ANGⅡ,可使肾上腺球状带增宽,提示 ANGⅡ对球状带细胞也有促进生长的效应。

3. 对中枢神经系统的作用 直接将 ANGⅡ注入脑室,可引起口渴、嗜盐、血压升高,以及血管加压素(VP)、缩宫素、甲状腺刺激素(TSH)、卵泡刺激素(FSH)、黄体生成素(LH)、生长激素(STH)和促肾上腺皮质激素(ACTH)等垂体激素的释放。刺激脑 ANGⅡ受体还可引起利尿钠作用,而这一效应与血压变化无关,并与 ANGⅡ作用于外周受体所产生的滞钠作用正好相反。ANGⅡ的中枢升压作用机制包括 AVP 释放、中枢交感传出活动增强和压力感受性反射的抑制等。

ANGⅡ还参与中枢渗透压调节机制。侧脑室注射高渗盐水可引起剂量依赖的利尿钠作用,在高浓度时伴有血压升高和尿量增加。侧脑室注射高渗盐水引起的利尿钠作用可被侧脑室注射洛沙坦(losartan)阻断或减弱。通过微透析将盐水注入脑室周围核团,可引起 ANGⅡ和 ANGⅢ释放。

4. 对肾脏的作用 ANGⅡ可调节肾血管的血流动力学和肾小管的重吸收功能。此外,ANGⅡ对肾小球系膜细胞和肾小管细胞有促生长作用。ANGⅡ对出球小动脉的作用明显大于入球小动脉,故肾小球毛细血管压和血浆流量取决于入球小动脉和出球小动脉的阻力的相对关系及肾血管的灌注压。当肾血管灌注压降低时,肾小球滤过率可保持不变,这一现象称为肾小球滤过率的自身调节,ANGⅡ参与这一自身调节的机制。

三、降钙素基因相关肽

(一)结构与分布

降钙素基因相关肽(calcitonin gene-related peptide/Calcitonin,CGRP/CT)与降钙素来自同一基因,但不同组织基因的表达产物不同,在甲状腺转录成降钙素,而在神经组织可表达出 CGRP。CGRP 前体由 128 个氨基酸残基构成,分子质量为 16kD,前体贮存于分泌颗粒中,释放时酶解成具有活性的CGRP。CGRP由37个氨基酸残基构成,有α、β两种分子形式,其氨基酸组成只在第3、22和25位不同,α-CGRP为天门冬氨酸、缬氨酸和天门冬酰胺,β-CGRP为天门冬酰胺、蛋氨酸和丝氨酸。

体内CGRP主要分布于神经系统,近年发现亦广泛分布于心血管系统和肺组织内。中枢神经系统内则以司感觉与心血管整合有关的中枢含量较高,大脑皮质含量低,在外周主要存在于感觉神经末梢,亦见于运动神经和肠壁神经丛的末梢。CGRP在心脏的分布为:心房高于心室,右心房高于左心房,近心外膜高于近心内膜。所有心血管床均有CGRP神经分布,尤以大、中动静脉含量为高。CGRP的受体亦有α、β两型,分子质量分别为13.7kD和50kD,广泛分布于心血管组织,其中以心房分布密度最高。

(二)生物学效应

CGRP与受体结合后通过升高胞浆cAMP水平发挥生物学效应,它也能促进前列环素的释放和细胞内外的Na^+/Ca^{2+}交换。CGRP是目前已知的最强的扩血管物质,比硝酸甘油、硝普钠强240倍。给大鼠静注微量CGRP,即可引起外周阻力降低,血压下降。CGRP的扩血管效应为内皮非依赖性,对发生粥样硬化的冠状动脉仍有扩张作用。对心脏,CGRP具有正性变力和变时作用,且对心房的作用更为明显。CGRP还能抑制血管平滑肌增殖而促进内皮增殖。应用CGRP,可通过兴奋交感神经引起心率增快、收缩力加强、血压升高。利舍平或交感神经阻断药可抑制此效应。

四、内皮素

(一)结构与分布

内皮素是由21个氨基酸残基组成的多肽,其第1位与第15位半胱氨酸之间、第3位与第11位半胱氨酸之间分别形成两个二硫键。内皮素的生物活性主要取决于其环状结构和C末端的氨基酸残基。内皮素从内皮素前体原转化而来。内皮素前体原由203个氨基酸残基构成,经肽酶水解后形成内皮素前体(big endothelin)。组织中内皮素主要以前体形式存在,经转化酶水解形成有活性的内皮素。内皮素有内皮素1、2、3和血管小肠收缩肽(VIC)四种异构肽。除内皮细胞以外,内皮素的mRNA还广泛分布于血管平滑肌、肺和支气管上皮、肾脏、胎盘、子宫、卵巢、甲状腺、肝脏、胃肠道、脑神经和胶质细胞等组织细胞。

(二)生物学效应

1. 心血管系统 内皮素具有强的血管收缩作用,其效应是去甲肾上腺素的100倍。内皮素对体内各脏器血管几乎都有收缩作用,且对静脉的作用强于动脉。其缩血管效应持久,可能参与血压的长期调节。内皮素具有强大的正性肌力作用,但其强心作用常被强烈的冠状动脉收缩作用所掩盖。内皮素还通过激活c-fos和c-myc等原癌基因,促进平滑肌和心肌细胞的增殖。

2. 泌尿系统 内皮素受体在肾脏,与血管紧张素受体和心钠素受体有相似的分布,提示三者共同调节肾脏的泌尿功能。内皮素使肾血流和肾小球滤过率减少,使滤过膜通透性增大,促进近曲小管对钠和水的重吸收。

3. 消化系统 内皮素作为脑肠肽，调节胃肠自律性蠕动和消化功能，促进回肠黏膜对水和钠的吸收。内皮素可使门脉血管发生强烈收缩，促进肝糖原分解，增加肝的耗氧量。

4. 生殖系统 内皮素对下丘脑-垂体-卵巢轴有调节作用，亦参与肾素-血管紧张素-心钠素系统对卵巢的调控。内皮素能诱发子宫的节律性和持续性收缩，可能参与发动分娩的始动环节，对胎儿胎盘循环稳态和胎盘内分泌有重要影响。

5. 中枢神经和内分泌系统 中枢神经系统可以合成内皮素。作为一种神经肽，内皮素除参与行为调节外，还与循环、呼吸、消化、生殖和内分泌功能的中枢调控有关。并对下丘脑-垂体轴有影响。

五、其他

(一) 肾上腺髓质素

1. 结构与分布 1993年，日本学者Kitamura等，从人的嗜铬细胞瘤组织中分离出一种新的具有强大的降血压作用的活性多肽，称为肾上腺髓质素(adrenomedulin, ADM)。其基因是由编码185个氨基酸残基组成的肾上腺髓质素前体原(preproadrenomedullin, pro-ADM)。其氨基端为21个氨基酸组成的信号肽，去除信号肽后，形成164个氨基酸残基组成的肾上腺髓质素前体(proadrenomedullin, pro-ADM)。pro-ADM经水解可产生四个片段。其中pro-ADM95-146即为ADM。人的ADM由52个氨基酸残基组成，其中第16位和第21位为半胱氨酸，形成一个二硫键组成的环状结构，C末端含有一个酰胺基团。除内分泌腺体外，心血管系统的心肌细胞、内皮细胞、血管平滑肌细胞等也是ADM的重要来源，尤其内皮细胞的ADM mRNA含量较肾上腺高20~40倍。

2. 生物学效应

(1) 心血管系统：ADM通过抑制血管平滑肌细胞(VSMC)生成ET-1、降低VSMC内Ca^{2+}浓度，以及促进内皮细胞释放NO等而扩张血管。整体情况下，ADM可以降低平均动脉压，心率、心输出量均显著增加，每搏容量、最大主动脉血流量和左室dp/dt轻度增加。ADM呈剂量依赖性抑制小牛血清和PDGF-BB所致的平滑肌迁移和增殖。

(2) 利钠利尿：ADM能显著增加正常犬的尿钠排泄，降低远端肾小管对钠的重吸收，增加肾小球滤过率、肾血流量和近端肾小管对钠的重吸收，同时伴有NO合成增加。

(二) 尾加压素Ⅱ

1. 结构与分布 尾加压素Ⅱ(Urotensin Ⅱ, UⅡ)是从鱼尾部下垂体中分离出来的神经肽，近年已从人体克隆出来。鱼类的UⅡ由12个氨基酸组成，人的UⅡ仅有11个氨基酸残基。UⅡ的C末端，第6~11位氨基酸残基构成的类似生长抑素的环状结构十分保守，决定了UⅡ的生物学活性。UⅡ在鱼类主要分布于尾部下垂体和神经系统；在两栖类和哺乳类动物UⅡ前体基因主要在神经系统(脑和脊髓)内表达，在肾、脾、小肠、胸腺、前列腺和肾上腺亦有少量分布。此外，冠状动脉粥样硬化斑块，以及脂质沉淀的平滑肌细胞和吞噬细胞内都富含UⅡ。

UⅡ受体是一种孤立的G蛋白耦联受体GPR14，主要分布于脊髓神经元、膀胱平滑肌细胞及心肌细胞，其次为动物的内皮细胞、血管平滑肌细胞、胰腺、丘脑枕叶皮质，黑质中亦有低水平表达。

2. 生物学效应 UⅡ可以促进鱼类皮质醇和醛固酮的分泌,其作用弱于 ACTH,但强于血管紧张素Ⅱ。UⅡ的心血管作用主要表现为强烈的血管收缩,其缩血管效应比内皮素强十几倍。UⅡ的缩血管效应主要通过 Ca^{2+} 介导。此外,UⅡ能导致心输出量减少,心率减慢,心肌收缩功能抑制。由于 UⅡ在冠状动脉粥样硬化斑块和脂质沉淀的组织有高表达,提示 UⅡ在冠心病、动脉粥样硬化的发病中可能具有重要的病理意义。

(三) 阿片肽

1. 结构与分布 阿片肽亦称为内源性阿片样物质,在体内有脑啡肽、β 内啡肽和强啡肽三大家族 20 多个成员。心血管系统中,主要是脑啡肽和强啡肽,分别由脑啡肽前体原 A 和 B 转化而来。在心脏,脑啡肽和强啡肽主要分布于心房、心室、传导系统和周围血管壁的神经纤维内,可能与肾上腺素能神经纤维共存。刺激交感神经,在儿茶酚胺释放的同时,强啡肽亦相应分泌。

2. 生物学效应 阿片肽的心血管作用取决于其种类、作用部位,以及动物种属。静注内啡肽能引起人心率增快和血压升高,而给兔静注脑啡肽可使心率减慢和血压降低,此两种作用均可为阿片受体阻滞药纳洛酮所阻断。脑啡肽可选择性扩张人骨骼肌血管而使血压降低。

阿片肽对心肌收缩力也有影响。脑啡肽对心室肌有正性肌力作用,对心房则无作用,而强啡肽则可抑制心房肌收缩。另外,某些阿片肽可通过促进心钠素释放和抑制抗利尿激素释放产生利尿作用。

第三节 心肌代谢

一、心肌代谢的特点

心脏在连续有节律的舒缩活动中,推动着血液周而复始地循环着,同时消耗大量 ATP。心肌依靠氧化代谢不断地得到能量补充,因此心肌的耗氧量比其他组织要大。人在安静状态下,每百克心肌每分钟耗氧量可达 7~9ml,居全身之冠。为了保证心肌氧化代谢的需要,心肌和冠状循环存在着一系列的适应性机制,心肌代谢有以下特点:

(一) 冠状动脉血流量大

静息状态下,成人冠状动脉血流量每百克心肌每分钟为 60~80ml,应激或剧烈运动时可增加 4~5 倍。中等体重的人,总的冠状动脉血流量为 225ml/min,占心输出量的 4%~5%。

(二) 单位面积心肌毛细血管密度大

在心肌横断面上,每平方毫米面积内有 2 500 根毛细血管,其与心肌纤维的比例达 1∶1。如此丰富的毛细血管,可为心肌代谢运送充足的氧和能源物质。静息时毛细血管并不完全开放,心肌代谢需氧增加时,则由毛细血管前括约肌调节毛细血管开放数量,以调整物质扩散或交换效率。

(三)心肌细胞肌红蛋白含量丰富

每克心肌组织含有肌红蛋白 1.4mg,丰富的肌红蛋白有利于心肌从血液中摄取大量的氧。心肌从动脉血液中可摄取 70% 的氧,而其他器官仅 20%~30%。当冠状窦的血氧饱和度只有 30%、氧分压为 2.66kPa 时,肌红蛋白的氧饱和度仍可维持在 85% 左右,有利于心肌的供氧。

(四)心肌能量代谢的适应性强

心肌可利用多种能源物质氧化供能,这就保证了心肌可从多条途径获取热能以维持心脏的功能。脂肪酸、葡萄糖和乳酸是心肌的主要供能物质,供能百分比最高的是脂肪酸,占 67%,葡萄糖和乳酸的供能百分比分别为 17% 和 16%。

(五)心肌细胞线粒体含量丰富

心肌细胞线粒体可达细胞体积的 25%~30%,线粒体内呼吸链主要成分的活性和含量也比其他组织和器官高,例如 NAD^+ 含量比肝脏和骨骼肌高 3~5 倍。线粒体是上述能源物质进行有氧氧化并产生 ATP 的场所,丰富的线粒体是大量产生 ATP 的形态学基础,也是心肌细胞为适应能量高消耗的一个重要的适应性机制。

心肌氧的供应来自冠状动脉静血流,它受心肌摄氧率、冠状动脉血氧含量及冠状动脉血流量的影响。正常情况下心肌摄氧率已处于很高的水平,冠状循环中动-静脉氧差已接近最大值,因此从提高心肌摄氧率来增加对心肌供氧的潜力已经不大。动脉血氧含量直接受血氧容量和氧物理溶解系数的限制。正常情况下,动脉血氧含量已达到较高水平,血氧饱和度达 95% 左右,因此从增加动脉血氧含量来增加对心肌供氧的余地也不大。因而在心肌需氧增加时,改善心肌供氧的主要途径是增加冠状动脉的流量。而改变小动脉口径是调节冠状动脉流量的主要方式,估计主动脉压增加 1 倍,冠状动脉流量约可增加 1 倍,而冠状动脉平均半径增加 1 倍时冠脉流量则可增加 16 倍,因此改变血管口径是调节冠状动脉流量的有效方式。在冠状动脉粥样硬化时,管腔变窄、顺应性减小,这时调节方式的效应就明显下降,以致在心肌需氧增加时,冠状动脉流量处于供不应求的状态而致心肌缺血、缺氧。

二、心肌缺血时的代谢变化

心肌缺血的原因包括冠状动脉流量绝对不足与相对不足两类,前者是指各种病因作用下冠状动脉血流量下降,使心肌血液灌流减少而发生的心肌缺血,最常见的原因是冠状动脉的阻塞和痉挛。而后者是在心肌耗氧量增加或冠状动脉血氧含量减少时,心肌也可发生缺氧,但此时冠状动脉的流量并不减少,有时甚至还有所增加,但仍不能满足心肌对氧的需求,因而心肌供血处于相对不足状态。

心肌缺血时代谢的变化主要包括能量代谢和离子分布两类,其中最主要的变化是高能磷酸化合物生成明显减少,而引起心肌损伤的代谢产物在心肌中堆积。

(一)心肌能量代谢的变化

心肌缺血造成能量代谢变化的机制为:心肌缺血缺氧,呼吸链受抑,使线粒体和细胞质的 $NADH/NAD^+$ 比值升高,从而抑制 β 氧化,导致线粒体内酰基辅酶 A 增多,并且通过肉毒碱载体系统,使细胞质的酰基辅酶A也增多。酰基辅酶A可以抑制腺嘌呤核苷酸转位酶,妨碍二磷酸腺苷(ADP)从线粒体外向内输送,三磷酸腺苷(ATP)从线粒体内向外输送,导致ATP生成减少;高浓度酰基辅酶A,可妨碍其本身的氧化,并抑制细胞膜Na^+-K^+—ATP酶活性,进而导致缺血早期心肌细胞K^+丢失,静息电位降低以及心律失常。

心肌缺血时最快、最早发生的是磷酸肌酸(creatine phosphate,CP)的分解,在冠状动脉闭塞后15s内磷酸肌酸即开始减少,3min时只相当于原水平的10%~15%,三磷酸腺苷(ATP)在此时还部分保留着,这是由于CP分解将磷酸根转移到ADP而补充了ATP,使其水平能维持到较晚时期,无机磷(Pi)的增多激活了糖酵解的一个重要的酶,即磷酸果糖激酶(phosphofructokinase,PFK)。糖酵解的加强使酵解性ATP的生成增加,虽然这种无氧代谢产生的ATP不足以弥补有氧代谢障碍所导致的ATP的生成不足,但糖酵解的增加还是有一定好处的。例如,糖酵解产生的ATP可以保护缺血细胞的膜,使依赖ATP的钾通道保持关闭状态,防止K^+的丢失,同时有助于维持调节钙稳态的膜离子泵功能。心肌缺血时,虽有上述CP贮备对ATP分解的补偿,但ATP还是慢慢地分解,生成ADP、一磷酸腺苷(AMP)及无机磷酸根,最终生成腺苷。ATP/AMP,CP/无机磷酸根比值的降低,是对糖酵解的强效刺激,主要是激活PEK。糖酵解的后果是乳酸增多,引起组织酸中毒。

(二)细胞内外离子分布的变化

1. 细胞内钾离子丢失 冠状动脉堵塞后,在不到1min内即有K^+从缺血细胞外移,细胞外K^+浓度升高。同时冠状静脉血内有H^+,乳酸和无机PO_4^{3-}增多。正是细胞内K^+的丢失导致心肌细胞膜极化的改变和心电图ST段的异常,并成为心肌缺血早期室性心律失常发生的基础。

心肌缺血早期细胞内钾丢失的机制至今尚未明确,曾有三种理论加以解释,简述如下:

(1)Na^+-K^+泵抑制假说:心肌缺血时,由于能量减少,Na^+-K^+泵(Na^+/K^+ATPase)受到抑制。结果细胞不能逆浓度梯度把K^+从细胞外泵进细胞内,也不能把Na^+泵向细胞外。虽然此假说能解释缺血晚期细胞内K^+丢失和Na^+堆积,但并不能解释缺血早期K^+的丢失。因为K^+丢失,在缺血之初即发生,而此时ATP的减少并不很明显,还足以维持Na^+-K^+泵功能,而且近年来用磁共振技术说明,缺血细胞内K^+丢失早在细胞内Na^+增多以前即发生。

(2)等价离子丢失假说:Kleker于10多年前提出,在心肌缺血时与细胞内K^+丢失的同时有等价阴离子(PO_4^{3-},$lactate^-$)的丢失,二者之间有固定的比例,从而保持细胞内离子的平衡。但其他作者的研究没有证明这种固定比例的存在,因此这一假说还有待进一步证实。

(3)钾通道的开放:Noma与Shibasak(1985)首次报道了依赖ATP的钾通道,并提出当细胞内ATP减少时,钾通道开放。但为什么缺血初期细胞内ATP总量尚不低时钾通道即开放了。一个可能的解释,是这时ATP总量虽不低,但被格式化了,不能起作用。另一个解释,是当细胞能量减少时,其他的代谢变化出现了,如细胞内ADP或二磷酸鸟苷(GDP)增多,这些物质使钾通道对ATP的轻微减少即很敏感而开放。总之,缺血早期钾通道开放的问题目前还不完全清楚,已知有些药物可以影响钾通道的开闭,如Sulfonylureas(磺脲)有特异的关闭钾通道作用,格列本脲(Glibenclamide, Glyburide)减轻K^+丢失,降低缺血鼠心的早期室性心律失常。相反,Cromakalim激活K^+通道,可促进K^+丢失,激发缺血早期的心律失常。

2. 钙稳态的变化 细胞内总钙浓度为1~2mmol/L,然而绝大部分是与细胞内蛋白质结合的,胞质中游离钙浓度仅为 1μmol/L 或更低,细胞外钙浓度则在毫摩/升水平。钙稳态是维持心脏结构与功能正常的关键因素,钙稳态失调则是心肌细胞损伤的重要因素。细胞内钙稳态的维持主要是 Ca^{2+} 跨细胞膜转运和细胞内钙库动态平衡调节的结果。

心肌缺血早期即有胞浆内 Ca^{2+} 的增多,其机制是由于 ATP 减少及细胞酸中毒使膜功能失调,以致 Ca^{2+} 通过质膜内流增加及内质网与线粒体从胞浆再摄取 Ca^{2+} 减少所致。胞浆游离 Ca^{2+} 增加的后果是激活磷脂酶、蛋白酶和钙依赖的 ATP 酶,进一步使细胞及细胞膜发生损伤。而缺血心肌细胞内 Ca^{2+} 的增加则是缺血心肌发生挛缩的原因之一。

3. 胞浆镁离子的变化 过去报道急性心肌缺血时,胞浆 Mg^{2+} 是减少的,故曾企图将补充镁盐作为一种治疗措施。但新近在大鼠心脏缺血模型上用磁共振测定,首次显示严重缺血时胞浆 Mg^{2+} 明显增加。正常心肌细胞内游离 Mg^{2+} 约 0.6mmol/L,而严重缺血 15min 后升至 6.5mmol/L 以上。Mg^{2+} 的增加与 ATP 的减少同时发生,胞内 Mg^{2+} 的增加并不向细胞外转移。这一发现的意义需要进一步研究。

4. 离子变化与细胞水肿 心肌缺血时,上述代谢变化导致进行性膜功能改变和离子稳态失调。早期膜功能变化的特点,是离子泵和离子通道一个个相继发生障碍,最早是钾离子从缺血心肌细胞外流,此现象出现在 Na^+-K^+—ATP 酶功能障碍以前。当 ATP 减少到一定程度时,Na^+-K^+—ATP 酶功能发生明显障碍,于是 Cl^- 和水在细胞内大量积聚,K^+ 进一步丢失,细胞丧失了调节自身容积的能力,于是发生细胞内水肿。

第四节 心脏功能

一、心脏收缩与舒张功能

根据肌丝滑行理论,肌肉收缩是因为粗肌丝和细肌丝发生相对滑行,粗肌丝在肌节的中间部位横向拉动,细肌丝向肌节中央方向 M 线滑行一段距离,使肌节缩短并形成张力。当粗肌丝与细肌丝脱离接触不再结合于细肌丝时,细肌丝退回到静息时位置,呈现舒张。

(一)心肌收缩与舒张的物质基础

保证心肌正常收缩与舒张活动的物质基础包括收缩蛋白、调节蛋白、钙离子(Ca^{2+})和 ATP,其中 Ca^{2+} 在兴奋的电信号转化为机械收缩的过程中发挥非常重要的中介作用,而 ATP 则为收缩和调节蛋白的活动提供热能。

心肌细胞肌原纤维由若干肌节(sarcomere)连接而成,肌节是心肌舒缩的基本单位,主要由粗、细两种肌丝组成。粗肌丝(相当于肌节的暗带区)的主要成分是一种收缩蛋白——肌球蛋白(myosin),其分子量约 50 万,全长 1500nm,一端为杆状的尾部,另一端为粗大的头部,二者之间是能弯的颈部。头部又分成两片,是 ATP 酶的活动中心,在肌动蛋白和肌球蛋白之间的搭桥和粗细肌丝之间滑行中起着重要作用。细肌丝(相当于肌节的明带区)的主要成分是另一种收缩蛋白——肌动蛋白(actin),分子量 4.7 万,分子呈球状,串联而成链旋状的细肌丝纤维。在双链之间的槽内,杆状的向肌球蛋白(tropomyosin)和肌动蛋白卷曲在一起。每距 365nm 处还有一个肌钙蛋白(troponin)分子。肌球蛋白和肌钙蛋白是调节蛋白,本身不起收缩作用,但能调节肌动蛋白与肌球蛋白的联结,而使心肌纤维发生收缩和舒张。肌钙蛋白由三个亚单位组成，即向肌球蛋白亚单位（tropotroponin，TnT），抑制亚单位（inhbitor troponin，TnI）、钙结合亚单位（calcium combining tropin，TnC），在心肌兴奋-收缩耦联中起重要作用（图2-7）。

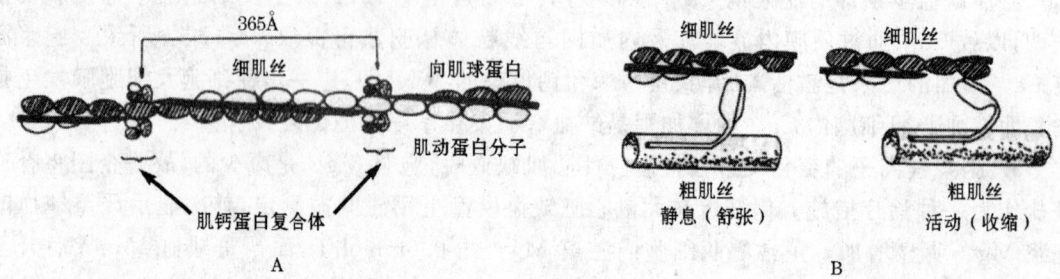

图2-7　心肌收缩蛋白和调节蛋白
A. 心肌细肌丝示意图　B. 心肌粗细肌丝的相互关系示意图

（二）心肌的兴奋-收缩耦联

在以细胞膜电位变化为特征的兴奋过程和肌丝滑行为基础的收缩过程之间，存在兴奋-收缩耦联过程。心肌的兴奋-收缩耦联过程从肌膜去极化开始。第一阶段，肌膜去极化，发生兴奋，动作电位沿肌膜扩布，并通过横管系统扩散到细胞深处。第二阶段，信息从膜外向膜内传递，在心肌上需要Ca^{2+}内流作为介导，再由Ca^{2+}触发肌浆网，释放大量的Ca^{2+}，使肌浆内Ca^{2+}浓度升高。第三阶段，肌浆内Ca^{2+}与肌钙蛋白亚单位C结合，启动肌肉收缩机制，引起心肌收缩。

一般认为心肌兴奋过程中，细胞膜上钙通道开放，少量Ca^{2+}的内流转而触发肌浆网释放大量的Ca^{2+}，Ca^{2+}顺浓度差进入肌浆，使肌浆内Ca^{2+}浓度明显升高。当肌浆Ca^{2+}浓度由10^{-7}mol/L上升到10^{-5}mol/L时，Ca^{2+}与肌钙蛋白亚单位C结合，从而启动收缩机制。因此，心肌收缩机制的启动依赖于细胞外液中Ca^{2+}的内流和由此诱发的肌浆网钙释放。

（三）心肌收缩和舒张的机制

心肌处于静息状态时，肌小节长度为$2.2\sim2.4\mu m$；此时肌浆中的Ca^{2+}浓度低于10^{-7}mol/L，肌钙蛋白与Ca^{2+}的亲和力较低，粗肌丝的横桥与细肌丝之间不发生连接。在心肌兴奋后的短时间内，肌浆Ca^{2+}浓度迅速上升100倍，达10^{-5}mol/L；此时肌钙蛋白对Ca^{2+}的亲和力升高，Ca^{2+}与肌钙蛋白亚单位C结合形成Ca^{2+}肌钙蛋白复合体，转而引起原肌凝蛋白的双螺旋结构改变，使肌纤维蛋白的结合点暴露，出现了横桥与细肌丝的结合。肌肉收缩过程中，可以表现为张力的升高或长度的缩短。参与收缩过程的横桥数目和横桥运动的速度，与肌浆中Ca^{2+}浓度升高的快慢和程度有关，也与肌钙蛋白对Ca^{2+}的亲和力等性能有关。

心肌舒张也是一个主动过程。电镜观察表明，舒张状态下横桥与细肌丝间无结合存在，由于肌肉组织弹性回位，导致粗、细肌丝间的相对位置恢复原位，肌小节长度回到$2.2\sim2.4\mu m$，肌浆Ca^{2+}浓度降至10^{-7}mol/L的低水平上。肌浆内Ca^{2+}浓度的瞬时升高和回落，与Ca^{2+}肌钙蛋白复合体的形成和解离，以及收缩和舒张是同步的。提示舒张机制的关键是肌浆Ca^{2+}浓度的回落。研究表明，肌浆Ca^{2+}浓度的回落，是肌浆网钙泵和肌膜钙转运系统将Ca^{2+}回收入钙库和排向细胞外的结果。Ca^{2+} 浓度回落时，肌钙蛋白对 Ca^{2+} 的亲和力下降，导致亚单位 C 上结合的 Ca^{2+} 解离，横桥与细肌丝间的结合解脱，心肌舒张。

二、心肌缺血时心脏功能的变化

心肌缺血的一个重要特点是缺血，一般不是全心性的，而是某支（或几支）冠状动脉支配的局部心肌的缺血，而且具有不均一性。短时间缺血后，往往可以看到心肌某部位呈现缺血灶与正常组织交织在一起，在一个缺血区也可看到从中心向周边逐渐减轻，形成正常与缺血的边界区（border zone）。局部心肌缺血时，该部位心肌功能会发生障碍，一般是心肌收缩力降低，但由于有非缺血部位心肌的代偿，因此全心的功能变化不明显。在缺血期，随缺血时间的延长，静止张力（指心肌在静息状态下受前负荷作用而被拉长时产生的张力）逐渐升高，发展张力（指心肌收缩时产生的主动张力）逐渐下降。当心肌缺血时间长、范围大、缺血程度严重，已经发生心肌不可逆变化时，即心肌梗死时。视梗死面积大小有可能发生心功能障碍，心肌收缩力明显下降，心输出量减少，心肌缺血等引起心源性休克、心力衰竭的始动环节。临床和动物实验证明，心肌缺血时心脏的舒张功能也发生障碍。例如，心绞痛时心室的顺应性下降，即心室变得僵硬，不易扩张。如果缺血引起左心室的舒张性减弱，其直接后果是导致心室充盈量下降，心输出量随之减少，这是心肌缺血时心力衰竭或心源性休克的发生机制之一。与此同时，左心室舒张性减弱还可使左心室舒张末期压力上升，肺循环阻力增大，肺静脉回流受阻，发生肺淤血、水肿。另外，心肌缺血可能导致心脏各部的舒缩在时间和空间上不协调，心泵功能减弱，心输出量降低。

一般仅凭动脉血压和中心静脉压常观察不到心肌缺血时心功能的改变。近年来心导管、多导生理记录仪的应用，不仅可以测量动脉内压力，还可直接测定心室内压力及心房内压力。尤其是 Swan-Ganz 漂浮导管的应用，可以通过静脉插管使带气囊的导管头随需要进入肺动脉或肺毛细血管前小动脉，测定肺动脉压或肺小动脉嵌入压，后者基本上与左心室舒张末期压（left ventricular end diastolic pressure，LVEDP）相等。严重心肌缺血时可观察下面所列反映心肌舒缩功能的几个指标。

（一）心内压的改变

心脏正常状态下从腔静脉向右心的回心血量等于从左心向主动脉搏出的血量，故心房压不会升高。当心肌收缩力减弱，不能在回心血量增多时提高心输出量，则心房压升高。所以，心房压升高是心肌收缩力降低时最早出现的血流动力学变化。

心肌缺血时心肌收缩力减弱是最早的现象，主要是由于代谢障碍所致的 ATP 减少，细胞内 K^+ 丢失，无机磷酸盐增多，细胞内酸中毒，导致心肌的兴奋-收缩耦联障碍。心肌收缩力减弱时，对能量（也即 ATP）的需要减少，因此也有一定代偿意义。而缺血持续，甚至发生心肌坏死时，就会有明显的心肌收缩力减弱。尤其是梗死面积较大时，由收缩力减弱而致的心功能低下就会更加明显，一般认为心肌梗死面积<8%左心室面积时，对心功能影响不大；>8%左心室面积时，开始发生左心室顺应性（compliance）降低，这是因为细胞内 Ca^{2+} 增多而部分肌纤维发生挛缩的结果；梗死面积超过 10%左心室面积时，射血分数（ejection fraction，EF）降低；梗死面积再增大时心功能不全更明显，甚至出现明显心力衰竭的临床表现。

心肌梗死面积较大时，左心室舒张末压（LVEDP）轻度升高，左室充盈压（left ventricular filling pressure，LVFP）升高，这时通过正常部位心肌收缩力的加强和呼吸代偿性加快，保证了接近正常的心输出量和动脉氧分压,病人不出现心功能障碍的症状,病情稳定。临床上半数或过半数的心肌梗死病人属于这种情况,易于痊愈。如果梗死面积更大,心肌收缩力减弱较明显,虽通过代偿仍不能保持正常的心输出量和动脉氧分压,病人便会出现缺氧,心率加快,呼吸困难等心力衰竭的症状。

(二)肺小动脉嵌入压和肺动脉舒张期末压的改变与左心室功能的关系

左心室舒张期末压(LVEDP)是反映左心室功能的指标,但测定 LVEDP 需要从动脉逆向左心室插入心导管,临床操作不便,对病人有一定损伤。因此,自 Swan-Ganz 漂浮导管问世以来,临床上以肺小动脉嵌入压(pulmonary capillary wedge pressure, PCWP)代替 LVEDP,在没有左房及二尖瓣病变时 PCWP 和 LVEDP 十分接近,但是 PCWP 不是总能测到(技术上的困难),此时肺动脉舒张期末压(pulmonary artery end-diastolic pressure, PAEDP)可以代表 PCWP,在没有明显的肺疾患的情况下二者基本相等,PAEDP 比 PCWP 高 0.13~0.40kPa(1~3mmHg)。有作者还进一步证明,急性心肌梗死病人即使处于心源性休克,伴有缺氧和酸中毒的情况下,PAEDP 与 LVEDP 也是相同的。中心静脉压(CVP)、右心房内压(right atrial pressure, RAP)则不能反映左心室功能。

LVEDP 的正常高限是 1.60kPa(12mmHg),PAEDP 的正常高限也是此值,也有报道是 2.0kPa(15mmHg)。急性心肌梗死无心力衰竭合并症者,有 50% 以上的病人 LVEDP 超出正常高限,说明心功能有一定降低,但无明显的临床症状。左心室心肌梗死时,利用 PCWP 或 PAEDP 估测左心室功能是敏感的。PCWP 或 PAEDP 达 2.4kPa(18mmHg)是左心室功能接近衰竭的临界线,超过 2.67kPa(20mmHg)时病人往往出现左心衰竭的临床表现。

心指数(心输出量/体表面积)也是衡量心室功能的指标,正常值为 $2.7\sim3.4L/min\cdot m^2$,急性心肌梗死病人有半数心指数常为 $2.2\sim2.5L/min\cdot m^2$,说明这部分病人实际上已存在心肌收缩力下降,心功能在正常低限,但未表现出临床症状。一般病人在心肌梗死发生后第 3d 心功能即有明显改善,因此头 3d 应该密切监护和观察。

第五节 心血管的神经体液调节

心血管活动调节中,神经和体液因素是互相联系的。首先,许多体液因素是由神经调节的,如肾素、肾上腺素等激素的分泌受交感神经的控制;有些激素,如血管加压素是由下丘脑的一些神经细胞合成和分泌的。其次,许多体液因素可作用于神经系统,对神经系统的活动起调节作用,如血管紧张素Ⅱ可作用于脑内一些部位的神经元,引起一系列反应;血管紧张素Ⅱ也可作用于交感神经末梢的突触前血管紧张素受体,促进神经末梢释放递质。

一、心血管的神经调节

(一)心脏的神经支配

1. 心交感神经及其作用 心交感神经的节前神经元位于脊髓第 1~5 胸段的中间外侧柱,其轴突末梢释放的递质为乙酰胆碱,后者能激活节后神经元膜上的 N 型胆碱能受体。心交感节后神经元位于星状神经节或颈交感神经节内。节后神经元的轴突组成心脏神经丛,支配心脏各个部分,包括窦房结、房室交界、房室束、心房肌和心室肌。支配窦房结的交感纤维主要来自右侧心交感神经,支配房室交界的交感神经纤维主要来自左侧心交感神经。在功能上,右侧心交感神经兴奋时以引起心率加快的效应为主,而左侧心交感神经兴奋则以加强心肌收缩力的效应为主。心交感神经主要是通过β肾上腺素能受体实现对心肌的调节,但心肌也有α肾上腺素能受体。激活心肌的α肾上腺素能受体主要引起正性变力效应,而心率的变化则不显著。另外,心室内压上升和下降的速率并无明显加快,故心肌的收缩期延长。

2. 心迷走神经及其作用 支配心脏的迷走神经节前纤维行走于神经干中。这些节前神经元的细胞体位于延髓的迷走神经背核和疑核,在不同的动物中有种间差异。在胸腔内,心迷走神经纤维和心交感神经一起组成心脏神经丛,并与心交感神经纤维伴行进入心脏,与心内神经节细胞发生突触联系。心迷走神经的节前和节后神经元都是胆碱能神经元。节后神经纤维支配窦房结、心房肌、房室交界、房室束及其分支。心室肌也有迷走神经支配,但神经纤维末梢的数量远较心房肌为少。右侧迷走神经对窦房结的影响占优势;左侧迷走神经对房室交界的作用占优势。心迷走神经节后纤维末梢释放的乙酰胆碱,作用于心肌细胞膜的M型胆碱能受体,可导致心率减慢,心房肌收缩能力减弱,心房肌不应期缩短,房室传导速度减慢,即具有负性变时、变力和变传导作用。刺激迷走神经时,也能使心室肌收缩减弱,但其效应不如心房肌明显。

一般说来,心迷走神经与心交感神经对心脏的作用是相对抗的。但是当两者同时对心脏发生作用时,其总的效应并不等于两者分别作用时发生效应的代数和。在多数情况下,心迷走神经的作用比交感神经的作用占有较大的优势。另外,在心脏中存在神经肽Y、血管活性肠肽、降钙素基因相关肽、阿片肽等多种肽能神经元,其中一些肽类递质可与其他递质,如单胺和乙酰胆碱,去甲肾上腺素和神经肽Y共存于同一神经元内,并共同释放。心脏肽神经元可能参与对心肌和冠状血管的调节,如降钙素基因相关肽有加快心率的作用。

(二)心血管中枢

生理学将控制心血管活动有关的神经元集中的部位称为心血管中枢,这类控制心血管活动的神经元分布在中枢神经系统从脊髓至大脑皮质等各个水平上,各具不同功能,又相互联系,共同调节心血管系统的活动协调一致。一般认为,延髓中与心血管活动有关的神经元是心血管中枢的基本部位,延髓以上的结构只是对延髓的心血管中枢起调节作用。

1. 脊髓心血管神经元 在脊髓胸、腰段的灰质中间外侧柱中有支配心脏和血管的交感节前神经元。在脊髓骶段还有支配血管的迷走节前神经元。正常情况下,这些神经元的活动完全受延髓及延髓以上心血管神经元的控制;在各种心血管反射中,脊髓心血管神经元仅起最后传出通路的作用。但在脊髓和脑干之间离断的情况下,脊髓中的交感节前神经元仍能完成一些原始的心血管反射。

2. 延髓心血管中枢 延髓中与心血管活动有关的神经元,包括心交感神经元、心迷走神经元及交感缩血管神经元。这些神经元在平时都有紧张性活动,分别称为心迷走紧张、心交感紧张和交感缩血管紧张。在机体处于安静状态时,这些延髓神经元的紧张性活动表现为心迷走神经纤维和交感神经纤维持续的低频放电活动。一般认为,延髓心血管中枢主要由以下四个部位的神经元组成。

(1)缩血管区:引起交感血管神经正常的紧张性活动的延髓心血管神经元的细胞体,位于延髓头端的腹外侧部,它们的轴突下行到脊髓的中间外侧柱,心交感紧张起源于此区神经元。

(2) 舒血管区：位于延髓尾端腹外侧部的神经元，在兴奋时可抑制缩血管区神经元的活动，导致交感缩血管紧张度降低，血管舒张。

(3) 传入神经接替站：延髓孤束核的神经元接受由颈动脉窦、主动脉弓和心脏感受器经舌咽神经和迷走神经传入的信息，然后发出纤维至延髓和中枢神经系统其他部位的神经元，继而影响心血管活动。

(4) 心抑制区：心迷走神经元的细胞位于延髓的迷走神经背核和疑核。

3. 延髓以上的心血管中枢 在延髓以上的脑干部分以及大脑和小脑中，也都存在与心血管活动有关的神经元。它们在心血管活动调节中的作用是对心血管活动和机体其他功能之间的复杂的整合。

(1) 下丘脑对心血管活动的调节：下丘脑是一个非常重要的整合部位，在体温调节、摄食、水平衡，以及发怒、恐惧等情绪反应的整合中都起着重要作用，这些反应都包含有相应的心血管活动的变化。电刺激下丘脑的"防御反应区"，可立即引起动物的警觉状态，骨骼肌紧张加强，表现出准备防御的姿势等行为反应，同时出现一系列心血管活动的改变，主要是心率加快、心搏加强，心输出量增加，皮肤和内脏血管收缩，骨骼肌血管舒张，血压升高。这些心血管反应显然是与当时机体所处的状态相协调的。

(2) 大脑对心血管活动的调节：大脑边缘系统的一些结构，如颞极、额叶的眶面、扣带回的前部、杏仁核、透明隔、海马等，能影响下丘脑干其他部位的心血管神经元的活动，并与机体各种行为的改变相协调。大脑新皮质的运动区兴奋时，除引起相应的骨骼肌收缩外，还能引起该骨骼肌的血管舒张。

(3) 其他：在孤束核背侧的后缘区（areapostrema）也接受压力感受器传入的冲动。此区无血脑屏障，血浆内的血管紧张素Ⅱ等可直接刺激此区而兴奋交感神经。

(三) 心血管反射

1. 颈动脉窦与主动脉弓压力感受性反射 血管壁上具有许多传入神经末梢，能感受管腔内的压力或管壁被动扩张的刺激，把冲动传入心血管中枢引起反射，这种神经末梢被称为压力感受器（baroreceptor）。动脉系统主要包括颈动脉窦和主动脉弓压力感受器。当动脉血压升高时，可引起压力感受性反射，表现为心率减慢、外周阻力降低、血压下降，即减压反射。

颈动脉窦压力感受器的传入纤维经窦神经加入舌咽神经后进入延髓，而主动脉弓压力感受器传入纤维一般加入迷走神经进入延髓。但家兔的主动脉弓压力感受器传入纤维自成一束，称为主动脉神经或降压神经（depressornerve），在颈部与迷走神经平行，在进入颅腔前加入迷走神经干。动脉血压的升高可刺激压力感受器发放冲动，经神经传入中枢，抑制心血管交感中枢，兴奋心迷走中枢，使心率减慢，血压降低；当动脉血压下降，压力感受器受到的刺激减弱，血压又可反射性地回升，所以降压反射是动脉血压的一种负反馈调节。

对人体的观察发现，老年人压力感受性反射的敏感性比青年人低，在原发性高血压患者中敏感性也降低。凡血压持续升高后，压力感受性反射均有重新调定（reset）现象。在颈动脉窦内压与动脉血压相关曲线上有一个调定点，在这个调定点上颈动脉窦内压与血压通过压力感受性反射达到平衡。如颈动脉窦内压超过此点，血压就下降，颈动脉窦内压低于此点，血压就上升。重新调定的意义是增大压力感受性反射在较高的血压水平时仍能发挥作用，保持动脉血压的相对稳定。

2. 颈动脉体与主动脉体化学感受性反射　颈动脉体与主动脉体化学感受器是引起心血管反应主要的外周化学感受器。颈动脉体的传入纤维行走于窦神经之背内侧,加入舌咽神经,进入延髓后在孤束核换神经元。主动脉体的传入纤维在迷走神经中,第一级神经元的细胞体在迷走结状神经节中,进入延髓后也在孤束核换神经元。

当血液中氧分压降低或二氧化碳分压升高、氢离子浓度升高时,刺激化学感受器,引起冲动发放,引起呼吸和心血管活动的反射性变化,表现为呼吸加深加快,并间接引起心率加快、心输出量增加、外周阻力增大和血压升高。上述心血管效应是由交感神经兴奋、肾上腺素分泌引起内脏和骨骼肌等处阻力血管和容量血管收缩,总外周阻力增高所致。此时,血压明显上升,心、脑血管略有舒张或无明显反应,血流重新分配,保持心与脑的血供。

3. 脑缺血反应与中枢化学敏感区　当颅内压升高使心血管中枢的血供减少,局部缺氧与二氧化碳积聚,氢离子浓度升高时,可兴奋心血管中枢,使血压升高,延髓的血供可有所改善,这一反应称为脑缺血反应(brainischemiaresponse),又称为Cushing反射。随着血压的升高,使压力感受器传入冲动增多而心率减慢。

动脉血二氧化碳浓度升高除有刺激心血管中枢的作用外,对外周血管也有直接的舒张作用。这两种作用常可互有抵消。一般在吸入高浓度二氧化碳时,皮肤与脑血管扩张,其他内脏血管收缩,血压可缓缓上升。相反,在过度通气时,血液中二氧化碳浓度下降,皮肤与脑血管收缩,血压可无明显变化。

二、心血管的体液调节

(一)肾素-血管紧张素系统

肾脏近球细胞合成和分泌的肾素经肾静脉进入血液,水解血浆中的血管紧张素原(angiotensinogen)产生血管紧张素Ⅰ(ANGⅠ)。ANGⅠ在肺内血管紧张素转换酶(angiotensinconvertingenzyme,ACE)的作用下水解为血管紧张素Ⅱ(ANGⅡ)。ANGⅡ在血浆或组织中的血管紧张素酶A(angiotensinase A)的作用下形成血管紧张素Ⅲ(ANGⅢ),其中ANGⅡ的心血管效应最强,上述系统称为肾素-血管紧张素系统(renin-angiotensinsystem,RAS)。肾素-血管紧张素系统可分为全身RAS和局部的RAS两部分,前者参与血管收缩、血压升高及醛固酮释放等短期调节,后者主要参与心血管重塑、某些早期基因和转录因子表达等慢性效应。ANGⅡ作为一种活性很高的升压物质,其主要心血管调节效应与机制如下:

1. ANGⅡ可以使微血管范围内的细动脉(原称微动脉)和细静脉(原称微静脉)收缩,使总外周阻力和回心血量均增加,血压升高。

2. 使心血管中枢的心交感缩血管紧张加强,这是提供作用于脑内的后缘区和穹隆下器等部位的ANGⅡ受体实现的。

3. 促进交感神经末梢释放去甲肾上腺素。

4. 使肾上腺皮质球状带释放醛固酮,促进肾小管Na^+重吸收,使血容量升高。

(二)儿茶酚胺

体内的三种儿茶酚胺,即多巴胺、去甲肾上腺素和肾上腺素,都参与心血管调节,血液中的儿茶酚胺主要来自肾上腺髓质。肾上腺素能神经末梢释放的递质,也有一小部分进入循环血液。肾上腺髓质释放的儿茶酚胺中,肾上腺素约占80%,去甲肾上腺素约占20%。在不同的生理情况下,二者的比例可能发生变化。循环血液中的儿茶酚胺的作用与交感神经去甲肾上腺素末梢释放的递质的作用是相同的,但前者的效应持续时间长,约为后者的10倍。血液中的儿茶酚胺与心肌的β肾上腺素能受体结合,可引起正性变力、变时、变传导作用。儿茶酚胺对心肌细胞的另一作用,是使细胞膜对Ca^{2+}通透性升高,故细胞外的Ca^{2+}进入膜内,并可使肌浆网中储存的Ca^{2+}进入肌浆。Ca^{2+}是激活磷酸化酶过程中必需的,并且也在兴奋-收缩耦联中起关键作用。

血液中儿茶酚胺对血管平滑肌的作用取决于血管平滑肌受体的类型。皮肤、肾和胃肠的血管平滑肌中α肾上腺素能受体占优势。儿茶酚胺作用于这些血管,引起血管收缩;而在骨骼肌、肝、血管平滑肌中有较多的β肾上腺素能受体,小剂量时可使这些血管舒张,在大剂量时则引起血管收缩。因此肾上腺素和去甲肾上腺素对心血管的作用有一些差别:①对于心肌来说,肾上腺素的作用比去甲肾上腺素强;②与去甲肾上腺素相比,肾上腺素使骨骼肌血管收缩的效应较弱;③肾上腺素刺激组织代谢的能力比去甲肾上腺素强数倍。

(三)血管加压素

血管加压素(vasopressin,VP)是下丘脑一些神经元合成和释放的一种九肽。这些神经元的细胞体位于视上核和室旁核等部位,它们的轴突组成下丘脑垂体束进入垂体后叶。血管加压素由神经末梢在垂体后叶释放入血液中,故以前称之为垂体后叶激素。由于VP能促进肾脏集合管对水的重吸收,故又称为抗利尿激素(antidiuretichormome,ADH)。血管加压素对不同组织、细胞的作用,是通过不同的VP受体介导的。分布于血管平滑肌、肝脏、肾小球系膜细胞、肾脏直小血管、髓质的间质细胞,以及血小板的是V1受体,分布于肾小管髓襻升支粗段和集合管的上皮细胞表面的是V2受体。VP除了通过抗利尿作用调节细胞外液量而间接调节血压外,对于心血管活动还具有直接的调节作用。

VP作用于血管平滑肌的V1受体,引起血管平滑肌收缩;离体实验表明,VP的缩血管效应强于ANGⅡ;整体实验中,生理浓度的VP即可使肠系膜动脉收缩,但平均动脉压并无明显升高。其原因与VP增加压力感受器的敏感性,通过压力感受性反射使心率减慢,心输出量减少所致。VP对不同的血管的效应是有差别的,在接近生理性的条件下,VP对内脏动脉、肾动脉、颈动脉、骨骼肌动脉和肝动脉产生强烈的缩血管效应,而对软脑膜动脉无明显的缩血管作用。VP可使离体的冠状动脉收缩,但在完整的大鼠中VP能使冠状动脉血流量增加。

(四)内皮素

内皮素(endothelin,ET)是一种强烈的缩血管活性物质,是参与心血管调节的重要体液因素之一。

在血管调节方面,ET-1使小动脉和细动脉血管收缩、外周阻力升高,致血压升高,但在整体水平,由于血压升高反射性地引起心率减慢,心指数降低。另外,值得注意的是,注射一定剂量的ET-1后,狗和大鼠先出现一个短暂的降血压效应,然后出现血压缓慢升高,10~20min达到高峰。这种短暂的降血压反应与ET-1刺激血管内皮释放一氧化氮和ET-2抑制交感神经末梢释放去甲肾上腺素等有关。

对离体心肌,ET-1有持久的正性变力作用,在整体中,ET-1对心脏的作用比较复杂,是几种作用的综合效应。ET-1引起冠脉血管收缩,使心室后负荷增大,心率减慢,这些作用都使心输出量减少,ET-1的正性变力作用和静脉容量血管收缩效应则可抵消上述效应。

(五)激肽释放酶-激肽系统

激肽释放酶是体内的一类丝氨酸蛋白酶,可使激肽原(kininogen)分解为激肽(kinin)。人体内存在高分子量(HMW)和低分子量(LMW)两种激肽原,两者尽管分子大小、结构有所不同,但其分子上与激肽生成有关的部分是相同的,而且血浆激肽释放酶和组织激肽释放酶均能与它们发生作用而生成激肽。激肽原主要是在肝细胞中合成后释放入循环血液中。近年来发现在肝脏以外的组织,如人肾皮质和髓质、人血管内皮细胞等处分别发现LMW和HMW激肽原基因的表达,在人的中性粒细胞中也有发现。另外,在局部器官组织中也存在完整的激肽释放酶-激肽系统。激肽具有多方面的生理功能,对心血管系统主要是舒张血管,它可参与对局部组织血流、心功能、肾功能及血压的调节。

1. 激肽对血管的作用 激肽使血管平滑肌舒张和毛细血管通透性增高,对人体最明显的血流动力学影响是引起血管舒张、血压下降。这一作用是通过刺激血管内皮细胞上的 β_2 受体,继而引起一氧化氮和前列腺素释放这一途径实现的。

2. 激肽对心脏的作用 缓激肽使冠状血管舒张。这一效应是通过 β_2 受体介导的。阻断 K^+ 通道可引起冠状动脉痉挛,缓激肽和钙离子拮抗剂可以对抗这种效应,提示激肽的舒血管作用可能与它具有的使 K^+ 通道开放增加的作用有关。

3. 其他 激肽除了上述经典作用以外,对于细胞的增生、增殖过程也有重要影响,对心脏等器官的能量代谢和收缩功能也有一定的影响。

(六)心钠素

循环血液中心钠素(ANP)的主要来源是心脏,而且主要是心室肌。在正常人,给予ANP可引起血压降低和血容量减少。其机制包括心输出量减少,外周阻力降低。心钠素的心血管作用主要包括:

1. 心输出量的改变 ANP可刺激心脏感受器,经过迷走神经中的传入纤维到达中枢,使交感神经放电抑制。使每搏输出量和每分输出量都减少,心率可减慢。ANP使心输出量减少的另一原因,是ANP使中心静脉压和右心房压降低,故前负荷减小。

2. 外周阻力的改变 ANP使血管舒张,外周阻力降低。但在整体条件下,外周阻力的改变还取决于交感神经活动的水平。由于ANP使心输出量和血容量减少,血压降低,故可反射性地引起交感神经放电增强,可使外周阻力增高。

(七)一氧化氮

一氧化氮(nitricoxide,NO)在体内参与对动脉血压的即刻调节。当血压突然升高时,血流对血管内皮的切应力增大,可导致内皮细胞释放NO。NO则使阻力血管扩张,故血压回降,所以这也是血压调节中的一个负反馈机制。NO的心血管作用,除了介导内皮依赖性血管舒张外,还对平滑肌细胞增殖、迁移和心肌收缩等过程起调节作用。NO的心血管调节机制包括三部分。

1. 降低交感神经对脑血管的收缩作用 在脑内NO作用于延髓的某些神经元,可降低交感缩血管紧张。在动物实验中,阻断脑内NO的合成,可引起血压轻度升高,肾交感神经放电活动明显增强。在小脑延髓池内注射 NO 合酶抑制药,可使交感神经放电加强,血压轻度升高;在中枢内,NO 可抑制交感缩血管紧张活动,使血压降低。

2. 抑制去甲肾上腺素释放 在交感神经末梢部分 NO 可抑制递质去甲肾上腺素的释放。如果在实验中将血管内皮去除后,再刺激血管的交感神经,则递质的释放增多。

3. 介导某些舒血管效应 例如激动冠状动脉的 β 肾上腺素能受体引起的舒血管效应,在阻断 NO 的合成后就明显减弱;刺激小肠黏膜下的胆碱能神经纤维,引起乙酰胆碱的释放,乙酰胆碱再使血管内皮细胞释放 NO,NO 再引起血管平滑肌舒张。在实验中如先阻断 NO 的合成,再刺激胆碱能神经,则舒血管效应明显减弱。

(八) 其他体液因素

1. 前列腺素 前列腺素(prostaglandin,PG)是一族二十碳不饱和脂肪酸,其前体是花生四烯酸或其他二十碳不饱和脂肪酸。组织中的磷脂在磷脂酶 A_2 或其他酶的作用下释放出花生四烯酸,后者在环氧化酶的作用下生成前列环素(PGI_2)、前列腺素和血栓素 A_2(thromboxane A_2,TXA_2)。阿司匹林类药物可抑制环氧化酶的活性。前列腺素和激肽是体内重要的降血压物质,在维持血压稳态中起重要的作用。

各种 PG 的生物效应是不同的,如 PGE_2 具有强烈的舒血管作用,对肾的内分泌及排泄功能也有影响;PGE_2 分子中第九位的酮基被还原后,即成为 PGF_2,后者对动脉的张力及肾排泄功能都无影响,但能使静脉收缩。TXA_2 能使血小板聚集,血管收缩,而 PGI_2 则能对抗这些效应。PGI_2 是血管组织中合成的一种主要的 PG。

2. 阿片肽 已知的内源性阿片肽(endogenous opioid peptides)可分为三大类,分别来自三种不同的前体。

(1) 前阿黑皮素(pro-opiomelanocortin,POMC):是 β-内啡肽(β-endorphin)及 ACTH 的共同前体。

(2) 前脑啡肽(proenkephalin):是甲硫氨酸脑啡肽(metenkephalin)和亮氨酸脑啡肽(leuenkephalin)的共同前体。

(3) 前强啡肽(prodynorphin):是强啡肽 1-8(dynorphin 1-8)、强啡肽 1-17(dynorphin 1-17)和 α-新内啡肽(α-neo-endorphin)的前体。

POMC 系统的多肽大量存在于垂体内。在应激等情况下,β-内啡肽和 ACTH 一起被释放入血液。在下丘脑弓状核及其邻近区域有 β-内啡肽神经元,其轴突末梢分布至杏仁核和中脑血管周围灰质及蓝斑等处,在脑室、脑池或静脉内注射 β-内啡肽后,先出现一个短暂的血压升高和心率加快时相,接着出现较长时间的血压降低和心率减慢效应。血压和心率的改变主要是由于交感神经活动的相应变化所致。动物实验证明,在内毒素、失血等因素引起的循环休克中有 β-内啡肽的参与。给予阿片受体拮抗药纳洛酮(naloxone),可使休克动物的血压回升,存活率提高。

内源性阿片肽也可能作用于外周的阿片受体,从而影响心血管的功能。血管壁的阿片受体被激活时可导致血管平滑肌舒张。另外,交感神经末梢存在突触前阿片受体,这些受体被激活时可使交感神经的递质释放减少。

3. 神经肽 Y 神经肽 Y(neuropeptide Y,NPY)是由 36 个氨基酸组成的多肽,广泛存在于中枢神经系统及外周的肠壁神经丛和交感神经元内,并常常与儿茶酚胺共存。NPY 有强烈的缩血管作用,其效能与 ANG Ⅱ 相同。当交感神经兴奋时,NPY 与去甲肾上腺素同时释放,共同发挥缩血管和升血压的效应。静脉注射 NPY 可引起全身血管收缩,血压长时间升高。NPY 还可使肾排钠增多。一般认为,正常情况下血浆中 NPY 的浓度很低,不足以引起缩血管效应;但嗜铬细胞瘤患者血浆 NPY 浓度明显升高。

4. 内源性洋地黄素 内源性洋地黄素(endogenous digitalis-like factor, EDLF)的化学本质仍有争议,多数研究认为是具有固醇类结构的甾体激素。在体内,EDLF 有三种形式,分子质量分别为 5 000Da、500Da 和 250Da。EDLF 广泛分布于脑、心、肝、肺、肾、肾上腺、肌肉、脑脊液、血液和尿液中。高盐饮食和扩张血容量可有效地刺激 EDLF 的释放。血容量升高或左心房扩张时,EDLF 含量增加,可抑制 Na^+-K^+—ATP 酶,抑制肾小管对 Na^+ 的重吸收,促进 Na^+ 的排泄,并增加水的排出。

EDLF 具有强心、利尿和缩血管作用,其强心作用呈剂量依赖性,且不受 α、β-肾上腺素受体阻断药的影响。EDLF 利尿作用强,与醛固酮无关。它可提高血管平滑肌对缩血管物质的敏感性。其作用机制与抑制 Na^+-K^+—ATP 酶有关,Na^+-K^+—ATP 酶活性的降低使细胞内 Na^+ 浓度升高,在肾脏则抑制 Na^+ 的重吸收而发挥利钠利尿作用,在心肌和血管平滑肌由于细胞内 Na^+ 浓度的升高导致细胞内 Ca^{2+} 浓度的升高,从而产生强心和缩血管作用。

EDLF 与高血压病有密切关系。在自发性高血压大鼠,血压越高 EDLF 水平越高,红细胞内 Na^+ 浓度亦越高,而 Na^+-K^+—ATP 酶活性则越低。高血压患者血液中 EDLF 水平远较正常人高,低肾素性高血压患者的 EDLF 的浓度又比正常肾素性高血压患者的高。慢性心、肝、肾功能不全,心脏负荷过重时,血、尿中的 EDLF 水平亦明显升高,这可能是机体的一种代偿性反应。

5. 腺苷 腺苷(adenosine)能使体内大多数血管舒张,还能使窦房结的自动节律性降低,延长房室结的传导时间。在大多数动物中,腺苷能使血压降低,但不引起交感神经活动加强和肾素释放增加,表明腺苷可能通过其他机制调节压力感受性反射。腺苷除对心血管活动发生作用外,也起抑制神经递质或调质的作用,能通过突触前调节使神经末梢释放递质减少,腺苷的突触后作用是使神经元超极化。

三、心肌缺血时的神经、体液调节

心肌缺血的原因包括冠状动脉供血量明显减少(绝对缺血)和(或)组织对氧和营养物质需要量明显增加(如运动和代谢加强),而动脉供血增加未达到相应要求(相对缺血),两种心肌缺血都会造成心肌组织缺氧和程度不同的代谢产物堆积。另外,心肌缺血所造成的心肌收缩功能障碍和心律失常,又会影响心输出量、血压乃至全身的功能。上述心脏局部和全身功能变化必然影响到机体神经体液调节,而此时神经体液调节的变化又反过来进一步影响心肌缺血的进程和预后。

(一)心肌缺血时神经调节的变化

急性心肌缺血时,在焦虑、疼痛和一系列神经反射的作用下,机体交感-肾上腺髓质系统活性增强,血浆儿茶酚胺水平升高。这种升高并不反映缺血心肌组织的儿茶酚胺水平,因为由心交感神经末梢所释放的儿茶酚胺仅占循环血中的 2%~3%,且由于缺血区冠状动脉的阻塞,心肌组织内集聚的儿茶酚胺不能进入血液循环。但急性心肌缺血时,心交感神经活性也是升高的,心肌缺血致局部收缩活性障碍,刺激心脏机械感受器,5-羟色胺、激肽、酸中毒、高钾和前列腺素等刺激心脏化学感受器,均可导致心交感传入活动增强。在缺血早期(10min 内)心交感神经兴奋时,其末梢以钙依赖性出胞释放的方式释放去甲肾上腺素(NE),并伴有神经肽 Y 的释放。随着心肌缺血时间的延长,心交感神经末梢的非胞裂外排成为 NE 释放的主要方式。心肌缺血 15~20min 时,非胞裂外排释放的 NE 在局部心肌的浓度达正常血浆浓度100~1000倍。心肌缺血 40min 内,心脏交感受神经末梢 NE 总量的 1/3 释放到突触间隙。另外,心肌缺血时释放大量 NE 足以使生理情况下的 β-肾上腺素受体失敏(desensitivity),但在缺血心肌由于 β-肾上腺素受体 R 的密度增高,心肌对于儿茶酚胺的反应性并无明显下降。正常情况时,心脏 $α_2$-肾上腺素($α_2$-AR)对心肌活性的影响并不重要。但在心肌缺血时 $α_2$-肾上腺素受体在儿茶酚胺的致心律失常效应中起了重要作用。此时 $α_2$-肾上腺素受体对儿茶酚胺的反应性增强的机制也与受体密度的增高和受体后效应酶活性加强有关。

儿茶酚胺的正性肌力、正性变时、正性变传导和外周血管收缩效应,均增加心肌组织耗氧,加重心肌的缺血性损伤。另外,心肌缺血时,心肌细胞膜上的肾上腺素受体呈增敏(hypersensitivity)状态,对儿茶酚胺的反应性提高,是引起室性心律失常和心肌梗死范围扩展的重要因素。

(二)心肌缺血时体液调节的变化

在心肌缺血时,由于交感神经兴奋、血流动力学和代谢改变等因素,机体的体液调节亦发生明显的变化,这些变化与神经调节的变化相互影响,共同促进心肌缺血的发展。动物实验证实,犬心脏左前降支内皮损伤后塑料圈所致渐进性狭窄模型上,当管腔缩小约80%时,静息冠状动脉血流在初期只轻度减少,但其后冠状动脉血流量骤降甚至无血流,突然血流又恢复,这种节律性变化是冠状动脉内血小板反复聚集和解聚所造成,其发生基础是血小板释放的活性因子血栓素 A_2(Thromboxane A_2,TXA_2)和 5-羟色胺(serotonin,5-HT)的变化,并与血管内皮损伤所致前列环素(PGI_2)及 NO 缺乏有关。应用 TXA_2 合成抑制药、TXA_2 受体拮抗药及 5-羟色胺受体拮抗药均能抑制这种节律性的血流变化。心肌缺血时,发生变化的体液因子主要包括:

1. 前列腺素类(Prostaglandins,PGs) 前列腺素类与血栓素 TXA_2 同为花生四烯酸的代谢产物,心肌缺血缺氧对花生四烯酸代谢的作用是多方面的,与内皮细胞(EC)的来源、缺氧的时间和程度有关。Michiel 等证实,基础状态下人脐静脉内皮细胞(HUVEC)可合成 PGD_2、PGE_2、PGF_{2a} 和 6-keto-PGF_{1a}(PGI_2 的稳定降解物);缺氧呈时间依赖性诱导上述四种 PGs 产生明显增加,环氧化酶抑制剂可完全抑制缺氧时 PGs 合成的增加。临床资料表明,不稳定心绞痛病人存在冠状动脉内血小板聚集和血栓素 TXA_2 及 5-羟色胺的释放,而粥样斑块周围血小板的聚集和 TXA_2 等释放的结果可导致不稳定心绞痛、致死性心律失常而致心性猝死,或发展为堵塞性血栓形成而致急性心肌梗死。

2. 内皮素(endothelin,ET) 已知心肌缺血后,冠状血管 EC 产生 ET-1,与平滑肌细胞上受体结合,可引起强烈的血管收缩;ET-1 也可直接引起心肌缺血,促进微血管功能障碍,使细胞由可逆的损伤转向不可逆的死亡。Kouremlanas 等发现缺氧增加 HUVEC 释放 ET-1,ET-1 分泌的增加与前内皮素原(Preproendothelin)基因转录增加有关。

3. 血小板活化因子(platelet activating factor,PAF) 缺氧、外源性氧自由基等均可诱导内皮细胞表达 PAF,人脐静脉内皮细胞(HUVEC)缺氧 30min 后,即有 PAF 表达的增加,90min 达高峰;PAF 的增加与内皮细胞-中性粒细胞黏附的增加时相一致;缺氧期间给予油酸抑制 PAF 合成,则可抑制 EC 黏附的增加。此外,受体拮抗药可抑制外源性氧自由基及无氧缺氧引起的 EC 黏附的增加,CD18 单抗具有同样的抑制作用。

4. 一氧化氮(nitric oxide,NO) 心肌缺血可以造成血管内皮功能障碍,NO 合酶 mRNA 表达和合成减少。Mcquillen 等将缺氧条件下培养的 HUVEC 与正常血管平滑肌细胞(VSMC)共培养,通过测定 VSMC 中 cGMP 的量间接反映内皮细胞释放 NO 的量,证实缺氧可以诱导内皮细胞合成释放 NO 减少。NO 合成释放减少,是再灌注期中性粒细胞聚集的引发因素。

5. 神经肽 Y 心肌缺血时,心交感神经活性升高,导致去甲肾上腺素(NE)大量释放,而神经肽 Y 与 NE 共同存在于交感神经末梢,且同时释放。心肌缺血所造成的神经肽 Y 异常释放会进一步引起冠状动脉痉挛,影响侧支循环形成,进一步加重心肌缺血。

(解放总医院 刘秀华 付 艳)

参考文献

1 Sah R, Ramirez RJ, Oudit GY, et al. Regulation of cardiac excitation-contraction coupling by action potential repolarization: role of the transient outward potassium current [I(to)]. J Physiol, 2003;546(1):5—18

2 吴伟康. 心肌缺血. 见:杨惠玲,潘景轩,吴伟康主编. 高级病理生理学. 北京:科学出版社,1998:188—211

3 Fozzard HA. Cardiac sodium and calcium channels: a history of excitatory currents. Cardiovasc Res, 2002; 55(1): 1—8

4 姚 泰,李 鹏. 心肌的结构特点和电生理学,心血管活动的神经调节,心血管活动的体液调节. 见:姚 泰主编. 人体生理学. 第 3 版. 北京:人民卫生出版社,2001:1121—1148,1250—1295,1309—1335

5 唐朝枢. 心血管内分泌. 见:王迪浔,金惠铭主编. 人体病理生理学. 第 2 版. 北京:人民卫生出版社,2002:905—927

6 Stangl V, Baumann G, Stangl K, et al. Negative inotropic mediators released from the heart after myocardial ischaemia-reperfusion. Cardiovasc Res. 2002;53(1): 12—30

7 郭学勤,王文伟. 血液循环. 见:朱思明主编. 医用生理学. 北京:科学出版社,2002:82—151

8 Ferrari R, Guardigli G, Mele D, et al. Oxidative stress during myocardial ischaemia and heart failure. Curr Pharm Des, 2004;10(14):1699—1701

9 李 澈. 心肌兴奋的发生和传播. 见:苏静怡,李 澈,苏哲坦主编. 心脏—从基础到临床. 北京:北京医科大学中国协和医科大学联合出版社,1999:154—198

10 夏 强. 心肌细胞电生理学. 见:张开滋,郭继鸿,刘海祥,顾菊康主编. 临床心电信息学. 湖南:湖南科学技术出版社,2002:20—39

11 王兴祥. 心肌缺血时的交感-肾上腺素能活性. 国外医学内科学分册,2000,27(12):522—524,528

12 Crossman DC. The pathophysiology of myocardial ischaemia. Heart,2004;90(5):576—580

第三章 心血管疾病症状的鉴别诊断

第一节 心血管疾病诊断和鉴别诊断原则

诊断是指将病史询问、体格检查、实验室与器械等检查所获得的资料,经过整理、分析、综合、推理、判断,对疾病的本质和名称做出结论的过程,是临床医学最根本的任务之一。疾病的种类繁多,病情复杂,变化多端,同一种疾病可有多种不同的临床症状,某一临床症状又可见于多种不同的疾病。这就要求临床医生必须熟练掌握诊断学的基础理论、基本知识和基本技能,重视对疾病的鉴别诊断,并在实践中不断加以充实和提高,从而及时和准确地对疾病作出正确的诊断。正确的诊断是治疗疾病的先决条件和重要依据。心血管系统疾病是临床内外科疾病的重要部分,对心血管疾病进行鉴别诊断时,不但要与其他系统的疾病作鉴别、在不同的病因诊断间进行鉴别,还要在不同的病理解剖和病理生理诊断间进行鉴别。因此,对心血管疾病作出正确的诊断,不仅需要全面精深地掌握心血管系统的基础理论、基本知识和基本技能,还需要对整个内科以至外科系统疾病有全面的认识和掌握。一句话,需要临床医生具备系统的全科理论基础和丰富的临床经验,才能在变化多端的复杂病情中作出正确的诊断。

疾病的临床诊断过程,是具体认识疾病本质的过程。疾病的诊断过程一般要经过以下三个步骤:①调查研究,收集完整和确实的诊断资料。②综合和分析资料,建立初步诊断。③动态临床观察,必要时做其他有关的检查,最后验证和修正诊断。

一、调查研究,收集完整和确实的诊断资料

正确的诊断来源于完善详尽的调查。调查研究和收集完整、确实的资料是诊断疾病的第一步。临床医生检查病人所获得的第一手诊断资料是最宝贵的资料。病人的病史与症状、体格检查、实验室及器械辅助检查的结果是调查研究、收集资料的主要内容。在对疾病进行调查研究时,应重视其全面、真实和系统性。只有全面、真实和系统的资料才是确立正确诊断的先决条件和基础。片面或错误的资料是造成误诊的常见原因。

(一)全面性

临床上,病人叙述的病史可能显得零乱和片面,如果医生采集病史时带有主观性,那么所收集到的病史就难免有片面性和表面性。片面的病史会造成诊断上的严重错误,必须注意避免。例如,一个患急性心肌梗死的老年病人,以左上腹疼痛、恶心、出汗为主要症状,但无明显胸闷及心前区不适,如果医生思想上主观片面,就可能把注意力错误地放到"急性胃炎"上去,而忽视了追问既往可能存在的冠心病或其他心血管疾病的危险因素,而未想到做心电图及血清心肌标记物的检查,造成误诊,甚至可能危及生命。另外,病史中的一般项目,如年龄、性别、婚姻、嗜好、月经、职业、家族史、籍贯和季节等,与疾病往往有密切关系,也应重视。例如,较常见于年轻及绝经期前后女性的心脏神经官能症,如果考虑到这些一般项目,结合其症状及一般检查,如心电图、超声心动图等无明显异常等资料,有助于排除器质性心脏病而做出正确诊断,

从而不必对一个20多岁的女性也要考虑行心导管检查。为了采集完整的病史,还要耐心听取病人、家属、了解病情者和以往经治医生的病情介绍,甚至到发病现场调查,全面了解疾病的全过程,才能获得完整的和可靠的病史。体格检查所发现的征象是疾病的客观表现,许多疾病是通过症状、体征的发现作出初步诊断,甚至确立诊断的。因此,应高度重视症状和体征的采集,但某些症状和体征有时可能是疾病的部分表现,并可能存在于多种疾病,故不能反映疾病的全貌或本质,因而不能根据个别、短暂出现的症状和体征就轻易作出诊断。应根据症状、体征提示的线索,进行必要的实验室检查、器械检查等辅助检查,从患者的整体出发,才能作出全面而正确的诊断。

心血管疾病基本的器械检查,包括动脉压测定、静脉压测定、循环时间测、心脏X线透视和摄片、心电图检查等。

新型的心血管检查技术分为侵入性和非侵入性两大类:

1. 侵入性检查 主要有心导管检查和与该检查相结合的选择性心血管造影(包括选择性冠状动脉造影),选择性指示剂稀释曲线测定(包括温度稀释曲线测定),腔内心电图检查,希氏束电图检查,心内膜和外膜心标测(以上这些检查与心脏起搏程序刺激相结合进行时称为心脏电生理检查),心腔内心音图检查,心内膜心肌活组织检查,以及新近开展的心脏和血管腔内超声显像、心血管内镜检查等。这些检查给病人带来一定程度的创伤,但可得到比较直接的诊断资料,诊断价值较大。目前采用经皮穿刺法心导管检查,已使创伤大为减轻。

2. 非侵入性检查 包括通过体表进行各种类型的心电图检查(遥测心电图、动态心电图、食管导联心电图、等电位心前区标测、心电图负荷试验、心室晚电位测定等),动态血压监测,超声心动图(M型超声、二维超声、经食管超声、三维超声心动图、超声造影等)和超声多普勒血流图(脉冲波多普勒、连续波多普勒、彩色多普勒)检查,电子计算机X线体层摄影(CT),数字减影法心血管造影(DSA),放射性核素心肌和血池显像,正电子发射体层显影(PET),单光子发射体层显影(SPECT),磁共振成像(MRI)等。这些检查对病人无创伤性,故较易被接受,但得到的是间接资料。随着技术的提高它们的诊断价值也在提高,如用新的放射性核素^{99m}锝-甲氧异丁基异腈(^{99m}Tc-MIBI)可得到更高质量的核素显像。用多巴酚丁胺、腺苷或双嘧达莫做核素显像或超声心动图负荷试验可提高其诊断冠心病的价值。有些检查如体表希氏束电图、心向量图、心音图、心尖搏动图、脉波图、心冲击图、心磁图、心阻抗图、收缩时间间期测定等的应用则在减少。

尽管上述诊断技术的应用解决了许多临床上的问题,但是实验室检查和器械检查仍必须结合临床表现有目的地进行,选择某些有效而简便的检查方法。安排某项检查时应考虑以下几点:①该项检查特异性如何。②该项检查敏感性如何。②检查和标本采集的时机是否合适。③能否按规定的要求进行。④标本的选送、检验过程有无误差。⑤患者体质的强弱、病情的起伏、诊断的处理等对检查结果有无影响。⑥对于可能造成患者负担的检查,如侵入性检查和一些负荷试验,还应权衡其利弊并考虑患者能否接受。

对于实验室检查和器械检查的结果,必须结合临床情况来分析,才能作出正确的评价。防止片面依靠实验室检查或器械检查下诊断的错误做法。

(二)真实性

采集病史和进行各项检查时,必须从患者的自觉症状和客观体征实际出发,实事求是,严肃认真。只有客观、真实、可靠的资料,才能真正反映疾病的本质,作出符合临床实际的判断。因此,不可主观臆断,不能诱导和暗示病人,对调查获得的资料,要运用医学理论知识进行分析,是否真实,病史有无隐瞒或夸大,以便去伪存真,作出正确判断。

(三)系统性

对于病人叙述的病史,医生应随时考虑所述症状的发展过程和相互联系,逐一深入进行询问。在进行体格检查时,必须系统和全面,并取得病人的合作,以防止遗漏。同时又要注意体征和症状之间的关系,找出进一步检查的线索,有重点地进行必要的辅助检查,以保证资料的系统性。例如,呼吸困难的病人经询问病史,获知既往有高血压病30余年,无明确呼吸系统及血液系统病史,结合查体血压高、心浊音界向左下扩大、双肺底散在湿啰音,基本考虑为心源性而不是肺源性呼吸困难,再辅以心电图、胸片及超声心动图等检查即可明确诊断。

二、综合分析资料,建立初步诊断

(一)心血管疾病的常见症状

呼吸困难,咳嗽,心悸,少尿,水肿,发绀,咯血,胸痛,头痛,头昏或晕厥,抽搐,上腹胀痛,恶心,呕吐,声音嘶哑等。多数症状也见于其他系统的疾病,并非心血管疾病所特有,因此分析时要仔细鉴别。

(二)心血管疾病常见的体征

心脏增大征,心脏杂音和心包摩擦音,心音的异常变化,额外心音,心律失常,脉搏的异常,动脉杂音和"枪击声","毛细血管搏动",静脉充盈或搏动,肝肿大或有搏动,水肿等。这些体征对诊断心血管病多数具特异性,尤其有助于诊断心脏瓣膜病、先天性心脏病、心包炎、心力衰竭和心律失常。此外,环形红斑、皮下结节等有助于诊断风湿热,两颧呈紫红色有助于诊断二尖瓣狭窄和肺动脉高压,皮肤黏膜淤点、Osler结节、Janeway点、脾肿大、杵状指(趾)等有助于诊断感染性心内膜炎;发绀和杵状指(趾)有助于诊断右至左分流的先天性心脏病。

(三)实验室检查

如感染性心脏病病人体液的微生物培养,血液的抗体检查;细胞的病毒 RNA 检查;风湿性心脏病病人有关链球菌抗体和炎症反应的血液检查;动脉粥样硬化病人血液各种脂质检查;急性心肌梗死时血清心肌酶,肌钙蛋白或肌凝蛋白轻、重链的测定等。

(四)鉴别诊断

临床医生从调查所得的资料,不论其如何丰富也只是感性认识,须加以筛选、整理,衡量哪些是主要的,哪些是次要的,并将可疑的材料认真复查、核实,然后将核实的主要材料加以综合分析,弄清它们之间的相互关系,进一步推测病变可能存在的部位(系统或脏器)、性质和病因,为建立正确的诊断打好基础。

三、动态临床观察,验证和修正诊断

一个正确的认识往往需要经过反复的实践才能达到。临床医生通过调查研究、收集资料、整理资料、确定诊断之后工作还未结束,更重要的一步是根据诊断进行合理的治疗,观察治疗效果,又反过来验证诊断。如果根据诊断进行治疗并收到预期的疗效,一般来说这一诊断工作算是完成了。另一方面,在实践中也不同程度地受着认识水平和技术条件的限制,在这种情况下,部分地或全部地修改原有的诊断是常见的。一些疑难病例往往需要经过深入的动态观察、反复检查,甚至进行诊断性治疗,才能得到正确的诊断。必须强调指出,为了能及时指导防治工作,特别对于急重病例,在未能确定诊断之前,也要找出可能性最大的疾病作为临时诊断,迅速采取治疗措施,同时进行深入的检查,而不应仅仅纠缠在诊断上,以致贻误治疗时机。

第二节 心血管疾病症状

一、心悸

(一)概述

心悸指患者自觉心跳或心慌,伴心前区不适。体格检查时可以发现心率加快、减慢,或者心律不齐。

健康人不会感觉心悸,只有在剧烈运动、精神紧张、滥用烟酒或服用某种药物时才会有心悸感觉。在病理情况下,凡能引起心输出量增加、心脏搏动增强或心律失常的心脏疾患或心外因素均可以引起心悸。

1. 心律失常 如窦性心动过速,心房扑动或颤动,阵发性心动过速;窦性心动过缓,高度或完全性房室传导阻滞等;还有心律不齐,最常见的为房性或室性期前收缩,心房颤动,Ⅱ度以上房室传导阻滞,病态窦房结综合征等。

2. 心脏疾病 各种先天性心脏病,各种心肌病、心肌炎,心脏瓣膜病等。

3. 心外疾病 最常见的原因有发热、严重贫血、甲状腺功能亢进、低血糖、嗜铬细胞瘤、动静脉瘘等也可引起心悸。

4. 神经精神因素 常见的原因有自主神经功能紊乱和 β 受体高敏症。

(二)诊断

1. 临床表现 病人自觉心跳强烈或心慌,伴心前区不适、胸闷等。
2. 体征 体格检查发现心率加快、减慢或者心律不齐。

(三)辅助检查

必要时做血、尿化验检查,胸部 X 线透视,心电图等。如心悸是发作性或有心跳间歇,须做动态心电图检查。

心悸感的强度与病人的耐受性和神经系统的稳定性有关,因此对心悸的主诉要作客观分析,综合病史、体检、化验、X 线胸透、心电图等诊断。

(四)鉴别诊断

1. 器质性心脏病 各种器质性心脏病发展到心功能不全时,多在劳力时心悸、气短,休息时减轻。凡有下列症状或体征之一者,可考虑器质性心脏病。

(1)劳力时或情绪紧张时心前区发闷,或阻塞感,可向左肩放射,持续数分钟,休息或含硝酸甘油很快缓解者,或以往有心肌梗死病史者。

(2)心脏扩大。

(3)心脏有舒张期杂音或心前区有病理性收缩期杂音。

(4)听到心包摩擦音或经叩诊、X线胸透和超声心动图证实有心包积液者。

(5)心前区闻及奔马律。

(6)心电图或动态心电图证实有严重心律失常者。

(7)从症状和体征证实有心力衰竭者,然后根据病史,体检及必要的检查确定其病因。

2. 心律失常 心悸最常见的心律失常就是早搏,或叫期前收缩。根据心电图检查可分为房性、交界性和室性。一部分发生在心脏无器质性疾病者,多发生在安静休息时,工作或体力活动反而早搏消失。心脏听诊发现有提早发生的搏动,其心音与基本心律不同,或心音过响或只有一个心音。在早搏之后有一个较长的代偿间歇。如早搏未能排出足够的血液,则不能引起脉搏跳动,造成一次脉搏缺失。

一部分病理性期前收缩见于冠心病、急性心肌梗死、心肌炎,或应用洋地黄及锑剂之后,必须认真处理。二尖瓣狭窄发生房性早搏者,往往是心房颤动的前奏。

期前收缩可以通过心电图检查确定其存在,并区分为房性、交界性和室性。动态心电图检查,可以了解24h内各种期前收缩发生的次数,同时也可以明确心悸与期前收缩发生的关系。

其次容易引起心悸的心律失常是心房颤动,特别是初发未经治疗而心率快者。经常伴有心悸,听诊心律绝对不齐,心音强弱不等,有脉搏短绌现象。心电图检查可以确定心房颤动的诊断。

另一种心律失常是阵发性室上性心动过速,经常伴有心悸,在发作的开始及终了时特别显著。本病多发生在无器质性心脏病患者,突然发作,心率>150次/min,持续数分钟或数小时后突然缓解。发作时心电图检查可以明确诊断。

3. 心脏外疾患 甲状腺功能亢进症、贫血、发热、低血糖、嗜铬细胞瘤等均可引起心悸。结合相应的症状,体征及血液学、影像学检查等可以确定诊断。

某些药物,如肾上腺素、麻黄素、异丙肾上腺素(口含、喷雾吸入或静脉滴注)及阿托品、氨茶碱、甲状腺素等都能引起心悸。只要注意患者服药情况,由药物引起的心悸很容易被发现,停药后逐渐缓解。

4. 神经精神因素 自主神经功能紊乱可引起轻重不一的心悸感,常同时伴有心脏以外的神经衰弱症状,如易激动、焦虑、恐惧,注意力不集中,记忆力减退,疲乏,失眠等,体检与其他各项检查均无明确的异常发现。在各种心悸原因中除器质性心脏病、心律失常外,神经精神因素是最常见的原因。如患者伴有神经衰弱症状,在排除甲状腺功能亢进、严重贫血、用药等因素后,可以确诊。

二、呼吸困难

(一)概述

呼吸困难是呼吸功能不全的一个重要症状,是指患者主观上有空气不足或呼吸费力的感觉,而客观上表现为呼吸频率、深度和节律的改变。严重时出现鼻翼翕动、发绀、端坐呼吸,辅助呼吸肌参与呼吸运动。目前认为,呼吸困难主要由于通气的需要量超过呼吸器官的通气能力所引起。

呼吸活动受呼吸中枢调节,呼吸中枢受大脑皮质支配及各种神经反射的影响。各种原因引起呼吸的神经调节失灵,以及呼吸力学的障碍都会影响肺的通气功能和气体交换,从而发生呼吸困难。

根据主要的发病机制,可将呼吸困难区分为五种基本类型:肺源性呼吸困难、心源性呼吸困难、中毒性呼吸困难、血源性呼吸困难和神经精神性呼吸困难。呼吸困难的常见病因有下面几种。

1. 呼吸系统疾病

(1)上呼吸道疾病:咽后壁脓肿、扁桃体肿大、喉及气管内异物、水肿、咽白喉、喉癌。

(2)支气管疾病:支气管炎、支气管哮喘、严重支气管扩张、支气管肿瘤、异物。

(3)肺部疾病:肺气肿、肺炎、肺结核、肺不张、肺水肿、肺栓塞、肺梗死、肺癌、尘肺、结节病、弥漫性肺间质纤维化、肺泡蛋白沉积症、成人呼吸窘迫综合征等。

(4)胸膜疾病:自发性气胸、大量胸腔积液、胸膜广泛增厚、间皮瘤。

(5)纵隔疾病:纵隔炎症、纵隔肿瘤及囊肿、纵隔气肿、胸内甲状腺肿、淋巴瘤等。

(6)胸廓运动及呼吸肌功能障碍:胸廓畸形、呼吸肌及膈肌麻痹、高度肠胀气、大量腹水、腹腔内巨大肿瘤、过度肥胖、脊髓灰质炎后遗症、重症肌无力等。

2. 心源性疾病 风湿性心脏病、高血压性心脏病、冠状动脉粥样硬化性心脏病、肺源性心脏病、心肌炎、心包炎、先天性心脏病等各种心脏病所致的重度心功能不全均可引起呼吸困难。

3. 中毒性疾病 尿毒症,糖尿病酮症酸中毒,吗啡、巴比妥类药物、有机磷农药等药物中毒,氰化物、亚硝酸盐、光气等化学毒物或毒气中毒。

4. 血源性疾病 重度贫血、高铁血红蛋白血症、白血病等。

5. 神经精神系统疾病 脑炎、脑水肿、脑肿瘤、颅脑损伤、脑血管意外,以及缺氧、中毒、二氧化碳潴留所致呼吸中枢功能障碍、癔症。

(二)诊断

1. 临床表现 应详细询问心、肺及肾脏病史,以往气喘发作经过及治疗情况,内因性及外因性中毒因素,粉尘或异物吸入史,过敏病史等。

(1)起病缓急:呼吸困难缓起者见于肺气肿、肺结核、尘肺、肺纤维化等。较急发病见于肺水肿、肺不张、急性呼吸系统感染、大量胸水。突然发生呼吸困难见于呼吸道异物、高压性自发性气胸、大块肺梗死及成人型呼吸窘迫综合征。

(2)职业环境:接触各种粉尘者应首先想到尘肺,纺织工人应想到棉尘肺;接触有毒气体或毒物者应想到中毒(如一氧化碳中毒);登山或在高原工作者应想到高原肺水肿。

(3)基础疾病:呼吸困难常发生在原有疾病的基础上,如心脏病病人易发生心力衰竭、肺水肿;肺癌放疗后出现呼吸困难可能是放射性肺炎;年老体弱长期卧床的病人发生呼吸困难可能是支气管肺炎;广泛腹部或盆腔手术后突然发生呼吸困难可能是肺梗死。

(4)伴随症状:①呼吸困难伴发热。可见于肺炎、胸膜炎、肺结核、肺脓肿、肺梗死、急性心包炎、纵隔炎。②呼吸困难伴一侧胸痛。可见于大叶肺炎、胸膜炎、自发性气胸、肺结核、肺梗死、肺癌胸膜转移、急性心包炎、急性心肌梗死、纵隔肿瘤等。③呼吸困难伴窒息感，见于心源性哮喘、支气管哮喘。④呼吸困难伴有色痰。伴果酱色痰，见于肺吸虫病、肺阿米巴病，伴砖红色痰见于克雷白杆菌性肺炎。

2. 体征 体格检查常能发现诊断线索，应注意咽、喉、气管、胸部体征，肝脾肿大，腹水，水肿等。

(1) 呼吸频率、深度与节律：呼吸频率加快见于贫血和发热等；呼吸频率减慢见于催眠药中毒、颅压增高；呼吸加深见于糖尿病及尿毒症酸中毒；呼吸浅见于肺气肿、呼吸肌麻痹等；潮式呼吸见于中枢神经系统疾病和脑脊液循环障碍，如尿毒症或糖尿病昏迷、颅压增高；间歇呼吸见于脑膜炎、脑炎、中暑、头部损伤等。

(2) 病人体位：充血性心力衰竭常出现端坐呼吸；一侧大量胸腔积液的病人喜卧向患侧；一侧大量自发性气胸病人喜卧向健侧。

(3) 呼吸时限：吸气性呼吸困难多由于喉、气管、大支气管的炎症、水肿、肿瘤或异物引起狭窄或梗阻所致，也见于肺组织弹性减低如肺间质纤维化、肺水肿；呼气性呼吸困难由于肺组织弹性减弱及小支气管痉挛狭窄所致，见于慢性支气管炎、肺气肿、支气管哮喘；混合性呼吸困难，吸气呼气均感困难，见于大量胸腔积液、大量气胸、大片肺不张、广泛性肺纤维化、呼吸肌麻痹等胸廓限制性疾病。

(4) 伴随体征：伴有神经系统体征时病变已侵犯脑或脑膜；伴有霍纳综合征者应考虑肺上沟癌；伴上腔静脉阻塞综合征者考虑纵隔肿物，颈或皮下触及气肿时考虑张力性气胸。

(三) 辅助检查

1. 化验检查 血、尿检查应作为常规，其他检查视病情而定。如疑有支气管及肺脏疾病应查痰，并送细菌培养，痰找结核菌及癌细胞；对胸腔积液病人应抽液化验，找结核菌及癌细胞；疑间皮瘤的病人应行胸膜活检，必要时做血气分析及肺功能；疑糖尿病酮症酸中毒时查血糖、尿糖、尿酮体及血气分析；疑为尿毒症时查尿素氮、肌酐；疑心脏病心力衰竭时做心电图、超声心动图、有创性血流动力学测定；疑中毒时做呕吐物及尿液毒物鉴定。

2. X线检查 胸透、胸片及体层摄影对肺炎、肺结核、肺部肿物等各种肺部疾病的诊断有重要意义。支气管造影可诊断支气管扩张、支气管肿瘤。肺动脉造影可诊断肺梗死。电子计算机X线体层摄影(CT)或磁共振成像诊断率更高，可发现胸部平片所不能发现的肿瘤。

3. 纤维支气管镜检查 可直接观察气管、支气管、肺段及亚段支气管病变，可在直视下做活检、刷检、吸取分泌物或支气管肺泡灌洗(BAL)进行细胞学、生化、免疫和细菌学检查，对周围性肺病变可经支气管壁穿刺肺活检(TBLB)。

4. 其他检查 疑肺梗死时可做核素肺扫描，疑胸膜、纵隔或肺门病变时可做胸腔镜或纵隔镜检查。肺外周性肿物可在B超或CT引导下，经胸壁穿刺活检。

(四) 鉴别诊断

1. 咽后壁脓肿 多见于儿童，起病急，呼吸困难伴咽痛、喘鸣、吞咽困难及全身感染症状。咽部检查及颈椎侧位X线片可明确诊断。

2. 喉部异物 多发生在幼儿、声带麻痹或昏迷病人，表现为突然呼吸困难甚至窒息。根据病史、喉镜检查及X线可确诊。

3. 喉癌 多见于老年人，有刺激性咳嗽、声音嘶哑、进行性呼吸困难。喉镜及活组织病理检查可诊断。

4. 支气管哮喘 阵发性呼吸困难伴哮鸣、咳嗽、双肺满布哮鸣音，血和痰中嗜酸性粒细胞增高，支气管扩张药效果好。

5. 肺炎 常由肺炎球菌、链球菌、金黄色葡萄球菌及革兰阴性杆菌引起。发热、咳嗽、咳痰、胸痛，甚至感染中毒性休克。根据病史、体检、白细胞增多及X线影像可诊断，痰培养有助于病原诊断。

6. 肺结核 干酪性肺炎、慢性纤维空洞性肺结核、粟粒性肺结核，常表现有呼吸困难、咳嗽、咳痰、咯血，伴有结核中毒症状。X线检查具特征性改变及痰中找到结核杆菌可确诊。

7. 肺癌 晚期肺癌可发生呼吸困难。由于肿瘤阻塞支气管引起大面积肺不张、阻塞性肺炎或胸膜转移而产生大量胸腔积液，或纵隔淋巴结肿大压迫引起上腔静脉阻塞综合征，或细支气管肺泡癌弥漫性病变，引起进行性呼吸困难。根据胸部X线片、CT检查，纤维支气管镜肺组织病理及痰、支气管分泌物找到癌细胞确诊。

8. 成人型呼吸窘迫综合征（ARDS） 由于休克、烧伤、感染、急腹症、心肺体外循环、大量输血、多发性骨折等因素引起肺泡毛细血管膜通透性增高及继发肺表面活性物质丧失，造成肺不张、肺水肿、出血，引起肺分流增大、动脉血氧分压下降所致。根据病史、血气分析$PaO_2<8.0kPa(60mmHg)$，吸纯氧15min后肺泡-动脉血氧分压差大于$26.7kPa(200mmHg)$，肺分流量$>10\%$，结合胸部X线片呈弥漫性斑片状阴影可诊断。

9. 弥漫性肺间质纤维化 临床上以干咳、进行性呼吸困难、肺内爆裂音、杵状指为特征，胸部X线片呈弥漫性网状结节状阴影，肺功能呈限制性通气障碍，通气血流比率失调和弥散障碍，有丙种球蛋白增高和自身抗体出现，确诊靠肺活组织检查。

10. 自发性气胸 突然发病，有患侧胸痛、呼吸困难，气管移向健侧，患侧叩诊过清音、呼吸音减低或消失。X线检查可以确诊。

11. 胸腔积液 急速形成的大量胸腔积液可发生呼吸困难，缓慢发生者有时因患者逐渐适应而无呼吸困难，少量积液可无症状。胸腔积液的病因较为复杂，最常见的原因是结核与癌。诊断依靠胸部X线、CT、纤维支气管镜检查、诊断抽液及胸膜活检等。

12. 胸膜肿瘤 间皮瘤或来自肺癌、乳腺癌、胃癌等恶性肿瘤的胸膜转移所引起的广泛胸膜增厚和大量胸腔积液可发生呼吸困难。抽胸水后侧位摄X线片常可显示肿瘤阴影。胸穿或胸腔镜做胸膜活组织检查常可确诊。

13. 纵隔肿瘤及囊肿 国内报道以神经源性肿瘤最多，其次为畸胎瘤及囊肿，而胸腺瘤、支气管囊肿、胸骨后甲状腺肿等较少见。不管良性或恶性均可引起压迫症状，出现呼吸困难，X线、CT、磁共振或纵隔镜检查有利于诊断。

14. 纵隔气肿 严重的纵隔气肿可引起呼吸困难。多并发于自发性气胸，也可由于颈部开放性外伤、肺泡破裂、气管或支气管穿孔、腹腔内游离空气进入纵隔引起。X线检查有诊断价值。

15. 心源性疾病 呼吸困难是心力衰竭的重要症状之一。以下是心源性呼吸困难的临床特点。

(1)有严重心脏病。

(2)肺底部有中小湿啰音。

(3)呈混合性呼吸困难,坐位或立位减轻,卧位时加重。

(4)X线检查心影异常。

(5)静脉压升高,常见于充血性心力衰竭和心包积液。

16. 酸中毒 各种原因所致的代谢性酸中毒,均可使血中二氧化碳含量增高,pH值降低,刺激颈动脉窦和主动脉弓的化学感受器,或直接兴奋呼吸中枢,增加呼吸通气量以促进二氧化碳排出,表现为深而大的呼吸。常见于糖尿病酮症酸中毒或尿毒症。根据血糖、尿糖升高,尿酮体阳性,血尿素氮及肌酐增高可诊断。

17. 化学毒物中毒 吸入的一氧化碳(CO)与血红蛋白结合成为碳氧血红蛋白,失去携氧功能致组织缺氧。氰化物抑制细胞色素氧化酶,阻碍细胞呼吸而导致组织缺氧。亚硝酸盐和苯胺可使血红蛋白转变为高铁血红蛋白,失去携氧能力而引起呼吸困难。根据毒物接触史不难诊断。

18. 药物中毒 吗啡、巴比妥类中枢抑制药过量可抑制呼吸中枢,使呼吸变慢变浅而出现呼吸困难。诊断主要依靠胃液、尿液及血液中的药物测定。

19. 血源性疾病 重症贫血可因血红细胞减少、血氧不足而致呼吸困难,尤以劳动后更明显。大出血或休克时,也可因缺血及血压下降,刺激呼吸中枢而引起呼吸困难。诊断时应查血常规并排除其他原因。

20. 重症脑部疾病 如脑炎、脑血管意外、脑外伤及脑肿瘤等直接累及呼吸中枢,可引起呼吸困难,并出现异常的呼吸节律,如当间脑及中脑上部的脑组织受损时,由于失去对调整中枢的控制而出现潮式呼吸;脑桥下部与延髓上部有病损时出现间歇呼吸。

21. 癔症 多见于青年女性,突然发生呼吸困难,表现为快速而浅表的呼吸,由于过度通气常发生呼吸性碱中毒及手足搐搦,诊断要根据精神刺激史,并排除器质性病因。

22. 呼吸运动受限 如大量腹水、气腹、腹内巨大肿瘤等均可使呼吸运动受限;脊髓灰质炎、延髓麻痹及急性感染性多发性神经炎,均可引起胸廓呼吸运动神经麻痹,导致呼吸困难。

23. 皮肌炎 多见于中年女性,发病缓慢,主要侵犯骨骼肌和皮肤,四肢肌肉无力或萎缩,面、颈、肩、胸、上肢有红斑性皮损。表现为劳力性呼吸困难或因呼吸肌受累发生呼吸衰竭。确诊靠肌活检。

三、咳嗽

(一)概述

咳嗽是呼吸系统疾病常见的症状,是人体的一种保护性反射动作,呼吸道内的病理性分泌物和从外界进入呼吸道内的异物,可借咳嗽反射的动作而排出体外。但频繁的刺激性咳嗽,可影响工作和休息;长期咳嗽使胸内压增高,导致肺气肿、肺心病;剧烈咳嗽可发生呼吸道出血、肺泡破裂,发生自发性气胸。咳嗽不仅使自体呼吸道内感染扩散,而且将带有致病菌的分泌物咳出体外,引起疾病传播,所以咳嗽也是有害的。

咳嗽是由于延髓咳嗽中枢受到刺激引起的。大部分刺激来自呼吸道黏膜,部分来自呼吸道以外的器官和组织,经迷走神经、舌咽神经和三叉神经的感觉纤维传递到咳嗽中枢,然后由传出神经通过喉下神经、膈神经及脊神经,分别将冲动传到咽肌、声门、膈肌及其他呼吸肌引起咳嗽动作。其全过程包括:短而深的吸气,声门关闭,膈肌与肋间肌收缩使肺内压增高,声门突然开放,肺内高压空气喷射而出,经过狭窄声门发出声响并将呼吸道内分泌物及异物排出。咳嗽是十分常见的临床现象,见于多种病理或生理情况。

1. 呼吸道疾病 咽、喉、气管、支气管和肺受到刺激性气体、异物、炎症、肿瘤、出血等刺激时,均可引起咳嗽。常见于感冒、急性或慢性咽喉炎、咽喉结核、急慢性支气管炎、支气管内膜结核、支气管扩张、支气管哮喘、原发性支气管肺癌(简称肺癌)、细支气管—肺泡癌(简称肺泡癌)、肺结核、肺脓肿、病毒性或细菌性或支原体肺炎、军团菌肺炎、肺真菌病、流感、麻疹、白喉、百日咳、肺吸虫病、肺包虫病、肺阿米巴病、热带嗜酸性粒细胞增多症、肺韦格肉芽肿、肺泡微石症、肺泡蛋白沉积症、特发性肺含铁血黄素沉着症、尘肺、肺弥漫性间质纤维化等。

2. 胸膜疾病 胸膜炎或胸膜受刺激(如自发性气胸)时,均可引起咳嗽。

3. 纵隔病变 肿瘤、囊肿、炎症或淋巴结肿大压迫气管、支气管或隆嵴可引起咳嗽。

4. 心脏病 二尖瓣狭窄或其他原因所致左心功能不全引起的肺淤血与肺水肿,肺泡及支气管内有浆液性或血性浆液性漏出物,可引起咳嗽。右心或体循环静脉栓子脱落引起肺栓塞时,也可出现咳嗽与咯血。左心房扩大时,挤压刺激隆嵴,可引起咳嗽。

5. 中枢性因素 咳嗽也可起源于大脑皮质,如随意性咳嗽。

6. 其他 膈下脓肿、肝脓肿形成支气管胸膜瘘、白血病、尿毒症,以及硬皮病、结节性多动脉炎、皮肌炎等结缔组织病所致肺部病变和吸烟、冷热空气及刺激性工业气体,均可引起咳嗽。

(二)诊断

1. 临床表现

(1)咳嗽的性质:干咳或刺激性咳嗽常见于急性咽喉炎与急性支气管炎的初期、胸膜炎、轻症肺结核、支气管异物、支气管肺癌等。湿性咳嗽常见于肺炎、慢性支气管炎、支气管扩张、肺脓肿和空洞型肺结核。

(2)咳嗽出现的时间与节律:突然发生的咳嗽多由急性上呼吸道炎症、刺激性气体吸入及气管内异物引起。长期慢性咳嗽,多见于慢性支气管炎、支气管扩张、慢性肺脓肿等。发作性咳嗽可见于百日咳、支气管淋巴结结核或肿瘤压迫气管分叉处。清晨起床或体位改变时咳嗽加剧,多见于支气管扩张与肺脓肿。夜间咳嗽明显见于肺结核与心力衰竭患者。

(3)咳嗽的音色:嘶哑性咳嗽见于声带炎症或纵隔肿块压迫喉返神经所致声带麻痹。犬吠样咳嗽多见于会厌、喉头疾患或气管受压。金属音调咳嗽可由于纵隔肿瘤、主动脉瘤或支气管癌等直接压迫气管所致。

(4)咳嗽伴随症状:咳嗽伴发热者常由于呼吸道感染、支气管扩张并发感染、胸膜炎等;咳嗽伴胸痛者可见于肺炎、胸膜炎、支气管癌、自发性气胸等;咳嗽伴体重减轻者须注意肺结核、肺癌等;咳嗽伴呼吸困难者常见于重症心肺疾病、大量胸腔积液、自发性气胸等;咳嗽伴哮鸣音者可见于支气管哮喘、心源性哮喘、气管内异物等;咳嗽伴杵状指者可见于支气管扩张、慢性肺脓肿等。

2. 体征 慢性纤维空洞型肺结核、肺不张时气管移向患侧;气胸、大量胸腔积液时气管推向健侧。双侧弥漫性中、小湿啰音,常见于急慢性支气管炎、淤血性肺炎、支气管肺炎等;双侧大、中、小湿啰音可见于肺水肿。肺尖部局限性湿啰音常提示为肺结核,局限性肺下野湿啰音常见于支气管扩张、慢性支气管炎等。上腔静脉综合征提示纵隔肿块;锁骨上淋巴结肿大应考虑肺癌。

(三) 辅助检查

1. 痰细菌和真菌学检查(涂片、培养、动物接种)对肺结核、肺真菌病等的诊断有重要意义。
2. 痰中找到癌细胞、肺吸虫卵、阿米巴滋养体等有诊断价值。
3. 军团菌血清学检查可诊断军团菌肺炎。
4. 胸部X线透视及摄片检查能确定肺部病变的部位和范围,有时还可以确定病变的性质。怀疑肺或纵隔有肿物或气管、支气管狭窄时可做体层摄片。疑有支气管扩张时,可做支气管造影;纵隔病变可做纵隔镜;胸膜病变可做胸腔镜;支气管内异物、支气管内膜结核、支气管腺瘤或支气管肺癌者,可做纤维支气管镜(纤支镜)检查;如弥漫性病变可经纤支镜做支气管肺活检(TBLB),必要时做支气管肺泡灌洗(BAL);疑有肺动脉栓塞时,可做肺部放射性核素检查;任何支气管、肺、胸膜及纵隔病变均可做电子计算机X线横断体层扫描(CT)或磁共振成像(MRI)检查。

(四) 鉴别诊断

1. 上呼吸道感染 慢性支气管炎、支气管扩张、肺癌和肺结核见本章四、"咯血"。细菌或病毒的感染局限于鼻腔至环状软骨下端时,统称上呼吸道感染。表现为发热、鼻塞、咽痛、咳嗽、少痰、局限炎症改变。

2. 急性支气管炎 刺激性咳嗽、胸骨后灼痛,1~2日后有黏液痰,两肺可闻干啰音,偶尔出现捻发音,有发热、头痛、全身酸痛、呼吸困难和发绀。

3. 支气管哮喘 是一种变态反应性疾病,表现为阵发性呼吸困难、咳嗽、咳痰,两肺满布哮鸣音,支气管舒张药可缓解症状。

4. 支气管内膜结核 主要表现为刺激性咳嗽、无痰或少痰,有时痰带血丝,常有结核中毒症状,痰中较易找到结核杆菌,胸部X线片常为阴性,纤支镜检查可明确诊断。

5. 肺炎 根据高热、咳嗽、咳痰、胸痛、呼吸困难、肺部湿啰音和实变体征、血象及胸部X线表现,肺炎诊断比较容易。但应结合其他检查作出病因学诊断,如诊断支原体肺炎须做冷凝集试验,诊断军团菌肺炎须做军团菌抗体检测。

6. 肺真菌病 咳嗽、黏液痰或白痰,可伴胸痛、低热、乏力。痰涂片或培养可明确诊断。

7. 特发性弥漫性肺间质纤维化 诊断依据如下。
(1)进行性呼吸困难、干咳、特有的啰音(爆裂音)、杵状指。
(2)胸片呈弥漫性网状结节状阴影。
(3)肺功能呈限制性通气障碍,通气血流比例失调和弥散功能降低。
(4)有丙种球蛋白增高和自身抗体出现等免疫学异常。
(5)除外结缔组织病、结节病、尘肺、慢性支气管炎、药物等引起的纤维化。

8. 胸膜炎 主要由结核杆菌和细菌感染引起。起病急、发热、畏寒、患侧胸痛、气短和咳嗽,X线检查可发现胸腔积液,干性胸膜炎时可触及胸膜摩擦感或闻及胸膜摩擦音。胸腔穿刺胸液化验有助于鉴别。

9. 气胸 气胸症状的轻重,取决于气胸发生的快慢、肺萎缩程度和肺部原有的病变。急性发作者表现为突然胸痛、气短和刺激性咳嗽,叩诊呈过清音,语颤和呼吸音减弱或消失,X线

第三章 心血管疾病症状的鉴别诊断

检查可确诊。

10. 纵隔肿瘤、主动脉瘤和胸骨后甲状腺肿大 因气管受压引起阵发性干咳带金属音，体位改变时加剧，可有吸气性蝉鸣和呼吸困难，X 线检查、CT、磁共振成像可明确诊断。

11. 纵隔或肺门淋巴结核 支气管受压引起咳嗽，偶可闻及哮鸣音，常伴有结核中毒症状。应行 X 线检查、CT、磁共振成像和结核菌素试验。

12. 急性肺水肿 主要发生在急性左心衰竭、输血输液过量及各种原因引起的成人型呼吸窘迫综合征。起病急、持续咳嗽、咳粉红色痰或血色泡沫痰、呼吸困难、发绀、双肺弥漫性湿啰音、X 线肺门有蝶状斑片影。

13. 慢性肺淤血 由慢性左心衰竭所致。开始干咳，后有褐色痰、浆液性或白色泡沫痰，痰内有心衰细胞，肺底有湿啰音、发绀、心脏病体征。X 线及超声心动图有助诊断。

14. 心包炎与心包积液 持续性胸闷、胸痛和干咳，迷走神经的心脏分支受刺激或喉返神经受压均可引起咳嗽。根据体征、X 线、超声心动检查、CT 及诊断性穿刺抽液可明确诊断。

四、咯血

(一)概述

咯血是指喉部以下，气管、支气管或肺组织出血，经咳嗽动作从口腔排出。咯血常由呼吸系统、循环系统或全身其他系统的疾病引起。咯血首先应与口腔、咽、鼻出血鉴别，如大量咯血还须与呕血(上消化道出血)相鉴别。支气管动脉出血时，血液呈鲜红色；肺动脉出血时，血液呈暗红色。但是如果出血后血液在呼吸道内停留时间较长，即使是支气管动脉出血，也可呈暗红色或紫黑色。咯血量的多少并不一定与疾病严重程度一致。大咯血可阻塞呼吸道，导致窒息或失血性休克，危及生命；小量咯血往往是肺癌的一种临床表现。因此，不仅大量咯血时要积极抢救，即使小量咯血也应重视，详细检查，早期诊断，及时处理。咯血的常见病因有下列几种。

1. 支气管疾病 常见的有支气管扩张、慢性支气管炎、肺癌、支气管内膜结核等，较少见的有良性支气管瘤、支气管结石等。出血主要由于炎症导致支气管黏膜或病灶毛细血管通透性增高，或黏膜下血管破裂引起。

2. 肺部疾病 常见的有肺结核、肺炎、肺脓肿等，较少见的有肺淤血、肺梗死、肺部转移性肿瘤、肺囊肿、肺真菌病、肺吸虫病、肺阿米巴病、肺包虫病、肺动脉瘤、硅沉着病等。肺结核是最常见的咯血原因之一。结核性病变使毛细血管通透性增加，血液渗出，以致出现痰中带血丝或小血块；如侵蚀小血管可引起中等量咯血；如空洞破坏大血管或动脉瘤破裂，可引起大咯血。

3. 心血管疾病 较常见的是风湿性心脏病二尖瓣狭窄所致出血，因肺淤血导致小量咯血，由于支气管黏膜下层静脉曲张破裂出血者量较大。先天性心脏病如房间隔缺损、动脉导管未闭、肺心病等引起肺动脉高压，也可引起咯血。

4. 伴全身出血倾向性疾病 血小板减少性紫癜、白血病、再生障碍性贫血、血友病、弥散性血管内凝血、肺出血型钩端螺旋体病、流行性出血热、尿毒症等。

5. 其他 胸部外伤、肺部异物、肺出血-肾炎综合征、子宫内膜异位症、结节性多动脉炎等。

(二)诊断

1. 临床表现 注意询问患者年龄,心、肺病史,血液病病史,结核病接触史等既往病史及咯血量等。

(1)年龄:青壮年咯血,有肺结核家族史或与肺结核病人密切接触者要考虑肺结核。中年以上反复咯血丝痰或少量咯血,有多年吸烟史者,应考虑慢性支气管炎或肺癌。

(2)既往史:有麻疹、百日咳病史,反复咳嗽、咯血、咳脓痰者多为支气管扩张;有食生蟹或蝲蛄者应注意肺吸虫病;长期接触粉尘的工人应注意硅沉着病;咯血与月经关系密切者应想到子宫内膜异位症。

(3)咯血量:小量咯血(<100ml)常见于慢性支气管炎、肺癌、肺炎、肺梗死等;大量咯血(>500ml)常见于支气管扩张、空洞型肺结核、肺脓肿等疾病。

(4)伴随症状

①咯血伴发热。常见于肺结核、肺炎、肺脓肿、流行性出血热、肺癌等。

②咯血伴胸痛。见于大叶性肺炎、肺梗死、肺结核、肺癌等。

③咯血伴皮肤黏膜出血。见于钩端螺旋体病、流行性出血热、血液病、结缔组织病等。

④咯血伴黄疸。见于钩端螺旋体病、大叶性肺炎、肺梗死等。

2. 体征 贫血及皮肤黏膜出血要考虑血液病,如白血病、血小板减少性紫癜以及钩端螺旋体病、流行性出血热等;锁骨上淋巴结肿大,要注意肺癌转移;肺部湿啰音,要考虑肺部炎症或风湿性心脏病二尖瓣狭窄引起肺淤血;肺部限局性哮鸣音,要考虑肺部肿瘤压迫支气管所致;杵状指要注意慢性肺脓肿、支气管扩张及肺癌等。

(三)辅助检查

1. 痰液检查 痰液检查如发现结核菌、癌细胞、肺吸虫卵、阿米巴原虫、真菌及其他致病菌,有助于诊断,但须连续3次以上检查。

2. 生化及免疫检查 血清冷凝集试验、钩端螺旋体血清免疫反应、肺吸虫抗原皮内试验、结核菌素试验、出凝血检查等。

3. 支气管镜检查 对原因不明的咯血,支气管镜检查被认为是不可少的。它对肺结核(特别是支气管内膜结核)、肺癌(尤其是中心型肺癌)诊断阳性率相当高,不但可观察病变情况,还可确定出血部位。必要时可做支气管肺泡灌洗(BAL)或激光帮助病因诊断。小量咯血随时可做,大量咯血时,最好待出血停止后2周再做支气管镜检查。但是,当大量咯血其他止血方法都无效时,也可立即做支气管镜检查帮助止血。

4. X线检查 咯血病人均应进行肺部X线检查。咯血伴肺门阴影增大及肺部块影者应考虑肺癌;肺上部浸润性阴影应考虑肺结核,中下肺大片阴影应考虑肺炎;肺部空洞性病变应考虑肺结核、肺脓肿或肺癌;肺部阴影呈扇形,基底部向着胸膜,应考虑肺梗死;肺弥漫性病变应考虑粟粒型肺结核、细支气管-肺泡癌、肺间质纤维化、肺结节病、硅沉着病、含铁血黄素沉着症、肺出血型钩端螺旋体病等。

5. 肺CT检查 对肺内肿瘤及支气管扩张的诊断帮助甚大,必要时做磁共振成像检查。

6. 支气管造影 有利于支气管扩张的确诊。

7. 放射性核素扫描 对肺梗死、肺部肿瘤的诊断帮助较大。

8. 超声心动图及心导管检查 对风湿性心脏病、先天性心脏病的诊断意义较大。

(四)鉴别诊断

咯血应与口腔、咽、鼻出血及上消化道出血相鉴别。口腔与咽部出血易观察到出血灶,鼻腔出血从前鼻孔流出者,在鼻中隔前下方可发现出血灶。若鼻后孔出血则血液可沿咽壁下流易误诊为咯血,鼻咽镜检查可确诊。上消化道出血经口腔呕出者称为呕血,易与咯血混淆。咯血者病前常有肺或心脏病史,咯血前有喉部痒感、胸闷、咳嗽等症状,咳出鲜红、带泡沫痰液,呈碱性,很少柏油便(如咽下血液时可有)。呕血者常有消化道溃疡、肝硬化史。呕血前多有上腹不适、恶心、呕吐症状,呕出或喷射出棕黑色或暗红色(偶尔鲜红色)带有食物残渣的血液,呈酸性,常伴有柏油便。咯血是临床常见的症状,许多疾病可引起咯血,应认真加以鉴别。

1. 肺结核 约半数肺结核患者有咯血史。多发生在青壮年,伴有低热、盗汗、乏力、食欲不振、消瘦等结核中毒症状,X线显示浸润、播散或空洞病灶,结核菌素试验强阳性,痰结核菌阳性或活体组织病理检查有结核性干酪性肉芽肿可确定诊断。多为痰中带血,小血管破裂时可引起中、小量咯血,肺动脉分支破裂或空洞内血管瘤破裂可引起大咯血。

2. 支气管扩张 本病约80%患者在10岁以前发病,追溯童年有麻疹、百日咳或支气管肺炎史。患者反复咳嗽、咯血、大量脓痰,肺部可听到限局性湿啰音,可伴有杵状指(趾)。X线胸片可无异常发现或纹理粗乱,典型表现是囊柱状或卷发样改变。支气管造影或CT检查可确诊。有些患者以咳嗽、咯血为主,无脓痰,临床称为干性支气管扩张。以小量或中量咯血表现者多见,支气管动脉或血管瘤破裂时可造成大咯血。

3. 肺癌 咳嗽、咯血和胸痛是肺癌最常见的症状。约60%肺癌有咯血史。肺癌患者80%有吸烟史。因此,40岁以上男性,如有不明原因的咯血应警惕肺癌。除此之外应注意肺癌的肺外表现,其中常见的是杵状指、增生性骨关节病、皮肌炎、黑棘皮病和神经肌病。体检注意肺部限局性哮鸣音、锁骨上淋巴结肿大等。胸部X线及体层摄影可发现肺内块影、肺门影增大、支气管狭窄、肺不张、阻塞性肺炎、癌性空洞及胸腔积液等。痰或胸水的癌细胞检查、淋巴结及肺组织的活体检查有利于诊断。必要时进行支气管镜、纵隔镜、胸腔镜检查或核素肺扫描、肺CT、磁共振成像检查。肺癌咯血多为持续或间断的痰中带血丝或血块,除非有空洞形成,一般不引起大咯血。

4. 慢性支气管炎 是最常见的呼吸道疾病,临床上以反复咳嗽、咳痰为主要表现,有时痰中带血或小量咯血。X线检查无特异性改变,可根据临床表现诊断。诊断本病前应除外肺结核或肺癌。

5. 大叶性肺炎 急性起病,有寒战、高热、咳嗽、胸痛、咳铁锈色痰。体检肺实变体征,血白细胞显著增多,胸部X线肺炎征象,诊断可以成立。

6. 肺脓肿 是由化脓性细菌感染引起的肺组织炎性坏死,继而形成脓肿。常见的致病菌有葡萄球菌、链球菌和肺炎链球菌,以及某些厌氧菌。急性起病,有高热、畏寒、咳嗽、胸痛、咳大量脓痰或脓血痰。X线早期表现为大片密度增高阴影,形成脓肿后可有液平面,应与结核空洞或癌性空洞鉴别。后二者可通过查痰结核杆菌及癌细胞以明确诊断。

7. 风湿性心脏病二尖瓣狭窄 二尖瓣狭窄时咯血多为痰中带血或小量咯血,是因左心房压升高引起肺静脉及肺毛细血管压被动性升高,支气管黏膜的微小血管破裂所致。左心衰竭伴急性肺水肿时常咳出粉红色泡沫样痰。有时黏膜下淤血扩张且壁薄的支气管静脉破裂,可引起大咯血。根据病史、体检、X线检查、超声心动图不难诊断,必要时做心导管检查。

8. 肺梗死 肺梗死是由于血栓阻塞了肺动脉而引起,95%以上来自下肢深静脉和盆腔静脉,少数来自右心腔,由于心房纤颤,使心腔内附壁血栓脱落而造成栓塞。临床表现为突然胸痛、咳嗽、呼吸困难,24h内可出现少量咯血,血色鲜红,几天后变成暗红色血痰。X线示肺内有圆形或三角形密度不均匀的阴影,三角形阴影基底常与胸膜相连。梗死部位多在肺下部,约占90%。疑肺梗死时可做核素肺扫描,有助于诊断。

五、胸痛

(一)概述

胸痛是临床上常见的症状。各种化学因素或物理因素刺激肋间神经感觉纤维、脊髓后根传入纤维、支配心脏及主动脉的感觉纤维、支配气管与支气管及食管的迷走神经感觉纤维,或膈神经的感觉纤维等,均可引起胸痛。有时某一内脏与体表某一部位同受某些脊神经后根的传入神经支配时,来自内脏的痛觉冲动到达大脑皮质后,除可产生局部疼痛外,还可出现相应体表的疼痛感觉,这称为放射性疼痛。例如,心绞痛时除出现胸骨后或心前区疼痛外,还放射到左肩和左臂内侧。

胸痛的剧烈程度不一定与病情轻重相一致。局部轻微损害也可导致胸痛,临床意义不大,但由于内脏疾病,如肺梗死、心绞痛、心肌梗死、主动脉夹层等所致胸痛,有时可危及生命,应引起高度重视。

1. 炎性病变 胸壁的炎性感染,如带状疱疹流行性胸痛,非化脓性肋软骨炎、胸壁软组织炎、肋间神经痛、肩关节周围炎等;胸腔内脏器感染,如胸膜炎、肺炎、心包炎、纵隔炎、食管炎、膈下脓肿等。

2. 内脏缺血 心绞痛、心肌梗死、心肌病、肺梗死等。

3. 肿瘤 原发性肺癌、纵隔肿瘤、骨髓瘤、白血病等压迫和浸润。

4. 自主神经功能失调 心脏神经官能症,过度换气综合征,贲门痉挛等的胸痛。

5. 其他 胸部外伤,包括肋骨骨折、主动脉瘤侵蚀胸骨、主动脉夹层膨胀压迫、肝癌、阿米巴肝脓肿、脾梗死等引起的下胸、上腹部疼痛,并向肩部放射。

(二)诊断

1. 临床表现

(1)胸痛的部位及放射:胸壁疾病的疼痛常固定于病变局部且有明显压痛。流行性胸痛可出现胸、腹部肌肉剧烈疼痛,可向肩、颈部放射;心绞痛常在胸骨后或心前区,且放射到左肩和左臂内侧;食管疾患、膈疝、纵隔肿瘤的疼痛位于胸骨后;自发性气胸、急性胸膜炎、肺梗死常呈患侧的剧烈胸痛。

(2)胸痛的性质:肋间神经痛呈刀割样、触电样或灼痛,肌痛呈酸痛,食管炎、膈疝呈灼痛或灼热感,心绞痛呈压榨样痛伴窒息感,主动脉瘤侵蚀胸壁时呈锥痛,肺癌、纵隔肿瘤可有胸部闷痛。

(3)影响胸痛的因素:心绞痛常于用力或精神紧张时诱发,呈阵发性,含硝酸甘油可缓解;心肌梗死呈持续性剧痛,含硝酸甘油不缓解;胸膜炎、心包炎的疼痛常因咳嗽或深呼吸而加剧;

食管病变引起的胸痛常在吞咽食物时引起或加重；心神经官能症所致胸痛常因运动反而好转。

(4) 胸痛的伴随症状：气管、支气管、胸膜疾病所致胸痛常伴咳嗽；食管疾病所致胸痛常伴吞咽困难；肺结核、肺梗死、肺癌所致的胸痛常伴有咯血；大叶性肺炎、自发性气胸、渗出性胸膜炎所致胸痛常伴有呼吸困难。

2. 体征 除检查体温、呼吸、脉搏、血压外，要注意颈部、锁骨上、腋窝淋巴结有无肿大，对心、肺、腹要做仔细的视、触、叩、听检查。胸壁炎、带状疱疹或外伤由视诊、触诊即可确定。胸内脏器病变，必须仔细检查才能确诊，如有气管移向健侧，患侧胸部饱满，叩诊过清音，呼吸音减弱或消失，基本可以诊断为自发性气胸，确诊有赖于X线检查。

(三) 辅助检查

1. 常规检查 血、痰、胸腔积液及心包积液常规检查和细胞学检查。

2. X线检查 以自发性气胸、胸腔积液、纵隔及肺内肿瘤诊断最有价值；心血管造影可显示主动脉瘤的部位、形态及其周围组织受压情况；CT，MRI可发现X线片不能发现的较小肿瘤，特别是脊柱旁、心脏后和纵隔病灶。

3. 心电图 对心肌缺血、心肌梗死诊断最有价值；超声心动图可看到心脏的结构和动态，对各种心脏病的鉴别诊断有价值。

4. 超声检查 对肝脓肿、包裹性胸水定位最有帮助。

5. 放射性核素灌注扫描 对肺梗死的诊断最可靠。

6. 纤维支气管镜检查 通过纤维支气管镜可直接观察支气管内有无异物、肿瘤及其他异常，对可疑组织可直视下取活体，若肿瘤在肺的外围，可穿过支气管壁肺活检或经皮肺穿刺活检。刷检、吸取分泌物或支气管肺泡灌洗液做细胞学检查有重要价值。必要时通过支气管镜行激光检查，对早期肺癌诊断有重要意义。

7. 其他 肿大的淋巴结活检，胸膜穿刺活检，往往可明确病因。有条件者，可做胸腔镜或纵隔镜检查。

(四) 鉴别诊断

1. 心绞痛 疼痛部位多在胸骨后或心前区，疼痛为发作性闷胀、紧缩或压迫感。可放射至下颌、左肩、左臂、左手尺侧。疼痛持续数分钟，极少超过15min。多因体力活动、情绪激动、饱餐等诱发。休息或含硝酸甘油后很快缓解。值得注意的是发作时心电图仅50%左右有ST段的压低，因此心电图正常并不能排除心绞痛。

2. 急性心肌梗死 疼痛的部位及性质与心绞痛相似，但较剧烈而持久，可持续半小时以上。休息或含硝酸甘油多无效。常伴有面色苍白，出冷汗。查体见脉搏细弱、血压降低，可并发心律失常或心力衰竭等。心电图，血清心肌标记物包括肌钙蛋白、肌酸激酶及同工酶等检查可以确定诊断。

3. 急性心包炎 尤其是急性非特异性心包炎，可有较剧烈而持久的心前区疼痛，心电图有ST段和T波变化。但心包炎病人在疼痛的同时或以前，就有发热和白细胞计数增高，疼痛常于深呼吸和咳嗽时加重。体检可发现心包摩擦音，心电图除aVR外，各导联均有ST段弓背向下的抬高。X线、超声心动图、心血池扫描和磁共振成像检查可以确定有无心包积液和积液量的多少，其中超声心动图检查可以发现小量心包积液，是一种简便、安全、敏感的方法。

4. 主动脉夹层 80%有高血压病史,部分患者有马方综合征。主动脉夹层突然发生时,多数病人突感胸部疼痛,向胸前及背部放射,随夹层波及部位及范围可延至腹部、下肢、臂及颈部。疼痛剧烈难以忍受,刀割或撕裂样。体检可以发现高血压、主动脉瓣区突然出现舒张期吹风样杂音,一侧肱动脉、颈动脉或股动脉搏动减弱(反映主动脉分支受压或内膜裂片堵塞其起源),可有心包摩擦音及心包积液等。心电图可显示左心室肥大和非特异性 ST-T 改变,无病理Q波(此可与急性心肌梗死鉴别)。X 线胸部平片可见上纵隔或主动脉弓影增宽,并在短期内增大,有时可见主动脉双重阴影。超声心动图可见主动脉前后壁增宽,间隙加大,分裂为内外两层,彩色多普勒可见到裂口部位及主动脉瓣反流,磁共振成像及主动脉造影可显示夹层部位、范围、裂口部位,对确定诊断有决定意义。

5. 主动脉窦瘤破裂 主动脉窦瘤未破裂前,一般无临床症状及体征。破裂常发生在20~67岁,破裂当时病人突觉心悸、胸部疼痛、气短、咳嗽,并觉左胸震颤。体检在胸骨左缘第三四肋间听到连续性响亮的机器样杂音,在舒张期更响,并伴有震颤,肺动脉第二心音亢进,舒张压低,脉压增宽,有水冲脉和毛细血管搏动。X 线显示肺充血,左右心室增大。二维超声心动图可显示主动脉瘤增大,局部呈囊状膨出,囊底有裂口。彩色多普勒可显示流经裂口的血液分流。

6. 胸膜炎 各种病因所致的胸膜炎均可引起胸痛。随呼吸、咳嗽而加重。干性胸膜炎胸痛呈尖锐刺痛或撕裂痛,多位于胸廓下部腋前线与腋中线,可出现胸膜摩擦音,有时可触及摩擦感。渗出性胸膜炎随渗出液增多,胸痛逐渐减轻最后消失。

7. 自发性气胸 最常由肺结核引起,此外也见于慢性支气管炎、肺气肿、硅沉着病、肺脓肿、肺癌及瘦长体形年轻人等。突然患侧胸痛、呼吸困难起病,呈刺痛、撕裂痛,并向同侧肩部放射,气管及心脏移向健侧。少量闭合性气胸可无症状。X 线检查可确诊。

8. 肺栓塞和肺梗死 体循环静脉中或右心的栓子进入肺循环,堵塞肺动脉或其分支,称肺栓塞,栓塞部分的肺组织可因缺氧、坏死而形成肺梗死。多见于心血管疾病、新近手术、外伤或长期卧床后。主要表现为突发性胸痛、呼吸困难与发绀。严重者可出现休克,表现为胸骨后刺痛或绞痛,可向肩部放射。常伴有发热、咳嗽和咯血。X 线片显示梗死部位呈楔形致密影。心电图、选择性肺动脉造影和放射性核素肺扫描有助于诊断。

9. 支气管肺癌 癌症侵及胸膜时,呈尖锐刺痛,侵犯肋骨、胸壁,压迫脊神经后根,出现固定持续性疼痛和局部压痛。凡40岁以上男性,有咳嗽、咯血,应怀疑本病。X 线检查、CT、纤维支气管镜检查有助于诊断。

10. 胸膜间皮瘤 胸痛为钝痛、闷痛或刺痛,晚期侵犯肋间神经时出现难以忍受的剧烈胸痛,伴咳嗽、呼吸困难。血性胸水、X 线可见胸膜上限局性块影,不规则胸膜增厚和大量胸腔积液。

11. 纵隔肿瘤 不论良性或恶性纵隔肿瘤均可引起压迫症状,如压迫神经、胸椎或肋骨可出现持续性胸痛,常伴有呼吸困难、咳嗽、声音嘶哑、吞咽困难,及上腔静脉阻塞综合征。肿瘤部位有助于肿瘤定性,如后纵隔多系神经纤维瘤;中纵隔气管分叉处常为淋巴瘤、转移性肿瘤、淋巴结结核和主动脉瘤;前上纵隔多系胸腺瘤、异位甲状腺瘤;前下纵隔多为畸胎瘤、皮样囊肿和支气管囊肿。诊断主要靠 X 线检查及 CT。

12. 胸壁外伤及感染 胸壁软组织损伤,如外伤、疖肿、乳腺炎等引起的疼痛,局部有红、肿、热、痛,诊断不难。

13. 带状疱疹 起病前常有神经痛、低热、乏力、皮肤感觉过敏,不久出现成群的粟粒至绿豆大丘疹,后变为水疱,沿神经分布,一般不越过身体中线,疼痛程度不一,呈刀割样或灼痛,病程2～4周。根据病史及皮损特点可诊断。

14. 肋间神经痛 机械损伤、压迫或胸部感染均可引起肋间神经痛,沿一根或数根肋间神经支配区分布,呈刺痛或灼痛,转体、咳嗽、深呼吸时加重,局部有压痛,以脊柱旁、腋中线及胸骨旁为著。良性或恶性肋间神经肿瘤均可引起肋间神经痛,常较剧烈,呈持续性,局部检查可发现肿块。

15. 流行性胸痛 由B组C病毒感染所致。四季均可发生,夏秋多见。胃肠道为主要感染途径,飞沫感染也是一种直接传播方式,多见于儿童和青少年。高热起病,伴寒战,数小时后发生胸、腹肌痛,轻重不一,重者呈尖锐痛、烧灼痛、压榨痛、痉挛痛或刀割痛。咳嗽、深呼吸、打喷嚏、转体时加剧,X线检查正常,血沉、白细胞常正常。体检常发现唇疱疹、淋巴结肿大、颊黏膜出血点、咽充血。确诊须从咽拭子或大便中分离出病毒或恢复期血清内中和抗体及补体结合试验滴度较急性期显著增高。

16. 膈下脓肿 除有全身性感染症状外,还可引起下胸前部、侧胸或背部疼痛,以右侧多见,并可放射至肩部。局部有压痛,膈运动减弱。X线、B超检查有助于诊断。

17. 脾梗死 临床表现为突发性腹痛伴急性脾肿大。疼痛位于左上腹、心前区和左下胸,呈剧烈的刺痛,向左肩、左上臂及背部放射。深呼吸或转动体位可使疼痛加重。脾区可听到摩擦音,左上腹有压痛、肌紧张及反跳痛。B超检查有助于诊断。

18. 肝癌、肝脓肿、肝炎、胆囊炎 可有右下胸及右上腹痛,向右肩部放射。诊断靠B超、肝扫描、胆囊造影及CT、MRI。

六、发绀

（一）概述

发绀,是指血液中还原血红蛋白的浓度增高或出现高铁血红蛋白或硫化血红蛋白等异常血红蛋白衍化物时,皮肤黏膜呈现弥漫性青紫颜色的现象。全身皮肤与黏膜均可出现发绀,而以皮肤薄、色素少、血液充足的口唇、舌、口腔黏膜、鼻尖、颊部、耳垂与指(趾)末端等处较明显,易于观察。

绝大多数的发绀是由于血液中还原血红蛋白增多引起的。当毛细血管循环血液中还原血红蛋白含量超过50g/L(5g/dl)时,就出现发绀。

发绀必须与皮肤的异常色素沉着(银质沉着症、金质沉着症等)的假性发绀相区别。由异物沉着所产生的变色,经加压将血液排挤后依旧不退,但发绀则在用力加压时颜色即消退。发绀的常见病因分为以下两大类。

1. 血液中还原血红蛋白增多

(1)中心性发绀:此类发绀是由于心肺疾患导致SaO_2降低引起。发绀的特点是全身性的,除四肢与面颊外,亦见于黏膜与躯干的皮肤,但皮肤温暖。中心性发绀又可分为:

①肺性发绀。严重呼吸系统疾病导致呼吸衰竭,肺氧合作用不足,致体循环血液中还原血红蛋白的浓度增高引起,包括严重支气管哮喘、大叶性肺炎、急性肺动脉栓塞、大面积肺梗死、急性肺水肿、成人型呼吸窘迫综合征、气管阻塞等;慢性阻塞性肺气肿(慢性支气管炎、支气管

扩张),弥漫性肺实质病变(肺间质纤维化、尘肺、3期肺结节病、广泛肺结核等),肺血管病变(结节性多动脉炎、多发性小动脉栓塞)及严重脊柱或胸廓畸形、大量胸腔积液、气胸、大面积肺不张等胸部病变可致发绀。

②心性混血性发绀。静脉血液通过分流混入或掺杂至体循环动脉血液内,分流量超过心输出量的1/3时即可导致发绀,常见于法洛四联症、肺动脉瓣闭锁、艾森门格综合征、大血管错位、肺动静脉瘘等。

(2)周围性发绀:由于周围循环血流障碍,血液经过体循环毛细血管时过量血红蛋白被还原引起,发绀特点是常见于肢体末梢与下垂部位。

①淤血性周围性发绀。如右心衰竭、缩窄性心包炎、血栓性静脉炎及下肢静脉曲张等局部静脉病变。

②缺血性周围性发绀。常见于重症休克,局部血流障碍如局部慢性动脉阻塞(雷诺病、血栓闭塞性脉管炎、动脉硬化和动脉栓塞)也可引起发绀。另外,真性红细胞增多症所致发绀也属于周围性发绀。

(3)混合性发绀:中心性发绀与周围性发绀并存,见于心力衰竭。

2. 血液中存在异常血红蛋白衍化物 异常血红蛋白或变性血红蛋白导致的发绀(先天性家族性高铁血红蛋白血症、特发性阵发性高铁血红蛋白血症);药物或化学品(伯氨喹、磺胺类、氯酸钾、苯胺等)中毒引起的继发性高铁血红蛋白血症与硫化血红蛋白血症。

(二)诊断

1. 临床表现

(1)病史:自出生或幼年即出现发绀者,常为发绀类先天性心脏病或先天性高铁血红蛋白血症;药物或化学物品中毒所致的高铁血红蛋白血症,有明确的接触史;心肺疾病引起的发绀,常有心肺功能不全及呼吸道感染史。

(2)伴随症状

①伴呼吸困难。常见于重症心肺疾患和急性呼吸道阻塞、气胸等,先天性家族性高铁血红蛋白血症和硫化血红蛋白血症虽发绀明显,但一般无呼吸困难。

②急性发绀伴有衰竭状态或意识障碍。常见于某些药物或化学物品急性中毒、休克、急性肺部感染或急性心力衰竭。

2. 体征 重度的发绀,主要见于发绀类先天性心脏病、高铁血红蛋白血症、硫化血红蛋白血症、原发性肺动脉高压症与肺动静脉瘘;反复发作的肢端发绀,常由于局部循环障碍所致,雷诺病以两手手指发绀为著,血管闭塞性疾病常累及下肢。发绀伴杵状指(趾)主要见于发绀类先天性心血管病、原发性肺动脉高压症、肺动静脉瘘,也可见于某些慢性肺部疾病。一般后天性心脏病、急性呼吸道疾病、高铁血红蛋白血症与硫化血红蛋白血症,均无杵状指。

(三)辅助检查

1. 动脉血氧饱和度测定 轻微发绀,肉眼难以确定,应做动脉血氧饱和度测定,通常85%以下时肉眼可分辨发绀。临床分三度:75%~85%为轻度,65%~75%为中度,65%以下为重度。中心性发绀有明显动脉血氧饱和度降低,而周围性发绀动脉血氧饱和度正常或轻度降低。

2. 血气分析 肺性发绀时应行血气分析,如发现氧分压降低及二氧化碳分压升高、pH值偏低,可确定肺性发绀。吸氧后发绀常明显减轻或消失,而心性分流性发绀及变性血红蛋白血症引起的发绀则无改善。

3. 血液学检查 疑有高铁血红蛋白、硫化血红蛋白时,应做血液学检查。

4. 心血管检查 疑有心性分流性发绀时,应进行心电图、X线胸片、超声心动图、超声声学造影、心导管、选择性心血管造影、循环时间测定等,可确定有无右至左分流及分流的部位。

(四)鉴别诊断

1. 心性混血性发绀 先天性心血管病的发绀主要为中心性发绀。常发生在下列情况:

(1)体循环动静脉系统之间有分流,如有1/3以上的静脉血未经过肺脏直接流入体循环动脉血液内,即可出现发绀。

(2)因某些原因血液流经肺脏时未能充分完成氧合作用,1/3以上血液未发生氧合作用,即可引起发绀。

(3)肺内血循环量不足,如法洛四联症、肺动脉瓣狭窄或关闭不全。

(4)已经氧合的血液不易回流至体循环,如完全性大血管错位。后天性心脏病如发生明显静脉淤血,因血流缓慢或红细胞代偿性增多而产生周围性发绀。

2. 周围性发绀 各种原因的心脏病发生充血性心力衰竭、限制型心肌病、大量心包积液等均可导致循环血液淤滞、血流过度减慢,从而引起淤血性周围性发绀。

3. 肺淤血 发绀常为充血性心力衰竭的重要病征,常由于肺淤血合并继发性呼吸功能不全所致,属于混合性发绀。常见于二尖瓣瓣膜病失代偿、高血压性心脏病、动脉硬化性心脏病,以及急性心肌梗死所致的急性左心衰竭。

4. 肺动静脉瘘 可为先天性或获得性,后者通常由外伤引起。肺动脉分支与所属的肺静脉之间有直接的通路存在,形成肺毛细血管网的旁路,肺动脉中较大量的未氧合血直接流入肺静脉可引起发绀。先天性肺动静脉瘘的发绀常在青年时期开始,逐渐加重,并出现红细胞增多症与杵状指(趾)。心脏部位无杂音,在相应肺部可听到杂音,可为收缩期杂音或连续性杂音。虽有重度发绀,但呼吸困难不著,这种情况提示本病的诊断。

5. 急性呼吸道疾病 在喉或气管梗阻、支气管哮喘发作等情况时,进入肺泡的空气减少,肺泡内氧分压降低,肺毛细血管血氧饱和度不足,可引起发绀。大叶性肺炎、弥漫性或大片的肺梗死时,肺呼吸面积减少,致动脉血氧饱和度不足也可引起发绀。

6. 慢性呼吸系统疾病 累及支气管、肺或胸膜的重症慢性疾病,如慢性支气管炎、支气管扩张、肺结核、硅沉着病及严重胸廓畸形,并发阻塞性肺气肿时均可引起发绀。晚期可导致肺心病和呼吸衰竭。根据肺部疾病的症状及体征,一般诊断不难。

7. 特发性肺间质纤维化 进行性呼吸困难、咳嗽、胸痛、咯血、发热,重症者可有杵状指和发绀,胸部X线片、CT等检查有助于诊断,最后诊断需做肺活组织学检查。

8. 原发性肺动脉高压症 是肺小动脉进行性狭窄与阻塞,病因不十分清楚,大多认为是先天性的。此病的四大特点是慢性发绀、呼吸困难、红细胞增多与右心衰竭,咯血与晕厥也常见。其诊断要点如下:

(1)劳动时出现呼吸困难、晕厥、咯血、胸痛等症状,晚期出现发绀和右心衰竭。

(2)查体胸骨左缘第二三肋间听到收缩期杂音,肺动脉瓣区第二音亢进与分裂。

(3)心电图检查显示明显的右心室肥厚。

(4) X线检查与心血管造影显示右心室扩大,肺动脉及其主要分支扩张,外围血管纤细,无分流及其他畸形。

(5) 右心导管检查发现肺动脉及右心室压力明显增高,动脉血氧饱和度正常或偏低。

9. 成人型呼吸窘迫综合征 是严重的创伤、休克、严重感染性败血症、大量输血、体外循环、氧中毒、病毒性肺炎,或其他肺部疾病而并发的急性呼吸衰竭的一组综合病症。以下是诊断要点。

(1) 既往多无肺部疾患,在上述疾病后逐渐发生呼吸困难,24~48h后达高潮。

(2) 发绀明显,不易纠正,甚至吸纯氧或间歇正压给氧也不能纠正发绀。

(3) 病程早期多无啰音,分泌物也不多,大小气道通畅无阻塞体征,至病程晚期双肺可出现湿啰音。

(4) 起病12~24h,X线显示双肺片状阴影,边缘模糊,随着血氧分压下降,病变扩大、融合。

(5) 低氧血症是本病的重要表现,常有呼吸性碱中毒或酸中毒。

(6) 常出现休克状态。

10. 雷诺病 是一种功能性疾病,病因未明,症状主要由于周围小血管痉挛引起。本病好发于20~30岁女性。特征是阵发性双侧对称性肢端发白、麻木、刺痛与发绀。局部加温、揉擦后可缓解。严重时可发生指(趾)尖溃疡、坏死。

11. 血栓闭塞性脉管炎 是一种慢性进行性动脉和静脉同时受累的全身性血管疾病。最多见于20~40岁男性,且大多数有长期大量吸烟史。多于寒冷季节发病,好发于下肢中、小动脉,表现为患肢麻木、冰凉、疼痛与肢端发绀,常出现间歇性跛行。患肢股动脉搏动减弱,腘动脉和足背动脉搏动减弱或消失。晚期由于严重血液循环障碍,足趾或足部可出现溃疡或坏疽、脱落。

12. 肢端发绀症 是一种自主神经功能紊乱,多见于青年女性,寒冷可使症状加重。常有皮肤划痕症、手心多汗、肢端发绀。与雷诺病不同之处是本病无苍白-发绀-变红的现象,且发绀可持续而均匀地出现在整个手与腕部,甚至足部亦可有发绀,即使在温暖环境也不能使之减轻或消失。

13. 先天性高铁血红蛋白血症 又称血红蛋白M病,本病罕见。系先天性、家族性疾病,由于红细胞中有异常的血红蛋白——血红蛋白M的存在所致,本病出生时即有发绀。血液中红细胞数与血红蛋白量均增多,但有缺氧表现,常诉头晕、头痛、乏力。应用亚甲蓝与维生素C治疗有显效。血液中高铁血红蛋白可用分光镜测定。虽有明显发绀,但无心肺疾病。

14. 继发性高铁血红蛋白血症 以肠源性发绀症最为常见,多发生于2~10岁儿童,因进食过量含亚硝酸盐的蔬菜,如腌菜、泡菜或煮熟的隔夜青菜,发病急,迅速出现缺氧症状,如头晕、乏力、口唇黏膜发绀,少数有恶心、呕吐、腹泻,重则昏迷、休克,可死亡。服用帕马喹(扑疟母星)、伯氨喹、次碳酸铋、非那西丁等,也可引起高铁血红蛋白血症。大量服上述药物,可引起中毒,导致死亡。

15. 硫化血红蛋白血症 凡能产生高铁血红蛋白的药物或化学物品,也能产生硫化血红蛋白。但患者须同时有便秘或服用硫化物,在肠道形成大量硫化氢,然后在药物的共同作用下形成硫化血红蛋白而产生发绀,发绀可持续多年。病人血液呈蓝褐色,在空气中振荡后不能变为红色,也不被硫化铵或氰化钾所还原,分光镜下红光处有吸收光带,可确定硫化血红蛋白血症的诊断。

16. 真性红细胞增多症 为原发于造血系统的疾病。本病的特点是红细胞增多、皮肤色紫红与肝脾肿大。病人口唇与肢端可出现发绀,由于血液黏稠度过高,血流缓慢,周围组织耗氧过多,以及血红蛋白本身的改变,致血红蛋白与氧结合的能力降低引起。

七、头痛

(一)概述

头痛泛指头颅上半部,即眉毛以上至枕下部为止的范围内的疼痛,是临床上最常见的症状之一。除神经系统疾病外,身体其他部位的许多疾病也可产生头痛。虽然大多数头痛是由于头颅疼痛敏感结构的完全可逆的变化引起,属于良性,但有些严重疾病可以以头痛为惟一症状,或被头痛症状掩盖。因此,弄清头痛的原因,对疾病的诊断及鉴别诊断有重要意义。

1. 颅内结构 头部的各种结构并不都能引起疼痛感觉。但下面的颅内结构对疼痛刺激敏感。

(1)血管:主要是脑膜动脉、颅底的动脉,包括大脑基底动脉环及连接的脑动脉的近端部分,大部分的静脉窦及分支。

(2)硬脑膜:特别是颅底部的硬脑膜。

(3)神经:第Ⅴ、Ⅶ、Ⅸ、Ⅹ对脑神经及颈1～3神经。颅外各项结构,如头皮、皮下组织、肌肉、帽状腱膜和血管对疼痛均敏感。

2. 头部结构改变 即可产生各种各样的头痛。

(1)血管扩张:颅外动脉扩张最常见于偏头痛及颞动脉炎;颅内动脉扩张可见于急性感染时,由病原体的毒素所引起。发热、酒精中毒、一氧化碳中毒及腰麻后也可导致颅内血管扩张。

(2)血管被牵引或伸展:可见于颅内占位性病变、颅内压增高及颅内压降低等情况。

(3)脑膜、神经刺激:颅内炎症性渗出物或出血性疾病的血液刺激颅底硬脑膜。神经刺激或病损。

(4)头颈部肌肉收缩:原发性者为紧张性头痛;症状性者可见于颈椎骨关节病、椎间盘病变、外伤等引起的反射性颈肌收缩。

(5)附近器官病变:引起的牵涉性头痛。

(6)精神因素:心因性头痛。

(8)其他:近年来的研究发现,某些生化变化在头痛中起很重要的作用,如 5-羟色胺(5-HT)、前列腺素、三磷酸腺苷、缓激肽、游离脂肪酸、去甲肾上腺素、异常血小板及激素等。

3. 颅内病变

(1)颅内感染性疾病:如各种病因所致的脑膜炎、脑炎及中毒性脑病、脑脓肿、脑蛛网膜炎、脑寄生虫病。

(2)颅内占位性疾病:如肿瘤、转移瘤、结核等。

(3)颅内血管性疾病:如急性脑血管病、高血压脑病、颅内动脉瘤和血管畸形、动脉炎、颅内静脉系的血栓形成和部分短暂性脑缺血发作。

(4)外伤性:颅脑外伤。

(5)血管神经性:偏头痛及其他血管性头痛。

(6)癫痫:头痛性癫痫。

(7)手术:腰椎穿刺及腰麻后。

4. 颅外病变

(1)肌紧张性头痛。

(2)颅底凹入症等。

(3)颞动脉炎。

(4)脑神经痛,如三叉神经痛、舌咽神经痛、枕神经痛。

(5)眼、耳、鼻、口腔等疾病。

(6)颈部疾病。

5. 全身性疾病

(1)急性感染:如流感、伤寒、肺炎等发热性疾病。

(2)心血管疾病:如高血压病、心力衰竭。

(3)中毒:如铅、酒精、一氧化碳、有机磷、药物等中毒。

(4)其他:尿毒症、低血糖、贫血、肺源性心脏病、系统性红斑狼疮、月经期及绝经期头痛、中暑、神经衰弱及癔症性头痛等。

(二)诊断

1. 临床表现 在进行头痛的鉴别诊断时,首先要明确头痛症状的性质,因此病史采集是鉴别诊断的第一步。甚至有些头痛通过病史的询问基本可以作出诊断或提供重要线索。在病史的采集过程中还必须观察病人的表情与举止。

(1)头痛发生的急缓:急性头痛可见于头部外伤、急性感染、脑血管疾病、腰椎穿刺后及急性青光眼。头痛缓慢发生者,若伴有颅内压增高,可能有颅内占位性病变、慢性硬脑膜下血肿、感染中毒性疾病;若不伴有颅内压增高者,可见于肌紧张性头痛、外伤后头痛、鼻源性头痛、眼源性头痛及颞动脉炎等。

(2)头痛的部位:一般颅外病变引起的头痛多与病灶一致或位于病灶附近,如眼源性、鼻源性、牙源性头痛。头颅深部病变或颅内病变时,头痛部位与病变部位不一定吻合。天幕上病变时,头痛常在同侧额部与颞部;天幕下病变时,疼痛常位于后枕部。弥散性头痛者,常为颅内压增高者、高血压病、脑动脉硬化、肌紧张性头痛。顶部头痛常为神经官能症。

(3)头痛发生的时间与持续时间:晨间头痛加剧可见于颅内占位性病变;而有规律的早晨头痛多见于鼻窦炎;夜间较剧者,可见于肌紧张性头痛、丛集性头痛;长时间阅读后头痛,多为眼源性头痛。

头痛持续时间在诊断上有很大价值,神经病变所致的头痛,持续时间短,仅数秒或数十秒,如三叉神经痛。持续数小时或1~2d是偏头痛的特点。持续数天者,见于耳源性、牙源性或腰穿后头痛。神经官能症性头痛常可以成年累月、连绵不断,且随情绪或体内外因素而变化。持续性头痛还可见于颅内占位病变、肌紧张性、绝经期等。反复阵发性头痛,最具代表性的为偏头痛、丛集性头痛,另外还有头痛性癫痫、高血压病等。

(4)头痛的性质:一般对头痛的诊断帮助不大。搏动性头痛多为血管性头痛。头部紧箍样、压迫样疼痛,多见于肌紧张性头痛。脑肿瘤、脑膜炎等呈剧烈钝痛。阵发性电击样短促剧痛,则见于神经痛,如三叉神经痛、舌咽神经痛。

(5)头痛的程度：与疾病的轻重通常无平行关系。病人对痛觉的敏感性也有极大的差异。剧烈头痛多见于偏头痛、脑膜刺激所致的头痛、三叉神经痛等。从睡眠中痛醒者多为器质性病变。脑瘤、脓肿等常为中度疼痛。

(6)头痛伴随的症状

①伴发热者。考虑感染性疾病。

②伴恶心、呕吐。常为颅内压增高的征象，多见于肿瘤或脑膜炎。突发性头痛伴恶心、呕吐，吐后头痛缓解者可见于偏头痛。

③伴剧烈眩晕。多为小脑病变或椎基底动脉供血不足。

④头痛与体位变化有关。当头处于某种位置时出现头痛加重或伴意识障碍，可见于第3脑室旁肿瘤或脑室内肿瘤。

⑤伴有视力障碍及其他眼部症状。见于眼源性头痛（如青光眼），某些肿瘤、偏头痛、短暂性脑缺血发作时亦可有视力下降或模糊。出现复视、呕吐者，应疑为脑干肿瘤。若同时发热，提示脑膜炎可能。伴眼底视盘水肿或出血，很有可能是颅内占位性病变。

⑥伴精神症状。在病程早期出现意义较大，可能为额叶肿瘤。

⑦伴脑神经麻痹及其他神经系统限局性体征。多见于脑肿瘤、脑血管病。

⑧伴自主神经系统症状。可见于偏头痛。

(7)头痛的诱发、加重和缓解的因素：因直立位而头痛加重，可见于腰穿后头痛、颈紧张性头痛。直立时头痛缓解，可见于丛集性头痛。转头、俯首和咳嗽常使肿瘤及脑膜炎的头痛加重。压迫颞、额部动脉或颈总动脉，使头痛减轻，则多为血管性头痛或高血压病。

(8)头痛的治疗情况：血压下降后头痛减轻为高血压性头痛。脱水后头痛缓解为颅内压增高所致的头痛。偏头痛时服用麦角胺咖啡因可好转。

2. 体征

(1)一般检查：由于头痛原因涉及多种器官的病变，故应全面、细致地检查。

①注意有否发热等感染征象。高热者提示中枢神经系感染、中暑；而低体温者可见于酒精中毒、镇静药中毒等。同时应注意皮肤及淋巴结。

②眼部检查。有无眼球突出、眼肌麻痹，观察角膜有无浑浊，眼部有无杂音，有无瞳孔改变，必要时测查眼压、视力、视野。

③耳部及周围部检查。有无乳突部压痛，外耳道疖病，耳郭带状疱疹，有无中耳炎、扁桃体炎、鼻窦炎及颞下颌关节的病变。

④头颈部活动有无受限及疼痛。头部有无限局性水肿及压痛，有无外伤瘢痕等。

⑤其他。必要时行心、肺、肝、肾及内分泌系统等检查。

(2)神经系统检查

①眼部检查。瞳孔变小、眼外肌麻痹，可见于动脉瘤破裂、脑膜炎；若视力低下，眼底水肿或视神经萎缩、视野缺损，均可发生于颅内占位性病变及脑血管病。

②头部检查。伴头部感觉障碍，可见于三叉神经痛、三叉神经炎、枕大神经痛。

③肢体检查。伴偏瘫、偏身感觉障碍、共济失调等，可出现于脑血管病、感染、颅内占位性病变及外伤等。

④其他。伴脑膜刺激征时，可发生于感染、出血性脑血管病。

(三)辅助检查

进行常规检查血、尿、血糖、血脂、血沉及肝肾功能等。眼压、视野检查。头颅平片,注意有无慢性颅内压增高征、异常钙化;鼻旁窦及乳突部X线平片、颅底X线片要注意有无骨质破坏;颈椎X线片。脑脊液检查对颅内感染、颅内高压或低压,以及出血性脑血管病的诊断有重要作用。脑电图对癫痫、脑占位性病变诊断有作用。头部CT、MRI,必要时进行脑血管造影。颞动脉活检。

(四)鉴别诊断

引起头痛的临床疾病甚多,在鉴别诊断过程中,必须对各种常见和少见的头痛类型都予以全面的考虑和分析。

1. 各种原因所致的脑炎、脑膜炎及中毒性脑病　临床上以头痛为突出表现的急性发热者提示为中枢神经系统感染的可能。早期颅后部疼痛较多见,再转为全头痛。性质为剧烈撕裂样痛,呈搏动性,咳嗽或转头时加重。清晨症状减轻,压颈总动脉时头痛常可缓解。均有神经系统限局体征与脑膜刺激征。脑脊髓液检查可明确诊断。

2. 颅内血管性疾病　出血性脑血管病中以蛛网膜下腔出血为最重要,以青壮年为多见,起病时突然发生极为剧烈的头痛,性质似爆炸、刀割,伴呕吐,有明显的脑膜刺激征,脑脊髓液检查可确诊。

(1)脑出血:以中老年人多见,与高血压动脉硬化有关,常在发病前即有头痛,在发病时头痛则较剧烈,多数有意识障碍、偏瘫等神经系统体征。头部CT或MRI可证实。

(2)脑血管畸形:以年轻人较多,头痛常在青年期即开始,多位于病变侧,部分呈典型偏头痛发作。本病常有癫痫发作史和蛛网膜下腔出血史。于头颅尤以一侧眼球处常可听到血管杂音,头颅X线平片可发现钙化灶。确诊有赖于血管造影或MRI的血管重建。

(3)颅内动脉瘤:本病特点是固定一侧的偏头痛发作,伴有眼肌轻瘫;慢性发生的单侧第Ⅲ、Ⅳ、Ⅵ对脑神经麻痹;单侧搏动性突眼;中年人自发性蛛网膜下腔出血。脑血管造影可确诊。

3. 颅脑外伤　头部外伤均有不同程度的头痛。脑震荡除伴短暂意识障碍外,无神经系统体征,脑脊液正常。脑挫裂伤者头痛较剧烈,可有颅内压增高,昏迷时间较长,可有神经系统症状和体征,脑脊液可有少量红细胞。若外伤后颅内压增高,头痛持续和加重,伴呕吐、持续昏迷或有脑疝形成的征象时,应考虑外伤性颅内血肿。头部CT或MRI可证实。

4. 急性青光眼　在眼球周围或眼眶上部有剧烈疼痛及眼球胀痛,可伴呕吐,检查时可发现角膜浑浊、水肿,瞳孔稍大和对光反射消失。视力锐减,球结膜充血等,检查时眼压增高。

5. 急性鼻窦炎　额及面部疼痛,呈中等程度,常有时间规律性,疼痛于晨起时较重,鼻窦部有压痛,常有流涕、鼻塞等,X线检查可证实,穿刺引流后头痛减轻。

6. 一氧化碳中毒　头痛以前、侧部为主,呈搏动性,伴头昏、恶心,唇颊呈樱红色。

7. 腰穿后头痛　通常发生在腰穿后数小时或数天后,头痛常位于枕颈部,少数为前额或全头痛。头痛与体位改变有明显关系。当坐位或站立位时头痛加剧,卧位时可缓解。

8. 高血压性头痛　高血压常引起头痛,尤以舒张压高于13.3kPa(100mmHg)的中、重度者多见,头痛为额部或全头痛,其性质以胀痛或搏动性头痛为多,早晨较重,除发生危象外,头痛一般不剧烈,与血压波动关系不大,降压后头痛常能减轻。

9. 颅内压增高性头痛 主要见于脑肿瘤、脑脓肿、慢性硬膜下血肿等。头痛为深在的钝痛,无明确特征。咳嗽、用力、弯腰及突然活动头部等均可使头痛加剧,晨起时重,可伴喷射性呕吐。检查中可发现视盘水肿、偏瘫、偏身感觉障碍等神经系统体征。硬膜下血肿的头痛位于深部,常有波动性,部分病人外伤很轻甚至无外伤史,须特别注意。头部 CT 或 MRI 有助诊断。

10. 颞动脉炎 见于老年人。头痛起自后头部、颞部和前额,一侧或双侧,头痛剧烈,全身情况均极差。本病头痛具有以下特点:头痛呈搏动性,随病程进展转为持续性;平卧位,尤以低头时头痛更为剧烈,而当仰头或压迫颈总动脉时头痛可缓解;咀嚼时头痛加重,同时伴面部肿胀、皮肤红肿;颞动脉明显扩张,隆起于皮下,触诊时动脉发硬、肥厚感、压痛明显;可有发热、血沉加快、白细胞增高。

11. 肌紧张性头痛 又名肌收缩性头痛,为最常见的慢性头痛之一,多见于青壮年,女性较多,常由紧张、疲劳或喧闹所引起。头痛性质为重压感或紧箍感,也可为牵扯痛或胀痛。大多为双侧性额枕部痛,可持续数天、数周。一般下午或傍晚时加重,可伴头晕、失眠、烦躁等。检查可发现枕颈肌痉挛和压痛,神经系统检查无异常。在颈椎病、神经官能症者也可有此类型头痛。

12. 结核性脑膜炎 常表现为慢性头痛,尤其是儿童,呈全头隐痛,可伴中低度发热、消瘦乏力、盗汗等。脑脊液检查可确诊。

13. 脑外伤后遗症 以头痛最常见,为全头痛,呈胀痛或搏动性,有时为紧箍样痛。在紧张、用脑多、噪声大的地方头痛加剧。

14. 高血压脑病 可见于原发性高血压及嗜铬细胞瘤,头痛因血压升高所致,呈剧烈搏动性痛,伴呕吐,有时抽搐、意识障碍。腹部 CT 有助嗜铬细胞瘤诊断。

15. 丛集性头痛 又名群发性头痛、组胺性头痛,通常在 20～40 岁间起病,随年龄增大而发作减少,男性多见。头痛常在一侧,为一连串的密集头痛发作,每天一次或数次,每次持续十余分钟。常集中于 1 周内连续发作,间歇期达数周或数年。呈剧烈头痛,往往在夜间睡眠中痛醒,伴随流泪、结膜充血、鼻塞流涕等。饮酒及用组胺可加重发作,麦角胺可缓解。

16. 神经痛 与头痛易混淆的头面部疼痛有枕神经痛和三叉神经痛。神经痛呈发作性,局限于该神经分布区域。每天可发作数次。枕神经痛位于枕部及上颈部,在枕大神经出口处有明显压痛。三叉神经痛根据受累分支不同而可发生于一侧下颌部、面颊部、颞或前额部,局部可有扳机点。原发性者无神经系统体征。

17. 癫痫性头痛 头痛多位于额部,呈短暂发作性。发作时可伴有面色苍白、出汗、头晕及呕吐等自主神经症状,发作间隙完全正常,多见于小儿,可有家族史。脑电图检查见异常癫痫波有助诊断。用抗痫药有效。

18. 偏头痛与其他血管性头痛 偏头痛有两个概念,一是指头痛的部位而言,头痛部位在一侧;另一种概念是指一种特殊型头痛,即所谓血管性头痛。典型者具备三个特点:突然发作的头部剧痛;头痛可自动或用药缓解而不留后遗症;易复发并有无痛间歇期。

此型头痛以反复发作性头痛为主要症状,起病多发生于青春期,女性较多,常有家族史,可因疲劳、情绪紧张而诱发,每次持续数小时到几天,呈周期性发作。典型者在头痛发作前期可有幻觉(以视觉为主)、盲点、眩晕等,十几分钟后进入头痛期,以一侧为主,伴恶心、呕吐、面色苍白、羞明等自主神经症状。持续2~3h进入头痛后期,入睡,醒后头痛消失。麦角胺能缓解发作。

此外还有普通型偏头痛,常无遗传史,无先兆或先兆不明显,头痛不是突然发生而是逐渐加重,伴鼻塞、流涕、流泪、羞明等,历时数天;偏瘫型偏头痛,头痛时出现对侧偏瘫,并可伴感觉缺损,偏瘫可持续数日或数周,发作间隙正常;眼肌麻痹型偏头痛,于头痛侧有一过性眼肌瘫痪,常发生在头痛后6~24h,症状持续数日或1~2周。

19. 精神性头痛 神经官能症所致的头痛相当普遍。此类头痛的部位常不固定。性质也多样化,头痛与失眠、疲劳、情绪等有密切关系,病程较长,波动性较大,同时伴有其他功能性症状。

八、晕厥

（一）概述

晕厥又称昏厥,是突然发生的、短暂的意识丧失状态和昏倒。是由于大脑一时性广泛性供血不足所致。其临床特点是起病急,很多病例在晕厥发作前约1min左右出现前驱症状,表现为躯体不适感、眩晕、恶心、面色苍白、出冷汗、肢端厥冷、四肢无力,随即很快意识丧失。在这种情况下所有的意识活动、随意运动和感觉均丧失。重者有时有呼吸暂停,心率减慢,甚至心脏停搏。往往伴有尿失禁。神经系统检查可发现瞳孔散大,对光反应与角膜反射消失,可出现病理反射。晕厥是短暂的意识丧失,一般持续2~3min,继之全部功能渐渐恢复,发作过后检查可无任何阳性所见。

血压下降是晕厥的普遍现象,临床上晕厥与休克有时无明确界限,其鉴别主要在于休克的早期意识仍清晰或仅表现精神迟钝,周围循环衰竭的症状比晕厥更为明显而持久。

晕厥是由多种原因造成的一组症候群,常见病因大致分以下四类。

1. 反射性晕厥 又称普通晕厥,此类晕厥最常见。由于各种刺激引起周围血管张力反射性或被动性丧失,产生广泛的周围小血管扩张,血压显著降低,导致脑的血供不足。

2. 心源性晕厥 本组晕厥是由于心脏疾病时,因急性心脏功能不全或血容量急剧而大量减少,使心脏输出血量减少或心脏停搏,导致脑组织缺血。

3. 脑源性晕厥 主要因脑部血管或主要供应脑部血液的颅外血管发生循环障碍时,导致一过性广泛性脑供血不足所致。

4. 血液成分异常 由于血液成分异常,引起脑的能量供应不足。

（二）诊断

1. 临床表现

(1)晕厥发生的全过程:除了向患者直接询问外,也可向目睹者了解,如晕厥发作前患者在做什么？有无先兆？意识丧失后还发生了些什么,如咬舌、大小便失禁等,意识丧失时间的长短,发作后有无头痛、乏力及全身酸痛。

(2)注意晕厥发生的诱因:单纯性晕厥的发作诱因有,情绪紧张、创伤、疼痛、手术、看见出血、通气不良场所、过度疲劳及久站等。心源性晕厥多与运动过度或用药不当有关。低血糖性晕厥发作均与空腹有关。另外尚须了解有否排尿、剧咳、失血等情况。

(3)注意引起晕厥发作的体位:反射性晕厥与体位关系甚为密切,如单纯性晕厥和排尿性晕厥多发生在立位。体位性低血压性晕厥多发生于从卧位转为立位时。颈动脉窦性晕厥多发生于头位突然转动时。

(4) 晕厥发生的速度和持续时间：心源性晕厥通常起病急促突然，脑源性、血源性及反射性晕厥一般发生较缓慢。反射性晕厥持续时间较短暂，其他类型晕厥的持续时间长短不一。

(5) 晕厥时伴随症状和体征：单纯性晕厥者常伴有明显自主神经功能障碍，如面色苍白、出冷汗、恶心及乏力等。心源性晕厥者除面色苍白外，还有发绀和呼吸困难。心率有明显改变者提示心源性晕厥，心搏超过150次/min者，考虑为阵发性心动过速，在短期内听不到心音者为心室停搏或室颤，晕厥时间持续10s或更长时出现抽搐者应与癫痫鉴别。晕厥过后明显胸痛，应疑及心肌缺血的可能。出现局灶性神经体征者，可能为脑血管意外。

(6) 用药史：尤其是降血压药和心血管药的应用史。

2. 体征

(1) 一般检查

① 晕厥前期的症状。由于突然发生、持续时间又短暂，故通常难以观察。而晕厥当时的症状为瞳孔散大、对光反射和角膜反射迟钝或消失、面色苍白、脉搏缓弱、血压偏低、叹息样呼吸、四肢软弱、肌张力和腱反射低下等一般可以发现。以上症状、体征短时间内消失者，多数为单纯性晕厥。面色潮红者可见于某些脑性晕厥。面色发绀为原发性肺动脉高压症、法洛四联症。

② 注意血压。对每一晕厥者均应密切注意血压变化。如血压过低，可见于全身循环功能不全引起的晕厥；如血压过高，则可能是高血压脑病所致。对某些病人应做体位变换时血压的测定，可作卧-立或卧-坐-立位测量血压的变化，若由卧-立体位改变时，收缩压下降4kPa (30mmHg) 左右，即为直立性低血压。

③ 注意心率、脉搏的变化。心率超过150次/min者，应考虑为阵发性心动过速；在短时间内完全听不到心音为心室停搏或室颤；如有脉搏减弱或消失者，以及头颈部血管杂音，要考虑主动脉弓综合征的可能。

④ 注意呼吸系状况。呼吸增强增快者可见于过度换气综合征。

(2) 神经系统检查：不管哪类晕厥，均可出现神经系统症状或体征。

① 注意有无抽搐、呕吐等，晕厥时间超过10s者即可出现抽搐，此时要与癫痫鉴别。

② 有无肢体瘫痪、失语等，此类多见于脑源性晕厥。

③ 要注意自主神经系统、锥体外系统、小脑和锥体束受损的症状与体征。除特发性体位性低血压外，也可见于震颤麻痹、脊髓痨、脊髓空洞症、多发性硬化、多系统萎缩、糖尿病性神经病变等发生体位性低血压的晕厥。

(3) 激发晕厥的一些试验

① 颈动脉窦过敏试验：让病人平卧，检查者先按摩一侧颈动脉分叉处（甲状软骨上缘水平，胸锁乳突肌前缘）5~10s，然后再按摩另一侧。若出现显著心动过缓或心搏暂停2s以上，提示为心脏抑制型颈动脉窦性晕厥。若出现症状，而无心搏暂停或脉率改变，应考虑为血管抑制或脑型颈动脉窦性晕厥。

② 过度换气试验：对疑为过度换气引起的晕厥者，令其做深、快呼吸2~3min，可诱发晕厥。

③ 卧位起立试验：比较平卧与起立后1min的血压与脉率。

(三) 辅助检查

1. 做血尿常规、血糖、血脂等生化检查，必要时做血气分析。
2. 有关心脏的检查，如心电图、超声心动图等，适用于心源性晕厥和反射性晕厥。
3. 脑电图、脑电地形图、多普勒超声脑血流检查，适用于各型晕厥。
4. 脑脊液、脑血管造影、头部 CT 与 MRI 检查，适用于脑源性晕厥及部分反射性晕厥。

(四) 鉴别诊断

1. 昏迷 是脑功能的严重障碍，主要是大脑皮质和皮质下网状结构高度抑制的一种状态。意识丧失通常持续时间较长，亦较难恢复。

2. 休克 晕厥与休克在临床上均有急性全身循环衰竭，引起血压下降的表现。两者关系密切，可能同时并存，故界限往往不明。但两者的急性全身循环衰竭发作的速度、轻重与久暂不同。休克早期意识仍清楚，仅表现精神迟钝，周围循环衰竭的症状比晕厥更明显而持久。

3. 癫痫 晕厥持续时间超过 10s 者可引发抽搐，有时难以与癫痫鉴别。

(1) 与癫痫小发作的区别：晕厥发作时多伴有跌倒，而小发作则无；晕厥发作时血压下降、皮肤苍白，而癫痫则无这些变化；晕厥的发作及终止较癫痫为慢；脑电图检查时，晕厥仅为慢波，而癫痫可有棘慢波。

(2) 与癫痫大发作的区别：癫痫发作时患者常面色发绀，血压正常或升高，而晕厥者则面色苍白、血压下降；癫痫大发作者多数有咬舌、尿失禁，抽搐的发生率高、持续时间长；脑电图也有助于鉴别。

其他如癔症、发作性睡病均无真正的意识丧失。

4. 血管抑制性晕厥 (单纯性晕厥) 此种晕厥最常见，较多见于年轻体弱的女性，具有以下特点：晕厥发作多有明显诱因，发作前有短时的前驱症状，常发生于直立位或坐位；晕厥时血压下降，心率减慢而微弱，面色苍白；持续时间较短、恢复较快。

5. 体位性低血压性晕厥 此类晕厥发生于患者采取直立位时或久站立时，特点是血压急剧下降，而心率变化不大，前驱症状不明显，持续时间较短，引起体位性低血压性晕厥的原因众多，主要有以下几类。

(1) 生理性障碍：如在炎热的天气或通气不良场所、长期站立于固定位置的年轻人，也可见于孕妇及长期卧床者骤然起立时。可能因血液蓄积于下肢，回心血量减少，进而心输出量下降，收缩压下降，导致脑部一时性供血不足所致。

(2) 药物作用及交感神经切除术后：如服用氯丙嗪、胍乙啶、左旋多巴等，或交感神经切除术后，当体位改变时发生晕厥。可能与血循环反射性调节障碍，外周血管扩张和淤血有关。

(3) 某些全身性疾病：如脊髓结核、糖尿病性神经病变、高位脊髓病、多发性神经炎、血紫质病、慢性营养不良等。

(4) 特发性体位性低血压：是一种特殊类型的体位性低血压性晕厥。发病常在中年以上，男性较多，属中枢神经系统原发性变性疾病。具备直立性低血压性晕厥的特点，如心率变化不大和前驱症状不明，轻者直立后逐渐发生晕厥，重者需长期卧床；伴有性功能障碍，如阳痿、月经不调、无汗、膀胱直肠功能障碍等自主神经功能障碍。在病程中渐渐出现锥体外系、小脑系、锥体系受累的症状与体征。

6. 颈动脉窦综合征 因颈动脉窦过敏引起晕厥发作,此类晕厥具备以下特点:有晕厥发作史;压迫颈动脉窦可激发同样症状;用普鲁卡因封闭颈动脉窦后,发作可减轻或消失;发作时脑电图出现高波幅慢波。

(1)迷走型发作:心率减慢超过 6 次/min,用阿托品可防止其发作。

(2)减压型(抑制型)发作:收缩压或舒张压下降超过 1.33kPa(10mmHg),用肾上腺素、麻黄素有效。

(3)脑型发作:晕厥发作时心率、血压改变均不超过上述二型,阿托品、肾上腺素无效,突然转动头位或衣领过紧可诱发,一般用镇静药治疗。

引起颈动脉窦过敏的原因,常见的有局部动脉硬化、动脉炎及颈动脉窦周围的肿瘤、淋巴结炎或肿大等。

7. 排尿性晕厥 常发生在睡眠起床排尿时或排尿结束时的晕厥,绝大多数见于男性,起病多数在 20~30 岁。晕厥的发生可能是由于迷走神经张力过高,身体由卧床到立位时,反射性周围血管扩张,在排尿时腹压又骤然下降,而血管运动中枢不能迅速调节,产生暂时性脑缺血所致。

8. 咳嗽性晕厥 发生在慢性肺部疾病者,以 40~50 岁的男性为多见,常在剧烈咳嗽后突然意识丧失。发病机制不明,一般认为可能在剧咳时胸腔内压力增高,妨碍静脉回流,使心脏血液搏出量减少,导致脑缺血而发生晕厥。

9. 心源性晕厥 多种心律失常可导致晕厥,最严重的为阿-斯(Adams-Stokes)综合征。主要因心脏传导停滞、过快搏动、心室纤颤或停搏,导致急性脑缺血而产生晕厥,心电图及超声心动图对诊断有帮助。其他心血管病,如心绞痛与急性心肌梗死、心脏瓣膜病、主动脉狭窄、先天性心脏病的一些类型,也可产生晕厥。

10. 脑源性晕厥 可发生在脑动脉硬化,短暂性脑缺血发作,偏头痛和中毒性脑病等。是由于脑部血管或主要供应脑部血液的血管发生循环障碍,导致一过性广泛性脑供血不足。除晕厥发作外,常伴神经系统其他症状和体征,如肢体麻木、瘫痪、失语。

九、水肿

(一)概述

水肿是指过多的液体积聚在血管外的组织间隙中。液体的分布是由毛细血管内和组织间隙中的压力来决定的,正常人毛细血管内的血浆胶体渗透压大大地超过组织间液的胶体渗透压,分别为 3.3/0.7kPa(25/5mmHg),液体是由胶体渗透压低的部位向高的部位流动,而血管内的流体静水压使液体由血管内向组织间流动,由于毛细血管的流体静水压在动脉端和静脉端不同,前者是 4.27kPa(32mmHg),后者为 1.33kPa(10mmHg),所以动脉端的毛细血管有 0.26kPa(2mmHg)的净静水压,使液体流向组织间隙,而静脉端的净静水压为 −1.33kPa(−10mmHg),因而使组织间液回流入毛细血管,这样使毛细血管与其周围的组织间隙保持着液体的动态平衡。另外淋巴管系统对液体的流动也起到辅助作用。因而当静脉压增高或因血浆白蛋白降低,使胶体渗透压降低或由大量钠潴留使血容量增加时,均可使液体大量流向组织间隙造成水肿,这样的水肿一般都是全身性的。若因局部静脉或淋巴液回流受阻或毛细血管渗透性增高,可引起局部水肿。

引起水肿的原因很多，多数发生于其他疾病的基础上，少数原因未明。

1. 全身性水肿

(1)心源性水肿：主要是由右心功能不全引起的，包括各种心脏病引起的慢性充血性心力衰竭、渗出性心包积液和慢性缩窄性心包炎及血容量过度负荷等。

(2)肾源性水肿：主要见于急、慢性肾小球肾炎，肾病综合征，肾盂肾炎晚期等肾脏疾病。

(3)肝性水肿：主要见于各种原因肝硬化的失代偿期。

(4)营养不良性水肿：可由于进食过少(如长期饥饿或高度食欲不振)，吸收障碍(如严重胃肠疾病、吸收不良综合征)和慢性消耗性疾病(如恶性肿瘤晚期)等。

(5)妊娠期水肿：正常妊娠后期都可有轻度水肿，而妊娠中毒症时则水肿较重。

(6)黏液性水肿：见于甲状腺功能减退症，由于原发性腺垂体(垂体前叶)功能减退症、甲状腺术后或慢性甲状腺炎等引起。

(7)其他：还可有原因未明的特发性水肿，肥胖性水肿及药物性水肿(如见于肾上腺皮质激素、雄激素、雌激素、胰岛素、萝芙木制剂、甘草制剂等治疗过程中)。

2. 局限性水肿

(1)静脉回流受阻：如血栓性静脉炎及肢体静脉血栓形成、下肢静脉曲张、上腔静脉压迫综合征等。

(2)淋巴回流受阻：如丝虫病引起的象皮肿(阴囊和下肢)、乳腺癌根治术后的上肢水肿等。

(3)感染中毒：如丹毒、疖、痈、蜂窝织炎及蛇虫咬伤中毒等。

(4)过敏性水肿：如血管神经性水肿和接触性皮炎等。

(二)诊断

1. 临床表现

(1)水肿发生的快慢和部位：肾源性水肿和过敏性水肿发生较快，而其他类型水肿发生较慢。若水肿始终局限于一个部位如一侧肢体，则提示局部水肿，而全身性水肿常呈对称性，肾源性水肿常首发于颜面部，而心源性水肿多在身体的下垂部位明显。

(2)注意既往病史和伴随症状：特别是心、肝、肾和甲状腺疾病史，并询问现在伴随症状，若伴有心慌、气短、呼吸困难、食欲不好，甚至发绀等，常提示心源性水肿；若伴少尿或血尿等，多提示肾源性水肿。

(3)营养状况及影响营养的某些疾病：有助于营养性水肿的诊断。

(4)其他：还应询问过敏史、用药史和月经生育史。

2. 体征

(1)皮肤和水肿：通过查体进一步证实患者主诉的水肿情况，是局部还是全身，若是全身水肿，应检查何部位最明显。用手指按压水肿部位有凹陷者，称为凹陷性水肿，凹陷的程度常提示水肿的轻重，一般水肿都是凹陷性的，而黏液性水肿无凹陷现象。若水肿的下肢同时伴皮肤增厚、变粗、变硬，按压后凹陷，严重者呈疣状畸形，常提示丝虫病引起的象皮肿。若局部皮肤有红肿和压痛，常提示感染。

(2)注意浅表静脉情况：颈静脉怒张常提示右心衰竭；若伴胸壁静脉扩张，应考虑上腔静脉压迫综合征；有腹壁静脉曲张者，应考虑肝硬化或下腔静脉压迫综合征；下肢静脉曲张可引起下肢水肿。

(3) 其他：全面检查淋巴结、甲状腺、心脏、肺、肝、脾、肾和血压等，为有关的水肿原因提供依据。

(三) 辅助检查

1. 血、尿、便常规 有感染者白细胞数可增高；寄生虫病病人的嗜酸细胞可增高；尿蛋白和尿沉渣有红细胞、白细胞和管型等，对诊断肾性水肿有帮助；有腹泻者可查大便常规。

2. 血浆蛋白和肝、肾功能测定及醛固酮、肾素活性测定 对诊断水肿和了解水肿发生机制有帮助。

3. 卧位立位水试验 嘱患者在第一天早晨6时空腹排尿后，在20min内喝水1 000ml，去枕平卧床上，然后记录4h尿总量，次晨同样试验，只是不卧床而取自由活动方式。若活动后尿量较卧位时少50%以上为阳性，见于特发性水肿。

4. 特殊检查 胸片，胃肠道和肾X线造影检查，腹部B超，心脏超声心动图检查及冠状动脉造影等均可为水肿病因提供依据。

(四) 鉴别诊断

1. 心源性水肿 主要是右心衰竭的表现。钠水潴留及静脉淤血是主要的发生机制。水肿程度因心力衰竭程度而不同，可自轻度的踝部水肿发展至严重的全身性水肿。水肿特点是首先出现于身体下垂部位。能起床活动者，最早出现于踝内侧，行走活动后明显，休息后减轻或消失。经常卧床者以腰骶部水肿明显，颜面部一般不肿。水肿为对称性、凹陷性。此外通常有颈静脉怒张、肝肿大、静脉压升高，严重时出现胸、腹水等右心衰竭的其他表现。

2. 肾源性水肿 见于各型肾炎和肾病。钠水潴留是肾性水肿的基本机制。水肿特点是疾病早期晨间起床时有眼睑和颜面水肿，以后发展为全身水肿（肾病综合征时为中度水肿）。常有尿改变、高血压、肾功能损害的表现。

3. 肝源性水肿 失代偿期肝硬化主要表现为腹水，也可首先出现踝部水肿，逐渐向上蔓延，而头面部及上肢常无水肿。门脉高压症、低蛋白血症、肝淋巴液回流障碍、继发性醛固酮增多等因素是水肿与腹水形成的主要机制。

4. 营养不良性水肿 真正由于生活困难长期饥饿引起的水肿已很少见，都是继发于其他疾病。患者除表现水肿外，还极度消瘦，并有维生素缺乏症的表现，皮肤变薄、干燥，皮下脂肪消失，化验血浆白蛋白明显下降，一般低于30g/L就可出现水肿。

5. 特发性水肿 特发性水肿多见于育龄期（20~49岁）妇女，月经期加重，活动劳累后加重，早晨眼睑肿，晚上下肢肿，少数全身肿，常伴心悸、焦虑、失眠等症状，个别伴迅速肥胖和月经紊乱，病因未明，诊断时一定要除外心、肝、肾等器质性疾病引起的水肿，卧位立位水试验阳性有助于诊断。

(解放军总医院 刘 亮)

第四章 心脏杂音的鉴别诊断

第一节 概 述

心脏杂音是在心脏舒缩过程中,血液在心脏或大血管中发生湍流或涡流所引起的一组时限较心音长、频率不同及振幅不同的振动。局部血流压力下降引起的"空腔"现象,瓣叶、腱索和心肌的振动,血流喷射对血管壁的冲击也参与心脏杂音的形成。正常情况下,血液在心腔或血管内流动呈分层式或流线式,并不产生杂音,在瓣膜远端的大血管内可有轻度的湍流存在,但它产生的震动一般听不到。由于液体与管壁之间因摩擦而产生阻力,血液与血管壁接触的一层并不流动或流动很慢,内部各层流速渐快,中央一层流速最快,此现象即层流。当血液流速升高,或管腔突然变窄或扩张时,即发生层流中断而变为湍流或涡流,使血液附近的固体结构(如心瓣膜、腱索、血管壁等)振动,传导到体表时即为杂音。湍流或涡流的速度愈快,则杂音的频率愈高。一般而言湍流传导较远,而涡流传导较为局限,传导不超过10cm。

一、产生心脏杂音的原因

(一)心脏内或大血管解剖结构的通路异常

如房、室间隔缺损、动脉导管未闭、冠状动静脉瘘等,使血液产生分流,形成湍流场而出现杂音。

(二)血管管腔内径狭窄

血流经过狭窄部位时流速加快,容易发生湍流,如主动脉缩窄、肺动脉狭窄或肺动脉分支狭窄等,在一定程度上狭窄愈严重,湍流或涡流愈明显,杂音也愈响。

(三)管腔突然扩张

湍流或涡流最容易产生在管腔突然扩张的部位,如高血压、动脉粥样硬化、梅毒性主动脉炎引起的主动脉扩张或主动脉瘤,肺动脉扩张、肺动脉高压及特发性肺动脉扩张时所产生的杂音。若狭窄和扩张并存,则更易发生杂音。

(四)瓣膜口狭窄

与血管管腔内径狭窄相似,血流通过狭窄的瓣膜口时,易出现湍流而产生杂音。在一定限度内,狭窄愈重,湍流愈多,湍流速度也愈大,杂音愈响,如二尖瓣、主动脉瓣、肺动脉瓣狭窄。相对性狭窄,如心室腔或大血管扩张所致的瓣膜口相对狭窄,瓣膜虽无真正狭窄,但这时血液通过相对狭窄的瓣膜口也可产生反流性杂音。

(五)瓣膜关闭不全

器质性瓣膜关闭不全,如各种原因造成的房室瓣关闭不全、半月瓣关闭不全等,血流经过绝对或相对关闭不全的瓣膜向后反流,也因产生湍流及涡流而引起杂音。相对性瓣膜关闭不全也可产生反流性杂音。常见的相对性关闭不全有心室扩大使乳头肌和腱索向两侧推移,如扩张型心肌病;乳头肌缺血性改变使乳头肌张力不足,在心室排血最大时发生二尖瓣脱垂,如冠状动脉粥样硬化性心脏病等;大血管扩张使瓣膜肌环亦随之扩张,如主动脉硬化、高血压等。

(六)血流中松弛组织的振动

如乳头肌功能不全、腱索断裂、二尖瓣脱垂等,断裂的腱索或有蒂的附壁血栓在血流中振动,或血流通过很小的瓣叶穿孔时,也可产生响亮的音乐性杂音,瓣叶、腱索或心肌的振动也参与心脏杂音的形成。

(七)血液高流量状态

如发热、甲状腺功能亢进、贫血、妊娠、运动、情绪激动,或者由立位变为平卧位时(由于静脉回心血量可增加14%~25%),都使血流及心排血量增加,使杂音增强。

(八)血液黏稠度降低

如贫血。根据心脏血管有无解剖上的异常,又可将心脏杂音分为功能性杂音和器质性杂音。功能性杂音包括,生理性杂音,即儿童及青年中无明显解剖或功能异常者所发生的心脏杂音;心脏以外高动力状态引起的杂音,血液高流量状态和血液黏稠度降低等产生。

二、心脏杂音发生的时期

根据心动周期可将心脏杂音分为收缩期杂音、舒张期杂音与连续性杂音三种基本杂音类型。出现在第一心音与第二心音(S_1和S_2)之间者为收缩期杂音。按其出现的早晚、持续时间的长短,有收缩早期、收缩中期、收缩晚期及全收缩期杂音之称。一般情况下,功能性杂音常为收缩早期或早中期杂音。收缩晚期及全收缩期杂音很少是功能性的。舒张期杂音出现在S_2之后S_1之前,亦有舒张早期、中期、晚期(或收缩期前)和全舒张期杂音之称。舒张期杂音都是病理性的。连续性杂音则由收缩期持续到舒张期,多半有心血管器质性病变。

三、心脏杂音的诊断

(一)心脏杂音的部位

杂音的部位是指杂音在哪个部位最响,心脏不同部位及不同性质的病变所产生的杂音其最响的部位也不同。一般瓣膜病变的杂音在相应的听诊区最响。二尖瓣狭窄的舒张中期及收缩前期杂音在心尖部最清晰,二尖瓣关闭不全的全收缩期杂音在心尖部最响;主动脉瓣狭窄的杂音有一半以上在胸骨右上缘最响,另外一半在胸骨中段左缘最响,主动脉瓣关闭不全的舒张期杂音,多在胸骨右缘(梅毒)或左缘(风湿)最清晰。如在胸骨左缘第二三肋间听到伴有第二心音减弱的菱形杂音,则强烈提示肺动脉瓣狭窄;如同样性质的杂音出现在相对称的右侧,则提示为主动脉瓣狭窄的存在。如在胸骨左缘第一二肋间出现连续性机器样杂音，则提示动脉导管未闭；如同样性质的杂音出现在胸骨左缘第三四肋间，则可能为主、肺动脉隔缺损或瓦氏动脉瘤破裂；如出现在胸骨右缘第三四肋间，杂音又较表浅，则可能为冠状动静脉瘘。

(二)心脏杂音的传导

一般杂音由产生杂音的血流方向传导或借周围组织向各方传导，经骨骼组织也可传至远处。不同的心脏病变所产生的杂音各有其传导范围。杂音最响部位常与病变位置、血流方向及传导介质性质有关。由于不同瓣膜的不同性质病变，其传导方向也不同，如二尖瓣狭窄伴有关闭不全主要是前内侧瓣损伤时，收缩期杂音常向左腋下传导；瓣膜损伤越重，杂音传导范围越广。如为二尖瓣的后外侧瓣损伤，血流可向心室的内上方传导，杂音可传向心底区(主动脉根部)。三尖瓣关闭不全的杂音向右侧或向心尖部传导。主动脉瓣关闭不全的杂音常沿胸骨左缘传至心尖区。肺动脉瓣关闭不全的杂音很少传导或仅限于胸骨左缘。主动脉瓣狭窄的杂音沿胸骨右缘向颈部传导，而瓣下狭窄的杂音，以心前区杂音为主。肺动脉瓣狭窄时杂音沿胸骨左缘向上传导。室间隔缺损的收缩期杂音一般在胸骨左缘第三四肋间最响，在心前区广泛传导。房间隔缺损的收缩期杂音在胸骨左缘第二肋间最响，一般向第一肋间及左锁骨下传导。动脉导管未闭的连续性杂音向左外上方传导。主动脉窦动脉瘤破入右心室的连续性杂音在胸骨左缘第三四肋间最响，并向下传导。

(三)心脏杂音的性质

由于病变不同，杂音性质亦不一样。听诊时可对杂音性质进行描述，如：吹风样、隆隆样、雷鸣样、叹气样、泼水样、鸥鸣样、乐音样、机器样等等，杂音性质对病变性质具有一定提示作用。一般器质性杂音多是粗糙的；而功能性杂音多半柔和。杂音性质的改变提示病变性质的改变，如感染性心内膜炎的杂音性质可突然改变。临床上最常见的杂音为吹风样，杂音以高频为主，多见于二尖瓣、肺动脉瓣区；隆隆样和雷鸣样杂音多为舒张期充盈性杂音，以低频为主，是高流量性杂音，见于二尖瓣狭窄；叹气样和泼水样杂音多为舒张期反流性杂音，见于主动脉瓣关闭不全；鸥鸣样和乐音样杂音常提示感染性心内膜炎、赘生物形成、瓣膜钙化等；机器样杂音主要见于动脉导管未闭，为连续性杂音。

(四)心脏杂音的强度

杂音的强度取决于狭窄的程度、血流速度、狭窄口两端的压力差，同时也受心外因素影响，如胸壁厚薄和有无肺气肿等的影响。一般听诊将收缩期杂音强度分为6级：1级，杂音很弱，时间很短，须仔细听诊才可听到；2级，较易听到的杂音；3级，中等强度的杂音；4级，较响亮的杂音，常伴有震颤；5级，很响亮的杂音，伴有震颤，但听诊器离开胸壁即听不到；6级，极响亮的杂音，伴有强烈震颤，听诊器离开胸壁也可听到。一般2级以下杂音多为功能性杂音；3级以上杂音应考虑器质性病变，需要注意的是，心脏杂音的强度并不一定与病变严重程度相一致。由于舒张期杂音都有病理意义，习惯上舒张期杂音不采用收缩期杂音的强度分级。

(五)心脏杂音的形态

心脏杂音的形态是指杂音强弱变化的方式，从心音图的记录可以清楚地看到杂音的形态。

杂音的形态可以分为六种。

1. 一贯型 杂音的强度始终如一,直到消失。

2. 递增型 杂音开始轻,逐渐加强,直到消失。

3. 递减型 杂音开始强,逐渐减弱而消失。

4. 菱形 杂音开始较轻,逐渐增强,达到高峰后又逐渐减弱而消失。

5. 连续型 杂音在第一心音后开始,先轻然后逐渐增强,到第二心音处达最高峰,以后逐渐减轻,直到第一心音之前。本型实为大的菱形杂音。

6. 不规则型 杂音响度不规则的变化。

(六)心脏杂音与呼吸的关系

因吸气而增强的杂音,提示该杂音来自右心;因呼气而增强的杂音,提示该杂音来自左心。吸气时,胸内压下降、肺血容量增加而阻力降低,静脉回流到右心的血量增多,经右房的血量增加,右心室搏出量增加,右心室射血时间延长,进入肺动脉的血量增加,同时从肺脏返回左心的血量减少,左心室搏出量下降,射血时间缩短,进入主动脉的血量减少。吸气时肺膨胀使心音传导到胸壁的强度减弱。因此,吸气使来自右心的大多数收缩期及舒张期杂音,如三尖瓣狭窄和关闭不全、肺动脉瓣狭窄和关闭不全的杂音增强。如三尖瓣关闭不全性收缩期杂音常因吸气而增强,称为 Carval 征阳性。呼气时,则与上述相反。左心杂音呼吸时的改变不如右心杂音明显。根据这些特点,可借助呼吸,鉴别主动脉瓣与肺动脉瓣、二尖瓣与三尖瓣关闭不全的杂音。

(七)心脏杂音与体位的关系

从站立位改平卧或平卧位抬腿,均可使静脉回流增加。静脉回流先右心而后左心,心室舒张末期容量增加、搏出量增加、血流速度加快。三尖瓣关闭不全、主动脉瓣及肺动脉瓣狭窄者,收缩期杂音增强。从卧位突然改坐立位,则引起静脉回流突然减少,右心室舒张末期容量减少,而后为左心室舒张末期容量减少,搏出量减少及血流速度减慢。风湿性二尖瓣、三尖瓣关闭不全,室间隔缺损,主动脉瓣及肺动脉瓣狭窄的收缩期杂音,以及肺动脉瓣区生理性杂音都减弱。但主动脉瓣瓣下肥厚性狭窄的杂音与此相反,站立位改平卧时因左心室舒张末期容量增加,流出道阻塞减轻而减弱;而卧位突然改坐立位,左心室舒张末期容量减少、流出道阻塞加重而增强。迅速蹲下引起静脉回流增加,周围血管阻力增高,心排血量增加、平均动脉压及收缩压升高。血压升高及左心室容量增加,继发短暂的反射性心动过缓。因此,主动脉瓣关闭不全的舒张期杂音,由于血压增高、心排血量增多而反流量增加,杂音增强。主动脉瓣及肺动脉瓣的收缩期杂音因每搏排血量增加而增强,法洛四联症的收缩期杂音也因血压增高及肺循环血流量增加而增强。风湿性二尖瓣关闭不全及室间隔缺损时,因收缩压增高,使左心室流出道阻力增大及心搏出量增加,分别使左心室血液反流到左心房及右心室增加,收缩期杂音亦都增强,三尖瓣关闭不全的杂音亦由静脉回流增加而增强。与此相反,主动脉瓣瓣下肥厚性狭窄的收缩期杂音,由于增加左心室充盈及心动过缓使左心室舒张末期血容量增加,同时血压增高使左心室流出道伸展压力增大,这二者均使流出道阻塞减轻,因而杂音减弱。这是主动脉瓣瓣下肥厚性狭窄区别于其他病变的重要线索。另外,左侧卧位使心脏贴近胸壁,有利于心音传导,心音和杂音均较平卧位时增强,同时左侧卧位亦增加左心室充盈,二尖瓣关闭不全及风湿性二尖瓣狭窄的舒张期杂音明显增强,使原来不明显的杂音变为明显杂音。

(八)运动对心脏杂音的影响

运动使心率加快,心排血量增加,血流加速,可使杂音加强,对于轻微杂音的诊断有帮助。功能性杂音在运动后,杂音的响度改变不大,很少超过3级;但器质性心脏杂音在运动后可明显增强,如二尖瓣狭窄的舒张期杂音运动后明显增强。在等长握力运动时,通过反射机制能明显地提高平均动脉压及心率,主动脉瓣狭窄的杂音减弱,而二尖瓣关闭不全或室间隔缺损的杂音增强。主动脉瓣瓣下肥厚性狭窄的杂音减弱而易与二尖瓣关闭不全及室间隔缺损相区别。主动脉瓣关闭不全及二尖瓣狭窄的舒张期杂音均增强。二尖瓣狭窄杂音增强可能由于心动过速及心室充盈时间减少之故。

(九)瓦氏动作对杂音的影响

吸气后,闭住声门,再尽力呼气10~15s称为瓦氏动作(Valsalva),对主动脉口狭窄的类型有鉴别作用。吸气后闭住声门,胸腔内压增高,静脉回流受阻,心搏出量减少,所有心音及绝大多数杂音都减弱。惟独在原发性肥厚性主动脉瓣下狭窄(IHSS)时,由于左心室血容量减少,狭窄加重,杂音反而增强。

(十)血管活性药物对心脏杂音的影响

血管活性药物对某些杂音的诊断有很大帮助。一般来说,凡能使产生杂音瓣口血流量增加的药物,均可使杂音增强;反之即减弱。同样,凡能使间隔缺损或瘘管两侧压力阶差增大的药物,均可使杂音增强;反之即减弱。所以,根据杂音对某些药物的血流动力学反应,也可鉴别杂音的来源。

四、心脏杂音的鉴别诊断

心脏杂音多是根据其出现时期、部位、传导、性质、强度获得基本线索,同时依靠一些简单的方法,如变换体位、用力呼吸、瓦氏动作、等长握力运动等,必要时采用短效血管活性药物,结合病史特点,来确定诊断。心电图检查对分析杂音的病理生理基础有一定意义,X线检查发现房室增大,以及肺血管改变等对多种心脏病的诊断有帮助,右心导管可证实左至右分流的存在,而选择性心血管造影可显示心内结构,结合临床表现,对发绀型先天性心脏病诊断有价值。多普勒超声心动图对心脏杂音的鉴别诊断具有很高的价值,该技术可以直观地显示心脏血管结构的异常和血流的异常,并能进行定量,获得较为翔实的结果,无论是心瓣膜病或其他心血管畸形,均有某些特征性改变,发绀型先天性心脏病通过声学造影还可证实右至左分流的存在和分流的水平。事实上许多心脏杂音的机制探讨都是借助于多普勒超声心动图完成的。以前心音图对心脏杂音的鉴别具有重要价值,但近年已经少有开展。多普勒超声心动图检查已经在多数中小医院普及,因此当发现患者出现心脏杂音时,最好能进行超声心动图检查,这不仅对诊断治疗有益,有助于提高鉴别诊断能力,同时也更符合目前国家相关医疗法规的要求。

第二节 心脏杂音的分类

一、收缩期杂音

收缩期杂音是指在心脏收缩期间闻及第一心音和第二心音的心脏杂音,根据产生机制分为喷射性与反流性杂音。收缩期喷射性杂音又分为收缩早期与收缩中期喷射性杂音两种。收缩期反流性杂音又分为全收缩期、收缩早期与收缩晚期反流性杂音三种。

(一)收缩早期喷射性杂音

收缩早期喷射性杂音多为功能性收缩期杂音。该杂音在儿童与青年中的发生率较高。正确认识这种杂音的目的在于与器质性杂音相鉴别。收缩早期喷射性杂音的产生机制,一般认为是在射血早期,当心室向大动脉射血时,使动脉管壁产生振动。特别是肺动脉壁较薄,弹性良好,射血时肺动脉根部与肺动脉瓣产生正弦性振动;又由于右心室流出道的横断面呈半月形,其垂直面有室间隔膜部突入,肺动脉圆锥周围的心肌纤维束也参与了这一垂直面的形成,因而易在此处形成漩涡,产生杂音。心内心音图也证明,杂音在右心室流出道与肺动脉处最响。加之儿童和青年的胸壁较薄,传导良好,故易在肺动脉瓣区听到此种杂音。收缩早期喷射性杂音多于肺动脉瓣区听诊最响,有时可传至心尖区或心底区。出现于第一心音之后,呈喷射性,局限于收缩早期或早中期,音调高,呈吹风样,偶呈乐音性,较柔和,杂音开始为快速递增性,继之以缓慢递减。杂音始于第一心音结束后,结束于第二心音之前一段距离,局限于收缩早期或早中期,杂音持续时间不超过收缩期的40%~60%。频率多为中或高频,振幅通常小于第一心音的1/3,深吸气时强度可增高。

(二)收缩中期喷射性杂音

1. 原因 收缩中期喷射性杂音多为器质性杂音,可由一种或多种因素所造成,如动脉瓣、流出道狭窄,动脉瓣狭窄后扩张;动脉瓣产生形态学改变,如瓣膜粗糙、瓣膜底部增厚、钙化、瓣叶畸形等高流量状态,血流经过瓣膜和大血管的流速和流量增加,形成相对性狭窄。总之,动脉瓣或心室流出道形成真正或相对性狭窄,在射血期产生一定的压力阶差,使血流产生涡流而发生此杂音。因为压力阶差在收缩中期最大,故此杂音在收缩中期最响。

2. 性质 收缩中期喷射性杂音开始于第一心音发生后动脉瓣开放时,有时在杂音的开始有一喷射性喀喇音。第一心音与杂音间的时距即等容收缩期,为0.03~0.06s或0.04~0.07s。等容收缩期的长短,与杂音起源有关,起源于左心室者较长,右心室者则较短。因为左心室的等容收缩期开始在前,结束在后,从二尖瓣关闭到主动脉瓣开放等于或大于0.06s,而右心室的等容收缩期结束较早,从三尖瓣关闭到肺动脉瓣开放约为0.029s,所以右心室的喷射性杂音距第一心音开始的间隙(等容收缩期)比左心室者为短。同样,该杂音终止于第二心音的主动脉瓣成分或肺动脉瓣成分之前,也取决于杂音来自哪侧心室。

3. 特点

(1)出现在收缩中期,杂音的开始与第一心音之间有一定的距离,这是由于心室最初的等容收缩的缘故。

(2)杂音的形态呈菱形,这是由于喷血先逐渐增强,杂音相应增强,然后喷血逐渐减少而杂音也相应减弱。

(3)杂音在第二心音主动脉瓣或肺动脉瓣成分之前结束,这是由于喷血结束后,心室压力下降到低于主动脉瓣或肺动脉压后,主动脉瓣或肺动脉瓣才能关闭。

(4)杂音的音调高或中等。

(5)杂音的响度与喷血的平均速度呈正比。

(6)杂音在收缩期中所占的位置、时限、菱峰出现的早晚和形态的变异,与心室喷血量、喷血时间、喷血期的长短和喷血期的瞬间血流特性等有关。

收缩中期喷射性杂音的音调和频率还取决于病变的性质(器质性或相对性)和程度。如为器质性动脉瓣狭窄多为中频(中调),且较粗糙;如为高流量所致者或病变较轻者,则呈高调而柔和。杂音的强度和振幅与狭窄瓣口两侧的压力阶差和流量大小有关。一般说来,如无心力衰竭,狭窄愈重、杂音愈响。

主动脉瓣下狭窄的杂音发生在瓣下流出道,最响部位在胸骨左缘第三四肋间和心尖区,稍向心底部传导,但不传向颈部。主动脉瓣狭窄的杂音较粗糙而响亮,因狭窄的瓣膜本身呈周期性振动并传导至心尖区,故在心尖区听到的杂音可呈高调、乐音性。肺动脉瓣狭窄或肺动脉扩张所致的杂音在肺动脉瓣听诊区最清楚,向上向左传导,有时可传至整个心前区直至左颈部和左背部。右心室流出道狭窄性杂音在胸骨左缘3、4肋间最响。

(三)全收缩期反流性杂音

全收缩期反流性杂音是由于整个收缩期均有与正常血流方向相反的反流,由于心脏管腔之间有明显的压力阶差,血流从高压流向低压时,自等容收缩期的开始到等容舒张期接近结束时一直存在,杂音也从等容收缩期(第一心音)的开始,持续至等容舒张期(第二心音)前结束或消失,占据全收缩期。在听诊最响部位常掩盖第一、二心音。杂音的频率、强度均与压力阶差和反流血流的流速有关,压差愈大,流速愈快,频率愈高(为中、高频),则强度愈大,反之亦然。若两侧压力相等,无压差存在,杂音即行消失。但杂音的强度及频率常与漏孔大小呈反比,如小的室间隔缺损(Roger病),杂音常比缺损大者更响,频率也较高。

全收缩期反流性杂音多属病理性。最典型的是各种原因所致的二尖瓣关闭不全。如急性心肌梗死或细菌性心内膜炎所致的乳头肌、腱索、瓣叶断裂、穿孔,以及由于风湿性二尖瓣关闭不全,均可出现全收缩期杂音,此外,二尖瓣脱垂、先天性心脏病原发孔型房间隔缺损时的二尖瓣病变、原发性肥厚型心肌病,以及各种原因所致的二尖瓣环扩张等,也可出现这种杂音。同样,任何原因所致的三尖瓣病变,如先天性三尖瓣下移、风湿性三尖瓣关闭不全,任何原因所致的三尖瓣环扩张性疾病,如风湿性三尖瓣病、自左向右分流性先天性心脏病、原发性或继发性肺动脉高压、肺心病等,也可在三尖瓣区出现全收缩期反流性杂音。

室间隔缺损可出现全收缩期反流性杂音。当有肺动脉高压,两心室压力阶差消失时,全收缩期反流性杂音即不存在。同时,具有肺动脉高压的动脉导管未闭或主、肺动脉隔缺损病人,在舒张期,病变两侧压力相等,舒张期杂音即消失,只留下全收缩期反流性杂音,因为在收缩期,病变两侧有明显压力阶差存在。

全收缩期反流性杂音多呈吹风性,但若室间隔缺损伴有肺动脉狭窄(右心室流出道相对狭窄),杂音常呈喷射性。全收缩期杂音的最响部位与原发性病变有关,如室间隔缺损、杂音在胸骨左缘第3~5肋间最响,而嵴上型室间隔缺损杂音最响部位常较高。

三尖瓣病变者杂音全收缩期杂音因吸气增强,二尖瓣病变全收缩期杂音则常因呼气而增强。血管舒、缩药物对全收缩期反流性杂音的影响,常因病变程度而异。肺动脉压正常的室间隔缺损者吸入亚硝酸异戊酯后,与二尖瓣关闭不全相似,可使收缩期杂音减弱。但对肺动脉高压、大的室间隔缺损者,吸入该药后收缩期杂音可不改变,也可增强(矛盾反应)。加压性药物可提高体循环压力,造成肺循环压力阶差增大,而使室间隔缺损的全收缩期反流性杂音增强。

(四)收缩早期反流性杂音

收缩早期反流性杂音指只限于收缩早期或中期出现的反流性杂音。可见于以下情况:

1. 室间隔肌部缺损 在心室收缩中、晚期心室肌充分收缩时,心脏缩小,同时间隔也在充分收缩,而使小的缺损暂时关闭,造成自左至右的分流中断。因而只有在收缩早期方能有自左至右的分流,而出现收缩早期反流性杂音。即使大的室间隔缺损、伴有肺动脉高压时,在收缩中、晚期,由于左、右两心室的压差几乎相等,因而也只出现收缩早期反流性杂音。

2. 较轻的乳头肌功能不全 收缩早期乳头肌供血不全,使其不能充分收缩,产生轻度二尖瓣关闭不全,而出现收缩早期反流性杂音。至收缩中、晚期,乳头肌供血改善,二尖瓣关闭良好,即无杂音出现。由于急性心肌梗死所致的乳头肌功能不全,亚急性细菌性心内膜炎所致的瓣膜穿孔,可引起急性二尖瓣关闭不全。在收缩早期,由于左心房的顺应性低,房室间的压力迅速达到平衡,因此杂音仅出现在收缩早期。在收缩中、晚期房室间压力平衡后,反流停止,杂音即消失。同样,三尖瓣关闭不全也可出现收缩早期反流性杂音。

3. 重度二尖瓣狭窄 有时也可听到柔和的收缩早期反流性杂音,其发生机制尚不明,可能属于"肠膜漏斗型"二尖瓣狭窄。

收缩早期反流性杂音只出现在收缩早期与中期,在第二心音前结束,多为高频、高调,音色为吹风性、柔和,多为递减型杂音。

(五)收缩晚期反流性杂音

收缩晚期反流性杂音系指收缩中、晚期振幅增强性杂音,杂音在收缩中、晚期开始出现,持续至第二心音甚至超过主动脉瓣关闭成分,呈吹风样,多为中频(或高频),在胸骨左缘第四肋间或心尖部最响。收缩晚期反流性杂音与二尖瓣附近结构异常有关,如先天性二尖瓣脱垂症在收缩早期,二尖瓣尚能闭合,但在收缩中期或晚期,前内侧瓣(或后外侧瓣或两瓣同时)向心房翻转、脱垂,使左心室的血液反流入左心房,因而出现收缩中、晚期反流性杂音。在此杂音之前,在收缩中期,常有喀喇音出现,形成收缩中期喀喇音-收缩晚期杂音综合征。收缩晚期反流性杂音除见于先天性或家族性二尖瓣脱垂症外,马方(Marfan)综合征、风湿性二尖瓣关闭不全,尤其瓣膜钙化者,以及冠心病所致乳头肌功能不全、某些心肌病也可出现。凡能减少左心室舒张末期容积的措施,如吸气、站立、吸入亚硝酸异戊酯与Valsalva动作,均可使杂音延长或变为全收缩期杂音。相反,凡能增加左心室舒张末期容积的因素,如蹲踞、早搏后的一次心跳、解除Valsalva动作,均可使此杂音变短。加压性药物可使该杂音增强,但不改变杂音的时间和性质。

二、舒张期杂音

舒张期杂音均为病理性。目前将舒张期杂音分为舒张早期反流性杂音、舒张中期充盈性杂音与舒张晚期心房喷射性杂音。

（一）舒张早期反流性杂音

舒张早期反流性杂音从舒张早期开始，或与第二心音同时出现，持续至舒张早、中期，甚至到晚期而成为全舒张期杂音。任何原因所致的动脉瓣关闭不全，血液在舒张期从动脉瓣反流入心室均可产生舒张期反流性杂音，包括动脉瓣的病变与大动脉的病变和扩张。动脉瓣的病变包括瓣膜挛缩，瓣叶破坏、撕裂、穿孔、外翻、脱垂、缺损或发育不全。大动脉的病变包括主动脉中层坏死（马方综合征），大动脉先天发育异常，升主动脉或肺总动脉扩张，其根部直径增宽，瓣环扩张不能充分闭合，在舒张期留下三角形小孔而发生反流。另外，在体循环或肺循环高压时也可出现舒张期反流性杂音。舒张早期反流性杂音在肺动脉瓣或主动脉瓣听诊区最清楚。由主动脉的病变所致者，常继第二心音主动脉瓣关闭成分后立即出现，由于在舒张早期，动脉内的舒张压与心室内压力阶差较大，反流血量较多，随着两侧压力阶差的迅速变小，杂音强度（振幅）逐渐减弱（小）而呈递减型。主动脉瓣关闭不全较轻，反流血量较小时，可呈全舒张期，杂音持续直至第一心音。重度主动脉瓣关闭不全时，由于主动脉内压与左室内压阶差迅速消失，或由于左心房收缩使压力阶差迅速消失，舒张期反流性杂音持续时间就较短。

肺动脉瓣区的舒张早期反流性杂音，常继肺动脉瓣关闭之后立即出现。由于肺动脉与右心室间的舒张期压力阶差较小，因而很少为全舒张期，除非伴有重度肺动脉高压的存在。通常将由于肺动脉高压所致的舒张早期反流性杂音称 Graham-Steell 杂音。

舒张早期反流性杂音多为高频、高调，杂音的强度与病变的程度不一定呈正比，有时严重反流而杂音柔和。杂音常呈哈气样、吹风样或乐音样，后者可见于瓣膜外翻、撕裂或穿孔。

舒张早期反流性杂音如在肺动脉瓣区出现，就要考虑到肺动脉高压，如先天性心脏病、房间隔缺损、室间隔缺损所致的艾森门格综合征，后天性心脏病的二尖瓣狭窄征（Graham Steell 杂音）等。原发性肺动脉高压、肺动脉扩张、先天性肺动脉瓣关闭不全也可出现此种杂音。故有人称此音为肺动脉高压性杂音。如在主动脉瓣区出现此杂音，就要考虑到风湿性、先天性、梅毒性主动脉瓣关闭不全、马方综合征、主动脉夹层动脉瘤、高血压病、主动脉硬化、亚急性细菌性心内膜炎所致的主动脉瓣叶穿孔等疾病的存在。

（二）舒张中期充盈性杂音

舒张中期充盈性杂音在等容舒张期的结束、心室被动性充盈期才出现，即从二尖瓣或三尖瓣开始开放至心房收缩开始前为止。其产生原理：房室瓣或瓣环狭窄，心房的血液流向心室受阻，血量和流速与狭窄的瓣口不呈比例，在舒张中期，血流从心房流向心室时形成漩涡，因而出现此种杂音。同样道理，在某种病理情况下，使通过房室瓣（二尖瓣或三尖瓣）口的血流量增加，流速快，即使房室瓣无狭窄，也可出现此杂音，即高流量性杂音。

急性风湿性二尖瓣瓣膜炎，以及其后形成的二尖瓣机械性狭窄，左心室内的黏液瘤，二尖瓣环的外在性缩窄，均可引起舒张中期充盈性杂音。急性风湿病所致的心脏炎，二尖瓣瓣叶由于发炎、充血、水肿形成瓣口相对性狭窄，因而出现此种杂音，一般称为 Carey Coombs 杂音。

这种杂音在心尖区易于听到,发生于第三心音之后,为一低调、雷鸣样、短促的舒张中期杂音。瓣膜病变进行期多出现此杂音,病变好转即可消失。

风湿性心脏病二尖瓣形成机械性狭窄后,此杂音在第二心音主动脉瓣关闭后 0.08～0.11s 出现,常继开瓣音之后,持续时间与狭窄瓣口两侧房室的压力阶差大小有关,当压力阶差消失时,杂音也消失。因此,杂音的长短在一定程度上可作为估计狭窄程度的指标之一,如狭窄较轻、杂音短而轻柔,常不易听出,让病人左侧卧位或运动后,在心尖搏动点常可听到。中度狭窄,由于狭窄瓣口血流量与流速适中,杂音强度可较高。重度狭窄或右心衰竭,由于心房压明显升高,与心室压差变小,以及左心房、右心室的增大与肥厚,使心脏呈顺钟向转位,心尖移向左后方,此时杂音反而减弱甚至听不到,临床常称为二尖瓣哑性狭窄。

左心房黏液瘤的舒张中期杂音和器质性二尖瓣狭窄相似。杂音随体位而改变,有左心房扑落音。瘤体大并堵塞左心房者,扑落音距第二心音较近;瘤体小,活动性大者,扑落音较尖锐,距第二心音更长。超声心动图对本病与二尖瓣狭窄的鉴别有重要价值。缩窄性心包炎在左房室沟发生缩窄,引起不同程度的二尖瓣环阻塞者,也可产生舒张中期杂音。

使二尖瓣血液流量增加的疾病,如室间隔缺损,动脉导管未闭,主、肺动脉隔缺损,在心尖区可听到低调或中调柔和的舒张中期杂音,可让病人左侧卧位,用钟形胸件易于听到。杂音前常有第三心音,杂音持续时间较短,不如真正二尖瓣狭窄持续时间长。其他疾病,如单纯重度二尖瓣关闭不全、甲状腺功能亢进症、重度贫血(血红蛋白等于或低于 60g/L 者),也可出现舒张中期杂音。

重度主动脉瓣关闭不全在舒张中、晚期,左心室压力增高,使二尖瓣提前关闭或部分关闭,血流通过相对狭窄的瓣口而出现此杂音。超声心动图发现,当主动脉瓣关闭不全时,由主动脉反流的血流冲击在二尖瓣前叶的心室面上,左心房的血流也冲击前叶瓣,使之产生振动而出现舒张中期杂音。通常将此杂音称谓弗氏(Austin-Flint)杂音。重度主动脉瓣关闭不全病人,超声心动图证明 84% 有此杂音。

器质性三尖瓣狭窄时,流经三尖瓣口的血流量增加、血流速度快,如房间隔缺损、三尖瓣关闭不全等,在三尖瓣听诊区也可听到舒张中期杂音。由于右侧心腔所形成的压力阶差较小,即使有三尖瓣狭窄,此杂音也较弱,但吸气时可增强。分流量大的房间隔缺损在舒张期,大量血液通过缺损进入右心房,在舒张早期流速最大,从而形成相对性三尖瓣狭窄,出现舒张中期杂音,此杂音在三尖瓣听诊区,用钟形胸件易于听到,吸气时可增强,这是一种低调或中调、略带雷鸣样的短促杂音。重度三尖瓣关闭不全,先天性三尖瓣下移征、缩窄性心包炎所致的右侧房室沟缩窄,均可引起三尖瓣相对性狭窄并出现舒张中期杂音。

(三)收缩期前心房喷射性杂音

收缩期前心房喷射性杂音出现在心室即将收缩前的主动充盈期或舒张晚期,故又称舒张晚期杂音。房室瓣(二尖瓣、三尖瓣)狭窄时,只要是窦性心律,在舒张晚期,房室间有压力阶差存在,心房用力收缩,在前进的方向(心室侧)产生涡流,就会出现此杂音。此外,流经房室瓣的血流量较大,血液流速快的疾病也可出现这种杂音。重度肺动脉瓣狭窄时,三尖瓣虽无狭窄,但在舒张晚期,由于右心室舒张末期压力较高,右心房只有加大收缩力,才能将血液射入右心室,因而在三尖瓣区将产生舒张晚期杂音。此杂音在舒张晚期或收缩期前,心房收缩开始后才出现,音调较高,呈吹风样,类似喷射性杂音,临床听诊有时不易分辨。吸气可使右心房喷射性杂音增强，而使左心房喷射性杂音减弱。运动可使两侧心脏的心房喷射性杂音增强。

心房喷射性杂音的临床意义与舒张中期杂音大致相同。主要见于轻度房室瓣狭窄，重度主动脉瓣关闭不全（弗氏杂音），分流量大的房、室间隔缺损，重度肺动脉瓣狭窄，心房黏液瘤，以及完全性房室传导阻滞。后者因为心房收缩和第四心音振幅的增大而成为心房喷射性杂音。

三、连续性杂音

连续性杂音是指从收缩期开始，超过第二心音，持续至舒张期的杂音，但不一定必须终止于第二心音。它与主动脉瓣狭窄和关闭不全所致的来往性（to and fro）杂音不同，后者第二心音并不被杂音掩盖，而且不是连续性的。连续性杂音是由于从高压至低压管腔之间有异常通道而形成的。这种杂音常见原因：先天性动脉导管未闭，主-肺动脉隔缺损，主动脉窦瘤破裂，肺静脉畸形引流，体循环动静脉瘘，先天性肺动静脉瘘，法洛四联症或三尖瓣闭锁分流术，以及围生期妇女乳房血管杂音和颈静脉、颈部动脉生理性杂音等。

（一）先天性动脉导管未闭

血流从高压的主动脉通过未闭的动脉导管，流至压力较低的肺动脉而产生连续性杂音。杂音呈机器样，触诊多伴有震颤。导管愈大，杂音愈响，性质粗糙，收缩期呈递增型，掩盖第二心音后呈递减型，占据整个心动周期。动脉导管未闭性连续性杂音在胸骨左缘第二肋间最响，向左锁骨下区、左肩胛区传导。动脉导管未闭出现的连续性杂音，其连续性、强度、持续的时间均随血流动力学的改变而改变。新生儿期，因肺动脉压高，主动脉压低，或两侧压力近似、相等，可无杂音或仅有收缩期杂音。当平均肺动脉压低于平均主动脉压的75%时，才可出现连续性杂音；至成人随着压差的进一步增大，则变为上述典型的连续型杂音。由于自左向右不断分流，右心室的容量与压力不断超负荷，连续性杂音可变为全收缩期杂音和舒张早期杂音。最后，舒张早期杂音先行消失，仅留有收缩期杂音，这在粗大的动脉导管未闭病例中尤为多见。如发展至重度肺动脉高压，两动脉间压力相等时，收缩期杂音也消失而变为"无声性"或"哑性"动脉导管未闭。此时，由于肺动脉高压的存在，在肺动脉瓣区可听到肺动脉喷射音和肺动脉瓣关闭不全性杂音（Graham-Steell杂音）。如果给病人应用升压药物，由于主动脉压的升高，原导管区的收缩期杂音又可出现。因此，动脉导管未闭的杂音，是反映该病血流动力学的重要征象之一。

（二）主、肺动脉隔缺损

主动脉与肺动脉之间有一孔相通，位置在动脉瓣上方。其血流动力学改变的杂音与动脉导管未闭极为相似。其不同点是：①主、肺动脉隔的分流量更大，多合并肺循环高压。②杂音的部位比动脉导管未闭低，多在胸骨左缘第三四肋间，且靠近胸骨中线。③由于肺动脉高压，舒张期杂音常常不清。

（三）先天性肺动静脉瘘

肺动脉或支气管动脉同肺静脉之间相通，在瘘管两侧有压力阶差，因而也出现连续性杂音，但位置较深，压差较小，杂音较弱。如肺动脉与肺静脉间有瘘管，病人可出现发绀。此种连续性杂音可因吸气和吸入亚硝酸异戊酯而增强。

体循环动静脉瘘(先天性、创伤性)也可出现连续性杂音,如用听诊器胸件紧压杂音部位,杂音可减弱。

法洛四联症或三尖瓣闭锁分流术后,如主动脉与右肺动脉吻合,或锁骨下动脉与肺动脉吻合,用以改善肺动脉血流量,造成人工性动脉导管未闭,也可出现连续性杂音。

(四)主动脉窦瘤破裂

常见的是右冠状窦瘤。其未破裂前,由于主动脉窦瘤牵扯主动脉环,致该瓣叶下垂,形成关闭不全而出现舒张早期反流性杂音。由于过劳或外伤等原因,主动脉窦瘤可破入右心室(主要为流出道)和右心房,偶可破入左心室或肺动脉,杂音则变为连续性。杂音多在破裂心腔侧较响,如破入肺动脉,则在胸骨左缘第二肋间最响,性质粗糙,常伴有震颤,向心前区广泛传导。它与动脉导管未闭的区别,是该杂音在收缩期较轻,在舒张期较响。

(五)冠状动静脉瘘

是一种先天性自左向右分流的冠状动脉畸形疾病。由于动静脉之间有压力阶差,故可出现连续性杂音。然而流入左心室者,仅在舒张期有压差,故仅有舒张期杂音。杂音较浅表,听诊时犹如在耳边。如为右冠状动脉流入右心房,收缩期与舒张期均有压差存在,尤其在舒张期更为明显,杂音多呈连续性。此杂音听诊部位与瘘管部位有关,通常在胸骨左、右缘第三四肋间最响。新生儿合并肺动脉高压、心力衰竭、心房纤颤时,该杂音可有变异。如主动脉缩窄、大动脉炎(炎症后大动脉缩窄),因狭窄两侧在整个心动周期存在压力阶差,故有连续性杂音。由于舒张期压差不大,因而杂音多从收缩期开始,跨过第二心音后,终止于舒张早期。杂音于狭窄部位的相应体表处听诊较清楚。

(六)全部肺静脉畸形引流至右心房或冠状窦

其因为血液流量大,可出现连续性杂音,有时伴有震颤。肺动脉或大的分支有先天性缩窄或肺动脉分支发生栓塞,均可出现连续性杂音,如甲状腺功能亢进症病人甲状腺区可出现连续性杂音,有时伴有震颤。由于肺动脉缩窄、肺动脉闭锁、三尖瓣闭锁或永存动脉干等畸形,肺血流量明显减少,由支气管动脉形成粗大的侧支循环而扩张时,因为血流量增加,在背部和周围肺野可以听到连续性杂音。

(七)其他

妇女围生期,约15%在心前区可闻及连续性杂音,乃因主动脉与内乳动脉侧支循环增多所致,不受呼吸影响,加压后可使杂音减弱或消失。青年或儿童可在颈下部的颈静脉、颈动脉听到生理性杂音,应与其他连续性杂音区别。

第三节 心尖区杂音

一、心尖区收缩期杂音

心尖区收缩期杂音多由功能性或器质性二尖瓣关闭不全造成。常见原因包括:功能性心尖区收缩性杂音；风湿性二尖瓣关闭不全，风湿性二尖瓣炎；冠状动脉粥样硬化性心脏病乳头肌功能不全所致的二尖瓣关闭不全；二尖瓣脱垂；肥厚阻塞性心肌病（特发性肥厚性主动脉瓣下狭窄）；高血压，冠状动脉粥样硬化性心脏病，心肌病，心肌炎，先天性心脏病（室间隔缺损、动脉导管未闭、心内膜垫缺损、房间隔缺损），严重贫血等各种原因导致左心室扩大，相对二尖瓣关闭不全；细菌性心内膜炎侵犯二尖瓣及其他瓣膜区传至心尖区。其他少见原因还有：类风湿性心脏病、心内膜弹力纤维增生症、左心房黏液瘤、系统性红斑狼疮、硬皮病、马方综合征、脚气性心脏病、高原性心脏病、类癌综合征等。

（一）功能性心尖区收缩期杂音

一些年轻人常可在心尖区听到功能性收缩期杂音，其强度为2/6级以下，性质柔和，吹风样，不占全收缩期（一般开始于收缩中期或晚期，不超过收缩期的1/2，不覆盖或代替第一心音）。杂音在心尖区最清晰，不传导，易变性，在呼气末期或呼气后屏气时最响，在深吸气时可减弱或消失，一般卧位时明显，立位或坐位时杂音减轻或消失。运动可使杂音增强，用扩张血管药物时杂音增强，无心脏增大或心肌炎的征象。

（二）风湿性二尖瓣关闭不全

风湿性心脏瓣膜病中，单纯二尖瓣关闭不全仅占20%～40%，绝大多数同时合并二尖瓣狭窄。主要体征是心尖区全收缩期杂音，强度常在3/6级以上，音质比较粗糙，并向腋中线传导（以前瓣损害为主者），呼气时增强，杂音常覆盖第一心音，可闻及响亮的第三心音，肺动脉瓣第二心音可亢进常伴分裂，并有左心房和左心室增大，则可以考虑诊断二尖瓣关闭不全。早期器质性二尖瓣关闭不全，可只有比较响亮的收缩期杂音，也可为收缩晚期杂音，个别限于收缩早期杂音。重度二尖瓣关闭不全时，反流量特大，可致二尖瓣相对性狭窄，心尖区出现低调、短促舒张中期杂音。如反流量很大，收缩期杂音可减弱或消失。通常由临床检查与胸部X线检查做正确诊断，不典型者可进行超声心动图检查，常提示左心房与左心室增大，二维超声可见瓣膜闭合不全，多普勒超声可见瓣口左房侧收缩期湍流。

（三）相对性二尖瓣关闭不全

凡左心室扩张及二尖瓣环扩大，致使收缩期瓣膜口不能完全闭合者，称为相对性二尖瓣关闭不全，可发生在高血压性心脏病、贫血性心脏病、主动脉瓣病、扩张型心肌病、心肌炎等。心尖区收缩期杂音主要根据原发病的存在，以及病因治疗好转或心力衰竭改善后杂音减轻或消失的情况，与器质性二尖瓣收缩期杂音相鉴别。超声心动图检查，可以明确观察到左心腔扩大和收缩期二尖瓣反流。

（四）二尖瓣脱垂

二尖瓣脱垂是指乳头肌上的二尖瓣瓣叶（多为后叶，双叶次之，前叶少见）在心室收缩晚期脱垂到左心房形成的二尖瓣关闭不全。见于冠状动脉粥样硬化性心脏病、风湿性心脏瓣膜病、肥厚型心肌病、马方综合征、房间隔缺损、结节性动脉炎、外伤及心脏瓣膜术后等。约1/3病例无明确病因，称特发性二尖瓣脱垂。有的病例有家族性。原发性二尖瓣脱垂的病理改变为二尖瓣胶原分解，其支架、腱索及相连的组织发生黏液性蜕变。多数患者无症状或症状轻微，个别患者并发心律失常、充血性心力衰竭、短暂性脑缺血,甚至猝死。

典型体征可在心尖部或胸骨左缘下端听诊时,听到收缩中、晚期喀喇音及(或)收缩中晚期杂音。收缩中、晚期喀喇音和收缩中、晚期杂音一起,称为二尖瓣脱垂综合征。喀喇音主要是由于松弛的二尖瓣腱索、乳头肌或瓣叶有功能或解剖的异常,在收缩期中骤然被拉紧或翻转的振动所致,故又称腱索拍击音。喀喇音具有易变性的特点,可在任何一个时期不出现,亦可出现为一个或多个。少数情况下,可随体位改变其强度及出现时间,站立位时喀喇音会提早出现且更明显,因此应在不同体位进行听诊。收缩期杂音是由于二尖瓣脱垂入左心房,致使二尖瓣关闭不全,血液反流引起,大多数为收缩晚期杂音,一般为3/6~4/6级,亦可为全收缩期杂音,少数可见高频乐音样,坐位收缩期杂音可转变为鸥鸣音。超声心动图、左心室造影检查有确诊意义。

(五)风湿性二尖瓣炎

本病是风湿性心内膜炎最常见的表现之一,常在心尖区出现收缩期杂音,呈吹风样,是由于二尖瓣风湿性炎症及并发心肌炎所致二尖瓣环扩张,引起关闭不全,血液反流入左心房所致。经抗风湿治疗后,杂音常可减弱消失,少数可发展为慢性风湿性二尖瓣病。

(六)肥厚阻塞性心肌病(特发性肥厚性主动脉瓣下狭窄)

肥厚阻塞性心肌病患者,在胸骨左缘第三四肋间可听到2/6~3/6级收缩期喷射性杂音,可伴有震颤。瓣下狭窄较重者,较快的血流引发二尖瓣关闭不全,在心尖区出现全收缩期杂音,有超声心动图SAM征。本病收缩期杂音于抬腿时减弱,含硝酸甘油后杂音增强,心尖部常可闻及第四心音,心电图常有又深又窄的病理性Q波,超声心动图见非对称性室间隔肥厚与左心室厚之比>1.3;左心室流出道狭窄<21mm等。

二、心尖区舒张期杂音

心尖区舒张期杂音通常由二尖瓣器质性狭窄或相对狭窄造成,呈低调舒张中期或中晚期杂音。常见原因包括:风湿性二尖瓣狭窄,风湿性二尖瓣炎,主动脉瓣关闭不全的Austin-Flint杂音,室间隔缺损、动脉导管未闭等二尖瓣血流增多致相对二尖瓣狭窄,鲁登巴赫综合征(Lutembacher syndrome),左房黏液瘤,二尖瓣较大的赘生物或血栓,贫血性心脏病、甲状腺功能亢进性心脏病,类风湿、系统性红斑狼疮等结缔组织病,或其他瓣膜区传至心尖区(呈高调舒张早期杂音)。

(一)风湿性二尖瓣狭窄

二尖瓣狭窄大多数为风湿性。本病较多见于女性,患者呈二尖瓣面容,有劳力性呼吸困难或反复咯血史,或有急性肺水肿发作史,多并发心房纤颤。心电图检查显示肺型P波及右心室肥厚。X线检查显示左心房增大和肺动脉高压。超声心动图检查可以确诊。

风湿性二尖瓣狭窄时,在心尖部可听到隆隆样或雷鸣样舒张中、晚期杂音,一般为递增型,其音调较低而局限(于心尖区1~4cm范围内),左侧卧位、呼气末或运动后较清晰。二尖瓣狭窄的舒张期杂音伴有二尖瓣开放拍击音,心尖第一心音亢进及肺动脉瓣第二心音亢进,高度提示为器质性二尖瓣狭窄。二尖瓣舒张期杂音可因心室极度顺时针方向转位,杂音移至左腋下部最清楚。二尖瓣舒张期杂音呈递增型是由于心房强力收缩所致,疾病晚期由于高度心房扩大,心房收缩力减弱,或发生心房纤颤,则递增型消失。二尖瓣狭窄越重,杂音持续时相愈长,可占整个舒张期。如二尖瓣狭窄继发肺动脉扩张,可出现相对性肺动脉瓣关闭不全,在肺动脉瓣区听到舒张期 Graham Steell 杂音,该杂音也可传至心尖区,应注意区别。二尖瓣狭窄的舒张期杂音在以下情况下可减轻或听不到,如狭窄尚轻循环未受阻碍、低血压、胸壁肥厚、肺气肿、左房衰竭及(或)左室衰竭、快速型心房纤颤、阵发性心动过速、肺动脉高压症,以及二尖瓣瓣膜极度硬化、增厚、萎缩(漏斗型)等。

(二)主动脉瓣关闭不全

显著的主动脉瓣关闭不全者在心室舒张时,大量血液从主动脉反流入左心室,将二尖瓣前叶冲起,造成相对性二尖瓣狭窄,可在心尖区听到低音调的隆隆样舒张期杂音,收缩期前增强,称 Austin-Flint 杂音。该杂音是一种功能性杂音,形成的原因并非功能性二尖瓣狭窄,主动脉瓣反流射流束和二尖瓣流入血流束的重叠,舒张期二尖瓣反流或二尖瓣叶震颤,而是主动脉瓣反流射流束撞击左室心内膜进而产生低调舒张期杂音。Austin-Flint 杂音与器质性二尖瓣狭窄杂音的鉴别较困难。如下情况有助于 Austin-Flint 杂音的诊断:①弗氏杂音较轻柔和、短促,不伴有震颤。②不伴有二尖瓣开放拍击音和心尖第一心音亢进。③X线与心电图不显示左心房增大,而右心室增大显著。④超声心动图对两者鉴别最有价值。

(三)左心房黏液瘤

其是由于带蒂的肿瘤堵塞二尖瓣口,而产生酷似二尖瓣狭窄时的隆隆样舒张期杂音,多出现在舒张中期和收缩期前,局限于心尖区,且多有第一心音亢进。下列表现提示左心房黏液瘤的可能:①出现阵发性呼吸困难、心悸、咯血、眩晕、急性心源性脑缺血综合征等症状,并非由体力活动所致。②出现微小动脉栓塞,并无细菌性心内膜炎的证据。③有发热、血沉增快等全身表现。④杂音与体位有关,往往在站立位、坐位出现,平卧消失。⑤进行性心力衰竭,应用强心药治疗不能改善。⑥X线检查左心房增大或畸形。⑦超声心动图可以直观地显示左心房内有异常迅速移动的反射光团。

第四节 三尖瓣区杂音

一、三尖瓣区收缩期杂音

三尖瓣区收缩期杂音多为三尖瓣相对关闭不全造成,器质性三尖瓣关闭不全非常少见。在胸骨左缘下部听到的三尖瓣区收缩期杂音,绝大多数是功能性的,为吹风样全收缩期杂音。当右心室肥厚扩大并顺钟向转位时,杂音亦可随之外移至锁骨中线处或稍外侧,并不向腋下传导,此点与二尖瓣关闭不全有别。此杂音在深吸气末增强,呼气时减弱或消失;而二尖瓣关闭不全的杂音则于吸气时减轻。常见于各种原因导致右心室扩大出现相对三尖瓣关闭不全,风湿性三尖瓣关闭不全,低位室间隔缺损,其他瓣膜区主要是二尖瓣杂音传至三尖瓣区等。

(一)风湿性三尖瓣关闭不全

风湿性三尖瓣关闭不全在临床上较少见,常与三尖瓣狭窄并存,且多见于已有二尖瓣或主动脉瓣病变的晚期风湿性心脏瓣膜病者。在胸骨下端可听到响亮、高调的收缩期杂音,呈现显著的右心室扩大,右心衰竭,以及颈静脉和肝脏收缩晚期扩张性搏动等体征。

(二)相对性三尖瓣关闭不全

相对性三尖瓣关闭不全较器质性者更多见,其发生机制与相对性二尖瓣关闭不全类似。临床表现亦与器质性三尖瓣关闭不全类似,多见于风湿性二尖瓣狭窄并肺动脉高压者,原发性肺动脉高压症,慢性肺源性心脏病等所致的慢性右心衰竭,也常引起相对性三尖瓣关闭不全。心力衰竭被控制后,相对性三尖瓣关闭不全收缩期杂音减弱或消失,且不伴有三尖瓣舒张期杂音,而器质性三尖瓣关闭不全的杂音则增强,且常伴有二尖瓣狭窄。

二、三尖瓣区舒张期杂音

三尖瓣区舒张期杂音多由三尖瓣相对狭窄造成,呈低调舒张中期杂音。常见原因包括:风湿性三尖瓣狭窄,房间隔缺损、肺静脉畸形引流等三尖瓣血流增多所致三尖瓣相对狭窄,右心房黏液瘤,其他瓣膜区杂音传至三尖瓣区(二尖瓣狭窄、主动脉瓣关闭不全)。

(一)风湿性三尖瓣狭窄

风湿性三尖瓣狭窄临床较少见,可与三尖瓣关闭不全并存,女性多于男性,发病多在青年期。在三尖瓣区可听到响亮、粗糙、低调的隆隆样舒张中期杂音,伴有舒张期震颤,并可伴有三尖瓣开放拍击音。嘱患者右侧卧位,杂音在深吸气末增强可与二尖瓣狭窄的舒张期杂音相区别。多呈慢性右心室增大,肺动脉不扩张,肺野异常清晰。超声心动图、右心导管检查与选择性右心造影可明确诊断。

(二)相对性三尖瓣狭窄

相对性三尖瓣狭窄见于各种原因所致的右心扩大和三尖瓣口流量增加等情况。如二尖瓣狭窄导致右心扩大,三尖瓣关闭不全,有大量的反流;房间隔缺损时,大量快速血流通过正常的三尖瓣口冲入增大的右心室。可在胸骨左缘第四五肋间、心尖区内侧出现短促、低调的舒张中期杂音。

第五节 心底部杂音

在心底部,主动脉瓣区和肺动脉瓣区狭窄和关闭不全引起的收缩期、舒张期杂音的性质、部位、机制等均比较相近,收缩期杂音多为喷射性。临床上要区分杂音源于主动脉瓣区或是肺动脉瓣区,须结合临床其他征象判定。

一、主动脉瓣狭窄与肺动脉瓣狭窄杂音的鉴别

肺动脉瓣狭窄的杂音常局限于肺动脉瓣区,持续时间较主动脉瓣狭窄的杂音长,因肺动脉

瓣关闭迟于主动脉瓣。

肺动脉瓣狭窄的杂音,在吸气时减弱,呼气时增强(因吸气时回心血量多,右心腔压力较高,肺动脉瓣开放振幅较小,故较轻),而主动脉瓣狭窄的杂音则不受呼吸影响。

二、肺动脉瓣区舒张期杂音与主动脉瓣关闭不全舒张期杂音的鉴别

器质性主动脉瓣关闭不全的舒张期反流性杂音常可传导至肺动脉瓣区,二者须加以鉴别。

主动脉瓣舒张期杂音较肺动脉瓣舒张期杂音响亮,前者在胸骨左缘第3肋间清楚,而后者在胸骨左缘第二肋间最清楚。

主动脉瓣舒张期杂音常向胸骨右缘第二肋间及心尖部传导,而肺动脉瓣舒张期杂音较为局限。

主动脉瓣舒张期杂音在呼气末增强,而肺动脉瓣舒张期杂音则在吸气末增强。

主动脉瓣关闭不全有左心室肥厚的体征,而主动脉瓣关闭不全则有右心室肥厚的征象。

主动脉瓣关闭不全有水冲脉等周围血管征,而肺动脉瓣关闭不全的肺动脉瓣区第二心音增强,在透视下见到肺动脉段膨隆且与肺门搏动。

三、心底部连续性杂音

心底部连续性杂音常见于动脉导管未闭、主肺动脉隔缺损、肺动静脉瘘、主动脉窦动脉瘤破入右心室(房)、先天性冠状动静脉瘘、完全性肺静脉畸形引流、三尖瓣闭锁、胸腔内动脉吻合术后、室间隔缺损合并主动脉瓣关闭不全、主动脉瓣关闭不全合并狭窄。另外,颈静脉、颈动脉生理性杂音由于可向周围传导,易被误诊为甲状腺功能亢进杂音、心脏杂音或动脉导管未闭杂音。

连续性杂音须与类似连续性杂音的来回性双期杂音相区别,如室间隔缺损合并主动脉瓣关闭不全,二尖瓣关闭不全合并主动脉瓣关闭不全,主动脉瓣关闭不全合并狭窄等。来回性双期杂音缺乏连续性,在收缩期杂音与舒张期杂音之间常间以第二心音,听诊时加以注意则可鉴别。

(一)颈静脉、颈动脉生理性杂音

颈静脉生理性杂音又称陀螺音或飞蛾音。其特点为:①多见于儿童,偶见于正常成人。②在右侧颈部较易听到,若双侧颈部同时存在,亦以右侧较重。③杂音呈连续性,而在舒张中期最响。④杂音调低或为中等,性质柔和、低浊。⑤杂音强度随着体位而发生显著改变,于坐位、立位、深吸气及头部转向对侧时杂音增强,而卧位时杂音减弱,用手指压迫颈静脉可使杂音消失。

生理性颈动脉杂音,可见于高心排出量状态,如贫血、焦虑时多见。这些杂音本身无临床意义,但应与心血管疾病所致的连续性杂音相区别。

(二)动脉导管未闭

动脉导管未闭时,因主动脉收缩压和舒张压均高于肺动脉,在全心动周期血液流经导管时,产生连续性杂音,杂音响亮,近收缩期末和舒张早期最响,因此时主动脉和肺动脉之间的压

力梯度最大,性质类似机器的杂音或隧道中火车的杂音,可伴有连续性震颤,在肺动脉瓣区或附近最响,连续性杂音在运动及呼气时加强,常有第二心音分裂,肺动脉瓣组成部分增强。分流量大的患者可因左心流量增多和扩大而在心尖区出现舒张中期杂音,以及明显的周围血管征。X线检查肺门血管影搏动明显,肺动脉段凸出,左心室增大,可见漏斗征;二维超声可显示未闭的动脉导管,彩色多普勒可直接显示异常血流;心导管检查提示肺动脉水平左至右分流存在,可予确诊。如导管通过肺动脉进入降主动脉则为诊断本病的直接依据。选择性主动脉造影适用于可疑合并有其他缺损时进行。

(三)主-肺动脉隔缺损

主-肺动脉隔缺损为主-肺动脉隔发育不全,主动脉和肺动脉未被完全分隔,缺损呈圆形或卵圆形,血流动力学改变与大的动脉导管未闭相同,但不应与动脉导管未闭相混淆。由于缺损在主动脉根部,杂音最响部位较动脉导管未闭为低,常在胸骨左缘第三四肋间。由于有肺动脉高压,收缩期杂音较连续性杂音更多见,杂音呈喷射性,通常有震颤。实际上,如有连续性杂音,应考虑动脉导管未闭,二者的鉴别根据彩色多普勒超声、心导管检查及逆行性主动脉造影,可直接显示分流部位和缺损大小。

(四)主动脉窦动脉瘤破入右心室(房)

主动脉窦动脉瘤破入右心室(房),多在胸骨左缘第三四肋间出现响亮的连续性杂音,伴连续性震颤。其起病急骤,突然出现类似心肌梗死的胸痛或胸部压迫窒息感,继而呼吸困难、咳嗽、发绀,随后出现右心衰竭征象,甚至休克。听诊除上述连续性杂音外,可有肺动脉瓣区第二心音亢进,水冲脉与周围动脉枪击音。X线检查示,肺充血,肺门搏动增强,左(右)心室增大。彩色多普勒超声、右心导管检查示右心室水平有左至右分流,右心室压力增高。逆行性主动脉造影发现在主动脉显影的同时,右心室也显影,而其他心腔则不显影,可确诊本病。

第六节 主动脉瓣区杂音

一、主动脉瓣区收缩期杂音

主动脉瓣区收缩期杂音一般为器质性,主要为主动脉口狭窄。器质性收缩期杂音大多伴有收缩期震颤。常见于风湿性主动脉瓣狭窄,肥厚梗阻性心肌病,特发性肥厚性主动脉瓣下狭窄,高血压性心脏病,主动脉瓣瓣膜钙化,主动脉瘤,主动脉瓣瓣上狭窄,先天性主动脉缩窄,梅毒性或其他原因导致的主动脉扩张、主动脉瓣相对狭窄等。

(一)风湿性主动脉瓣狭窄

风湿性心脏病瓣膜受累的相对发生率为,主动脉瓣受累(狭窄与关闭不全)占30%～50%,单纯主动脉瓣狭窄少见,大多数与主动脉关闭不全并存。风湿性主动脉瓣狭窄以男性多见,症状出现较晚,晚期以晕厥和心绞痛为突出症状,晕厥可能导致突然死亡。瓣膜狭窄的喷射性收缩期杂音以胸骨右缘第二肋间最响亮,伴有收缩期震颤,向上可放射至右颈部。主动脉瓣狭窄极端严重时,杂音则显得既短又柔和。如无严重狭窄,可听到收缩期喷射附加音,主动脉瓣区第二心音减弱或消失(提示瓣膜严重钙化),有时呈单一心音或呈逆分裂(由于第二心音主动脉瓣组成部分延迟,变成与肺动脉瓣组成部分重叠或在之后出现)。心电图显示左心室肥厚劳损。X线检查有助于诊断,超声心动图、心导管检查可以确诊。

(二)肥厚梗阻性心肌病

肥厚梗阻性心肌病特发性肥厚性主动脉瓣下狭窄,病理特征为心室肌不均匀的肥厚,主要累及左心室、室间隔,亦可累及右心室。左心室容量正常或缩小,而左室舒张压增高,流出道前后出现压力阶差。晕厥和胸痛(可是心绞痛发作)是最具特征性的症状,多在30岁之前出现。颈动脉异常搏动是最引人注意的第一个体征,其特点为颈动脉的上升快速而短促,与正常人不同。常有抬举性心尖搏动,心浊音界向两侧扩大,在胸骨左缘第三四肋间听诊可闻及3/6级收缩期喷射性杂音,可伴有震颤,吸入亚硝酸异戊酯后,收缩期杂音增强。典型心电图改变为左心室肥厚劳损与深而异常的Q波,具有提示诊断意义。超声心动图显示非对称性心肌肥厚伴或不伴有左室流出道梗阻,具有诊断价值。

二、主动脉瓣区舒张期杂音

主动脉瓣区舒张期杂音由主动脉瓣关闭不全引起,多数为器质性病变,立位较卧位易于听到,如杂音不明显,可嘱患者上半身向前倾,在深呼气末屏住呼吸时听诊较易听到。主动脉瓣双重病变是风湿性主动脉瓣关闭不全的典型病变。心尖部可有舒张期杂音(Austin Flint杂音)。明显的主动脉瓣关闭不全常有水冲脉、动脉枪击声、微血管搏动、脉压大及杜氏二重音等体征。常见病因为风湿性主动脉瓣关闭不全,梅毒性主动脉瓣关闭不全,主动脉瓣瓣膜钙化,扩张性心肌病,主动脉粥样硬化,高血压等致左心室扩大、主动脉瓣环扩大,马方(Marfan)综合征,细菌性心内膜炎,先天性二叶主动脉瓣,高位室间隔缺损,类风湿性心脏病,系统性红斑狼疮等。

(一)风湿性主动脉瓣关闭不全

风湿性主动脉瓣关闭不全在胸骨右缘第二肋间听到杂音,但较常见于胸骨左缘第三四肋间(主动脉瓣第二听诊区),并向第五肋间及心尖传导,呈高音调倾泻样的舒张早、中期或全期递减型杂音。风湿性主动脉瓣关闭不全患者年龄多在10~40岁,有风湿热病史,大多同时有二尖瓣狭窄或主动脉瓣狭窄并存。X线检查示左心室扩大,升主动脉扩张,屈曲延长呈"靴型心"或称"主动脉型心脏"。M型超声心动图示主动脉瓣开放及关闭速度加快,主动脉瓣舒张期三线间距>1mm,舒张期二尖瓣前叶有细震颤;二维超声示主动脉瓣关闭时不能合拢;多普勒超声可见主动脉瓣下方舒张期湍流。

(二)梅毒性主动脉瓣关闭不全

梅毒性主动脉瓣关闭不全的临床表现与风湿性主动脉瓣关闭不全大致相同,有时鉴别困难。本病多发生在中年以后,患者有性病史,华-康氏反应多为阳性,舒张期杂音向胸骨右缘传导明显,如伴有主动脉瓣区收缩期杂音,音调较低,且无二尖瓣狭窄的征象。X线示主动脉增宽,且左心室增大的程度较风湿性主动脉瓣关闭不全时明显。梅毒性主动脉瓣关闭不全并冠状动脉口狭窄者较多,心绞痛发作较常见。一旦发生心力衰竭者,病情往往迅速恶化。

(三)马方综合征

马方综合征是先天性普遍性结缔组织异常疾病,大多为遗传性。马方综合征具有以下特点:①骨骼畸形。包括四肢细长,蜘蛛足样指、漏斗胸、直背、上颌高耸、关节过度伸展等;②眼病征。尤其是晶状体异位;③心血管病征。可引起主动脉扩张,动脉瘤形成及主动脉关闭不全等改变。此综合征的心血管病变可根据家族史、发病年龄、骨骼畸形及眼病征等作出诊断。

第七节 肺动脉瓣区杂音

一、肺动脉瓣区收缩期杂音

肺动脉瓣区收缩期杂音常见于生理性肺动脉瓣收缩期杂音,风湿性肺动脉瓣狭窄,风湿性肺动脉瓣炎,细菌性心内膜炎,房间隔缺损,动脉导管未闭,肺静脉畸形引流,先天性肺动脉口狭窄(瓣膜狭窄、瓣上狭窄、漏斗部狭窄),主肺动脉与分支狭窄,Fallot四联症,Fallot三联症,特发性肺动脉扩张症,原发性肺动脉高压症,继发性肺动脉高压(Eisenmenger综合征),直背综合征,甲状腺功能亢进性心脏病,贫血性心脏病,脚气性心脏病,慢性肺源性心脏病,高原性心脏病等。

(一)生理性肺动脉瓣收缩期杂音

生理性肺动脉瓣收缩期杂音常见于儿童和青年,在胸骨左缘第二(或第三)肋间听到低调的柔和的吹风样收缩期杂音,响度2/6级,不伴有震颤。开始于收缩早期,并不覆盖第一心音,仰卧位吸气时较清楚,常伴有肺动脉瓣区第二心音增强或分裂。其发生机制是由于血液进入肺动脉时使肺动脉扩张,肺动脉中的血液发生湍流所致,心脏不增大,心电图及超声心动图正常,此杂音并无临床意义。

(二)房间隔缺损

房间隔缺损是最常见的先天性心脏病,女性比男性多2～4倍。以继发孔型缺损为多见,约占所有类型的房间隔缺损的90%。在胸骨左缘第二肋间听到音调较柔和(或)粗糙,响度在2/6～3/6级喷射性收缩期杂音,吸气时加强,杂音系由肺动脉血流量增加所致。一般无震颤,杂音呈不规则菱形,其起始部分常伴有收缩喷射音。第二心音分裂增宽,呼气时固定不变为本病的另一听诊特点。当合并肺动脉高压而相对肺动脉瓣关闭不全时,肺动脉瓣区可能有舒张期杂音。若分流量大,可在三尖瓣区和心尖区听到舒张期杂音。如肺动脉瓣区有震颤且很明显,常表示合并肺动脉瓣狭窄。少数可能合并二尖瓣狭窄,称为Lutembacher综合征。X线检查示肺动脉干及其主支扩大和肺门搏动,肺门搏动较任何左至右分流明显。右心房显著增大,右心室也增大。心电图示不完全性右束支传导阻滞,右心室增大。右心导管检查示右心房血氧增高,有时导管可通过缺损处进入左心房,或通过肺静脉进入肺野。二维超声示房间隔缺损部回声失落,多普勒显像可见经过房间隔缺损的异常血流。

(三)先天性肺动脉瓣狭窄

单纯性先天性肺动脉瓣狭窄多数发生在瓣膜部(占90%),亦可为漏斗部(占8%)或瓣膜上部(占2%);瓣膜部和漏斗部联合狭窄很少见。先天性肺动脉瓣狭窄在胸骨左缘第二肋间可听到高调的喷射性收缩期杂音,在第二心音之前终止。狭窄越严重,杂音强尖峰越后,杂音可能延长。心音图示越过第二心音的主动脉瓣成分,但尚未达到肺动脉瓣成分。杂音向左颈区传导,偶尔在第3肋间最响,提示瓣膜部狭窄。杂音在胸骨左缘第四或第三肋间者多为漏斗部狭窄。第二心音的肺动脉瓣成分柔和、减弱或听不到。心电图示电轴右偏,右心室肥厚和有时不完全性右束支传导阻滞。当狭窄严重时,心输出量低、肺血量减少明显,右心室和右心房增大。心导管检查示右心室压力升高,肺动脉收缩压相对较低,因此收缩压梯度必然增加。利用显著的右心室-肺动脉压差,可判断狭窄的程度,并借助压力曲线可以清晰地显示肺动脉瓣狭窄的部位。选择性右心室造影,对显示狭窄的部位、瓣膜的活动度、漏斗室的存在、狭窄主动脉扩张,以及右心室大小,均有较重要价值。

(四)先天性特发性肺动脉扩张

本病系指肺动脉及其左、右第一分支的单纯性扩张。在肺动脉瓣区可听到局限的2/6~3/6级收缩期杂音(由于肺动脉扩张所致),肺动脉瓣区第二心音增强。X线检查与肺动脉造影均显示肺动脉扩张。

(五)直背综合征

直背综合征系由于先天性胸椎变直、正常生理性后弯消失,使心脏被挤于狭小的胸腔内,胸骨直接压迫右室流出道,血流在心底部的大血管内形成湍流所致。在心底部可听到响亮的收缩期喷射性杂音,通常以肺动脉瓣区最响,伴第二心音亢进与分裂,常被误诊为肺动脉瓣狭窄、房间隔缺损、原发性肺动脉扩张症等。直背综合征的诊断在于认识其特点,如有可疑病例,嘱患者坐直,做X线胸部正侧位摄片,除发现胸椎变直外,其余均正常,且心脏与大血管亦无异常,据此可作出诊断。

二、肺动脉瓣区舒张期杂音

肺动脉瓣区舒张期杂音由肺动脉瓣关闭不全引起。但器质性肺动脉瓣关闭不全少见,如风湿性肺动脉炎、风湿性肺动脉瓣关闭不全、感染性心内膜炎、肺动脉狭窄手术后等。相对肺动脉瓣关闭不全引起肺动脉瓣区舒张期杂音则较常见,大多发生在肺动脉高压所致高度肺动脉扩张的基础上,常见的病因有二尖瓣狭窄、肺源性心脏病、原发性肺动脉高压症、房间隔缺损及艾森门格综合征等。继发于二尖瓣狭窄所致的肺动脉扩张的肺动脉瓣区舒张期杂音,称为Graham-Steell杂音,其杂音比较柔和、音调高,递减型舒张早期或早中期杂音,局限于胸骨左缘第二三肋间,在吸气末增强,呼气末减弱。肺动脉瓣区第二心音增强。X线示右心室增大与肺动脉段膨隆,心电图示右心室肥厚。

第八节 胸骨左缘第三四肋间收缩期杂音

临床上有一些收缩期杂音的最响部位,在心前区胸骨左缘第三四肋间。这些杂音的产生机制、性质较为复杂,有反流性、喷射性或混合性。胸骨左缘第三四肋间收缩期杂音常见于室间隔缺损(膜部、肌部),肺动脉瓣狭窄或右心室漏斗部狭窄,低位房间隔缺损(继发孔),房室通道缺损,动脉导管未闭,永存动脉干,艾森门格综合征,肥厚梗阻性心肌病等。

一、室间隔缺损

室间隔缺损中,膜性隔发育不良所致的膜性室间隔缺损位置较高,比较常见;肌性隔发育不良所致低位的室间隔缺损较少见,其中部分病例缺损及分流量较小,肺动脉血流和压力及肺血管阻力正常或接近正常,一般无症状,称为 Roger 病。小的甚至中等的室间隔缺损常无症状。分流量很大时,常见的症状为呼吸困难,反复发作的支气管炎和发育停滞,婴幼儿可发生左心衰竭,多于 1 岁内死亡。体检时,胸骨左缘第三四肋间可闻及响亮、粗糙的全收缩期一贯型反流性杂音,常覆盖第一心音和第二心音,且伴有震颤;缺损大时,由于左至右分流量大,可因左室流量增多而在心尖区听到第三心音或舒张中期隆隆样杂音,该杂音的出现表示肺血流量超过体血流量的 2 倍。如分流方向相反,此杂音即消失。但须注意先天性二尖瓣畸形与室间隔缺损并存,也可以引起相同的舒张中期杂音。如有肺动脉高压,可出现第二心音增强并分裂。小的缺损在 X 线、心电图和二维超声心动图的改变可以不明显,中等以上缺损则有明显的相应改变。彩色多普勒及心导管检查与选择性心血管造影有重要诊断价值。

二、肺动脉瓣狭窄和右心室漏斗部狭窄

肺动脉瓣狭窄和右心室漏斗部狭窄的杂音与 Roger 病的杂音相似,在临床上鉴别困难。室间隔缺损的杂音在胸骨后近中线或稍偏左最响;而肺动脉瓣狭窄的杂音在肺动脉瓣区或稍下较响。右心室漏斗部狭窄的杂音在胸骨左缘第三四肋间最响,但室间隔缺损的杂音常为全收缩期,并覆盖第二心音。肺动脉瓣狭窄的杂音出现在收缩中期,肺动脉瓣区第二心音不被杂音所覆盖。肺动脉瓣严重狭窄者,则肺动脉瓣第二心音减弱或消失,轻度肺动脉瓣狭窄可出现喷射附加音。在肺动脉瓣通过血流量增加时,可产生肺动脉瓣区的喷射性杂音。X 线平片有助于二者鉴别。肺动脉狭窄合并右心室增大时,X 线胸片上肺纹理稀少,肺野异常清晰;室间隔缺损合并右心室增大时,肺门阴影增大。

三、肥厚梗阻性心肌病

肥厚梗阻性心肌病为常染色体显性遗传病,以心室肌不均匀肥厚为病理特征。心肌肥厚主要累及左心室、室间隔,亦可累及右心室,偶见同心性心肌肥厚。晕厥和胸痛(可呈心绞痛发作)是本病最有特征性的症状,且多在 30 多岁之前出现。颈动脉异常搏动是引人注意的体征,抬举性心尖搏动,心浊音界向左、右两侧扩大,部分病例仅向左侧扩大,胸骨左缘第三四肋间可听到 2/6～3/6 级收缩期喷射性杂音,或伴有震颤,常可听到第四心音。心电图示左心室肥厚劳损和深的异常 Q 波,有诊断意义;吸入亚硝酸异戊酯后收缩期杂音增强,心率加快;下蹲体位或注射普萘洛尔(心得安)后则振幅减低。超声心动图可显示非对称性心肌肥厚或伴有左心

室流出道梗阻。

四、房间隔缺损

大的房间隔缺损分流量大,其杂音类似室间隔缺损;原发孔缺损又称部分房室共道,也可在胸骨左缘出现粗糙的收缩期杂音,且伴有震颤,临床上难与室间隔缺损区别。房间隔缺损时,胸骨左缘杂音部位较低,心尖区有收缩期杂音(由于三尖瓣关闭不全或二尖瓣关闭不全),有时有二尖瓣舒张期杂音,可能伴有震颤。X线检查见心脏形状与低位房间隔缺损(继发孔缺损)相似,但由于二尖瓣关闭不全,左心室和左心房也有增大。心电图示电轴左偏,而继发孔缺损呈电轴右偏,合并不完全性右束支传导阻滞,是该型缺损的一个重要特点。心导管检查时,导管可以从右心房通至左心室,形成一个圆滑的向下的弯曲。左心房和心室水平均常有左至右分流,左心室流入道狭窄所致的特征性"鹅颈样"畸形,部分由于二尖瓣的附着不正常所致。彩色多普勒超声心动图及心导管检查与选择性心血管造影有重要诊断价值。

第九节 额外心音

额外心音其实并不属于心脏杂音的范畴,但因其往往与各种心脏杂音同时存在,且易与心脏杂音相混淆,因此对常见的额外心音也应进行简要叙述。

一、喀喇音

喀喇音(click)是一种调高而清脆的收缩期额外心音。临床上常见的喀喇音有收缩早期喷射性喀喇音(ejection click,EC)和收缩中晚期喀喇音(systolic click,SC)。

(一)收缩早期喷射性喀喇音

收缩早期喷射性喀喇音可见于动脉瓣狭窄时狭窄瓣膜开放的突然停止所产生的震动;大动脉(主动脉或肺总动脉)扩张,心室压力增高或(和)动脉压降低,使心室与动脉间产生压力阶差,较快血流突然引发加速度,使大动脉根部的管壁产生振动,从而产生喷射性喀喇音。收缩早期喷射性喀喇音按其产生的部位又可分为肺动脉性与主动脉性喀喇音。

1. 肺动脉喷射性喀喇音 肺动脉喷射性喀喇音可见于原发性或继发性肺动脉高压、肺动脉瓣狭窄、原发性或继发性肺动脉扩张、甲状腺功能亢进、不完全性大血管转位等疾病,以及各种原因所致的肺动脉高压,如风湿性心脏病,房、室间隔缺损,动脉导管未闭等。

肺动脉瓣狭窄产生的喷射性喀喇音,常伴有第二心音减弱,而且肺动脉喷射性喀喇音的存在常提示狭窄的肺动脉瓣瓣叶活动度良好而无钙化。肺动脉瓣狭窄越重及右心室与肺总动脉内的压力阶差愈大,则第一心音与喷射性喀喇音出现的时间就愈短。因此,重度肺动脉瓣狭窄时,常不易听到肺动脉喷射性喀喇音。

肺动脉高压性喷射性喀喇音常伴有肺动脉第二心音亢进,吸气时因右心室舒张期容量增加,肺动脉瓣提前向肺动脉侧膨出,瓣膜的活动度相对变小,因而呈现减弱;呼气时因右心室血容量减少,肺动脉瓣松弛,右心室收缩时瓣膜移位大,因而有所增强。肺动脉喷射性喀喇音的传导范围较小,坐位、站位比卧位听得较清楚。

2. 主动脉喷射性喀喇音 主动脉喷射性喀喇音主要见于先天性、后天性主动脉瓣狭窄,主动脉缩窄,升主动脉扩张性病变,如梅毒性升主动脉扩张、马方(Marfan)综合征、永存动脉干、动脉导管未闭、重度法洛四联症,风湿性心脏病所致重度主动脉瓣关闭不全等。

动脉瓣狭窄时,喀喇音的存在常提示狭窄的动脉瓣瓣叶活动度良好而无钙化或交界处有粘连。如瓣膜已钙化,喷射音即不复存在且伴有主动脉第二心音减弱。原发性肥厚性主动脉瓣下狭窄时,很少产生喷射性喀喇音,如左室流出道在收缩早期突然变窄且程度较重,也可有低调的喷射性喀喇音。

风湿性心脏病所致的重度主动脉瓣关闭不全常有喷射性喀喇音,但比其他主动脉喷射性喀喇音为迟。它的出现提示左心室受累较重,心肌收缩力明显减弱。在主动脉瓣行换瓣术后(球瓣或蝶瓣),瓣膜开放也可产生一种短促、高调的心音,称之为开放性喀喇音(或喷射音)。如其音调变为低频,则强烈提示人工瓣变形或瓣膜上有血块。如果此音消失,则应立即对瓣膜进行检查,此种情况常为瓣膜需要再次更换的指征之一。

主动脉喷射性喀喇音在主动脉瓣区或心尖区均可听到,它的传导范围较肺动脉喷射性喀喇音广泛。一般情况下受呼吸影响较小,但有时由于吸气使左心室搏出量降低或肺充气过度,掩盖其声源而使喷射音减弱。至于音调、强度和时限,均与肺动脉喷射性喀喇音相似。

喷射性喀喇音的出现反映了大动脉的扩张与压力、动脉瓣狭窄与瓣膜的活动度、狭窄瓣膜上下压力阶差的大小,以及心肌收缩力强弱等一系列心脏大血管解剖与功能性改变的情况。它不仅为临床提供了重要诊断依据,且对治疗和预后的判断也提供了可靠指征。

(二)收缩中晚期喀喇音

收缩中、晚期喀喇音(systolic click,SC)起源于二尖瓣,是二尖瓣脱垂的重要体征。其产生与二尖瓣瓣叶、腱索、乳头肌的异常均有关系。由于这些病变的存在,当心室开始收缩时,二尖瓣(尤其是后瓣)向心房侧突然膨起或脱垂,常伴有二尖瓣关闭不全,称为收缩中期喀喇音-收缩晚期杂音综合征。另外,由于腱索过长,在收缩期的开始腱索松弛,至收缩中期(或晚期)突然拉紧,使脱垂的房室瓣突然产生张力,出现收缩期喀喇音。因而有人称为腱索性拍击音。在一些冠心病患者,由于乳头肌血液供应不良,使之在收缩早期收缩不佳,或由于该组乳头肌所附着的心室壁收缩不良,心室收缩时也可产生收缩中晚期喀喇音。

收缩中、晚期喀喇音在心尖与胸骨左缘第四肋间的连线上听诊最清晰,相当于二尖瓣开瓣音的听诊区。其性质多为高调、清脆、尖锐,有时为轻微的撞击音,但其响度很少达到第一心音的程度。往往发生在收缩中、晚期,少数可发生在早期,常伴有收缩期杂音,或收缩期杂音单独出现,有时杂音很响,在全心前区均可听到。喀喇音常出现在杂音之前,少数在杂音之中,其杂音多为Ⅲ级或更响。同一病人在不同时间,收缩期喀喇音的出现时间、出现与否和振幅均可发生变化。

深吸气、站位、瓦氏动作或吸入亚硝酸异戊酯等减少左心室容量的方法,可使腱索松弛,使瓣叶产生较早的脱垂,喀喇音与杂音的起点则移近第一心音。同时,由于左心室容量减少,可使杂音变为全收缩期性。反之,下蹲、心动过缓等增加左心室容量的方法,可减少腱索的松弛度,使收缩期喀喇音延迟,杂音缩短或消失。

二、开瓣音

开瓣音(又称开放性拍击音,opening snap,OS)是发生在舒张早期,具有拍击性质的高调额外心音，临床最多见于二尖瓣狭窄，也可出现在某些三尖瓣狭窄患者。它系由病变的瓣膜发生了纤维化但仍保持有较好的弹性，在心室舒张早期二尖瓣开放时，心房血流冲击瓣叶突然加速，但因瓣孔狭窄限制血流并使之突然减速，造成了瓣叶张力增加并产生振动，从而出现开瓣音。开瓣音的出现，表明瓣膜虽有纤维化，但仍有较好弹性，活动度基本正常或良好，临床上常以此作为可进行瓣膜分离或球囊扩张的指征。如果瓣膜明显肥厚、变形或钙化，就不能再听到开瓣音。此外，狭窄瓣膜上下，即房室之间明显的压力阶差，与开瓣音的出现时间相关，压力差越大则开瓣音出现越早，离第二心音越近。

开瓣音是一种高调具有拍击性质的，出现在舒张早期的一种额外心音。二尖瓣开瓣音最易听取的部位是心尖与胸骨左缘第四肋间的连线上，它的出现强烈提示二尖瓣狭窄的存在。如与第一心音亢进同时存在，即使无舒张期杂音，临床也可做出"二尖瓣哑性狭窄"的诊断。三尖瓣开瓣音在三尖瓣听诊区最易听到。

开瓣音的出现，不仅表明有二尖瓣狭窄，也反映左心房、左心室之间压力阶差的增大。临床与病理检查发现，轻度二尖瓣狭窄、瓣膜钙化、单纯二尖瓣关闭不全、瓣膜与腱索粘连时，开瓣音可不出现；若并发重度肺动脉高压，1/4 病例的开瓣音可消失；当二尖瓣狭窄合并关闭不全时，开瓣音与第三心音可同时出现，这表明二尖瓣前内侧瓣活动度良好，后外侧瓣有关闭不全。如果病人有晕厥史，发作时可听到开瓣音与舒张期杂音，发作后又消失，则提示有心房黏液瘤的存在。

三、心包叩击音

心包叩击音(knocking sound，KS)，是一种舒张早期额外心音，又称为缩窄性心包炎第三心音或心包喀喇音。患有缩窄性心包炎时，在心室快速充盈的早期，大量血液从心房流入心室，心室的舒张受到增厚或钙化心包的突然限制，使血流由加速突然减速而发生振动，即产生叩击音。所以，心包的纤维化、增厚、钙化是产生心包叩击音的病理学基础。

心包叩击音在胸骨左下缘近心尖处听诊最清楚，它传导较广泛，有时在整个心前区均可听到。其音调和强度介于第三心音和开瓣音之间，与第二心音强度近似，但带有拍击性，吸气可使其增强。心包叩击音可见于 90% 的缩窄性心包炎患者。第二心音离叩击音愈近，则提示心包缩窄的程度越重。

四、肿瘤扑落音

心房黏液瘤病人在舒张早期常出现一个低频声音，称为肿瘤扑落音，有时也称之为开瓣音。但肿瘤扑落音音调较低，可能是肿瘤在舒张早期经房室瓣脱垂或瘤蒂向前活动突然受阻所发生的。值得注意的是，心房黏液瘤扑落音的发生率左、右侧有明显的差异。右心房黏液瘤扑落音发生率低，左心房黏液瘤发生扑落音相对较多。左心房黏液瘤临床表现类似二尖瓣狭窄，肿瘤扑落音常被误为二尖瓣狭窄的开瓣音，单纯依靠听诊有时鉴别比较困难，须进一步检查，如采用超声心动图检查等。

(解放军总医院　司全金)

第五章 心脏增大的鉴别诊断

心脏增大的原因包括心脏本身的病理改变和继发于血流动力学方面的异常。例如,心肌自身的病变:心肌炎、心肌病、心肌缺血、心肌纤维化等。心脏负荷过度:①压力负荷。又称后负荷过度,常见病因有高血压、主动脉瓣狭窄、肺动脉高压、肺动脉瓣狭窄;②容量负荷。又称前负荷过度,常见于主动脉瓣或二尖瓣关闭不全、肺动脉瓣或三尖瓣关闭不全、房间隔或室间隔缺损伴左向右分流。心脏增大的解剖学改变,包括心腔的扩张和心肌的肥厚,前者由于充盈时血流量过多,后者则为心肌负荷加重时的代偿改变,二者可单独存在,也可同时存在,有时以其中一种改变为主,故以"增大"一词来代表。

第一节 心室增大

一、左心室增大

左心室呈椭圆形,位于右心室的左后方,左心房的左前下方。其长轴与身体纵轴约成45°。左心室的左下部分形成心尖,位于横膈之上。左心室有两个口,左房室口(即二尖瓣口)及主动脉口。左心室分为流入道和流出道两个部分。流入道是从二尖瓣至心尖部。流出道是从心尖部至主动脉口,位于心室前壁与室间隔前部之间,构成左心缘的大部分,其方向从心尖向上、向右至主动脉瓣口。流入道与流出道在心尖部重合。发生于心肌、心内膜、心瓣膜、心包及冠状动脉的病变,均可以引起左心室增大,而左心室心力衰竭是左心室增大过程中的最终结果。

(一)诊断

左心室心力衰竭的主要症状是急性或慢性肺淤血的表现。

1. 临床表现

(1)疲倦、乏力、体力下降:每个左心衰竭的病人几乎都有疲倦、乏力、体力下降。主要是由于肺淤血所致的呼吸困难,以及由于心排血量下降,所引起的心脏对动脉群供血不足所致。

(2)劳力性呼吸困难:呼吸困难开始多在体力活动较剧烈时出现,随着左心衰竭的加重,引起呼吸困难,劳力强度进行性下降,以致轻体力活动即能招致呼吸困难,最终即便是在安静休息状态下仍有呼吸困难。

(3)端坐呼吸:表现为患者在卧位时出现的呼吸困难,用枕头抬高头部或坐起后呼吸困难可以缓解。轻者只需1~2个枕头,患者常取半卧位以避免呼吸困难发生。严重者必须采取坐位,双腿下垂,双手撑在床缘上。常看到患者整夜伏在桌上入睡。

(4)夜间阵发性呼吸困难:是左心衰竭的典型表现。患者夜间入睡时,突感气憋和气急而惊醒,须立即坐起,呼吸困难可逐渐缓解。多数患者有呼吸困难发作伴有咳嗽和哮鸣音,查体可听到干、湿性啰音和奔马律。咳嗽并咳出粉红色泡沫样痰。

(5)咳嗽、咯血:左心衰竭早期出现的咳嗽,一般在夜间发作,通常以干咳为主。坐起后好转。二尖瓣狭窄者可出现咯血,由支气管静脉或肺部静脉出血所致。

(6)脑部症状:老年病人尤其伴有脑动脉硬化者,可以出现意识模糊、记忆力减退、头痛、失眠等症状,偶尔出现幻觉等精神症状,均由脑供血不足所致。

(7)泌尿系统症状:因肾淤血,肾血流量减少,早期可出现夜尿增多,左心衰竭晚期可出现少尿。

2. 体征

(1)心脏方面:查体发现心脏左界扩大,听诊可听到舒张早期奔马律,心尖部可听到收缩期杂音,肺动脉瓣区第二音亢进,交替脉等。舒张早期奔马律为左心衰竭有意义的体征。

(2)肺部方面:肺底湿啰音是左心衰竭的主要体征。除湿啰音外还可听到干啰音和哮鸣音。左心衰竭时可伴有胸腔积液,一般多为双侧。也可单独出现在左侧或右侧。

(二)辅助检查

1. 实验室检查 轻度心衰患者血电解质检测可正常,严重心衰病人由于长期应用利尿药及钠盐摄入的限制,会出现低钠血症。血钾水平可正常。但重度心力衰竭病人由于肾小球滤过率下降,以及保钾利尿药和转换酶抑制药的使用会使血钾升高。

2. 心电图 心电图对左心肥厚可以作出正确诊断。表现为,心电轴左偏,左心室壁激动时间延长,心室激动时间(VAT)在 V_5、V_6 $>0.05s$,不同程度的 ST-T 改变,胸前导联 QRS 电压增高,$RV_5+SV_1>4.0mV$(男),$RV_5+SV_1>3.5mV$(女),往往提示有左心肥厚。

3. X 线检查

(1)后前位:左心缘延长,心尖向左向下移位至膈下的胃泡内,左心室增大时,心脏向右前方旋转,右心室被推向右移,仅左心缘膨隆,同时肺动脉段凹陷更明显。

(2)右前斜位:心影后缘向后凸出,心后间隔变窄,心尖向前、向下移位并变宽,心前缘显著突出。

(3)左前斜位:吞钡后食管压迹显示左心房位置升高。患者体位斜度大于 60°时后缘不能与脊柱分开而相互重叠,表示左心室增大。

(4)侧位:心脏后缘向后突出,超过下腔静脉后缘 15mm,可认为左心室增大。

4. 超声心动图

(1)M 型超声心动图,腱索水平测量,左室舒张末期,前后径大于 50mm。

(2)左室长轴及四腔图,室间隔明显右移,室间隔呈半月形向右室侧突出。

(3)心室短轴切面,三个结合点明显右移。

(三)鉴别诊断

1. 二尖瓣关闭不全 二尖瓣包括瓣叶、瓣环、腱索和乳头肌,其中任何一个发生结构异常或功能失调,均可导致二尖瓣关闭不全(mitral insufficiency)。临床诊断主要根据心尖区典型的收缩期吹风样杂音,并有左心房和左心室扩大,超声心动图检查可明确诊断。

(1)临床表现:轻度二尖瓣关闭不全者,可无明显症状或仅有轻度不适感。从初患风湿性心脏炎到出现明显二尖瓣关闭不全的症状,可长达 20 年,一旦发生心力衰竭,则进展迅速。严重二尖瓣关闭不全的症状有劳力性呼吸困难、疲乏、端坐呼吸,活动耐力显著下降等。咯血和栓死较少见。晚期右心衰竭时可出现肝脏淤血肿大有触痛,踝部水肿,胸水或腹水。急性者可很快发生急性左心衰竭或肺水肿。

(2)体征

①心脏听诊。心尖区可闻及收缩期吹风样杂音,响度在3/6级以上,多向左腋下传导,吸气时减弱,反流量小时音调高,瓣膜增厚者杂音粗糙。

前叶损害为主。杂音向左腋下或左肩胛下传导。

后叶损害为主。杂音向心底部传导,可伴有收缩期震颤。心尖区第一心音减弱,或被杂音掩盖。由于左心室射血期缩短,主动脉瓣关闭提前,导致第二心音分裂。

严重二尖瓣关闭不全可出现低调的第三心音。闻及二尖瓣开瓣音提示合并二尖瓣狭窄,但不能除外二尖瓣关闭不全。严重的二尖瓣关闭不全患者,由于舒张期大量血液通过,导致相对性二尖瓣狭窄,故心尖区可闻及低调、短促的舒张中期杂音。

肺动脉高压时,肺动脉瓣区第二心音亢进。

②其他体征。动脉血压正常而脉搏较细弱。心界向左下扩大,心尖区触及局限性收缩期抬举样搏动,说明左心室肥厚和扩大。肺动脉高压和右心衰竭时,可有颈静脉怒张,肝脏肿大,下肢水肿。

(3)X线检查:轻度二尖瓣关闭不全者,可无明显异常发现。严重者,左心房和左心室明显增大,明显增大的左心房可推挤和压迫食管。肺动脉高压或右心衰竭时,右心室增大,可见肺静脉淤血,肺间质水肿和 Kerley B 线。常有二尖瓣瓣叶和瓣环的钙化。左心室造影可对二尖瓣反流进行定量。

(4)心电图:轻度二尖瓣关闭不全者,心电图可正常。严重者,可有左心室肥大和劳损;肺动脉高压时,可出现左、右心室肥大的表现。慢性二尖瓣关闭不全伴左心房增大者,多有心房颤动。窦性心律者,P 波增宽且呈双峰形,提示左心房增大。

(5)超声心动图:是检测和定量二尖瓣反流的最准确的无创性诊断方法。

①M 型超声。可见舒张期二尖瓣前叶 EF 斜率增大,瓣叶活动幅度增大;左心房扩大,收缩期过度扩张;左心房扩大及室间隔活动过度。

②二维超声。心动图上可见二尖瓣前后叶反射增强、变厚,瓣口在收缩期关闭对合不佳;腱索断裂时,二尖瓣可呈连枷样改变,在左心室长轴面上可见瓣叶在收缩期呈鹅颈样钩向左心房,舒张期呈挥鞭样漂向左心室。

③多普勒超声。显示左心房收缩期反流。

(6)放射性核素检查:放射性核素血池显像示左心房和左心室扩大,左心室舒张末期容积增加。肺动脉高压时,可见肺动脉主干和右心室扩大。

(7)右心导管检查:右心室、肺动脉及肺毛细血管压力增高,肺循环阻力增大。左心导管检查左心房压力增高,压力曲线 V 波显著,而心排血量减低。

2. 二尖瓣脱垂综合征 二尖瓣脱垂综合征又名 Barlow 综合征、二尖瓣喀喇音-杂音综合征,系指二尖瓣在左心室收缩时向左心房脱垂,伴有或不伴有二尖瓣关闭不全,临床上可出现一系列的症状和体征。临床诊断主要根据典型的心尖区收缩中、晚期喀喇音和收缩晚期吹风样杂音,药物和动作对杂音的影响,以及心电图辅助诊断,超声心动图检查可明确诊断。

(1)临床表现:多数病人无明显症状,症状出现有间歇性、反复性和一过性的特点。

①胸痛。发生率 60%~70%,位于心前区,可呈钝痛、锐痛或刀割样痛,通常程度较轻,持续时间数分钟至数小时,与劳累或精神因素无关,含服硝酸甘油不能使之缓解。

②心悸。出现在50%的患者,原因不明。可能与心律失常,如频发室性早搏、阵发性室上性心动过速或室性心动过速有关,但动态心电图监测和房室束电图检查发现部分患者心悸与心律失常的相关性不高。

③呼吸困难和疲乏感。40%的患者主诉气短、乏力,常为初发症状。部分患者无心力衰竭的情况下,运动耐力降低。严重二尖瓣反流者可出现左心功能不全的表现。

④其他。可有头晕、昏厥、血管性偏头痛、一过性脑缺血,以及焦虑不安,紧张易激动,恐惧和过度换气等神经精神症状。

(2)体征

①心脏听诊。心尖区或其内侧可闻及收缩中、晚期非喷射样咯喇音,此音在第一心音后0.14s以上出现,为腱索被突然拉紧或瓣叶的脱垂突然中止所致。紧接咯喇音可听到收缩晚期吹风样杂音,常为递增型,少数可为全收缩期杂音,并掩盖咯喇音。有时在心尖区可听到高调响亮乐音性收缩晚期杂音,类似百日咳或雁鸣样。收缩期杂音出现越早,出现时间越长,表明二尖瓣反流越严重。凡能降低左室排血阻力,减少静脉回流,增强心肌收缩力而使左心室舒张期末容量减少的生理或药物措施,如立位、屏气、心动过速、吸入亚硝酸异戊酯等,均可使收缩期咯喇音和杂音提前;反之,凡能增加左室排血阻力,增加静脉回流,减弱心肌收缩力而使左心室舒张期末容量增加的生理或药物因素,如下蹲、心动过缓、β受体阻滞药、升压药等,均可使收缩期咯喇音和杂音延迟。

②其他体征。心脏搏动呈双重性,在收缩中期与咯喇音出现的同时,心脏突然退缩使心脏向外的搏动突然中止。患者体形多属无力型,可伴直背、脊柱侧凸或前凸、漏斗胸等。

(3)X线检查:多数患者心影无明显异常。严重二尖瓣关闭不全者,左心房和左心室明显增大,胸部骨骼异常最为常见。左心室造影显示二尖瓣脱垂和反流,右前斜位片见收缩期二尖瓣后瓣呈唇样突入左心房;左心室收缩不对称,心室后基底或中部强烈收缩,呈向内凹陷的"芭蕾足"样改变。

(4)心电图:多数患者心电图可正常。部分患者表现为Ⅱ,Ⅲ,aVF导联T波双相或倒置,以及非特异性ST段的改变,此改变在吸入亚硝酸异戊酯或运动后更明显。ST-T波改变可能与乳头肌缺血,或瓣膜脱垂后左室张力增加,以及交感神经功能亢进有关。可见QT间期延长。常见各种心律失常,包括房性早搏、室性早搏、室上性或室性心动过速、窦房结功能低下及各种不同程度的房室传导阻滞。亦可见预激综合征。

(5)超声心动图

①M型超声。可见收缩晚期二尖瓣瓣叶关闭线(CD段)弓形后移超过2mm和全收缩期后移超过3mm。同时,收缩期一段瓣叶或前后瓣叶均呈吊床样改变。

②二维超声心动图。收缩期二尖瓣前叶或后叶向左心房突出,并超过瓣环水平。此外,可见二尖瓣呈明显气球样改变,瓣叶变厚、冗长,瓣环扩大,左心房和左心室扩大,腱索变细延长或断裂。

③超声多普勒检查。若伴有二尖瓣关闭不全,于左心房侧可测出收缩期湍流频谱,二维彩色多普勒超声标测可见二尖瓣反流,并能测定反流量大小。

3. 主动脉瓣狭窄 正常主动脉瓣口面积超过$3.0cm^2$。瓣口面积减小为$1.5cm^2$为轻度狭窄;$1.0cm^2$为中度狭窄;$<1.0cm^2$时为重度狭窄。有典型主动脉瓣狭窄的收缩期杂音,较易诊断。确诊有赖超声心动图。

(1)临床表现:成人主动脉瓣狭窄的自然病史中有较长的潜伏期,在此期间,心肌压力负荷逐渐增加,而病人可无症状。其主要症状为心绞痛、晕厥或心力衰竭,一般最常见于60岁以后。一旦这些症状出现,则预后较差。

(2)体征:脉搏波形上升慢、振幅低而持久。收缩压和脉压可能降低。心尖搏动相对局限、持续而有力;第一心音正常,第二心音常为单一性,严重狭窄者呈逆分裂。在第一心音稍后或紧随喷射音开始,终止于第二心音之前,为吹风样、粗糙、递增-递减型;在胸骨右缘第二三肋间隙最响,传向颈动脉、胸骨左下缘和心尖区,常伴震颤。

(3)X线检查:左心缘圆隆,心影不大。常见主动脉狭窄后扩张和主动脉钙化。在成年人主动脉瓣无钙化时,一般无严重主动脉瓣狭窄。心力衰竭时左心室明显扩大,还可见左心房增大,肺动脉主干突出,肺静脉增宽及肺淤血的征象。

(4)心电图:轻度主动脉瓣狭窄者心电图可正常。严重者心电图显示左心室肥厚与劳损。ST段压低和T波倒置的加重提示心室肥厚在进展。左心房增大的表现多见。主动脉瓣钙化严重时,可见左前分支阻滞和其他各种程度的房室或束支传导阻滞。

(5)超声心动图

①M型超声。可见主动脉瓣变厚,活动幅度减小,开放幅度小于18mm,瓣叶反射光点增强,提示瓣膜钙化。主动脉根部扩张,左心室后壁和室间隔对称性肥厚。

②二维超声。可见主动脉瓣收缩期呈向心性弯形运动,可明确先天性瓣膜畸形。

③多普勒超声。显示缓慢而渐减的血流通过主动脉瓣,并可计算最大跨瓣压力阶差。

(6)左心导管检查:可直接测定左心房、左心室和主动脉的压力。左心室收缩压增高,主动脉收缩压降低,随着主动脉瓣狭窄病情加重,此压力阶差增大。左心房收缩时压力曲线呈高大的α波。

下列情况应考虑施行心导管检查:年轻的先天性主动脉瓣狭窄,虽无症状但需了解左心室流出道梗阻程度者;疑有左心室流出道梗阻而非瓣膜原因者;欲区别主动脉瓣狭窄是否合并冠状动脉病变者,应同时行冠状动脉造影;多瓣膜病变手术治疗前。

4. 主动脉瓣关闭不全 根据典型杂音及周围血管体征,X线与心电图检查即可做出诊断。

(1)临床表现:通常情况下,主动脉瓣关闭不全在较长时间内无症状,主动脉瓣关闭不全到出现明显的症状可长达10~15年,一旦发生心力衰竭,则进展迅速。急性主动脉瓣关闭不全时,由于突然的左心室容量负荷加大,室壁张力增加,左心室扩张,可很快发生急性左心衰竭或出现肺水肿。

①心悸。心脏搏动的不适感可能是最早的主诉,由于左心室明显增大,心尖搏动增强所致,尤以左侧卧位或俯卧位时明显。情绪激动或体力活动引起心动过速,或室性早搏可使心悸感更为明显。由于脉压显著增大,常感身体各部有强烈的动脉搏动感,尤以头颈部为甚。

②呼吸困难。劳力性呼吸困难最早出现,表示心脏储备能力已经降低,随着病情的进展,可出现端坐呼吸和夜间阵发性呼吸困难。

③胸痛。心绞痛比主动脉瓣狭窄少见。胸痛的发生可能是由于左室射血时引起升主动脉过分牵张或心脏明显增大所致,亦有心肌缺血的因素。心绞痛可在活动或静息时发生,持续时间较长,对硝酸甘油反应不佳;夜间心绞痛的发作,可能是由于休息时心率减慢致舒张压进一步下降,使冠状动脉血流减少之故;亦有诉腹痛者,推测可能与内脏缺血有关。

④晕厥。当快速改变体位时，可出现头晕或眩晕，晕厥较少见。

⑤其他症状。疲乏，活动时耐力显著下降。过度出汗，尤其是在出现夜间阵发性呼吸困难或夜间心绞痛发作时。咯血和栓塞较少见。晚期右心衰竭时可出现肝脏淤血肿大、有触痛，踝部水肿，胸水或腹水。

(2)体征

①心脏听诊。主动脉瓣区舒张期杂音，为高调递减型哈气样杂音，坐位前倾呼气末最明显。最响区域取决于有无显著的升主动脉扩张。风湿性者主动脉扩张较轻，在胸骨左缘第三肋间最响，可沿胸骨缘下传至心尖区；马方综合征或梅毒性心脏病所致者，由于升主动脉或主动脉瓣环可有高度扩张，故杂音在胸骨右缘第二肋间最响。一般主动脉瓣关闭不全越严重，杂音所占的时间越长，响度越大。轻度关闭不全者，此杂音柔和，仅出现于舒张早期，只在病人取坐位前倾、呼气末才能听到；较重关闭不全者，杂音可为全舒张期且粗糙；在重度或急性主动脉瓣关闭不全时，由于左心室舒张末期压力增高至与主动脉舒张压相等，故杂音持续时间反而缩短。如杂音为音乐性质，常提示瓣膜的一部分翻转、撕裂或穿孔。主动脉夹层有时也出现音乐性杂音，可能是由于舒张期近端主动脉内膜通过主动脉瓣向心室脱垂或中层主动脉管腔内血液流动之故。

明显主动脉瓣关闭不全时，在心底部主动脉瓣区常可听到收缩中期喷射性、较柔和、短促的高调杂音，向颈部及胸骨上凹传导，为极大的心搏量通过畸形的主动脉瓣膜所致，并非由器质性主动脉瓣狭窄引起。心尖区常可闻及柔和、低调的隆隆样舒张中期或收缩期前杂音，即Austin-Flint杂音。此乃由于主动脉瓣大量反流，冲击二尖瓣前叶，妨碍其开启并使其震动，引起相对性二尖瓣狭窄；同时主动脉瓣反流血与左心房回流血发生冲击，产生涡流所致。此杂音在用力握拳时增强，吸入亚硝酸异戊酯时减弱。当左心室明显扩大时，由于乳头肌外移引起功能性二尖瓣反流，可在心尖区闻及全收缩期吹风样杂音，向左腋下传导。

瓣膜活动很差或反流严重时主动脉瓣第二心音减弱或消失；常可闻及第三心音，提示左心功能不全；左心房代偿性收缩增强时闻及第四心音。由于收缩期心搏量大量增加，主动脉突然扩张，可造成响亮的收缩早期喷射音。

急性严重主动脉关闭不全时，舒张期杂音柔和、短促；第一心音减弱或消失，可闻及第三心音；脉压可近于正常。

②其他体征。颜面较苍白，心尖搏动向左下移位，范围较广，且可见有力的抬举性搏动。心浊音界向左下扩大。主动脉瓣区可触及收缩期震颤，并向颈部传导；胸骨左下缘可触到舒张期震颤。颈动脉搏动明显增强，并呈双重搏动。收缩压正常或稍高，舒张压明显降低，脉压差明显增大。可出现周围血管体征：水冲脉(Corrigan pulse)、毛细血管搏动征(Quincke sign)、股动脉枪击音(Traube sign)、股动脉收缩期和舒张期双重杂音(Duroziez sign)，以及头部随心搏频率的上下摆动(de-Musset sign)。肺动脉高压和右心衰竭时，可见颈静脉怒张，肝脏肿大，下肢水肿。

(3)X线检查：左心室增大，心影呈靴形，主动脉弓凸出，有明显搏动。

(4)心电图：左心室肥大及劳损。电轴左偏。

(5)超声心动图

①M型。主动脉瓣开放与关闭速度增快，关闭不能合拢。呈二线或三线。左心室及流出道增宽，主动脉内径增大。

②二维超声。示主动脉根部内径增大,主动脉瓣一叶或数叶增厚,回声增强,瓣叶缩短。左心室增大。

③多普勒超声。示主动脉瓣下测出舒张期湍流频谱。

(6)心血管造影:升主动脉造影可估计主动脉瓣关闭不全的程度,了解主动脉根部情况,对确定手术方案有帮助。

5. 动脉导管未闭 较多见,占先天性心脏病总数的15%,女性多见。正常婴儿出生后10~15h,动脉导管即开始功能性闭合。生后2个月至1岁,绝大多数已闭合。1岁以后仍未闭合者即为动脉导管未闭。未闭动脉导管位于肺动脉干和左锁骨下动脉开口远端的降主动脉外,长度在0.2~3cm,未闭动脉导管可呈管型、窗型或漏斗型。本病也可合并其他畸形,如肺动脉口狭窄,主动脉缩窄,房室间隔缺损,大血管错位等。根据典型杂音,X线与心电图检查常可作出诊断。超声心动图及右心导管检查能进一步明确畸形部位、形态及大小。

(1)临床表现:动脉导管未闭的临床表现主要取决于主动脉至肺动脉分流血量,以及是否继发肺动脉高压与其程度。分流量小者,常无症状;中度分流量以上,有劳累后心悸、气喘、乏力和咳嗽。少数病例有发育障碍,易并发呼吸道感染和感染性心内膜炎。晚期可发生心力衰竭,如已发生阻塞性肺动脉高压产生逆向分流时,则呼吸困难日渐加重,发绀等。

(2)体征:心尖搏动增强并向左下移位,心浊音界向左下扩大。胸骨左缘第二肋间偏外侧有响亮的连续性杂音,向左上颈项部传导,伴有收缩期或连续性细震颤。婴幼儿可仅听到收缩期杂音。出现肺动脉高压后,可能仅听到收缩期杂音,或收缩期杂音亦消失而代之以肺动脉瓣关闭不全的舒张期杂音(Graham-Steell杂音)。肺动脉第二音亢进及分裂,肺动脉瓣可有相对性关闭不全的舒张期杂音。分流量较大时,由于通过二尖瓣口血流增多、增速,心尖部有短促的舒张中期杂音。可有周围血管体征,包括颈动脉搏动增强,脉压加大,水冲脉,毛细血管搏动、枪击音和杜氏征等。

(3)X线:轻型可正常。早期为左心室增大,晚期时右心室亦增大,分流量较多者左心房亦扩大。升主动脉和主动脉弓阴影增宽。肺动脉段突出。肺动脉分支增粗,肺野充血。有时透视下可见肺门"舞蹈"征。

(4)心电图:轻者可无明显异常变化。典型表现为电轴左偏、左心室高电压或左心室肥大。肺动脉高压明显者,示左、右心室均肥大。晚期则以右心室肥大为主,并有心室肥大损害的表现。

(5)超声心动图:左心房、左心室增大,主动脉增宽,并可显示未闭动脉导管管径与长度。多普勒超声可于主、肺动脉远端测出收缩期与舒张期湍流频谱。

(6)心导管检查:肺动脉平均血氧含量高于右心室0.5容积%以上。肺动脉压有不同程度增高,有时心导管可自肺动脉通过未闭动脉导管进入降主动脉。必要时做主动脉造影,可见主动脉与肺动脉同时显影,并能明确未闭导管位置、形态及大小。

6. 室间隔缺损 室间隔缺损是常见的先天性心脏畸形。大多数是单一畸形,约占先天性心脏病的20%;也可为复合心脏畸形的一个组成部分,如法洛四联症、完全性房室通道等。根据典型体征、X线、心电图,超声心动图及心导管等检查可以确诊,但当本病合并有动脉导管未闭时,后者的杂音往往被室间隔缺损的响亮杂音所掩盖,而易于漏诊。室间隔为瓣下型缺损时,由于左至右分流的血液直接流入肺动脉,致肺动脉血氧含量高于右心室,易误诊为动脉导管未闭。故必要时可做升主动脉造影以明确诊断。

根据缺损的位置，可分为五型。室上嵴上缺损型位于右心室流出道，室上嵴上方和主、肺动脉瓣之下，少数病例合并主、肺动脉瓣关闭不全。室上嵴下缺损型位于室间隔膜部，此型最多见，占60%~70%。隔瓣后缺损型位于右心室流入道，三尖瓣隔瓣后方，约占20%。肌部缺损型位于心尖部，为肌小梁缺损，收缩期间隔心肌收缩使缺损变小，所以左向右分流量小。共同心室型室间隔膜部及肌部均未发育，或为多个缺损，较少见。

室间隔缺损0.1~3cm，位于膜部者则较大，肌部者则较小，后者又称Roger病。缺损若<0.5cm则分流量较小，多无临床症状。缺损小者以右心室增大为主，缺损大者左心室较右心室增大明显。

（1）临床表现：室间隔缺损口径较小、分流量较少者，一般无明显症状。室间隔缺损较大、分流量较多者，可有发育障碍，活动后心悸、气急，反复出现肺部感染，严重时可出现呼吸窘迫和左心衰竭等症状。当产生轻度至中度肺动脉高压、左至右分流量相应减少时，肺部感染等情况减轻，但心悸、气急和活动受限等症状仍存在或更明显。重度肺动脉高压产生双向或反向（右至左）分流时，出现发绀，即所谓艾森门格综合征，体力活动和肺部感染时发绀加重，最终发生右心衰竭。

（2）体征：在胸骨左缘第三四肋间（依缺损所处位置的高低而异）可闻及Ⅲ~Ⅳ级全收缩期喷射性杂音，同一部位可扪及震颤。肺动脉压升高者，在肺动脉瓣区可听到第二音亢进。有时因室间隔缺损表面被腱索、乳头肌或异常膜状物覆盖，致使杂音强度较弱，震颤亦不明显，但根据其喷射性杂音的性质，仍可加以判断。分流量较大者，在心尖部可听到因流经二尖瓣瓣口血量增多而产生的舒张期隆隆样杂音。严重肺动脉高压，左、右心室压力相近者，收缩期杂音可减轻以至消失，代之以响亮的肺动脉瓣区第二心音或肺动脉瓣关闭不全的舒张期杂音（Graham-Steell杂音）。高位室间隔缺损伴有主动脉瓣脱垂、关闭不全者，除收缩期杂音外，尚可听到向心尖传导的舒张期递减性杂音，由于两个杂音之间的间隔时间甚短，易误为持续性杂音，测血压可见脉压增宽，并有股动脉枪击声等周围血管体征。

体检时，室间隔缺损口径较大者一般发育较差，较瘦小。晚期病例可见唇、指发绀，严重时可有杵状指（趾），以及肝脏肿大、下肢水肿等右心衰竭表现。分流量较大的病人可见心前区搏动增强，该处胸壁膨隆，叩诊见心浊音界扩大。

（3）X线检查：小缺损、左向右分流量较少者，常无明显的心、肺和大血管影像改变，或仅示肺动脉段较饱满或肺血管纹理增粗。较大的缺损，肺血管阻力增加不著，呈大量左至右分流者，则示左心室和右心室扩大。如左心室特别扩大，提示可能为巨大高位缺损合并主动脉瓣关闭不全。肺动脉段膨隆，肺门和肺内血管影增粗，主动脉影相对较小。晚期病例肺血管阻力明显增高、肺动脉高压严重者，心影反见变小，主要示右心室增大，或合并右心房扩大，突出的表现是肺动脉段明显膨大，肺门血管影扩大，而肺野血管影接近正常或反较细小。

（4）心电图：视室间隔缺损的大小和病期的早晚而异。小的缺损心电图可正常。较大的缺损，初期阶段示左心室高电压、左心室肥大；随着肺血管阻力增加和肺动脉压力升高，逐步出现左、右心室均肥大，主要是右心室肥大，并可出现不全性束支传导阻滞和心肌劳损等表现。

（5）超声心动图：可发现左心房和左、右心室内径增大，室间隔缺损处回声中断，和肺动脉主干扩大。高位较大缺损合并主动脉瓣关闭不全者，可见舒张期瓣膜脱垂。彩色多普勒检查可见经缺损处血液分流情况，并发主动脉瓣脱垂者舒张期血液倒流。超声检查尚有助于发现临床漏诊的并发畸形，如左心室流出道狭窄、动脉导管未闭等。

(6)心导管检查:测定和对比右侧心腔的血氧含量,如右心室较右心房高出1.0容积%,说明心室水平有左至右分流;分流量较少的小缺损或缺损虽不小,但已有明显的肺动脉高压致使左向右分流量减少者,右心室与右心房血氧含量差常不足1.0容积%。疑有此种情况时,应加做吸氢试验,对比观察右侧心腔各处氢离子曲线出现的时间,如右心室较右心房明显超前出现,说明心室水平有左至右分流;严重肺动脉高压、心室水平呈双向或反向分流者,右心室、右心房之间已无血氧差,可从同期测定的体动脉血氧饱和度不同程度的下降而加以验证。测定右侧心腔(特别是连续测定肺动脉和右心室)压力,若右心室压力明显超出肺动脉,根据其压力曲线特征,可辨明其合并右心室流出道或(和)肺动脉瓣狭窄的情况。一般按肺动脉压与体动脉压的比值判定肺动脉压升高的程度,<40%者为轻度,40%~70%者为中度,>70%者为重度。根据肺动脉压力与心排血指数,换算出肺血管阻力,有助于手术时机的选择和手术适应证及禁忌证的判定。测算肺循环与体循环血流量及二者的比值,一般以<1.3为低分流量,1.3~2.0为中分流量,>2.0为高分流量。

(7)心血管造影:逆行性插管至主动脉根部,加压注入造影剂,可判断是否伴有主动脉瓣脱垂(关闭不全);导管插入左心室进行造影,可判明室间隔缺损的部位、口径,以及是否合并左心室流出道狭窄等。

7. 主动脉缩窄 主动脉缩窄在各类先天性心脏病中占5%~8%。1760年Morgagni在进行尸体解剖时发现此病。它的主要病变是主动脉局限性短段管腔狭窄或闭塞,导致主动脉血流障碍。主动脉缩窄段病变的部位,绝大多数(95%以上)在主动脉弓远段与胸降主动脉连接处,亦即主动脉峡部,邻近动脉导管或动脉韧带区。按主动脉缩窄段与动脉韧带或动脉导管的解剖学关系,可分为导管前型和导管后型二类。但极少数病例缩窄段位于主动脉弓、胸降主动脉,甚至于腹主动脉。有时主动脉可有两处缩窄。本病多见于男性,男女之比为3~5:1,极少数病人有家族史。

(1)临床表现:主动脉缩窄的临床表现随缩窄段病变部位、缩窄程度、是否并发其他心脏血管畸形及不同年龄组而异。

①婴幼儿期。单纯导管后型主动脉缩窄病例,虽然存在高血压,但一般在婴幼儿期不呈现临床症状。合并其他心脏血管先天性畸形和导管前型主动脉缩窄病例,最常见的临床表现为充血性心力衰竭。约半数病例,在出生后1个月内动脉导管闭合时,开始呈现呼吸急促、心率增速、出汗、喂食困难、肝脏肿大、心脏扩大等症状。婴幼儿呈现左心室衰竭,内科治疗常难于控制。

导管前型主动脉缩窄程度严重、动脉导管粗而畅通的病例,由于降主动脉存在右至左分流,足趾(有时左手)可能呈现发绀而右手及口唇色泽正常。在这种情况下,股动脉搏动正常,动脉导管区听不到杂音。但由于常并有心室间隔缺损或心房间隔缺损,心腔内左至右分流量大,故躯体下半部发绀不常见。左心排血量极度减少的临危病例,则可呈现发绀。

主动脉缩窄病例在婴幼儿期虽可出现高血压,但血压升高的程度不严重,一般上肢血压比下肢高2.7kPa(20mmHg)以上。常呈现心脏扩大。心前区可能听不到杂音或在胸骨左缘和缩窄段相应的背部听到收缩期杂音和奔马律,常见股动脉搏动减弱或消失。虽然在心血管造影片上可以显示扩大的侧支循环血管,但难于扪到。

②童年及成年期。不并有其他先天性心脏血管畸形的主动脉缩窄病例,儿童期大多数不呈现临床症状,仅在体格检查时发现上肢高血压,股动脉搏动减弱或消失,心脏杂音或胸部X

线片异常等,进一步检查后才明确病情。1岁以上病人约5%呈现头痛、劳累后气急、心悸、易倦、头颈部血管搏动强烈、鼻出血等症状,少数病例由于躯体下半部血供减少,可呈现下肢怕冷、行走乏力甚或间歇性跛行。颅内动脉瘤破裂,可导致蛛网膜下腔出血。扩大的肋间动脉压迫脊髓前动脉,可造成下肢瘫痪。进入成年期的病例则常有高血压、心力衰竭等症状,并可因并发细菌性心脏或血管内膜炎和主动脉破裂而死亡。体格检查一般生长发育正常,桡动脉搏动强,股动脉搏动减弱或消失。下肢动脉搏动比上肢动脉延迟出现,上肢血压比下肢显著增高。缩窄段病变累及左锁骨下动脉的病例,则右上肢血压比左上肢高。侧支循环发达的病例,在胸骨切迹上方及肩胛间区,可以见到和扪到侧支血管搏动,胸骨左缘常可听到收缩杂音,并传导到背部。眼底检查可发现视网膜动脉呈现高血压病征。

(2) X线检查:随年龄增大而异常征象增多。显示心脏显著扩大,且进行性增大,肺血管明显充血。儿童期时可无异常改变,但10岁以上病人常显示心影增大,左心室更为明显。主动脉弓阴影变小,在主动脉结处可呈现扩大的左锁骨下动脉和缩窄段下端胸降主动脉狭窄后扩大所形成的"3"字征。扩大迂曲的肋间动脉侵蚀肋骨后段下缘而形成的切迹是主动脉缩窄病例的特殊X线征象。肋骨切迹仅见于5岁以上的病例,最常见于第4~9肋骨,一般累及双侧肋骨。但如缩窄病变累及锁骨下动脉,则受累的一侧不显现肋骨切迹。食管钡餐检查常显示在主动脉缩窄区,狭窄后扩大的胸降主动脉或扩大的右侧肋间动脉,在食管左壁形成的压迹,称为"E"字征。

(3) 心电图:心电图改变取决于缩窄病变和高血压的程度及病程的长短。在出生后数月内即可显示右心室肥厚,6个月后可呈现双心室肥厚或左心室肥厚。童年期病例心电图检查可无异常发现,年龄较大者则常显示左心室肥大和劳损。合并其他心脏血管病变者,则可显示双心室肥大或右心室肥大。

(4) 超声心动图:显示主动脉缩窄段病变。

(5) 主动脉造影:可明确主动脉缩窄段的部位、长度,腔狭窄程度;升主动脉及主动脉弓分支的分布情况和是否受累,侧支循环血管情况,以及是否并发动脉瘤;有时尚可显示未闭的动脉导管。对于典型的主动脉缩窄病例不必常规行主动脉造影检查,但对缩窄段病变部位异常及长段主动脉缩窄病例,如下背部可听到杂音,肋骨切迹仅限于一侧或位置较低者,则主动脉造影术所提供的资料有助于手术方案的制订。

(6) 心导管检查:经股动脉插入导管向上送入降主动脉,如能通过缩窄段可测定缩窄段近端主动脉压力。然后,缓慢地退出导管,同时连续记录主动脉压力。导管通过缩窄段时,血压突然降低。缩窄段上下端主动脉压力存在显著压差不但可以明确诊断,而且还可以判断缩窄病变的轻重程度。并有其他心脏血管病变者,心导管检查及心血管造影可提供重要的诊断资料。

8. 高血压病 高血压病可分为原发性和继发性两类。长期高血压可对动脉系统、心、脑、肾等造成损害。因外周血管阻力增高,为了维持正常的血液供应,左心室必须加强收缩,长期的负荷增加,可引起左心室肥厚以致心腔的扩张,进一步影响左心房,导致肺淤血。严重者可波及右侧心腔,引起右心以致全心衰竭。

(1) 临床表现:高血压病在心功能代偿阶段一般没有心脏症状。二期以上高血压病人可从左心室增大发展成左心衰竭,表现为心悸、气短、不能平卧、心律增速甚至出现肺水肿等。如果继之并发右心衰竭,则可出现肝大、水肿等相应的症状。

(2)体征:体检见心尖呈抬举性搏动,并向左下移位,听诊可有奔马律(早期不出现),主动脉瓣区第二音增强与金属性音调,相对性二尖瓣关闭不全所致的心尖区收缩期杂音。

(3)X线检查:X线检查呈主动脉型心脏,左室缘向左凸隆或同时向下延长。

(4)超声心动图检查:可发现左心室、左心房心腔扩大,左室壁收缩活动减弱。

因长期高血压病引起左心衰竭,或由于心肌硬化,心肌纤维过度破坏者,血压可无明显升高。

9. 冠状动脉粥样硬化性心脏病 冠状动脉粥样硬化性心脏病指冠状动脉粥样硬化使血管腔阻塞,导致心肌缺血缺氧而引起的心脏病,它和冠状动脉功能性改变(血管痉挛)一起,统称为冠状动脉性心脏病,简称冠心病。

根据冠状动脉病变的部位、范围、血管阻塞程度和心肌供血不足的发展速度、范围和程度的不同,本病可分为五种临床类型。

(1)隐匿型冠心病:亦称无症状型冠心病,病人无症状,但静息时或负荷试验后有ST段压低、T波减低、变平或倒置等心肌缺血的心电图改变;X线平片心脏大小、形态多无异常发现;病理学检查心肌无明显组织形态改变。

(2)心绞痛型冠心病:有发作性胸骨后疼痛,为一时性心肌供血不足引起。根据典型的发作特点和体征,含用硝酸甘油后缓解,结合年龄和存在冠心病易患因素,除外其他原因所致的心绞痛,一般可确定诊断。X线检查无异常发现或见心影增大、肺充血等;病理学检查心肌无组织形态改变或有纤维化改变。

(3)心肌梗死型冠心病:症状严重,由冠状动脉闭塞致心肌急性缺血性坏死所致。剧烈胸痛,持续时间长,含用硝酸甘油多不能缓解,可有发热、心动过速、胃肠道症状、心律失常、低血压、休克和心力衰竭等症状。体征有心脏浊音界轻度或中度增大,可出现第四心音奔马律,少数有第三心音奔马律,心尖区可出现粗糙的收缩期杂音,伴收缩中晚期喀喇音,为二尖瓣乳头肌功能失调或断裂所致。心电图动态改变,病理性Q波,ST-T改变;部分病例X线检查心脏和肺循环都可在正常范围,部分病例显示有左心室增大,轻度肺淤血到肺泡性肺水肿的不同程度的肺循环异常;超声心动图可有左心室增大、室壁运动减弱、消失等,诊断为室壁瘤和乳头肌功能失调等。

(4)心力衰竭和心律失常型冠心病:表现为心脏增大、心力衰竭和心律失常,为长期心肌缺血导致心肌纤维化引起。临床表现与扩张性原发性心肌病类似。

(5)猝死型冠心病:因原发型心搏骤停而猝然死亡,多为缺血心肌局部发生电生理紊乱,引起严重心律失常所致。

上述5种类型的冠心病可以合并出现。

10. 乳头肌功能不全 乳头肌功能不全指房室瓣腱索所附着的乳头肌由于缺血、坏死、纤维化或其他原因,引起收缩功能障碍,导致二尖瓣关闭不全,产生二尖瓣反流。急性乳头肌功能不全的诊断依据为急性心肌梗死或严重心绞痛发作后,心尖处出现Ⅲ级以上收缩期杂音并向腋下传导。收缩期杂音(及收缩期喀喇音)的程度、性质易变,并可有第三心音奔马律和第四心音。使用亚硝酸异戊酯后,收缩期杂音可减弱,下蹲试验收缩期杂音可增强。左心室造影最具诊断价值,超声心动图检查也有帮助。

(1)临床表现:轻者可无症状,乳头肌损伤明显,反流量较大者可有心悸、气短、咳嗽等。乳头肌急性缺血或腱索断裂突发大量二尖瓣反流者,常出现急性肺水肿及心源性休克。

(2) 体征：心尖部收缩期杂音是本病的最重要体征。伴随心绞痛出现的乳头肌功能不全，心尖部的收缩期杂音响度随心绞痛的发作而变化。急性乳头肌断裂的杂音具有突然出现的全收缩期和粗糙的特点，常伴有舒张期奔马律或第四心音。

(3) X线检查：常有左心房、左心室增大，左心室造影可见有二尖瓣反流。

(4) 心电图：可有ST-T的改变，但无特异性，前乳头肌受累一般伴发于前壁心肌梗死，故ST-T变化出现于 I、aVL、V_5、V_6 等导联。后乳头肌受累多伴发于后壁、下壁心肌梗死，ST-T改变见于 II、III、aVF 等导联。

(5) 超声心动图：二维超声心动图显示二尖瓣瓣叶厚度及弹性可正常，瓣叶活动幅度小，瓣口小，二尖瓣与室间隔距离增大，并可探出腱索有无断裂。超声多普勒诊断仪可检测反流量的大小。

11. 川崎病　　川崎病（Kawasaki disease）又称皮肤黏膜淋巴结综合征（muco-cutaneous lymph node syndrome, MCLS）。是一种以全身血管炎变为主要病理特征的急性发热性出疹性小儿疾病。主要症状为持续性发热，5～11d 或更久（2周至1个月），体温常达 39℃ 以上，抗生素治疗无效。常见双侧结膜充血，口唇潮红，有皲裂或出血，见杨梅样舌。手足呈硬性水肿，手掌和足底早期出现潮红，10d 后出现特征性趾端大片状脱皮，出现于甲床皮肤交界处。还有急性非化脓性一过性颈淋巴结肿胀，以前颈部最为显著，直径 1.5cm 以上，大多在单侧出现，稍有压痛，于发热后 3d 内发生，数日后自愈。发热不久（1～4d）即出现斑丘疹或多形红斑样皮疹，偶见猩疹样皮疹，多见于躯干部，但无疱疹及结痂，约 1 周左右消退。

往往出现心脏损害，发生心肌炎、心包炎和心内膜炎症状。患者脉搏加速，听诊时可闻及心动过速、奔马律、心音低钝。收缩期杂音也较常有。可发生瓣膜关闭不全及心力衰竭。超声心动图和冠状动脉造影，可见多数患者有冠状动脉瘤、心包积液、左室扩大及二尖瓣关闭不全。X线胸片可见心影扩大。偶见关节疼痛或肿胀、咳嗽、流涕、腹痛、轻度黄疸或无菌性脑脊髓膜炎等表现。急性期约 20% 病例出现会阴部、肛周皮肤潮红和脱屑，并于 1～3 年前接种卡介苗的原部位再现红斑或结痂。恢复期指甲可见横沟纹。

12. 结节性多动脉炎所致的心脏病变　　结节性多动脉炎是一种坏死性血管炎，主要影响中、小动脉，好发于动脉分支处，易形成小动脉瘤，多数原因不明。易并发高血压或冠状动脉炎，心脏扩大，发生心力衰竭，心肌供血不足。在有不明原因发热、腹痛、肾功能衰竭或高血压时，或当疑似肾炎或心脏病病人伴有嗜酸粒细胞增多或不能解释的症状和关节痛、肌肉压痛与肌无力、皮下结节、皮肤紫癜、腹部或四肢疼痛、迅速发展的高血压时，可拟诊结节性多动脉炎。特别是当其他发热、多脏器损伤的原因已被排除时，临床与实验室检查结果通常可提示诊断。

(1) 临床表现

① 发热。起病急缓不一，常有发热、关节肌肉疼痛、乏力等表现。

② 皮肤损害。50% 患者皮疹呈多形性，如皮炎、出血点、红斑、爪形红斑、紫癜及网状青斑等；皮下结节，为 0.5～1cm 大小，沿表浅动脉走行分布，或聚集在血管附近，有疼痛及压痛，结节中心往往因坏死而形成溃疡。

③ 肾脏损害。见于 70%～80% 患者，表现为蛋白尿和血尿，常出现急进型高血压伴水肿，血尿素氮增高，最终可发生肾功能衰竭。

④ 心脏损害。常见冠状动脉受累，可有心肌缺血表现，但心绞痛少见，严重者可发生心肌梗死，晚期可出现心力衰竭。

⑤消化系统损害。30%～50%有胃肠道症状,表现为剧烈腹痛、恶心、呕吐,严重时肠道可发生溃疡、出血或穿孔。当胰腺、胆囊或肝动脉受累时,可出现急性出血性胰腺炎、急性坏死性胆囊炎或急性肝坏死的相应症状。

⑥神经系统损害。以周围神经炎多见,沿神经走向分布,有疼痛或痛觉减退等表现。脑血管受累少见,一旦发生,可有抽搐、偏瘫和半身麻木等。

(2)辅助检查

①白细胞总数、中性及嗜酸性粒细胞增多,血小板增多。

②血沉增速,类风湿因子阳性,抗核抗体、狼疮细胞偶呈阳性。

③出现蛋白尿、血尿和管型尿。

④肝功能可有 AST、ALT 升高。

⑤皮下结节或肌肉活检。示典型中、小动脉和静脉的炎性坏死,急性期与愈合期并存,无巨细胞,可确诊为本病。

(3)按 1990 年美国风湿病学学院的"结节性多动脉炎"诊断标准。

①体重下降≥4kg。

②网状青斑。

③睾丸痛和(或)压痛,非因感染、外伤或其他原因引起。

④弥漫性肌痛(不包括肩部、臂部肌肉),或肌无力,或小腿肌肉压痛。

⑤并发单神经病,多发性单神经病,或多发性神经痛。

⑥舒张压≥12kPa(90mmHg)。

⑦血尿素氮>15mmol/L(40mg/dl),或肌酐>132.6μmol/L(1.5mg/dl),非因脱水或阻塞。

⑧血清乙型肝炎表面抗原或抗体阳性。

⑨动脉造影见内脏动脉有多发性动脉瘤或血管闭塞灶,除外动脉硬化,纤维肌肉增生异常症,或其他非炎症因素。

⑩中小动脉活检见血管壁有粒细胞或(和)单核细胞浸润。

有以上 3 条阳性者可诊断结节性多动脉炎。敏感性为 82.2%,特异性为 86.6%。

13. 肥胖症 体重超过理想体重的 20%,或体重指数(BMI)>24 可定为肥胖症。体重超过理想体重的 10% 又不到 20% 者,称为超重。理想体重(kg)=身高(cm)-105;或身高(cm)减 100 后再乘以 0.9(男性)或 0.85(女性)。

超重者高血压患病率比非超重者高 3 倍,明显肥胖者高血压发生率比正常体重者高 10 倍。肥胖者血容量、心搏出量、左室舒张末容量、充盈压均增加,使心输出量增加,引起左心室肥厚、扩大,心肌脂肪沉积致心肌劳损,易发生充血性心力衰竭。

二、右心室增大

右心室位于心脏的前方,构成心脏前壁的大部分,是心腔居于最前的部分。它的下面与横膈接触,构成心脏膈面的大部分。右上方是右心房,左后方是左心室。右心室腔呈三角锥形,尖向左下前方,底是右房室口(三尖瓣口)。室腔也分为流入道和流出道两部分。右心室壁薄(2～3mm)。右心室增大可分为:①右心室压力负荷(后负荷)增加所致的右心室增大。如肺动脉高压、肺源性心脏病、肺动脉狭窄等,由于右心室壁薄,对后负荷增加的肥厚反应受到限制,随着后负荷的增加,壁薄的右心室易扩张,造成功能性三尖瓣反流。②右心室流量负荷(前负荷)增加所致的右心室增大。如三尖瓣关闭不全、左向右分流的先天性心脏病等。③不伴有右心室负荷增加的右心室增大。如右心室的冠状动脉供血不足、原发性右心室扩张等。

(一)诊断

1. 临床表现 右心室增大的结果必然导致右心衰竭,单独存在的右心衰竭比较少见。多数右心室衰竭是由于左心衰竭所引起的肺阻性充血和肺动脉高压所致,常常与左心室衰竭的症状、体征并存。

(1)呼吸困难:单纯右心衰竭时气喘没有左心衰竭那么明显。因为通常不存在肺淤血。而左心衰竭病人发生右心衰竭时较重的呼吸困难可以得到缓解。这是因为右心室搏出量不增加,从而阻止了肺血管床血流进出之间暂时的不平衡。相反,右心衰竭晚期呼吸困难可以是某些右心衰竭伴全身水肿、胸腔积液和腹水病人的一个主要症状,这是因为呼吸肌灌注不足、低氧血症和代谢性酸中毒、肺脏受压的缘故。

(2)皮下水肿,腹水与胸水:皮下水肿是右心衰竭的典型体征。皮下水肿首先局限于身体的下垂部位,如脚、踝内侧和胫骨前部等。卧床患者的皮下水肿以腰骶部最为明显,严重右心衰竭病例常呈全身性水肿,包括上下肢、胸壁、腹壁、背部、臀部、外生殖器等。腹水多见于三尖瓣狭窄者。单纯右心衰竭时可出现单侧胸水,多发生在右侧。严重右心衰竭时还可发生心包积液。

(3)肝脏肿大与压痛:右心衰竭均有肝脏肿大和压痛。肝脏肿大发生在周围皮下水肿之前,因此是右心衰竭最重要及最早出现的体征之一。患者经常有右上腹和上腹部闷痛和沉闷感,这是因为肝包膜被扩张所致。由于胃肠道淤血可引起食欲减退,消化不良,恶心,呕吐等症状。

(4)泌尿系统症状:泌尿系症状以尿少、夜尿增多为常见,其发生原理为卧位时肾血流量相对增加,及皮下水肿的液体部分被吸收,肾脏排尿量增加。

(5)中枢神经系统症状:大多数无中枢神经系统症状,极少数可有烦躁不安、健忘及性格改变等症状。

2. 体征

(1)心脏方面:心脏检查可发现心脏增大。右心衰竭多是左心衰竭引起的,因此右心衰竭时心脏增大通常较单纯左心衰竭时心脏增大显著。右心室扩大引起三尖瓣相对关闭不全,可以听到三尖瓣关闭不全的杂音,肺动脉第二音亢进。

(2)肺脏方面:合并有左心衰竭时肺底部可听到湿啰音。右侧胸水或双侧胸水多见。

(3)颈静脉充盈:右心衰竭时患者颈外静脉、手背静脉及其他浅表静脉均异常充盈。

(4)肝脏增大:右心衰竭时肝淤血肿大,肿大的肝脏下缘可伸至脐部,有压痛。慢性充血时肝缘坚硬。少数病例可出现黄疸。

(5)发绀:大多数右心衰竭患者有不同程度的发绀,尤其是在慢性肺源性心脏病和先天性心脏病伴有右向左分流患者更为显著。

(二)辅助检查

1. 实验室检查 右心衰竭患者肝功能可不正常,少数患者可出现高胆红素血症。长期淤血性肝硬化患者白蛋白合成减少,造成低白蛋白血症。由于肾血流量减少,血尿素氮和肌酐水平可轻度升高。

2. 心电图 右心室壁较薄,其厚度仅为左心室壁厚度的1/3。若仅有轻度肥厚,左心室壁的除极电势仍然占优势,综合心电向量的改变就不明显。只有右心室壁肥厚相当明显时,才使心电图产生特征性改变,这也是心电图早期诊断右心室肥厚不敏感的原因。

(1)胸前导联:$Rv_1>1mV$,$R/Sv_1>1$,V_5导联S加深,$R/Sv_5<1$,$Rv_1+Sv_5>1.2mV$。慢性肺源性心脏病有时右心室肥大的心电图表现为胸前导联$V_1\sim V_6$均呈rS型。在少数右心室肥大的病例中,上述的特征性QRS改变在V_1导联中观察不到,须加做更右侧的胸前导联(如V_{3R}、V_{5R})。在V_{3R}、V_{5R}中可见R/S比例明显大于1,证实存在右心室肥厚。

(2)心电轴右偏:Ⅰ导联S波加深,出现电轴右偏。若心电图达到或超过+110°时,即使QRS时间正常,仍可以判断右心室肥厚。由此可见,心电图中电轴右偏时对诊断右心室肥厚意义更为重要,是诊断右心室肥厚的指标之一。

(3)V_1的室壁激动时间延长:由于右心室壁薄,轻度肥厚时对整个心室除极时间(QRS时间)影响不大。当右心室发生明显肥厚时,V_1的室壁激动时间可能延长,并超过正常限度的0.03s。这一点可作为诊断右心室肥厚的辅助性诊断指标。

(4)ST-T改变:ST-T改变多为继发性改变。由于右心室肥厚时影响或延缓右心室除极,右心室在复极时亦发生变化。因而在V_1导联呈ST段轻度下降,T波双向或倒置。V_5导联ST段可上移,T波高而直立。

总之,用心电图判断右心室肥厚的敏感性不高。有些病例其他检查已证实有右心室肥厚,但心电图仅有轻微改变,不具有诊断意义的典型特征。因此,必须结合临床其他检查来判断有无右心室肥厚。

3. X线检查 右心室增大主要向左和向前两个方向扩大,心脏发生顺时针方向转位。其增大多先在流出道发生,流出道的早期增大在右前斜位最易显出,它显示为肺动脉段突出,心影前缘变长。右心室中度至重度增大时,在正位片上显示心影向两侧增大,两侧心缘可全被右心室占据,肺动脉段凸出并向上移位。心尖上翘,由于心脏转位关系,主动脉结可能不凸出或变小。

4. 超声心动图

(1)M型超声心动图:于胸骨左侧第三四肋间探查二尖瓣波群及心室波群时,可以测定右室的大小。右室前后径在收缩与舒张时变化不甚显著,多数人测定时未予分期,只在右室内膜面与室间隔右室面作一垂直线,测定其距离,即为前后径。一般认为,超过25mm即为右心室扩大。剑突下右心室波群测定右心室大于35mm。

(2)室间隔和左室后壁呈同向运动:左室长轴切面及四腔图上,室间隔明显左移,并凸向左室侧。乳头肌及二尖瓣水平切面上,室间隔、右心室前壁和左心室前壁结合点明显左移,室间隔舒张期末低平,收缩期末凸向左心室。

(三)鉴别诊断

1. 二尖瓣狭窄 绝大多数二尖瓣狭窄是风湿热的后遗症。极少数为先天性狭窄或老年性二尖瓣环或环下钙化。二尖瓣狭窄2/3为女性。约40%的风湿性心脏病(风心病)患者为单纯性二尖瓣狭窄,具有二尖瓣面容。通过典型体征,X线和心电图检查,多可作出诊断,超声心动图有助于判断病变类型和程度。

(1)临床表现:通常情况下,从初次风湿性心脏炎到出现明显二尖瓣狭窄的症状可长达10年,此后10～20年逐渐丧失活动能力。

①呼吸困难。劳力性呼吸困难为最早期的症状,主要为肺的顺应性降低所致。随着病程发展,日常活动即可出现呼吸困难,以及端坐呼吸,当有劳累、情绪激动、呼吸道感染、性交、妊娠或快速心房颤动等诱因时,可诱发急性肺水肿。

②咳嗽。多在夜间睡眠时及劳动后。多为干咳;并发支气管炎或肺部感染时,咳黏液样或浓痰。左心房明显扩大压迫支气管亦可引起咳嗽。

③咯血。痰中带血或血痰,与支气管炎,肺部感染和肺充血或毛细血管破裂有关;常伴夜间阵发性呼吸困难;二尖瓣狭窄晚期出现肺梗死时,亦可咳血痰。

大量咯血,是由于左心房压力突然增高,以致支气管静脉破裂出血造成。多见于二尖瓣狭窄早期,仅有轻度或中度肺动脉增高的患者。

粉红色泡沫痰,为毛细血管破裂所致,属急性肺水肿的特征。

④胸痛。约有15%的二尖瓣狭窄患者有胸痛表现,可能是由于肥大的右心室室壁张力增高,同时心排血量降低致右心室缺血引起。经二尖瓣分离术或扩张术后可缓解。

⑤血栓栓塞。20%的二尖瓣狭窄患者在病程中发生血栓栓塞,其中80%有心房颤动。栓塞可发生在脑血管、冠状动脉或肾动脉,部分病人可反复发生,或为多发生性栓塞。

⑥其他症状。左心房扩大和左肺动脉扩张可压迫左喉返神经,引起声音嘶哑;左心房显著扩大可压迫食管,引起吞咽困难;右心室衰竭时可出现食欲减退、腹胀、恶心等症状。

(2)体征

①心脏听诊。心尖区舒张中晚期低调的隆隆样杂音,呈递增型,局限性,左侧卧位时明显,可伴有舒张期震颤。心尖区第一心音亢进,呈拍击样。80%～85%的病人胸骨左缘第3～4肋间或心尖区内侧闻及二尖瓣开瓣音(opening snap, OS),此音紧跟第二心音后,高调短促而响亮,呼气时明显,是隔膜型瓣膜口的主瓣(二尖瓣前叶)在开放时发生震颤所致,拍击样第一心音和二尖瓣开瓣音的存在,高度提示二尖瓣狭窄及瓣膜仍有一定的柔顺性和活动力,有助于隔膜型二尖瓣狭窄的诊断,对决定手术治疗有一定意义。由于肺动脉高压,可出现肺动脉瓣第二心音亢进和分裂。严重肺动脉高压时,可在胸骨左缘第2～4肋间闻及高调、递减型的舒张早中期杂音,呈吹风样,沿胸骨左缘向三尖瓣区传导,吸气时增强。此乃肺动脉及其瓣环的扩张,造成相对性肺动脉瓣关闭不全的杂音(Graham-Steell杂音)。有时还可听到肺动脉瓣收缩早期喀喇音,此音呼气时明显,吸气时减轻。严重的二尖瓣狭窄病人,由于肺动脉高压,右心室扩大,引起三尖瓣瓣环扩大,导致相对性三尖瓣关闭不全。右心室收缩时部分血流通过三尖瓣口反流到右心房,因而出现三尖瓣区全收缩期吹风样杂音,向心尖区传导,吸气时明显。

②体征。二尖瓣面容见于严重二尖瓣狭窄的患者,由于心排血量减低,患者两颧呈紫红色,口唇轻度发绀。四肢末梢亦见发绀。儿童期发生二尖瓣狭窄者,心前区可见隆起,左乳头移向左上方,并有胸骨左缘处收缩期抬举样搏动,中度以上狭窄患者心脏浊音界在胸骨左缘第3肋间向左扩大,表示肺动脉和右心室增大。颈静脉搏动明显,表明存在严重肺动脉高压。

(3)X线检查:轻度狭窄者心影可正常。中度以上狭窄者,可见左心房增大,肺动脉干突出。右心室增大,与左心房增大呈双重影。左前斜位可见食管后移,有左心房压迹。慢性肺静脉高压及肺淤血时,血管影明显,血流重新分布,肺上部血管影较下部多。由于肺毛细血管压增高,当大于血浆胶体渗透压时,可引起下叶间质水肿及间质纤维增生,肺野透亮度减低,淋巴管扩张及小叶间隔渗液,在右肺下叶肋膈角有水平走向的 Kerley B 线。

(4)心电图:窦性心律时,由于左房增大,P 波增宽有切迹。肺动脉高压时有右心室肥厚,晚期常有心房颤动。

(5)超声心动图

①M 型超声心动图。二尖瓣狭窄时,二尖瓣前叶活动曲线在舒张期双峰消失,在舒张早期快速充盈时,形成 E 峰,下降速度减慢,二尖瓣呈持续开放,EA 间的 F 点消失,形成城墙样改变,二尖瓣后叶在舒张期向前活动,与前叶同向运动,以舒张期前后叶最大距离(EA-EP)可以估计二尖瓣的口径。

②二维超声心动图。二尖瓣回声增强、增粗。尤其是瓣尖增厚,前叶有时呈棒槌状,如有赘生物可见不规则的斑状强回声。瓣膜开放受限,前叶体部在舒张期向上室膨隆呈"气球样"改变,瓣口开放直径及面积均减小。可直接观察左心房、右心室腔的大小及心壁厚度,并可直接检查左心房有无血栓存在。

③多普勒超声。在狭窄的二尖瓣口下有舒张期湍流频谱。

(6)心导管检查:右心导管检查可计算二尖瓣口面积,肺血管阻力及肺毛细血管嵌楔压。

2. 肺动脉口狭窄 系指肺动脉出口处狭窄,造成右心室排血受阻,包括肺动脉瓣狭窄,右心室漏斗部狭窄及肺动脉瓣上、肺动脉主干及分支狭窄,本病在先天性心脏病中较常见,男女性发病率相似。一般根据体征、X 线和心电图即可作出诊断,心导管检查和右心造影可进一步显示右心室、肺动脉瓣和肺动脉的病理解剖改变。

(1)临床表现:轻度狭窄者一般无症状,中度以上狭窄者可有劳累后气喘,乏力,心悸及昏厥。晚期可有右心衰竭。若同时伴有心房间隔缺损或卵圆孔未闭,出现右到左分流,也叫法洛三联症,有发绀和杵状指(趾)。

(2)体征:重度狭窄者发育较差。心前区隆起,心浊音界扩大明显,胸骨左缘第二肋间有 4～5 级粗糙收缩期杂音。向左腋下、锁骨下及左肩背部传导。漏斗部狭窄的杂音最响,部位偏低,杂音响度与狭窄程度有关,伴有收缩期细震颤。肺动脉瓣区第二心音减弱或消失。轻、中度狭窄者在肺动脉瓣区可听到收缩期喷射音。

(3)X 线检查:轻型病例无异常发现。中、重度狭窄者肺血管影稀少,肺野清晰,伴右心室、右心房增大。瓣膜型狭窄有肺动脉干凸出,漏斗部狭窄和混合型狭窄有肺动脉段凹陷。

(4)心电图:心电图变化与右心室压力相关,中、重度狭窄者,有不完全性右束支传导阻滞,右心室肥大及劳损,部分病例有右心房肥大。

(5)超声心动图:右心室、右心房增大。可了解肺动脉瓣狭窄的性质、部位及程度。多普勒超声于肺动脉内可检出收缩期湍流频谱。

(6)心导管检查:右心室压力增高,右心室与肺动脉间有收缩期压力阶差,正常情况下压力阶差应小于 1.33kPa(10mmHg)。轻度狭窄压力阶差增大,但小于 5.33kPa(40mmHg),中度狭窄时压力阶差为 5.33～13.3kPa(40～100mmHg),重度狭窄时压力阶差超过 13.3kPa(100mmHg)。由肺动脉到右心室连续记录压力曲线,可确定狭窄的类型。

(7)心血管造影:右心室与肺动脉排空时间延长,可显示右心室、肺动脉瓣、肺动脉及其分支狭窄的形态、范围与程度,有助于确定手术方案。

3. 法洛四联症 在发绀型先天性心脏病中最常见(占 70%～75%),男女性别发病率类似,为复合性先天性畸形,包括四种畸形。本病的基本病理改变为室间隔缺损和肺动脉口狭窄,右心室肥厚和主动脉骑跨为前两种畸形的后果。

肺动脉口狭窄以漏斗部狭窄多见,由于右心室流出道发育不良,心内膜增厚及漏斗部组织弥漫性或局限性增厚等,形成第三心室。室间隔缺损多位于升主动脉起源部之下方,大小类似主动脉瓣口,为室上嵴下型。主动脉骑跨为一相对畸形,随着主动脉发育,骑跨可逐渐加重。右心室肥厚是肺动脉口狭窄的代偿性结果,室壁增厚,可接近或超过左心室。

根据临床症状、X线、心电图、超声心动图,并结合右心导管检查及造影可确定诊断。本病尚可与动脉导管未闭、双侧上腔静脉、肺静脉畸形引流、右位心等畸形并存。本病20%~25%有右位主动脉弓,约15%伴有卵圆孔未闭或房间隔缺损,称法洛五联症,其临床表现类似法洛四联症。法洛三联症为肺动脉口狭窄、房间隔缺损和右心室肥厚伴有右到左分流。

(1)临床表现:大多数于出生后6个月内出现发绀,严重者生后不久即出现。轻者在1岁左右时由于肺动脉瓣口狭窄加重,动脉导管闭合而渐出现发绀,活动后气喘,乏力,喜蹲踞位,后者可使体循环阻力增加,而减少右至左分流和回心血量,使症状稍缓解。发绀严重者,可由于缺氧较重引起发作性昏厥或癫痫样抽搐,意识障碍,甚至死亡,其原因可能由于内源性儿茶酚胺水平一时性增高,右心室漏斗部肌肉痉挛,肺动脉血流进一步减少,使右到左分流突然增加所致。少数病例可有鼻出血,咯血,栓塞及脑出血。

(2)体征:发绀及杵状指(趾)为本病常见体征。发育较差,心前区隆起,大部分病例在胸骨左缘第三四肋间有2~3级收缩期杂音,杂音为肺动脉口狭窄所致,杂音最响部位高低与肺动脉口狭窄类型有关,杂音的响度和狭窄程度呈反比,狭窄愈重则右心室血流分流至骑跨的主动脉增多,进入肺动脉血流越少之故。肺动脉瓣第二音减弱或消失。

(3)血常规检查:血红细胞计数,血红蛋白浓度和血细胞比容均显著提高。

(4)X线检查:心影正常或稍大,心尖圆钝上翘,肺野清晰,肺血管影稀少,肺动脉干凹陷。若肺动脉口狭窄为瓣膜型,则肺动脉干凸出,主动脉弓增宽,右心室增大,有时右心房也增大,20%有右位主动脉弓。

(5)心电图:右心室肥厚与劳损,部分有右心房肥大。电轴右偏。

(6)超声心动图:主动脉前壁与室间隔连续中断,室间隔位于主动脉前后壁间,主动脉增宽,右心室增大,右心室前壁增厚,流出道狭窄。

(7)心导管检查:可有以下特征。

①导管可自右心室经室间隔缺损进入主动脉。

②右心室与肺动脉间有收缩期压力阶差,分析连续压力曲线,可判断狭窄的部位、类型和程度。

③右心室血氧含量高于右心房,说明心室水平有左至右分流。

④动脉血氧含量减低,说明有右至左的分流。

⑤若主动脉、左心室和右心室收缩压相近,说明室间隔缺损较大且主动脉右跨明显。

⑥血红细胞计数与血红蛋白浓度均有增高。

(8)心血管造影:右室造影可见主动脉与左、右心室同时显影,主动脉增宽,对判断肺动脉口狭窄的程度和类型,肺动脉分支情况,室间隔缺损的部位及大小,以及升主动脉骑跨程度有很大价值。

4. 房间隔缺损 先天性心脏病中最常见,占先天性心脏病总数的20%~25%,女性较多见。房间隔缺损是由于胚胎期构成心房间隔的有关组织发育不全所形成。根据临床症状、体征、胸部X线、心电图和超声心动图检查，一般即可诊断第2孔型心房间隔缺损。少数症状、体征不典型的病例，必要时行右心导管检查，发现右心房血氧含量比腔静脉高1.9容积%以上，以及心导管可通过缺损进入左心房，更可明确诊断。本病常合并其他先天性畸形，如部分肺静脉畸形引流、畸形左上腔静脉、二尖瓣狭窄（Lutembacher综合征）、肺动脉瓣狭窄（法洛三联症）、室间隔缺损、三尖瓣下移等。按胚胎发育及病理解剖部位不同，分为以下几种。

继发孔未闭，最多见。缺损部位距房室瓣较远。在胚胎发育过程中，原发房间隔吸收过多或继发房间隔发育障碍，二者不能融合。根据继发孔存在部位又分为，中央型，最常见。下腔型（低位），位置低，与下腔静脉入口无明显分界。上腔型（高位），位于上腔静脉开口的下方，常伴有右肺静脉畸形，引流入右心房或上腔静脉。混合型，高位与低位缺损同时存在。

原发孔未闭，占5%～10%，缺损大，由于原发房间隔过早停止增长，不与心内膜垫融合，遗留裂孔。又分为单纯型，缺损下缘有完全心内膜垫，二尖瓣三瓣叶无裂隙。部分房室通道是原发孔未闭最常见的一种，在原发孔下缘即室间隔上部，二尖瓣三尖瓣依附之处，常并发二尖瓣大瓣分裂，造成二尖瓣关闭不全，使左心室血流与左、右心房交通。完全性房室通道，除部分房室通道外，尚有三尖瓣隔瓣分裂，使二尖瓣、三尖瓣隔瓣形成前后两个共同瓣，其下为室间隔上部缺损。共同心房，原发及继发间隔不发育，形成单个心房腔。

卵圆孔未闭，在正常人中有20%～25%原发与继发房间隔未完全融合而致卵圆孔未闭。一般不引起心房间分流。

(1)临床表现：与缺损大小、有无合并其他畸形有关。第2孔型心房间隔缺损在早期左至右分流量较少。大多数病例在童年期不呈现明显临床症状，往往在体格检查时因发现心脏杂音经进一步检查才明确诊断。通常在进入青年期后左至右分流量增多时，才开始呈现临床症状，最常见症状为易感疲乏，劳累后气急、心悸。分流量较大和肺循环压力升高的病人容易反复发作呼吸道感染和肺炎。伴有部分肺静脉异位回流左至右分流量极大的病例，可能在婴儿期呈现心力衰竭，宜早期施行手术治疗。30岁以上的病人呈现心力衰竭症状的日渐增多。并发肺动脉高压导致心力衰竭的病例，以及兼有肺动脉瓣或右心室流出道高度狭窄的病例产生逆向分流的，临床上可出现发绀。原发孔缺损或共同心房症状出现早且严重，进展快。

(2)体征：大多数病人生长发育及肤色正常，一部分病例体格比较瘦小。右心室扩大可致左侧前胸壁隆起。胸骨左下缘可扪及心脏抬举性搏动。胸骨左缘第二或第三肋间可听到由于大量血液通过肺动脉瓣，进入扩大的肺动脉而产生的喷射性收缩期杂音。肺动脉第二心音亢进，固定分裂。一部分病例在上述部位尚可扪及收缩期震颤。若为原发孔缺损，在心尖部可听到全收缩期吹风样杂音。在三尖瓣区可听到由于血液快速通过三尖瓣而产生的舒张中期滚筒样杂音。若已有肺动脉高压，肺动脉瓣区收缩期杂音减弱，第二心音亢进更明显，部分病人有肺动脉喷射音，及胸骨左缘第二三肋间有因肺动脉瓣相对性关闭不全的舒张期泼水样杂音。右心室高度扩大导致相对性三尖瓣关闭不全者，在三尖瓣区可听到收缩期杂音。肺血管阻力增高，左至右分流量显著减少或呈现逆向分流的病例，心脏杂音不明显，且可呈现发绀。晚期病例可出现颈静脉怒张、水肿、肝肿大等慢性充血性心力衰竭的体征。

(3)X线：左至右分流量大的病例，胸部X线检查显示心脏扩大，尤以右心房、右心室增大最为明显。原发孔缺损可有左心室增大。肺动脉总干明显突出，两侧肺门区血管增大，搏动增强，在透视下有时可见到肺门舞蹈，肺野血管纹理增粗。主动脉弓影缩小。慢性充血性心力衰竭病人，由于极度扩大的肺部小血管压迫气管，可能显示间质性肺水肿、肺实变或肺不张等X线征象。

(4) 心电图：常合并不完全性或完全性右束支传导阻滞，右心室肥厚，心电轴右偏，P波增高或增大，P-R间期延长。额面心向量图QRS环呈顺时针方向运行。30岁以上的病例室上性心律失常逐渐多见，起初表现为阵发性心房颤动，以后持续存在。房间隔缺损的成年人病例，呈现心房颤动者约占20％。

(5) 超声心动图：右心房、右心室扩大，肺动脉增宽，房间隔连续性中断。声学造影可见有异常分流。超声多普勒于房间隔右侧可测到收缩期左至右分流频谱。

(6) 心导管检查：右心导管发现右心房血氧含量高于上腔静脉1.9容积％，70％病例心导管可通过缺损口由右心房进入左心房。通过右心导管可测量各个部位压力及计算分流量。如疑有原发孔缺损、肺动脉口狭窄、肺静脉畸形引流者，可考虑做心血管造影。

5. 原发性肺动脉高压 指肺小动脉原发增生性病变所致的闭塞性肺动脉高压，其病因是多方面的，先天性的肺小动脉病变是其中之一。此时肌型肺小动脉内膜增厚，有的形成垫状或瓣状物向腔内突出，有的形成血管球结构；弹力型动脉有内膜增厚和粥样硬化，内弹力膜均断裂。上述变化引起肺动脉压增高，右心室排血受阻，右心室压力增高，右心室肥大。病人可有气急、心悸、胸痛、咯血、晕厥等，严重时有发绀，晚期出现右心衰竭。体检示心浊音界增大，肺动脉瓣区有收缩期喷射音、收缩期杂音、第二心音亢进或兼有分裂，可有吹风样舒张期杂音，三尖瓣区可有吹风样收缩期杂音。

X线示肺动脉段突出，肺门血管影增粗而肺野则纹理细小，右心室增大，右心房亦可增大。心电图和超声心动图示右心室肥大，可有右心房肥大。右心导管检查示肺动脉压显著增高，右心室收缩压增高，肺总阻力增高而肺嵌楔压正常。晚期可由于右心房压增高，使卵圆孔开放而有右至左分流。心血管造影有一定危险性，可见右心室和肺动脉排空延迟，末梢肺动脉细小。诊断在于排除继发性肺动脉高压。本病预后差，病人最终死于右心衰竭。

6. 艾森门格病与艾森门格综合征 凡有左至右分流的心血管畸形，如室间隔缺损、动脉导管未闭、房间隔缺损等，因产生显著肺动脉高压，原来的左至右分流转为右至左分流，称艾森门格综合征。发绀出现晚，在6～12岁以后(室间隔缺损型较早；房间隔缺损性较晚，可在20岁以后)，动脉导管未闭者由于分布关系，下肢发绀较上肢重。气急、乏力、头晕，晚期发生右心衰竭。心脏检查原来左至右分流时的杂音消失，肺动脉瓣区有喷射性收缩期杂音及收缩早期喀喇音，第二心音分裂亢进，可有吹风样舒张期杂音，三尖瓣区可有收缩期反流性杂音。杵状指(趾)较轻。

心电图和心向量图示右心室肥厚与劳损，右心房肥大。X线检查发现肺血流减少，肺门血管影增粗，肺动脉段突出，右心房、右心室大。动脉导管未闭、室间隔缺损型者，左心室亦增大。磁共振成像显示房间隔缺损。造影或多普勒显示右至左分流。心导管检查示肺动脉、右心房和右心室高压，在肺动脉、右心房或右心室水平有右至左或双向分流，心导管可从各部位进入左侧心脏相应心腔。

7. 肺源性心脏病 慢性肺源性心脏病最常见者为慢性缺氧性肺源性心脏病，又称阻塞性肺气肿性心脏病，简称肺心病。是指由肺部、胸廓或肺动脉的慢性病变引起的肺循环阻力增高，导致肺动脉高压和右心室肥大，伴或不伴有右心衰竭的一类心脏病。肺心病在我国是常见病，多发病。居住在高原(如东北、华北、西北)，日照不足又过于潮湿的西南地区及抽烟人群的患病率较高,并随年龄的增长而增高,91.2%病人年龄在40岁以上。男女性别无明显差异。职业患病率依次为工人、农民及一般城市居民。患病率最高可达15.7%~49.8%。本病由慢性肺、胸疾病发展而来,呼吸和循环系统的症状常混杂出现,不易判定心脏病是否已出现,故早期诊断比较困难。一般认为,凡有慢性广泛性肺、胸疾病患者,一旦发现有肺动脉高压、右心室增大而同时排除了引起右心增大的其他心脏病可能时,即可诊断为本病。

(1)临床表现:本病病程进展缓慢,可分为代偿与失代偿二个阶段,但其界限有时并不清楚。

①功能代偿期。患者都有慢性咳嗽、咳痰或哮喘史,逐步出现乏力、呼吸困难。体检示明显肺气肿表现,包括桶状胸、肺部叩诊呈过清音、肝浊音上界下降、心浊音界缩小甚至消失。听诊呼吸音低,可有干湿啰音,心音轻,有时只能在剑突下听到。肺动脉瓣区第二心音亢进,上腹部剑突下有明显心脏搏动,是病变累及心脏的主要表现。颈静脉可有轻度怒张,但静脉压并不明显增高。

②功能失代偿期。肺组织损害严重引起缺氧,二氧化碳潴留,可导致呼吸衰竭和(或)心力衰竭。

缺氧早期主要表现为发绀、心悸和胸闷等,病变进一步发展时发生低氧血症和高碳酸血症,可出现各种精神神经障碍症状,称为肺性脑病。表现为头痛、头胀、烦躁不安、语言障碍,并有幻觉、精神错乱、抽搐或震颤等。动脉血氧分压低于3.3kPa(25mmHg),动脉血二氧化碳分压超过9.3kPa(70mmHg)时,中枢神经系统症状更明显,出现神志淡漠、嗜睡,进而昏迷以至死亡。

心力衰竭多发生在急性呼吸道感染后,因此常合并有呼吸衰竭,患者出现气喘、心悸、少尿、发绀加重、上腹胀痛、食欲缺乏、恶心,甚至呕吐等右心衰竭症状。颈静脉怒张、心率增快、心前区可闻奔马律,或有相对性三尖瓣关闭不全引起的收缩期杂音,杂音可随病情好转而消失。可出现各种心律失常,特别是房性心律失常,肝肿大伴压痛,肝颈反射征阳性,水肿和腹水,病情严重者可发生休克。

此外,由于肺心病是以心、肺病变为基础的多脏器受损疾病,因此在重症患者中,可有肾功能不全、弥散性血管内凝血、肾上腺皮质功能减退所致面颊色素沉着等表现。

(2)血液检查:红细胞计数和血红蛋白常增高,血红细胞比容积正常或偏高,全血黏度、血浆黏度和血小板聚集率常增高,红细胞电泳时间延长,血沉偏快;动脉血氧饱和度常低于正常,二氧化碳分压高于正常,呼吸衰竭时更为显著。在心力衰竭期,可有丙氨酸氨基转移酶和血浆尿素氮、肌酐、血及尿β_2微球蛋白(β_2-M)、血浆肾素活性(PRA)、血浆血管紧张素Ⅱ等含量增高等肝肾功能受损表现。合并呼吸道感染时,可有白细胞计数增高。在呼吸衰竭不同阶段可出现高钾、低钠、低钾或低氯、低钙、低镁等变化。

(3)痰细菌培养:以甲型链球菌、流感杆菌、肺炎球菌、葡萄球菌、奈瑟球菌、草绿色链球菌等多见,近年来革兰阴性杆菌增多,如铜绿假单胞菌(绿脓杆菌)、大肠杆菌等。

(4)X线检查

①肺部变化。随病因而异,肺气肿最常见。

②肺动脉高压表现。肺动脉总干弧突出,肺门部肺动脉扩大延长。一般认为右肺动脉第一下分支横径≥15mm,或右下肺动脉横径与气管横径比值≥0.17,或动态观察较原右肺下动脉干增宽2mm以上,可认为有该支血管扩张。肺动脉高压显著时,中心肺动脉扩张,搏动增

强而外周动脉骤然变细呈截断或鼠尾状。

③心脏变化。心脏呈垂直位,故早期心脏都不见增大。右心室流出道增大时,表现为肺动脉圆锥部显著凸出。此后右心室流入道也肥厚增大,心尖上翘。有时还可见右心房扩大。心力衰竭时可有全心扩大,但在心力衰竭控制后,心脏可恢复到原来大小。左心一般不大,偶见左心室增大。

(5)心电图:右心室肥大及(或)右心房肥大是肺心病心电图的特征性改变。并有一定易变性,急性发作期由于缺氧、酸中毒、碱中毒、电解质紊乱等可引起ST段与T波改变和各种心律失常,当解除诱因,病情缓解后常可有所恢复及心律失常等消失,常见改变为:

①P波变化。额向P波电轴右偏在$+70°\sim+90°$。II、III、aVF导联中P波高尖,振幅可达0.22mV或以上、称"肺型P波"。如$P>0.25mV$,则诊断肺心病的敏感性、特异性和准确性均增高。

②QRS波群和T波变化。额面QRS波群平均电轴右偏$\geqslant+90°$。有时电轴极度右偏呈S_I、S_{II}、S_{III}的电轴左偏假象。右侧胸导联出现高R波,V_5呈深S波,显著右心室肥大。有时在V_{3R}、V_1导联可出现q波,或在$V_1\sim V_5$导联都呈QS与rS波形。重度肺气肿患者如心电图从正常转至出现不全性右束支传导阻滞,往往表示有右心负荷过重,具有一定诊断价值。极少数患者有左心室肥大的心电图改变,这可能由于合并高血压、冠心病或支气管动脉分支扩张有左到右分流,左心室泵出比右心室更多血流而肥厚所致。II、III、aVF导联和右侧胸导联的T波可倒置。可出现各种心律失常。此外,肺心病常出现肢体导联低电压、顺钟向转位等心电图改变,这类表现也见于肺气肿,因此不能作为诊断肺心病的心电图改变。

(6)心向量图检查:主要表现为右心室肥大和(或)右心房增大,随右心室肥大的程度加重,QRS方位由正常的左下前或后逐渐演变为向后,再向下,最后转向右前,但终末部仍在右后。QRS环自逆钟向运动或8字形发展至重度时之顺钟向运行。P环多狭窄,左侧面与前额面P环振幅增大,最大向量向前下、左或右。一般来说,右心房肥大越明显,则P环向量越向右。

(7)超声心动图:肺总动脉舒张期内径明显增大,右肺动脉内径增大,右心室流出道增宽伴舒张末期内径增大,右心室内径增大和右心室前壁及室间隔厚度增加,搏动幅度增大。多普勒超声心动图示三尖瓣反流及右室收缩压增高。多普勒频谱分析可显示右心室射血时间缩短,右心室射血前期延长。

(8)肺功能检查:心肺功能衰竭期不宜进行本检查,症状缓解期可考虑测定。病人均有通气和换气功能障碍,表现为时间肺活量及最大通气量减低,残气量增加。用四探头功能仪,以及γ照相和静脉弹丸式注射法注入核素[133]氙测定两肺上下野半清除时间可反映局部通气功能,比一般肺功能检查检出率高。

(9)右心导管检查:经静脉送入漂浮导管至肺动脉,直接测定肺动脉和右心室压力,可作为肺心病的早期诊断。

(10)其他:肺阻抗血流图及其微分图检查在一定程度上能反映机体内肺血流容积改变,了解肺循环血流动力学变化,肺动脉压力大小和右心功能。

核素心血管造影有助于了解右心室功能改变。肺灌注扫描如肺上部血流增加,下部减少,则提示有肺动脉高压存在。

8. 缩窄性心包炎 缩窄性心包炎是指心包发生了纤维化、增厚、粘连且限制了心脏的舒张期充盈。常起始于急性心包炎,在临床可不易察觉,特点为纤维素沉积,常伴心包积液,以后逐步演变到机化和积液吸收的亚急性期,继之为心包纤维瘢痕形成和增厚造成心包腔消失的慢性期。绝大多数病例的脏层和壁层心包完全融合,而少数病例的缩窄过程主要由脏层心包造成。缩窄性心包炎的瘢痕形成常是均匀对称的,也有少数病例存在局限性的心包增厚。

(1)临床表现:体静脉和右心房压中度升高的患者,左室充盈压通常也中度升高。病人可有较明显的继发于体静脉淤血的症状,如水肿、腹胀、腹水及肝淤血引起的不适。也可有食后饱胀、消化不良、气胀和厌食等说不清的腹部症状。当左右心充盈压均升高到 2～4kPa(15～30mmHg)水平时则可有肺静脉淤血的症状,如劳累后呼吸困难、咳嗽和端坐呼吸。胸腔积液及腹水所致的横膈抬高也加重了呼吸困难。重度乏力、体重下降和消瘦提示心输出量固定或下降。典型心绞痛样胸痛可能与冠状动脉灌注不足或增厚的心包压迫冠状动脉有关。

(2)体征:最重要的发现是颈静脉压升高。动脉压可以正常或脉压缩小,僵硬的缩窄性心包炎中严重的奇脉很少见,且一般很少超过 1.33kPa(10mmHg),除非同时存在无压迫的心包积液。在绝大多数病人可见收缩期回缩性心尖搏动,并由此构成了不显著的弥散性心前区运动。听诊可有舒张期心包叩击音,即在僵硬的缩窄性心包炎病人可在沿胸骨左缘闻及舒张早期额外音,在纤维弹力变化的亚急性心包炎中不常见,在单纯心脏压塞中无此杂音。心包叩击音通常出现在 A_2 后 0.06～0.12s。第二心音分裂增宽。常有肝肿大,其他有腹水、黄疸、蜘蛛痣和肝掌。长期缩窄性心包炎的老年患者可以出现大量腹水和阴囊、大腿及小腿水肿。相反,上身和手臂则出现明显的肌肉消瘦和恶病质。

(3)X线检查:心影可以偏小、正常或增大。可由于同时存在心包积液、显著的心包增厚或原有的心腔扩大或肥厚,助长了心影明显增大。心影可呈三角形,左、右心缘正常弧弓消失,呈平直僵硬,心脏搏动减弱,上腔静脉明显增宽,部分病人心包有钙化呈蛋壳状,此外可见心房增大。

(4)心电图:多数有低电压,窦性心动过速,少数可有心房颤动,多个导联 T 波平坦或倒置。有时 P 波增宽或增高呈"二尖瓣型 P 波"或"肺型 P 波"表现左、右心房扩大,也可有右心室肥厚。

(5)超声心动图:可见右心室前壁或左心室后壁振幅变小,室间隔矛盾运动,如同时有心包积液,则可发现心包壁层增厚程度。

(6)心导管检查:右心房平均压升高,压力曲线呈"M"形或"W"形,右心室压力升高,压力曲线呈下陷—高原波形,肺毛细血管嵌楔压也升高。

9. 主动脉瓣窦动脉瘤破入右心室 主动脉瓣窦动脉瘤破裂又名 Valsalva 窦动脉瘤破裂,是一种少见的先天性心脏病。主动脉瓣窦动脉瘤常可合并其他心脏畸形,其中最常见的为并发室间隔缺损(占 40%～50%),这就更加重左右心室的负荷。亦常伴有主动脉瓣关闭不全、肺动脉口狭窄、主动脉缩窄和动脉导管未闭等。本病病程进展随着破口大小而异。破口越大,左向右分流量越多,则症状出现早,病情进展快。主动脉瓣窦动脉瘤常呈风斗状,顶端有破口,窦瘤破裂多发生在右冠动脉瓣窦,次之为无冠动脉瓣窦,左冠动脉瓣窦则很少见。由于解剖学上的关系,右冠动脉瓣窦动脉瘤多破入右心室腔(约占 70%),少数破入右心房腔,而无冠动脉瓣窦动脉瘤多数破入右心房腔(约占 70%),少数破入右心室腔。

对于主动脉瓣窦动脉瘤的诊断,依据病史、体格检查和心脏连续性杂音,再结合 X 线片及超声心动图检查,一般不难明确。对某些诊断怀疑者,需要作出鉴别诊断时,才做右心导管检查或逆行主动脉造影术。

(1)临床表现:未破裂的主动脉瓣窦动脉瘤不呈现临床症状,破裂后才呈现症状。发病年龄多数在20～40岁,约有1/3的病人起病急骤,在剧烈劳动时突然感觉心前区或上腹部剧烈疼痛、胸闷和呼吸困难,病情类似心绞痛。病情迅速恶化者,发病后数日即可死于右心衰竭。多数病例破口较小,起病后可有数周、数月或数年的缓解期,然后呈现右心衰竭症状。少数病人由于破口甚小,仅有小量左向右分流,很长时间内病人可无自觉症状,这些病人常因心脏杂音而偶然发现。

(2)体征:舒张压明显下降,脉压差增大,出现水冲脉、毛细血管搏动和股动脉枪击声。心脏检查时在胸骨左缘第三四肋间可触到震颤,该处可听到典型连续性粗糙杂音,杂音性质类似动脉导管未闭,但杂音位置较低。

(3)心电图:多有左心室肥厚或双心室肥厚表现,可能伴有ST段与T波变化。

(4)X线检查:心脏明显扩大,肺血流增多,肺门血管影增粗,肺动脉段突出。

(5)超声心动图:右心室、左心室和右心房增大。显示主动脉窦壁波形中断,舒张期主动脉窦壁脱入右心室流出道,多普勒超声心动图可测到破口的血液分流。

(6)右心导管检查:可证实在右心房、右心室或肺动脉部位血氧饱和度升高,提示该部存在左向右分流。

(7)选择性升主动脉造影:见主动脉窦影模糊,造影剂进入右心室、右心房或肺动脉。

10. 致心律失常性右室心肌病 本病1961年由Dalla volta首次报道,1978年由Frank Fontaine正式命名为致心律失常性右室发育不良(ARVD)。ARVD组织学上的特征是右室游离壁心肌组织部分或全部被脂肪组织替代,还可见进展性间质纤维化及炎性细胞浸润,左室也可同样受累,以至于晚期发展为不可逆转的全心衰竭,难与扩张性心肌病相鉴别。世界卫生组织(WHO)于1995年正式将其归于心肌病范畴,并命名为致心律失常性右室心肌病(ARVC)。因诊断ARVC的各种无创及有创检查都有其优势及局限性,分析结果时应综合各方面资料,最常用的检测手段为心电图、超声心动图、核素检查,对不典型病人或有条件者,可做磁共振成像、心室造影、心内电生理和心肌活检检查。

(1)临床表现:ARVC常见于中、青年人,以运动或情绪激动时出现心悸、头晕或晕厥为主诉,亦有一部分病人无症状,仅在体检时被发现,部分病人甚至以猝死为本病首发症状。上述症状常由于室性心动过速所致,而一部分猝死的青年病人生前从未发生及记录到室速,提示原发性室颤亦为ARVC的一种重要的心律失常。值得一提的是,ARVC病人发作室上性心动过速者并不少见,与ARVC病人心房易感性升高有关,其余类型心律失常少见。也有报道见房颤、房扑、完全性房室传导阻滞,尖端扭转性室性心动过速等。因为部分ARVC病人尸检中可见冠状动脉远端微血管中膜增厚,管腔狭窄,故可解释某些病人胸痛发作的原因、临床特点与X综合征相似。

(2)心电图:ARVC病人室速发作时呈左束支传导阻滞图形且电轴多左偏。局限于右室流出道的ARVC发生室速时电轴也可右偏,但比较少见。窦性心律时的心电图检查对ARVC诊断尤为重要,约70%的病人有不正常表现,主要有右胸导联($V_{1\sim3}$),特别是V_2导联T波倒置,V_1导联QRS波群时间延长>110ms,部分病人呈完全或不完全右束支传导阻滞图形,30%的ARVC病人能在右胸导联特别是V_1导联上见到QRS波终末、ST段起始部有小棘波,称Epsilon波,此波出现提示右室壁局部激动延迟。

(3)运动心电图:对于临床症状不典型的病人可做运动心电图,50%病人可诱发出室性心律失常,但运动试验阴性不能排除 ARVC。运动时 ST 段抬高与右室局部或弥漫性运动不协调有关,这也提供了一种对于隐匿性 ARVC 患者无创性筛查方法,但必须排除冠状动脉疾病。

(4)信号平均心电图:ARVC 病人晚电位阳性率不等,但均在 80% 以上。且与猝死率相关,但如果 ARVC 病灶非常局限,即使有室速发作,信号平均心电图检测结果也可能正常。

(5)超声心动图:二维超声心动图上可见右心功能及形态学变化如下:

①右心室扩大,右心室与左心室收缩末期直径比>0.5。但若为局限病变可无此表现。

②右心室受累部位(单个或多个)表现为室壁的低动力或无运动状态。

③右心室局部膨隆或囊状突出。

④孤立性右心室流出道扩张。

⑤舒张期右心室结构变形,肌小梁排列紊乱及右心室节制带(moderate band)或调节束异常。

二维超声心动图对 ARVC 诊断价值与心血管造影相比并无差别,甚至更占优势,且对于没有症状的早期病人依然有诊断价值,可用于此病的家族普查研究,但由于右心特殊的解剖位置,要求超声医师在临床疑诊 ARVC 的基础上对心腔进行多个角度详细探索,尤其注意右心室的大小及收缩运动情况,常规的超声检查常会漏诊。

(6)CT 与磁共振成像(MRI)检查:尽管右心室血管造影和超声检查是传统诊断 ARVC 的"金标准",但在右心室仅有局限性浸润而无明显形态改变的病人,以上两种方法都有一定假阴性率。而 MRI 和 CT 提供了更好的分辨率和敏感度。尤其是 MRI 被普遍认为是现有的诊断右心疾病的最佳方法,由于它提供了心血池和心肌组织良好的对比,能清晰显示心外膜下很小范围的脂肪浸润。但部分正常人(3%)右心室前壁可有少量脂肪浸润,故 MRI 发现也必须密切结合临床。

(7)核医学检查

①同位素心血池扫描。ARVC 病人可见右心室扩大、局部膨隆、射血分数下降等形态及功能异常。

②核素心肌灌注显像。显示右心室心肌内局部缺损区,揭示 ARVC 病人心肌受损情况。

(8)心室造影:以下是 ARVC 造影检查的诊断标准。

①右室舒张末期容量增加伴室壁运动弥漫性减弱。

②左侧位右心室后壁造影剂滞留。

③右心室流出道在舒张期局限性膨出及收缩期运动障碍。

④右心室发育不良三角出现局限性运动障碍。

⑤右心室前壁心尖部节制带远端有横置肥厚的肌小梁被裂沟分隔。

第⑤条对 ARVC 有高度特异性。由于右室形态结构上的复杂性,使造影检查有一定局限性,不可能发现小而局限的病灶,故造影阴性不能排除 ARVC。

(9)心肌活检:由于 ARVC 病变组织多存在于右心室游离壁,心内膜下心肌和右心室间隔常不受累,但取右心室游离壁标本活检,有导致右心室壁穿破的危险,故大多数心脏病学者都在室间隔及心尖部活检,使心肌活检诊断的假阴性率升高,特别对于那些病灶局限的病人,心肌活检更难有发现。所以右室活检不是诊断 ARVC 的最佳方案。

(10)心内电生理检测:对 ARVC 病人进行心脏程序电刺激的意义,在于筛选出可能发生严重室性心律失常的高危患者及对室性心动过速起源点进行定位,为消融术提供依据,并可指导药物治疗。电生理检测也有一定局限性：

①对于病变较轻的 ARVC 患者诱发室性心动过速比例不足 13%，ARVC 维持室性心动过速可能需要一种特定的神经内分泌状态。心理因素、情感刺激、疲劳、体力劳动等都在其中起作用，而这种内环境在电生理检查室是无法模拟的。

②心内电生理检查诱发室性心动过速有时不易被电刺激终止，且有诱发室性心动过速时出现阿-斯综合征的可能。

11. 脚气性心脏病　脚气病即维生素 B_1 缺乏病。它的诊断主要根据营养缺乏史和临床表现，必要时可根据治疗反应。早期脚气病症状缺乏特异性，表现为胃纳欠佳、腹部不适、易激动、易疲劳、记忆力减退、睡眠障碍、体重减轻等，病情进一步发展，主要以心血管系统或神经系统表现为突出。脚气性心脏病病情发展快，初期心悸、气促、心动过速、脉压差大，以后可出现心包、胸腔积液，如不及时治疗，常发生右心衰竭至左、右心均衰竭。早期大剂量维生素 B_1 治疗，常使病情迅速好转。

第二节　心房增大

一、左心房增大

左心房位于心脏的最后方，分为体部和耳部。它的后方是食管和降主动脉，上方是肺和气管分叉。左心房增大时可压迫食管。左心房后部两侧各有二个肺静脉口，肺静脉口无瓣膜。左心房的前下部有左房室口（二尖瓣口）通左心室。引起左心房增大的原因：①血流从左心房进入左心室时所遇到的机械性阻力增加（如二尖瓣狭窄），引起左心房压力升高，左心房扩大。②左心室收缩时，除大部分血液进入主动脉外，还有部分血液反流到左心房。左心房除接受正常由肺循环回流的血液外，尚容纳上一次收缩期反流到左心房的血液。使左心房负荷过度，压力升高，而发生扩张，如二尖瓣关闭不全。③二尖瓣以外的心脏病变，产生与二尖瓣病变相同的病理生理效应。如左心房黏液瘤、缩窄性心包炎。

（一）诊断

1. 临床表现

(1)呼吸困难和咳嗽：左心房扩大，左心房压力升高，肺静脉及毛细血管淤血、扩张。肺组织因淤血而僵硬，因而呼吸费力，产生呼吸困难。呼吸困难的严重程度与左心房压升高的程度相平行。咳嗽是肺静脉高压的常见症状。

(2)心悸：左心房扩大时可伴有心律失常，如左心房颤动。患者稍从事体力活动，即感心跳加快。

(3)声音嘶哑及吞咽困难：明显扩大的左心房及扩大的左肺动脉均可压迫左喉返神经，引起嘶哑。扩大的左心房压迫食管而出现吞咽困难。

(4)栓塞症状：左心房扩张，尤其是左心耳扩张时，如合并有房颤，左心房或左心耳内最易产生血栓。新近形成的血栓易于脱落而发生栓塞。表现为栓塞相应部位的临床症状。其中以脑栓塞及下肢动脉栓塞最多见。

2. 体征

(1) 心脏方面：轻度左心房增大体征不明显。左心房明显增大时，心脏叩诊可发现左侧第3肋间浊音界相对增宽。由二尖瓣狭窄及关闭不全引起的左心房增大，在相应的听诊区可听到舒张期隆隆样杂音及收缩期杂音，第一心音增强，P_2 可较正常响亮。

(2) 肺脏方面：轻度左心房扩大，肺部体征不明显。当左心房明显扩大且合并有左心衰竭时，肺底部可听到湿啰音。

（二）辅助检查

1. X线检查 左心房增大首先向右向后两个方向发展，然后向上向左增大。对观察左心房有无早期增大，以左侧位最佳，其次是右前斜位。右前斜位时左心房增大有明显的表现。轻度增大时，食管前壁有局限的压迹，心后间隙尚无变化。中度增大时，食管压迹明显，并有向后移位现象，心后间隙随之变窄。重度增大时，食管被压更为明显，呈向后凸出的弧形弯曲，心后间隙可完全消失。左侧位时左心房轻度增大，就可引起食管受压和后移现象。后前位，左心房轻度增大时，心底部密度可稍增加。中度至重度增大时，心底部密度增高。左心影右缘可看到双室边缘。重度增大时，在左侧可压迫左总支气管，将其抬起，使支气管分叉角度增大。

2. 心电图 P波代表左、右心房的激动。激动首先传到右心房，较晚传到左心房。P波的前半部代表右心房的激动，后半部代表左心房的激动。左心房增大时，P波振幅增高或呈双峰。P波双峰多见于肢体导联。V_1 导联P波常呈双向。V_1 导联中正负双向P波的负性部分深而宽，常常提示左心房扩大。

3. 超声心动图 M型超声心动图检查时，左心房内径多由心前区胸骨左侧第3肋间探查心底波群时测定。正常值：男性 26.0 ± 4.4 mm，女性 26.7 ± 4.2 mm。径线超过30mm者，多提示有左心房扩大。

4. 磁共振成像技术 对诊断左心房扩大提供很大帮助。

（三）鉴别诊断

1. 二尖瓣狭窄 见本章第一节。

2. 二尖瓣脱垂 见本章第一节。

3. 左心房黏液瘤 心脏黏液瘤是临床上最常见的心脏原发性肿瘤，多属良性，恶性者少见。黏液瘤可发生于心脏所有的心内膜面，95%发生于心房，约75%位于左心房，20%位于右心房，左、右心室各占2.5%。左心房黏液瘤常发生于卵圆窝附近，临床上常因瘤体堵塞二尖瓣口，导致二尖瓣口狭窄或关闭不全，黏液瘤可发生于任何年龄，但最常见于中年，以女性多见。诊断应依据梗阻症状、心音及杂音的变化；超声心动图是目前诊断心内黏液瘤最好的方法，尤其是二维超声心动图能清楚显示肿瘤轮廓及活动情况；心血管造影显示心腔内占位性病变，但有一定的假阳性，较少应用。

(1) 临床表现：本病的临床表现取决于肿瘤的部位、大小、性质及蒂的有无和长短。瘤体大、蒂长者易致房室瓣口狭窄或关闭不全，发生血流动力学改变，出现一系列的症状；瘤体小蒂短者，可长期无症状。

① 梗阻症状。早期常有心悸、气短、运动耐力减低。左心房黏液瘤阻塞肺静脉或二尖瓣口，可产生酷似二尖瓣病变的肺淤血症状，如阵发性夜间呼吸困难、咳血丝痰，重者可有颈静脉

怒张,肝肿大及下肢水肿。本病的梗阻症状有随体位变动而发作的特点,如有与体位相关的发作性眩晕及呼吸困难,肿瘤突然堵塞房室瓣口引起心搏量显著降低,可发生突然昏厥或心搏骤停。

② 栓塞。黏液瘤碎片或瘤体表面血栓脱落可发生栓塞,约有40%发生栓塞。

③ 全身症状。主要有发热、血沉增快、贫血、体重减轻及血清 $α_1$、$β$ 球蛋白异常增高,此可能与肿瘤内有出血坏死及炎症细胞浸润有关。

(2)体征:①心尖部第一心音亢进。②肺动脉瓣区第二心音亢进且分裂。③胸骨左缘下段可听到舒张早期扑落音,可传导至心尖部和心底部,为瘤体被推向左心室后突然停止。心室壁或瘤蒂振动所产生。④此外,心前区可听到第四心音。⑤心尖部可听到舒张期隆隆样杂音,左侧卧位时增强,右侧卧位时减弱,有时可听到随体位改变的收缩期杂音(二尖瓣反流)。

(3)实验室检查:贫血,血沉快,血清蛋白电泳 $α_2$ 及 $β$ 球蛋白增高。

(4)X线检查:肺淤血,肺动脉段突出,左心房、右心室扩大。

(5)心电图:可有左心房、右心室增大,Ⅰ~Ⅱ度房室传导阻滞,不完全右束支传导阻滞的心电图改变。也可发生心房颤动。可有ST-T的改变。

(6)超声心动图:左心腔内见到异常的点片状反射光团,活动于左心房、左心室之间,收缩期回到左心房腔,舒张期达二尖瓣口或进入左心室,二尖瓣前叶EF斜率减低,左心房增大。

(7)心血管造影:选择性肺动脉造影电影或连续摄片,可显示左心房内占位性充盈缺损阴影,间接证实心房内肿瘤。

4. 限制型心肌病 限制型心肌病以舒张功能异常为特征,其心室壁极为僵硬,以致妨碍了心室充盈。另一方面,许多病例即使心肌已受到广泛浸润,心脏的收缩功能往往仍未受损。多种特异性病理过程均可导致限制型心肌病,然而其病因往往不明。限制型心肌病的病因分为心肌和心内膜心病变。

心肌病变多由非浸润性(特发性和硬皮病),浸润性[淀粉样变性、类肉瘤、高歇病(Gaucher病)、胡尔勒病(Hurler病)],贮积性疾病(血色病、Fabry病、糖原贮积症)等引起。

心内膜心肌病变多由心内膜心肌纤维变性、嗜酸细胞增多综合征、类癌瘤、转移性恶性肿瘤、放射病和蒽环类毒性中毒等引起。

代表性疾病是心内膜心肌纤维化。即心内膜及心内膜下有数毫米的纤维性增厚,心室内膜硬化,心脏扩张明显受限。本病与成纤维性壁性心内膜炎伴有嗜酸细胞增多征(Loffler心内膜炎)有关。见于热带和温带地区,我国仅有散发病例,须与缩窄性心包炎鉴别。

(1)临床表现:以发热、全身倦怠为初始症状,白细胞增多特别是嗜酸细胞的增多较为明显。常表现为对运动的不耐受。呼吸困难常很突出。可有显著的劳力性胸痛。严重病例多见中心静脉压升高,伴周围水肿、肝脏肿大、腹水和全身性水肿。体格检查可见颈静脉怒张,可触及心尖搏动,可闻及第三心音、第四心音。可出现吸气期静脉压增高现象(Kussmaul征)。

(2)X线检查:心脏大小多正常或缩小,但晚期淀粉样变性或血色病可扩大。

(3)心电图:常无特异性异常,表现为ST段和T波改变,有时呈低电压。病理性Q波有时出现在以往无心肌梗死者。由于代偿性心肌肥厚,有时可表现为左心室肥厚。

(4)超声心动图

① 左心室后壁和室间隔明显增厚,且为对称性,室间隔和左心室后壁比例正常。

② 左心室后壁和室间隔运动幅度和收缩期增厚率均明显减小。

③ 左心室舒张末期宽度及容量均明显减小。

④ 射血分数与短轴缩短率均明显降低。

(5) 磁共振成像(MRI)：显示心肌浸润病变的异常心肌结构(如淀粉样物或铁)。

(6) 心导管检查：心房压力增高伴有显著的Y倾斜，心室压力曲线显示舒张早期的急降，随后呈高的舒张期平台。不像缩窄性心包炎，左心室舒张压常比右心室高。

(7) 血管造影：心室腔大小正常，收缩期缩短正常或降低，心肌和乳头肌的浸润或内膜增厚可引起功能性房室瓣反流。冠状动脉造影正常，除了罕见的累及心外膜冠状动脉的淀粉样变性病例以外。

(8) 心肌活检：活检可证实心内膜增厚和纤维化，心肌铁或淀粉样物质浸润，或慢性心肌纤维化。

二、右心房增大

右心房位于左心房的右前方，右心室的右后上方，壁薄而腔大。右心房构成右心缘的全部轮廓。右心房前部为固有心房，后部为腔静脉窦，其上部有上腔静脉开口，下部有下腔静脉开口。右心房的前下方有右房室口(三尖瓣口)通右心室。右心房接受从上、下腔静脉和冠状窦回心的血液，再经三尖瓣口流至右心室。单纯右心房增大很少见，常伴有右心室增大。引起右心房增大的原因和病理生理改变与左心房扩大相似。

1. 血流从右心房流入右心室时所遇到的机械性阻力增高(如三尖瓣狭窄)，引起右心房压力升高，右心房扩大。

2. 心脏收缩时有血液从右心室经三尖瓣口反流到右心房，使右心房容量增大，右心房压力增高，右心房扩大。

(一) 诊断

1. 临床表现 右心房扩大，右心房压力增高，最后导致体静脉系统压力升高，引起体静脉系统淤血症状，如肝淤血性肿大、水肿和腹水等症状。单纯右心房扩大极少见。常常合并有右心室扩大，与右心衰竭的临床表现并存。

(1) 右上腹不适或胀痛，为肝淤血性肿大所致，肿大的肝脏因肝包膜受牵拉而产生疼痛。

(2) 食欲不振、恶心、呕吐、嗳气，由长期胃肠道淤血所致。

(3) 皮下水肿、腹水和胸水。

(4) 头、颈部及腹部静脉搏动感觉。

2. 体征 颈静脉怒张和搏动，肝颈回流试验阳性，肝脏明显肿大，脾脏亦可肿大，周围静脉如手背静脉膨胀和搏动。腹水和周身水肿通常存在，还可以有胸腔积液，可发生在单侧或双侧。偶有发绀和轻度黄疸。心脏查体：心脏向右侧移位，叩诊右侧心界增宽。由三尖瓣狭窄、三尖瓣关闭不全及房间隔缺损引起的右房增大，在特定的听诊部位可听到相应的特征性杂音。

(二) 辅助检查

1. 心电图 右心房增大主要表现为P波振幅增高，在任何导联上超过2.5mm，出现高而尖的P波。在Ⅱ、Ⅲ、aVF导联上P波的高尖最为明显，P波的宽度在正常范围内。上述P波的形态改变常见于肺心病，故有时称为"肺性P波"。

2. X线检查 右心房构成右心缘的全部轮廓,仅靠近横膈的一小段是右心室。右心房增大主要是向右和向前两个方向。由于右心房扩张,右下心缘显示更为饱满或有凸出现象。由于右心房增大时常可伴有上腔静脉扩张,即右上纵隔增宽。右心房增大,最早见于左前斜位,右心房增大使心耳段延长,也可以轻度突出。随着右心房的不断增大,此段变长抬起,可成水平位,与主动脉和右心室形成明显的角度。

3. 超声心动图

(1)M型超声心动图:多由剑突下探查,在能见到右心波群处进行测定。正常值:平均15.3(±7.5)mm。

(2)切面超声心动图:于心尖区进行探查。正常值为舒张期横径:男33.9(±5.8)mm,女29.9(±4.6)mm;收缩期横径:男35.8(±5.7)mm,女31.9(±6.9)mm;舒张期长径:男34.7(±5.9)mm,女30.6(±4.4)mm;收缩期长径:男46.4(±4.9)mm,女43.5(±4.7)mm。

(三)鉴别诊断

1. 三尖瓣狭窄 三尖瓣狭窄绝大多数由风湿热所致。三尖瓣狭窄严重程度的评估通过体格检查获得,超声心动图确诊,通常不必行心导管检查。

(1)临床表现:三尖瓣狭窄患者的症状取决于三尖瓣狭窄的严重程度,症状与病因及伴随心脏损伤有关。风湿性心脏病患者几乎都有二尖瓣病变,通常是二尖瓣狭窄,由此而导致气短、端坐呼吸和夜间阵发性呼吸困难。若病人有明显的二尖瓣狭窄的体征而无肺充血的临床表现,应考虑可能合并三尖瓣狭窄。单纯三尖瓣狭窄,因为心输出量下降、体液潴留和体静脉压上升,表现为逐渐加重的易疲劳性。在最严重的病例,全身水肿可能是患者最主要的主诉。腹水和腹部增大,肝大和右上腹不适在病史中占重要地位。

(2)体征:颈静脉搏动的异常大"a"波。"a"波在第一心音时产生,迅速上升,像颈动脉搏动,两者的区别在于按压颈静脉,前者"a"波消失,而颈动脉无此现象。如果不伴有TR,"v"波不明显,"y"波下降缓慢或缺失。

经典的体征是低调的舒张期杂音,通常在胸骨左缘第三四肋间。窦性心律时,舒张末期最明显,心房颤动时,在舒张早期和中期更为显著。如果瓣膜柔韧,沿着胸骨左缘下部可听到开瓣音,但比二尖瓣开瓣音少见。如果右心房很大,在胸骨右缘可触及搏动。单纯三尖瓣狭窄没有右心室抬举征。

风湿性心脏病引起的三尖瓣狭窄,一般都伴有二尖瓣狭窄,这时二尖瓣狭窄的体征(舒张期杂音,升高的第一心音和心尖部的开瓣音)比三尖瓣狭窄的体征更为突出。二尖瓣狭窄时,颈静脉压增高的症状比肺淤血症状更为明显,患者主诉呼吸困难、端坐呼吸和夜间阵发性呼吸困难,应该怀疑合并三尖瓣狭窄。胸骨左缘下部吸气时舒张期杂音增强被称为Rivero-Carvallo征,是三尖瓣狭窄的特征表现,甚至在合并二尖瓣狭窄时也同样存在,而后者的舒张期杂音不受吸气影响。二尖瓣狭窄时颈静脉搏动巨大"a"波也应该警惕合并三尖瓣疾病。由于体静脉压增高,可能有肝大、水肿或腹水。如果三尖瓣狭窄因转移性类癌引起,通常有肿大的结节性肝脏和周期性发绀样潮红。

(3)X线检查:右心房明显扩大,下腔静脉和奇静脉扩张,但无肺动脉扩张。

(4)心电图:右心房肥大,Ⅱ及V_1导联P波高尖;由于多数三尖瓣狭窄患者同时合并有二尖瓣狭窄,故心电图亦常示双心房肥大。无右心室肥大的表现。心房节律异常,尤其是心房颤动,通常见于严重三尖瓣或二尖瓣狭窄。

(5)超声心动图

① 切面超声心动图。可见三尖瓣增厚,瓣体活动较大,瓣尖活动受限,舒张期三尖瓣呈气球样向右室膨出,三尖瓣开口明显变小。右房呈球形,房间隔向左侧推移。下腔静脉增宽。

② M型超声心动图。显示前叶的EF斜率减慢,形成所谓"城墙样"改变,舒张期与隔瓣呈矛盾运动,三尖瓣钙化和增厚。

③ 二维超声心动图。示舒张瓣叶呈圆顶状,增厚、瓣叶活动受限。

④ 多普勒超声心动图。示正常三尖瓣之AE两峰消失,幅度增大,频谱增宽的多普勒信号。

(6)心导管检查:心导管检查时,右心房压力特征为巨大"a"波,不显著的"v"波和"y"波下降缓慢。心输出量低,右心室和肺动脉压正常或降低。三尖瓣(TV)面积下降,当瓣膜面积降至$1.5cm^2$时才出现临床症状。依赖心输出量的舒张期压力梯度很低$0.40\sim0.667kPa$($3\sim5mmHg$),必须用在右心房和右心室的相同导管测量。通过将腿举起和使用阿托品增加心率的方式增加心输出量,降低舒张充盈期,从而使压力梯度增强。因为压力梯度太低,所以导管从右心室至右心房穿过TV撤回所测得的梯度可能漏诊重要的三尖瓣狭窄。

2. 三尖瓣关闭不全 三尖瓣关闭不全罕见于瓣叶本身受累,而多由肺动脉高压及右心房扩张引起。常见于显著二尖瓣病变及慢性肺心病。根据典型杂音,右心室、右心房增大及体循环淤血的症状和体征,一般不难做出诊断。超声心动图声学造影及多普勒超声检查可确诊,并可帮助作出病因诊断。三尖瓣关闭不全引起右侧心脏的病理生理变化与二尖瓣关闭不全对左侧心脏的影响相似,但代偿期较长;病情若逐渐进展,最终可导致右心室和右心房肥大,右心室衰竭。显著肺动脉高压引起者,病情发展较快。

(1)临床表现:原发于瓣膜疾病的患者可长期没有显著症状,直到出现右心室衰竭。偶尔,患者注意到颈部静脉搏动,个别患者有眼球搏动。伴右心室扩张和三尖瓣反流(TR)的肺动脉高压患者的心输出量下降,平均右心室和右心房充盈压增加,产生右心室衰竭的体征,中心静脉压增高、肝大、水肿和腹水。

临床表现受不同病因的影响。如果有二尖瓣疾病,可能主要是肺淤血症状。合并重度三尖瓣关闭不全和心输出量下降时,二尖瓣狭窄者的左心房压下降,因而减轻了肺淤血症状,但易疲劳和不适感加重。类癌综合征患者可能主要表现脸部潮红,腹泻和支气管痉挛。对于感染性心内膜炎药物使用者,发热是常见的就诊症状。

(2)体征:体格检查主要是反流性收缩期喷射和它的影响所致的表现。由于右室舒张期充盈压和右室搏出量增加,心前区触诊可及抬举样搏动。根据三尖瓣关闭不全的严重程度和右心房——体循环静脉系统的顺应性,可见颈静脉搏动的巨大"v"波,第二心音时最高。可通过按压下颈部与颈动脉搏动鉴别,按压后颈静脉搏动的巨大"v"波消失,而颈动脉搏动无变化。"v"波和"y"波快速下降。吸气时由于右心室压力下降,"y"下降波更明显。右心室衰竭时中心静脉压升高。通常当右心室衰竭时颈外静脉扩张,右心室功能正常时无此现象,因为颈外静脉的静脉瓣防止扩张的静脉血液反流。由于收缩期喷射性反流主要出现在右侧无名静脉,因此产生奇特的头部左右搏动感,有别于重度主动脉反流所致的点头运动。另外,因为颅静脉收缩期扩张,可能存在所有静脉的搏动感,甚至眼球搏动感。颈静脉听诊可能听到一过性收缩期杂音。

常常存在全收缩期杂音,一般在胸骨左缘第三四肋间,偶尔在胸骨右缘和剑突下最响亮。

如果右心室扩张或存在 Ebstein 畸形,杂音在心尖部听诊最佳,易误为二尖瓣反流。因吸气时静脉回流和右心室舒张期充盈压增加,收缩力增强,故杂音在深吸气时增强(Rivero-Carvallo 征)。抬高腿或按压腹部(肝颈静脉回流)同样可以增加静脉回流和使杂音增强。当右心室不能提高收缩力来适应增加的静脉回流时,此现象消失。可有右侧第三心音和胸骨左缘的第四心音奔马律,吸气时增强。由于通过三尖瓣(TV)的血流增加,可能有一短而低调的沿胸骨左缘下部的舒张早期隆隆样杂音。轻微 TR 患者的收缩期杂音短或听不到。大量三尖瓣反流(TR)者,收缩期杂音可以减弱或消失,这是因为右心室和右心房的收缩期压力梯度太小(也叫右房心室化)。三尖瓣脱垂时偶尔在杂音早期闻及非喷射性喀喇音,这时的杂音可能伴震颤,响亮,呈雁鸣样。

如果三尖瓣关闭不全继发于二尖瓣或主动脉瓣疾病,可听到二尖瓣狭窄、二尖瓣反流或主动脉瓣疾病的特征性杂音。心肌病常可闻及左侧第三心音和第四心音奔马律,以及二尖瓣反流杂音。肺动脉高压者第二心音增强,偶有肺动脉反流的高调舒张期杂音。类癌心脏疾病者通常有肿大的结节性肝脏。心房颤动更常见二尖瓣疾病。右心衰竭的体征——下垂性水肿、肝大、搏动的肝脏和腹水可见。重度肺动脉高压和晚期右心室衰竭常见于恶病质和淤血性发绀。主要体征为胸骨左下缘全收缩期杂音,吸气及压迫肝脏后杂音可增强;但如衰竭的右心室不能增加心搏出量,杂音难以增强,仅在流量很大时,有第三心音及三尖瓣区低调舒张中期杂音。颈静脉脉波图 v 波(又称回流波,为右心室收缩时,血液回流到右心房大静脉所致)增大;可扪及肝脏搏动。瓣膜脱垂时,在三尖瓣区可闻及非喷射性喀喇音。其淤血体征与右心衰竭相同。

(3)X 线检查:可见右心室、右心房增大。重度肺动脉高压常见肺动脉干和主支气管增宽。随着肺血管阻力的进一步增高,外侧 1/3 肺野纹理减少,肺野清晰(短截)。右心房压升高者,可见奇静脉扩张和胸腔积液;有腹水者,横膈上抬。透视时可看到右心房收缩期搏动。

(4)心电图:单发的轻至中度三尖瓣关闭不全,心电图可能正常。中至重度三尖瓣关闭不全和右心室扩张时,V_1 导联 rSR 伴不完全性右束支阻滞和右心室激动延迟。正常窦性心律,可见与右心房一致的高尖 P 波,最常见于伴右心室肥厚的肺动脉高压所致的三尖瓣反流。如果根本病因是二尖瓣狭窄,可见双房异常或心房颤动,以及右心室肥厚。

(5)超声心动图:右心室、右心房明显扩大。下腔静脉及肝静脉有增粗现象。室间隔与左心室后壁呈同向运动,且幅度较大。三尖瓣活动幅度大,关闭与开放的速度亦快。

①二维超声心动图声学造影可证实反流,有造影剂穿梭现象。

②脉冲多普勒或彩色多普勒血流图显示反流的存在和方向。可通过计算反流孔的大小、瓣膜处射流的轮廓、湍流所占的右心房面积和增加的反流速度估计三尖瓣反流的严重程度。另外,测定下腔静脉和肝静脉的反向血流速度也是一种测量三尖瓣反流严重度的方法。

为了更精确的量化反流射流速度,需要连续式多普勒。右心室至右心房收缩期的最高压力梯度可以由简化的伯努力方程精确计算(压力梯度 $=4\times$ 速度^2)(59,60)。在没有肺动脉狭窄的情况下,与估算的颈静脉压(等于右心房压)相加,这个公式可提供一个精确的估计右心室压和肺动脉收缩压(PASP)。

(6)心导管检查:三尖瓣关闭不全的诊断或严重性的估测不需要介入性检查。只要超声心动图上存在三尖瓣反流射流,右心室压就可以通过简化的伯努力方程精确估算。重度三尖瓣关闭不全的右心房压力曲线可见显著的"v"波。随着三尖瓣反流的加重,右心房压力心室化,右心房压力曲线与右心室压力曲线相似。重度三尖瓣反流患者深吸气时,右心房压增高,合并右心室收缩功能障碍者尤为突出。右心室舒张末压增高,右心室衰竭时,右心室和右心房的平均充盈压也增高。单发三尖瓣反流的右心室和肺动脉压正常或降低,但当肺内有败血症性栓子时,也可以增高。心导管可以精确测量肺动脉压和肺血管阻力。通常有效心输出量正常或下降,重度三尖瓣反流降低明显。

3. 右心房黏液瘤 右心房黏液瘤约占心脏黏液瘤的20%。超声心动图是目前诊断心内黏液瘤最好的方法,尤其是二维超声心动图能清楚显示肿瘤轮廓及活动情况。其临床表现取决于肿瘤的部位、大小、性质及蒂的有无和长短。早期常有心悸、气短、运动耐力减低。如阻塞腔静脉、三尖瓣口,可出现与心包积液相似的症状:颈静脉怒张,肝肿大及水肿。右心房黏液瘤栓塞少见。全身症状主要有发热、血沉增快、贫血、体重减轻及血清 α_2、β 球蛋白异常增高,此可能与肿瘤内有出血坏死及炎症细胞浸润有关。可在胸骨左缘第三四肋间听到收缩-舒张摩擦样来回性杂音。左室黏液瘤可在心底部闻及3级喷射性收缩期杂音向颈部传导,而右心室黏液瘤则在胸骨左缘第二三肋间有2~3级收缩期杂音。

实验室检查有贫血、血沉快、血清蛋白电泳 α_2 及 β 球蛋白增高;心电图可有心房、心室增大,Ⅰ~Ⅱ度房室传导阻滞,不完全右束支传导阻滞的心电图改变,也可有心房颤动发生,病情较重者可有ST-T的改变。X线检查示上腔静脉阴影增宽,右心房、右心室扩大。超声心动图可见异常反射光团在右心腔内,收缩期在右心房,舒张期随三尖瓣向右心室方向移动或通过三尖瓣口进入右心室。右心房、右心室增大。右房黏液瘤行腔静脉或右心房造影,可显现右心房内占位性充盈缺损阴影。

4. 三尖瓣下移畸形 三尖瓣下移畸形是一种罕见的先天性心脏畸形。1866年Ebstein首先报道1例,故亦称为Ebstein畸形。其发病率在先天性心脏病中占0.5%~1%。

(1)临床表现:少数病人在出生后1周内即可呈现呼吸困难、发绀和充血性心力衰竭。但大多数病人进入童年期后才逐渐出现劳累后气急、乏力、心悸、发绀和心力衰竭。各个年龄组病人均可呈现室上性心动过速,一部分病人则有预激综合征。

(2)体征:多数病人生长发育差,体格瘦小,约1/3病人颧颊潮红,类似二尖瓣面容,常有不同程度的发绀。心脏扩大的病例左前胸隆起,心浊音界扩大,胸骨左缘可扪到三尖瓣关闭不全产生的收缩期震颤。心尖区下部和心尖区搏动正常或减弱。由于右心房和房化右心室高度扩大,颈静脉搏动不明显。听诊心音轻,胸骨左缘可听到三尖瓣关闭不全产生的收缩期杂音,有时还可听到三尖瓣狭窄产生的舒张期杂音,吸气时杂音响度增强。由于增大的三尖瓣前叶延迟闭合,第一心音分裂,且延迟出现的成分增强。第二心音亦常分裂而肺动脉瓣关闭音较轻,有的病例可呈现奔马律。腹部检查可能扪到肿大的肝脏,但极少出现肝搏动。小儿病人发绀严重的可出现杵状指(趾)。

(3)X线检查:典型病例可见右心房增大和右心室流出道移向外上方,上纵隔变窄,肺血管纹理正常或减少。少数病例心影可无异常征象。

(4)心电图:右心房肥大,P波高尖,不完全性或完全性右束支传导阻滞。电轴右偏,胸导联R波电压变低,P-R间期延长,常有室上性心律紊乱,约5%病人显示B型预激综合征。

(5)超声心动图:三尖瓣前瓣叶增大,活动幅度大。隔瓣叶和后瓣叶明显下移,发育不良,活动度差。三尖瓣关闭延迟,瓣膜位置左移,室间隔动作反常。右心房及房化右心室共同显示巨大的右心房腔,功能性右心室腔纵径缩短。多普勒检查可显示心房水平右向左分流和三尖瓣反流。

(6)右心导管和选择性造影：右心房腔巨大,压力增高,压力曲线 a 波和 v 波均高大。房化右心室呈房性压力曲线,腔内心电图则为右心室型,并有心房间隔缺损者心导管可从右心房进入左心房。心房水平可呈现右至左分流,右心室收缩压正常,舒张末压升高,有的病例可测到三尖瓣跨瓣压差。右心造影显示右心房明显扩大并占据左心室位置,功能右心室位于右室流出道。瓣膜口移至脊柱左缘,右心室下缘可显示三尖瓣瓣环切迹和房化心室与功能心室之间的另一个切迹。肺动脉总干及分支细小,心房水平有右至左分流者则左心房提前显影。

5. Valsalva 窦瘤破入右心房 见本章第一节主动脉瓣窦瘤破入右心室。

6. 缩窄性心包炎 见本章第一节。

第三节 普遍性心脏增大

普遍性心脏增大是指心脏各房室均有不同程度的增大,使心脏外观呈球形。它可以是某些心脏疾病的晚期表现。心脏增大的过程可以很慢,也可以是某些心脏疾患的急性期表现。心脏房室腔可以在短期内迅速扩张增大(急性心肌炎、急性心肌梗死等)。普遍性心脏增大的病理生理改变为全心衰竭,临床表现为全心衰竭的症状和体征。全心增大可见于许多心脏疾患,首先须与心包积液鉴别。渗出性心包炎可产生心包积液,使心包腔内压力升高,达到一定程度后,对心脏产生压迫,引起心室舒张期充盈受阻,致心排出量减少,产生体循环静脉压和肺静脉压升高等症状,称心脏压塞(心包填塞)。

一、全心衰竭

(一)诊断

全心衰竭是指左、右心衰竭同时存在,是一种心脏疾患的晚期表现,亦可以是同时合并两种或两种以上心脏病(如扩张型心肌病合并慢性肺源性心脏病)。从临床过程看,心力衰竭初期,仅表现为左心衰竭或右心衰竭,但最终发生全心衰竭。临床表现同时具有或先后具有左、右心衰竭的临床表现。

(二)辅助检查

1. X 线检查 后前位显示心影向两侧均匀增大,心脏横径增宽,常合并肺淤血征象。斜位表现为胸骨后和心后间隙变窄以至消失,食管被推向后移位,气管分叉张开。侧位心影增宽,胸骨后和心后间隙变窄以至消失。

2. 心电图 左、右心室同时增大时,左、右心室的电压可以相互抵消而构成正常或非特异性图形,或左、右心室其中之一的表现较为突出而掩盖了另一心室,表现为一侧心室肥大的图形,少数病例可同时表现为左、右心室肥大的征象。

3. 超声心动图 全心增大以左心室为主,室间隔活动减弱,收缩期增厚率<30%,左心室后壁呈逆向运动,瓣膜活动明显减弱,左心室后壁活动幅度明显减弱。

二、扩张型心肌病

扩张型心肌病亦称充血型心肌病,以左心室或右心室或双侧心室扩大,伴有心肌肥厚,心室收缩功能减退,伴或不伴充血性心力衰竭为特征。室性或房性心律失常多见。病情呈进行性加重,死亡可发生于疾病的任何阶段。诊断应以充血性心力衰竭的病史;心界扩大,第一心音减弱,心尖部收缩期杂音,心力衰竭重者杂音增强,心力衰竭减轻时杂音减弱或消失,常有病理性第三心音;X线、超声心动图、心脏造影及同位素扫描示心脏扩大,而无明显肥厚;心电图示异位节律,传导阻滞,广泛 ST-T 改变或有异常 Q 波;动脉栓塞现象等为依据;排除其他心脏病或其他原因引起的继发性心肌病。由于本病缺乏特异性诊断依据,故以排除诊断为主。

(一)诊断

1. 临床表现 扩张型心肌病是原发性心肌病中最常见的类型,30～50 岁最多见,男性多于女性,起病缓慢,可为无症状的心脏扩大许多年,或表现为各种类型的心律失常,逐渐发展而出现心力衰竭。可先有左心衰竭,心慌、气短、不能平卧,然后出现右心衰竭,肝脏肿大,水肿、尿少。亦可起病即表现为全心衰竭。胸部隐痛或钝痛,典型心绞痛少见。由于心搏出量减少,脑供血不足而头晕或头痛,甚或晕厥。由于心脏内附壁血栓形成,可致肺、脑、肾、四肢动脉栓塞。心律失常较常见,以异位心律室性期前收缩多见,心房颤动发生率 10%～30%,也可有各种类型、程度不等的传导阻滞。心律失常可能是惟一表现。可因心律失常或动脉栓塞而突然死亡。

2. 体征 心脏扩大最多见,心尖部第一心音减弱,由于相对性二尖瓣关闭不全,心尖常有收缩期杂音,偶尔于心尖部可闻及舒张期杂音,心力衰竭加重时杂音增强,心力衰竭减轻时杂音减弱或消失,大约 75% 患者可闻及第三心音或第四心音。10% 患者血压增高,可能与心力衰竭时儿茶酚胺分泌增多、水钠潴留有关。心力衰竭控制后血压恢复正常,亦有并存高血压病者。

(二)辅助检查

1. X 线检查 心脏扩大为突出表现,以左心室扩大为主,伴右心室扩大,也可有左心房及右心房扩大。心力衰竭时扩大明显,心力衰竭控制后,心脏扩大减轻;心力衰竭再次加重时,心脏再次扩大,呈"手风琴效应"。心脏搏动幅度普遍减弱,病变早期可出现节段性运动异常。主动脉正常,肺动脉轻度扩张,肺淤血较轻。

2. 心电图 可有各种心律失常,以室性期前收缩最多见,心房颤动次之。不同程度的房室传导阻滞,右束支传导阻滞常见。广泛 ST-T 改变,左心室肥厚,左心房肥大,由于心肌纤维化,可出现病理性 Q 波,各导联低电压。

3. 超声心动图 左心室明显扩大,左心室流出道扩张,室间隔及左心室后壁搏动幅度减弱,二者搏动幅度之和<13mm。病变早期可有节段性运动减弱,二尖瓣前后叶搏动幅度减弱。二尖瓣开口小,二尖瓣瓣叶可有轻度增厚。右心室及双心房均可扩大,心力衰竭时二尖瓣可呈类城墙样改变,心力衰竭控制后恢复双峰。

4. 同位素检查 同位素心肌灌注显影,主要表现有心腔扩大,尤其两侧心室扩大,心肌显影呈弥漫性稀疏,但无局限性缺损区,心室壁搏动幅度减弱,射血分数降低,同位素心肌灌注显影不但可用于诊断,也可用于与缺血性心肌病相鉴别。

5. 心内膜心肌活检 扩张型心肌病的临床表现及辅助检查均缺乏特异性。近年来国内外开展了心内膜心肌活检,诊断本病敏感性较高,特异性较低。

三、病毒性心肌炎——心脏扩大、心力衰竭型

病毒性心肌炎(viral myocarditis,VMC)为临床常见病、多发病。心肌炎是指心肌局限性或弥漫性急性或慢性炎症病变,可分为感染性和非感染性两大类。前者由细菌、病毒、螺旋体、原虫等感染所致,后者包括理化因素或药物所致的心肌炎等。成人 VMC 目前国内外无统一的诊断标准及治疗措施,临床表现多样化,无特异性症状体征,病毒难以找到,确诊困难,近年来发病率逐年增高。VMC 不但可引起急性心功能不全,而且有可能演变成扩张型心肌病。

1956 年,荷兰学者发现病毒性心肌炎。1957 年 Lyon 报道,人柯萨奇病毒感染的心脏炎。以后芬兰报道,柯萨奇 B5 病毒流行。亚洲从 1974 年开始报道,1978 年我国从一例猝死心肌炎患者心肌组织中分离出柯萨奇 B5 病毒。1982 年,建立了柯萨奇 B2 病毒感染新生大鼠的心肌细胞模型。1984 年,日本对全国 26 个医疗单位调查,发病年龄平均 30~39 岁,男性居多,男:女=1.6:1,经治疗完全恢复的为 43%,有后遗症的为 40%,复发为 30%,死亡为 13%。国外学者报道,成人 VMC 可与心包炎同时发生,也可为单纯的心包炎或单纯的心肌炎,发病年龄平均 28 岁,男:女=2:1。我国成人流行病学资料缺少,近年对儿童 VMC 诊断及治疗有新的进展。

很多能引起全身感染的病毒都可引起病毒性心肌炎,不同型别病毒亲心脏性不同,而受感染者的易感性也不相同,因而发生心肌炎的概率和轻重亦有异。已知目前能引起心肌炎的病毒有 30 余种,最常见的病毒有柯萨奇 B 组 2~5 型和 A 组 9 型病毒。其次是 Echo 病毒 1、3、5~9、11~14、16、17、19~22、25、29、31、33 型及腺病毒,还有流感病毒、脑炎病毒、心肌炎病毒、风疹病毒、脊髓灰质炎病毒、腮腺炎病毒、疱疹病毒、麻疹病毒、副流感病毒、登革热病毒、肝炎病毒、黄热病病毒、狂犬病病毒、天花病毒等。国内报道,柯萨奇 B 病毒感染的人占 33%~40%;小儿更为明显,占 43.6%。其次是腺病毒占 21.2%,再次为 Echo 病毒占 10.9%。

患者感染病毒后,不是 100% 发病,遇合适的条件因子才易发病。心肌炎主要的条件因子有细菌感染、发热、剧烈运动或过度劳累、精神创伤、缺氧、受冷、过热、长期受放射线辐射、营养不良、分娩或外科手术等,均可激发病毒性心肌炎。

(一)诊断

1. 临床分型

(1)轻型或一过性心肌受累型:此型患者常有上呼吸道感染,因发热就医时被发现,或因胸闷、胸痛、乏力就诊,心电图有心动过速,ST-T 改变伴各种早搏,或不同程度的房室传导阻滞,呈一过性或几天后恢复正常。心尖部第一心音减弱,无心脏扩大、心力衰竭或阿-斯综合征,超声心动图、X 线胸片均正常。经卧床休息及适当治疗 1~3 个月后可完全恢复,不留后遗症。

(2)亚临床型:感染后一般无自觉症状,体检心电图示轻度 ST-T 改变或伴心律失常,房性或室性期前收缩,1~2 个月后这些改变自行好转。一旦患者再次感冒,以上症状又可出现。

(3)猝死型:此型少见,但在儿童、青年猝死病例占重要地位。1993 年 10 月,在沈阳某医院发生的 15 名新生儿死亡,为柯萨奇病毒感染所致。有的青年患者全身感染的症状不明显,

常在剧烈活动或正常活动时突然发生猝死,死后尸检证实为急性病毒性心肌炎。死亡推测可能与严重的房室传导阻滞、窦房结停跳或心肌大面积坏死、心腔急性扩张、血压下降、心肌缺血、心室纤颤有关。

(4)隐匿进行型:此型在病毒感染后表现为一过性症状,以后可无心肌炎的症状和体征,也未经治疗,数年后逐渐出现心脏扩大,心力衰竭,表现为扩张性心肌病。近年来由于心内膜活检的开展及同位素标记心肌显像的应用,有1/3的扩张性心肌病是病毒性心肌炎发展而来的。

(5)心脏扩大、心力衰竭型:有明确的病毒感染史,多数患者有发热、乏力、恶心、呕吐、呼吸困难,严重者可有肺间质水肿、窦性心动过速、奔马律或室性心动过速,约半数以上未坚持治疗者,时轻时重,迁延不愈,经数月或数年后,病情进行性加重,心脏扩大,心力衰竭或死亡,也称扩张性心肌病临床综合征。如果出现全身感染症状,临床主要表现为成人型呼吸窘迫综合征(ARDS),病情危重,可出现发绀、低氧血症,须人工辅助呼吸,抢救不及时可死亡。

2. 诊断标准 以下标准为诊断主要参考条件。

(1)发病同时或病毒感染后1~3周内出现心脏功能异常。临床表现为心动过速、低血压、易出汗、疲乏无力,胸痛常为心包或胸膜炎症所致。心尖部S1低钝或S4,奔马律、心包摩擦音、心包少量积液,心脏扩大或(和)心力衰竭或阿-斯综合征等。

(2)上呼吸道感染或感冒后1~3周内心电图显示各种心律失常,同时伴有2个以上导联ST段呈水平或斜型下降≥0.05mV,或多个导联ST段异常抬高或异常Q波。

(3)病程中血清心肌肌钙蛋白I或肌钙蛋白T(强调定性测定)或CK-MB增高。

(4)外周血单份血清滴度大于1∶640,或双份血清同型病毒中和抗体升高4倍以上是最常用阳性标准。20世纪80年代,用ELISA方法测定病毒特异性IgM抗体更为简便快速,但特异性不强。90年代,应用PCR方法检测病毒核酸较为敏感。最近采用病毒VP1合成肽代替完整病毒抗原测定病毒IgM,病毒特异性IgM以≥1∶320者为阳性。如同时有血中肠道病毒核酸阳性者更支持有近期病毒感染。

(5)心内膜活检(EMB)组织学诊断说法不一。1984年,世界Dallas会议制定的心肌炎组织学诊断标准为,心肌炎性细胞浸润同时伴有坏死和(或)附近心肌细胞变性;光镜检查仅有少量炎性细胞浸润而无心肌损害,定为边缘性心肌炎。EMB在心肌炎诊断中敏感性较低。Obrador等报道,右心室MEB敏感度仅17%。Jain等发现,右心室活检阳性率比左心室低。

(二)辅助检查

为诊断次要参考条件。

1. 超声心动图检查 Mirlzek等报道有67%的超声心动图检查异常,心肌收缩力减弱,局灶性或节段性运动减低或左心室射血分数(LVEF)减低,或有少量心包积液,一般1~2周可吸收,最快3~9d可吸收。如心脏持续扩大数周或1年以上,可转为慢性或扩张性心肌病。

2. X线胸片 病情严重者在急性期可有肺淤血,心脏扩大,左心室(LV)扩大或左心室、右心室(RV)均扩大,心胸比值增大,一般经治疗3~7d恢复正常。

3. 血流动力学检查 危重者肺毛细血管嵌楔压(PCWP)↑(轻),CO_2↓,LVDEP升高,右心室压力(RAP)及肺动脉压(PAP)可轻度增加,见于左心功能不全者。

4. 影像学检查

(1)同位素心肌扫描:目前,同位素用于心肌炎的诊断有^{99m}Tc及单克隆抗肌凝蛋白抗体心肌显像。对心肌炎的诊断有较高的敏感性,无创性,可反复检查并帮助估测预后。^{67}Ga心肌扫描持续阳性者,有人报道5年内死亡。放射性核素标记的抗肌凝蛋白单克隆抗体(monoclonal antimyosin antibody,mAM)能特异地与心肌肌凝蛋白结合,浓集于坏死的心肌细胞处。目前,非创伤性检查还不能同时区别急性浸润与坏死。但核素标记的白细胞可以诊断炎症,^{99m}Tc或^{111}In标记的抗肌凝蛋白单克隆抗体能使坏死心肌显像。

(2)磁共振(MRI):三维图像能很好地显示心脏解剖结构,Anthony提到可显示心肌间质水肿、淋巴细胞浸润,以及心肌坏死等。阳性率为70%,但价格昂贵。

如同时具备主要条件2项或次要条件2项加主要条件1项即可诊断本病。急性病毒性心肌炎诊断时,须除外缺血性心脏病、急性心肌梗死、心肌病、风湿性心脏病、药物中毒性心肌炎、甲状腺功能亢进症、β受体高敏状态、结缔组织病及代谢性疾病等。

四、克山病

克山病,亦称地方性心肌病,于1935年在我国黑龙江省克山县发现,因而命名克山病。克山病有流行病学特点,即地区、季节及人群发病特点,如有心脏扩大,心律失常,心力衰竭,奔马律等心脏杂音,在克山病流行区诊断不难。根据流行病特点可与扩张型心肌病相鉴别。

(一)诊断

可分为急型、亚急型、慢型和潜在型。

1. 急型 多冬季发病,常因寒冷、暴饮、暴食、分娩等而诱发。有恶心、呕吐、头晕,严重者数小时内死亡。常有心源性休克,各种严重心律失常。心脏扩大,舒张期奔马律。急型发病后出现水肿、肝肿大等体征,3个月以上不消退者已由急型转为慢型。

2. 亚急型 是小儿克山病的一种类型,春夏发病多,精神不振,食欲减退,面色灰暗,全身水肿,心脏向两侧扩大,舒张期奔马律,肝脏肿大,3个月不缓解者,已转为慢型。

3. 慢型 表现为充血性心力衰竭,心脏向两侧扩大,心尖部收缩期杂音,肝脏肿大,下肢水肿,极似扩张型心肌病。

4. 潜在型 是各型治疗之后的表现,或是克山病的早期改变。

(二)辅助检查

1. 实验室检查 急型血AST、CPK、LDH活性增高,白细胞总数增多,血沉加快。慢型由于肝淤血,ALT增高。

2. X线检查 心脏普遍扩大,搏动减弱,肺淤血较轻。

3. 心电图检查 本病几乎均有心电图改变,主要表现ST-T改变,低电压,Q-T间期延长。各种类型心律失常,尤以完全性右束支传导阻滞为多见。

4. 超声心动图检查 双心室扩大,室壁搏动幅度普遍减弱,室壁无明显增厚,这些改变与扩张型心肌病相似。

五、贫血性心脏病

贫血是指外周血液在单位体积中的血红蛋白浓度、红细胞计数和(或)红细胞比容低于正常最低值。由于血红蛋白量减少,活动后组织得不到充分的氧供应,尤其是体力活动后加重。

缺氧使心跳代偿性加快,血容量代偿性增加,心脏总排血量增加,外周微血管代偿性扩张,阻力减低形成了高排低阻现象,脉压差加大。血红蛋白浓度低于30g/L,持续3个月以上者,可发生贫血性心脏病,有心脏扩大。

(一)诊断

心跳、气短是贫血的常见症状,呼吸困难常发生在十分严重的贫血。由于血流速度快而在各瓣膜区特别是二尖瓣区和肺动脉瓣区形成收缩期杂音,或因心室扩大,二尖瓣或三尖瓣瓣膜环随之扩大,可形成相对狭窄的隆隆性杂音,或因瓣膜环扩大超过心室扩大,可形成较粗糙的吹风样杂音。

(二)辅助检查

心电图可出现窦性心动过速,窦性心律不齐,ST段降低,T波低平或倒置,有时可出现心室肥厚之心电图改变。

六、围生期心脏病

既往无心脏病的女性,妊娠末期或产后(通常2~20周)出现呼吸困难、咳血痰、肝肿大、水肿等心力衰竭症状,类似扩张型心肌病者称为围生期心脏病。本病国内发病率约占产妇的0.023%。高龄、多产、多胎及有妊娠中毒史的产妇发病率较高。本病预后较原发性心肌病为好。可有心脏扩大,以左心室扩大为主,可有附壁血栓。本病的特点之一是体循环或肺循环栓塞的出现频率较高。临床上各种类型心律失常均可见到,室性早搏和心房颤动最多见。

七、甲状腺功能亢进性心脏病

甲状腺功能亢进症(简称甲亢)系指由多种病因导致甲状腺功能增强,分泌甲状腺激素过多所致的临床综合征。女性多见,各年龄组均可发病,以20~40岁为多。

典型病例经详细询问病史,依靠临床表现即可拟诊,临床表现有甲状腺激素分泌过多所致高代谢症候群、甲状腺肿及眼征。辅以必要的甲状腺功能检查可确诊。心血管症状和体征是甲亢的重要临床表现。心悸、呼吸困难、心动过速和收缩性高血压是常见症状,也可出现舒张性高血压。典型体征为心前区活动过强伴第一心音亢进,第二心音的肺动脉瓣成分增强。15%~25%的甲亢病人有持续性心房颤动。甲状腺功能亢进性心脏病占甲亢病例的10%~22%,随年龄增长而增加,多见于男性、结节性甲状腺肿伴甲亢患者。较重病例可有心脏增大、心律失常或心力衰竭。排除冠心病等器质性心脏病,并在甲亢控制后,心律失常、心脏增大乃至心绞痛等均得以恢复者则可诊断本病。

八、甲状腺功能减退症

甲状腺功能减退症简称甲减,是由T_3和T_4分泌减少所致。发病高峰在30~60岁,女性的发病率是男性的2倍。

(一)诊断

常见症状和体征有畏寒、记忆力和智力减退、听力下降、反应迟钝、感觉异常、性格改变、嗜睡、水肿、毛发脱落、脉迟缓、乏力、动作缓慢、声音嘶哑、厌食、腹胀、便秘、闭经和月经失调。典型黏液性水肿病人呈表情淡漠,面色苍白,眼睑水肿,唇厚舌大,皮肤蜡黄、干燥、脱屑,毛发稀疏脱落,指甲脆而厚,手脚掌姜黄色,踝部非凹性水肿。在明显的黏液性水肿中,有心脏收缩乏力,全心扩大,严重心动过缓,低血压,心音低钝,以及端坐呼吸和阵发性呼吸困难等充血性心力衰竭症状。心包积液大约占所有黏液性水肿病人的1/3。

(二)辅助检查

超声心动图是最常用的诊断心包积液的方法。主要根据临床表现,特别是畏寒、怕冷、乏力、水肿、声音嘶哑、心动过缓、纳差、便秘、性欲减退等低代谢综合征,以及甲状腺功能检查示甲状腺刺激激素(TSH)升高,TT_4(FT_4)、TT_3(FT_3)降低或正常,或促甲状腺释放激素(TRH)兴奋试验异常,可诊断本病。

第四节 局限性心脏增大

一、心包囊肿与心包憩室

心包囊肿少见,属良性病变,为先天性发育异常,在体腔发育过程中形成。囊肿通常为单房,内壁为单层的间皮细胞,外壁为疏松纤维组织,囊内含澄清的液体。形成原因是胚胎心包发生时,胚胎间质中出现间隙。这些间隙互相融合成为原始心包腔,如一个间隙不能与其他间隙融合,又不与心包腔相通则发育成心包囊肿;如间隙与心包腔相通称为心包憩室。心包囊肿最常见部位为右侧心膈角处,但亦可发生在较高位置,甚至延伸至上纵隔。心包囊肿极少引起压迫症状。

(一)诊断

通常没有临床症状,于X线检查时发现病变。少数病人有胸闷、胸痛、气急、咳嗽、心悸和吞咽困难等。

(二)辅助检查

1. X线检查
(1)囊肿常发生在心膈角区,右侧多见。
(2)囊肿呈圆形或椭圆形,密度均匀,边缘清楚。
(3)侧位上,囊肿靠前、贴近前胸壁。
(4)透视下,胸腔压力变化可致变形。

2. CT检查
(1)2/3心包囊肿位于右心膈角区,其余见于左心膈角、心后等处。
(2)病变通常与心包相连,但少数带蒂而与心包无明显连接。
(3)呈单房囊性肿块,圆形或卵圆形,水样密度。壁薄而均一,边缘光滑。大小为2~16cm,很少钙化。
(4)增强检查,病变无强化。

3. MRI 检查

(1)心包囊肿通常位于右心膈角区,少数见于左心膈角区或其他部位。

(2)病变呈圆形或卵圆形,边缘光滑。

(3)浆液性心包囊肿呈长 T_1 低信号和长 T_2 高信号,但当囊内蛋白含量高时,则为短 T_1 高信号。心膈角处,特别是右侧心膈角区单房性水样密度肿块,边缘光滑,可确诊为心包囊肿。

二、心室室壁瘤

心室室壁瘤绝大多数并发于急性 Q 波性心肌梗死,其他原因偶见于心脏挫伤、结节性动脉炎等。心室室壁瘤就是梗死区坏死的心室壁呈瘤样向外膨出,在心脏收缩期更为明显。80%以上室壁瘤发生在心尖部,多数为单个。体积较大的室壁瘤易引起血流动力学的改变并可引发心力衰竭。

病理类型分为真性室壁瘤和假性室壁瘤。真性室壁瘤通常是在贯通性心肌梗死的基础上形成的。梗死区的坏死心肌组织在其修复过程中由结缔组织所代替,梗死区的室壁变成无收缩力的薄纤维瘢痕区,不易破裂。假性室壁瘤比真性室壁瘤少见,多发生于心肌梗死患者。假性室壁瘤的瘤壁是由心包膜构成的,实质是心肌梗死急性期时室壁已破裂所致。心肌破口即为瘤体口,瘤体颈部狭窄,与心室相通,瘤壁仅为壁层心包。假性与真性室壁瘤最重要的区别是假性室壁瘤仅为壁层心包,没有残留的心肌,瘤壁表面没有冠状动脉匍匐。假性室壁瘤内腔含有大量旧的和新近形成的血栓,其表面部分可以脱落成为血栓栓子,造成周围动脉的栓塞。假性室壁瘤的临床重要性是随时有破裂的危险,即使是非常小的假性室壁瘤。

(一)诊断

1. 临床表现 左心室室壁瘤大多有心绞痛和心肌梗死病史。临床症状的轻重与室壁瘤的大小和左心室正常部分心肌的数量和功能状况有密切关系。较小的室壁瘤可以既无症状又无体征。较大室壁瘤(室壁瘤占左心室面积20%以上)可以出现顽固性充血性心力衰竭,以及复发性、难治的致命性室性心律失常和体循环动脉栓塞。

2. 体征 心尖区可扪到弥散的收缩期抬举或双搏动。若瘤体较大,左心室明显扩张或累及乳头肌,可产生由于乳头肌功能不全而引起的二尖瓣关闭不全。听诊在心尖部可闻及收缩期杂音,可能听到第三心音或第四心音。

(二)辅助检查

1. X 线、MRI 和 UFCT 检查 心脏扩大,心脏左缘心尖部位局部膨出,搏动减弱或反向搏动,有时还可见瘤壁钙化影像。肺野淤血,左心房、左心室扩大。MRI 和 UFCT 等无创性影像检查,可以得到更详尽的诊断。

2. 心电图检查 心肌梗死的异常 Q 波,约 2/3 患者同时伴有 ST 段弓背向上抬高。

3. 超声心动图检查 超声心动图是诊断室壁瘤简便而可靠的无创性检查方法之一。二维超声能显示出瘤体的位置、大小,腔内有无附壁血栓,尤其对间隔部位的室壁瘤较其他检查方法显示更为清楚。彩色多普勒检查能较可靠地检出,并估价合并乳头肌功能不全所致的二尖瓣反流及其程度。超声心动图还能鉴别真性与假性室壁瘤。真性室壁瘤超声的特点为左心室壁局部膨出,室壁变薄,回声增强,还能显现瘤体的矛盾运动,整个室壁无回声中断,室壁瘤的口径大于囊径。而假性室壁瘤二维超声检查除前述的特点外,彩色多普勒检查可明确检出在收缩期和舒张期经囊颈流入和流出假腔的高速血流。

4. 放射性核素检查 采用放射性核素^{99m}Tc焦磷酸盐行心室造影可对左心室形态及室壁节段性运动提供准确的客观依据。室壁瘤核素造影显示的特点为左心室呈不自然增大,边缘不规则或局限性膨突及反向搏动。

5. 心血管造影 选择性冠状动脉造影和双向体位左心室造影,可显示室壁瘤的部位、大小、有无附壁血栓、左心室功能和瓣膜受累情况,以及冠状动脉病变程度。

三、心脏肿瘤

心脏肿瘤颇为少见,其中原发性肿瘤更为罕见,转移性肿瘤为原发性的20～40倍。

（一）原发性良性心脏肿瘤

原发性心脏肿瘤中约70%为良性肿瘤,且大多数病例可手术治愈。良性心脏肿瘤中,近一半以上为心腔黏液瘤,其他良性心脏肿瘤尚有脂肪瘤、血管瘤、纤维瘤、错构瘤和畸胎瘤等。

1. 黏液瘤 最常见于左心房腔,约占心脏黏液瘤总数的75%,其次为右心房黏液瘤,占20%左右,心室黏液瘤和多发性心腔黏液瘤则甚为少见。

2. 乳头状弹力纤维瘤 超声心动图可以发现,但易被误认为瓣膜赘生物。近年来的尸检研究发现其易引起心脑血管栓塞,因而提倡施以外科治疗。带有小蒂的"海葵"征是其典型表现。

3. 横纹肌瘤和纤维瘤 起自心肌或心内膜。横纹肌瘤较纤维瘤常见,占心脏原发性肿瘤的20%,多数病例发生于儿童或婴儿,且伴结节性硬化、皮肤皮脂腺瘤、肾肿瘤和心律失常。横纹肌瘤通常为多发性,主要为壁内,在室间隔或左心室游离壁。肿瘤小者可无症状,大者可向心腔突出,引起阻塞症状,多发性肿瘤常引起严重的充血性心力衰竭。如果成簇生长并阻塞心室腔血流,超声心动图常能发现。纤维瘤发生于瓣膜组织,可能与炎症有关。心脏的症状和体征包括房室阻滞和室内阻滞、阵发性室上性和室性心动过速、心脏增大和心室的流出道阻塞。即出现右心力衰竭或左心力衰竭症状,听诊可闻及肺动脉瓣或主动脉狭窄的杂音。这些表现及结节性硬化提示诊断,可由超声心动图和心血管造影检查证实。

4. 脂肪瘤 有完整包膜,多位于心外膜下,常无症状。MRI对脂肪瘤的诊断很有帮助。

5. 血管瘤 临床较罕见。由于是血管源性肿瘤,其手术切除率并不高,但对有室性心律失常及阻塞者仍应行手术治疗。

（二）原发性恶性心脏肿瘤

心脏肿瘤中恶性肿瘤占1/4,其中肉瘤占95%。心脏的恶性肿瘤可发生于任何心脏组织,主要为肉瘤类肿瘤,包括黏液肉瘤、横纹肌肉瘤、淋巴肉瘤和恶性血管瘤等。其中以横纹肌肉瘤为多见,这类肿瘤发病年龄较轻,肿瘤发生在心房腔者比心室腔略为多见。

心腔内肿瘤可引起心脏腔室的梗阻并产生相应的症状和体征,心脏肌肉广泛地被肿瘤组织所替代,可导致心肌收缩无力,从而产生心力衰竭。肿瘤细胞浸润至心脏传导系统,可引起心律失常或房室束及其束支传导阻滞,并引起患者突然死亡。肿瘤累及心外膜或心包者可产生血性心包积液和心脏压塞征。

1. 横纹肌肉瘤 发病仅次于血管肉瘤,可发生于心脏各腔室,女性多见。MRI跟踪随访显示化疗有效,但预后仍然很差。

2. 血管肉瘤 多见于男性。临床上可有充血性心力衰竭、心包积液及胸痛。病情早期偶尔也有发热、体重减轻等非特异性症状。超声心动图常显示其基底较宽并邻近下腔静脉开口。局部瘤体突入心房腔,浸润心外膜、心内膜、胸膜及纵隔都很常见。易发生肺转移,预后极差,化疗几乎无效。

3. 淋巴瘤 只累及心脏或心包的心脏原发性淋巴瘤十分少见。因免疫抑制或免疫缺陷,近年来发病有增多趋势。主要表现为难治性心力衰竭,临床上很少获确诊。治疗包括手术与放射治疗,但成功率较低。

与良性心脏肿瘤相比,恶性心脏肿瘤恶化更急、更快,且可转移到脊柱、邻近的软组织及主要的器官,预后恶劣。心脏恶性肿瘤与良性肿瘤,术前两者难于区别,一般常在术后切除肿瘤标本或尸检中得到正确的病理诊断。心脏恶性肿瘤由于术中难以达到彻底根治,故手术后局部复发机会很大或发生身体重要器官的远处转移而死亡。

(三)继发性心脏肿瘤

继发性心脏肿瘤发病率是原发性心脏肿瘤的20倍。多位于心外膜,但也可发生于心肌内及心内膜,不伴其他部位转移者极少见。黑色素瘤易发生心脏转移,并且常累及各心腔,转移性黑色素瘤中有心脏转移者占一半。白血病和淋巴瘤也常常累及心脏,前者大量沉积在心肌细胞间并引起血性心包积液,后者则在心肌中形成孤立性转移灶而引起心脏方面的相关表现。肺癌和乳腺癌可以局部浸润心包引起心包积液;肺癌还可侵犯肺静脉、左心房造成二尖瓣阻塞样临床表现。肾癌转移则倾向于侵犯下腔静脉和右心房。

继发性心脏肿瘤的表现为突然心脏增大,胸部X线片心影轮廓异常,有心脏压塞(心包填塞)、心律失常或不能解释的心力衰竭。治疗为姑息性的,与原发性恶性肿瘤相同。

(四)心包肿瘤

心包肿瘤非常罕见,原发性良性心包肿瘤有脂肪瘤、分叶状纤维性息肉、血管瘤和畸胎瘤。原发性恶性心包肿瘤为间皮细胞瘤和肉瘤,分布广泛,常浸润组织。继发性肿瘤,直接从胸腔内扩散累及心包,最常见的是支气管肺癌和乳腺癌。

1. 临床表现 早期无症状,晚期症状有胸部疼痛、发热、干咳和气急。较早期有心包摩擦音,以后心包渗液,出现心脏压塞。症状有颈静脉怒张、脉压差减小、心音减弱、肝肿大,病情迅速加重。

2. 诊断根据
(1)心包渗液:特别是血性渗液。
(2)心影轮廓异常:局部有块影突出。
(3)无原因的心脏压塞症状。
(4)不可解释的胸痛,颈静脉怒张:可靠的诊断为抽出心包液找肿瘤细胞。其次为心包穿刺后注入二氧化碳气体对比造影,可见心包内肿块突入心包腔。
(5)X线检查:显示心影扩大,心包积液,心包上有块影。
(6)超声心动图:可显示心包积液或实质性块影。

(北京阜外心血管病医院 张 云)

第二篇 心血管疾病的实验室鉴别诊断

第六章 心电图鉴别诊断

第一节 P波异常

一、肺性P波

P波(P wave)反映左、右心房的电激动过程电位和时间的变化。正常情况下,P波呈钝圆形,可有轻微切迹。P波宽度不超过0.11s,振幅不超过0.25mV。P波方向在Ⅰ、Ⅱ、aVF、$V_{4\sim6}$导联直立,aVR导联倒置。在Ⅲ、aVL、$V_{1\sim3}$导联可直立、倒置或双向。P波的振幅和宽度超过上述范围即为异常,常表示心房肥大。

右房肥厚扩张时,右房除极向量增大,P波电轴偏右、前、下,$>+80°$。虽然左、右心房肥大都可引起除极时间延长,但由于右心房除极比左心房早,右心房肥大所引起的时间延长部分仍处于左心房除极时间内,因此整个P向量环时间不延长。不过,右心房肥大所引起的电压增高及时间延后,可以重叠在左心房除极所产生的电位改变之上,故可以表现为P波高尖。心电图表现为在Ⅱ、Ⅲ、aVF导联及V_1导联上P波高而尖,振幅$\geqslant 0.25mV$,时间正常。常见于慢性肺源性心脏病,故称为肺性P波。

然而,肺性P波并不仅仅见于肺源性心脏病,许多原因都可以导致心电图出现肺性P波。这种类型的P波的形成机制复杂,涉及病因广泛,部分病例系多种因素共同作用的结果,运动、深呼吸、交感神经亢奋、缺氧、甲状腺功能亢进、长期大量吸烟、肺梗死等引起胸腔内压增高与心率增快的因素,以及低钾等均可使P波增高或者一过性增高而达到肺性P波的诊断标准。

近年来越来越多的研究证实,所谓肺性P波并非右心房扩大的特异性表现,右心房内传导障碍也是引起P波增高变尖的原因之一,如不完全性房内传导阻滞。根据心电图表现形式,房内传导阻滞分为持续性和间隙性两种,后者又分为3相(快频率依赖性)和4相(慢频率依赖性)阻滞。间隙性房内阻滞可见于多个年龄组,文献报道在8~96岁;它的出现与心率有关,往往呈一过性。

肺性P波除了见于右心房扩大、右心房负荷过重、右心房内传导阻滞外,还可见于增加心率的各种因素,如交感神经兴奋、紧张、缺氧等。既可以是器质性心脏病的表现,也可见于功能性变化。例如,体温升高、精神紧张、交感活动增强、儿茶酚胺分泌增多后,心率加快,冲动传导加速加强;或心率增速后继发性心肌缺血引起心肌复极异常的ST-T改变及后结间束的供血不足,导致结间束传导延缓,自上而下P向量增大,且与后续的左心房除极向量重叠,使P波

第六章 心电图鉴别诊断

振幅增高而出现一过性肺性P波。

普萘洛尔（心得安）系β-受体阻滞药，能通过阻断儿茶酚胺的作用，减慢舒张期自动除极速度而降低心肌细胞自律性，减慢冲动的传导速度，导致心率减慢，心肌耗氧量减少，缓解继发性心肌缺血，使一过性肺性P波和ST-T改变恢复正常。所以，普萘洛尔药物试验对一过性肺性P波的鉴别诊断是简单易行、安全有效的试验方法。对健康中青年人的心率增快合并肺性P波者可进行普萘洛尔药物试验来鉴别，以减少临床误诊。

1. 在诊断"肺性P波"时应注意

（1）肺源性心脏病心电图具有易变的特点，病情加剧时，心电图呈现显著变化；病情缓解时，心电图的某些改变可减轻或接近正常。

（2）肺性P波不是肺源性心脏病所特有，也可见于肺气肿和其他心脏病患者，即所谓的假性肺性P波。其特点是时限较宽，峰顶偏后，呈非对称性三角形，P电轴多不偏移。

（3）Ⅱ导联PR比值（P/RⅡ）比值≥0.5具有诊断意义，敏感性为53%，特异性为100%。

（4）IPI-V_1（V_1导联P波起始指数）代表横面右心房心电除极向量面积，以IPI-V_1≥0.03mm·s作为诊断标准，敏感性为56.7%，特异性为90%。

（5）Ptf-V_1（V_1导联P波终末电势），代表横面左心房除极向量面积，以≤-0.04mm·s作为诊断界限，对肺心病的敏感性为36.7%。肺心病出现Ptf-V_1异常可能与房内传导障碍的关系更为密切。

2. 当发现P波振幅增大时的诊断

（1）右心房扩大，见于先天性心脏病、肺源性心脏病、风湿性心脏病。

（2）时相性房内差异传导。

（3）心房内压力增高。

（4）心房梗死时P波增高增宽，出现切迹。P-R段抬高或降低。出现房性快速心律失常，常有心室梗死。

（5）电解质紊乱，如低钾血症时，P波增高、ST段下降、T波低平、U波振幅增大，V_3导联变化最明显。

（6）甲状腺功能亢进症出现窦性心动过速、P波振幅增高、ST段下降、T波低平，及其他心律失常，如心房颤动、室性早搏等。

（7）描记立位心电图。长期大量吸烟者，P波振幅可达0.30mV左右。

二、二尖瓣P波

心房的激动是从右心房顶部的窦房结处开始的，随后向下向左传导，右心房略早于左心房激动，因此P波的开始部分为右心房除极，中间部分为左、右心房同时除极，终末部分则为单纯左心房除极。

左、右心房共同除极形成P波。P向量环可分为3部分：起始20ms代表右心房除极，除极向量的方向向下、向前、略偏左；中间30～80ms代表左、右心房同时除极，除极向量向左并向右；终末向量常与V_1导联轴垂直，故正常V_1导联往往只有初始P向量环的投影，出现一个直立而窄小的P波，有时正常终末P向量环也可稍偏向V_1导联轴的负侧，于是可形成正负双向的P波，但负向波小而窄。

左心房在右心房之后除极，当左心房肥大时，其除极向量增大，时间延长，故P波增宽、时间$>0.11s$，P波顶端常呈"M"形双峰，且后峰$>$前峰，峰距$\geqslant 0.04s$。在Ⅰ、Ⅱ、aVL导联较为明显；P波终末部分时间延长，$PtfV_1$超过$-0.04mm\cdot s$。该型P波常见于二尖瓣狭窄，又称"二尖瓣P波"。二尖瓣P波是风湿性心脏病二尖瓣狭窄、左心房增大最常见的心电图表现，也可见于左心房黏液瘤或左心房附壁血栓的患者。

据报道，诊断左心房扩大的最敏感指标是V_1导联P波负向成分时间大于$0.04s$，敏感性83%，特异性79%，准确度81%；而最具特异性的指标是P波有切迹，峰间距大于$0.04s$，敏感性21%，特异性93%，准确度58%。

P波的高度代表心房除极时的电压，P波的宽度代表心房除极的时间。

1. P波增宽的原因

(1)心房增大：如果心房除极的速度不变，则除极的时间延长。

(2)心房内传导阻滞：如无心房增大，则是心房内除极的速度减慢，即房内传导阻滞。虽然左、右心房增大都可引起除极时间延长，但是右心房增大所引起的时间延长部分仍处于左心房除极的时间内，除非右心房除极的时间延长到原来时间的150%以上，故右心房增大时P波的时间常不延长。相反，左心房增大时，由于左心房的除极在最后，它的时间延长即可引起P波后延而使P波增宽。

P_{V_1}终末电势$(PtfV_1)=P_{V_1}$后段负向波的深度$(mm)\times$宽度(s)，P_{V_1}为终末负向P波振幅和时间的乘积。P_{V_1}时间延长提示左心室除极延长，传导延缓。负向P波振幅增大提示左心房向后除极向量增大。两者均提示左心房压力增高，左心房增大。

2. 其他原因引起的"二尖瓣P波" 尤其是$PtfV_1$异常时，除了要考虑风湿性心脏病、二尖瓣狭窄外，还要考虑其他的情况。

(1)高血压病：患者常伴有左心室舒张功能障碍，这种功能障碍可出现于左心室结构改变之前，由此可致左心室对舒张晚期充盈的依赖性增加，为保证左心室足够的充盈量，维持正常的心搏出量，势必使左心房做功增加，久之，左心房容量和排血阻力升高，左心房因而扩大，这时心电图也可出现$PtfV_1$异常。研究报道患者$PtfV_1$阳性与左室舒张功能不全相关显著。

(2)轻度心力衰竭：无$PtfV_1$异常时，运动试验可诱发出异常$PtfV_1$。运动状态下，心脏负荷加重，心肌耗氧量增多，心率加快，舒张期缩短，左心室舒张不充分，心脏舒张晚期充盈的依赖程度增加。这时左心室平均舒张压及舒张末期压上升，导致左心房激动延缓。当左心房扩大或左心房激动延缓时，指向左后的左心房除极向量必然增大，左心房除极时延长，投影到V_1导联的负象限，在P波的终末部形成比较深而宽的负向波，出现$PtfV_1$的异常。

(3)心电图运动试验：可以见到$PtfV_1$的异常。运动中出现$PtfV_1\leqslant-0.04mm\cdot s$时，说明左心房负荷明显增加；在运动后，$V_1$导联P波由原来的直立变为双相，或$V_1$原来P波双相的负向波增深都提示左心室功能不全的存在。这种运动诱发的$PtfV_1$异常是早期反映左心室舒张功能异常的心电图指标。

(4)肺源性心脏病：患者的$PtfV_1$也可呈现动态变化。肺源性心脏病心力衰竭经纠正后$PtfV_1$值趋小，即随着右心功能状态变化而变化。这可能与传导途径延长和(或)传导减慢致房室间传导时间延长有关。肺源性心脏病时右心室充盈压增高，右心房压亦增高，使房间隔紧张度增大，房间隔传导速度减慢。其次，肺源性心脏病并心力衰竭时，有低氧血症和高黏血症存在，传导系统缺血，亦使房间隔传导减慢，使左心房传导延迟发生，左心房向后除极向量更为突出，结果使V_1导联P波终末电势增大，出现异常$PtfV_1$。总之，心力衰竭可通过各种机制造成左心房除极延长,左心房扩大,向后除极向量增大均可出现 $PtfV_1$ 的异常。肺心病心力衰竭出现 $PtfV_1$ 的异常是一种功能性改变,它可随着心力衰竭的好转,缺氧的纠正而增大;冠心病则不同,它也是心脏舒张功能不全的一种较敏感的心电图表现。运动状态 $PtfV_1$ 改变则提示早期心功能不全。

(5)传导阻滞:也可以出现二尖瓣 P 波。因为,正常窦房结的激动沿窦房结与房室结之间的传导系统即结间束,将激动传至房室结,前结间束的房间支(又称为巴赫曼纤维)将激动从右心房传到左心房。当结间束传导功能发生障碍时,即出现心房内传导阻滞,见于风湿性心脏病、先天性心脏病、冠心病等。其中完全性心房内传导阻滞是指心房肌的局限性区域与心房其余部分之间发生完全性传导阻滞。其心电图的特点:①局限性区域异位 P′ 波小而尖。按其固有频率在心电图中出现,不受窦性 P 波的干扰,与 QRS 波群无任何关系。②窦性 P 波与正常窦性 P 波一样,与 QRS 波群有固定关系,P-R 间期正常。

(6)不完全性心房内传导阻滞:是指激动在右心房与左心房之间传导延缓。多由心房肌肥厚、心房扩大、心房肌纤维化影响到心房传导系统的传导功能所致。其心电图特点是:P 波加宽,出现双峰、切迹、挫折、正负双相等多种形态。因此,不完全性心房内传导阻滞的心电图也可以出现二尖瓣 P 波。有学者将不全性左心房内阻滞分为 Ⅰ 度不全性左心房内阻滞(P 波出现轻微切迹,时限正常),Ⅱ 度不全性左心房内阻滞(Ⅱ度Ⅰ型:从正常 P 波逐渐过渡到二尖瓣 P 波,Ⅱ度Ⅱ型:出现间歇性或交替性二尖瓣 P 波)和 Ⅲ 度不全性左心房内阻滞(为永久性二尖瓣 P 波)。

第二节 病理性 Q 波

一、梗死性 Q 波

在正常情况下,心电图上除 aVR 导联可呈 QS 或 Qr 型外,其他导联 Q 波的振幅不得超过同导联 R 波的 1/4,时间不超过 0.04s,而且无切迹。正常 V_1、V_2 导联不应有 Q 波,但可呈 QS 波型。出现在正常人不该出现的导联,且超过正常范围的 Q 波称为异常 Q 波,由于心肌梗死造成的则称为梗死性 Q 波。

梗死性 Q 波反映心肌梗死由心外膜直达心内膜,呈透壁性坏死,多在发病数小时至 2d 内出现,14% 的病例于发病 72h 后才出现;同时 r 波减低,70%~80% 的 Q 波永存。梗死性 Q 波的形成是因为坏死的心肌丧失了除极和复极的能力,不再产生心电向量,而其他健康心肌的除极仍在进行,其综合心电向量背离心肌坏死区,因此在相应导联上的 QRS 波群出现异常 Q 波。

心电图检查可通过 ST 段和 T 波改变证实心肌缺血,也可以因 QRS 变化而诊断心肌坏死。不过,诊断梗死性 Q 波需要结合临床症状,心电图 ST 段和 T 波的动态变化,以及血液中心肌生物标志物检测来诊断。在临床上,可以通过临床心电图做出心肌梗死的诊断,但必须除外束支传导阻滞、左心室肥厚、预激综合征(WPW 综合征)等可以影响 QRS 形态变化的因素。

1. 边界性 Q 波或微小 Q 波 有一些急性心肌梗死(AMI)患者心电图上出现 Q 波,其时间未达到 30~40ms,深度达不到 1/4R 波,甚至达不到 0.1mV,但具有以下某些特点时,对 AMI 有较大诊断价值。

(1) V_1、V_2 导联 RS 型波之前的小 q 波，不论多么微小，多提示前间壁心肌梗死，但应排除右心室肥大和左前分支阻滞。右心室肥大时 R_{V_3}、R_{V_4} 出现 qR 型，且有电轴右偏及右心房肥大等表现。左前分支阻滞时在第 3 肋间描记 V_1、V_2 导联，q 波更加明显，但在第五肋间描记，q 波则消失。

(2) $V_3 \sim V_6$ 导联出现 q 波，虽未达到病理 q 波诊断标准，但当 $qV_3 > qV_4$ 或 $qV_4 > qV_5 > qV_6$ 时多提示前壁心肌梗死。

(3) 有学者认为下壁心肌梗死时，Ⅱ、Ⅲ、aVF 导联的病理性 q 波很难达到同等程度，因此提出Ⅲ导联的 q 波时间≥0.04s，aVF 导联的 q 波≥0.02s，Ⅱ导联的 q 波能够看得出来，即可达到下壁心肌梗死的诊断要求。

(4) 发病早期 q 波十分微小，但 q 波逐渐加宽和（或）逐渐加深，称为进展性 q 波，高度提示心肌梗死。但必须将电极位置固定，排除操作因素的影响。

(5) q 波虽未达到病理性 q 波的诊断标准，但上下一个肋间或左右轻度偏移描记心电图，均能描记出 q 波，反映出病理性 q 波区的存在，也提示心肌梗死。

(6) 右束支传导阻滞（RBBB）不干扰 Q 波诊断，左束支传导阻滞（LBBB）通常会掩盖 Q 波；LBBB 出现新 Q 波应考虑病理性的。

2. 无梗死性 Q 波急性心肌梗死 多有典型的心电图改变，但在下列情况下，没有梗死性 Q 波，也需要考虑心肌梗死的诊断。

(1) 症状发生的最初 6～12h，心电图可能尚无明显的改变，极少数病例甚至需 2～3d 才出现有诊断意义的心肌梗死图形。

(2) 心室间隔心肌梗死，由于心肌坏死未伸展到心外膜或心内膜面，即梗死区的周围都是正常心肌，故正常的除极不受影响，该区域的心外膜不出现梗死性 Q 波，损伤区绕行心肌坏死区周围，其损伤电流在各方面均等而相互抵消，故不出现 ST 段改变。T 波向量是离开心外膜的，故可出现对称的倒置 T 波。偶尔，T 波也可无变化。

(3) 在原有心肌梗死的部位发现新的梗死即再梗死，新梗死引起的 QRS 波群与 T 波改变，可部分或完全被外侧的旧梗死遗留的改变所抵消，而不出现典型心肌梗死图形。

(4) 小灶性心肌梗死，可能仅表现为 R 波电压减低，而无梗死性 Q 波，这是因为心肌坏死为非透壁性的。

(5) 前间壁心肌梗死时，在 $V_1 \sim V_3$ 可表现为 rS 型（r 波占时极短，所谓"线型 r"）。此为中隔部未发生梗死，初始 0.01s 向量指向右前方，0.02s 转向左后方，此种情况应结合临床表现及实验室检查方能确诊。

(6) 下壁心肌梗死，有时Ⅱ、Ⅲ、aVF 导联无梗死性 Q 波，而是 rS 型（线型 r），此 r 波系由中隔的除极向量指向右下方所致。

(7) 正后壁心肌梗死在常规 12 个导联中，不出现梗死图形，可有 V_1、V_2 导联 R 波增高，常伴有高而对称的 T 波，为梗死部位的倒影。如加做 $V_7 \sim V_9$ 导联，可出现典型梗死图形。

(8) 有左束支传导阻滞者，急性心肌梗死的心电图改变不易显示。但有下列表现者，应疑有心肌梗死：①左束支阻滞者，在以 R 波为主的导联上，ST 段不但不降低，反而抬高者。②左束支阻滞时，右胸导联 ST 段抬高 8mV 以上或超过同一导联 T 波的 1/2 者。③左束支阻滞时，Ⅱ、Ⅲ、aVF 导联 ST 段抬高，提示合并下壁心肌梗死。④左束支阻滞时，Ⅰ、aVL、V_5、V_6 导联出现 QR 波形可能并发前壁心肌梗死。

(9)心内膜下心肌梗死时,只表现为 ST 段压低,T 波倒置,而无梗死性 Q 波。

(10)心房梗死时只表现为 P 波与 P-R(或 P-Q)段的改变,而无典型的心肌梗死图形。

(11)多灶对称性的小灶性心肌梗死时,心电图可表现为正常。

(12)局限性高侧壁心肌梗死,须加做高一肋间 $V_1 \sim V_6$ 导联可有典型梗死图形出现。

(13)胸前导联出现 $R_{V_3} < R_{V_2} < R_{V_1}$,或 R 波自 $V_1 \sim V_6$ 逐渐降低,应考虑有前壁心肌梗死。

(14)心肌梗死合并Ⅲ度房室传导阻滞。

(15)右心室梗死时常规心电图不易查出,如加做右胸导联 V_{3R}、V_{4R} 导联 ST 段抬高≥1mV,提示右心室梗死。

(16)A 型预激综合征并发前间壁心肌梗死时,由于 V_1 与预激波的 QRS 波均向上,故看不出心肌梗死图形。

二、非梗死性 Q 波

心电图上各导联的 Q 波是心肌初始除极向量的负向总和。心肌梗死时,病理性 Q 波的形成是由于冠状动脉缺血导致部分心肌坏死而使除极向量减少或消失,面向梗死方向的正向除极向量的减少、消失,导致了与对向负向向量的总和下降至负值,即向着梗死方向导联的心肌初始除极综合向量为指向对侧。自 Parse 提出常规心电图中异常 Q 波可作为冠状动脉闭塞的征象以来,临床上多将异常 Q 波作为诊断心肌梗死的重要依据。

但是,病理性 Q 波不一定仅出现在心肌梗死时,只要心肌初始除极时的负向向量净增加就可以形成病理性 Q 波。近年来国内外学者发现不少非心肌梗死疾病在心电图上出现异常 Q 波。临床上约有 20 余种疾病可在心电图上出现酷似心肌梗死的异常 Q 波,其主要发生机制有心脏转位、心电轴偏移、心脏激动传导途径异常、心肌损伤或纤维化等,故当心电图呈现异常 Q 波时,不能仅仅考虑心肌梗死,还要与其他非梗死性 Q 波进行鉴别。

尸检和活检病理已证实:病毒性心肌炎、进行性肌营养不良、多发性肌炎和 Friedrech 遗传性共济失调时,由于病毒感染、遗传代谢和自身免疫等因素可导致心脏组织间质水肿、炎细胞或纤维结缔组织浸润和心肌细胞的变性、坏死,这些病理学改变均与冠状动脉无关。这些病例病理性 Q 波的形成可能与心肌梗死时相类似。也可能由于出现病变的心肌范围主要分布在某一血管供血区,因此在心电图上出现定位分布的病理性 Q 波。病毒性心肌炎无特异性心电图变化,常见的有快速型和缓慢型心律失常、非特异性 ST-T 改变等,少数病例可见病理性 Q 波,仅依据一份心电图很难鉴别。进行性肌营养不良的心电图特点是右胸前导联的高 R 波(V_1 导联 R/S>1)和侧壁导联的深窄 Q 波(时程<0.04s),有一定的特异性。其产生也可能与右心室肥厚有关。多发性肌炎的心电图变化包括缺血性 ST-T 改变、早搏、心动过速和房室传导阻滞等。心脏损害在 Friedrech 遗传性共济失调病例中很常见,为此病临床表现之一,常可在侧壁心前导联或肢体导联上出现双肢对称的倒置 T 波。

1. 肥厚型心肌病 原发性心肌疾患异常 Q 波出现率达 20%~40%,V_5、V_6、I、aVL 导联上有增深的 Q 波伴右前胸导联高 R 波,则强烈提示特发性主动脉下肥厚性狭窄,这种 Q 波可能是由于心肌非对称性肥厚导致心肌除极过程异常。很多肥厚性心肌病心电图上可出现深窄的 Q 波,酷似心肌梗死定位于前间壁、前侧壁、下壁和正后壁。除此而外,还可见左心室肥厚图形和在以 Q 波为主波导联上的高大直立的 T 波,这点与心肌梗死时 Q 波导联常见的 T 波倒置有所区别。扩张型心肌病的患者还可以出现坏死型 Q 波,其原因可能与心肌片状坏死或瘢痕有关。

2. 慢性肺源性心脏病 可有"非梗死型 Q 波",其原因是心脏顺钟向转位及膈肌下移,使探查电极位于 QRS 环初始向量之上,此时如果把电极位置下移一个肋间,则 Q 波消失。急性肺动脉栓塞由于有胸痛、呼吸困难、血压下降等临床表现,心电图有 Q 波和血清肌酸激酶(CK)、乳酸脱氢酶(LDH)升高,因此很容易误诊为心肌梗死。但是急性肺动脉栓塞的典型心电图表现为 $S_1Q_{\mathrm{III}}T_{\mathrm{III}}$,同时可出现右束支传导阻滞、右心室肥厚、肺性 P 波等,其 II 导联上一般无 Q 波。

3. 高血压性心脏病 出现异常 Q 波可能与心肌肥厚、心肌纤维化及心肌灶性坏死有关。风湿性心脏病出现异常 Q 波可能与心脏转位、电轴偏移有关。预激综合征出现异常 Q 波系心脏激动传导途径异常而致。国外报道其异常 Q 波发生率达 85%,甚至有 40% 病例误诊为心肌梗死,其异常 Q 波多出现在 II、III、aVF 导联及 V_1 导联。V_1 导联异常 Q 波伴电轴右偏及心脏顺钟向转位则提示右心室肥大;如伴 I、$V_5 \sim V_6$ 导联 QRS 波显著增宽的 M 型则提示 LBBB。病毒性心肌炎能导致广泛的心肌及冠状动脉炎症及坏死透壁性心肌炎,也可以造成异常 Q 波,大片心肌炎的电静止亦可致异常 Q 波的出现,但一般心肌炎导致的异常 Q 波大多呈一过性,可与梗死性 Q 波进行鉴别。

4. 急性 Q 波心肌炎 好发于儿童及青壮年,而心肌梗死好发于中老年。前者常无明显易患因素,可有病毒感染史,后者常有高血压、糖尿病、肥胖及吸烟等易患因素和冠心病病史。急性 Q 波心肌炎以胸闷、心悸、气急为主要症状,如有胸痛症状可伴发心包炎;急性心肌梗死以胸骨后压榨样疼痛为主,难以忍受,持续时间长,可伴有放射痛及大汗淋漓。急性 Q 波心肌炎以窦性心动过速为明显表现,心肌酶谱异常升高,但无急性心肌梗死心肌酶谱升高的特异规律性。两者心电图改变有本质不同,急性 Q 波心肌炎是炎症引起的心肌电位丧失,常呈一过性和可逆性改变。一般在短期(3~7d)内消失,心肌损害程度均一,多呈 QS 型。无对应导联 ST 段压低是有别于心肌梗死的又一特征。治疗后的 ST-T 的转归也有别于急性心肌梗死(ST 段恢复的同时 T 波逐渐恢复);急性心肌梗死 Q 波群可呈 QS、Qr、QR 多种形态,损伤型的 ST 段呈弓背向上抬高,并有对应导联 ST 段压低改变,ST 段演变由抬高逐渐恢复正常,T 波由直立转倒置,逐渐加深后再逐渐恢复浅倒或直立。选择性冠状动脉造影是鉴别急性 Q 波心肌炎与急性心肌梗死的金标准。它能明确梗死相关动脉,可根据病情予冠状动脉介入治疗,挽救缺血心肌,改善预后。

5. 脑卒中、急性胰腺炎及胆管疾病 是心脏以外疾病中引起心电图改变的临床常见病因。脑血管意外时的心电图变化并不少见,一般表现为 T 波深倒,U 波明显和 QT 间期延长,也有病例出现 Q 波,甚至心电图表现完全符合急性心肌梗死的诊断标准。但实质上尸检未见冠状动脉内病变或者血栓形成,更无心肌梗死。脑卒中时的这种心电图变化机制目前尚不完全清楚,可能与交感或迷走神经过度兴奋引起功能性或器质性心脏损害有关。急性胰腺炎时可有心电图变化,包括 Q 波、ST-T 变化、心律失常等。目前机制不清楚,可能与胰腺损伤后释放的蛋白水解酶对心肌的损害有关。

临床上遇到异常 Q 波的病例要注意观察其动态变化及其他征象,以防误诊。非梗死性异常 Q 波最多出现在 V_1、II、III、aVF、$V_2 \sim V_3$ 导联。此外,非梗死性异常 Q 波大多呈 QS 型,通常无弓背向上的 ST 段抬高及冠状 T 波改变,对出现异常 Q 波的患者须随时注意观察心电图的动态变化,包括其他波型及ST段的一系列变化,若异常Q波呈一过性改变伴ST段改变,见于年轻人和儿童应首先考虑急性病毒性心肌炎。

三、不同导联出现Q波的常见原因

急性心肌梗死时,较特异及持久的心电图改变是出现异常的病理性Q波,但异常的Q波不一定都是心肌梗死。以下不同的疾病在心电图不同的导联会出现异常的Q波,在临床中需要进行鉴别。

1. 肥胖、妊娠、腹水和横位心 Ⅲ导联可有深Q波；Ⅱ、aVF导联亦有Q波,但Q波不深也不宽,在深吸气及坐位描记时Q波变小或消失。而在下壁心肌梗死时,Ⅲ导联Q波大小不变。

2. 左心室肥厚 $V_1 \sim V_3$可呈QS型,ST段也可抬高,但与心肌梗死不同的是：抬高的ST段弓背向下,且$R_{V5,V6}$高电压($>2.5mV$),V_{3R}导联也是QS型。如果$V_1 \sim V_3$呈QS型,而V_{3R}、V_5、V_6呈rS型时,则考虑心肌梗死。

3. 完全性左束支传导阻滞 V_1、V_2导联可出现深而宽的QS波,伴ST段抬高,但QRS波增宽$\geq 0.12s$,有别于前间壁心肌梗死。

4. 严重肺气肿或肺源性心脏病 由于高度顺钟向转位,使$V_1 \sim V_6$均是QS波,酷似心肌梗死,但肺性P波,电轴右偏,且T波正常,可与心肌梗死区别。

5. 心肌病或心肌炎 由于心肌纤维化,坏死或室间壁肥厚,在各个导联中均可出现异常Q波,但深Q波后的R波高大,此点与心肌梗死不同。

6. 预激综合征 可有类似心肌梗死的心电图改变,如在Ⅱ、Ⅲ、aVF或Ⅰ、aVL导联可出现负向的预激波,酷似深Q波。B型预激时在V_1导联的负向预激波类似心肌梗死,易误诊为前间壁心肌梗死,但同时在其他导联中有预激波QRS增宽及P-R间期缩短,可除外心肌梗死。

7. 急性肺动脉栓塞 常有突发胸痛、咯血、呼吸困难、发绀和休克,多有骨折、盆腔手术、前列腺手术及长期卧床史。右心室前负荷急剧增加,P_2亢进,颈静脉怒张、肝大等。心电图见肺性P波、电轴右偏、呈$S_I Q_{Ⅲ} T_{Ⅲ}$型,即Ⅰ导联出现深S波,Ⅲ导联有明显Q波及T波倒置。X线胸片显示肺梗死阴影。放射性核素肺灌注扫描可见放射性稀疏或缺失区。

总之,V_1导联出现异常Q波可见于右心室肥大、左心室肥大、LBBB等；Ⅱ、Ⅲ、aVF出现异常Q波可见于慢性肺源性心脏病、预激综合征及心肌炎等；故右胸导联及下壁导联出现异常Q波诊断前间壁及下壁心肌梗死时应慎重。

第三节 J波的鉴别诊断

一、早期复极综合征

J点是S波升支与ST段的交点,即S波的终点。J点从基线移位称J点偏移。J波是心电图J点上移达一定振幅($>0.05mV$),持续一定时间($>0.03ms$),在R波下降支与ST段连接处形成尖峰状、驼峰状或圆顶状的波形,又称为Osborn波。J波的极性为正相,但aVR和V_1导联可为负相波。可出现于较多导联,类似束支传导阻滞图形,其波幅变异甚大,微小者易忽略，增大者为异常，具有心率依赖性，心率较慢时J波明显，心率快时J波消失。如系房颤伴J波，则前周期较长者J波明显；前周期较短者J波可不太明显或消失。

J波的发生率在正常心电图中占2.5%～18.2%，见于早期复极综合征，是一种常见的正常心电图的变异。但是，若J波增宽、增高，可预示室性心动过速（室速）、心室颤动（室颤）的发生。

1. 心电图特征 早期复极综合征（early repolarization syndrome，ERS）首先由Shiplay等于1936年报道，认为是正常心电图的变异，并非器质性心脏病的表现。但此综合征心电图变化多样，加上部分患者有不同程度临床症状，比如胸痛，有时伴有心悸、胸闷、大汗及心律失常，故临床上经常造成误诊误治。

ERS的发生率报道不一，约占健康人的6%～8%，以男性青年多见，多数人无任何症状、体征，但部分患者有自主神经功能紊乱，类似神经官能症表现，如自觉头晕、心悸，心前区不适、刺痛、挤压痛，有时放射到左肩、左臂。服用硝酸甘油不能缓解。ERS患者经长期随访及各种检查未见异常。但此征如未经全面、细致检查亦可误诊。

（1）心电图特点

① R波降支与ST段连接部出现J点，J点抬高1～4mm。

② ST段抬高，特点为凹面向上（弓背向下），以左胸导联V_2～V_5和Ⅱ、Ⅲ、aVF导联多见，抬高一般<4mm，除aVR导联外无对应导联ST段压低。ST段抬高于胸导联可单独出现，而肢体导联ST段抬高需与胸导联同时出现。

③ 在ST段抬高导联中，T波高尖、对称，ST段与T波升支融合。

④ 运动以后，绝大多数升高的S-T段可降至等电位线，部分患者可出现T波倒置。

⑤ 少数患者可有T波倒置，特别为T波双支不对称，还可周期性变化，且口服氯化钾、普萘洛尔（心得安）后，可变为直立T波。

⑥ 胸导联R波可迅速升高，S波变浅或消失。还可出现逆向转位。

（2）心电图变化：上述心电图特征可持续多年，但也可反复改变，甚至ERS全部消失。其发生机制尚未完全清楚，可能与以下因素有关。

① 心电图复极变异，认为是一种非病理性心电活动不均的表现，即整个心室除极结束之前，左心室前壁心外膜下心肌提早复极，产生向前下偏左的ST向量，故心电图表现为相应ST段抬高。

② 迷走神经兴奋性增强，有些患者常呈现心动过缓及睡眠时ST段升高明显，然而运动或体力活动时在心率增快的基础上，ST段可降至正常，甚至ERS特征消失。提示ERS系迷走神经兴奋增强。若交感神经兴奋性增强，可使迷走神经相应减弱，ERS特征消失。

③ 可能与附加房束道有关，有人研究认为，ERS存在房束道，此束起源于心房，绕过房室结与左前分支连接，因左前分支分布的心肌除极，故复极提前，即心室全部去极化之前，某区域的心室肌提早复极，产生向前下的ST向量、相应的ST段抬高。

2. 鉴别诊断 目前常采用下蹲运动试验法来进行鉴别，即记录全导联心电图后，床边快速下蹲30次后复查心电图。有的医院采用静脉滴注异丙肾上腺素，使心率加快来复查心电图，显示心率加快后ST段回到等电位，有助于ERS的鉴别诊断。

二、右束支传导阻滞

J 波可以出现于较多导联,类似束支传导阻滞图形,有时 J 波可与束支传导阻滞并存,尤其是右束支传导阻滞,因此需要与右束支传导阻滞的图形相鉴别。右束支传导阻滞按阻滞程度的不同分为完全性右束支传导阻滞和不完全性右束支传导阻滞。

1. 完全性右束支传导阻滞 在正常情况下,心室间隔的除极,大部分依靠沿左束支下传激动,而右束支下传的激动只引起室间隔右侧面的小部分的除极。当右束支发生完全性传导阻滞时,心室间隔的起始除极没有改变,阻滞并不影响室间隔最初的自左向右除极,在 V_1 导联形成 r 波,在 V_5 导联形成 q 波。而右心室以后的除极必须依靠自左心室通过心肌缓慢地传导,历时较长,故在 V_1 导联形成 R' 波,V_5 导联形成 S 波,从室间隔除极开始到右心室的除极完毕,连续起来则 V_1 呈 rSR' 波,V_5 呈现 qRS 波,由于心室除极顺序的改变,相应的继发 ST-T 改变。

(1)完全性右束支传导阻滞发生时,心室除极的程序

①心室除极开始与正常人一样,先由室间隔左侧面的中 1/3 开始向右前进行,形成一个指向右前方的小向量,表现在心电图 V_1、V_2 导联形成 r 波,而在 V_5、V_6 导联形成 q 波。

②除极继续进行,左室壁及室间隔心肌除极,两者除极方向虽然相反,但左心室除极占优势,最大除极向量指向左后方。表现在 V_1、V_2 导联上有较大 S 波,V_5、V_6 导联有较大 R 波。

③除极最后是在右心室壁及室间隔上部除极,形成指向右前上方的较大向量,因激动是沿心室肌传导历时较长,表现在 V_1、V_2 导联有一个宽大 R' 波,V_5、V_6 导联有一宽钝的 S 波。

(2)完全性右束支传导阻滞的心电图特点

①V_1、V_2 导联呈 rSR' 型或宽大而有切迹的 R 波。

②V_5、V_6 导联呈 qRS 或 RS 型,S 波深宽。

③Ⅰ、aVL 与 V_5 相似,Ⅲ、aVF 与 V_1 相似。

④QRS 时限大于 0.12s。

⑤继发性 ST-T 改变,有晚迟 R 波的导联中 ST 段压低,T 波倒置。有宽大 S 波的导联 ST 段稍抬高,T 波直立。

2. 不完全性右束支传导阻滞 不完全性右束支传导阻滞时,心室的除极与完全性右束支传导阻滞基本一样,其心电图的图形与完全性相似,仅 QRS 波时限小于 0.12s。

右束支传导阻滞的图形由于牵涉到 QRS 波后半部分的改变,也常有 ST-T 的继发性改变。特别是 V_1、V_2 导联呈 rSR' 型,R' 波>R 波者,R' 波有时容易与 J 波相混淆。J 波表现为 R 波的顿挫,看上去也像 R' 波,这种 R' 波<R 波。此外,右束支传导阻滞和 J 波还有各自其他的图形特征是不难鉴别的。当它们并存时,需要与 Brugada 综合征或特发性 Brugada 心电图征相鉴别。

Brugada 综合征心电图有如下特点:胸前导联类似右束支阻滞,右胸导联 ST 段抬高,两者组成了 Brugada 波。Brugada 波多出现在 $V_{1\sim3}$ 导联。ST 段抬高有 2 种形态:下斜型抬高及鞍形抬高,两者可单独出现,也可混合出现。混合出现时常在 V_1、V_2 导联呈现下斜型抬高,V_3 呈现鞍形抬高。Brugada 波具有多变性,主要表现为出现部位及出现时间不固定。Brugada 波还具有隐匿性。Brugada 综合征心电图可有发作性特点:发作前后 J 波明显,在长间歇后 J 波最突出,J 波常出现于胸前导联,可呈右束支传导阻滞图形。Brugada 综合征常发生非尖端扭

转样阵发性室性心动过速(PVT)或心室纤颤(VF),而特发性 Brugada 综合征的心电图表现与 Brugada 综合征相似,只是无恶性心律失常发生。

三、不定型室内传导阻滞

室内束支传导阻滞根据发生阻滞部位、受损的范围可分为单束支传导阻滞、双束支传导阻滞、三束支传导阻滞。如仅有心电图 QRS 时限>0.12s 而无某一束支阻滞的表现,不能确定为左束支、右束支、左前分支或者左后分支阻滞时,称不定型室内传导阻滞。不定型室内传导阻滞是心室内传导阻滞的一种类型。

1. 心电图特征

(1)QRS 波群时间增宽至 0.12s 以上。

(2)QRS 波群可有粗钝或切迹,但各导联 QRS 波群形态既不像束支传导阻滞图形,亦不呈分支传导阻滞图形。正是因为不定型室内传导阻滞也有 QRS 波群,可有粗钝或切迹,可以混杂出现单束支传导阻滞、双束支传导阻滞、三束支传导阻滞的心电图特点,也容易与 J 波相混淆。

2. 室内束支传导阻滞的发生机制 过去曾简单地认为是由于束支发生组织学上的断裂所引起。近年来发现,生前有室内束支传导阻滞的病例,尸检时有的看不到束支有任何病理改变;临床上有时也可看到间歇性或交替性束支阻滞。这些都说明束支传导阻滞的出现未必都是由于束支发生断裂所引起。

目前资料表明,室内束支传导阻滞的出现,是由于两侧束支不应期长度出现显著差异。当一侧束支较另一侧束支传导延迟达 0.04s 或以上,但未完全阻断时,即可发生完全性束支传导阻滞的心电图图形。如果传导延迟不超过 0.04,则发生不完全性束支传导阻滞的图形。室内束支传导阻滞可以是永久性的,也可以是间歇性的。

3. 室内束支传导阻滞的病因 多见于冠心病、高血压性心脏病、心肌病及风湿性心脏病等。而左束支及分支传导阻滞多见于冠心病(包括心肌梗死)、心肌病、高血压病、慢性克山病、主动脉瓣病等。其中以左前分支阻滞最常见,左后分支传导阻滞最少见。右束支传导阻滞可见于少数健康人。右束支阻滞远较左束支阻滞为常见。病理性右束支传导阻滞多见于有右室增大的病人,如风湿性心脏病、克山病早期、先天性心脏病、肺源性心脏病等。而室内三支阻滞的,常见于冠心病、心肌病,以及原发性传导系统退行性变。

不定型室内传导阻滞常发生在由冠心病、心肌炎或心肌病等引起的弥漫性心肌病变的患者中。电解质紊乱时,尤其是血钾异常时,可出现宽 QRS 波群,如高血钾可改变心室内的传导,血钾从轻度到严重升高,QRS 波群可弥漫增宽,酷似右束支传导阻滞、左束支传导阻滞或双束支传导阻滞,也可表现为不定型室内传导阻滞。低血钾可引起高度房室传导阻滞,偶也可引起心室内传导阻滞,出现不定型室内阻滞图形。不定型室内传导阻滞的部位可能发生在束支远端以下的细小分支,亦可能在浦肯野纤维网内,故阻滞范围较广泛。

四、J 波异常的原因

J 波产生的原理至今不十分明确。通常认为与心肌缺氧、损伤电流、心室除极迟缓,以及复极化过早有关。有人认为,J 波是心肌部分兴奋异常而产生的异位波,或可能为心室除极过程中某种原因引起的传导障碍而产生的 QRS 综合波后的后继小波。有人认为,是由于局部心外膜心肌动作电位缩短而发生过早复极所致。也有学者认为,心肌中层细胞(M细胞)在J波形成中起一定作用。在缺血或药物作用及其他病理情况下,左心室心外膜心肌和M细胞动作电位明显缩短,平台期消失,过早复极而出现J波;而其他心外膜心肌细胞动作电位仍呈明显的平台期,动作电位时限延长,两者之间显著的电压梯度即心外膜心肌电异质性,可导致2相折返的发生,这可能是此类病人发生阵发性室性心动过速和(或)心室颤动的电生理基础。还有人认为是心室肌内神经传导异常或心室肌除极与复极过程延长使部分心肌的除极复极发生重叠。

于黎玲等复习了5 089例心电图,发现J波检出率平均为10%,而年龄在60岁以上者则达20%以上。提示增龄也是J波发生的一个因素。

J波可随温度、酸碱度、钙离子浓度和自主神经的影响而变化。当体温<34℃,尤其是<30℃时,J波更明显,并随温度升高而变小,低温麻醉出现J波者,随复温而消失,称为低温性J波。低温性J波的大小与体温呈负相关,体温越低,J波越明显,J波出现时,心电图常伴有窦性心动过缓,Q-T间期延长,类似不完全性或完全性右束支传导阻滞。其发生多认为是最后除极与最早复极的心肌相互重叠所致。正常情况下,重叠区约10ms,形成J点,若重叠区增宽,即形成J波,且重叠区越宽,J波越明显。机体在低温状态下,肌浆网膜上的Ca^{2+}泵和肌纤维膜上的Na^+-K^+泵的活性降低,两者均可导致细胞内游离钙浓度升高,已知心肌外膜组织存在瞬间外向电流,且受Ca^{2+}的调节及体温影响,而心肌内膜组织却无瞬间外向电流增强,由于这种贯穿性电压阶差,使心肌细胞动作电位的去极化和复极化发生改变,而形成了J波。低温除了直接影响心脏的代谢及功能外,还可明显损伤心外膜下交感神经纤维,引起交感神经传入系统的抑制,破坏交感神经与迷走神经的平衡,而心内膜下的交感神经纤维受低温影响相对少、损伤小。交感神经的功能障碍对J波的形成及恶性心律失常的发生起重要作用。

高钙血症出现的J波,其大小与血钙浓度相关,称为高钙性J波。中枢神经和周围神经系统病变均可引起J波,见于脑外伤、蛛网膜下腔出血,自主神经失调,称为神经性J波。无心脏病基础,反复晕厥、室性心动过速、心室颤动(室颤)伴有J波者,称为特发性J波。

特发性异常J波与Brugada综合征的发病年龄相近(青中年好发),多见于男性,均无器质性心脏病依据,平素可无任何临床症状,均可诱发PVT、VF而猝死。特发性Brugada心电图征虽然心电图表现与Brugada综合征相似,但是临床上仅有心悸、胸闷或无症状,不发生恶性心律失常,这与特发性或继发性异常J波及Brugada综合征不同。

特发性异常J波在肢体导联或(和)胸导联可见正向异常J波,除aVR(部分患者aVL)可为负向外,J波波幅较低而分布较广,以Ⅱ、Ⅲ、aVF导联最常见,亦可出现在V_3~V_6导联,一般V_1~V_2导联不出现J波,$T_{V_1~V_3}$常直立,PVT可呈尖端扭转样;而Brugada综合征及特发性Brugada心电图征的V_1~V_3导联ST段呈尖峰或马鞍形抬高伴RBBB,两者组成了Brugada波。Brugada波多出现在V_1~V_3导联。ST段抬高有两种形态:下斜型抬高及鞍形抬高,两者可单独出现,也可混合出现。混合出现时常在V_1、V_2导联呈现下斜型抬高,V_3呈现鞍形抬高。Brugada波具有多变性,主要表现为出现部位及出现时间不固定。Brugada波还具有隐匿性,$T_{V_1~V_2(V_3)}$常倒置。心电图可有发作性特点:发作前后J波明显,在长间歇后J波最突出,J波常出现于胸前导联,可呈右束支阻滞图形。Brugada综合征常发生非尖端扭转样PVT或VF,而特发性Brugada心电图征无恶性心律失常发生。特发性J波临床表现为反复发作性晕厥、室性心动过速、心室颤动,甚至猝死;无心脏病基础,无其他原因可以解释。

继发性异常 J 波者,若在 $V_1 \sim V_3$ 出现正向 J 波酷似 Brugada 综合征及特发性 Brugada 心电图征,亦常发生 PVT 或 VF 而猝死。然而其心电图特征是 J 波分布广泛,常规 12 导联心电图几乎均有 J 波,且波幅很高,与特发性异常 J 波、Brugada 综合征及特发性 Brugada 心电图征的心电图特征明显不同。此外,继发性异常 J 波常伴有 QT 间期和 ST 段的异常,有明确的原发病史及临床和影像学特征,根据临床特点结合心电图改变,易与特发性异常 J 波和 Brugada 综合征鉴别。

在病理情况下,J 波的出现可能发生危及生命的严重心律失常。J 波发生的导联与心肌缺血的导联密切相关。不同的临床情况发生 J 波的具体表现不同,且在连续多份心电图检查中 J 波可呈动态改变。伴有 J 波的冠心病病人预后不良。心电图上 J 点标志心室除极结束和复极开始。冠心病心肌梗死病人出现 J 波标志着室壁心肌电活动非同步性,易导致室性心动过速的发生。

认识 J 波有重要的临床意义,J 波没有正常与异常的标准界限,应提高防治意识,检出高危患者,积极处理,定期随访。以下几点可供临床参考。

1. J 波振幅高、持续时间长,预示发生恶性心律失常的危险性较大。
2. J 波较小,见于早期复极综合征,一般无临床意义。
3. J 波伴有下列情况之一者,应视为高危患者。
(1) 有晕厥史。
(2) 有室性心动过速反复发作史。
(3) 有心搏骤停史。
(4) 有猝死家族史。
(5) 体温≤34℃。
(6) QT 延长或缩短者。
(7) 高钙血症者。
(8) 有中枢或周围神经系统受损者,均应详细询问病史,密切观察波形和幅值演变,积极干预心律失常的发生发展。J 波伴室性心动过速、心室颤动反复发作者,宜植入体内除颤复律器(ICD),防止猝死。

第四节 QRS 电轴偏移

一、QRS 电轴左偏

心脏激动过程中,每一瞬间都可以产生相应的瞬间综合向量,按照合力的标示方法,可将各瞬间综合向量再综合成一个总的向量,即称为心电轴或平均心电轴。P 环、QRS 环和 T 环都有心电轴,但临床心电图所提到的心电轴是 QRS 环的心电轴,通常指的是额面 QRS 环心电轴。实际上,只是把额面 QRS 向量环再综合为一个总的 QRS 向量,此即 QRS 心电轴。为了明确表示,用它在额面上与Ⅰ导联正轴所构成的夹角的度数来表示。电轴在＋30°～－30°之间为轻度左偏,－30°～－90°为显著电轴左偏。

电轴左偏在正常人群中的比例比右偏少得多。常见于正常的横位心(肥胖、腹水、妊娠等)、左心室肥大和左前分支传导阻滞等。束支传导阻滞时常合并电轴左偏。研究发现,完全性左束支传导阻滞合并电轴左偏时，心脏常有较严重的器质性病变，与左心病变范围呈正相关。文献报道，完全性左束支传导阻滞合并电轴左偏多已有器质性心脏病变，尤其是主动脉病变（特别是主动脉反流）多见。完全性左束支传导阻滞合并电轴左偏时，疾病所致的左心室病变范围较正常电轴者更加弥散。有报道23例电轴左偏患者中，20例有左心室扩大和（或）肥厚，室壁变薄，室壁运动不协调，主动脉、肺动脉扩张，主动脉瓣、二尖瓣、三尖瓣反流，1例室间隔肥厚并三支病变，仅2例未见异常。而正常电轴组33例患者中仅16例存在上述病变，病变程度也较轻。这提示心脏病变，尤其是左心室病变影响冲动在左心室的传导，可导致电轴的左偏。

显著的电轴左偏大多情况下是左前分支病理性损害引起的，完全性左束支传导阻滞合并电轴左偏常认为是左束支主干或加上左前分支损伤所致。完全性左束支传导阻滞合并电轴左偏有两种情况，一种是先有左前分支的损伤，心电图示左前分支阻滞，以后成为完全性左束支传导阻滞合并电轴左偏；另一种是先有完全性左束支传导阻滞，但电轴正常，以后出现心电轴左偏。左束支传导阻滞时，如果主干部位损伤或分支部位损伤（但左前、左后分支均匀受损），则电轴不应左偏。当LBBB同时有电轴左偏时，多数是属于以下情况：①左束支主干加左前分支损伤。②左束支主干加两分支损伤，但左前支损伤重于左后支损伤。③两分支完全损伤，但左前支损伤重于左后支损伤。LBBB合并电轴左偏，意味着左心室心肌病变范围较LBBB正常电轴时要广泛，其心电图变化可能由左前支传导阻滞或左束支传导阻滞演变而来。

右束支传导阻滞较为常见，器质性疾病以风湿性心脏病、房间隔缺损、冠心病、肺源性心脏病为多见，也可见于正常人，特别是儿童和青年，发生率为0.25%～1.0%。正常人出现完全性RBBB者，心电轴左偏仅占4%，且改变多为轻度左偏。冠心病及高血压病患者出现完全性RBBB者，以电轴左偏多见，占40%～50%左右，且左偏程度较重，多＜－30°且常合并左前分支阻滞。先天性心脏病出现完全性RBBB者因发病原因不同也可以出现一定程度的电轴左偏。

总之，左偏＜－30°应视为不正常，有器质性心脏病的可能，应注意密切观察。

二、QRS电轴右偏

电轴在＋90°～＋110°之间属轻度电轴右偏，常见于正常的垂直位心脏和右心室肥大等；超过＋110°的电轴右偏，多见于肺源性心脏病、严重右心室肥大和左后分支阻滞等。正常人和冠心病患者虽然电轴右偏检出率较左偏高，但右偏程度较轻，多＜＋110°。右心室肥大、左后分支阻滞、左心室起源的室性心动过速、广泛心肌梗死、肺气肿、垂直位心脏等，都可以出现心电轴右偏。

急性肺源性心脏病在我国极为少见，其主要病因是肺总动脉总干或大分支的栓塞，使肺循环突然大部分受阻，导致心排血量降低，引起右心室急剧扩张和急性右心心力衰竭。大块肺动脉栓塞尚可引起猝死，中等肺栓塞可引起肺梗死，小的肺梗死可无明显临床表现。发生肺梗死时由于急性右心室扩张和肺动脉高压，常示电轴显著右偏，极度顺钟向转位。QRS波呈$S_I Q_{III} T_{III}$波型。大部分数天后恢复。肺梗死一般不引起心电图改变。

肺源性心脏病病人电轴右偏的检出率为60%～70%，而正常成人的检出率为2%左右，提示电轴右偏作为肺源性心脏病的诊断标准假阳性率较低，虽然灵敏性不太高，但特异性及准确性较高。因此，电轴右偏对肺源性心脏病诊断有重要意义，仍是国内肺源性心脏病心电图诊断标准主要条件之一。

另外,右束支传导阻滞(RBBB)在临床上较为常见,也常合并电轴右偏。研究发现,完全性 RBBB 的 QRS 平均电轴的改变与原发病因有一定相关性。正常人出现完全性 RBBB 者,心电轴右偏占 15%～24%,且心电轴改变多为轻度右偏。肺源性心脏病、风湿性心脏病出现完全性 RBBB 者,以电轴右偏多见,占 75%左右,右偏程度重,平均电轴为+120°±12°,提示右心室肥大,右心负荷增高。先天性心脏病出现完全性 RBBB 者,因发病原因不同、受累心腔及程度不同,电轴右偏可占 50%左右。另外,垂直位心脏也可以表现为电轴右偏。

左后支传导阻滞常合并显著的电轴右偏,但较少见。当左后支发生传导阻滞时,激动通过左前支首先使左心室前壁除极,QRS 起始部向量指向左上,在Ⅱ、Ⅲ、aVF 导联出现向量指向右下,在Ⅱ、Ⅲ、aVF 导联出现终末 R 波与Ⅰ、aVL 导联的 S 波。左心室除极的综合向量指向右前下,额面 QRS 环呈顺钟向运行,QRS 平均电轴显著右偏。

肺动脉高压可导致右心室肥厚和右心室扩张,引起相应的心电图改变。心电图中右心室肥厚和电轴右偏的发生率分别为 87%和 89%。支气管哮喘重度发作时,可显示心电图电轴右偏、心动过速、P 波高尖。但通常情况下,心电图可为"正常"表现。

起源于左心室的室性心动过速,除极首先从左心室开始,右心室最后除极时已失去左心室心肌除极的抵消作用,故右心室向量显得特别明显,综合后的心电轴一定向右偏。广泛心肌梗死时电轴右偏的原因,是心肌梗死几乎都是左心室的心肌梗死。左心室心肌数量的减少将使左心室所形成的向量降低,与右心室除极所产生的向量综合后向右偏。

三、QRS 电轴偏移的临床意义

正常心电轴一般为+30°～+90°。这完全可以从心脏的解剖位置和心脏激动的顺序来理解。窦房结位于上腔静脉与右心房交界处的心外膜深面,处于心脏的右上,左心室位于左下,心脏除极过程总的是从右上到左下。心室肌除极从室间隔的左室面开始,主要由室间隔向量、心尖前壁向量、左心室向量和左心室后基底部向量 4 个部分构成,其中左心室向量最大,方向指向左下。将这 4 个向量综合后所形成的心电轴一般与最大的左心室向量的方向相同,即指向左下。指向左时,与Ⅰ导联轴正侧段重叠,即为 0°;指向下时,与Ⅰ导联轴正侧段垂直,即为+90°;也就是说,其变化范围为 0°～+90°。

一般通过观察Ⅰ导联与Ⅲ导联 QRS 波群的主波方向,可以大致估计心电轴的偏移情况。Ⅰ导联和Ⅲ导联的主波都向上,心电轴在 0°～90°之间,表示电轴不偏;如Ⅰ导联的主波向上,Ⅲ导联的主波向下,为电轴左偏;如Ⅰ导联的主波向下,Ⅲ导联的主波向上,则为电轴右偏。也可以应用振幅法计算:先测出Ⅰ导联 QRS 波群的振幅,R 为正,Q 与 S 为负,算出 QRS 振幅的代数和,再以同样的方法算出Ⅲ导联 QRS 振幅的代数和。然后将Ⅰ导联 QRS 振幅数值画在Ⅰ导联轴上,作一垂线;将Ⅲ导联 QRS 振幅数值画在Ⅲ导联轴上,也作一垂线;两垂线相交于 A 点,将电偶中心 O 点与 A 点相连,OA 即为所求的心电轴。

心电轴的正常变动范围较大,在-30°～+110°,一般在+30°～+90°,正常心电轴平均约为+60°。自+30°～-30°为轻度左偏,-30°～-90°为显著电轴左偏,常见于正常的横位心脏(肥胖、腹水、妊娠等)、左心室肥大和左前分支传导阻滞等。+90°～+110°属轻度电轴右偏,常见于正常的垂直位心脏和右心室肥大等;超过+110°的电轴右偏,多见于肺源性心脏病,严重右心室肥大和左后分支传导阻滞等。

第五节 ST 段偏移

一、缺血性 ST 段抬高

从 QRS 波群终点到 T 波起点的线段为 ST 段(ST segment)，反映心室早期复极过程电位和时间的变化。ST 段代表心室各部分已全部进入去极化状态，心室各部分之间没有电位差存在，曲线又恢复到基线水平。即自 QRS 波群的终点(J 点)至 T 波起点的一段水平线称为 ST 段。正常的 ST 段为一等电位线，但可有轻度向上或向下偏移。正常 ST 段向上偏移，在肢体导联及心前导联 $V_4 \sim V_6$ 不应超过 0.1mV，心前导联 $V_1 \sim V_3$ 不超过 0.2mV，ST 段上移超过正常范围多见于急性心肌梗死、急性心包炎等。测定 ST 段要在 J 点后 0.04s 处，与 T-P 段(等电线)的标准基线作比较，如心率过快致 T-P 段融合，便以 P-R 作为对照基线测定之。

1. 缺血型 ST 段抬高 指心肌缺血损伤所致的心电图 ST 段上抬超过正常范围，即肢体导联和 $V_4 \sim V_6$ 导联 ST 段抬高超过 0.1mV，$V_1 \sim V_3$ 导联超过 0.2mV。最常见于急性心肌梗死，其次是变异性心绞痛。

在急性心肌梗死早期，相应导联可迅速出现弓背型 ST 段抬高，其特点是紧接在 R 波降支后，凸面向上，与 T 波融合成单向曲线(monophasic curve)，对应导联则 ST 段下降。这是典型的急性心肌梗死损伤期图形。对于急性透壁、心外膜下心肌损伤(或缺血)，面向损伤面的导联 ST 段抬高，常见于 $V_2 \sim V_6$、$V_2 \sim V_4$ 导联最明显，也可见于 Ⅱ、Ⅲ、aVF 导联。ST 段抬高多呈凹面向下，有时伴有 T 波倒置。ST 段抬高幅度是心肌损伤程度的指针，抬高愈显著，表示心肌损害愈严重，预后愈差。

2. 类缺血样 ST 段抬高 此类 ST 段抬高也可伴有病理性 Q 波、ST-T 动态衍变及心肌酶谱升高，与 AMI 类似，其常见的原因为坏死性病毒性心肌炎、各种自身免疫性疾病伴心肌损害、各种原因所致较长时间的休克致冠状动脉供血不足(冠脉灌注压降低所致)、心肺复苏后及纵隔或心脏肿瘤直接浸润心肌等。此类 ST 段抬高与缺血性 ST 段抬高的不同点是，发病时坏死、损伤性的心电图改变显著而胸痛相对较轻甚至无胸痛，心肌酶升高相对不显著，一般轻至中度升高，CK-MB 甚至可在正常范围，与 AMI 酶峰形成鲜明的对比。除心脏或纵隔肿瘤直接浸润心肌外，病理性 Q 波常呈一过性可逆性改变，心肌损害程度均一，多数呈 QS 或 QR 型，经适当治疗一般在短期(3～7d)内消失。ST 段抬高和无对应性 ST 段压低是其另一特征。病理性 Q 波与 ST 段抬高发生的导联"不吻合"，且不能用某支冠状动脉阻塞来解释心电图改变。此外，上述各种不同原因所致的类缺血样 ST 段抬高有其各自的临床特点，如坏死性病毒性心肌炎常发生于青年，发病前或发病时有发热、上呼吸道或胃肠道病毒感染的症状，发病后病情重笃，可出现奔马律、心脏扩大、心力衰竭、心源性休克、阿-斯综合征，甚至猝死；自身免疫性疾病、心脏和纵隔肿瘤亦有各自的临床及影像学特征，经详细检查，鉴别不难。

总之，ST 段抬高和病理性 Q 波并非 AMI 所特有，临床医师应结合病史、心肌酶谱、心肌肌钙蛋白检测，心脏、纵隔及头颅影像学检查，根据心电图改变及其动态演变进行全面分析，以提高诊断准确性。

二、继发性 ST 段抬高

1. 急性心包炎 可造成心肌暂时性损伤，引起复极变化，心包积液使心肌激动产生的电流发生"短路",致心电图 ST 段抬高。反映在 Ⅰ、Ⅱ、Ⅲ、V_5、V_6 导联最明显。随病程的转归 ST 段和 T 波均可恢复正常,但若发展成慢性过程,尤其是心包炎时,可仅遗留 T 波倒置。

2. 早期复极综合征 是继发性 ST 段抬高的常见原因,系心室某一部分在整个心室除极尚未结束之前,提前发生复极所致。在临床上,早期复极综合征被认为是原发的、良性的。心电图表现为,ST 段抬高呈凹面向上,同时伴有 T 波高耸。ST 抬高多见于左胸导联,至少两个或两个以上相邻的胸前导联 J 点上移,ST 段抬高>10mm,伴有 T 波高耸或倒置。在某些肢体导联 ST 段也可能有程度不同的抬高。心电图改变相对稳定,ST 段抬高可持续数日、数月甚至数年。运动试验可使大多数病人 ST 段回到等电位线,回复率达 98%～100%。过早复极的心电图表现常取决于心率,抬高的 ST 段随心率增快而下降。临床上早期复极综合征常表现为头晕、心悸、心前区不适、刺痛(有时可以放射至上肢)。早期复极综合征在与前壁心肌梗死或变异型心绞痛鉴别时应特别注意 ST 段有无动态变化。

3. Brugada 综合征 是一种原发性心电活动紊乱性疾病,包括心电图的异常及继发的恶性室性心律失常。临床表现为夜间睡眠时猝死。其机制与二相折返有关。其特征性心电图表现是在 V_1、V_2 导联出现 Brugada 波。Brugada 波由抬高的 ST 段及伴有的右束支传导阻滞和 T 波倒置共同组成。右胸导联的 ST 段抬高呈下斜型和弓背向上马鞍形抬高两种。Brugada 综合征可以采用体内除颤复律器(ICD)及安置心脏按需起搏器加抗心律失常药物(胺碘酮或胺碘酮+苯妥英钠或美托洛尔+苯妥英钠)治疗。

4. 室壁瘤 ST 段变化 急性心肌梗死后,持续型 ST 段抬高意味着室壁运动异常或室壁瘤形成,特别易见于前壁心肌梗死。心肌梗死后持续型 ST 段抬高预测左室室壁瘤形成具有高度特异性,但敏感性不高。如 ST 段持续抬高超过 5～6 周,应考虑并发室壁瘤,持续 6 个月者诊断一般可以确定。

5. 急性肺栓塞 ST 段变化 急性肺栓塞时,右心负荷突然增加,也可以造成心电图的变化,表现为:$S_Ⅰ Q_Ⅲ T_Ⅲ$ 图形同时右心前导联轻微弓背型 ST 段抬高,T 波倒置,或者伴暂时性右束支传导阻滞。

6. 颅内病变对 ST 段的影响 颅内病变的心电图常表现为轻度的复极异常,包括 T 波低平、顿挫,QT 间期延长和 ST 段下移,有时可见 ST 段弓背型或水平向上的 ST 段抬高,或大而直立或深而倒置的 T 波。其机制可能是自主神经功能失调,影响了心室复极过程。随着颅内病变的恢复,中枢神经系统功能的改善,心肌损伤逐渐恢复。

7. 高钾血症 严重高钾血症偶尔可以出现一过性 Q 波及高耸 T 波,貌似超急性心肌梗死。右胸导联和 aVR 导联呈特殊弓背型 ST 段抬高伴终末 T 波倒置,有时侧胸导联示对应性压低。左胸导联不会出现 ST 段抬高,倘若高血钾病人左胸导联出现 ST 段抬高,强烈提示并发心肌缺血或急性心包炎。

8. 其他 如胸部外伤、急腹症、迷走神经张力增高,都可能出现非特异的 ST 段抬高。临床上有 ST 段抬高的病人,应结合相应的症状和体征进行鉴别诊断,具体问题具体分析。

三、继发性 ST 段抬高与缺血性 ST 段抬高的区别

1. 心肌酶谱及其同工酶、心肌肌钙蛋白均正常。
2. Brugada 综合征有特征性心电图改变,即 V_1～V_3 导联 ST 段呈尖峰或驼峰样抬高伴

有右束支传导阻滞,QT间期正常,易诱发室性心动过速、心室颤动而发生猝死。

3. 早期复极综合征若右胸导联ST段抬高可类似于AMI,但常同时伴有左胸导联ST段凹面向上抬高、明显J波,T波对称性增高及ST-T融合等,与AMI不同,抬高的ST段在运动、吸入硝酸甘油或使用异丙肾上腺素后可降至等电位线。

4. 脑血管疾病除ST段抬高外,常伴有宽大直立或深倒的T波,QT间期延长;心脏肿瘤外压性ST-T改变相对固定,短期内变化较少;各种原因所致短时间休克者ST-T改变随休克的改善,ST段迅速回复正常。此外,上述各种原因所致的ST-T改变有各自的临床及(或)影像学特征,经详细询问病史、体检及必要的影像学检查,作出鉴别亦不难。

四、ST段压低

正常情况下,心电图任何一个导联ST段向下偏移都不应超过0.05mV。ST段下移超过正常范围即为ST段压低。ST段压低可分为缺血型ST段压低、近似缺血型ST段压低和继发性ST段压低。

1. ST段压低的原因

(1)生理性连接点型ST段下降。

(2)慢性冠状动脉供血不足。

(3)急性心内膜下心肌梗死。

(4)继发性ST段改变,见于心室肥大、室性早搏、室性心动过速、高血压、电解质紊乱等,ST段压低多见为上斜型。

(5)洋地黄中毒,其他药物中毒。

(6)心肌炎的ST段压低呈缺血型或近似缺血型,伴低电压等改变。

(7)先天性心脏病多呈缺血型改变,T波低平或倒置,同时有心房、心室扩大等。

2. 诊断与鉴别诊断

(1)冠状动脉缺血是导致ST段压低的最常见原因。

①水平型。在以R波为主的导联中,R波顶点垂线与ST段的交角等于90°,水平持续至少0.08s。

②下垂型。也称下斜型,上述夹角大于90°。近似缺血型ST段压低也有一定的诊断意义,其R波顶点垂线与ST段所形成的交角接近直角(81°~90°),但QX/QT>50%,而且下移>0.075mV,下移的ST段长度>0.08s才有意义。

出现ST段移位的导联与缺血部位有关。这种ST段的改变持续存在的时间可以较短,有时还来不及描记心电图,ST段已恢复正常。因此,遇有典型心绞痛发作过后记录的图形正常时,不要轻易否定心绞痛的诊断。

(2)急性非ST段抬高型心肌梗死可以表现为典型的缺血型ST段压低;急性ST段抬高型心肌梗死也可以伴有其他导联的ST段压低。其中急性前壁心肌梗死伴下壁的ST段压低,多认为是镜像性改变。而关于急性下壁心肌梗死伴胸导联ST段改变的临床意义,目前尚存在争议。以往也认为胸导联ST段压低是下壁导联ST段抬高的镜像反映,是一种良性心电图现象。但目前多数学者认为,急性下壁心肌梗死伴胸导联ST段压低提示有多支冠状动脉病变,因而心肌受累范围较大,并累及后壁及侧壁心肌。研究发现,急性下壁心肌梗死伴胸导联ST段压低者,伴发正后壁心肌梗死的发生率显著高于不伴胸导联ST段改变者,前者的严重室性心律失常和房室传导阻滞的发生率明显高于后者。急性下壁心肌梗死伴胸导联ST段压低,反映了心肌梗死病变广泛,甚至远离梗死区也有心肌梗死或急性心肌缺血,此时应注意加做V_7～V_9等导联心电图。

(3)心动过速时ST段压低:可能继发于心肌缺血,也可能是一种生理反应,与心肌缺血无关,而与心动过速有关。近期有研究发现,部分心动过速时ST-T改变与旁道有关,既可见于显性旁道,也可见于隐匿性旁道。利用这种ST-T改变不但能鉴别房室折返性心动过速与房室结折返性心动过速,同时房室折返性心动过速时ST-T改变对旁道的定位亦有意义。

①出现在V_3～V_6导联几乎均为左侧旁道。

②出现在Ⅱ、Ⅲ、aVF导联以后间隔和后侧旁道多见。

③V_2导联T波倒置仅见于右前间隔旁道。

(4)运动试验中ST段压低

①运动中诱发ST段压低,运动终止后立即或逐渐恢复。

②运动中诱发ST段压低,运动终止后ST段恢复,之后再次压低。

③运动中ST段无压低,仅在恢复期出现ST段压低。

前2种情况较为常见,因此是判断运动试验结果的主要指标,其诊断冠心病的敏感性、特异性分别是67%和72%;而仅发生于恢复期的ST段压低则较少见,为15%～19%。对ST段仅在恢复期压低这一现象的解释,目前尚无统一结论。有学者认为,部分患者恢复早期血液中儿茶酚胺水平仍持续升高,运动后由立位转为卧位后,回心血量增加,心室内壁张力增大,所以心肌耗氧量在恢复期较高,从而出现心肌缺血的表现。据统计仅恢复期ST段出现压低的病人,其冠状动脉造影阳性率低于运动期间ST段出现压低病人的阳性率。

引起ST段压低的因素很多,有生理性、病理性、神经性、理化性因素,其中病理性者又以心源性因素居多。但是当发现心电图ST段压低时,还应该考虑饱餐、过度呼吸、体位改变、情绪激动、剧烈运动等非病理因素,以及束支传导阻滞、心室肥大、预激综合征、高血压等引起的继发性改变。对于年轻人,还应考虑β受体亢进综合征。要进行全面分析和鉴别。

第六节 T波改变

一、良性T波倒置

T波(T wave)反映晚期心室复极过程电位的变化。复极的顺序与除极相反,是从心尖向心室基底部蔓延,从心外膜向心内膜复极。正常情况下,T波方向与QRS主波一致。T波钝圆,占时较长,从基线开始缓慢上升,然后较快下降,形成前肢较长、后肢较短的波形。在Ⅰ、Ⅱ、V_4～V_6导联直立,aVR导联倒置。其他导联可直立、双向或倒置。如果V_1直立,则V_3不能倒置。在以R波为主的导联中,T波的振幅不应低于同导联R波的1/10,心前导联的T波可高达1.2～1.5mV。

多种原因可以造成在QRS波群主波向上的导联中,T波低平或倒置。良性T波倒置是指临床预后良好的心电图T波倒置。但是,我们知道心电图ST段和T波的变化综合体现了心脏活动的复极过程,凡是影响心脏复极的因素都可以导致心电图T波的变化,可以说T波异常可见于任何一种心脏疾病,如高血压心脏损害、心肌炎、心肌病、心包炎、心脏传导阻滞等。

其中,早期复极综合征、血电解质紊乱、自主神经功能紊乱或神经官能症等造成的T波倒置往往预后良好,需要与心绞痛或心肌梗死引起的T波倒置相鉴别。

但是,长期以来,T波异常被广泛用做心肌缺血的证据,甚至是特异性证据,进而得出冠心病的诊断性结论,造成大量误诊、误治。另一方面,不重视捕捉心绞痛的典型症状,以及与症状相关的动态的心电图证据,使许多真正的冠心病患者未能得到及时、正确的诊断和治疗。

如果患者的心电图出现ST段或者T波的变化,应该特别留意是持续性变化还是动态(一过性)变化,如果持续存在,多数不是心肌缺血或者冠心病所致;如果ST段(T波)变化与胸痛相关,那么极有可能是不稳定性心绞痛或者心肌梗死。

如果胸痛与失眠、精神压力(疲劳)、生气(不愉快)有关,活动后胸痛反而减轻,心电图ST段和T波的变化在普萘洛尔(心得安)试验后消失,那么自主神经功能紊乱的可能性大,但应注意冠心病病人伴有自主神经功能紊乱,对于高度可疑或者高危病人,必要时行冠状动脉造影检查。如果不存在高血压、高脂血症、吸烟、糖尿病等危险因素,女性在绝经期前很少发生冠心病。单纯的T波倒置是相对"良性"表现,即预后优于ST段压低或一过性抬高。

心电图上的T波改变,通常是由心肌缺血等器质性心脏病引起的,但一部分健康人也可出现非特异性的T波改变。有人观察了一组非特异性T波倒置的健康人中53.3%空腹时出现T波变化,同样人群中73%在进食后恢复直立。另有报道,在无心脏病的人群中有10.6%可见到深呼吸时T波倒置。生理性T波倒置见于以下因素:①通气过度。②交感神经张力增高。③心动过速对心肌的影响。④瘦长无力体型者。

精神兴奋与过度劳累时多可出现一过性T波变化,这与自主神经张力有关。很大一部分运动负荷试验受检者运动后出现的T波倒置,继而恢复直立,大概与自主神经张力有关,而不是心肌缺血引起。目前对这些因素下T波改变的意义还不很明确,有人认为是良性的,但也有人认为这种T波改变预示着心律失常的发生。因为无论是正常心脏还是缺血心脏,在行为紧张时,都可能发生室性心动过速或心室颤动,缺血情况下的心电稳定性更差。行为紧张可直接导致心肌缺血和心肌心电的不稳定性。心电图T波一过性倒置是否可以预测心源性猝死的心电图表现,还有待于进一步研究。

二、病理性T波倒置

病理性T波倒置是指由于心肌缺血、梗死,或者其他器质性病变导致的心电图T波倒置。急性冠状动脉供血不足常呈一过性心内膜下或心外膜下心肌缺血。心内膜下心肌缺血早期,T波对称高尖,进一步发展为ST段向下压低,或与T波融合构成凹面型ST段下移。心外膜下缺血远较心内膜下心肌缺血少见,复极方向由心内膜指向心外膜,T波向量离开心外膜面,故面向缺血区的导联,T波对称性倒置并伴有ST段上抬。若以心内膜下缺血为主进而波及心外膜下,则出现ST段压低,T波低平或双向;若以心外膜下缺血为主波及心内膜下,则出现T波倒置,ST段轻度压低或在等电位线上。

缺血性T波改变(以R波为主的导联T波低平、双向或尖锐倒置),常呈定位分布,即几个有指示性改变的导联都可反映前壁、下壁、侧壁等缺血部位,而在缺血室壁的对侧壁导联出现对应性改变。面对缺血区的导联出现T波倒置,背向梗死区的导联T波直立,在心肌梗死发生后,T波前肢被抬高的ST段拉直,T波形态高尖,随后转为双相,倒置。倒置T波尖锐,双肢对称,并可呈耸肩样凸起,称为冠状T波。随着时间推移,T波逐渐加深直立至亚急性期,至慢性阶段T波又逐渐变浅,直立,恢复至梗死前形态,但如果梗死区侧支循环不良则T波恢复极慢。

在行冠状动脉造影检查和介入治疗的病人中,心电图表现为巨大负性T波的并不少见。如果心电图或超声心动图没有明确的左心室肥厚表现,巨大负性T波强烈提示冠心病的诊断,同时对称性T波倒置也是冠心病的一个重要的预测因素。对于心电图有左心室肥厚表现者,对称性T波倒置对冠心病的预测则并不可靠,而无左心室肥厚心电图表现的对称性T波倒置对冠心病则有很好的价值。

冠心病病人的心电图表现为巨大负性T波的机制尚未完全清楚,但许多动物实验提供了一些可能机制。犬的透壁心肌梗死模型发现,在梗死区远端的存活心肌出现去交感神经支配的现象和延迟复极化过程可能是引起巨大负性T波的主要机制之一。另一些研究发现,在严重缺血的心内膜下心肌(去极化过程缩短)和那些相邻的去交感神经支配但缺血并不严重的心肌(复极化过程延迟)之间存在明显的复极化梯度差异是导致巨大负性T波的原因之一。这些研究提示轻度缺血的心肌组织激动过程延长而严重缺血的心肌组织则明显缩短。一些研究者认为,在急性心肌梗死的急性期出现巨大负性T波可能提示有存活的心肌,在严重缺血的心肌组织周围出现轻度心肌缺血亦可产生巨大负性T波,而这种现象可以被异丙肾上腺素或氨茶碱所抑制,提示可能有腺苷的参与。基于以上的资料,许多学者认为在严重心肌缺血区域周围出现轻度缺血区域时倒置的T波明显加深,但在人体还缺乏相关的资料。总之,巨大负性T波如不伴左心室肥厚或对称性T波倒置,是预测冠心病预后的重要影响因素。

室间隔肥厚、游离壁肥厚、心尖部肥厚及全心弥漫性肥厚的心肌病的心电图均可见T波倒置。但心尖部肥厚型T波倒置出现在胸前导联或肢体导联,合并胸导联T波倒置明显高于室间隔肥厚型;游离壁肥厚型T波倒置见于肢体导联,全心弥漫性肥厚型T波倒置导联广泛。故对体表心电图倒置T波仔细分析,有助于大体判断心肌病的肥厚部位,特别是心尖部肥厚型心肌病患者胸前导联深大倒置T波更为有意义。

心绞痛的实质是冠状动脉供血相对于心肌耗氧量的不足,临床是一个一过性过程,作为其表象之一的心电图变化,比如ST段的压低及T波倒置也是一过性的。高血压、糖尿病、心肌疾病等,均可造成心肌肥厚、受损,从而影响心肌复极,在心电图上出现T波异常,并且是一种慢性、恒定的异常。异常的心肌电传导,如预激综合征、束支传导阻滞等,也可造成继发的T波异常,同样是一种慢性、恒定的图形异常。其他如β受体功能亢进、脑卒中,也可有相对恒定的T波异常。

非心绞痛发作期的冠心病病人,其冠状动脉血供尽管是减少的,但由于心肌此时对氧的需求也是低的,加上心肌对低血供状态的慢性适应,并不构成血供与氧耗间的失衡,临床表现为无心绞痛发作,包括心电图在内的客观检查也可以无相应的异常。

总之,T波倒置可见于多种情况,并非冠心病特异性诊断指标,仅凭心电图上T波倒置,不应武断地做出"心肌缺血"的诊断。

三、双峰T波

正常体表心电图T波前支长,后支短,顶点靠近后支,后支回到基线较快,提示复极自心外膜向心内膜方向进行时,开始较慢,到达内膜时较快。当T波出现明显切迹时,称为T波双峰。

T波双峰多见于胸导联,常见于儿童及无心脏病者,推测该现象与儿童心脏由右心室优势转向左心室优势的过程有关。正常人出现双峰T波可能由于自主神经不平衡所致,左、右心室交感神经张力不对称时,导致了左、右心室复极时间不一致的功能性改变。在双峰T波中,前峰≥后峰型多见于健康儿童;后峰>前峰型多见于病毒性心肌炎或者室间隔缺损。

诊断T波双峰应注意与U波及心率加快时P波所致的T-U、T-P融合相鉴别。鉴别要点为T波双峰间的切迹点常在基线2mm之上;双峰间距常小于170ms。

过去认为T波双峰无明显的特异性,故不受人们的重视,但随着观察的深入,T波双峰在某些情况下反映了心脏器质性的改变及潜在的危险性。右胸导联出现双峰T波时,第1峰代表左心室复极波,第2峰代表右心室复极波,系右心室复极延迟引起,可见于右束支传导阻滞或右室负荷加重的先天性心脏病。有报道室间隔缺损的患儿中出现圆顶尖角型双峰T波明显多于健康儿童。有人观察典型的圆顶尖角型双峰T波6例,其中5例(83%)为室间隔缺损,另1例为肥厚性心肌病,2例室间隔缺损患者经手术修补后T波双峰明显改善。左胸导联出现双峰T波时,第1峰代表正常心肌复极,第2峰代表缺血心肌延迟复极,见于心肌缺血等情况。心动过缓时心室充盈时间延长,心腔内压升高,心内膜下血管受压,内膜下心肌供血不足,导致T波双峰。

脑血管意外,尤其是年纪较轻的蛛网膜下腔出血病人,部分出现双峰T波可能是中枢病变,通过皮质-下丘脑-被盖核-星状神经节-心脏所致的心室复极变化造成的。有人认为,T波双峰或切迹更常见于Q-T间期延长者,后者易发生晕厥或心搏骤停。另外,药物也可以引起双峰T波。其发生机制有药物对心肌细胞的毒性作用;延长动作电位,直接影响心肌复极过程;经中枢神经系统引起自主神经冲动变化,影响心肌代谢及复极,如胺碘酮(乙胺碘呋酮)可同时引起Q-T间期延长及T波双峰。

T波双峰系左、右心室复极在时间上的差异所致,而这种差异发生的机制有待于更深入的研究。T波双峰不仅可见于正常人,也可以发生于病理情况下,应引起重视。

四、T波电交替

T波电交替(T wave alternans,TWA)是指在规则的心律时,体表心电图上T波振幅、形态逐搏交替变化。TWA多出现于心肌缺血、冠状动脉病变、电解质紊乱和QT间期延长病人的室性心律失常之前。1948年,Kalter和Schwartz总结分析了6 059份心电图,其中只有5份(0.08%)见到TWA,有明显TWA的病人病死率高达61%。虽然这种肉眼可见的TWA与室性心律失常的发生有着肯定的关系,但因其发生率太低,数十年来一直未能引起重视。

直到1982年人们才发现,在某些条件下,貌似形态完全一致的T波之间实际上仍然存在着差异(主要是电压振幅差异),呈交替性变化。这种T波电交替是体表心电图上肉眼所不能分辨的、微小的、微伏级的,只有将记录的心电信号经过特殊的滤波放大处理后才能看到,进一步做快速傅立叶转换后可以进行频谱定量分析。近年来的研究表明,这种微小的TWA与恶性室性心律失常[单形性/多形室性心动过速(室性心动过速)、尖端扭转型室性心动过速、心室颤动(室颤)]、心源性猝死之间有着极为密切的联系。经大量临床试验证实,TWA是当前对心律失常事件最具预测价值的无创性电生理检测指标。据报道,TWA对恶性室性心律失常和心源性猝死的预测敏感性为86%~89%,特异性可达75%~84%;TWA对诱发室性心律失常的阳性预测值为76%,阴性预测值为88%,明显高于QT离散度(QTd)、信号平均心电图、心率变异性等其他无创电生理检查方法,其预测可信度至少等同,甚至优于经典的心内电生理检查。

1. T波电交替的产生机制涉及T波电交替的电生理机制 T波是复极波,T波的电交替也就是复极交替的反映。复极交替是心肌细胞的特性之一,即在超过一定阈值的快速固定频率下,每搏的复极时间并不完全相等,而是呈长、短交替,总有一部分复极时间较长的心肌不能再次除极或完全除极,它们休息一个心动周期后才能恢复正常应激性,表现为动作电位时程的逐搏交替变化和心电图上相邻心搏的电交替。这种复极交替在中层细胞中表现最为突出,因此在跨室壁三层心肌复极离散形成T波的基础上,出现了内、中、外三层心肌复极交替的不均一性,形成心电图上的TWA。

在对相邻心肌细胞间复极交替的研究中发现,不同空间部位的心肌细胞复极交替有两种变化形式。一种为协调性交替,即不同部位的心肌细胞的复极时间随每搏的变化趋势是一致的,仅表现为动作电位时程的延长或缩短;另一种为非协调性交替;即不同部位的心肌细胞的复极时间随每搏的变化趋势不一致或者为反向;表现为有的动作电位时程延长,有的缩短。有学者认为,TWA的根源就在于上述心肌细胞的复极交替中首先出现协调性交替,继之出现不协调交替,室性心动过速和心室颤动与不协调性交替有着直接的联系。TWA的产生呈频率依赖性,但两者并非线性关系。在健康个体或正常心肌,提高心率(或刺激频率)达到一定阈值后,即可见复极交替幅度明显增大并有与之对应的TWA出现。在病理状态下,在相对较慢的心率或刺激频率时就可以见到TWA,这是因为器质性心脏病的病变(如心肌缺血、心肌肥厚等)影响了心肌细胞离子通道的功能,以及心肌间的连接功能。目前认为,TWA的这种频率依赖性是有其离子基础的。

2. T波电交替的离子基础 已知$[Ca^{2+}]i$是产生电交替和机械交替的核心,每一个心动周期$[Ca^{2+}]i$均要经历钙通道开放→肌浆网钙离子释放→产生电效应→钙离子重摄取→钙离子转运的循环,所消耗的时间主要相当于动作电位时程中的复极时间。与此同时$[Ca^{2+}]i$还有自身调节功能并维持一种稳态,它的变化会同时影响到动作电位、兴奋收缩耦联、心肌内激动的传导及心肌细胞间连接等。当心率增快时,舒张期缩短,心肌细胞复极不完全,$[Ca^{2+}]i$不能完成其循环,扰乱了$[Ca^{2+}]i$的稳态并发生钙瞬变。钙瞬变值整复性的变化可导致动作电位交替,即为TWA形成的基础。除此之外,K_{ATP}通道在心肌不同部位的敏感性差异、心肌细胞内ATP的代谢障碍、心肌细胞膜上连接蛋白的表达异常及心肌细胞间的失耦联,都可能引起复极离散的增大,参与电交替的形成。严重肾功能障碍伴低血钙、低血钾、低血镁等均可发生TWA,从而提示离子机制的参与。

3. T波电交替的神经机制 曾玉杰等报道,结扎冠状动脉左前降支时,如果同时切除交感神经神经节或给予β肾上腺素,均可减低后抑制T波电交替的出现,交感神经张力升高引起T波电交替可能是因为改变了心肌细胞电生理特性。缺血时,肾上腺素能系统起主要作用,迷走神经兴奋在心肌缺血时可抑制T波电交替,具有抗心室颤动的作用。可见在TWA的形成中也存在复杂的神经机制。

不少研究观察了T波电交替与心脏电生理检查对室性心动过速/心室颤动及心性猝死的预测价值,结论是T波电交替的预测准确率至少不低于心脏电生理检查,甚至有些报道认为前者高于后者。同期内有研究对T波电交替动态心电图检测的非持续性室性心动过速、超声测定的左心室射血分数(LVEF)值、心室晚电位、心率变异分析、颈动脉窦压力反应及Q-T离散度等,进行了对比,发现它们的预测价值均远远比不上 TWA。

目前临床上已在变异型心绞痛、心肌梗死、冠状动脉旁路移植术(冠状动脉搭桥术)、经皮经腔冠状动脉成形术(PTCA)、心肺移植等病例中观察到 TWA。另外,还在长 QT 综合征、扩张型心肌病、二尖瓣脱垂及无器质性心脏病病人中,在室性心动过速或心室颤动发生之前记录到 TWA。动物实验和临床观察表明,结扎犬的冠状动脉左前降支 3min 和松开结扎线再灌注 20~30s 时,均可以出现 TWA,接着发生室性心律失常及猝死。临床上在许多变异型心绞痛发作时,可以观察到 TWA,急性心肌缺血与梗死时均可引起显著的 TWA。因而急性心肌缺血、心肌梗死时,TWA 与发生心律失常事件的关系的研究非常有意义。已有研究将 TWA 用于冠心病、心肌梗死的危险分层。对于冠状动脉旁路移植术病人,TWA 可作为术中及术后心律失常的监测指标。

迄今为止,心性猝死仍是威胁人类健康和生存的重要疾病。对于发生室性心动过速、心室颤动及心性猝死的预测并进行早期干预,对减少猝死是十分关键的环节。体表心电图上记录到的 TWA 对预测恶性室性心律失常的发生有重要意义。TWA 在无创评定发生室性心律失常及心脏性猝死危险方面,优于其他无创性心电信息检查技术,并具有与有创性电生理检查同等的预测价值,这对提高恶性室性心律失常的防治水平、降低猝死率具有重要意义。但 TWA 毕竟只是一种无创电生理检测方法,在解释其意义时还必须充分考虑病人的具体情况,并尽可能与其他临床资料和检测方法相结合,而且 TWA 作为一种心电现象,只是基础(心电生理)与临床(心律失常事件)之间的一座桥梁,它们之间还有着错综复杂的关系,涉及离子通道、基因表达、细胞连接、自主神经调节等诸多领域,仍然存在着许多疑点、难点,有待于今后进一步研究。

第七节 动态心电图

动态心电图(dynamic electrocardiography,DCG)于 1949 年由美国 Holter 首创,故又称 Holter 心电图。国外于 20 世纪 80 年代已在临床广泛应用,近几年有了迅猛发展。其仪器由磁带式记录发展为固态式记录、闪光卡记录,由单导、双导发展为 12 导联全记录。DCG 目前已成为临床心血管领域中非创伤性检查的重要诊断方法之一。与普通心电图相比,动态心电图于 24h 内可连续记录多达 10 万次左右的心电信号,包括休息、活动、进餐、工作、学习和睡眠等不同情况下的心电图资料,能够发现常规心电图检查不易发现的心律失常和心肌缺血,是临床分析病情、确立诊断、判断疗效的重要的客观依据。

一、及时诊断心律失常

1. 检出隐匿性心律失常 短暂的、特定情况下出现的心律失常,常规心电图检查易漏诊,而 DCG 可以捕捉到短暂的异常心电变化,了解心律失常的起源、持续时间、频率、发生与终止规律,可与临床症状、日常活动同步分析其相互关系。阵发性室上性心动过速(SVT)的病人,就医时若发作已停止,则常规心电图一般不能作出明确的诊断。24h 动态心电图观察则能在发作频繁时检出 SVT,或频繁房性或房室交界处性早搏。Holter 在自动分析 VT 或 SVT 时,若 SVT 伴室内差异性传导,常作出错误的诊断,必须经过医师的审阅。

2. 监测快速性心律失常 可进一步了解其发生与终止规律,是否伴有病态窦房结综合征

(SSS)或预激综合征(尤其间歇性)及其分型。目前 Holter 监测最常用于室性心律失常的观察。常规心电图不能记录到的室性早搏(VPB)或室性心动过速(VT),用 24h 动态心电图常能"捕捉到",心源性猝死前 80% 病例有 VT,另 20% 患者心肌缺血急性发作导致缓慢心律失常或心脏停搏。无合并症的心肌梗死病人,若 24h Holter 监测 VPB>10 次/h,其心源性猝死发生率即可明显增高。反之,若能排除器质性心脏病(心电图、X线、超声心动图及临床),其 24h Holter 监测均未见连发 VPB,且 VPB 少于 100 次/24h 或 5 次/h,属"良性"VPB。

3. 观察缓慢性心律失常 了解其主要表现形式及有无窦房结功能不全。对于快-慢综合征,通过 DCG 观测可协助选择抗心律失常药,调整剂量,为安装起搏器及起搏器的类型选择提供客观依据。对于显著窦性心动过缓的患者是否有病态窦房结综合征,除阿托品试验,做窦房结恢复时间和窦房结传导时间测定外,还可用 Holter 动态心电图观察有无窦性静止、窦房传导阻滞、逸搏心律,以及异位快速心律等属于病态窦房结综合征的快-慢综合征存在。

4. 协助判断不同类型异位节律或传导阻滞的临床意义 通过 DCG 监测其发生频率与严重程度及与活动的相应关系,确定治疗方针。特别是某些致命性心律失常的类型、频度,以及其发生与活动、睡眠等的关系,从而筛选出高危险组病人,以决定进一步的检查和治疗。

5. 评价抗心律失常药物的疗效 DCG 是研究评价抗心律失常药物可靠的临床指标。

二、发现猝死危险因素

心性猝死最常见的原因是室性心动过速或心室颤动,发生前常有心电活动不稳的室性心律失常,它仅能依靠 DCG 才易发现其发生规律。对有可能发生猝死的二尖瓣脱垂、肥厚性或扩张性心肌病、Q-T 延长综合征病人,DCG 可及时并比较全面地发现猝死危险因素,有助于及时采取有力治疗措施。另外,DCG 还可判断间歇出现的症状,如胸闷、心悸、眩晕、黑矇或晕厥是否为心源性。

三、诊断缺血性心脏病

1. 冠状动脉供血不足 动态心电图对冠状动脉供血不足的诊断具有较高的价值,尤其对短暂的心肌缺血发作更能提高检出率。当胸痛发作时,动态心电图可以发现有无心肌缺血的心电图改变,并可用来证实缺血发作的频率、程度、起止时间、持续时间和昼夜节律变化,以及与心肌缺血相关的症状,患者精神和体力活动状态,再结合心率和同步血压变化,不但可以做出心肌缺血定量分析,而且可以对心肌缺血发作的机制,如心肌耗氧量的增加或是冠状动脉供血减少作出推测,为临床诊断和治疗提供更有价值的资料。

对于不明原因的胸痛或不典型心绞痛,Holter 监测常能发现胸痛时 ST 段压低(心内膜下缺血),或抬高(所谓变异型心绞痛)。对目前引起人们注意的无症状性心肌缺血(silent ischemia)的诊断,只能依靠 24h Holter 记录。这种患者并无心绞痛,甚至无胸部或其他不适,但在 24h 内可出现明确的 ST 段缺血性压低,一旦诊断为无症状性心肌缺血,应按冠心病予以治疗。

2. 心肌梗死 动态心电图对心肌梗死的诊断具有重要的意义。首先根据心肌梗死的典型心电图特征,能对心肌梗死做出明确的诊断,同时更好地记录心电图的演变过程,了解疾病的进展情况和发病时间。用动态心电图也能发现梗死后无痛性心肌缺血,指导临床治疗。

3. 检测人工心脏起搏器 DCG 可监测患者在活动或休息时的起搏心电图变化,了解起搏器的脉冲发放与感知功能,以及有无心律失常的发生。

四、协助鉴别诊断

24h动态心电图有助于不明原因晕厥的诊断。不少病人,特别是年龄较大者,有晕厥发作但常规心电图正常,经24h动态心电图观察可能发现VPB,或短阵发作的VT,诊断一旦明确,经适当的治疗后,晕厥发作次数可获得改善或消失。

动态心电图是临床诊断和指导治疗的常用工具之一,它可正确测定24h心率的高限、低限和平均心率,并能分析与测定每h室上性、室性异位搏动及异位心动过速的次数和心脏停搏的情况、传导阻滞的程度,以及P-R、QRS综合波、V-T(S-T)间期的主要改变,整合记录的心率与S-T段趋向,可提供有用的信息。因此,它不仅应用于检测心律失常,估计其严重性及与猝死的关系,还可用以观察药物治疗的效果、缺血性心脏病患者的S-T段改变和起搏器的功能异常等。

动态心电图有三种记录方式:①连续记录。即全部记下24h心电图资料。②间歇记录或病人触发记录。是由病人手工触发或自动间歇触发记录。其缺点是只能获得触发期间的心电图资料,故目前已少用。③实时分析或发生的事件记录。

现代的分析系统已发展为盘式或盒式磁带(或激光)走带装置,不仅能高速储存心电图资料,并可通过数-模转换器回放,示波器能显示心电图实时资料并趋向图。微处理仪回放系统能储存QRS波形及制造"样板"以进行数据对比,正常QRS"样板"可不断修改,并与新"样板"比较,通过操作者对计算机编程,可鉴别各种"样板"是否属异位搏动或伪差,且能分别给予计数。也有应用特征提取的方法,在QRS波中取相关算法正确地区别其类型。目前较先进的方法是用半自动高速数据压缩处理器与算法同时对二导联心电图进行分析,检测异位复合波,除能打印出心电图外,还能对其进行编排与报数。

五、动态心电图的应用

1. 晕厥、心悸的鉴别诊断,查出严重心律失常所引起的晕厥和心悸。
2. 病态窦房结综合征,特别是发作性快慢交替心律。
3. 监测急性心肌梗死出院病人在高危险期(发病后6个月内)的心律变化,及时检出恶性心律失常,预防猝死。
4. 分析活动、静息或睡眠中的心电图变化,诊断隐匿性冠心病、不稳定性心绞痛、变异性心绞痛。
5. 配合心血管药物,特别是抗心律失常和抗心绞痛药物的临床应用。
6. 选择植入起搏器的适应证,评定起搏器功能,观察起搏器引起的心律失常。
7. 用于流行病学和医学科学的调查研究。

第八节 心电图运动试验

一、运动试验心电图

早在1908年,Einthoven就记录了第一份运动后心电图并发现运动后QRS波群不变,P

波、T波增大。直至1930年运动试验才开始应用于临床。心电图运动试验是心电图负荷试验中最常用的一种,故又称运动负荷试验,它是目前诊断冠心病最常用的一种辅助手段。

许多冠心病病人,尽管冠状动脉扩张的最大储备能力已下降,通常静息时冠状动脉血流量尚可维持正常,而无心肌缺血现象,心电图可以完全正常。为揭示已减少或相对固定的冠状动脉血流量,可通过运动或其他方法给心脏增加负荷,增加心肌耗氧量,诱发心肌缺血,辅助临床对心肌缺血作出诊断。这种通过运动增加心脏负荷而诱发心肌缺血,从而出现缺血性心电图改变的试验方法,叫做心电图运动试验。

目前采用的有二阶梯运动试验、活动平板试验和踏车运动试验。双倍二阶梯运动试验阳性率只有50%,而且有30%的假阳性,所以目前国内不少医疗单位已不应用。多采用次极量踏车及活动平板运动试验,尤其是后者。它们的优点是运动中便可观察心电图和血压的变化,运动量可按预计目标逐步增加。近年来,随着电子计算机技术的发展,出现了更先进的活动平板运动试验。一般认为,踏车主要是下肢肌肉参与活动,活动平板可使全身肌肉参与活动,因此假阳性与假阴性发生率较低,结果更可靠。次极量运动试验的运动量相当于极量的85%,阳性率达85%。

运动试验重要的临床应用价值包括以下几方面。

1. 协助早期轻型冠心病及隐匿性冠心病的诊断。
2. 判别胸痛性质是否为心绞痛。
3. 估测冠心病病变程度,大致判断冠心病药物疗效。
4. 估测陈旧性心肌梗死病人的预后。
5. 发现心律失常(运动后往往增加)和疗效的评价。
6. 人群冠心病普查筛选(用运动负荷率估测冠心病发病率)。
7. 对心脏负荷能力的评价。
8. 对外科、介入治疗效果的评价。
9. 稳定性高血压的早期发现。
10. 制定冠心病、非心脏病病人的运动治疗方案,康复计划及预防性措施。

二、心脏运动试验的适应证、禁忌证及注意事项

1. 适应证 凡怀疑有冠状循环功能不全,临床症状不典型或无临床症状,平静心电图无ST-T改变,心电图正常者均可考虑做运动试验。二阶梯运动试验及踏车试验结果阴性者如有必要仍可做活动平板运动试验。

2. 禁忌证

(1)近期有心绞痛频繁发作及不稳定心绞痛。
(2)休息时的心电图已有明显缺血性改变或有心肌梗死改变者。
(3)急性心肌梗死。
(4)心脏明显扩大并有心力衰竭者。
(5)严重心律失常及心动过速。
(6)血压>21.3～24.0/13.3～14.7kPa(160～180/100～110mmHg)者。
(7)急、慢性心瓣膜病,心肌病及其他器质性心脏病。
(8)妊娠、贫血、甲状腺功能亢进症、肺气肿及患有其他严重疾病者。

(9)体质衰弱和高龄。
(10)电解质紊乱或服用强心苷类药物者。
(11)严重的急性心肌炎或心包炎、亚急性感染性心内膜炎和急性风湿热。
(12)严重运动障碍性疾病,如严重关节炎、肢体残疾。
(13)合并有急性或严重全身疾病,如急性肝炎、肾功能衰竭和肺炎、严重贫血、发热等。

3. 运动试验的注意事项
(1)向患者做好解释工作,介绍检查方法,必要时可做示范动作。
(2)试验前最好不进食,或者在进食后至少1h才能进行,以免影响试验结果。
(3)有餐后心绞痛发作史者,试验应在餐前进行,如试验结果阴性,可在餐后重复试验。
(4)试验前不应饮酒或冰水,禁止吸烟至少1h。
(5)试验前24h应停用β受体阻断药和血管扩张药。
(6)停用洋地黄3周以上,方可考虑进行运动试验。
(7)感冒和急性感染期不做此试验。
(8)试验前先记录平静心电图,并在过度通气后30s再记录一次心电图,以供对照,因过度通气可引起T波改变。
(9)运动试验过程中要严密观察心电图变化,每提高一次运动量均应测血压并记录心电图。
(10)运动中如出现心绞痛、明显气促、面色异常、严重心律失常或体力不支,应随时停止试验并立即卧床描记心电图。
(11)心电图记录每个导联至少有4个完整的心动周期,基线不稳者适当延长记录。
(12)试验室内应具备各种常用急救医疗设备及药品,如发生意外情况应立即抢救。
(13)试验后,受检者卧床休息20min,无不适方可离去。

三、平板运动试验

1. 活动平板 是轮车上装有坚韧的橡皮履带,轮车被马达带动,平板的运动方向与人的前进方向相反,受检者随着轮车的转动不断踏步,而实际上是原地不动。平板的倾斜度及平板的转速可以随意调整。平板的头端有扶手架,架上装有断电钮,如监测过程中病人有不适,可按电钮随时终止试验。病人胸前安置纽扣式电极片,通过导联线与计算机相连,用于记录运动过程中的心电图变化。仪器可通过显示器和记录纸在同一时刻同时记录12个导联心电图变化。

2. 次极量递增性分级运动试验 简称分级运动试验,是以心率作为运动终点指标的试验。心率是心肌耗氧量的主要决定因素之一,心率达到极限时,耗氧量也达到了最高值。次极量运动终点指标的心率,是极限心率(最大心率)的85%,用逐步增加运动量的方法来增加心率,它可以灵活运用于身体条件不同的受试者。目前,国内多采用Bruce方案,逐渐增加运动量,由1级开始,每3min增加1级并相应增加坡度,直到次最大心率后(各级之间不休息),立即停止运动并测量血压(卧位或坐位),每分钟1次,直至达到试验前水平。同时记录即刻、2、4、6min的心电图,必要时增加记录8min和10min的心电图,直至恢复正常。

在心血管疾病康复中,体力活动既不应不足,也不应过度,才能取得最好的疗效。早年多依据心脏功能分级,结合活动后心率和心电图改变,指导康复活动,这种方法简便易行,目前也用于一些疾病,如心力衰竭的康复,但近年来发现本法过于简单,主张应用更为精确的方法,即应用 METs 指导康复活动,特别是用于冠心病的康复。

应用 METs 指导康复活动,首先要做好心脏功能容量测定。精确地了解心脏能够负担的体力活动限度,结合 METs 指导心脏康复者的体力活动。

METs 音译为"梅脱",系指机体在坐位休息时,摄氧 3.5ml/(kg·min),将此定为 1 个 METs。所谓心脏功能容量又称体力工作容量(physical working capacity),也就是体力活动的最高限度,其测定一般应用平板或踏车运动试验,测定时应从最低负荷量开始,在测定时有医生在场,连续监测心电图,直至体力疲惫或出现症状时,即达到终点的负荷量,经折算成 METs,即是心脏或体力工作容量。

3. 终止运动试验的指标

(1)达到了预期的心率:预期心率=最大心率×85%。预期心率=195-年龄(岁)

(2)出现典型的心绞痛:心电图出现阳性结果。

(3)严重心律失常:如室性早搏二联律、多源性室性早搏、RonT 现象、室性心动过速等恶性心律失常。

(4)收缩压改变:较运动前下降 1.33kPa(10mmHg),或运动中收缩期血压超过 27.9kPa(210mmHg)。

(5)出现头晕、面色苍白、步态不稳、下肢无力。

4. 运动试验结果判定标准

(1)运动中或运动后出现典型的心绞痛。

(2)运动中或运动后 R 波为主的导联出现缺血性 ST 段水平或下垂性下降≥1mm,持续 2min 以上者。

(3)原有 ST 段下降者,运动中或运动后出现缺血性 ST 段下降,较原来增加 1mm 以上者。

(4)运动中或运动后出现严重心律失常。

(5)运动中血压下降者。

有以上条件之一者即可判定为阳性。

5. 运动引起的心电图改变 运动可引起 P 波、PR 间期、QRS 波群、ST 段、T 波、U 波及 QT 间期改变。最主要的是影响心肌细胞的复极化过程,致使 ST 段、T 波及 U 波产生明显的变化。心电图改变最明显的导联是左外侧导联,即 R 波最高的导联,如以 V_5 改变最明显的横面导联 $V_4 \sim V_6$;以 Ⅱ 导联最明显的额面导联 Ⅰ、Ⅱ、aVL 导联。

正常人运动时 ST 段下降,T 波振幅减小;运动后即刻 ST 段抬高,T 波幅度增加,并且明显超过平静时的水平。运动引起的冠状动脉功能不全最明显的心电图征象是 ST 段偏移及形态改变,特别是严重缺血性心脏病的病人,在运动时和运动后即刻,均可出现显著的 ST 段下移及 T 波的低平倒置。运动引起的冠状动脉功能不全可引起心内膜下心肌损伤,使 ST 段向量偏向心内膜面,而背向左外侧导联(V_5、Ⅱ 导联),在这些导联中表现为 ST 段下降。其下降的类型及下降的程度是判断冠状动脉功能不全的主要阳性指标之一。

6. ST 段改变的类型 运动后 ST 段改变类型为水平型、下垂型或连接点型。

(1)ST 段呈水平状:正常 ST 段是逐渐而光滑的与 T 波升支融合,ST-T 连接处的角度变锐是 ST 段下降的最早征象。因此,运动中出现水平状 ST 段时,即使没有 ST 段下降,也应视为异常表现。

(2) 水平型 ST 段下降：运动试验异常时 ST 段呈水平型下降多见。

(3) 下垂型 ST 段下降：有时 ST 段呈下垂型下降（凹面向上）。

(4) 连接点型 ST 段下降：连接点下移多为生理反射，罕见为异常表现。至于 ST 段下降程度的判断标准目前还不统一。运动后 ST 段可以仅有 ST 段连接处变尖锐，伴有或不伴有 ST 段的轻微下降，到显著下降>0.2mV，有时可达 0.5mV，一般认为 V_4、V_5 导联 ST 段下降超过 0.25mV 属于肯定异常标准。为了准确测量 ST 段下移的程度，可用下列方法进行矫正。

①沿 PR 段倾斜度继续延长，与从 QRS 波群和 ST 段连接点 J 点处引伸的垂线相交于 O 点，以该交点的水平作为真正基线进行测量。

②将 PR 段、ST 段及 T 波升支作一假想抛物线，若抛物线不中断，可能为正常的生理反应。

7. ST 段下降的持续时间　ST 段下降在正常变异或假阳性变化持续时间少于 2min；而病理性阳性变化≥2min 甚至持续 5min 以上。ST 段下降 0.05mV 不是冠状动脉功能不全的肯定指标，但如 ST 段下降 0.05mV 持续 5min 或更长，则有诊断意义。

运动引起的冠状动脉功能不全，使心肌心内膜下及心外膜下发生急性心肌缺血，从而导致了 T 波形态和方向的改变。运动引起急性冠状动脉功能不全后，可使心内膜下缺血，T 波向量向着 V_4、V_5 导联（背向心内膜面），因此这些导联及邻近导联中 T 波增高、对称及呈箭头样改变。此类改变常伴有心内膜下损伤的 ST 段下降，QTc 缩短。此时 T 波振幅增高，10% 的冠心病病人可超过 0.5mV 或平静时幅度的 3 倍。心外膜下缺血时 T 波向量背离心外膜面，背向 V_4、V_5 导联，这些导联及其邻近导联出现 T 波倒置，呈双支对称及箭头样改变。T 波倒置可以单独出现，也可与 ST 段及 U 波异常同时出现。即当同一导联（V_4、V_5）中，如果 ST 段下降和 T 波的对称性倒置同时存在，说明既有心内膜下损伤又有心外膜下缺血。V_5 导联的 T 波倒置常常出现较晚，一般在运动试验完毕后几分钟出现，并且持续时间较长，有时长达 40min 且伴有 QTc 延长。

T 波倒置有时是运动引起的正常生理反应，其特点是：①T 波为不对称的箭头样改变。②无 QT 间期延长。③ST 段停留在基线下的时间不长。④T 波倒置的深度<0.2mV。

8. 运动试验对预后的判断

(1) 缺血性（水平型、下垂型）ST 段下降：缺血性 ST 段下降的程度与病死率大致成比例。

①轻度 ST 段下降（下降 0.01～0.09mV）为标准病死率的 2 倍。

②中度 ST 段下降，下降 0.1～0.19mV 为标准病死率的 5 倍。

③显著 ST 段下降，下降 0.2mV 或以上为标准病死率的 15.8～20 倍。

(2) 连接点型 ST 段下降：连接点型 ST 段下降是运动试验的正常反应，预后良好，发病率非常低。

(3) ST 段抬高的预后：运动引起的 ST 段抬高，为变异性心绞痛的表现，预后差，常在 1 年内发生心肌梗死或死亡。

平板运动试验（TET）检出冠心病的敏感性为 69%～95%、特异性 45%～100%。研究发现，TET 诱发心绞痛者 50% 为 3 支病变，20% 为 2 支病变，而单支病变者几乎均为冠状动脉起始部长管状狭窄或次全闭塞。3 支病变者心绞痛多发生在运动试验早期低运动量时。提示运动诱发心肌缺血的发生率与冠状动脉病变范围密切相关。另外，2、3 支病变者 ST 段下移出现的时间较早。

平板运动负荷增加心肌的氧耗量,刺激心肌最大或接近最大血液供应,诱发冠状动脉供血的相对或绝对不足,表现为心电图的 ST 段水平型或下斜型压低,但这些异常并非冠状动脉固定性狭窄所特有,故 TET 诊断冠心病存在一定的假阳性。

(4)造成假阳性的原因

① 女性由于受雌激素影响,易出现自主神经功能紊乱而在运动时多发生过度换气,导致假阳性率高于男性,尤其年轻女性假阳性率更高。

② 静息心电图存在非特异性的 ST-T 改变,运动后 J 点压低,易于出现 ST 段进一步下移表现。尤其在左室肥厚劳损时,增高的 R 波振幅更能加大 ST 段下移的过程,此时 ST 段用于诊断冠心病很不可靠,易导致假阳性。

③ 颈椎病、冠状动脉瘘等也是可能的影响因素。

(5)假阴性的原因

①运动量不足。未达到目标心率或由于身体虚弱致运动时间过短,由于受症状限制而终止运动,此时心肌缺血尚未发生,而出现假阴性。

②冠状动脉病变程度。已有大量研究表明,单支冠状动脉病变、狭窄程度较轻者易出现运动试验假阴性,其原因可能为狭窄的单支冠状动脉所供血区域较小,其他分支代偿能力强,或有较丰富的侧支循环,运动时可不出现心肌缺血。

③ 胸痛症状。有一小部分冠心病病人运动诱发心肌缺血的惟一表现是心绞痛发作而无 ST 段下移。但运动试验出现的胸痛往往很难判定是否为真正心绞痛发作,因此仔细询问以往胸痛发作特点,判定胸痛是否为心肌缺血诱发的心绞痛更显重要。

尽管平板运动试验诊断冠心病存在一定的假阳性和假阴性,但因其简单、无创,目前仍是一项重要检查手段。评价其结果时应综合分析患者运动时间长短、运动量大小、伴随症状特点等,并结合性别、年龄、冠心病易患因素,从而提高其诊断的准确性。

9. 运动心电图试验中的一些特殊问题

(1)运动引起的 ST 段异常抬高:通常有两种表现,反映两种机制:①透壁性心肌缺血所致 ST 段抬高,通常是由于运动引起严重的局部透壁性缺血所致。亦包括由运动激发冠状动脉主要分支(右冠、左前降支或回旋支)发生了闭塞痉挛引起的。冠状动脉痉挛不仅可以发生在有严重狭窄的冠状动脉,亦可发生在冠状动脉造影显示狭窄程度较轻或完全正常的冠状动脉。②节段性心肌收缩功能障碍所致 ST 段抬高。此类 ST 段抬高主要发生在原有心肌梗死或病理性 Q 波病人中,和原先存在的心肌瘢痕或收缩无力而引起的节段运动异常有关,少数亦可因运动引起较大面积心肌缺血,导致缺血区大块心肌收缩无力而引起 ST 段抬高。

由于病变冠状动脉口径狭窄,导致冠状动脉灌流量明显减少,在此基础上剧烈运动,交感神经兴奋增强,心率加快,心肌氧耗增多,而冠状动脉血流量不能随心肌氧耗增加而相应增加,再加上局部血栓素(TXA_2)、组胺、5 羟色胺、内皮素等缩血管活性物质增多,而一氧化氮(NO)、前列环素等扩血管活性物质减少,最终导致冠状动脉痉挛,发生透壁性缺血。运动引起的 ST 段抬高有较高的定位意义,常能特异性地预测 ST 段抬高的导联部位心肌缺血及相关冠状动脉病变。可见,运动诱发的 ST 段抬高是冠状动脉痉挛或冠状动脉严重狭窄所致心肌局部缺血的标志。

(2)QRS 波的时限延长:ST 段水平型或下斜型压低是心电图运动试验诊断冠心病最有价值的指标之一,目前运动试验的阳性标准以 ST 段下移为主。然而,有文献报道运动试验诱发

QRS波时限延长也是心肌缺血的表现。

心电图运动试验中,因为运动心率增快时T波和U波融合对其不造成影响,所以QRS时限测量的准确性好。研究发现,冠状动脉显著狭窄者运动试验后QRS时限延长,冠状动脉正常者运动试验后QRS时限缩短。其机制有如下可能:健康人运动试验时交感神经兴奋,肾上腺素分泌增加,心肌传导速度加快,心电图QRS时限缩短;而心肌缺血时心肌细胞内的K^+减少,Na^+增加,使静息膜电位降低,心肌细胞0相及1相传导速度降低,减慢浦肯野纤维、浦肯野纤维-心肌连接处和心肌纤维的传导速度,导致心电图QRS波时限延长。QRS时限延长程度可反映冠状动脉病变的严重程度。QRS波时限的异常变化反映了心室肌心电不稳定性,心室肌结构和功能紊乱。而运动试验使QRS波时限的异常表现得更加充分,并能揭示平静状态下心电图不能发现的问题。因此,运动试验后QRS时限延长是心肌缺血的标志之一,对冠心病具有诊断意义。

(3)运动试验中QT离散度的意义:QT间期代表一次心动周期中全部心室肌完成除极和复极所需的时间。心外膜单相动作电位标测显示不同部位的心肌复极存在差异,心肌局部的缺血、损伤、坏死等病变可导致局部电生理变化,引起局部心肌复极不均匀。心室不应期离散性增高,表现为QT间期离散度(QTd)增加。单纯交感神经兴奋并不会改变心肌复极离散度,而运动负荷导致的局部心肌缺血可造成QTcd的增加。运动负荷下局部心肌供血不足,继之供氧不足,而对氧敏感的Na^+、K^+、Ca^{2+}泵,尤其是K^+泵,在缺氧情况下功能受抑制,3相动作电位使K^+外流受阻,造成3相复极延长。缺血区与周围正常供血区心肌细胞的不应期出现差异,加上缺血边缘区传导速度减慢,造成心电图上QTcd显著延长。QTcd正常值尚无统一标准,多认为在30~50ms,大于50ms具有临床意义。

冠心病患者QTd明显增大。近来的研究表明,运动试验前后QTd的改变可提高对冠心病(CHD)诊断的准确性。CHD病人运动试验中QTd进一步增加,是诊断心肌缺血敏感而特异的指标。研究发现以运动中QTd≥60ms为异常,诊断CHD的敏感性为92.3%,特异性为100%,准确性96.7%。以运动试验后即刻和运动试验前QTd的差值≥20ms作为指标,诊断CHD的敏感性87.2%,特异性80.0%,准确性83.3%。提示运动试验与QTd相结合可提高对CHD诊断的敏感性、特异性和准确性。

此外,运动试验后QTd是预测陈旧性心肌梗死(OMI)室性心律失常及心性猝死的重要指标。

(4)运动试验中ST-V现象:ST-V现象是运动后即刻至2min时出现ST段一过性好转的现象,呈"V"形变化曲线。ST-V的阳性率在可疑CHD运动试验阳性者达50%,是心电图运动试验中的常见情况。其相关因素包括:运动试验阳性、年长、运动能力差、运动中和运动后收缩期血压反应强烈。

(5)运动试验中心率反应迟缓:心率反应迟缓是指最大运动量时心率未达到既定年龄靶心率的85%。研究发现,心率反应迟缓者随访期间心肌梗死或再梗死之病死率、CHD及平板运动试验阳性的发生率明显高于对照组。Lauer等报道男性基本人群进行前瞻性研究随访7年的结果,显示运动试验中心率反应迟缓能预测病死率和CHD发生率。

(6)运动试验中ST/HR斜率的意义:ST/HR斜率法是在接近最大运动量的情况下,CHD心肌缺血ST段压低与心率变化呈线性变化。ST/HR斜率≥2.4μV/次·min为阳性。王春晖等对60例怀疑CHD的病人分别行脚踏车运动检查和SPECT检查。结果SPECT心肌缺血组 ST/HR 斜率值为 $2.93\pm1.59\mu V/(次·min)$，明显高于 SPECT 心肌非缺血组，斜率值 $1.35\pm0.84\mu V/(次·min)$。若以 SPECT 为标准，ST/HR 斜率与普通运动试验诊断 CHD 的敏感性分别为 81.6% 和 73.9%。此外，SPECT 心肌显像不同范围缺血 ST/HR 斜率比较显示：SPECT 心肌显像 2 个以上节段缺血者斜率值为 $4.36\pm1.28\mu V/(次·min)$，单一节段心肌缺血者斜率值为 $2.10\pm1.09\mu V/(次·min)$。因此认为 ST/HR 斜率对诊断 CHD 有重要价值，其特异性明显高于普通运动试验。陆亚非等在另一研究中，对 150 例患者进行活动平板试验并与冠状动脉造影对照，结果显示 $\Delta ST/\Delta HR$ 最大斜率异常诊断 CHD 的敏感性、特异性及准确性分别为 78%，86% 和 81%。认为冠心病患者运动试验引起 $\Delta ST/\Delta HR$ 异常反应，可预测冠状动脉病变。

可见，最大 ST/HR 斜率诊断冠心病和识别多支病变的准确性很高，而且不受洋地黄、普萘洛尔（心得安）等药物的影响，尤其对上斜型压低者的判断。最大 ST/HR 斜率 $\geq 6.0\mu V/(次·min)$，与单纯 ST 段标准比较，诊断 3 支病变的敏感性为 89%，特异性为 88%，是确定心绞痛患者 3 支或 2 支严重病变的较可靠指标。

(7) 运动试验异常的意义：研究发现，心电图 V_1 导联终末电势 $PtfV_1$ 异常与 E/A 异常（左室舒张功能障碍）有关，可作为反映早期左心室舒张功能异常的心电图标准。

(8) 运动试验的校正 $ST(ST_c)$ 延长的意义：ST 段的长度受心动周期的影响很大，进行校正后可得到校正的 ST_c。正常人 ST_c 很少超过 0.12s。研究发现 CHD 患者运动试验后 ST_c 较试验前显著延长。因此，认为运动试验中 ST_c 延长也是辅助诊断 CHD 的指标之一。

(9) 运动诱发的束支传导阻滞：运动可引起心动过速，导致一过性束支传导阻滞，但随着心率的减慢而恢复正常。这种时相性的室内差异性传导多呈现右束支传导阻滞图形，一过性单独出现的束支传导阻滞无诊断意义，如与冠状动脉功能不全的其他异常心电图表现同时出现，则有诊断意义。发生的分支传导阻滞常见于左前分支传导阻滞，偶见于左后分支传导阻滞。运动诱发分支传导阻滞，常提示冠状动脉功能不全或有心肌病变的可能。

(解放军总医院　范　利　郑延松)

参考文献

1　郭继鸿．心电学进展．北京：北京医科大学出版社，2002；122—123
2　Wilde AA, Antzelebitch C, Borggrefe M, et al. Proposed diagnostic criteria for the Brugada syndrome. Eur Heart J, 2002;23:1648
3　于黎玲，王莉．5089 例心电图 J 波检出情况分析．实用心电学杂志，2003；12(1)：70
4　林加锋，林文辉，胡晓晟，等．异常 J 波、Brugada 综合征与特发性 Brugada 心电图征的临床与心电图特征．中国心脏起搏与心电生理杂志，2004；18(4)：261—265
5　Das MK, Cheriparambi IK, Bedi A, et al. Prolonged QRS duration(QRS≥170 ms) and left axis deviation in the presence of left bundle branch block: a marker of poor left ventricular systolic function. Am Heart J, 2001;142(5):756~759
6　卢喜烈．多导同步心电图分析大全．北京：科学技术文献出版社，1999
7　易　军，王　莉，卢喜烈．左束支阻滞合并电轴左偏临床意义的探讨．军医进修学院学报，2003；24(1)：75—77

8 魏晓冬,谭 梅.充血性心力衰竭患者T波电交替对心律失常事件的预测价值.国外医学心血管疾病分册,2001;(78)4:244

9 Choi BR, Salama G. Simultaneous maps of optical action potentials and calcium transients in guinea-pig hearts: mechanisms underlying concordant alternans. J Physiol, 2000; 529(1):171—188

10 曾玉杰,于世龙,丁 伟.T波电交替—室性心律失常的先兆.临床心电学杂志,1999;(8)3:167

11 Bloomfield DM, Hohnloser SH, Cohen RJ. Interpretation and classification of microvolt T wave alternans test. J Cardiovasc Electrophysiol. 2002;13:502

12 Schimizu W. T wave alternans:from cell to clinical. J Cardiovasc Electro physiol, 2001;12(4):428

13 张 澍.心电图T波电交替及其临床意义.见:张 澍主编.心电学进展.北京:北京医科大学出版社,2002:129

14 杨钧国.体表心电图预测恶性室性心律失常.见:心电学进展.北京:北京医科大学出版社,2002:136

15 刘 磊,胡 健.心电图运动负荷试验不同指标对冠心病的诊断价值.国外医学心血管疾病分册,2002;29(1):21—23

16 刘 兰,蔡运昌.运动试验QRS波变化诊断冠心病研究进展.临床心血管病杂志,2002;18(12):663

17 Manchikalapadi P, Iskandrian AE. What is wrong with the treadmill exercise test? J Nucl Cardiol,2001;8(3):415

18 Prabhakar D, Vaidiyanathan D. Relevance of simultaneous ST segment elevation and depression in an exercise treadmill test. Int J Cardiol,2001;80(1):95—97

19 黄丽敏,李榕生.心电图活动平板运动试验与冠状动脉造影结果对照分析.中华心律失常学杂志,2001;5:164—166

20 张长城,孙 宇.运动试验的应用进展.心脏杂志,2001;13(2):148—149

21 向定成,黄大显.实用心脏负荷试验手册.北京:人民军医出版社,1999:1—22

22 张群林,葛永贵,王 玮,等.QT离散度在冠心病患者运动试验中的意义.中华心血管病杂志,1998;26(3):198

23 葛永贵,张群林,王 玮,等.平板运动试验时QT离散度诊断冠心病的价值.中国心脏起搏与心电生理杂志,1998;12(3):135

24 王春晖,李永安,吕 波,等.ST/HR斜率对冠心病的诊断价值.临床心血管病杂志,1999;15(9):395

25 陆亚非,李华斌,宋秀豹,等.平板运动试验ΔST/ΔHR最大斜率对冠心病的诊断价值.临床内科杂志,1999;16(3):140

26 郑元琪,邓水泉,卞意萍,等.运动试验ptfV$_1$异常与左室舒张功能的关系及临床意义.心血管康复医学杂志,1999;8(4):489

27 励建安,陆 晓,万 里,等.心电运动试验的ST-V现象.中华物理医学与康复杂志,1999;6:246

28 励建安,陆 晓,万 里,等.中老年人症状限制性心电运动试验的心血管反映.中国康复医学杂志,1998;9(6):444

29 黄海云.运动试验中心率反应迟缓的意义.临床心血管病杂志,1999;15(4):147

30 徐飞洪,陈 武.118例脑出血患者心电图变化的分析.心血管康复医学杂志,2002;8(4):371

31 陈清启,杨庭树.心电图学.山东:山东科学技术出版社,2002;679,769—771

32 胡邵先,何培根.多发性肌炎-皮肌炎患者心脏损害的分析和评价.同济医科大学学报,2001;30(3):235

第七章 超声心动图鉴别诊断

第一节 心脏超声检查及常规超声心动图

一、心脏超声检查技术的发展

20世纪50年代,人们应用A型示波超声仪检查心包积液,对大多数心血管病的诊断并无帮助。之后,Edler采用心动回波曲线观察二尖瓣回波的特点,用于诊断二尖瓣狭窄,到20世纪60年代后期心动回波图发展成为超声心动图(ultrasound cardiography, UCG)。我国于20世纪60年代开始了心脏超声检查的研究,70年代在国内推广应用M型超声心动图检查。M型超声心动图在我国应用时间最长,在目前众多的新技术中,M型超声心动图仍具有其独特的地位。切面超声心动图始于20世纪50年代,70年代采用了实时成像法,从而获得与心脏运动同步的动态图像,受到了心血管学者的高度重视。心脏实时超声显像法以不同的切扫角度显示不同的心脏动态二维图像,又称为二维超声心动图(two dimensional echocardiography,2DE)。二维超声心动图具有形象、直接显示心脏内部结构及其功能状态的能力,现已成为心脏检查的最基本和最重要的手段。随着灰阶显示水平的提高,彩阶显示的改进,声束发射和图像处理技术的进步,心脏超声图像的清晰度越来越高,对组织和病变的形态结构显示更细微。近年来,研究出结构特殊的高频探头,经食管多平面探头等,大大提高了心脏超声的诊断水平。

多普勒超声检测血流开始于20世纪60年代,最初使用的是连续波(CW)。CW不能进行深度定位检测,难于定位分析心内血流,70年代后期,对脉冲波超声(PW)采用门电路进行距离选通并与2DE组合成为双功能超声仪,使定位检测和分析心脏、大血管的血流成为可能。1982年日本Aloka公司开发生产彩色多普勒血流显像技术(CDFI),多普勒超声与二维超声相结合,心内结构和血流信息观察融为一体,开拓了超声技术的临床应用和研究范围。

近年来,心脏超声检查技术有了长足的进步,使心脏超声对冠心病诊断提高到一个新水平。心肌超声造影技术用于直接检测心肌灌注;多普勒组织成像技术可通过彩色编码标志和频谱分析心室壁的运动状态,进行半定量或定量分析;超声负荷试验不仅用于冠心病的诊断,还用于心肌梗死后存活心肌的检测,为选择冠状动脉介入治疗的病例提供了决定性信息。

二、常用心脏超声面位置和特征

二维超声心动图的最大特点,是可以实时观察心脏在不同断面上的形态结构、空间方位和毗邻关系,是进行M型、频谱多普勒及彩色多普勒检测、三维重建的基础。M型超声心动图的特点,是可以观察到取样线上各点随时间而移动的情况。多普勒超声心动图中脉冲多普勒,可以记录到取样点上血流信号移动的速度和方向,可以定位取样线上哪一点是最大频移点。但脉冲多普勒检测范围较小,血流速度大于2.0m/s则难以测到。连续多普勒则可以记录到整个取样线上重叠的移动信号的速度和方向,其检测范围较宽,不受相邻点的干扰,但不具备定位功能。彩色多普勒心脏超声是把多普勒技术观测的移动信号的速度和方向用不同色彩和明暗度加以区分，可以更好地帮助寻找分流处、最大血流处，直接观察到异常血流，以及了解异常血流的来源。目前常用的超声心动图仪都将朝向探头的血流定为红色，背向探头的血流定为蓝色。速度越快则明亮度越高。紊乱的血流则形成五彩相嵌图形。但是如果血流速度过快，超出了频率极限（nyquist极限）则彩色逆转，称为混叠。设定混叠速度极限过高，则血流速度偏低时，难以见到彩色血流信号。应当注意，多普勒取样线应尽可能地与血流方向平行，声束与血流束成最小角度，一般要求成角应小于20°，以便获取最大频谱信号，所测速度的准确率在94%以上。多普勒血流图像以同步心电图的R波开始至T波结束为收缩期，T波结束至R波开始为舒张期。血流方向对向探头者，频谱在零基线上方；血流方向背向探头者，则频谱在零基线下方。常用超声有下列观察面：

1. 胸骨旁左心室长轴切面 胸骨旁左心室长轴切面为二维超声检查中首先进行的左心室长轴观察，可帮助确定其他观察面的定位。

(1) 体位：患者取仰卧位，必要时左倾30°~45°，甚至更多，以图像清晰为准。

(2) 声窗部位：胸骨左缘第2~4肋间。

(3) 取样方向：平行于左心室长轴，即平行于右胸锁关节与心尖搏动最强点的连线或与左腋前线、左肋缘交点的连线，依患者膈肌位置高低而有所调整。

(4) 二维（2D）：此平面可清晰显示右心室、室间隔、左心室、左心室流出道、主动脉瓣的右冠瓣和无冠瓣、升主动脉近端、左心室前外乳头肌、腱索、二尖瓣前叶和后叶、左心房和左心室后壁。

(5) M型：M型扫描速度一般用50mm/s，心率快用100mm/s。在2D超声心动图基础上设定M型超声取样线，观察该线上各点随时间而运动的规律，并进行测量。其中壁厚的测量方法为壁的上缘至壁的下缘的垂直高度，腔径的测量为腔壁的内线到对侧腔壁的内缘的垂直距离。主要用于测量室间隔厚度、左心室大小和左心室射血分数及缩短分数，观察二尖瓣两瓣叶的相对运动及位置，观察主动脉瓣的活动情况，可测得主动脉内径及左心房内径。

(6) 彩色多普勒：正常情况下舒张期血流由左心房通过开放的二尖瓣进入左心室并转向左心室流出道，没有血流通过关闭的主动脉瓣进入左心室。收缩期血流由左心室通过开放的主动脉瓣进入主动脉，没有血流通过关闭的二尖瓣进入左心房。所以在标准胸骨旁长轴，收缩期左心室流出道为红色血流信号（前向血流），而舒张期为左心房（瓣膜关闭使之回震），不会见到通过主动脉瓣反回左心室的亮蓝色或反转成亮黄红色的血流反流信号。舒张期红色血流信号经二尖瓣由左心房流入左心室，看不到收缩期经二尖瓣由左心室进入左心房的亮蓝色血流反流信号。

(7) 主要观察用途

①测定右心室、左心室、左心房腔的大小，并观察有无左心房内附壁血栓。

②判别左心室流出道和主动脉根部状况，包括左心室流出道及主动脉瓣环有无狭窄或扩张，主动脉瓣有无粘连、增厚或钙化，主动脉窦有无扩张或破裂，升主动脉根部有无扩张或缩窄及有无夹层形成。

③二尖瓣有无增厚、钙化或回声增强，有无粘连及活动受限，有无赘生物，估计二尖瓣运动幅度及瓣口大小。有无二尖瓣脱垂，有无腱索粘连、回声增强或断裂，或结构异常。有无乳头肌断裂或回声增强。

④心包有无增厚,回声有无增强,有无心包积液或肿物,并估测积液程度。

⑤心肌回声是否均匀,是否增强,有无增厚或变薄,运动是否协调,运动幅度如何(主要为室间隔、左心室后壁和右心室)。

⑥室间隔是否肥厚,连续关系如何;主动脉前壁与室间隔连续关系如何,有无中断或骑跨;主动脉后壁与二尖瓣连续关系如何,有无移位。

⑦在心后壁房室交界处冠状窦有无增宽。

2. 主动脉根部短轴切面(心底短轴切面)

(1)体位:同"标准胸骨左心室长轴位"体位,或进一步左倾。

(2)声窗部位:同"标准胸骨左心室长轴位"。

(3)取样方向:在标准左心室长轴位上探头顺时针右旋90°,即垂直于左心室长轴取样线。

(4)在标准心底短轴位:可见主动脉根部,主动脉右冠瓣、左冠瓣和无冠瓣,左心房及左心耳,房间隔,右心房,三尖瓣的前叶、隔叶及三尖瓣瓣环,右心室流入道,右心室流出道,肺动脉瓣及瓣环,主肺动脉。是观察主动脉根部、主动脉瓣瓣叶、肺动脉瓣、右心室流出道病变的理想部位及观察有无左心房血栓和有无房间隔缺损的层面之一。部分患者可见左上、下肺静脉和右下肺静脉卧在左心房的开口,部分患者还可见下腔静脉在右心房的开口,但大多数病人仅可探及该处的血流频谱信号或看到彩色血流信号,而不能看到明确开口。在左、右肺动脉短轴层面,可见主肺动脉及左、右肺动脉分支和降主动脉,是检测动脉导管未闭的理想位置,部分患者并可清晰地看到右心房和右心耳。

(5)彩色多普勒:在主动脉根部短轴面,通常可见舒张期红色血流由右心房经由三尖瓣进入右心室。此处多普勒取样线基本平行于三尖瓣血流,是了解过瓣血流方向、速度的较好部位之一。正常人可有少量反流,调整探头角度还可在右心房侧最近房间隔处看到舒张期向上的红色血流进入右心房,此处为下腔静脉入右心房开口处,收缩期蓝色血流经此开口进入下腔静脉,即血流信号存在于整个心动周期。此处多普勒频谱亦为"三峰型"向上频谱(收缩晚期、全舒张期、收缩早期),取样点也在近房间隔的右心房侧,与房间隔缺损的右心房侧频谱极其相似,区分可借助彩色多普勒,动态观察下看彩色血流方向和部位。此处还可看到右心室流出道的蓝色血流于收缩期经开放的肺动脉瓣进入主肺动脉,部分正常人仍可见舒张期红色火焰状血流经关闭的肺动脉瓣反流到右心室,当此反流火焰超过1cm时,则考虑有肺动脉压增高。若此时肺动脉内血流是五彩相嵌,并于肺动脉内记录到连续向上的或双向紊乱血流频谱,则高度怀疑有进入肺动脉的异常血流,如动脉导管未闭,或冠状动脉肺动脉瘘,或主、肺动脉窗,主、肺动脉共干等。若此时进一步上翘探头,调整角度,可见收缩期蓝色血流进入左、右肺动脉分支。如有异常血流交通则可见异常红色高速彩色向上喷出并引起周围或远端五彩相嵌,可用脉冲多普勒定位血流最快处,找出异常交通口并测量其大小。通常在普通二维超声心动图的心底短轴面上很难看到肺静脉的开口处,但利用彩色多普勒则很容易看到肺静脉进入左心房的运动的血流信号帮助确定开口处,并可记录到它们的频谱,是研究左心室舒张功能的方法之一。

(6)主要观察用途

①主动脉瓣的形态、大小、厚度、回声强弱,有无钙化、活动度、三叶或二叶结构。

②左、右心房有无扩大,内有无肿物或血栓,特别是左心耳部分。

③观察房间隔有无中断。

④观察三尖瓣及肺动脉瓣形态、回声及运动情况,观察瓣环有无缩窄或扩张。
⑤观察右心室及右心室流出道有无增宽或狭窄。
⑥观察肺动脉及其左右分支有无增宽或狭窄,位置有无异常。
⑦观察主动脉根部与肺动脉、降主动脉与左、右肺动脉分支有无瘘管。
⑧观察冠状动脉主干及主要分支近端有无扩张,与肺动脉间有无瘘管。
⑨观察有无高位室间隔缺损的异常血流频谱信号。
⑩观察主动脉根部形态,有无扩张、瓦氏窦瘤及主动脉夹层形成。

3. 二尖瓣及其附件短轴切面

(1)二尖瓣水平短轴切面
①取样部位。标准心底短轴面为胸骨左缘第三四肋之间向外下方稍倾斜。
②二维(ZD)超声。可见舒张期开放的二尖瓣和右心室。通过倾斜调整探头,可见心底到心尖之间不同平面的心脏结构。
③用途。观察室间隔、后壁、下壁、侧壁、前壁的基底段运动情况。观察室间隔厚度。观察二尖瓣形态、开闭情况和瓣口面积(选瓣尖处测量)。观察有无心内肿物和心包积液。

(2)二尖瓣腱索水平切面
①取样部位。如二尖瓣水平短轴切面继续向下方倾斜。
②用途。观察腱索有无赘生物,有无断裂,有无链枷式运动。观察室壁、心包,同二尖瓣水平短轴切面。

(3)乳头肌水平短轴切面
①取样部位。继续向外下倾斜探头或斜下滑动1个肋间隙,探测平面与左肩右肋弓连线平行。
②用途。观察室间隔、后壁、下壁、侧壁、前壁中段运动情况。室间隔厚度及有无心包积液。观察乳头肌状态。

(4)心尖水平短轴切面
①取样部位。再向外下倾斜或继续下移探头。
②用途。了解心尖部运动状况。心尖呈圆形,有一些肌小梁。调整切面水平,亦可观察到右心室心尖部。

4. 胸骨旁四腔、五腔切面

(1)体位:同心底短轴切面体位。
(2)声窗部位:胸骨左缘第四肋间,胸骨旁线及锁骨中线之间即主动脉根部短轴下移1个肋间并向内滑移探头。
(3)取样方向:二尖瓣水平心底短轴方向顺时针旋转探头10°~15°取得四腔图,即声束基本以左上至右下45°切入;继续旋转并上翘探头可得胸骨旁五腔图。
(4)二维超声:倾斜的指向左肩胸锁关节的心脏四腔图,屏上由上到下,由左到右依次为右心室、室间隔、左心室、右心房、房间隔及左心房。
(5)彩色多普勒:房室间隔处无过隔彩色血流频谱,五腔时可见收缩期蓝色血流信号进入左心室流出道和主动脉。
(6)主要用途:此处心脏距离近,而且没有肺叶包裹,因而图像较清晰。此处可以观察标准心尖四腔、五腔的所有部分,但对房室间隔的观察更具特色。

①由于此位置探头取样线接近于垂直房室间隔,因而更易获得房室间隔处分流的血流频谱,并较少受下腔静脉入室口处血流频谱的干扰。

②由于超声声束接近垂直于房、室间隔,因而该位置房室间隔显影清晰,类似于剑突下四腔切面,是二维判断房、室间隔连续性,特别是房间隔连续性的理想位置。在心尖四腔切面由于房室间隔平行于声束,有部分信号丢失,使本来较薄的房间隔的卵圆窝处信号缺失,造成缺损假象。

③转成五腔图时利于观察膜部流出道位置高位室间隔缺损的位置及分流频谱,而在心尖四腔切面及五腔切面较难发现。

5. 心尖四腔、五腔、二腔、三腔图

(1)心尖四腔图

①体位。患者取仰卧位,左倾15°~30°,以图像清晰为准。

②声窗部位。心尖搏动最强处或前正中线至腋前线间第4~5肋间,一般肥胖者膈肌较高,心脏横位,声窗位置偏外上;瘦高者心脏多为垂位,声窗位置偏内下。

③取样方向。探头扇面水平,探头指向右胸锁关节。依心尖搏动位置不同有所调整。

④二维。使房、室间隔位于图像中央平行于声束,尽可能完全地暴露包括心尖在内的心脏四个腔及室壁。

⑤彩色多普勒。利用彩色多普勒技术可见舒张期血流经过房室瓣由心房进入心室的红色信号,由于三尖瓣开放稍早于二尖瓣,可见舒张期血流信号首先出现在右心室,而后才出现在左心室。部分正常人可见到收缩期三尖瓣向右心房倒流少量蓝色血流信号,为生理性反流,一般二尖瓣则很少见到。可在彩色多普勒导引下寻找房室口处最大血流速度处(包括前向血流和反流,前向血流则在房室口心室侧取样;反流则在房室口心房侧取样)放置取样容积,得到脉冲多普勒频谱,无反流或极少量反流频谱。同样用彩色多普勒导引将取样容积置于右上肺静脉流入左心房最大血流速度处,得到右上肺静脉脉冲多普勒频谱图,正常时收缩期时间速度积分>舒张早中期>左心房收缩期。

⑥用途。观察各房室腔大小及室壁运动。面积法测心功能。二尖瓣、三尖瓣的相对位置、形态、运动情况,回声强度,开放及关闭程度,有无脱垂。乳头肌、腱索有无异常,有无假腱索及调节束存在。安置起搏器或右心导管者可探得导线或导管的回声,房室间隔修补术后可看到补片的位置和形态,并可探得有无残漏的血流信号或频谱。估价室壁及室间隔厚度,左心室腔大小并与左心室长轴法取得的数据互相验证。观察有无附壁血栓或黏液瘤存在。观察左心房与肺静脉的关系,有无畸形引流,并分析右下肺动脉血流频谱,以评价左心室舒张功能。根据左、右心室内膜处超声特点及腔静脉、肺静脉与心房的毗邻关系,以及二尖瓣、三尖瓣特点,判断有无心腔反转畸形。对二尖瓣狭窄、三尖瓣狭窄者,可用彩色多普勒导引测得最大射流的血流频谱,用压力减半法(PHT法)估测瓣口面积。

(2)心尖五腔图

①部位。在心尖四腔图取样切面稍向上倾斜探头或稍顺时针旋转并上翘探头,则可取得心尖五腔图。

②与四腔图的区别。仅在于近室间隔左心室侧可见左心室流出道及主动脉右冠瓣、无冠瓣和主动脉根部。正常人主动脉瓣细且回声均匀,回声强度似二尖瓣环。

③彩色多普勒。除心尖四腔图多普勒特征外,在正常人心尖五腔图上的彩色多普勒检测

中还可见到收缩期蓝色血流经主动脉瓣,由左心室流出道进入主动脉,舒张晚期可见主动脉根部旋转上行由红变蓝的血流信号,为主动脉收缩—舒张运动所引起。正常人一般见不到主动脉的红色反流信号及频谱图形。

④用途。与四腔图相似,只是还可观察到主动脉根部和室间隔膜部。

(3)心尖二腔图

①部位。同心尖四腔图。

②声窗部位。同心尖四腔图。

③取样方向。在心尖四腔水平,顺时针旋转探头90°。

④二维。可见左心室心尖部、左心室前壁、后壁、左心室腔、二尖瓣前后叶及与其相连的腱索和后内及前外乳头肌、左心房。

⑤彩色多普勒。可见红色血流信号由左心房经开放的二尖瓣口进入左心室。可由此处在彩色多普勒导引下在二尖瓣口上或下最大血流处取样,以观察二尖瓣反流及前向血流的多普勒图形。

⑥用途。观察左心室长径,并用面积法计算左心室射血分数。观察左心室心尖部、左心室下壁各段及前壁各段的运动幅度,有无膨隆,有无节段性运动障碍,有无室壁瘤。观察二尖瓣及其附件的结构、运动情况及有无狭窄或关闭不全。

(4)心尖三腔图

①体位及声窗部位。同心尖四腔图。

②取样方向。心尖二腔图位继续顺时针旋转探头15°~30°。

③二维。可见左心室心尖部、左心室后壁各段,二尖瓣、主动脉瓣及二尖瓣附件,左心室、左心房及右心室和右心室前壁部分。

④彩色多普勒。可见红色血流信号经开放的二尖瓣口进入左心室,而后直接转入主动脉根部呈蓝血流信号经由左心室流出道,过主动脉瓣口进入升主动脉近端。并可在彩色多普勒导引下在二尖瓣上、主动脉瓣上下及主动脉内取得二尖瓣反流、前向血流,主动脉瓣射流、反流及左心室流出道射流和主动脉内血流的多普勒图像,以得到血流的速度和方向,进一步评估血流流动状况。

⑤用途。观察左心室后壁各段、心尖部及室间隔各段的室壁运动情况,及有无室壁瘤形成和节段性运动障碍。观察左心室流入道、流出道的血流状况及二尖瓣和主动脉瓣的结构、运动状况及有无钙化。

6. 剑突下切面

(1)剑突下四腔

①体位。患者平卧位,腹部放松,屈膝。

②声窗位置。剑突下。

③取样方向。探头与胸壁呈45°~90°,探头扫描扇面接近于冠状切面,即接近平行于床面。方向指向左肩或左乳突,依据心脏的位置,如横位、垂位或介于两者间的不同而不同。

④二维。由近场扇间往远区依次为肝脏、肝与膈间隔、横膈、右心室游离壁、右心房、右心室、室间隔、房间隔、左心房、左心室。

⑤多普勒。在彩色多普勒导引下,寻找房、室间隔有无分流。

⑥主要用途。观察房室间隔的连续性及分流部位。心尖区室壁的运动情况及厚度、形态。

右心室游离壁的厚度及右心室壁运动幅度和有无变形。有无右心室侧心包积液及为剑突下心包穿刺确定方向和深度。肺静脉回流各入口及与左心房的关系。

(2) 剑突下五腔

①声窗部位及取样方向。在剑突下四腔位置稍上,顺时针稍旋转探头并上翘探头尾部,可取得剑突下五腔图。

②二维。右心室向前缩短。

③多普勒。观测同剑突下四腔,可见到蓝色血流信号在舒张期从心房经开放的房室瓣进入各个心室,在收缩期蓝色血流信号由左心室后部流向后倒的主动脉根部。

④主要用途。同剑突下四腔,观察高位膜部左心室流出道上的空缺是否存在并定位。

(3) 下腔静脉长轴

①取样方向。在剑突下四腔位逆时针旋转探头 90°~110°,使其接近矢状面,并调整探头的深浅,即取得与下腔静脉平行的扫描平面。

②二维。可见肝静脉入下腔静脉,下腔静脉及其入右心房处,部分病人可见欧氏瓣。

③多普勒。剑突下切面可用来确定肝静脉和下腔静脉的血流频谱。在心室舒张早中期及收缩期,均可见从下腔静脉进入右心房的蓝色前向血流信号。而且在三尖瓣反流速度较大时,可见下腔静脉扩张并随呼吸运动而舒缩功能减退或消失。从下腔静脉长轴位向左转动探头,则可见到腹主动脉,可见到红色搏动性血流信号。

④主要用途。观察下腔静脉及肝静脉有无扩张,观察下腔静脉有无随呼吸而搏动的特点,以利于判断右心房压力。注意有无下腔静脉闭塞。

第二节 超声心动图异常的鉴别诊断

心脏病的病理声像图由两个方面组成:一为心脏原发病变的声像图,如心脏瓣膜病变、心肌病变、心包病变和心血管先天畸形,此为病理声像图的直接征象;二为由心脏原发病变引起的血流动力学变化产生的声像图,此为病理声像图的间接征象。心脏病病理声像图的诊断,应将这两方面的声像特点结合起来考虑。原则上按形态(结构)与功能统一的原理,心脏病的原发病变的诊断,与由它产生的血流动力学的变化相一致。例如,先天性房间隔缺损的诊断应与由它产生的右心容量负荷过重相一致。这样,就可提高超声检查的正确诊断率。

心血管疾病的超声心动图基本表现为心腔扩张,包括心室扩张、心房增大、心底动脉增宽;心肌肥厚,包括左心室心肌肥厚、右心室心肌肥厚;大血管畸形,包括主动脉骑跨、大血管错位;心包病变,包括心包积液、心包增厚和心包囊肿。

一、左心室扩大

左心室扩大是诸多心脏病的共同表现,心脏超声图像表现为左室内径增大。具体超声图像表现为,左室舒张末期内径增大,室间隔弧度凸向右心室;室壁运动相对正常或减弱;射血分数相对正常或减低;室壁不增厚或增厚不明显。

1. 原发性扩张型心肌病 原发性扩张型心肌病的原因不明,目前多偏向于与病毒感染有关,有的则与自身免疫有关,部分病人可能与遗传有关。因心肌病变为弥漫性心肌纤维组织增多,因此心肌收缩力减弱也为弥漫性,超声表现为:

(1)左室心肌菲薄、心肌回声增强、呈粗细不一的点状和条索状回声;心腔普遍扩大,收缩期与舒张期心室腔径变化不大。

(2)心肌活动呈普遍一致性减弱。若用 M 型超声心动图对各断面的左室室壁活动进行扫查,发现室壁运动幅度弥漫性降低,呈活动减弱和活动平坦。

2. 缺血性心肌病与冠心病心力衰竭型 缺血性心肌病是因冠状动脉慢性心肌缺血、心肌坏死、纤维化而导致的继发性扩张型心肌病。冠心病心力衰竭型是指心肌缺血导致的以心力衰竭症状为主的冠心病,它包括室壁瘤、乳头肌功能不全和心肌硬化。冠心病心肌缺血后,供血不足部位发生心肌运动减弱;心肌供血正常部位运动正常或代偿性加强。当运动减弱的心肌面积大于运动正常的心肌面积时,心脏总的收缩功能降低,导致心功能不全。心脏超声表现为:

(1)室壁节段性运动异常:供血不足部位发生心肌运动减弱、平坦或反常运动。心肌供血正常部位,运动正常或代偿性加强。

(2)心室壁厚度变化:在心肌缺血情况下,室壁收缩期增厚率减小。急性心肌缺血或心肌梗死时,缺血部位心肌出现收缩期室壁厚度比舒张期薄,而且还可显示反常运动。但在陈旧性心肌梗死的病人,局部出现心室壁变薄,回波密度高,呈条索状。此与瘢痕纤维化有关。

(3)左心室心腔形态变化:缺血性心肌病的左心室心腔扩大,心腔形态轻度改变。若病人原有陈旧性前间壁心肌梗死,可见梗死部位的室间隔回声增强、心肌变薄、运动减弱,且向右心室腔突出,使心腔变形。较大面积的心肌梗死区室壁,因心室内压力向外膨出,形成室壁瘤。局限膨出处的室壁变薄,回声增强,失去正常柔顺性。可呈收缩功能丧失,收缩期反常运动。收缩期室壁向外突出,舒张期室壁回缩,此现象亦称室壁瘤运动。室壁瘤瘤体壁与心室壁有延续性,在与心脏连接处,瘤体底部口径相当于瘤体的最大直径。在探查室壁瘤时,需要多个断面进行观察,尤其注意显示心尖部及左心室前壁,因为心尖部、左心室前壁室壁瘤最多见。

3. 主动脉瓣关闭不全 引起主动脉瓣关闭不全的原因有风湿性主动脉瓣病变、风湿热、感染性心内膜炎、退行性主动脉瓣钙化、先天性二叶主动脉瓣、主动脉瓣黏液样变性伴脱垂、高位室间隔缺损伴主动脉瓣脱垂、动脉粥样硬化、严重高血压、强直性脊椎炎、类风湿脊椎炎、主动脉夹层、马方综合征、原发性主动脉囊性坏死、梅毒性主动脉炎等。

(1)心脏超声表现:多普勒超声是发现主动脉瓣关闭不全的可靠方法。在心尖五腔心断面或心尖二腔心断面,将脉冲多普勒取样容积置于左室流出道,若探及舒张期向上湍流频谱,则为主动脉瓣关闭不全。频谱起始于主动脉瓣关闭,终止于主动脉瓣开放,持续舒张全期。彩色多普勒超声血流显像可以直接显示舒张期起自主动脉瓣射向左心室流出道和左心室心腔的五彩缤纷的反流束。反流束具一定的方向性,有一定的宽度和长度。反流束多沿左心室流出道的中部下行;部分病人反流束沿二尖瓣前叶下行;少数病人反流束沿室间隔下行。反流束可局限于左室流出道,但也可延伸至二尖瓣前叶甚至抵达心尖。

多普勒超声发现主动脉瓣关闭不全的敏感性很高,即使听诊阴性的主动脉瓣关闭不全,也能发现反流。在正常人中,约 5% 存在轻度反流,应加以注意,不要轻易作主动脉瓣关闭不全的诊断。

(2)主动脉瓣关闭不全的病因诊断:风湿性主动脉瓣关闭不全为风湿性心内膜炎导致主动脉瓣瓣膜的增殖性病变,超声显示瓣膜增厚,回声反光增强,甚至钙化,瓣膜活动僵直感。先天性主动脉瓣关闭不全多见于二叶主动脉瓣。二叶主动脉瓣的叶大小不等。瓣膜可融合,形成

第七章 超声心动图鉴别诊断

尖部有孔的圆顶状结构(孔往往偏心),心脏收缩时不能充分开放,形成先天性主动脉瓣狭窄。由于先天性瓣叶过长、折叠,瓣叶边缘增厚,舒张期关闭不拢,形成关闭不全。先天性畸形的瓣膜易感染心内膜炎、主动脉瓣脱垂、主动脉瓣黏液样变性、感染性心内膜炎。主动脉瓣缺乏支撑组织,可产生脱垂。严重的脱垂引起主动脉瓣关闭不全。二维超声心动图示左心长轴断面和心尖五腔心断面,可见主动脉瓣舒张期向左心室流出道突出,并超过主动脉瓣环线,形似吊床。M 型超声心动图心底波群可显示主动脉瓣会闭线偏离中心;二尖瓣波群左心室流出道 E 峰之前出现有规律的回声反射。

4. 室间隔缺损 室间隔缺损是心室水平左向右分流的先天性心脏病。分流发生在收缩期,分流的多少与缺损的大小、左右心室之间的压力梯度及肺动脉压力的高低有关。室间隔缺损的血流动力学变化为左心室容量负荷过重,致肺动脉高压发生右向左分流时,临床上称为艾森门格(eisenmenger)综合征。根据缺损的解剖部位,分为嵴上型缺损、嵴下型缺损、隔瓣后型缺损、肌部缺损和房室共通型。M 型超声心动图诊断室间隔缺损,缺乏敏感性和特异性。二维超声心动图结合多普勒超声检查,是发现室间隔缺损的可靠方法。

心脏超声表现:取左心室长轴断面和心尖四腔心断面,并辅以二尖瓣短轴切面和心底短轴断面观察。室间隔回声中断是室间隔缺损的二维心脏声像图的直接征象,这在缺损大者尤为明显。缺损小者,室间隔回声中断不明显,但仔细观察室间隔内膜面,存在内膜面错位现象。多普勒超声心动图检查,对于室间隔缺损的诊断有较高的敏感性,更适用于缺损小者。将多普勒超声取样容积置于室间隔右心室面,从心底部到心尖部进行扫查,室间隔缺损处的多普勒超声像图是在收缩期出现湍流频谱。若用彩色多普勒血流显像,可见穿室间隔的五彩缤纷的射流束。在室间隔内射流束的宽度,则为室间隔缺损的口径大小。左心室和左心房增大,二尖瓣流速加快;右心室流出道与肺动脉增宽,主动脉偏窄或正常,肺动脉血液流速加快。

5. 动脉导管未闭 动脉导管是连接肺动脉和降主动脉的通路,一般呈圆管形,其主动脉端较粗并开口于左锁骨下动脉稍下方,肺动脉端较细,开口于肺动脉主干的分叉处或左肺动脉近端。分管型动脉导管、窗型动脉导管、漏斗型动脉导管和动脉瘤型。血流动力学变化为左向右分流引起的左心室容量负荷过重。分流量大小决定主动脉与肺动脉之间的压力梯度,以及动脉导管的阻力。

心脏超声表现:二维超声心动图取主肺动脉长轴断面进行观察。该断面可以显示主动脉内径稍宽,肺动脉亦明显增宽,主肺动脉分叉处或左肺动脉有异常通道与降主动脉相贯通,这异常通道就是未闭动脉导管。将脉冲多普勒取样容积置于主肺动脉内,可以扫到舒张期向上湍流频谱。若取样容积恰好置于动脉导管肺动脉端开口处,可见双期连续的向上湍流频谱。彩色多普勒超声血流显像,直接显示来自降主动脉经动脉导管射向肺动脉的流束。同时左心室扩大。

二、右心室扩大

超声图像表现为右心室舒张末期内径增大,室间隔弧度凸向左心室;室间隔与左心室后壁呈同向运动,运动幅度增大;右心室室壁不增厚或增厚不明显。

1. 房间隔缺损 房间隔缺损是左向右分流的先天性心脏病。根据缺损的病理解剖不同,分为原发孔型房间隔缺损和继发孔型房间隔缺损。

继发孔型房间隔缺损,在心尖四腔心断面和剑突下四腔心断面可见十字交叉完整(十字交叉由房间隔下部、室间隔膜部、二尖瓣前叶和三尖瓣隔叶在中心区互相连接而成），回声中断位于十字交叉以外的房间隔部位。回声中断位于房间隔中部（卵圆窝处）者，为中央型；回声中断位于近十字交叉处，为下腔型；回声中断偏向心房底部者，为上腔型。原发孔型房间隔缺损可见十字交叉不完整，房间隔在十字交叉处发生回声中断。主动脉根部短轴断面亦可显示房间隔回声中断，其距离大致相当于房间隔缺损的直径。而剑突下四腔心断面的超声束与房间隔近乎垂直，故一般不会出现假性房间隔回声中断。因此超声诊断房间隔缺损，除观察房间隔回声有无中断外，还必须结合血流动力学分析，采用多普勒超声技术，扫查房间隔部位有无左向右分流。

房间隔缺损显示右心房、右心室均扩大，右心室流出道及肺动脉增宽，三尖瓣反流等声像图。

2. 肺动脉瓣关闭不全 肺动脉瓣关闭不全的原因有肺动脉高压、肺动脉扩张、先天性肺动脉瓣结构异常、感染性心内膜炎、恶性类癌样肿瘤、风湿热、风湿性肺动脉瓣病变、肺动脉瓣狭窄手术后与法洛四联症手术后等。

多普勒超声是诊断肺动脉瓣关闭不全特异性较好的方法。在心底短轴断面，将脉冲多普勒取样容积置于肺动脉瓣下的右心室流出道内，可扫查到舒张期向上湍流频谱。彩色多普勒血流显像可直接显示右心室流出道内的肺动脉瓣反流束。

肺动脉瓣关闭不全的血流动力学变化为右心室容量负荷过重，由肺动脉高压引起者，则兼有压力负荷过重。二维超声心动图与 M 型超声心动图显示右心室扩张、肺动脉增宽、肺动脉壁搏动增强，室间隔与左心室后壁呈同向运动。兼有压力负荷过重者，则兼有右心室心肌增厚、乳头肌增粗。

3. 右心室扩张型心肌病与右心室发育不良 右心室扩张型心肌病是一种局限于右心室心肌的一种弥漫性心肌病，它的临床特点为右心室扩张，容易发生右心衰竭或心律失常。右心室发育不良是以右心室壁局部扩张为主的一种扩张型心肌病，容易发生右心室来源的室性心律失常，甚至心室颤动，因此亦导致心律失常性右心室发育不良。超声心动图特点是：

(1) 右心室和右心房扩大，而左心室和左心房正常或相对正常（内径偏小或轻微扩张）。

(2) 右心室室壁运动减弱，呈弥漫性运动减弱者为右心室扩张型心肌病；呈节段性运动障碍，且运动障碍局限于右心室下壁、右心室心尖部或右心室流出道，使这些部位出现局限性瘤样扩张，此为右心室发育不良。

(3) 可合并功能性三尖瓣关闭不全，多普勒超声探测到三尖瓣反流。

(4) 右心室射血分值降低，而左心室射血分值在正常范围。

4. 右心室心肌梗死 右心室心肌梗死是指累及右心室室壁的心肌梗死，常与下壁心肌梗死同时存在，容易出现右心衰竭，而无明显肺淤血症状和体征。超声心动图特点是：

(1) 右心室扩张。

(2) 局限于与右心室梗死部位有关的室壁运动减弱。

(3) 右心室顺应性降低。

(4) 右心室射血分值降低。

(5) 三尖瓣关闭不全。

三、左心房扩大

超声图像表现为左心房内径增大,收缩期左心房前后径大于 40mm,上下径大于 53mm,左右径大于 40mm 时。

1. 风湿性心脏病二尖瓣狭窄　风湿性心脏病二尖瓣狭窄是引起左心房扩大的主要原因。初期为瓣膜前后叶交界处及根部发生水肿、炎症及赘生物形成,逐渐瓣膜粘连及纤维化,导致二尖瓣瓣口狭窄。

对风湿性心脏病二尖瓣狭窄的诊断,二维超声心动图和 M 型超声心动图有特殊诊断价值。常取左室长轴断面、心尖四腔心断面和二尖瓣短轴断面观察。风湿性二尖瓣狭窄时,可见二尖瓣前后叶增厚,形态不规则,回声密度高,有的呈钙化斑点状或斑块状回声。病变轻者,常局限于瓣尖;病变重者,常累及腱索、乳头肌,从左室长轴断面观察,二尖瓣口形似漏斗状。一般后叶活动僵直,常竖在瓣环部位。二尖瓣狭窄的 M 型超声心动图,显示二尖瓣前后叶呈同向运动,舒张期 EF 斜率降低,A 峰减小或消失,使 H 尖瓣舒张期活动呈城墙样。

二尖瓣狭窄使左心房增大,常伴有附壁血栓形成,左心室不大甚至偏小。随着左心房压增高,肺静脉压也升高,最终导致肺动脉高压,超声上出现肺动脉高压的征象。

2. 左心房黏液瘤　心房黏液瘤为心腔内最常见的良性肿瘤,绝大多数位于左心房,称左心房黏液瘤。左心房黏液瘤常起始于房间隔附近的卵圆孔,多数为单发,少数可为多发。黏液瘤多数有分叶或绒毛状,且多数有蒂与瘤体相连。黏液瘤在心腔内的活动,常影响血流动力学,左心房黏液瘤的血流动力学变化酷似二尖瓣狭窄。二维超声心动图观察瘤体直观、可靠,可直接观察到瘤体大小、部位、数量、活动状态及房室口有无堵塞。当瘤蒂较长时,瘤体随血流活动度大,舒张期瘤体经过二尖瓣口进入左心室,收缩期瘤体反回左心房。当瘤蒂短时,瘤体活动度就小,一般只局限于左心房腔内,随血流而活动,不通过二尖瓣口。

左心房黏液瘤的血流动力学变化类似二尖瓣狭窄。心室舒张时,由于左心房黏液瘤瘤体堵塞二尖瓣口,使左心室充盈受限,左心房内残余血量增加,左心房内压力升高,导致左心房增大,肺静脉扩张。

四、右心房扩大

取心尖四腔心断面观察,正常人右心房与左心房比例约为 1:1,若比例大于 1,则表示右心房增大。

Ebstein 畸形是一种少见的先天性心脏病,是三尖瓣隔叶和部分后叶底部向下移位而附着于右心室壁上的先天性三尖瓣畸形。由于三尖瓣的下移将右心室分成两部分,位于瓣膜上方的右心室壁薄,称房化的右心室,与右心房连成一心腔,形成巨大的右心房。而瓣膜以下的右心室壁厚,称功能性右心室,由流出道和部分流入道组成,心腔小。本病常伴有房间隔缺损、卵圆孔未闭、动脉导管未闭、肺动脉狭窄或室间隔缺损等畸形。

心尖四腔图可显示三尖瓣隔叶、后叶位置下移,附着点明显向右心室近心尖方位移位,与室间隔左侧的二尖瓣附着点之距离加大(1cm 以上)。三尖瓣关闭较二尖瓣关闭明显延迟。多普勒超声检查对 Ebstein 畸形的诊断有辅助作用。Ebstein 畸形可在右心房内扫查到三尖瓣反流束。彩色多普勒血流显像可直接显示三尖瓣反流束,其特点是反流束起源点低,明显低于二尖瓣环水平;反流束在右心房内分布范围广,可占据整个右心房,或于右心房内见二条反流束,一条沿房间隔上行;另一条沿右房侧壁上行。三尖瓣反流束的特点与 Ebstein 畸形的右心室收缩压偏低,右心房压较高,收缩期右心室与右心房压差较小有关。合并房间隔缺损者,可于左心房内扫查到右向左分流束。

间接征象表现有巨大右心房和缩小的右心室,肺动脉不宽,左心房和左心室相对偏小。

五、左心室肥厚

左心室心肌肥厚和乳头肌增粗,室间隔与左心室后壁厚度大于 11mm,即诊断为左心室肥厚。

1. 高血压性心脏病 高血压是引起左心室肥厚的常见病因,为血压控制不满意所致。某些临界高血压,若得不到足够的重视,也可发生左心室心肌肥厚。高血压病病人心肌逐渐肥厚是左心室心肌对高血压的代偿性反应,左心室内径不大,属心功能代偿期。这种心肌肥厚病理上表现为心肌纤维肥大,间质中纤维组织增生。久之,心脏供血减少,心肌缺血,而加重心脏的变化。当左心室功能失代偿时,可引起左心室扩张,发生心力衰竭。

高血压的声像图表现均为间接征象。

(1) 主动脉增宽:正常主动脉内径为 35mm,大于 35mm 为主动脉增宽。主动脉壁增厚,回声增强,主动脉壁活动僵直感。

(2) 左心室心肌肥厚:表现为两种,一种为室间隔肥厚,有的以心底部室间隔肥厚更为明显;另一种为室间隔和左心室后壁均增厚,乳头肌增粗。室壁运动正常。

(3) 左心室顺应性降低:表现为 M 型超声心动图二尖瓣运动曲线 EF 斜率降低,脉冲多普勒超声见二尖瓣舒张期流速 A 峰大于 E 峰。

(4) 可合并二尖瓣关闭不全:多普勒超声可扫查到二尖瓣反流,为高血压严重左心室肥厚的血流动力学效应。

(5) 左心室、左心房内径变化:心功能代偿期,左心室内径不大,但左心室顺应性降低,可使左心房增大。心功能失代偿期,二尖瓣关闭速度减慢,左心室内径增大,左心房进一步增大。

2. 主动脉瓣狭窄 主动脉瓣狭窄的原因有风湿性主动脉瓣病变、老年性主动脉瓣病变、先天性主动脉瓣畸形等。二维超声有助于鉴别诊断。主动脉瓣狭窄的多普勒超声检查,可反映主动脉瓣狭窄的程度。连续多普勒可显示主动脉瓣口收缩期的最大流速明显高于正常(正常主动脉瓣流速小于 1.5m/s),狭窄越重,流速越高,最高可达 7m/s。左心室压力负荷过重引起左心室心肌肥厚,其肥厚为对称性,即室间隔与左心室后壁均增厚。左心室顺应性降低,多普勒超声显示二尖瓣舒张期血流速度 A 峰大于 E 峰。左心房代偿性增大。左心室长轴断面显示主动脉根部呈狭窄后扩张。

3. 肥厚型心肌病 肥厚型心肌病的特点是心肌高度肥大、室壁显著增厚、心脏重量显著增加。它是原发性心肌病的一种类型,常有家族史,是一种与染色体显性遗传有关的疾病。根据肥厚型心肌病所致的血流动力学改变,分为梗阻性与非梗阻性两类。

(1) 心肌肥厚及其分布:肥厚型心肌病除极少部分(约 4%)的肥厚心肌呈均匀对称外,大部分为非对称性室间隔肥厚,少数为局限性肥厚。典型声像图特点是室间隔的肥厚与左心室游离壁不成比例。正常人的室间隔与左心室后壁厚度之比为 1~1.03。肥厚型心肌病,多数以室间隔肥厚为主,其与左心室后壁之比大于 1.3~1.5。左心室长轴断面可见室间隔呈瘤样或纺锤形的增厚。增厚的室间隔心肌回声强度增加,因心肌纤维排列紊乱,常呈毛玻璃状或呈粗细不一的斑点状。增厚的瘤样室间隔若突向左心室腔内,可使左心室流出道变窄;若突向右心室腔,可形成右心室流出道狭窄。除室间隔肥厚外,往往乳头肌也增粗,且移位。心肌肥厚也可局限于室壁某一节段,如局限于室间隔心底部、左心室心尖部、左心室后壁、左心室中部,或单纯乳头肌增生。心肌病的增厚心肌,收缩功能异于正常心肌,病变心肌收缩性减弱以致消失,表现为增厚的心肌运动幅度明显降低,收缩期增厚的心肌功能几乎消失,而正常心肌部位运动正常或有代偿性运动增强。心腔缩小与左心室流出道狭窄:肥厚型心肌病的特点是左心室内径较正常为小,且非正圆形,严重者左心室腔呈一缝隙。同时肥厚的室间隔向左心室流出道膨出,致使左心室流出道变窄。左心室顺应性降低:肥厚心肌的舒张功能降低常使左心室顺应性降低,左心室舒张末期压力升高,左心房也显示增大。

(2)肥厚型心肌病的间接征象为血流动力学改变所致,表现为二尖瓣收缩期向前运动(SAM),即由于左心室流出道狭窄,二尖瓣前叶于舒张期顶撞室间隔,二尖瓣前叶与后叶甚至腱索于收缩期迅速前移而接近增厚的室间隔,此为肥厚型心肌病较为特征性的征象之一。

心肌肥厚对血流动力学的影响,主要取决于心肌肥厚的部位、程度与范围。一般而言,心肌肥厚以心底部室间隔为主、心肌肥厚程度重、范围广者,特别当整个室间隔肥厚累及前侧壁时,容易引起梗阻。而心肌肥厚程度轻,范围小,或以心尖部肥厚为主者,不易引起梗阻。

六、右心室肥厚

右心室肥厚超声表现为右心室心肌增厚、右心室乳头肌增粗、右心室内径不大或增大。

1. 先天性肺动脉瓣狭窄 肺动脉瓣狭窄时,可见肺动脉瓣收缩期开放受限,不能平行靠近肺动脉壁。有的瓣膜收缩期呈穹窿样改变,突向肺动脉腔内,瓣膜上有狭小的瓣孔。多普勒超声是扫查肺动脉口狭窄的有效方法。肺动脉瓣前向最大流速显著高于正常,狭窄越重,流速越高。右心室心肌代偿性肥厚,右心室顺应性降低,右心室舒张压增高,右心房代偿性增大。肺动脉瓣狭窄大多伴有肺动脉的狭窄后扩张。

2. 肺动脉高压 正常成年人肺动脉收缩压2.4~4kPa(18~30mmHg),舒张压为0.8~1.6kPa(6~12mmHg),平均压为1.33~2.4kPa(10~18mmHg)。若肺动脉收缩压高于4kPa(30mmHg),舒张压高于2kPa(15mmHg),平均压高于2.67kPa(20mmHg),称为肺动脉高压。肺动脉高压有急性与慢性之分。急性肺动脉高压发生于较大面积的肺梗死;慢性肺动脉高压临床较为常见,又分为原发性肺动脉高压与继发性肺动脉高压。原发性肺动脉高压是指原因不明的肺小动脉增生性病变,继发性肺动脉高压的原因甚多,可归纳为以下三类。

(1)肺循环血流量增加:最常见的是左向右分流的先天性心脏病,如房间隔缺损、室间隔缺损、动脉导管未闭等。由于肺血流量增加,当超过正常3倍以上时,肺小动脉发生痉挛,肺动脉压力随之上升,此为动力性肺动脉高压或功能性肺动脉高压。长期的动力性肺循环受高流量的影响,同时由于长期缺氧,使肺小动脉内膜增生、中层增厚、管腔变窄,于是肺血管出现明显阻塞性改变,由此而产生的肺动脉高压称为阻塞性肺动脉高压或器质性肺动脉高压。当肺动脉压等于或超过体动脉压时,就出现双向或右向左分流,临床有发绀,称为艾森门格(Eisenmenger)综合征。

(2)肺静脉淤血:其病因甚多,临床上以二尖瓣狭窄、左心衰竭及左心房黏液瘤等最为常见。由于左心房压力增高,可直接导致肺静脉淤血和肺静脉压力升高。为了维持正常的循环,必然反射性地引起肺动脉压力的上升,以保证肺动脉和肺静脉的压力梯度,结果产生肺静脉淤血性肺动脉高压。

(3) 肺部疾患：双侧长期的广泛性肺部病变，如慢性阻塞性肺部疾病、双侧弥漫性肺间质病变等，可引起肺的通气功能和（或）弥散功能障碍，使动脉血二氧化碳分压升高和（或）血氧分压降低，引起肺动脉痉挛。肺实质病变又使肺毛细血管床严重减少或闭塞，两者均导致肺动脉阻力增高，引起肺动脉高压。严重的胸椎或胸廓畸形多伴有肺不张、肺纤维化、代偿性肺气肿，肺血管闭塞、弯曲或扭转，亦可引起肺动脉高压。肺部疾患引起的肺动脉高压，肺小血管亦发生结构上的变化，即内膜增生，中层增厚，管腔变窄，因此亦称为阻塞性肺动脉高压。

此外还有一种肺小动脉缺氧性痉挛引起的肺动脉高压。可在上述三种病因的基础上发生，也见于高原长期缺氧环境下毛细血管前肺小动脉痉挛而致的肺动脉高压。

三种不同原因引起的肺动脉高压，都具有共同的血流动力学变化，由于长期持久的肺动脉高压，使右心室压力负荷过重，产生右心室肥厚、顺应性降低，使右心室舒张末期压升高，右心房代偿性收缩加强，右心房增大。若右心室代偿失调，右心室离心性扩张，右心房压升高，而导致右心衰竭。

(4) 肺动脉高压的超声声像图具有下列特点

① 主肺动脉增宽，肺动脉搏动较强。

② 右心室压力负荷过重。

③ 肺动脉高压的多普勒超声显示收缩期肺动脉血流频谱呈典型的三角形变化，收缩期肺动脉血流频谱为加速时间缩短、减速肢出现顿挫，峰值减低并前移，右心室射血时间缩短。

④ 相对性肺动脉瓣关闭不全与相对性三尖瓣关闭不全。

⑤ 有原发病的超声心动图改变，如可显示先天性心脏病、二尖瓣狭窄、左心房黏液瘤、左心功能不全等相应超声征象。

七、主动脉增宽

正常主动脉根部内径小于35mm，主动脉内径与肺动脉内径之比约等于1，左心房内径与主动脉内径之比为0.8~1.1。若主动脉根部内径大于35mm，主动脉内径与肺动脉内径明显大于1，左心房内径与主动脉内径之比小于0.8，则为主动脉增宽。兼有主动脉壁硬化者，可见主动脉壁回声增强、壁活动僵直，偶见钙化回声。

1. 升主动脉瘤 升主动脉瘤是由于动脉管壁薄弱，受血管内压力影响，使主动脉扩张。常见的原因为动脉粥样硬化、梅毒性主动脉炎、胸部创伤或主动脉夹层，偶可见术后感染引起的升主动脉局部膨出而形成的动脉瘤。超声图像表现如下。

(1) 主动脉内径异常增宽，常大于40mm。主动脉可呈局限性或弥漫性扩张，扩张突出部位的管壁回声增强，呈一弓背状梭形或囊性局部突出的强回声带。

(2) 主动脉瘤的前后壁呈同向运动，大的动脉瘤前后壁可呈逆向运动，收缩期扩张，舒张期变小。M型超声心动图显示主动脉壁运动幅度明显降低，或收缩期后壁向后运动（正常应向前运动）。

(3) 可伴有主动脉瓣关闭不全，出现左心容量负荷过重的超声征象。

2. 马方(Marfan)综合征 Marfan综合征是一种有遗传倾向的全身性结缔组织疾病。临床特点为身材高、四肢长、蜘蛛样指(趾)、上颚高拱、先天性眼晶状体脱位及心血管病变。常有明显的家族史。心血管病变主要为主动脉中层弹力纤维退行性变，导致主动脉壁张力及弹性降低,使主动脉承受压力最大的部位——升主动脉产生扩张。升主动脉扩张范围从主动脉瓣环处一直延伸到无名动脉开口的近端,常形成主动脉窦动脉瘤。由于病变过程起始于主动脉瓣环,使瓣膜形成明显囊袋。瓣环的扩张致主动脉瓣关闭不全。还可导致主动脉夹层动脉瘤。瓣膜和腱索可发生黏液样变性,致使瓣叶变薄、过长,腱索伸展,导致二尖瓣脱垂。可伴有房间隔缺损,伴室间隔缺损者少见。超声图像表现如下:

(1)主动脉根部可极度扩张,其内径可达80mm。有的患者主动脉窦亦扩张,或形成主动脉窦动脉瘤。有的主动脉瓣形成明显囊袋。

(2)由于主动脉根部或(和)主动脉瓣环的扩张,导致功能性主动脉瓣关闭不全;若合并有主动脉瓣的黏液样变性,则可因主动脉瓣脱垂而加重主动脉口的反流。

(3)二尖瓣脱垂和(或)主动脉瓣脱垂。

(4)左心容量负荷过重使主动脉瓣关闭不全或(和)二尖瓣关闭不全的血流动力学改变,并显示相应超声征象。

3. 主动脉夹层 主动脉夹层又称夹层动脉瘤,是一种危重的心血管急症。是主动脉腔内的血液通过内膜的破口进入主动脉中层形成的夹层血肿。它的发生基础是主动脉中层囊性坏死。常见于严重的高血压病患者,也见于血管系统有明显缺陷的 Marfan 综合征、主动脉缩窄等。40 岁以下的女性多在妊娠或产褥期发病。

(1)分型:主动脉夹层分为三种类型。

①第Ⅰ型。夹层起始于升主动脉并延伸至降主动脉。

②第Ⅱ型。夹层起始并局限于升主动脉。

③第Ⅲ型。夹层起始于降主动脉并向远端延伸。

(2)超声心动图表现

①主动脉根部扩张。取左心室长轴断面观察,可见主动脉根部内径增宽,主动脉壁分为内、外两层。外层壁厚,回声强;内层壁薄,回声弱。内外两层之间为液性暗区。主动脉根部短轴断面,夹层动脉瘤显示"主动脉内分隔"征象。

②夹层内出现湍流信号。将脉冲多普勒取样容积置于主动脉壁的内外两层之间,若扫及明显的正负双向湍流信号,则为主动脉夹层。彩色多普勒血流显像显示夹层内的血流信号,其显色与主动脉管腔内的血流相反。在部分患者,彩色多普勒可显示主动脉内膜的破口,收缩期主动脉管腔的血液经破口流入主动脉夹层,而舒张期主动脉夹层的血液经破口反流回主动脉管腔,形成双相的往返血流。若夹层内无血流信号,表明夹层内可能有血栓形成。

③主动脉瓣关闭不全。在左心室流出道内,多普勒超声于舒张期探及来自主动脉瓣口的反流束。由此产生相应的左心室容量负荷过重的声像图。

八、肺动脉增宽

肺动脉增宽分为原发性肺动脉增宽与继发性肺动脉增宽。由肺动脉壁本身病变引起的肺动脉增宽为原发性肺动脉增宽,常见于原发性肺总动脉扩张症。

1. 病因 继发性肺动脉增宽的原因有肺动脉高压,左向右分流的先天性心脏病,如房间隔缺损、室间隔缺损、动脉导管未闭与肺动脉瓣关闭不全等,此为流经肺总动脉血流量增加所致。肺动脉瓣狭窄引起的肺动脉扩张,此为狭窄后扩张。继发性肺动脉增宽在前面章节中已讨论。本节主要介绍原发性肺动脉扩张。

2. 临床表现 原发性肺总动脉扩张为少见的先天性血管畸形。肺动脉总干的管壁薄弱,在血流长期冲击下引起扩张所致。本畸形有别于其他心血管病引起的继发性肺动脉扩张。本病多无临床症状,常由X线检查发现,少数有类似心脏神经官能症的症状。

3. 诊断 心电图多属正常。体征是肺动脉瓣区闻及轻的收缩期吹风样杂音。其声像图特点有以下几点:

(1)主肺动脉显著扩张,而房室腔径正常。

(2)多普勒超声发现,右心室流出道和肺动脉血流速度较正常轻度升高,肺动脉内有明显的湍流信号。

(3)利用连续式多普勒记录肺动脉反流频谱,可计算出正常的肺动脉压力。

(4)通过多普勒超声检查,可有效地排除各种左向右分流的先天性心脏病。

因此,将二维超声心动图与多普勒超声心动图相结合,可为原发性肺总动脉扩张的诊断提供依据,而无需创伤性心导管检查。

九、心包异常

1. 心包积液 心包腔内液体积聚超过50ml称为心包积液。心包积液表现为无回声区,称为液性暗区。少量心包积液指心包腔内液体为50~100ml。中量心包积液指心包腔内液体为100~500ml。大量心包积液指心包腔内液体可达500ml以上。

2. 心包增厚与缩窄性心包炎

(1)病因:由结核性、化脓性、非特异性心包炎或外伤等因素引起心包的纤维结缔组织增生而致心包增厚,加之广泛的粘连、钙化,使心包腔成为一个纤维瘢痕组织的外壳,紧紧包住和压迫整个心脏和大血管出口处,影响心室正常充盈,回心血量减少,从而引起心排血量降低和静脉压增高,这一系列循环障碍的临床表现被称为缩窄性心包炎。心脏大小正常或较小。缩窄的心包限制心脏活动,影响心肌正常代谢而使心肌萎缩。

(2)声像图表现

①心包增厚,纤维结缔组织阻抗大,回声强,钙化灶更明显,心包增厚在超声心动图上应表现为心包的回声带增强、增宽。

②缩窄性心包炎在二维超声心动图上,可以见到显著的心包增厚、粘连,受其影响,心脏搏动减弱,心脏边缘显得僵硬,正常弧度消失,甚至不规则。

③心包局限性缩窄在超声心动图上可见到局限的心包增厚、钙化的表现。此外,按其缩窄的部位出现相应的血流动力学的变化,如房室沟、肺静脉缩窄时酷似二尖瓣狭窄,主动脉瓣根部缩窄与主动脉瓣狭窄雷同,肺动脉漏斗部缩窄则与肺动脉漏斗部狭窄相似。同时,还可见心房扩大。

第三节 超声心动图新技术的发展与应用

超声心动图近年来发展迅速,M型超声、二维超声、脉冲多普勒、连续多普勒、彩色多普勒超声心动图已广泛应用于临床。超声心动图技术在心脏病的诊断中应用越来越多,领域越来越广泛。

第七章 超声心动图鉴别诊断

一、谐波成像技术与超声心肌造影技术

谐波成像技术是近年来迅速发展起来的一项成像技术，应用该技术可明显改善图像质量，尤其对因手术后、肋间隙较小和吸烟等原因使胸部超声窗极小、图像欠佳者的图像得以明显改善，提高其分辨率。谐波成像技术分为自然组织谐波（组织谐波）成像技术与造影剂谐波成像技术。前者利用机体组织产生的谐波，后者为造影剂微泡产生的"二次谐波"。

1. 组织谐波成像的机制及临床应用 组织谐波产生于脉冲回波周期的发射脉冲之中，也就是发射脉冲在传播通过组织的过程中。虽然组织产生的谐波成分在任何特定的瞬间均相当微小，但当脉冲在组织中传播时，谐波就能积累起来，并且组织谐波强度随组织深度加深而增加，从而得到较清晰的图像。组织谐波成像在心血管病中主要应用于以下几方面：

（1）用于超声负荷试验。在某些肥胖病人或超声窗较小的病人，进行超声负荷试验时，往往图像较差，组织谐波成像能改善图像质量，提高诊断的准确率。

（2）在测定左心室功能时，能清晰显示左心室内膜，准确描记左心室内膜界限，较为可靠地测定左心室容量，从而较为准确地测定左心室射血分数。

（3）对重症病人进行心脏超声监护时，尤其对使用呼吸机的病人，也能取得较为满意的图像。

（4）在常规超声检查时，左心室心尖部和左心室侧壁并不能充分显示，组织谐波技术则能较好地显示左心室心尖部和左心室侧壁及下壁。

（5）较好地显示左心室腔内附壁血栓，清晰地区分心肌组织与血栓，有助于心腔内血栓的检测。

（6）利用组织谐波技术，能更好地显示右心室壁，并有助于右心室功能的测定研究。

2. 超声心肌造影与二次谐波成像的机制及临床应用 心脏声学造影所用的微泡造影剂具有较强的非线性传播特点。探头发射的声波通过心脏时组织对其回波与探头发射频率相同，而通过含有微泡的血液后的回波不仅含有与探头发射频率相同而且产生发射频率增加2倍的回波——二次谐波。利用微泡的这种二次谐波的特性，在接收回波时有意抑制基波，重点显示2倍于发射频率的二次谐波后散射信号，故微泡造影剂的回波明显增强，而周围组织的回波甚弱，使微泡灌注正常区成像清晰而缺血区成像不甚明显，这种利用灰阶图像显示心肌灌注状况的方法称为二次谐波成像（second harmonic imaging, SHI）。超声心肌造影与二次谐波超声心动图技术正逐步成为非损伤性评价冠状动脉血流储备和判断冠状动脉狭窄程度并进而成为检查心肌灌注的新的手段。

（1）显示冠状动脉和评价冠状动脉血流储备和狭窄程度。冠状动脉血流储备对冠心病患者的病情判断和溶栓或介入治疗效果的评价具有重要意义。通过声学造影的二次谐波超声心动图技术检测冠状动脉左前降支血流储备是一种快速、安全、可靠的方法。

（2）评价心肌缺血与坏死。二次谐波技术的应用和新造影剂的发展，使超声检查心肌血流灌注成为可能。

（3）测量左心室容积。二次谐波显像由于心室腔显影更清晰、心内膜边界更清楚，因而可使左心室容积的评估更加准确。

（4）增强心内膜显像。二次谐波显像能降低噪声，减弱胸壁和肺组织的干扰，使心内膜显影更清晰。

(5) 评价 PCTA、血管旁路移植术、AMI、再灌注治疗及钬激光心肌再血管化的疗效。由于造影二次谐波能显示心肌血流灌注,因而也可用于了解再血管化前后局部心肌血流灌注的情况。

二、多普勒组织成像技术

多普勒组织成像(Doppler Tissue Imaging;DTI)又称组织多普勒超声心动图。系一种新近开发的无创性室壁运动分析技术。它是在传统的探查心腔内血流的彩色多普勒仪器的基础上,通过改变多普勒滤波系统,除去心腔内血流产生的高速、低振幅的频移信号,保留心肌运动产生的低速、高振幅的频移信号,并经相关系统处理,以彩色编码显示出来,能定量测量室壁运动速度。它具有以下特点:①可以直接从心肌组织提取信号。②不受组织反射回来信号幅度的影响。③不受前方组织声衰减的影响。DTI 是通过多普勒原理来反映室壁运动速度和方向,因而会受到室壁运动方向和声束夹角的影响。DTI 可直接从心肌组织中提取频移信号,定量测量室壁运动速度,因而可以更精确、更直观地分析室壁运动。二尖瓣环收缩期运动速度具有快速估测左心室收缩功能的优点。用 DTI 技术测量二尖瓣环运动速度(Ea)还可评价左心室舒张功能。DTI 是近几年来新发展起来的一项检测室壁运动技术。相信 DTI 能为我们提供更多有价值的信息。

三、三维超声技术

早在 20 世纪 70 年代,就已经开始了三维超声技术的研究,80 年代开始逐渐步进入临床研究和实际应用,并取得了令人满意的效果。三维超声技术经历了较为成熟的静态三维和动态三维重建阶段,现已走向实时三维的起步和发展时期。三维重建阶段即在二维图像的基础上,对图像进行数字化处理,最后计算机将各层结构自动叠加,显示其三维形态。重组的三维图像按不同时相建立动态三维图像。观察者通过控制切面的位置,从三维数据库内调集数据,以同一时相的 4 个不同的剖面图像同时显示。实时三维技术能够从不同方位显示器官各种剖面的立体结构及其活动状态,以及大血管内血流的分布和流向。实时三维超声用三维矩阵容积探头,单一发射可有多条接收线,这样在平行的连续发射和连续接收中得到与发射方向垂直的平面,连续平面被叠加后就形成金字塔样的容积结构。因此,实时三维超声能够实时采集图像,同步显示,较重建三维超声节约了大量的时间,并且操作方便,可以任意选定及移动检查位置,而不受空间和时间的限制。

扩张型心肌病、缺血性心肌病和心肌炎等,由于其心室腔明显扩大、变形,常规的二维超声检查无法正确地评估其功能。应用实时三维超声检查能更精确地测量其大小,更正确地评估其功能。由于右心室结构的复杂性,常规的二维超声心动图很难正确地评价右心室功能。而三维超声心动图不受心腔结构的限制,对右心室功能作出较正确的评估。三维超声技术可做瓣环运动的分析。室壁瘤左心室重构时,常规的二维超声检查对瘤体形态、结构及左心室功能很难全面评估。三维超声则能对室壁瘤做更全面测定,能较全面评估左心室功能。心导管及起搏器电极位置判断是临床常见的问题之一,常规的二维超声心动图很难准确地判断其位置,而实时三维超声心动图则可方便、快捷地作出判断。对肥厚性梗阻型心肌病,实时三维超声 C 型切面可直观地观察左心室流出道在不同心动周期的动态改变,因而可实时动态地观察到梗阻部位和程度,为临床诊断和治疗提供了第一手资料。对先天性心脏病能更准确直接观测心脏发育异常的部位,或缺损、房室连接及心腔的关系,给外科医师一个近似真实的心脏模型。

四、全方向 M 型超声心动图技术

亦称任意角度或解剖 M 型超声心动图技术。传统的 M 型超声心动图的取样只能起于图像顶端,受到扫描角度的限制,仅能在 90°内观测与超声束发射方向相互垂直的心脏结构的运动曲线。这种新技术即全方向 M 型超声心动图技术能克服目前 M 型超声的这一缺陷,可以从任意角度任意取样,使得在一个超声切面上能同步记录下心脏内任何结构(室壁、瓣膜或血管),含 5s 多个心动周期的 M 型超声图像,并进行各种运动信息的分析处理,大大拓宽 M 型超声心动图的观测和应用范围。具体步骤如下:病人取左侧卧位,采取胸骨旁左心室长轴、胸骨旁左心室短轴二尖瓣口、乳头肌及心尖部 3 个水平 4 个切面的图像,并用磁光盘存储。应用全方向 M 型超声心动图仪选用手动分析方式(即对所要分析的心脏结构图像进行任意角度和位置的取样线而且可画出任意多条取样线)和自动分析方式(即针对左心室短轴图像,由心脏中心自动均匀地发射出 12 条平均分割圆周角度的等角度取样线),确定取样线后即可显示相应 5s 时间的多个心动周期的 M 型超声心动图图像,并进行运动参数分析,可揭示各个运动群体及各部分之间的时相关系和运动信息的比较。全方向 M 型超声心动图更具优越性及实用性。

五、彩色室壁动力分析技术

彩色室壁动力(CK)分析技术是近年来发展起来的一种实时和定量分析室壁运动的新技术。CK 技术建立在声学定量的基础上,能根据组织的背向散射数据确定感兴趣区域的像素,并能确定组织与血液之间的界面,在心动周期内进行实时跟踪。CK 技术还能根据血液与组织间的像素转换,确定心内膜的运动是内向运动还是外向运动。CK 技术对心内膜运动进行逐帧彩色编码,每一帧的像素辅以不同的色彩,所有彩阶均叠加显示在收缩末期最后一幅图像中,同一色彩表示收缩期同一时相位移,而色彩的宽度则代表该时相中的心内膜位移幅度,即 CK 技术能从时间、空间两方面来综合评价室壁运动。目前 CK 技术尚未在临床上广泛使用,主要受仪器的限制及该技术尚处于临床试验阶段。但就 CK 技术本身而言,其临床发展前景广阔,可广泛用于冠心病局部室壁运动的评价。对于临床上诊断困难的梗死区扩张及室壁瘤,CK 技术则有助于确诊。CK 技术评价室壁运动的准确性、客观性明显优于二维超声,观察者之间的差异明显降低。

随着超声新技术的发展及临床应用经验的不断积累与完善,超声这一无创的检查诊断手段的应用范围将越来越广,具有很好的发展前景。

(解放军总医院　谭国娟　智　光)

第八章 心血管疾病的 X 线鉴别诊断

第一节 心脏普通 X 线平片检查

一、概述

1. 透视 一般均用影像增强透视,简便经济,可及时了解心、肺(包括肺血管)概况。与摄影比较,透视更有利于观察心脏、大血管的搏动,特别是心脏钙化。可转动体位,从不同角度观察心房、心室情况及心脏和心外结构的鉴别。还可校正因胸廓畸形、体位不正或吸气不足(尤其是婴幼儿)造成 X 线上心脏、大血管影像的失真。

透视的缺点是不能准确判断微细病变,包括肺纹理的细致变化,又不能留下客观记录以供分析和复查对比,同时其结果受透视者经验的限制也较大。更重要的是透视时病人接受射线量大(约为摄影的 10 倍),一般应作为辅助方法,补充摄影的某些不足,有选择地应用。

2. X 线摄影

(1)远达片:焦点至胶片距离为 200cm 的后前位片称远达片,又称为后前位片或正位片,为心脏 X 线检查最基本的方法。一般在平静吸气下屏气投照为宜。远达片心脏阴影的放大率不超过 5%,可用于心脏及其径线的测量。

(2)左、右前斜位:分别为 60°和 45°,前者是观察主动脉全貌和分析左、右心室和右心房增大的重要体位;后者同时服钡观察左心房增大对食管的压移,还有助于观察肺动脉段和右心室流出道扩张的变化。两斜位和远达片结合还可对比观察两肺门血管阴影及肺内血管纹理的状态。

(3)侧位:一般取左侧位,以观察胸廓畸形如漏斗胸、鸡胸、桶状胸、直背等,是主动脉瘤与纵隔肿物的定位较适宜的体位。在某些情况下它兼有左前斜位和右前斜位的作用,包括食管钡餐。肺心病的检查也常应用侧位。

(4)体层摄影:按需要决定投照体位,主要用于心血管疾病诊断方面。

①肺门血管结构的分析及其与肺门肿物的鉴别。

②肺血管疾患,如动静脉瘘、动脉瘤、肺静脉曲张和异常引流的诊断及其与肺内其他病变的鉴别。

③主动脉疾患,如缩窄、褶曲畸形、大动脉炎、动脉瘤等及其与纵隔肿瘤的鉴别。

④心脏金属异物及心脏钙化的检查和定位等。由于 CT 和 MRI 的普及,普通体层摄影已较少应用。

(5)食管(胃)造影:作用有以下两个方面。

①分析食管压迫移位的原因,如左心房增大、主动脉偏曲延长和主动脉弓及头臂动脉的先天异常、大动脉错(异)位、主动脉缩窄、主动脉瘤等心血管病变。

②借助胃泡和肝的相对位置关系,判定心脏和房室的位置异常。

(6)其他:服发泡剂使胃充气扩张,有助于心尖部及左心室后壁室壁瘤的显示。腹部侧位

第八章 心血管疾病的 X 线鉴别诊断

加滤线器,可显示腹主动脉及其分支的钙化,对动脉硬化、大动脉炎、腹主动脉瘤的诊断有一定的帮助。

二、诊断与鉴别诊断及临床意义

1. 心脏增大 常用的判断心脏增大的方法有三种。

(1)单维法:即心胸比率的测定。心脏横径与胸廓横径(通过右膈顶水平)之比即为心胸比率。国内外普遍认为 0.5 是成人心胸比率的正常上限,0.51～0.55 为轻度增大,0.56～0.60 为中度增大,0.6 以上为高度增大。但心胸比率受横膈位置的影响较大,由于此法简便,成人儿童均适用,仍为目前国内外最常用的心脏测量方法。

(2)双维法:即心表面积测量。实测心表面积(cm^2)=0.7×长径×宽径+常数 2.1。长径为右心缘大血管与心房交点至心尖的连线长度(cm),宽径为左心缘肺动脉段与左心房耳部(或左心室)交点至长径的垂直线距离及右心膈角至长径的垂直距离之和(cm)。有人提出我国正常成人心脏表面积的正常值,并以身高体重计算或查表求得:预计面积(cm^2)=0.62×身高(cm)+0.66×体重(kg)-常数 42.76。实测面积与预计面积之差即心表面积增大或缩小值,再以实测面积为基数求出其百分比。心脏实测面积与预计面积可相差 10%,增大 15%～35% 为轻度,增大 36%～60% 为中度,增大 60% 以上为重度。此法为心脏测量的常用方法,但较为复杂并且只适用于成年人。

(3)三维法:即心脏体积测量。摄标准正、侧位片,以心脏作为一椭圆形球体测得体积。此法较心胸比率及心表面积测量更准确,但较为复杂,很少使用。

2. 心影外形的异常 由于心脏、大血管的选择性或非对称性扩张及心脏旋转等因素,可使心影外形呈多种不同的变化。

(1)二尖瓣型:主要特征是肺动脉段凸出及心尖上翘。通常反映右心负荷过大或以其为主的心腔变化,常见于二尖瓣疾病、房间隔缺损、肺动脉瓣狭窄、肺动脉高压和肺源性心脏病等。

(2)主动脉型:主要特征是肺动脉段凹陷及心尖下移。通常反映左心负荷过大和心腔变化,常见于主动脉瓣疾病、高血压、冠心病或心肌病等。

(3)普大型:心脏比较均匀地向两侧增大,肺动脉段平直,为左右双侧负荷增加的心腔变化,或为心包病变等心外因素所致。常见于心包、心肌损害或以右心房增大较著的疾病。

(4)其他:如靴形心、"8"字心,分别反映右心排血受阻伴右心室漏斗部发育不全或心上型完全性肺静脉畸形引流。心影不大,右弧分界不清或变直,以及所谓怪异或分叶状则主要见于缩窄性心包炎和心脏肿瘤。

3. 心脏房室增大

(1)左心房增大:左心房位于心脏的最后方且居上,其后缘及左上缘与食管、左主支气管及降主动脉相邻。一般认为,左心房增大先向后向上、然后向左、向右发展。

①正位。左心房增大先向后发展,左心房前后径增大、吸收 X 线增多,心脏中央阴影密度增浓(称为中央阴影密度加大)为左心房增大的早期 X 线表现。若投照条件偏低其征象不易显示,中央阴影密度加大,右心右缘的内侧可形成一弧形边缘,称为右心缘的双重轮廓。有时左心房巨大,其边缘甚可超越心右缘。此时,可以两者与膈肌的交角予以判断。左心房边缘与膈肌的交角恒小于右心房边缘与膈肌的交角。有作者提出,在双重轮廓时测量左心房右侧弧形边缘的中点到左主支气管下缘中点间的距离。96% 的正常人该线小于 7cm,而 90% 左心房

增大者超过7cm，左心房增大多伴有左心房耳部的凸出，心左缘可以形成四个弓影，即在肺动脉段和左室段之间显示一小段的膨凸，左心房耳部凸出既可提示左心房增大，且绝大多数为风湿性心脏病，左主支气管上抬，支气管分叉角度增大。正常时，分叉角度不大于90°。左心房增大时，其角度增大，甚至可达180°。服钡剂检查，左心房增大可推压食管向右侧移位，偶可向左侧移位，少数情况，左心房增大可致降主动脉中段向左侧推移呈凸面向左的弧形。在青壮年中有诊断意义，年老者降主动脉可有迂曲，无诊断价值。降主动脉的左移位与相应部位食管的右移位，似一楔状物夹于两者中间，称为后楔征。此征既能提示左心房增大，也能提示增大明显且多为二尖瓣关闭不全。

②右前斜位。食管中段或略偏下方有一局限性压迹或（和）移位。依其表现可以判断左心房增大的程度。一般认为，仅有食管局限性压迹为轻度增大，局限性压迹伴轻度移位为中度增大，明显移位为重度增大。有时左心房明显增大且有食管明显侧移位，心后缘甚至可超越食管之界限。此时，应与右心房增大鉴别，后者其位置多较前者为低。还应注意，有时右前斜位上左心房增大的征象不明显，正位服钡剂检查食管多有左侧移位。

③左前斜位。于主动脉窗偏下方，可见左主支气管受压上抬、管径变细，支气管分叉角度开大，后心缘上段的密度加大，有作者提出以左心房段是否膨隆来衡量左心房之大小。左心房约占心后缘的上1/3，呈平直状或稍凹陷。若呈膨凸状且能清楚地与左室段相区别时，即示左心房增大。

④左侧位。食管中段或略偏下方有局限性压迹和移位，基本上与右前斜位相同。但有人认为，侧位对左心房增大的显示较右前斜位敏感。左侧卧位检查，更易显示左心房增大，但假阳性率较高(38%)，故多采用立位检查。约90%的成人能满意地显示右肺动脉，以其前上缘向下做切线，测量该线与食管前壁的距离。正常男性小于40mm，女性小于36mm。若男性大于42mm，女性大于38mm即为左心房增大。并提出此法可发现早期的左心房增大。

左心房增大主要见于二尖瓣狭窄及关闭不全、左心房肿瘤、主动脉瓣狭窄及关闭不全、体循环高压，也可见于心室水平及主-肺动脉水平的左向右分流、心肌缺血性心脏病及心肌病等。

(2) 左心室增大：左心室位于心脏左侧、偏后，向左、向下构成心尖。其增大一般先向左、向下，然后向后、向上。

①正位。左心室段延长，心尖向左、向下延伸，于膈下往往透过充气的胃泡可看到心尖，相反搏动点上移。

②右前斜位。对判断左心室增大不甚理想。因为旋转角度小，心前缘下段只有部分左心室边缘，而旋转角度大则完全被右心室所占据。若角度适宜，也只能看到心前缘下段向前膨凸，心前间隙变小。

③左前斜位。心后缘下段向后、向下延伸，心后缘与脊柱重叠，透视下，室间沟向前移位。

④左侧位。正常心后缘下段与食管前壁间有一个三角形透亮区。左心室增大时三角形透亮区缩小或消失。

左心室增大主要见于二尖瓣关闭不全、主动脉瓣狭窄及关闭不全、体循环高压、三尖瓣闭锁，也可见于缺血性心脏病、心肌病及主肺动脉水平的左向右分流等。

(3) 右心房增大：右心房位于心脏右缘，偏后且居下。其增大一般先向前、向上，然后向后、向左。

①正位。心脏右缘向右侧明显膨凸且变长，右缘Ⅰ号和Ⅱ号的交界点上移。正常人右缘

第Ⅱ弓的高度不超过心脏高度之半。若超过此值则可认为右心房增大；上、下腔静脉扩张是右心房增大的间接征象。

②右前斜位。心后缘下段向后膨凸，有时可超越食管的后缘，但较左心房的位置为低。它不造成食管的限局性压迹。

③左前斜位。心前缘的上段膨凸或延长。膨凸明显时可与右心室段产生成角现象。

右心房增大主要见于心房水平的左向右分流，如房间隔缺损、肺静脉畸形引流等、三尖瓣狭窄及关闭不全、右心房肿瘤、肺动脉高压、肺动脉瓣狭窄及关闭不全。也可见于心肌病等。

(4)右心室增大：右心室位于心脏的最前方且偏左，与膈肌有很大的接触面。其增大一般先向左、向上，然后向下。

①正位。心尖上翘、圆钝，心尖居膈上，肺动脉段下方，即左心缘的上段膨凸，右心缘可向右侧膨凸，与右心房增大难以区别，但右心房高度无变化。

②右前斜位。心前缘第Ⅲ弓向前膨凸，心前间隙变小乃至封闭，肺动脉段膨凸或肺动脉段稍下方膨凸，代表右心室流出道增大。

③左前斜位。心前缘下段向前膨凸，心室与膈肌接触面大，使心后缘向后上方膨凸，即心后缘产生局限性隆起。与左心室增大的区别在于后者无局限性隆起，右心室增大者心后缘亦可与脊柱发生重叠，其重叠位置在膈上方；左心室增大之重叠则在膈肌附近。

④左侧位。心前缘向前膨凸，与胸骨的接触面加大。右心室增大主要见于三尖瓣狭窄及关闭不全、肺动脉瓣狭窄及关闭不全、肺动脉高压，也可见于心肌病等。

(5)普遍性增大：心脏普遍性增大是指心脏各房、室均增大，或为心包疾患致心影一致性增大。

正位心脏向两侧膨凸，增大。右前斜位及左侧位上，左心房对食管产生广泛性大弧度的压迹或移位。斜位上，心前、后间隙变小。侧位上，心脏前后径增大。

普遍性增大常见于心力衰竭、甲状腺功能减退、心肌病变及心包积液等。

4. 心影缩小 心影缩小比较少见，可见于消耗性疾患如艾迪生(Addson)病、严重的进展性肺结核及恶病质等，也可见于弥漫性阻塞性肺气肿。X线平片上，心脏呈一致性变小。有些疾病经过治疗，心脏可恢复正常。

5. 心力衰竭的 X 线表现 左心室收缩力的减退，不能排出正常环流的血液，完成其泵血作用，从而引起体循环或(和)肺循环的淤积，称为充血性心力衰竭。可始自左心或右心，或同时发生的全心衰竭。左心衰竭多见于高血压心脏病、冠心病及心肌梗死、心肌病等；右心衰竭多见于肺心病等；同时发生的全心衰竭可见于严重的心肌炎、难以控制的心律失常等。

(1)左心衰竭：①较重的肺淤血＋肋膈角或(和)叶间少量积液。②肺水肿，间质性和肺泡性。③心脏和左心室、左心房增大。

(2)右心衰竭：①右心室增大。②右心房增大，明显增大而搏动增强者提示有相对性三尖瓣关闭不全。③上腔静脉或(和)奇静脉的扩张。

左心衰竭的征象出现早于临床表现；而右心衰竭的征象出现常滞后于临床表现。

6. 心脏瓣膜病的 X 线表现

(1)二尖瓣狭窄

①心影绝大多数(87%)呈二尖瓣型，少数呈二尖瓣—普大型或正常的中间型；前两者多为较重的狭窄；后者多见于轻度狭窄。心胸比率或心表面积多为轻度至中度增大(占 3/4)，增大

程度大致反映病情的轻重。

②左心房及右心室增大是二尖瓣狭窄定性诊断的重要依据。前者3/4为中度增大;高度增大者不及10%;其余为轻度增大,甚至不大。左心房增大主要依据右前斜位或左侧位食管左心房段向后压移的程度,亦应兼顾在后前位、左前斜位上的表现。一般来说,左心房增大程度与瓣口狭窄呈负相关,但也有例外。右心室增大程度则是判定瓣口狭窄及肺循环高压程度的重要指征。左心房和右心室增大分别主要向后、向前膨凸。因此,心胸比率或心表面积虽在正常范围或轻度增大者,可能已有相当明显的左心房或(和)右心室增大,在对病变程度的估计上不应忽略这种情况。

③右心房增大在二尖瓣狭窄中约占1/4,绝大多数是轻度增大。较明显的右心房增大是心影呈普大或二尖瓣普大型的基础,常提示有相对三尖瓣关闭不全或右心衰竭,或是肺循环高压的间接征象之一。左、右心房的高度增大会增加二尖瓣球囊扩张术操作上的困难,诊断时应予以注意。本病左心室不大,或由于流入血量减少而缩小,在后前位表现为第四弧的短缩及变直。

④在二尖瓣狭窄的病理演变过程中,大多数病例都伴有不同程度的肺循环高压,它是判断病变程度的重要指标。瓣口轻度狭窄仅有肺淤血,即上、下肺静脉管径的比例失调,随着病情的加重,出现间质性肺水肿,此时肺动脉压亦由"被动性"升高发展为"能动性"升高,直至肺血管呈不可逆性改变。临床上见到的二尖瓣狭窄病例多为混合型肺循环高压。肺静脉、肺动脉高压可呈相应的轻度、中度甚至高度升高。迄今X线平片观察肺循环高压仍优于其他技术,75%的病人X线估计与心导管资料符合,高压程度越重符合率越高。

⑤二尖瓣区和左心房壁钙化不仅是二尖瓣损害(特别是风湿性)的确证,明显的钙化还说明瓣膜损害严重,对手术或介入治疗适应证的选择有重要意义。二尖瓣区的钙化多在瓣叶本身,也可发生于或波及瓣下结构或纤维环,后者可呈环形或弧形影。偶可见到左心房壁的钙化,多发生在心内膜或心内膜下,亦可见于附壁血栓。X线表现为沿增大左心房外缘壳状钙化,及严重心肌损害或(和)二尖瓣损害的指征,但应注意与心包钙化鉴别。

(2)二尖瓣关闭不全:X线主要表现左心容量负荷增重。

①轻至中度二尖瓣关闭不全,左心房或(和)左心室有不同程度增大,一般肺野清晰或仅有轻度肺淤血改变。

②重度二尖瓣关闭不全,在左心房、左心室高度增大的基础上常有右心室增大,后者甚至掩盖左心室增大征象。此时多伴有肺循环高压,心影亦呈二尖瓣型,与二尖瓣狭窄相似。两者对比,心脏明显增大而肺动脉段突出和肺动脉高压征象较轻者,多见于二尖瓣关闭不全;相反,心脏增大不显著而肺动脉段突出和肺动脉高压征象明显者,多见于二尖瓣狭窄。

③左心室和左心房搏动增强,透视或记波摄影左心房段出现收缩期扩张波,有助于二尖瓣关闭不全的"定性"诊断,但无助于关闭不全程度的估计。

(3)二尖瓣狭窄并二尖瓣关闭不全:常见于风湿性二尖瓣损害,概括起来有三种情况。

①二尖瓣狭窄为主并二尖瓣轻度关闭不全。X线上主要表现为二尖瓣狭窄,包括相应的肺循环高压,与单纯二尖瓣狭窄鉴别较难。

②二尖瓣关闭不全为主并二尖瓣轻度狭窄。X线平片能反映出以二尖瓣关闭不全为主或只有重要的二尖瓣关闭不全者仅过半数,诊断难度亦较大。

③二尖瓣狭窄及关闭不全两者在血流动力学上均有重要性,X线上兼有两者的征象,即左

心房增大、左心室增大、右心室增大及肺循环高压征象均明显。

(4)主动脉瓣狭窄

①心影正常或呈主动脉型者分别占20%及80%,后者左心室有不同程度增大,搏动正常或增强。

②升主动脉中段局限性(狭窄后)扩张者可达90%,但升主动脉扩张及左心室增大程度与跨瓣压差、瓣口狭窄之间无明显相关性。X线平片左心室不大者狭窄不一定不重,而左心室及心脏明显增大则多为重度狭窄。

③主动脉瓣区钙化为主动脉瓣损害的证据,钙化严重者可勾画出瓣(或窦)的形态,检查方法与二尖瓣区钙化相同。

(5)主动脉瓣关闭不全:绝大多数病例心脏呈主动脉型,中度以上增大,主动脉弓部普遍扩张,左心室及主动脉搏动增强或呈陷落脉。

(6)主动脉瓣狭窄并主动脉瓣关闭不全:X线平片主要反映占主导地位的损害——主动脉狭窄或关闭不全。并存的轻度主动脉瓣关闭不全及狭窄常无相应的X线变化。此时,在与单纯主动脉瓣狭窄或关闭不全的鉴别上多有困难。

不论是主动脉瓣狭窄或(和)主动脉瓣关闭不全,一旦出现肺静脉高压或(和)左心房增大,反映已有左心功能不全或(和)相对性二尖瓣关闭不全,除非有其他诊断依据,勿轻易诊断为主动脉瓣和二尖瓣的联合损害。

(7)三尖瓣损害:大量病例分析显示,重要的三尖瓣狭窄发病率仅占5%~14%,几乎所有病例都合并其他瓣膜的损害。三尖瓣关闭不全则多是相对性的。

X线发现中度以上右心房增大提示有三尖瓣损害,同时可见上、下腔静脉扩张。但X线所见不能鉴别三尖瓣狭窄或关闭不全。透视右心缘搏动增强或有收缩期扩张波者为三尖瓣关闭不全的指征。三尖瓣狭窄及关闭不全均可造成右心排血量减少。后者还可缓冲右心室压力。因此二尖瓣损害一旦与三尖瓣损害并存,肺循环高压反可减轻。

(8)联合和多瓣膜损害:是引起心脏高度增大的重要原因之一。它们可以多种组合形式出现,但常见的是二尖瓣+主动脉瓣损害,依次是二尖瓣+三尖瓣及二尖瓣+主动脉瓣+三尖瓣,而每个瓣膜又可以是狭窄或(和)关闭不全。多数情况下,X线上仅能反映受累较重的瓣膜损害征象,诊断上难度较大,必须结合临床或依据其他影像学资料综合判断。但如注意以下三点,部分病例仍可作出正确判断。

①在反映二尖瓣损害的基础上,如果左心室突出、增大兼有搏动增强,心影呈二尖瓣主动脉型及主动脉升高和弓部增宽,提示有主动脉瓣损害(尤其是主动脉瓣关闭不全)并存。

②在反映主动脉瓣损害的基础上,左心房增大及肺循环高压较重者应警惕二尖瓣损害的存在。

③在反映二尖瓣损害的基础上,右心房突出增大及搏动增强者,多合并二尖瓣损害。

7. 冠心病的X线检查意义　X线平片检查对冠心病及其各种类型的"定性"诊断无大的帮助。但对显示继发于心肌缺血或心肌梗死的肺淤血、肺水肿和左心室增大,对病情判断和预后评估有重要意义。对某些机械并发症,如心室壁瘤、室间隔破裂的诊断也有一定的帮助。

(1)冠心病:一般冠心病心绞痛病人X线平片无明显异常改变。但如果发现心脏或左心室增大,尤其中度以上增大或者伴有肺循环异常(肺淤血、肺间质或肺泡性肺水肿)常提示左心功能不全。

(2)心室壁瘤：心肌梗死后心室壁瘤的 X 线征象主要为左心室缘局限性膨凸、左心室"不自然"增大、左心室缘搏动异常、反向搏动或搏动减弱甚至消失。

8. 高血压与高血压性心脏病　胸部 X 线检查诊断高血压有两个目的：一是观察心脏和胸主动脉的变化，了解左心室增大的程度、肺循环的变化等，为高血压的分期和病情判断提供参考和诊断依据，在诊治过程中亦可进行随诊对比，了解病情的演变和进展，有助于估计预后；二是发现某些心胸异常征象，有助于继发性高血压的病因诊断。

(1)高血压所致的单纯左心室心肌向心型和离心型肥厚：前者是指室壁增厚，心腔不扩大；后者心腔扩大，但室壁与室腔比例不增加：X 线可仅表现为左心室向左或略向下圆隆或膨凸，亦可无明显异常，难与正常解剖变异相鉴别。除非有病前的胸部 X 线平片对比，一般难以或不能诊断。

心肌肥厚致心脏扩张从而引起左心室增大，X 线表现为左心室缘向左凸隆或同时向下延长。左心室的轻度增大并不一定引起心脏增大，心胸比率亦无明显改变，这点在诊断上应予以注意。左心室进一步增大，心脏多同时增大，则易于诊断，如左心室显著增大，由于乳头肌功能失调或二尖瓣环扩大，可继发二尖瓣相对关闭不全，左心房、左心室及至右心室进一步增大时，心影外形亦可呈"主动脉—普大"型。肺循环示有淤血及间质性肺水肿等征象，则提示左心功能不全或衰竭。胸部 X 线平片对肺淤血、间质性或早期肺泡性肺水肿的显示往往早于临床症状和体征，对判断病情有重要意义。

X 线所示的左心室和心脏增大与心电图改变的关系，一般是平行的，但有些病例心电图改变早于 X 线或 X 线改变早于心电图。因此，在判断高血压病人心脏是否受损，即是否已发展成为高血压性心脏病，应同时重视两种指标，互相配合诊断。

(2)胸主动脉：特别是升主动脉和弓降部在高血压的影响下轻度扩张，继而迂曲延长（可能有动脉硬化的因素）。构成以主动脉弓膨凸加以肥厚为主的左心室增大为特点的"主动脉"型的心影形态，为高血压性心脏病较典型的心脏变化。随着病程的进展，左心房、左心室乃至右心室进一步增大，甚至发生肺淤血及左心功能衰竭征象时，胸主动脉也多更加扩张、延长。单纯的高血压，由于升主动脉扩张继发相对性主动脉瓣关闭不全者属于罕见的情况。

(3)继发性高血压：应注意观察有无反映先天性主动脉缩窄－离断、大动脉炎的心胸异常X 线征象，对寻找高血压的原发疾病有很大帮助。青年人的高血压，尤其是急进型，如发现胸内（多在后纵隔）有肿块，则应考虑胸内嗜铬细胞瘤，虽少见但对诊断及治疗有重要意义。急进型肾小球肾炎有时早期可以引起血压升高。此时 X 线胸片上心脏及左心室无明显增大，但如发现肺淤血、间质性肺水肿等征象，对左心功能不全的早期诊断有较大的帮助。

9. 扩张型心肌病 X 线表现　本病 X 线平片的表现有以下几个方面。

(1)心脏增大：约 3/4 病例心脏呈中度至高度增大，高度增大者过半数。一般各房室均可增大，而以左心室增大最为显著。心影多呈"普大"型或"主动脉"型（约占 4/5），主动脉结、肺动脉段和上腔静脉多属正常。上腔静脉或奇静脉扩张者，即伴有右心功能不全表现者，但少见。

(2)心脏搏动：大多数均有异常改变，主要表现为两心缘搏动普遍减弱；左心室段或区域性减弱，右心房段正常甚或增强；心缘搏动慢而有力为Ⅱ～Ⅲ度房室传导阻滞或窦性心动过缓的表现。几乎无心缘搏动消失者，这点有助于同大量心包积液鉴别。

(3)肺血管纹理变化：约半数示有肺淤血、间质性肺水肿等左心功能不全的 X 线征象。综

第八章 心血管疾病的 X 线鉴别诊断

上所述,本病并无特殊性 X 线征象。因此,认识上述阳性征象应密切结合临床和心电图,在此基础上排除其他心脏病。

(4)鉴别诊断:从临床 X 线实际出发,本型心肌病主要应同下列情况鉴别:

①冠心病或高血压冠心病。冠心病心肌梗死伴有慢性心力衰竭和所谓缺血性心肌病,心脏明显增大,X 线表现类似本型心肌病。鉴别有两个要点:一是冠心病,甚或有心肌梗死或心力衰竭病变,心脏可不大或仅轻度增大,而明显心脏增大则是扩张型心肌病的特点。与缺血性心肌病心脏增大(可明显增大)的确切鉴别,则应做冠状动脉造影检查,放射性核素心肌扫描有帮助。二是冠心病多见于中老年人,而扩张型心肌病以 40 岁以下的中青年居多。心电图示有类似心肌梗死图形而无相应病史和临床发现,而心脏呈中度或中度以上增大者应首先考虑心肌病。有明确急性心肌梗死或高血压病史者则不利于心肌病的诊断。

②风湿性心脏病。尤其二尖瓣关闭不全,某些本型心肌病,心尖或胸骨左缘可闻及收缩期杂音,X 线亦可示左心房增大(由于继发的相对性二尖瓣关闭不全),有时应与风湿性心脏瓣膜病鉴别:风湿性二尖瓣病变左心房多明显增大,同心脏增大程度对比,左心房增大程度远较继发于心肌病者显著。心影多呈"二尖瓣普大"型,肺淤血、肺循环高压等,一般瓣膜病也重于心肌病。

③大量心包积液。下列几点有助于两者的鉴别。一是大量心包积液时心影多呈"普大"型,心缘比较对称地向两侧扩大;心肌病心脏增大以左心室为主,心影外形多呈"主动脉"型或"主动脉-普大"型。二是心包积液者两侧心缘搏动普遍减弱或消失。三是肺血管纹理正常或轻度淤血,上腔静脉或奇静脉扩张以心包积液更常见。其次心音遥远、心脏压塞表现,低电压和 ST-T 改变等临床和心电图所见也有助于心包积液的诊断。超声、核素心脏扫描和 MRI 等对心脏扩大和心包积液的鉴别具有肯定的价值。

10. 心脏和心包肿瘤的 X 线表现 心脏肿瘤既是心脏病又是肿瘤。一般分为心腔肿瘤、心肌肿瘤、心包肿瘤三大类。X 线检查一般使用后前立位和侧位胸片,必要时辅以左前斜位、右前斜位,主要用于初步检查和筛查,但对早期诊断无明显帮助。其 X 线表现为:

(1)心腔肿瘤:以左心房黏液瘤最为常见。约 80% 的左心房黏液瘤 X 线平片示有二尖瓣病变征象,其中约 60% 为典型的二尖瓣狭窄。如发现 X 线二尖瓣病变征象,同时心尖部无典型隆隆样舒张期杂音或杂音有体位性变化,或病程较短且发生于中老年人,或病程中血沉增速及发热,以及有动脉栓塞和晕厥等表现者,应想到黏液瘤的可能。右心房室腔内肿瘤根据其大小、部位及其对右心充盈和排血的影响,可以引起类似三尖瓣病变和肺动脉瓣狭窄的征象,亦可无临床征象。左心室腔内肿瘤极罕见,有时可显示主动脉瓣狭窄征象。

(2)心肌和心包肿瘤:前者以横纹肌瘤和纤维瘤常见,后者多为心包囊肿。横纹肌瘤约占小儿良性心脏肿瘤的 50%。一侧或双侧心缘示结节状和多结节状膨凸,呈所谓"怪异"形心影和不同程度的心脏增大为心肌肿瘤有意义的 X 线征象。中度至重度的心脏增大常为并发的心包积液所致。少数病例可见肿瘤钙化。如见有骨质、牙齿等,则为畸胎类肿瘤的表现。局限性心包肿瘤有时可类似纵隔肿瘤。

第二节 电子计算机X线断层扫描

一、概述

20世纪70年代,电子计算机X线断层扫描(CT)的开发和应用是放射学发展史上一项最大的进展,使医学影像技术进入了一个以电子计算机和体层成像相结合、以图像重建为基础的新阶段。20余年来,CT技术发展迅速,由于扫描结构的改进,扫描时间由第一代颅脑CT的数分钟缩短至目前第三、四代全身CT 1~5s,空间分辨率也有明显的提高。近年来,从CT技术整体及其对心脏疾病诊断应用上更开发出超高速CT(又称EBCT或电子束CT)和螺旋CT,由于CT扫描及处理成像速度提高,消除了心脏搏动和呼吸运动的影响,使得CT在心脏大血管的形态、功能和血流动态检查方面发挥了巨大的作用。

普通CT对心脏大血管疾病诊断的主要适应证有:①显示心脏和大血管钙化,心脏瓣膜、心室、血管壁和腔内血栓、心包及冠状动脉钙化,从而适用于相应心血管疾患的诊断。尤其对冠状动脉钙化,特殊职业,如飞行员、高危人群冠心病的筛选诊断具有重要作用。超高速CT和螺旋CT效果更好,但普通CT在一定程度上可满足诊断要求。②胸部大血管疾患,如主动脉瘤,主动脉夹层(包括真、假腔及腔内血栓),上腔静脉,以及肺动脉及其主支的病变和异常。应用动态增强扫描效果更好。③心腔内肿瘤或血栓。④陈旧心肌梗死,室壁瘤和附壁血栓。⑤心肌病,尤其肥厚型,可具体显示病变部位、程度和范围等,以上需增强造影。⑥心包疾患,如心包积液、增厚、缩窄,及心包缺如等,可不用造影增强。

二、诊断与鉴别诊断及临床意义

1. 心脏瓣膜病

(1)二尖瓣狭窄:CT的基本征象示瓣叶增厚,运动受限和瓣口狭窄等。可以显示瓣叶,甚至瓣环钙化和心腔内血栓。

(2)二尖瓣关闭不全:在CT造影增强时可以显示自右向左顺行充盈,但不能直接显示左心室向左心房的反流,因此对瓣膜关闭不全的诊断意义不大。

(3)主动脉瓣狭窄:半月瓣增厚和开放受限是主动脉瓣狭窄的基本CT征象,显示瓣膜狭窄的钙化是CT的优点之一,并且可以区分瓣叶畸形。

(4)主动脉瓣关闭不全:CT可以显示主动脉瓣环和升主动脉根部扩张及左心室腔扩张等间接征象,但不能直接显示瓣口的反流。

(5)联合和多瓣膜损害:CT可以显示相应瓣膜损害的直接征象和继发的心腔扩张和室壁增厚等,但对相应的血流改变无法直接显示。

2. 冠心病 冠心病的CT检查主要在以下几个方面。

(1)冠脉钙化检测:以影像学检查冠状动脉钙化及定量分析,对冠心病的筛选和诊断、病变程度判断有重要的意义。冠状动脉钙化多表现为沿冠状动脉走行的斑点状、条索状影,也可呈不规则轨道形或整条冠状动脉血管钙化。可以根据CT峰值×钙化面积的积分值做钙化的定量分析。根据国内外文献报道,冠状动脉钙化对冠状动脉狭窄预测的阳性率在70%以上,特异性也多可达到50%以上。钙化的血管支数越多,预测的准确率越高。与老年组相比,年轻组的敏感性低但特异性高,有意义的积分值随年龄增长而增加。

(2) 增强CT多层电影扫描可用于分析左心室整体和节段功能,包括左心室收缩舒张末期容积、射血分数等定量测量。同时增强扫描还可显示陈旧性心肌梗死和室壁瘤,可观察瘤壁厚度和瘤腔内血栓等。

(3) 冠状动脉旁路移植术后,桥血管通畅率的检查也可采用增强多层扫描模式检查。两层不连续层面显影,时间密度曲线形态与主动脉相似则为桥血管通畅的标准。

3. 高血压和高血压性心脏病 普通CT特别是EBCT可以显示心腔大小、室间隔及心室壁的厚度,应用电影序列可以观察心室运动功能,测算EF,评估心功能,有助于高血压分期的判定。

(1) 胸主动脉弓降部的连续扫描:可以显示先天性主动脉缩窄的"缩窄区"及大动脉炎所致的主动脉缩窄综合征的病变部位。血管重建有助于显示主动脉及病变全貌,受累主支近心段的情况,但对病变特别是分支病变的细节和侧支循环诊断难度较大,需要注射造影剂增强对比方能显示。

(2) 螺旋CT增强扫描:可显示肾外动脉的病变及两肾的大小及部位。但对观察肾动脉的肾内分支病变诊断受限。对肾肿块尤其实体和复杂性肿块,肾积水和多囊肾的鉴别,CT能弥补二维超声的不足,提供更有用的诊断信息。CT已被普遍认为是肾上腺肿瘤检查和定位的有效方法,但直径<1cm的肿块CT难以查出。

4. 肺动脉血栓栓塞 增强CT可显示主肺动脉及大分支的血栓栓塞,表现为腔内充盈缺损和部分性缺损,以及大分支的狭窄和阻塞;增强CT肺动脉大分支完全阻塞而断端呈囊袋或杯口状征象,也是血栓栓塞-充盈缺损的表现,有助于定性诊断。高速CT和螺旋CT提高了扫描速度和分辨率,提高了对肺动脉血栓栓塞诊断的敏感度和特异性。

5. 心脏和心包肿瘤 CT,尤其高速CT对比增强后以血流成像方式显示,肿瘤表现为心腔内充盈缺损,不同心动周期也可见肿块移动情况,可清楚显示心腔内肿块的形态大小、有无瘤蒂及附着部位。对心肌和心包肿瘤,由于心外膜脂肪组织存在,壁层心包和心肌之间的心包腔表现为低密度的线状腔隙,增强后肌壁、肌部间隔与心腔形成鲜明对比,有利于心肌和心包肿瘤的诊断检查,对钙化、骨质等异常结构的显示和空间分辨率更好。

6. 心包炎和心包积液 CT平扫显示心包积液为沿心脏轮廓分布、紧邻脏层心包的环形低密度带,依部位不同此低密度带的宽度有所变化。患者仰卧位时,心包积液位于背侧。由于炎症反应,部分患者平扫心包界限可能显示欠清晰,或由于粘连引起局限性心包积液时,可注射造影剂增强扫描。如果心包积液由肿瘤转移所致,可同时显示瘤体形态。

第三节 选择性冠状动脉造影

一、概述

冠状动脉(冠脉)造影被誉为诊断冠心病的金标准,是目前能在活体显示冠状动脉病变和侧支循环情况的主要方法,也是进行冠状动脉血管重建治疗的先决条件。1958年,Sones FM使用特殊造型的Sones导管经肱动脉逆行送至主动脉根部,开创了选择性冠状动脉造影,可用一根Sones导管完成左、右冠状动脉和左心室造影(当时采用动脉切开法),获得清晰图像。以后 Amplatz(1966)、Judkins(1967)等对造影导管顶端的形状和弧度,以及导管操作技术做了改进。Seldinger 的经皮股动脉穿刺技术简化了选择性造影技术,结束了血管切开做造影的历史。1967 年 Judkins 报道了经皮穿刺股动脉行冠状动脉造影技术,使选择性冠状动脉造影更为安全和简便,直到现在临床绝大部分冠状动脉造影均使用 Judkins 法。

冠状动脉造影术的目的,在于检查冠状动脉血管树的全部分支,了解其详细解剖情况,包括冠状动脉起源和分布的变异、解剖和功能的异常,以及不同冠状动脉间和同支冠状动脉内的侧支交通情况等。从而为冠心病诊断提供可靠的解剖和功能信息,为冠心病介入治疗或冠状动脉旁路移植术方案的制订奠定了科学依据。

二、冠状动脉血液供应

冠状动脉是心脏血液供应的惟一来源,分为左冠状动脉系统和右冠状动脉系统。右心的血液来自右冠状动脉,右心室支供右心室前壁,锐缘支供右心室侧壁,后降支供右心室后壁及下壁,右心室流出道和肺动脉圆锥部血液供应来自圆锥支。50%的左心室血液供应来自左前降支,包括室间隔和左心室前壁、前侧壁;30%来自左回旋支,主要为左心室后侧壁;20%来自右冠状动脉(右优势型时),包括左心室下壁、后壁和室间隔后部,左优势型时则由左旋支供应,若为均衡型,左心室后壁由左旋支的左心室后侧支供血。左心室前侧壁主要由左前降支的对角支供血;有时以比较大的中间支供应左心室游离壁;有时对角支较小,则由左回旋支分出的钝缘支供血左心室游离壁。室间隔的前上 2/3 和心尖部的全部室间隔由前降支的前室间隔支供血;右冠状动脉的后降支供应室间隔的后下 1/3 部分。前乳头肌由前降支的对角支供血,后乳头肌通常由左回旋支和右冠状动脉双重供血或由其中之一供血。60%左右的人窦房结动脉发自右冠状动脉的近端,约 40%的人来自左回旋支近端。房室结动脉供血房室结和房室束,约 90%的人房室结动脉由右冠状动脉发出,8%~10%的人来自左回旋支。左前降支供应右束支和左前半分支,左后半分支的血液由左回旋支和右冠状动脉双重供血。

三、冠状动脉造影的适应证和禁忌证

冠状动脉造影主要用于冠心病的诊断,以及指导冠心病的治疗,对冠心病常规内科治疗症状控制不理想的情况下,是否行冠状动脉介入治疗或冠状动脉旁路移植手术具有绝对的指导作用。

1. 冠状动脉造影的适应证

(1)冠状动脉介入治疗及外科治疗可用于冠状动脉粥样硬化性心脏病、心绞痛(稳定性,不稳定性),内科治疗无效,争取做血运重建术。心肌梗死及其机械并发症(室壁瘤、室间隔穿孔、乳头肌功能不全或断裂等)拟准备做外科治疗者。

(2)急性心肌梗死介入性治疗,在发病 6 小时之内可实行溶栓治疗或急症冠状动脉球囊扩张术(PTCA)或支架置放(stenting);急性心肌梗死合并心源性休克,内科药物治疗无效,应在主动脉内球囊反搏(IABP)支持下急诊冠状动脉造影,为急诊 PTCA 或旁路移植手术做好准备。

(3)瓣膜病术前除外冠心病并存,50 岁以上病人常规行冠状动脉造影。

(4)先天性冠状动脉畸形拟实行手术治疗。

(5)无症状病人休息时心电图异常,或心电图运动试验阳性且具有冠心病危险因素者。

(6)原因不明的胸痛、心脏增大、心力衰竭及心律失常须除外冠心病者。

(7)冠状动脉血运重建术后复查,评定治疗效果。

2. 冠状动脉造影的禁忌证 其包括碘过敏,严重肝、肾功能衰竭,严重心力衰竭及心律失常,全身性疾患,全身性感染等。

四、冠状动脉病变的基本征象

冠状动脉粥样硬化基本病变的造影征象主要为:①管腔不规则,半圆形充盈缺损或轻度偏心性狭窄。②不同程度狭窄及完全阻塞,为动脉粥样硬化斑块和管壁增厚所致,重度狭窄及阻塞常伴有血栓及其后遗病变。③冠状动脉瘤样扩张或动脉瘤形成。④冠状动脉痉挛。⑤冠状动脉粥样斑块溃疡,在充盈缺损基础上形成龛影。⑥血栓或栓塞,表现为杯口状完全或次全阻塞,或为卵圆状充盈缺损。⑦冠状动脉夹层。⑧冠状动脉梗阻再通。⑨冠状动脉钙化。⑩冠状动脉侧支循环形成。

五、冠状动脉造影结果分析

1. 冠状动脉优势分型 根据哪一支冠状动脉为左心室下壁心肌供血,将冠状动脉分为右冠状动脉优势型、左冠状动脉优势型和左、右冠状动脉均衡型。右冠状动脉优势占80%,右冠状动脉较大,在发出后降支后继续走向左,形成左心室后侧支。有人将左心室后侧支在三支或更多以上者称为超右冠状动脉优势型。左冠状动脉优势为后降支及左心室后侧支来源于左旋支,右冠状动脉较短小。左、右冠状动脉均衡型为后降支源于右冠状动脉,左心室后侧支及房室结动脉源于左旋支。冠状动脉优势的分型有利于分析某支冠状动脉发生病变时对心肌供血影响的范围和预后。通常右冠状动脉优势型者的左心室心肌的47%由左前降支供血,23%由左旋支供血,30%由右冠状动脉供血。超右冠状动脉优势型者则分别为47%,13%,40%。左冠状动脉优势型者,分别为47%,40%,13%。均衡冠状动脉型者,分别为47%,30%,23%。以上是在左前降支为常见长度的情况。但是,在造影中可见到一些病人的左前降支较短,达不到心尖部,另一些病人左前降支较长绕过心尖直至膈面,这样较短和较长的左前降支则分别占左心室供血的40%和53%,如果后者有病变将会引起极严重的后果。

2. 冠状动脉普遍硬化、钙化程度和屈曲度 正常的冠状动脉壁是光滑流畅的,当发生粥样硬化后可表现为迂曲延长,重者呈"方便面"样改变,可普遍变细,动态下观察失去柔韧性,甚至有僵硬感,可见钙化影;可呈不规则扩张,有血管结构松散塌陷感。这些改变虽然对心肌供血的影响比确切的狭窄病变要小得多,常不被人重视,但是在选择冠状动脉成形术或冠状动脉旁路移植术时要考虑这些因素。

3. 观察冠状动脉左主干和右冠状动脉起始段的解剖特点 冠状动脉的左主干和右冠状动脉起始段的解剖特点,是冠心病介入治疗前必须考虑的重要因素之一。其内径、长度、有无病变、走行方向和开口位置偏移的判断是否正确都直接影响着介入治疗的安全性和成功率。左、右冠状动脉的口径,分别是0.2~0.75cm,0.2~0.70cm。左主干的长度为0.1~2.8cm,也有无左主干者,其左前降支和左旋支并行开口于左冠状窦。左主干和右冠状动脉起始段大多为水平走行,部分呈斜上走行和斜下走行。部分右冠状动脉的起源位置向上或向前偏移。在介入治疗中,左主干和右冠状动脉起始段走行的不同和位置的偏移是选择指引导管的重要参考指标。

4. 冠状动脉狭窄病变的分析

(1) 测量狭窄程度：常用的有直径法，其特点是直观，计算简单，将狭窄两端的血管视为"正常内径"，与最狭窄处内径相比较，以百分数计算狭窄程度。当病变呈偏心状或参照段大于或小于正常内径时容易计算错误。面积法是为了提高直径法的准确性，将"正常内径"转换为横截面积与最狭窄处横截面积相比较，仍不能克服直径法带来的偏差。密度法是将正常血管内的造影剂密度与狭窄处比较，计算狭窄百分比。其目的是避免偏心病变造成的内径计算误差，但是由于受术者推注造影剂的速度和导管开口朝向的影响，使造影剂密度分布不均匀，易产生误差。另外，该法与直径法之间存在换算关系，使用起来不方便。冠状动脉狭窄分为四级：＜50％狭窄（直径）为轻度狭窄，通常无血流动力学意义，＞50％狭窄（相当于75％截面积狭窄）有血流动力学意义；＞75％狭窄（相当于95％截面积狭窄）为重度狭窄，有肯定的血流动力学意义；100％狭窄为完全梗阻。

(2) 狭窄程度对血流的影响：狭窄两端的压力阶差与狭窄处半径的4次方成反比。因此，在血管近端压力及其他参数不变的情况下，半径轻度减小，可以引起压力阶差的显著增大，即血管远端压力明显下降。实验研究发现，当狭窄30％～40％时，最高冠状动脉血流量下降，60％～80％狭窄时，反应性充血下降，临床可以无心绞痛症状，85％狭窄时，安静时血流量下降，88％～95％狭窄时，随着心肌耗氧量增加，同时出现心肌反应消失。

(3) 病变长度对血流的影响：通常按病变长度分为限局性病变（＜10 mm）、管状病变（10～20 mm）、弥漫性病变（＞20 mm）。狭窄长度明显影响流量的改变。当狭窄程度不变时随着狭窄长度的增加，血流量明显降低。即使在50％狭窄，通常认为是不会引起心肌缺血的狭窄，但当其长度在10mm以上时，可以出现安静时血流减少。对于长段或多发的轻度狭窄，也会起到如同单发、局限而严重狭窄的血流动力学效果，如40％～60％狭窄，长度＞15mm，可以引起类似短的90％狭窄的缺血效果。

(4) 病变数目对血流的影响：当同一血管有多处病变时，其最远端病变的血流量不仅受所有狭窄病变的长度和狭窄度的影响，而且受每处狭窄远端的湍流影响，狭窄部位越多，湍流发生越多，血管阻力越大。因此，多处短病变所引起的血管阻力大于这些病变长度之和的长病变所引起的血管阻力。

(5) 病变形态对疾病诊断的意义

①病变按对称性分为向心性病变和偏心性病变。向心性病变多为稳定性病变，近期内发生急性冠状动脉综合征的可能性较小。偏心性病变大多是由斑块破裂，部分血栓形成或在病变的基础上出现龛影，也称溃疡性病变所致。

②有些病变主要由血栓构成，表现为造影剂通过时出现均匀的密度减低区和造影剂通过后渗入栓体而出现高密度区，故称血栓病变。这些病变均视为不稳定性病变，在考虑治疗时，不仅要考虑这些病变的狭窄程度和长度，更要考虑它们的多变性所造成的危害。

③冠状动脉病变有无钙化及钙化程度是选择介入治疗方法的依据和影响介入治疗效果的重要因素。

④扩张性病变或动脉瘤形成可以是先天的或后天动脉粥样硬化的结果，最常见的是狭窄后扩张，成串珠样改变。

⑤有些狭窄是由肌桥所造成，表现为收缩期血管明显狭窄，舒张期狭窄消失。长年的肌桥对血管的作用可引起肌桥部位的动脉硬化，在舒张期也出现狭窄，从而引起临床症状。

⑥冠状动脉痉挛在造影中表现为一过性限局性血管狭窄,常见于受导管头刺激的血管段,尤以右冠状动脉多见。也可出现于冠状动脉的轻度病变部位或无病变部位,经退出导管和冠状动脉内注射硝酸甘油可以使狭窄消失或减轻。

5.观察病变远端血流情况　通过观察病变远端血流的快慢可以判断狭窄程度,通常病变远端血流减慢说明狭窄已在90%以上,远端无血流则代表血管完全阻塞。但在某些情况下,如多处狭窄,狭窄远端血管严重扭曲或狭窄远端已与其他冠状动脉建立较好的侧支循环时,由于层流和湍流作用,以及侧支倒灌的影响造成正向血流减缓或滞流。另外,左心室造影也可提供无血流的冠状动脉是否完全阻塞的依据。

6.侧支循环　心肌内侧支循环可有多种形式,主要有冠状动脉多支间在室间隔室嵴等处形成侧支循环。左、右冠状动脉在心外膜下相互连接形成一个水平血管环和一个纵行血管环,冠状动脉之间有交通支,彼此相连吻合而形成一个血管网。这些交通支,出生时就存在,但并不沟通。只有当某一冠状动脉主支或分支有严重狭窄或完全闭塞后,这些交通支才逐渐开放,其他正常冠状动脉血管通过交通支供血至病变血管远端的心肌,称为"侧支循环"。侧支循环的建立是病变冠状动脉长期缺血的结果,提示病程已在半年以上。有侧支循环后可以减少急性心肌梗死的发生,而增加慢性完全阻塞的可能。通常将侧支循环分为三级,Ⅰ级:已经建立的侧支循环,使阻塞病变血管的细小分支显影;Ⅱ级:已经建立的侧支循环使阻塞病变血管主支远端缓慢显影;Ⅲ级:已经建立的侧支循环使阻塞病变血管主支近端显影。当侧支循环达到Ⅲ级时,可改善局部心肌供血,改善心肌功能,缩小梗死范围,如冠状动脉闭塞前建立,可防止AMI,介入治疗时增加安全性。当侧支循环供血血管有狭窄病变时,其造成的结果等同于两支冠状动脉同时缺血,应尽早行介入治疗或外科治疗。

7.冠状动脉起源的变异　92%的左冠状动脉和94%的右冠状动脉分别起源于左冠状窦和右冠状窦,8%和6%的左、右冠状动脉起源于窦外。除窦外变异外,其他变异有多开口起源,如右冠状动脉有双开口者可占30%;冠状动脉主支异常起源,如右冠状动脉起源于左前降支,左旋支起源于右冠状动脉等;多支冠状动脉起源于同一冠状窦。

六、左心室造影

左心室造影是冠状动脉选择性造影的有机组成部分。通过X线电影观察左心室形态、大小、运动功能,可以对总体的左心室泵功能和节段性功能异常作出评价。一般采用左心室右前斜位(35°)摄影,如能加照左前斜位(60°)则更好。根据右前斜位将左心室壁分为五个节段:前基底段、前侧段、心尖段、膈面段及后基底段。左前斜位分为间隔段和后侧段。正常左心室壁各部(包括乳头肌)心肌做协调一致的舒缩运动,称为协调状态,当心室某段局部心肌缺血产生收缩时序与收缩形态异常时,称为节段(区域性)运动功能异常,一般分为节段性运动功能失调、运动功能减弱、运动功能消失及矛盾运动。

节段性运动异常的部位和程度与其受累的冠状动脉病变引起心肌缺血的程度相关。左前降支病变常造成心尖部、间隔部、前侧部、前基底段等运动异常。左旋支病变常造成后基底段、后侧壁和膈面运动异常。右冠状动脉病变常造成膈面和后基底段运动异常。室壁运动普遍减弱见于扩张性心肌病或冠心病的充血型缺血性心肌病。

为了更准确地判定左心室功能,采用定量的方法计算左心室收缩末和舒张末容积。目前较常用的是Dodge的面积-长轴法。此方法是将左心室腔假设为椭圆形结构,利用计算椭圆体的方法计算出左心室收缩末和舒张末容积。通过计算出同一心动周期内左心室收缩末和舒张末容积,可求左心室射血分数。

在左前降支供应的心肌范围内,如果有两段不运动或矛盾运动,表示左前降支已完全阻塞,属稳定性冠状动脉,在原梗死部位不会发生梗死扩展。相反无室壁运动异常或仅有室壁运动减弱,表示左前降支仍有血流,属于不稳定性冠状动脉。同样,在左旋支或右冠状动脉供应的心肌范围内有一段呈现不运动或矛盾运动,代表左旋支或右冠状动脉完全阻塞。而无异常运动或仅有运动减弱,为冠状动脉有血流,呈不稳定性。

七、临床冠心病分型与冠状动脉病变的关系

1. 稳定型心绞痛的冠状动脉病变特点 冠状动脉病变多为固定狭窄,呈楔形或向心型病变,病变表面较光滑,硝酸甘油试验阴性。

2. 不稳定型心绞痛的冠状动脉病变特点 恶化劳力型心绞痛的病变表面多不规则或有溃疡的偏心型病变,40%病变可见明确的血栓。而经冠状动脉内镜发现这类病人中90%可有血栓。在自发型心绞痛中冠状动脉病变多很轻,硝酸甘油试验常阳性。

3. 急性心肌梗死的冠状动脉病变特点 在急性期,几乎都是完全阻塞性病变,闭塞主要由血栓构成。首次心肌梗死者多是单支病变,以往有心绞痛病史者常是多支病变。

4. 单支病变和多支病变与临床的关系 由于冠状动脉的自身储备作用,当一支冠状动脉有明显狭窄时常常无临床症状。当慢性病变在短时间内突然加重使心脏未能建立侧支循环时,则发生初发心绞痛、中间综合征或急性心肌梗死。所以,单支血管病变更多见于初发心绞痛和心肌负荷试验阳性而无症状者,约为45%。多支病变最多见于有陈旧性心肌梗死病史反复发作心绞痛者,陈旧性心肌梗死病人存在慢性进展性心绞痛者中三支病变者占59%,双支病变占30%,单支病变仅占11%。在稳定型心绞痛中尤其是有慢性进展的心绞痛者三支病变也较多见。重症劳力型心绞痛合并自发型心绞痛者多为多支病变或左主干病变。重症劳力型心绞痛合并卧位心绞痛者几乎无一例外是多支病变或左主干病变。

5. 完全阻塞或几乎完全阻塞性冠状动脉病变与临床的关系 完全阻塞和几乎完全阻塞病变在有陈旧心肌梗死的病人中约占50%(完全阻塞病变占60%,几乎完全阻塞病变占40%),在合并慢性进展性心绞痛者,可高达78%。在无症状的陈旧心肌梗死者,完全阻塞病变多于几乎完全阻塞病变,慢性心绞痛病人的完全阻塞病变仅占24%,几乎完全阻塞病变占22%。初发心绞痛者为17%和20%。

八、冠状动脉造影术常见并发症

1. 心绞痛、心肌梗死和心搏骤停 该并发症的发生主要与冠状动脉急性缺血有关。在造影过程中,由于操作不当损伤冠状动脉开口,或者冠状动脉内注入气体或血凝块引起的栓塞等,导管嵌顿于冠状动脉,或者导管刺激冠状动脉壁引起痉挛等,最终引起冠状动脉急性缺血,根据缺血的程度和持续时间的不同而临床表现不同,常见心绞痛、心肌梗死和心搏骤停。当出现上述情况时,首先应去除引起缺血的因素,如立即将嵌入的导管退出,从冠状动脉注入硝酸甘油或维拉帕米(异搏定)解除痉挛,同时对症治疗和维持生命指征。一旦发生心搏骤停,应立即按心肺复苏原则进行抢救治疗。

2. 急性左心衰竭 多见于已有明显的心室运动异常或室壁瘤者。在造影中由于使用过多

的高渗离子型造影剂，或者由于上述原因引起的心肌缺血，加重心室运动障碍，出现左心衰竭。在急性心肌梗死急诊冠状动脉造影时也较易发生左心衰竭。一旦出现左心衰竭迹象应尽快结束造影，并判断和纠正诱发因素，给予抗心力衰竭药物治疗。

3. 心律失常　除了上述心肌缺血引起的各种心律失常外，更多见于操作时导管对心室壁刺激引起的室性早搏和室性心动过速，及时调整导管位置就可纠正。在冠状动脉内注射离子型造影剂常可引起心动过缓，嘱病人大声咳嗽可以恢复。

4. 动脉损伤　主要见于髂动脉严重硬化扭曲或主动脉有严重硬化斑块，甚至已有潜在的动脉夹层，造成导管或导丝难以推送，术者操作不当而引起主动脉夹层甚至动脉穿孔及腹膜后血肿等。因此，在遇到导丝推送受阻时，应及时更换超滑导丝，在透视下缓慢推送，切忌强行推送。如仍前进困难，可将导管送到导丝已到达的部位行逆行造影，根据造影情况决定是否更换另侧途径。在已发现髂动脉严重扭曲后，应采用保留导丝法更换导管。一旦出现动脉穿孔，应立即中和肝素，请外科协助尽早修补动脉，防止腹膜后血肿形成而危及生命。

5. 穿刺部位出血、血肿、动脉瘤、动静脉瘘及股神经损伤　主要与穿刺方法和压迫止血不当及反复多次穿刺有关，也与病人的血管变异有关。出现穿刺部位出血时，在不解除包扎的情况下，立即局部压迫，同时由助手做好更换敷料的准备，血止后重新加压包扎。发生血肿可用局部理疗。有动脉瘤或动静脉瘘时可先行局部持续器械压迫法，如无效可请外科协助治疗。

6. 脑血管意外　多见于心肌梗死有附壁血栓时行左心室造影者，由导管引起栓子脱落，出现脑栓塞。由于导管或导丝误入颈动脉造成血管损伤、痉挛和栓塞，或者在造影操作中不慎使气体或血凝块进入颅内血管也可引起脑血管意外。造影时发生持续低血压状态，尤其是抗凝不充分时，可引起脑血栓形成。当出现脑血管并发症后，应立即去除诱发因素，尽快请神经内科协助处理。

7. 股动脉血栓和股静脉血栓　多见于原有动、静脉疾病的患者，由血管介入或卧床引起血流减缓可以引发动脉或静脉血栓。因此在术前了解穿刺侧肢体的血流情况非常重要，应尽量避免在有血管病变侧的股动静脉穿刺。出现血栓后，轻者用右旋糖酐-40（低分子右旋糖酐）和抗凝治疗，重者可行溶栓或介入治疗。

第四节　数字减影血管造影

一、概述

数字减影血管造影（DSA）是数字电子学、计算机和电视技术与血管造影技术相结合的产物，可检测血管内微弱的碘信号，除去重叠的骨骼及软组织图像。其基本原理是首先将未使用对比剂的图像变成数字存储起来，此图像为"原像"；然后将对比剂到达受检区的图像也转换为数字输入另一个存储器内；通过图像处理器将代表原像的图像的数字减去，即从有对比剂的造影图像减去原像，从而消除了不相干的背景，突出显示有对比剂的部位——血管。

按照不同的物理变量，数字减影可分为不同类型：时间减影、能量减影、混合减影、深度减影或体层摄影成像。迄今为止，时间减影仍为 DSA 最常用的主要减影方式。

数字减影血管造影技术分为静脉（IV）和动脉（IA）DSA 两大类。IVDSA 属非选择性造影，为避免血管影像重叠，一般需多体位投照，对比剂用量较大，小血管图像分辨率差，同时图像质量受病人心排血功能的影响。IADSA采用动脉插管,将对比剂送到欲检查部位的动脉内直接显示,可明显提高局部碘浓度,获得更高的对比和空间分辨率,能明显降低对比剂用量和浓度,但IA法的创伤性高于IV法。

DSA作为20世纪80年代兴起的一项新的血管造影技术,现已广泛有效地应用于胸、腹主动脉及其主要分支病变的检查,尤其头臂动脉、肾动脉、腹部内脏动脉、髂动脉、股动脉、颅脑动脉、肺动脉等系统。对心脏及冠状动脉DSA,结合轴位角度投照,也能收到良好效果。但目前小动脉支及病变,如肢体外围动脉的显示仍有一定的限度。

IVDSA适用于胸、腹主动脉、髂总动脉及其主要分支疾病和畸形的诊断;而IADSA和各种选择性和超选择性DSA,在不少领域如颅脑动脉、肾动脉、腹部内脏动脉和肺动脉等已取代和逐步取代普通动脉造影。

胸、腹主动脉和髂总动脉及其主支的病变,DSA对下列情况可提供诊断性重要信息。①动脉粥样硬化及其他原因所致的动脉狭窄、阻塞。②各种类型的主动脉瘤、主动脉夹层。③先天性主动脉缩窄,主动脉弓褶曲畸形及其他头臂动脉异常。④大动脉炎,包括体动脉和肺动脉病变。⑤主动脉瘤与主动脉旁和纵隔肿块的鉴别。⑥肾性高血压的筛选和诊断。⑦头臂动脉缺血的筛选和诊断。⑧肺动脉及大分支病变,如血栓栓塞的筛选和诊断。

二、临床应用及诊断意义

1. 心脏瓣膜病

(1)适应证:主要用于两种情况。①二尖瓣球囊成形术前左心房穿刺点的定位,或术前术后对有无二尖瓣关闭不全及程度的判定。②45岁以上病例介入或外科术前明确有无冠状动脉病变,兼看左心房内血栓及瓣膜功能。

(2)造影方法:根据需要采用右心房、左心室、主动脉根部及冠状动脉造影。

(3)造影所见

①二尖瓣狭窄。左心室造影于心室舒张期,在二尖瓣口区域可见圆形或椭圆形边缘清楚的圆顶状充盈缺损,二尖瓣交界处粘连,舒张受限,呈幕状或顶状向左心室内突出为上述造影征象的病理基础。

②二尖瓣关闭不全。左心室造影如见造影剂反流入左心房(除外心律失常或导管位置不当等因素)则可证明有二尖瓣关闭不全。根据反流量的多少并参考左心房大小,可将二尖瓣关闭不全分为心室收缩期,左房密度轻度增高或部分显影,属轻度;左心房迅速全部充盈,密度显著增高,属重度;两者之间为中度。轻度至中度二尖瓣关闭不全的左心房亦呈轻度至中度增大。一般轻度二尖瓣关闭不全功能意义不大,中度至重度则有临床重要性。上述分度标准与手术中的判断基本符合。

③二尖瓣狭窄并关闭不全。常可见到上述两类征象,但重度二尖瓣关闭不全常难以发现并存的二尖瓣狭窄征象。

④主动脉瓣狭窄。主动脉根部或左心室造影可见:心室收缩期半月瓣不能扩张,呈幕状或鱼口状向主动脉方向突出,一般舒张期半月瓣闭合正常。如不同心动周期瓣膜固定不动,为严重狭窄的表现。瓣口有喷射征,据此可估计瓣口狭窄的程度。瓣膜增厚、瓣环及窦狭小、变形是重度二尖瓣狭窄的表现。升主动脉近段至中段有梭形狭窄后扩张,为二尖瓣狭窄的间接征象。

第八章 心血管疾病的 X 线鉴别诊断

⑤主动脉瓣关闭不全。主动脉根部造影时,心室舒张期造影剂向左心室反流即可诊断主动脉瓣关闭不全。

⑥主动脉瓣狭窄并关闭不全。兼有狭窄和关闭不全的造影征象,重度关闭不全可能掩盖瓣膜结构和活动的变化。

⑦多瓣膜病。往往须行左心室或主动脉根部造影,兼看左侧心腔的双瓣膜损害。

2. 肺动脉血栓栓塞 导管法肺动脉造影包括主肺动脉,左、右肺动脉和分支的选择性造影。目前,本法仍是肺梗死最可靠的诊断方法。不仅可以明确诊断,还可显示病变部位、范围、程度和肺循环的某些功能状态。结合实践经验和文献资料,本病的肺动脉造影征象可归纳如下:

(1)肺动脉和大支(叶、段动脉)的腔内充盈缺损,多呈圆形,偶尔可见延及左、右肺动脉的跨踞型栓塞等,系动脉腔内血栓栓塞的直接反映,缺损边缘示有造影剂充盈者(所谓双轨征)为动脉内栓塞的典型表现。

(2)肺动脉和大支的阻塞和狭窄。前者断端呈杯口或囊袋状有助于血栓栓塞的定性诊断,如呈截断、锥状者,定性诊断有一定困难;后者以局限、节段性狭窄居多,可呈偏心性或向心性。此时 X 线平片如无肿块、肺不张等,也是血栓栓塞及机化的表现。有时右、左肺动脉壁边缘不规则或凹凸不平,为附壁血栓栓塞边缘机化所致。这两项均为血栓栓塞的诊断征象。

(3)肺动脉分支缺支、粗细不匀、走行不规则。

(4)肺实质期局限性显像缺损或肺动脉分支充盈和排空延迟,为肺局部缺血、肺动脉较小分支狭窄、阻塞或小血栓、小支痉挛等表现。但对肺段动脉以下分支病变的观察、判断,尤其非局部的选择性造影常较困难。据此也难肯定为血栓栓塞,均为参考征象。

3. 大动脉炎 大动脉炎的重要造影改变是动脉的狭窄和阻塞,部分病例可见管腔扩张和动脉瘤形成。以造影所见的主要病变为基础,可将大动脉炎分为狭窄-阻塞型、扩张型(包括动脉瘤形成)、混合型。其中狭窄-阻塞型最多见。

(1)大动脉炎的基本造影征象

①管腔粗细不均或比较均匀,边缘比较光滑的向心性动脉狭窄和阻塞。侵犯主动脉的狭窄病变多较广泛,部分病例在此基础上可伴有局限性重度狭窄,主要分支病变局限性狭窄阻塞较多见,且常伴有狭窄后扩张。

②动脉扩张和动脉瘤形成,可累及胸主动脉、腹主动脉、头臂动脉和肾动脉等主要分支,但后者少见。造影表现为轻度的普遍扩张,边缘多不规则、梭形和囊状动脉瘤,或在梭形扩张的基础上有囊状膨凸,以及广泛明显串珠样扩张,后者常伴有不同程度的迂曲延长。

③大动脉炎可侵犯胸、腹主动脉及其分支的任何部分。但以腹主动脉、胸降主动脉、头臂动脉(尤其锁骨下动脉)和肾动脉为其好发部位。主动脉分支病变多累及开口部近心段,有的可波及全长。有的病例可同时侵犯肺动脉及其分支。

④本病常为多发病变。腹主动脉或胸主动脉伴有头臂动脉或肾动脉炎症是常见的组合。

结合上述比较典型动脉狭窄或阻塞造影所见,多发病变且有一定的好发部位及组合,主动脉及分支动脉扩张和动脉瘤形成且多伴有动脉狭窄、阻塞等,以及病人年龄、性别,不仅可以明确病变的部位、范围、程度和类型,还可作出大动脉炎的定性诊断,鉴别诊断一般不难。

(2)从造影征象考虑,尤其单发病变应与下列情况鉴别。

①动脉粥样硬化,表现为边缘不规则的轻至中度狭窄、扩张和串珠状动脉瘤的大动脉炎,

尤其发生在腹主动脉、胸降主动脉或其分支,造影所见与动脉粥样硬化相类似,需要结合年龄、性别等临床情况来分析,如造影检查同时发现其他动脉的边缘光滑的狭窄,则有助于大动脉炎的诊断。

②纤维肌性结构不良,尤其单发于肾动脉者,除非表现为串珠样狭窄者,难以同大动脉炎鉴别。

③血栓闭塞性脉管炎,造影所见可类似大动脉炎。但本病主要侵犯四肢的中、小动脉,几乎不累及或很少累及主动脉及其主要分支。

④腹主动脉或其主支边缘光滑的阻塞,常难以确定病原性质。

⑤大动脉炎的动脉瘤和扩张,常合并其他部位的动脉狭窄、阻塞,临床和病史有助于同其他病因的动脉瘤鉴别。

4. 主动脉夹层 DSA图像实时显示,进行胸主动脉和腹主动脉造影,可以观察夹层全貌。其主要征象包括主动脉双腔、内膜片、假腔附壁血栓、内破口、主动脉分支受累及主动脉瓣关闭不全等。

(1)主动脉双腔

①双腔同时显影,反映内破口大,双腔血流速度几乎相等,假腔血流通畅。

②假腔显影延迟,充盈缓慢,表明假腔血流速度低或内破口小。

③一般假腔扩张,真腔细小,个别情况假腔高度扩张,压迫或掩盖真腔。

④假腔造影剂外溢为假腔外穿或破裂,并发假性动脉瘤的表现。

⑤假腔内血栓不充盈(或充盈缺损),或主动脉腔相对细小,管壁普遍或局部增厚,而无反衬的内膜片应为血栓闭塞型主动脉夹层。但DSA或普通造影对血栓的显示均属间接征象,诊断有困难。

⑥主动脉分支受累,一般头臂动脉发自真腔者居多;肾动脉一侧发自真腔,另一侧发自假腔者不少见。主动脉分支可受压、变窄或为夹层所波及,病变明显者影响相应脏器的供血。

(2)内膜片:充有造影剂双腔间的线、条状负影。假腔充盈不全或延缓则难以衬托出内膜片负影。

(3)内破口:为主动脉夹层上端破口,表现为主动脉管壁(实际为内膜片)局部造影剂喷射、外溢或龛影样突出。有部分病例造影未显示内破口,可能是由于夹层内附壁血栓形成后内破口闭合。根据内破口的位置可将主动脉夹层分为三型(DeBakey分型):内破口在升主动脉,夹层累及范围可达升主动脉、降主动脉,甚至腹主动脉及其分支为Ⅰ型;内破口在升主动脉并且主动脉夹层主要累及升主动脉为Ⅱ型;内破口在降主动脉或以远,主动脉夹层主要累及降主动脉及其分支为Ⅲ型。

(4)再破口:为主动脉夹层远端另一内膜破口。假腔内血流通过再破口回入主动脉腔内,可自然减压,减轻假腔内压力,延缓主动脉夹层继续扩展。

动脉数字减影血管造影有利于观察破口、主动脉分支,以及对并存主动脉瓣关闭不全的定性和定量分析,但对显示假腔全貌及内膜片负影,尤其是Ⅲ型主动脉夹层,其检查效果不如经静脉造影法可靠。

5. 胸主动脉瘤 动脉某部位病理性扩张称为动脉瘤。按病理解剖和瘤壁的组织结构可分为真性和假性动脉瘤。假性动脉瘤是由于动脉壁破裂后形成的血肿,周围包绕结缔组织。真性动脉瘤瘤壁由动脉壁的3层组织结构构成,其发病机制是主动脉壁主要是中层弹力纤维断

第八章　心血管疾病的 X 线鉴别诊断

裂、坏死,失去原有坚韧性,形成局部薄弱区,受主动脉内高压血流冲击向外膨凸形成动脉瘤。

(1)病因:胸主动脉瘤按病因可分为粥样硬化、感染性、创伤性、先天性、大动脉炎性、梅毒性,以及马方综合征、贝赫切特病等。

(2)检查方法:本病以胸主动脉造影 DSA 为主要的确诊手段之一。可以直接显示梭形和囊状动脉瘤,以及动脉瘤部位、大小、范围及分支有无受累等情况。

① 主动脉显影时瘤囊内有造影剂充盈,或主动脉某段呈梭形扩张。根据瘤腔充盈的形状、范围与瘤壁或平片所见的软组织阴影对比,可以间接观察诊断有无附壁血栓。

② 瘤腔内造影剂外溢或充入邻近组织结构,为动脉瘤外穿的特征。个别动脉瘤开口为血栓阻塞,可无造影剂充盈,造成诊断上的困难。

③ 梭形动脉瘤与粥样硬化或主动脉炎所引起的主动脉迂曲、扩张之间有时难以界定。一般后者病变较广泛,呈普遍轻度扩张;前者则扩张较显著,病变较局限。

④ 混合型动脉瘤多在梭形瘤样扩张的基础上有囊状膨凸,有时梭形和囊状动脉瘤可发生于主动脉相邻的两段。如两者间有一段正常的主动脉则为多发性动脉瘤。

⑤ 升主动脉瓣关闭不全。

(3)不同病因的胸主动脉瘤

① 粥样硬化性主动脉瘤。由于动脉粥样硬化,侵犯主动脉内膜或中层弹力纤维组织,造成局部动脉壁的薄弱,形成局部梭形或囊性膨出;部分有合并硬化斑块内出血或血肿,向外穿破形成假性动脉瘤。动脉粥样硬化性动脉瘤好发于腹主动脉,其次为胸主动脉,多数为多发性。降主动脉呈瘤样扩张,边缘不规则,为粥样硬化性动脉瘤的特征,一般不需要造影检查。但作为手术和介入治疗的适应证选择,为进一步了解瘤体和主动脉主要分支的关系及受累情况,血管造影及 DSA 是非常必要的。

② 先天性主动脉瘤。主动脉壁因先天发育不良,主要是中膜弹力纤维稀疏、断裂、排列紊乱等致管壁局部薄弱,形成梭形或囊性扩张。好发于胸主动脉,个别可累及头臂动脉近端。多见于青少年,男女发病率相当,多无自觉症状。造影可见主动脉结和主动脉降部的瘤样扩张,瘤腔比较光滑,可略呈分叶或腊肠样,无附壁血栓,同时常伴有主动脉迂曲延长。

③ 创伤性主动脉瘤。多见于胸部的非穿通性伤,特别是高速的交通事故。主动脉弓降部-导管韧带及左锁骨下动脉附近和升主动脉根部为好发部位。创伤性动脉瘤可以是动脉壁破裂形成的血肿,或在主动脉的中层和内膜裂伤的基础上由于血流的压力形成以动脉中层和外层为瘤壁的动脉瘤。创伤性动脉瘤多为囊性、假性动脉瘤,一般 MRI 及 CT 即可提供诊断信息,主要为多伴有附壁血栓的假性动脉瘤的表现。当前造影检查仅适用于需要外科处理者。

(解放军总医院　尚延忠)

第九章 心血管疾病的磁共振成像检查

磁共振成像(magnetic resonance imaging, MRI)是指在强磁场下,对人体氢原子(hydrogen, H)核发出的信号进行计算机处理,形成灰阶度不同的 MR 图像。近年来由于 MR 软硬件技术的巨大进步,MRI、磁共振血管造影(magnetic resonance angiography, MRA)、磁共振波谱分析(magnetic resonance spectroscopy, MRS)和功能磁共振成像(function, f-MRI)等技术进展十分迅速,已广泛应用于心脏和大血管检查。本章将介绍 MRI 的基础知识,心脏和大血管 MRI 检查方法,正常所见和各种病变的 MR 诊断要点。

第一节 磁共振成像的基本原理

一、核磁共振

原子核永恒不息地沿自身轴旋转,称为自旋(spin)。原子核中含有奇数的质子、中子或质子和中子自旋可产生磁场,此即核磁。生物组织中含有^{1}H、^{13}C、^{19}F、^{23}Na 和 ^{31}P 等元素,但 MRI 使用最多的为^{1}H,这是因为^{1}H 磁化率及自然丰度均很高,^{1}H 占活体组织原子数量的2/3,^{1}H 大部分位于生物组织的水和脂肪中。因^{1}H 只有一个质子,故^{1}H 的 MR 图像也称为质子像,文献中未特别注明者,MRI 均指的是生物组织^{1}H 的图像。

氢原子核自旋产生的磁场,磁场用磁矩(m)或矢量表示,有其长度(强度)、方位和方向(图 9-1)。无外加磁场时,各个质子以任意方向自旋,因而单位体积内生物组织宏观磁矩(或称净磁化,以 M 表示)为零,$M=0$(图 9-2A)。如将生物组织置于一个大的外加磁场(又称主磁场、静磁场,用矢量 Bo 表示)中,则质子磁矩方向发生变化,较多质子(属低能态)磁矩顺 Bo 方向,较少质子(属高能态)磁矩逆 Bo 方向,因此出现与主磁场方向一致的净磁化(或称宏观磁化矢量),M(图 9-2B)。

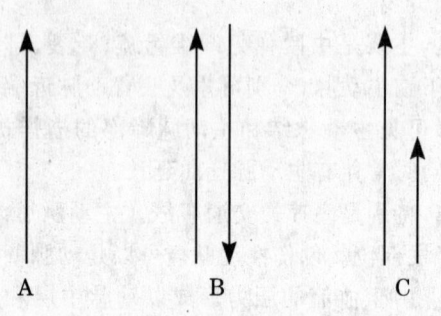

图 9-1 矢量
注:A. 箭号的长度表示磁场强度,箭头指向为磁场的方向
B. 强度相同、方向相反的矢量 C. 不同强度的矢量

在主磁场自旋的质子受扭(力)矩的作用,质子磁矩沿主磁场方向做圆周运动,称之为进动或旋进,其频率(f),可用 Larmor 公式表示:

$$f=\gamma/2Bo$$

公式说明,原子核磁矩进动频率与主磁场强度 Bo 成正比,γ 为磁旋比,各原子核有其恒定的磁旋比。

在主磁场以 Larmor 频率进动的质子群,受到同样频率的射频脉冲(radiofrequency, RF)激励时,质子群宏观磁化矢量 M 不再与原来主磁场平行,M 的方位离开原来的平衡状态而发

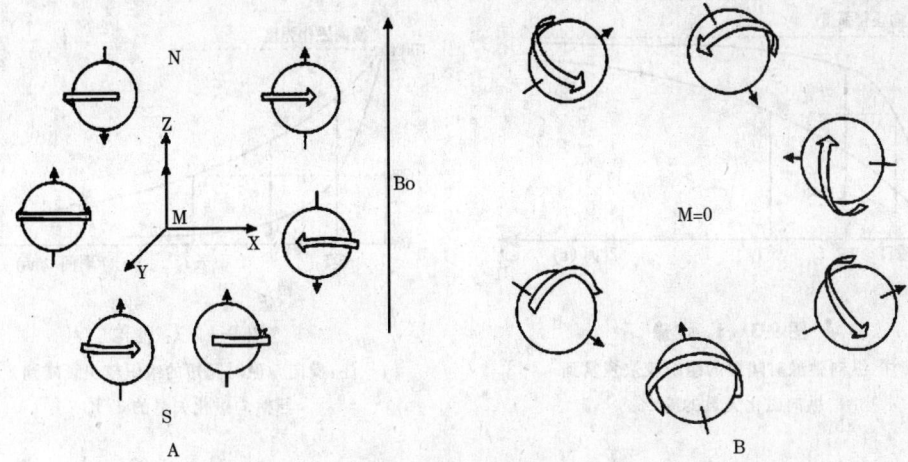

图 9-2 质子矢量

注:A. 无外加磁场,净磁化为 0,质子任意自旋,矢量任意取向 B. 有外加磁场,净磁化为 M,且顺主磁场方向

生变化,此即核磁共振。受激励质子群的宏观磁化矢量 M 的变化程度取决于施加 RF 的强度和时间。施加 RF 越强,持续时间越长,在脉冲停止时,M 离开原平衡状态越远。在 MRI 中常使用的是 90°、180°和弛豫小于 90°的 RF。

二、核磁弛豫

施加符合 Larmor 频率的 90°RF,质子群发生共振,宏观磁化矢量 M 以螺旋倾倒的运动形式离开其原来的平衡状态。如用以 Bo 为 z 轴方向的直角坐标系表示 M,90°脉冲前,纵向磁化(Mz)最大;90°脉冲终止时,M 垂直于主磁场,平行于 XY 平面。此时,纵向磁化矢量 $Mz=0$,因为所有质子在横向几乎以同样的相位运动,横向磁化矢量(Mxy)最大。

受 RF 激励的质子群发生共振,但 RF 停止后,宏观磁化矢量又自发地恢复到原来的平衡状态,这个过程称之为"核磁弛豫"。90°脉冲结束后,纵向部分 Mz 由小变大,直至 Mz 完全恢复,而横向部分 Mxy 由大变小,直至消失。在弛豫过程中,磁化矢量 M 强度的变化分为纵向、横向两个部分讨论。

1. 纵向弛豫 纵向弛豫又称为自旋-晶格或 T_1 弛豫,90°脉冲停止后,纵向磁化矢量逐渐恢复到原来的平衡状态。鉴于弛豫过程表现为一种指数曲线,T_1 值规定为 Mz 达到最终平衡状态 63%的时间(图 9-3)。人体各种组织 T_1 弛豫时间为 500~900ms。由图可看出,对于 T_1 弛豫时间长短不同的两种组织,于 90°脉冲后的某时间点(如 TE),T_1 弛豫短的组织 Mz 大,T_1 弛豫时间长的组织 Mz 小。

2. 横向弛豫 横向弛豫又称自旋-自旋或 T_2 弛豫,90°度脉冲结束的瞬间,横向磁化矢量 Mxy 值最大。但是 RF 停止后,Mxy 很快由大变小终于到零。由于横向磁化矢量衰减也表现为一种指数曲线,T_2 值规定为 Mxy 衰减到其原来值 37%的时间(图 9-4)。人体各种组织 T_2 弛豫时间为 30~100ms。由图可看出,对于 T_2 弛豫时间长短不同的两种组织,于 90°脉冲后某时间点(如 TE),T_2 弛豫时间长的组织 Mxy 大,T_2 弛豫短的组织 Mxy 小。

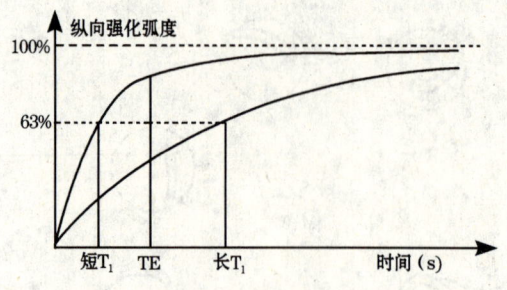

图9-3 T$_1$弛豫

注:纵向弛豫时间短的组织较快恢复到纵向磁化矢量的63%

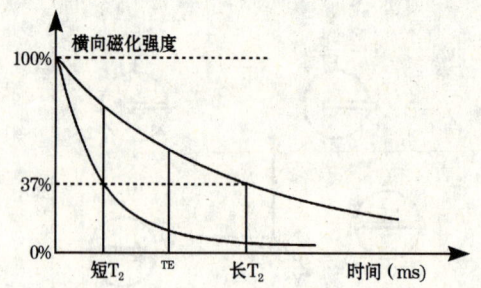

图9-4 T$_2$弛豫

注:横向弛豫时间短的组织较快衰减到原横向磁化矢量的37%

第二节 脉冲序列

磁共振成像为多参数成像,上述的 T$_1$、T$_2$ 弛豫时间是两个主要成像参数,还与受检部位的氢原子数量(质子密度)[nuclear hydrogen,N(H)]等参数有关,通过选择 TR、TE 等参数,可得到突出某个参数的图像,这种图像被称为加权像(weighted image,WI)。人们把分别主要反映组织 T$_1$、T$_2$ 弛豫时间和氢原子数量的图像,相应的称为 T$_1$、T$_2$ 及 N(H)WI。正常和病变组织于 T$_1$ WI,T$_1$ 短者信号高,为白色,T$_1$ 长者信号低,为黑色;于 T$_2$(或 T$_2^*$)WI,T$_2$ 短者信号低,为黑色,T$_2$ 长者信号高,为白色;于 N(H)WI,氢原子数量多者,信号高,为白色,氢原子数量少者,信号低,为黑色,无氢原子者无信号。为得到上述各种加权图像,应选用适当的脉冲序列。

一、自旋回波脉冲

自旋回波(spin echo,SE)序列是 MR 扫描最基本的脉冲序列。其时序是先发射一个 90°RF,间隔数至数十毫秒再发射一个 180°RF,180°脉冲后 10~100ms,测量回波信号的强度。90°脉冲至测量回波的时间称回波时间(echo time,TE)。重复这一过程,两个 90°脉冲之间的时间为重复时间(repetition time,TR)。

二、反转恢复脉冲

反转恢复(inversion recovery,IR)是用 180°RF 使宏观磁化矢量反转,M_Z 由正向转为负向。脉冲结束后,质子群弛豫,M_Z 逐渐由最大负值,经零达最大正值。反转恢复与自旋回波序列结合,则为反转恢复(IR)脉冲序列,其时序为 180°脉冲后,经反转时间(inversion time,Ti),再给一个 90°脉冲;90°脉冲后($TE/2$),迅速再施加一个使相位重聚的 180°脉冲,90°脉冲至采样的时间为 TE,两个反转磁矢量的 180°脉冲的间隔时间为 TR,IR 序列表述为:[180-Ti-90-TE/2-180-TE/2]。IR 序列成像参数有 TR、TE 和 Ti,不同 Ti 可突出组织 T$_1$ 对比,或分别抑制脂肪或水的信号。

三、梯度回波脉冲

梯度回波(gradient recalled echo,GRE)脉冲序列使用<90°(称 α)的 RF 激励,纵、横向磁

化矢量可快速恢复到原来的平衡状态,使重复时间 TR 明显缩短。用一方向相反的梯度磁场使相位重聚产生回波,称之为 GRE 序列。GRE 序列的主要优点是成像时间短又有较高的信噪比。GRE 序列成像参数有 TR(两个 αRF 脉冲之间的时间)、TE(αRF 脉冲至采样时间)和 α 倾倒角。

基本的 GRE 脉冲序列有扰相位和稳定运动脉冲序列。扰相位 GRE 序列仅纵向磁化矢量达到稳定状态,可获得 T_1 加权对比的图像。这种 GRE 序列各厂家名称不同,如 FLASH、SPGR 等。SE 序列 T_2WI 反映的主要是组织 T_2 的不同,GRE 序列反映的是磁场不均匀及 T_2 所引起的去相位,这种综合作用所引起的信号减弱,称为 T_2^*,T_2^* 显著短于 T_2。

稳定进动脉冲序列各厂家分别称为 FISP、GRASS 等。该序列纵、横向磁化矢量均达到稳定状态并形成稳定的信号。这个序列的结构使每个周期开始前横向磁化矢量均不为零,如所用 TR 比成像组织 T_2 短,稳定状态成分 Mxy 常较大,增加了图像对比中 T_2^* 的作用成分。在上述 GRE 序列基础上,可衍生出具有一些特点的其他 GRE 序列,如真正稳定进动快速梯度回波脉冲序列(true FISP,FIESTA 等)。

快速 GRE 序列。TR、TE 可缩短到 1ms 以下,但图像信噪比低,对比差。为提高信噪比,改善图像对比,可先行磁化准备;如先用 180° RF,当不同组织 T_1 弛豫差别明显时,再行 GRE 扫描,这样可突出 T_1W 成分,称为反转恢复磁化(或 T_1)准备,TURBOFLASH、FMPSPGR 等属这种脉冲序列。也可用 90°-180°-90°RF,突出 T_2W 成分,称为驱动平衡磁化(或 T_2)准备。

四、回波平面成像脉冲

回波平面成像(echo planar imaging,EPI)为单一回波衰减,可充填 K-空间整个二维原始数据组,为现今临床应用最快的 MR 成像方法。用 256×256 矩阵,50~100ms 可形成一帧 T_2^*WI。可为 SE-EPI、GRE-EPI、IR-EPI。EPI 主要用于 f-MRI,其主要缺点是近颅底部位图像有严重的几何畸变。

五、快速磁共振成像

1. K-空间技术 上述的 SE、IR 和 GRE 序列,每个 TR 周期 K-空间只进行一次采样,成像时间长。而快速自旋回波(fast spin echo,FSE 或 TSE)序列、FIR 和 FGRE 序列,每个 TR 周期 K-空间可行多次采样,成像时间显著缩短。

2. 单次激发半傅立业变换快速自旋回波 为一次 90°RF 脉冲激励后,连续有 128~600 个 180°重聚焦 RF 脉冲产生的回波,可在数秒内形成 TE 为 200~600ms 的重 T_2WI 像。

3. 并行成像技术 并行成像技术如 SENSE、iPAT、ASSET 等,前述的各种序列仅用一组线圈行 K-空间采样,速度慢。并行成像技术用 2 组以上的线圈同时行 K-空间采样,测出线圈敏感度数据,用数学方法去除卷积伪影,成像速度可提高 2 倍以上。

第三节 心血管磁共振其他检查技术和方法

一、磁共振血管造影

根据血流在磁场中的效应,即飞越时间效应和相位移动效应,使血流以比周围静止组织高的信号而显示出来,即磁共振血管造影(magnetic resonance angiography,MRA),可行两类磁共振血管造影,分别称为飞越时间(time of flight,TOF)和相位对比(phase contrast,PC)MRA。

1. 飞越时间 MRA 飞越时间效应(time of flight,TOF)指在某一时间将一血流团自旋质子标记,而于另一时间被检出,在标记和检出之间,血流团的位置已发生变化,这种现象称飞越时间效应。TOF MRA 主要反映的是流动质子群纵向磁化矢量(M)。TOF MRA 又可分为 2D 和 3D TOF MRA。使用心电门控,在流入速率最大时(收缩期)进行血管成像,能提高 TOF MRA 的对比。行 T_2 准备合并脂肪抑制的 FIESTA 序列可直接行冠状动脉磁共振成像 (coronary magnetic resonance angiography,CMRA)。

2. 相位对比 MRA 相位对比(phase contrast,PC)MRA 用叶瓣面积相同、极性相反的双极梯度场对血流的相位改变行流速编码。需两次扫描,由于双极梯度场的净面积为零,静止组织的相位移动被抵消,而无相位积累,但血流由于位置的变化而出现流动质子的相位积累,其相位积累与血流速度呈正比,相位移动的积累,经梯度场再聚焦,可使流动的质子在横向形成磁化矢量,产生回波,表现为高信号。所以,PC MRA 反映的主要是血流相位移动积累形成的横向磁化矢量。两组有流速编码的图像必须相减,有两种减法,即相位差法和复合差法。前者可显示血流上/下、左/右、前/后的不同极性。后者非零流速相减后为正值,但无血流方向的信息。PC MRA 需要流速编码(velocity encoding,VENC),即设定一个产生 180°相位移动速度限制。VENC 选择应尽量接近血管中血流峰速度,当流速编码小于测量血流的峰速度时,出现混淆(aliasing)现象。PC MRA 也分为 2D 和 3D PC MRA。

3. 3D 对比增强 MRA 对比增强(contrast enhanced,CE)MRA 为静脉注射 Gd-DTPA,在感兴趣部位血管内对比剂浓度最高时,屏气行快速 GRE 3D 扫描。对比剂使其分子周围的 T_1 缩短,血流信号明显增高,通过增加信噪比,复杂血流去相位引起的伪影明显减少,提高了 MRA 图像的质量,CE MRA 可与数字减影相结合,每 5~10s 采集一次 3D 数据,这样,可以区分动脉期和静脉期。

4. 黑血和亮血技术

(1)黑血技术或称黑血血管造影:前述的 SE、FSE、IR、FIR 序列血流均可表现为低信号,对心脏和血管病变的诊断很有帮助。这是由于流动血液团不能接受到 90°、180°两个 RF 的激励,就不会形成回波,血流无信号或为低信号(称流空效应)。成像前施加两个 180°RF,血流信号更低。

(2)亮血技术:前述的 GRE 及 EPI 各脉冲序列,尤其是真正稳定进动快速梯度回波脉冲序列(true FISP,FIESTA 等),血流均表现为高信号,如同注入碘对比剂后普通 X 线心血管造影。MR 成像速度可快到约帧/50ms,每个心动周期可分为 20~40 个时相,运用磁共振电影成像(cine MRI)可检测心脏功能。

二、血流速度测定

血流速度的测量方法也是根据飞越时间效应和相位移动效应分为两大类,即 TOF 法和 PC 法,PC 法已开发出的软件包可直接应用于临床。有人用相位移动技术测量了左、右心室的排出量。与超声测量比较,相关系数分别为 0.98 和 0.95。

三、心肌标记技术

在心脏电影成像序列的基础上,每个心动周期采样前先施加一个与成像平面垂直的线状饱和脉冲,即心肌标记(tagging)。随着不同心动周期,心肌运动标记带也会随之移动,为更准确地定量分析心壁运动和心室功能提供了一种非创伤性手段。

四、磁共振对比剂

某些病变如肿瘤、心肌坏死等,使用对比剂,可发现 MR 平扫所见不到的病变;增强 MRI 还可用于心肌灌注、CE MRA 和血流动力学研究。对比剂的作用机制是影响邻近质子的 T_1、T_2 弛豫时间。总的说来,T_1、T_2 值都缩短,但程度不同,或者以 T_1 缩短为主,或者以 T_2 缩短为主。临床使用最多的磁共振对比剂是钆螯合物,二乙烯三胺五醋酸钆(gadolinium diethyl triamine-pentoacetic acid, Gd-DTPA)为细胞外对比剂,在体内分布是非特异的,经静脉注入体内后,可在血管内与细胞外间质之间自由通过,经肾小球从肾排泄。Gd-DTPA 为顺磁性物质,低浓度时主要使 T_1 缩短,用作 T_1WI 的阳性对比剂,高浓度时也可缩短 T_2。常规用量为 0.1mmol/kg,也可用到 0.2~0.3mmol/kg。

五、磁共振灌注成像

灌注(perfusion)是毛细血管床水平微观运动过程,单位时间单位体积组织的动脉血流量称为灌注率,灌注成像能反映毛细血管床的血流状况。注入 Gd-DTPA 后,可用扰相位 GREWI 行灌注成像,对于心肌梗死的病人,如梗死区心肌细胞已死亡,则无灌注,而低灌注区在冠状动脉旁路移植术或介入治疗后心肌细胞功能可恢复。

六、磁共振波谱分析

目前可用于心肌在体(in vivo)检测的原子核有 ^1H、^{31}P、^{13}C、^{19}F、^{23}Na 和 ^{17}O 等,其中以前两者最常用。MRS 检测需要特殊设备,心脏的持续运动也给这项检查带来很大挑战,目前尚处于实验室研究阶段。

第四节 心血管磁共振检查的优缺点、适应证和禁忌证

一、优点

1. 黑血技术使心脏和血管内血流表现为低信号,可观察、评价心脏、血管壁厚度、结构及动脉粥样硬化的成分。
2. 亮血技术使心脏和血管内血流表现为高信号,如同注射对比剂 X 线心血管造影,cineMRI 可观察、评价心血管的形态和功能,检测左心室整体及局部功能参数。观察与测定瓣膜的功能状态,确定心内分流和主动脉夹层破口的部位。
3. 黑、亮血技术相结合能区分是否血栓、血管结构,如肺动脉血栓亮血技术为较高信号,而黑血技术无信号的血流使血栓显示很清楚。
4. MRI 的组织对比分辨率高,可分辨出心内膜、心肌、心包和心包外脂肪。

5. 运用脂肪抑制技术可对心脏脂肪瘤、先天性心律失常性右心室发育不良（心肌脂肪变性）等行定性诊断。

6. 运用心肌灌注和 MRS，在心肌梗死时区分正常、坏死和存活心肌。

7. 多参数成像、任意方位断层。

8. 无辐射损伤等。

二、缺点

1. 成像速度慢。

2. 冠状动脉等部位的钙化显示为低信号或不能显示，使诊断困难。

三、适应证

可研究正常心脏的形态和功能，先天性心脏病，后天性心脏病，主动脉、肺动脉和上、下腔静脉病变，心包病变等。

儿童和不能配合者，须用镇静剂完成 MR 检查。

四、禁忌证

安装心脏起搏器及体内埋置其他电刺激装置者，眼眶内金属异物者，动脉瘤金属结扎者，胸部有弹丸或其他金属异物存留者；有些金属植入物，如心脏瓣膜及骨接合术物质，做 MR 检查时具有风险。

第五节 心脏的特殊检查方法

一、心血管搏动和呼吸运动伪影的控制

心脏是一个持续、快速运动的器官，呼吸也使胸廓和膈肌位置不断变化，为了充分显示心血管结构、减少心血管搏动和呼吸运动对图像质量的影响，必须进行心电触发、心电门控及呼吸运动控制。

1. 心电门控或心电触发技术

（1）心电触发：以心电图 R 波作为 MRI 测量的触发点。选择适当的触发延迟时间（time delay），即 R 波与触发脉冲之间的时间，可以获得心动周期任何一个相位上的图像。

（2）心电门控：只在心电门开放时获取资料，心电门的宽度与位置可由操作者加以选择。

2. 呼吸运动的控制　呼气末屏气能使膈肌位置保持稳定，克服呼吸运动伪影效果较好且技术简单实用，在利用对比剂进行造影成像时十分必要。不足之处是屏气时间较长时部分患者不能很好地配合而影响检查的成功率。克服呼吸运动伪影的另一个主要技术是导航回波（navigator echo），可以在自由呼吸状态下完成心脏 MR 检查。

二、扫描层面选择

因心室的长轴是向人体长轴的前、下与左倾斜的，故欲充分显示心脏的解剖结构，务必相应采取多种扫描体位。除常用的以身体长轴为参照的横轴位、冠状位、矢状位用以观察病变与

心脏外器官的关系外,对于显示心房、心室及大血管的相互连接关系,以下心脏专用扫描体位更为重要:

1. 水平长轴位 又称垂直于室间隔的心脏长轴位或四腔心位,能很好地显示心脏各房室的大小和形态、二尖瓣和三尖瓣、房间隔、室间隔及乳头肌等结构,能较好地观察左心室侧壁、心尖与心底部心肌,快速动态电影扫描用以观察二尖瓣、三尖瓣,左、右心室流入道和心室的功能状态,测量心肌厚度变化,是整体显示心脏和各房室的主要轴位(图9-5)。

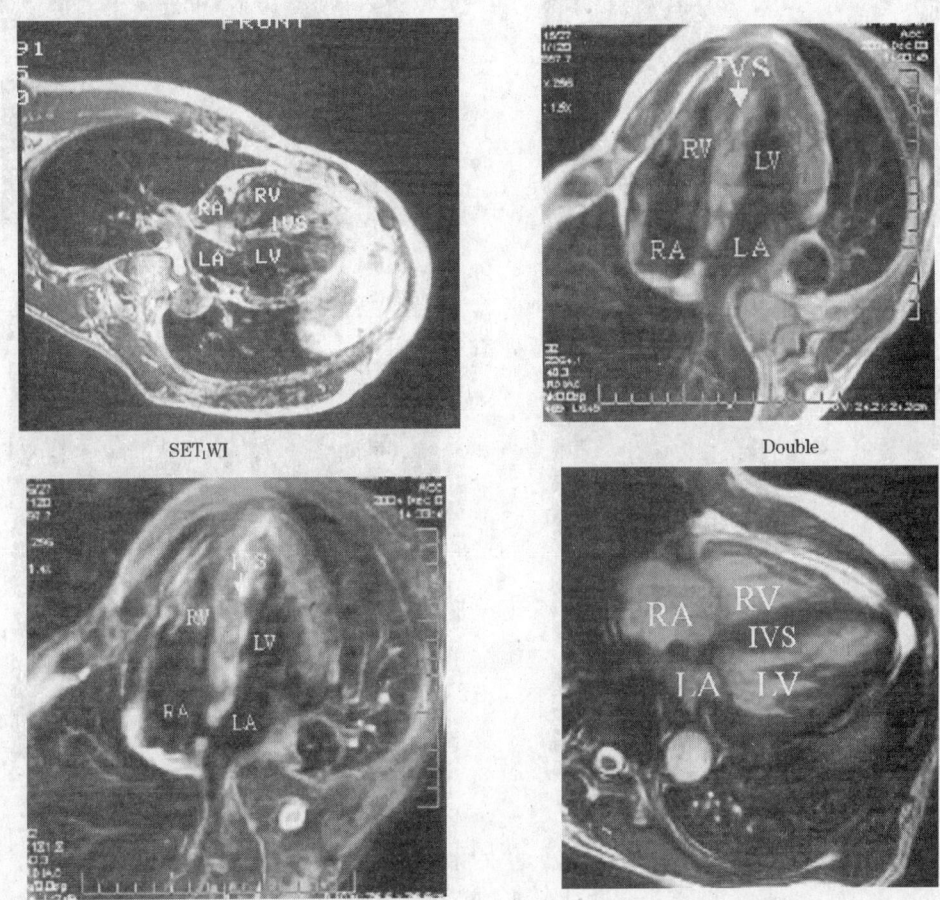

图 9-5 心脏水平长轴位

注:LA. 左心房　LV. 左心室　RA. 右心房　RV. 右心室　IVS. 室间隔

2. 垂直长轴位 又称平行于室间隔的心脏长轴位,能在同一层面上显示右心房、右心室或左心房、左心室,能充分观察心房与心室间的关系,较好显示前壁、下壁、心尖部与心底部心肌(图9-6,图9-7)。此外,左心室流出道、主动脉根部、主肺动脉、右肺动脉、左上肺静脉、后组乳头肌等结构有时亦可清晰显示。

3. 短轴位 在同一层面上显示左、右心室或左、右心房,能很好地观察房室间隔、前壁、侧壁、下壁、后壁心肌、右心室流出道等(图9-8)。

4. 左心室流入、流出道位 在短轴位心室底部平面沿主动脉瓣口中心点和二尖瓣口中心点连线扫描获取此位置(图9-9)。可以同时显示左心室流出道和流入道,以及二尖瓣与主动

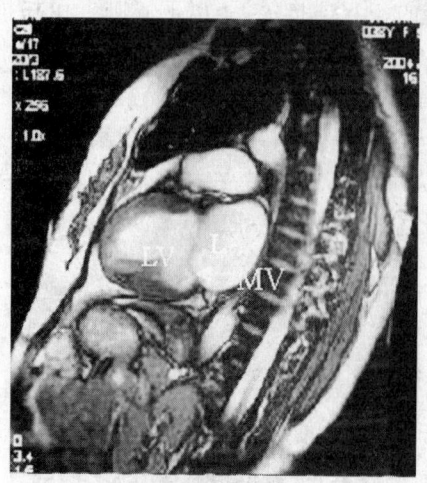

图 9-6　左心垂直长轴位
注：LA. 左心房　LV. 左心室　MV. 二尖瓣

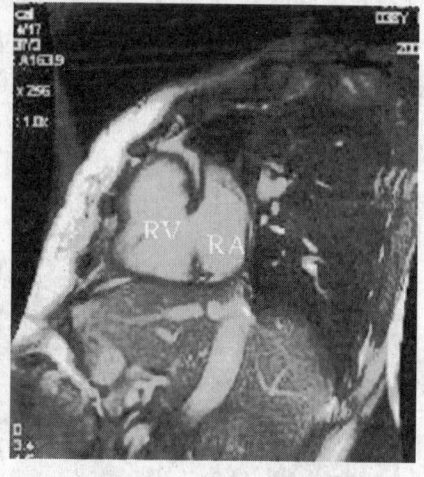

图 9-7　右心垂直长轴位
注：主要显示右心房(RA)、右心室(RV)和三尖瓣的形态和功能

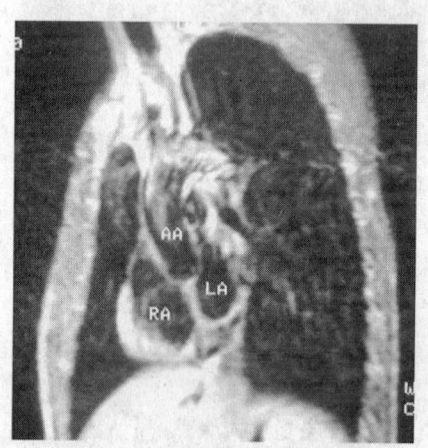

心房平面短轴位

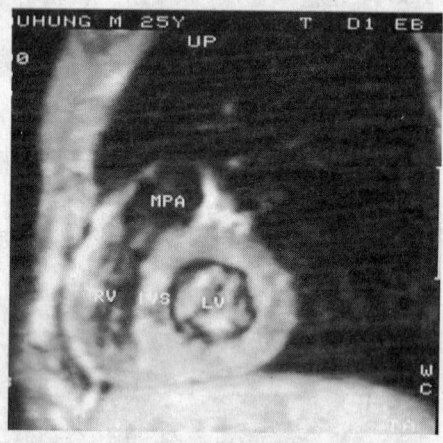

心室平面短轴位

图 9-8　心脏短轴位
注：LA. 左心房　RA. 右心房　AA. 房间隔和升主动脉
　　LV. 左心室　RV. 右心室　IVS. 室间隔　MPA. 肺动脉

脉瓣，是鉴别肥厚梗阻型心肌病的主要位置。

5. 右心室流出道位　在左心室流入、流出道位置上沿所显示的右心室和左肺动脉连线平行于室间隔扫描获取此位置（图 9-10）。可充分显示右心室流出道并同时显示下腔静脉入口、右心房和右心室，是评价右心的重要位置。

除了上述的扫描位置外，可根据诊断需要摄取各种不同角度的斜位像，显示病变与心脏的关系。

三、心脏断层成像的标准化心肌分段

参照 2001 年美国心脏协会（AHA）推荐的心脏影像学分段法，以左心室长轴和呈 360°环形的短轴位为参考，对心肌分段命名和定位。沿左心室垂直长轴从心尖至心底使用基底（bas-

第九章 心血管疾病的磁共振成像检查

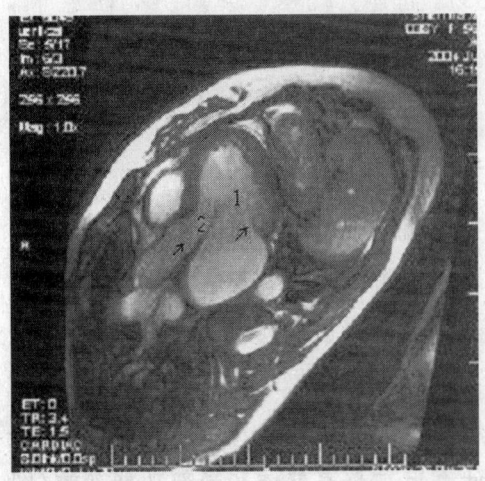

图 9-9 左心室流入、流出道位
注:1. 左心室流入道 2. 左心室流出道
→. 二尖瓣 ↗. 主动脉瓣

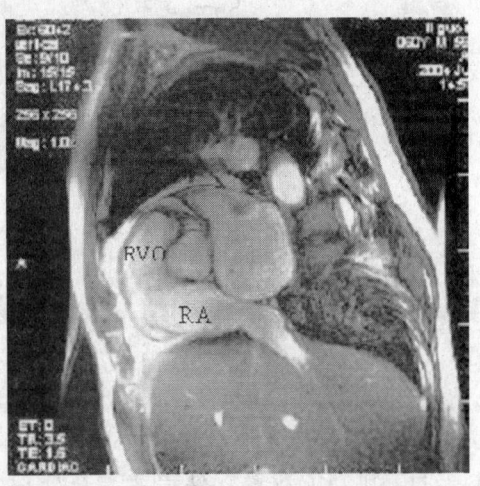

图 9-10 右心室流出道位
注:RA. 右心房 RVO. 右心室流出道

al slice)、中部心腔(mid-cavity)和心尖三个层面(apical slice)进行定位(图 9-11);短轴位将基底层面和中部心腔的环形按60°等分,平均分为6个节段,共12个节段:前壁(1,7)、前间隔(2,8)、下间隔(3,9)、下壁(4,10)、后侧壁(5,11)、前侧壁(6,12);将心尖层面按90°四等分,分为4个节段:前壁(13)、室间隔(14)、下壁(15)和侧壁(16);将左心室垂直长轴位最尖部不含心室腔、完全由心肌构成的心尖帽(apical cap)定义为17段。同时冠状动脉对心肌的支配具有特定性,每一节段都代表着相应的冠状动脉供血区,即:1、2、7、8、13、14和17段主要是左冠状动脉前降支(LAD)分布区,3、4、9、10、15段主要是右冠状动脉(RCA)分布区,5、6、11、12、16段则主要是左冠状动脉回旋支(LCX)分布区(图 9-12)。

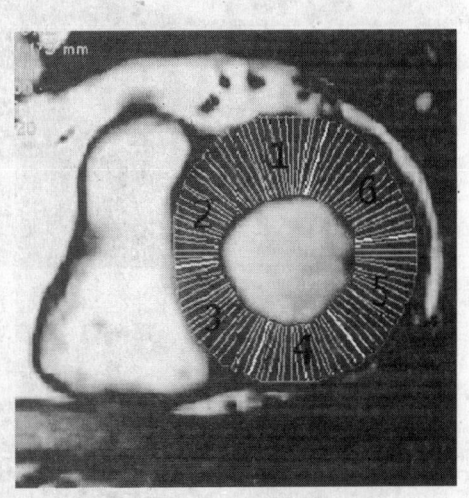

图 9-11 心室底部左心壁分段

四、左心室功能检测

以 8~10mm 层厚完成 8~10 层短轴位电影成像序列,覆盖从流出道至心尖整个左心室。为了便于对心肌各节段的分析,并准确划分心内、外膜,短轴位上选择左心室流出道下第一层为基底层面,乳头肌最大直径所在层面为中部心腔层,心腔最小且心内膜与血池分界最清晰的层面为心尖层面,心尖帽则在左心室长轴位不含心腔的心尖部认定。将 ECG 的 R 波触发后第一帧图像定义为收缩末期(end-systole,ES),此时心腔最小;将心腔显示最大的一帧图像定义为舒张末期(end-diastole,ED),通常在 R 波触发后 500~600ms。采用手工描记心内、外膜

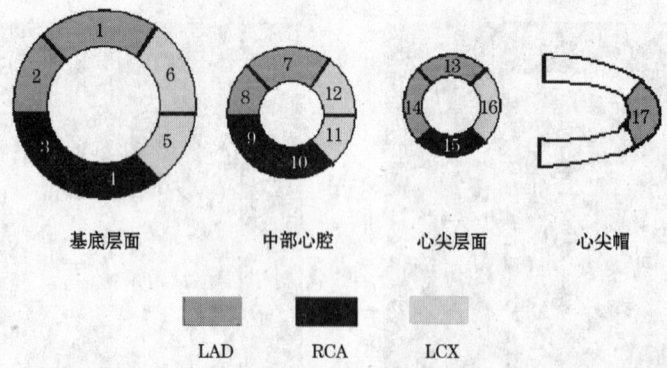

图 9-12 左心室心肌标准化分段示意图

的方法,仔细排除乳头肌、肌小梁(trabeculae)和心包外脂肪。由心内、外膜轮廓所获得的定量资料经过心脏功能测量软件程序综合处理,分别计算出左心室整体和局部功能参数(图 9-13A、B)。心肌标记可观察和定量分析心肌的收缩功能(图 9-14A、B)。

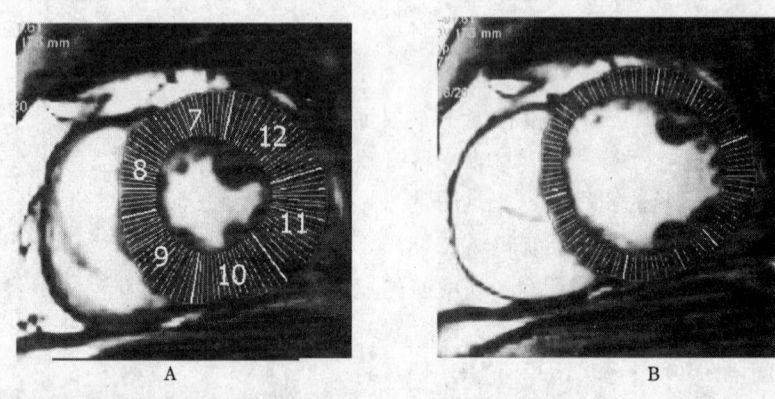

图 9-13 心室功能测量(短轴位中部心腔)
注:A. 收缩末期图像 B. 舒张末期图像

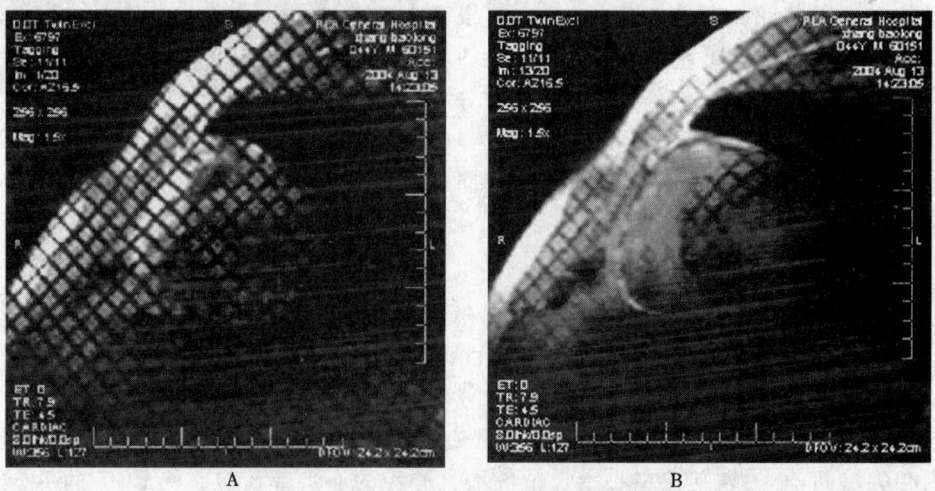

图 9-14 心肌描记
注:A. 收缩末期 B. 舒张末期

1. 左心室整体功能参数 每搏射血量(SV)、舒张末期容积(EDV)、收缩末期容积(ESV)、射血分数(EF)、舒张末期质量(EDM)和收缩末期质量(ESM)。

2. 左心室局部功能参数 包括舒张末期厚度(WTED)和收缩末期厚度(WTES);室壁增厚率(wall thickening,WT%),即室壁厚度增加的百分比,WT% = [(WTES − WTED)/WTED] × 100%;室壁运动(wall motion,WM)反映各个时相心内膜相对舒张末期的运动距离,指的是收缩末期心内膜的相对运动距离,通过采用改良的中心线法减少由于心肌运动时平移和旋转带来的误差。

第六节 心脏磁共振成像正常所见

一、诸扫描体位心脏正常所见

正常心脏MRI扫描所见如本章图9-3～图9-8。

二、心脏主要解剖结构正常所见

1. 心肌 黑血技术显示的心肌往往呈现中等信号强度,与横纹肌相仿。左心室壁心肌厚度与信号强度比较一致,室间隔正常时较其他心壁稍薄。可能由于呼吸动度影响,左心室的下壁经常显示较其余心壁稍薄,信号稍低,勿误为病理状态。

2. 心内膜 为被覆心腔内面的光滑、透明的膜,与大血管内膜及瓣膜相连续。在质量好的MRI图像上,有时可显示心内膜较心肌信号高的细线,但常与心腔缓慢血流的高信号混淆,不易分辨。

3. 心房 心房形态学的确定主要基于心房耳部的识别,右心房耳部呈基底宽的三角形,与右心房固有心腔之间的连接宽;左心耳呈管状,与左心房连接窄。有时心房耳部在MRI上观察不满意,有赖于较少恒定的静脉连接来提示右心房的位置。上下腔静脉进入右心房的位置在横轴位、冠状位和矢状位上容易识别。因上腔静脉偶尔可进入左心房,所以下腔静脉是右心房位置的更可靠的标志。MRI上可准确测定左、右心房的大小。

4. 心室 两心室都是由入口部、心室小梁和流出部所组成。右心室呈三角形,肌小梁粗大,内壁粗糙,房室瓣与心尖距离近。有调节束,是室间隔缘小梁最显著的部分,横轴位上可以观察到它从室间隔到右心室前壁。左心室呈椭圆形,内壁光滑,肌小梁纤细,无调节束,房室瓣距心尖较远。

收缩期左心室内由于血液涡流和快速运动,无信号可见,但在舒张末期和收缩早期,一半以上病人在左心室心尖部及后部区域可见到信号。右心室腔内较少见到信号,一般见于舒张晚期。于舒张晚期,大多数病人沿左心房之左侧可显示信号,收缩期通常无信号。右心房内偶尔在收缩末期见到信号。右肺动脉内于收缩期正常见不到信号,如出现时,则可能是由于肺动脉高压或血栓形成。

5. 瓣膜 采用心脏表面线圈能清晰显示二尖瓣、三尖瓣与半月瓣。T_1加权像,瓣膜呈现中等强度信号,与房间隔相仿,比心肌的信号稍高。于斜、横轴位上可观察到二尖瓣前瓣与主动脉根部相连。

6. 心包 心包只有壁层的纤维部才有足够厚度能在MRI上显示,各序列上均为低信号。

由于壁层心包周围脂肪层为高信号,与中等强度心肌信号对比,心包为介于两者之间的低信号弧线影。横轴位或垂直于室间隔的心脏长轴位扫描最适于观察心包结构。以心室收缩期更为清楚,其厚度舒张期为 0.5～1.2mm,收缩末期为 0.5～1.7mm,这两个数值均超过壁层心包尸体解剖的厚度(0.4～1.0mm)。研究表明,上述心包图像是由壁层心包和流动的心包液共同形成。心脏运动使心包液呈现复杂的运动形式,由于去相位,在黑血技术影像上均呈低信号。心包液体不一定沿心脏平均分布的,在具有右心房、右心室、左心室的解剖平面上测量心包厚度较准确。靠近心尖层面,心包厚度明显增加,可达 7mm,这是因为:①心包液体趋向于汇集在心尖部。②心尖部心包深达膈肌,心尖部心脏下壁的心包在切线位能显示最大径线。

心包在右心室前表面往往显示,但在左心室之后外侧、右心房部位显示不清,这是因为该部的脂肪组织较少,不易与周围低信号的肺组织鉴别。有几个心包隐窝,特别是心包上隐窝容易看到,见于升主动脉之前后方。主动脉前隐窝在升主动脉前方与主肺动脉之间的浅沟里,横轴位呈三角形,最大径为 1.8cm;矢状位在升主动脉前面 2～3cm。主动脉后隐窝在气管隆嵴水平,恰好于右肺动脉上方,紧贴升主动脉后方,呈线状或呈椭圆形低信号区,最大径线 2cm。正中矢状位上,位于升主动脉后方,右肺动脉或其上方水平。心包上隐窝有可能被误为血管结构、钙化的动脉硬化斑块和升主动脉夹层的假腔。心包横窦在升主动脉和主肺动脉的后方,横向连接左、右心包腔。它与上腔静脉前面的右侧心包腔和左心房耳部侧面的左侧心包腔相通。T_1 加权像,横窦在横轴位、冠状位及矢状位为右肺动脉与左心房之间的低信号结构。在矢状位上显示最清楚图像。

7. 冠状动脉 冠状动脉磁共振成像(CMRA)目前采用三维 FIESTA(fast imaging employing steady state acquisition)序列,获得右冠状动脉(RCA)、左主干(LM)、左前降支(LAD)、左回旋支(LCX)图像,分次重复扫描使每支血管在两个以上的不同方位上显示。CMRA 示正常冠状动脉血管走行自然,轮廓清晰光滑,管腔通畅且由粗逐渐变细,管腔内血流信号接近动脉窦且均匀一致,血管周围无异常信号,为正常冠状动脉各支的 6 个标准图像(图 9-15～图 9-20)。

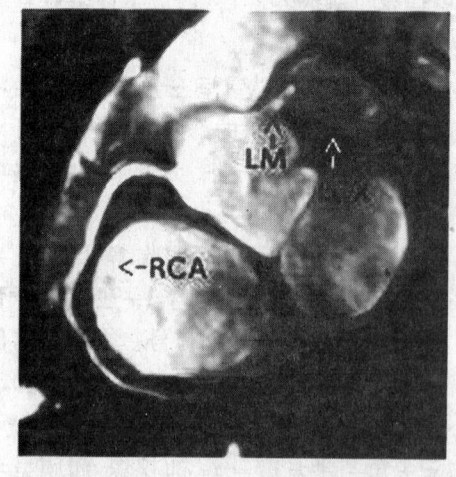

图 9-15 正常冠状动脉 1
注:RCA. 右冠状动脉　LM. 左冠状动脉主干
LCX. 左冠状动脉回旋支

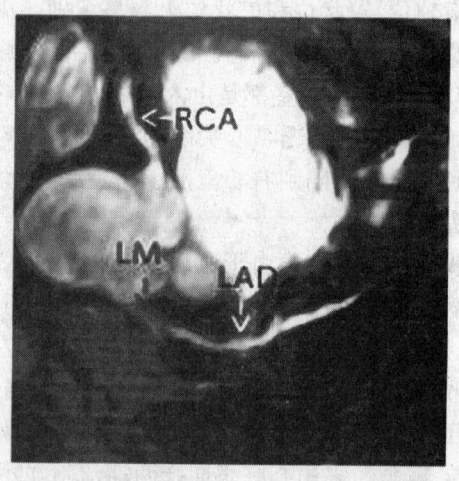

图 9-16 正常冠状动脉 2
注:LAD. 左前降支

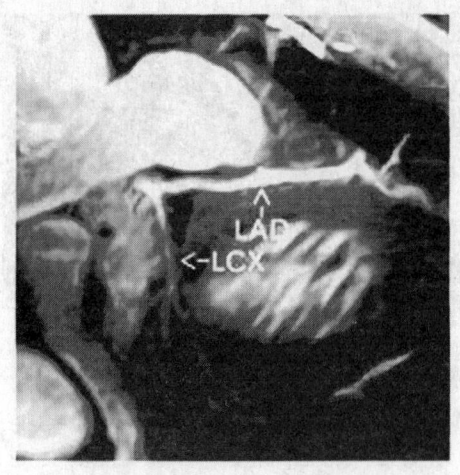
图9-17 正常冠状动脉3

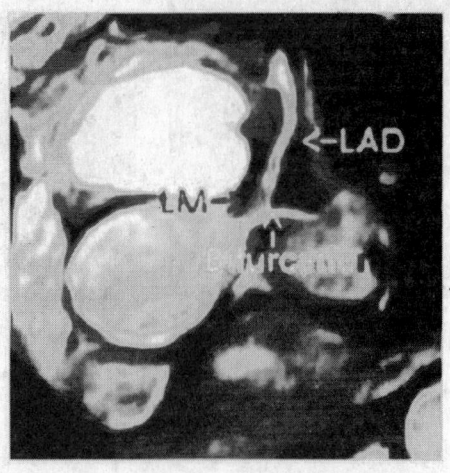
图9-18 正常冠状动脉4

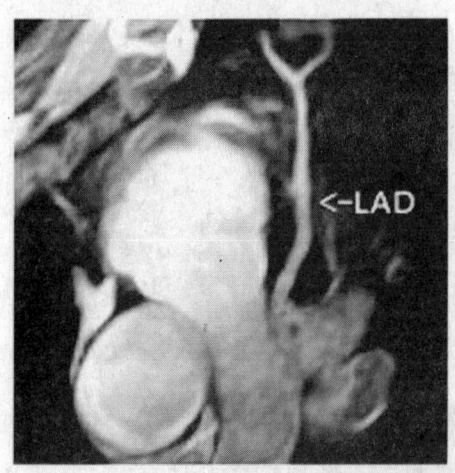
图9-19 正常冠状动脉5

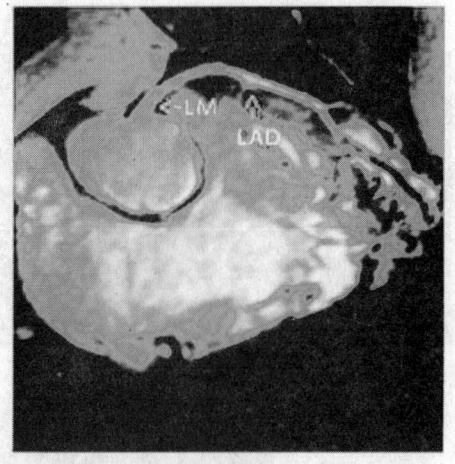
图9-20 正常冠状动脉6

第七节 常见心脏病磁共振成像

一、冠状动脉粥样硬化性心脏病

1. 急性心肌梗死 因为梗死部的心肌组织的 T_1、T_2 弛豫时间延长（其主要原因系病灶部的含水量的增加，T_1、T_2 值与心肌的水分含量呈线性关系），故在 T_2 加权上病变的信号强度增高。动物实验证明，心肌梗死后 3h 就能看到在 T_2 加权像梗死部信号增强，并与心电图上的梗死部位一致（图9-21）。另外，梗死部位心室壁变薄，邻接梗死部位的心室腔内因血流速度减慢而引起信号强度增高。磁共振影像可见梗死部位心室壁运动障碍。

2. 慢性心肌梗死 MRI反映了心肌细胞缺血、坏死后所形成的纤维瘢痕组织及继发的异常改变。梗死部位体积缩小，心室壁变薄，因纤维瘢痕组织的含水量下降，局部心室壁信号强

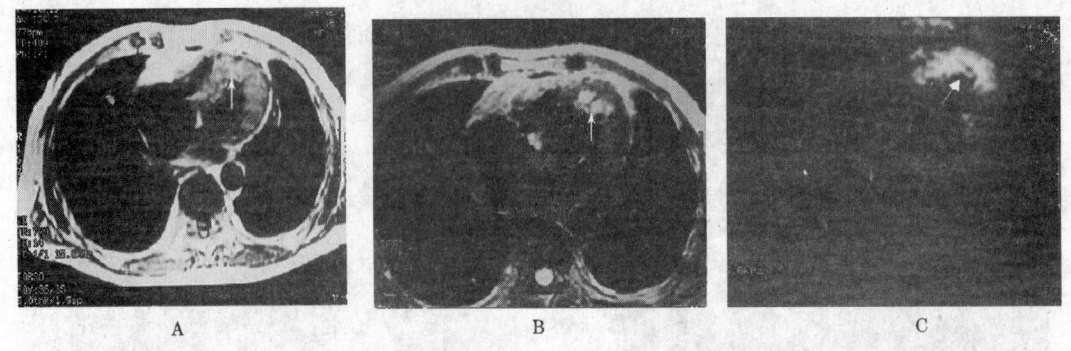

图 9-21 急性心肌梗死 MRI 像

注：A. SE T_1WI,心尖部信号略不均匀　B. T_2WI,心尖异常高信号　C. 延迟增强扫描,前间壁明显异常强化

度下降；此于 N(H)、T_1 和 T_2 加权图像上均可见到,以后者明显。继发的收缩功能异常表现为局部心肌增厚率和节段性室壁运动异常。陈旧性梗死及邻近区域可见到由于血流缓慢所致的高信号。心肌的钙化显示为低信号,与纤维瘢痕组织的低信号无法区别。其他继发改变是左心室收缩期容积增加,射血分数及短轴缩短率下降等(图 9-22)。

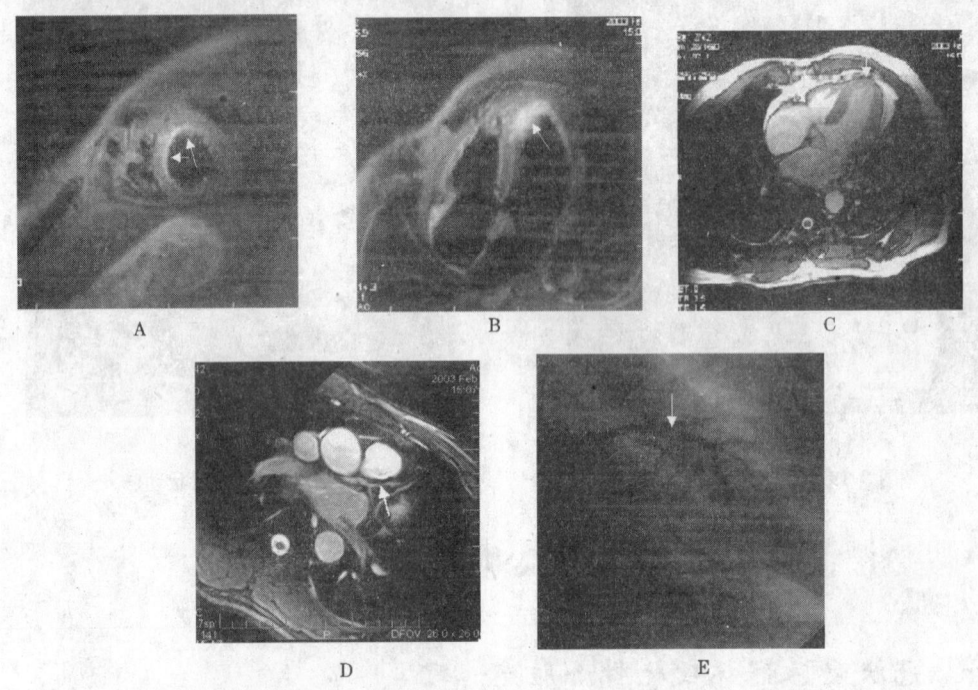

图 9-22 急性心肌梗死 3 周后影像学所见

注：A. 短轴位　B. 水平长轴位 triple IR　C. cine MRI　D. CMRA　E. DSA

3. 室壁瘤　室壁瘤的最主要 MRI 征象是室壁显著变薄伴信号强度下降,病变区局限性膨凸,呈反向或(和)无运动(图 9-23)。MRI 能准确确定瘤体的部位、大小、有无附壁血栓及其对左心功能的影响程度,有助于估测患者预后和指导治疗。

4. 心肌灌注成像及延迟增强评价存活心肌　心肌梗死病人的心肌有正常心肌、坏死心肌和存活心肌,后者在慢性心肌梗死为冬眠(hibernating)心肌；在急性心肌梗死为顿抑

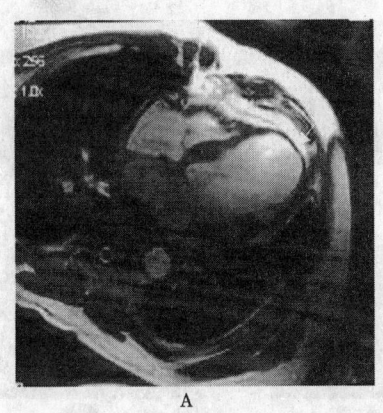 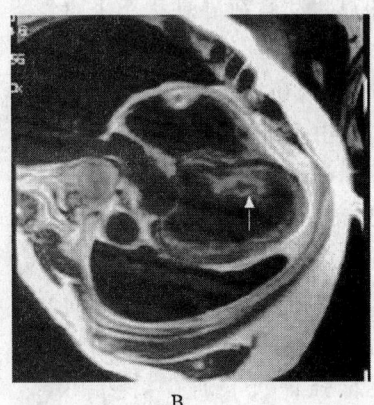

图 9-23 左心室前壁广泛心肌梗死后室壁瘤形成

注：A. cine MRI　B. double IR

(stunned)心肌。心肌灌注成像可以区分心内膜下与心外膜下心肌的灌注异常，T_1WI 也可检测有关的灌注参数，如最大对比强化(maximum contrast enhancement，MCE)、信号强度时间曲线斜率(slope)、平均通过时间的倒数(inverse mean transit time，1/MTT)，以及心肌灌注储备指数(myocardial perfusion reserve index，MPRI)等(图 9-24)。常用腺苷(adenosine)或双嘧达莫(潘生丁)行心肌灌注的负荷检查，腺苷或双嘧达莫使正常冠状动脉明显扩张，但显

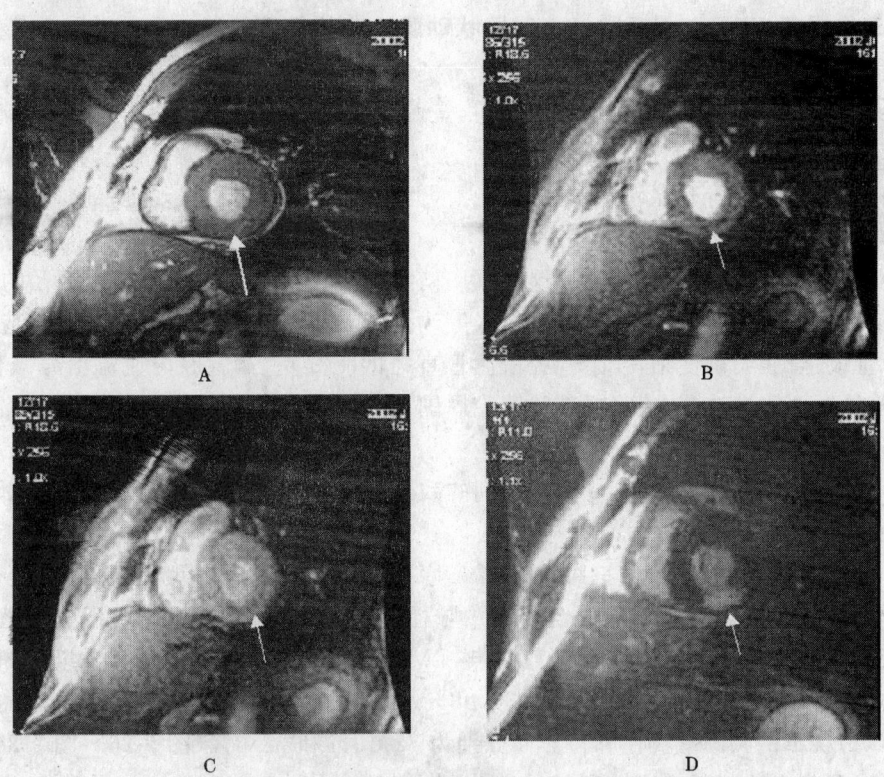

图 9-24 心肌灌注成像及延迟增强

注：A. 短轴位 cine MRI　B. MRI 早期　C. MRI 中期　D. 延迟增强

著狭窄的冠状动脉在静息状态下,已明显扩张,用药后其供血区非但不能增加血流,反因窃血作用,血流减少,从而显示出低灌注区域。腺苷140μg/(kg·min),共注射6min。双嘧达莫0.56mg/(kg·min),共注射4min。低灌注的心肌静息状态下信号正常,但负荷状态下表现为低信号,为低灌注的存活心肌(图9-25)。

延迟增强评价心肌存活,T_1磁化准备、分段采集快速梯度回波序列(如FGRE-ET)可使正常心肌增强信号为零,突出正常和损伤心肌之间的强化对比,与其他序列相比,其信噪比(SNR)可提高约500倍(SNR)。

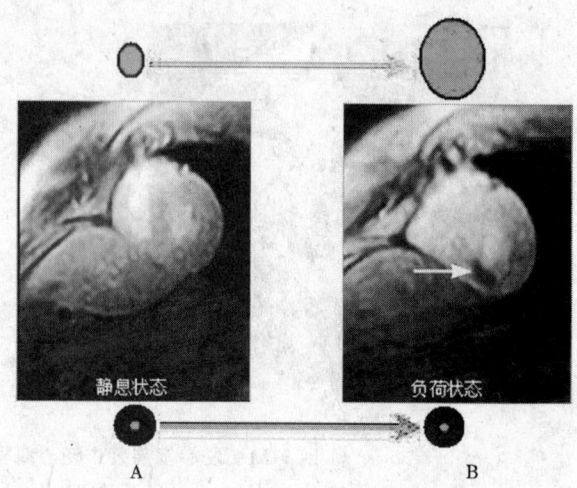

图9-25 腺苷心肌灌注负荷
注:A. 静息状态未见异常 B. 负荷状态显示低灌注区(→)

延迟增强对于心肌存活的评价在急、慢性心肌梗死有区别,在慢性梗死延迟增强仅见于不可逆性梗死组织,因此可用于预测血管成形术后心肌节段功能可否恢复。对于急性及亚急性心肌梗死,可逆性及不可逆性心肌损伤均有可能出现延迟增强。

5. 三维屏气FIESTA序列MRA对冠状动脉狭窄的显示效能 冠状动脉狭窄在CMRA分级是参照冠状动脉导管造影的目测管径法,将血管状态分成0～Ⅳ级。

(1) 0级:血管走行自然,轮廓清晰光滑,管腔通畅且由粗逐渐变细,管腔内血流信号接近动脉窦且均匀一致,血管周围无异常信号。

(2) Ⅰ级:血管走行有僵硬感,轮廓欠光滑,但管腔无明确狭窄表现,局部管腔内血流信号可以有减低,与CCA狭窄<25%相对应。

(3) Ⅱ级:血管走行僵硬,轮廓不规则,可有轻度的狭窄,其程度小于正常管径的1/3,管腔内血流信号不均匀,邻近血管段无继发扩张等改变,与CCA狭窄25%～50%相对应。

(4) Ⅲ级:管腔明确变细,残余管腔占血管直径的1/2左右,管腔内血流信号减低,部分表现为血管轮廓膨胀性改变,狭窄局部的管腔周围可见点片状高信号,伴有或不伴有邻近血管扩张,与CCA狭窄50%～75%相对应。

(5) Ⅳ级:管腔连续性中断,或者可鉴别的残余管腔直径小于正常管径的1/3,邻近血管呈扩张改变,与CCA狭窄>75%相对应。

33例冠心病病人接受屏气三维FIESTA序列CMRA检查和冠状动脉造影检查,将冠状动脉狭窄在CMRA图像划分为0～Ⅳ级,并与冠状动脉导管造影的狭窄分级进行逐段匹配比较,以冠状动脉狭窄程度50%为统计截断点,CMRA对冠状动脉主干狭窄分级判断的总体特异性、敏感性和准确度分别为84.78%、84.08%和84.30%,阴性预告值为92.35%,对右冠状动脉(RCA)狭窄的判断敏感性和特异性分别为85.19%和88.0%(图9-26～图9-28),对左主干动脉(LM)狭窄的判断敏感性和特异性分别为75.0%和86.21%,对左前降支动脉(LAD)狭窄的判断敏感性和特异性分别为86.05%和71.70%,对左回旋支动脉(LCX)狭窄的判断敏感性和特异性分别为88.24%和90.91%。

第九章 心血管疾病的磁共振成像检查

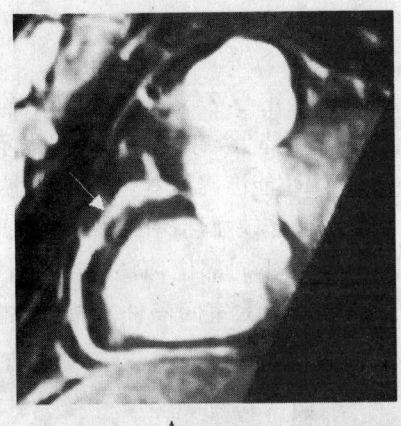 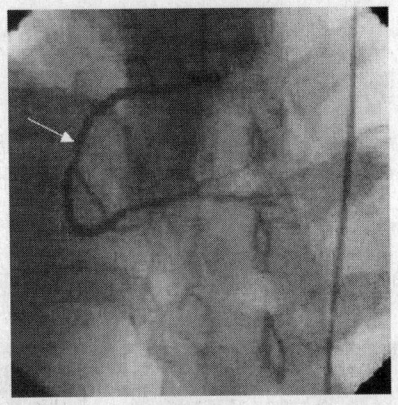

图 9-26 右冠状动脉轻度狭窄
注：A. MRA B. DSA

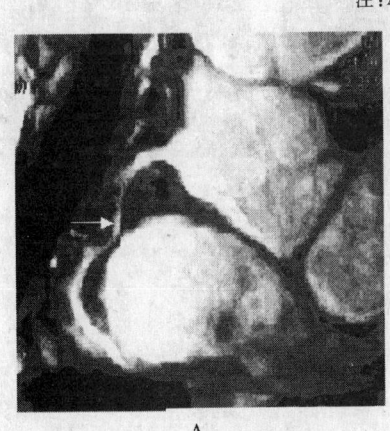 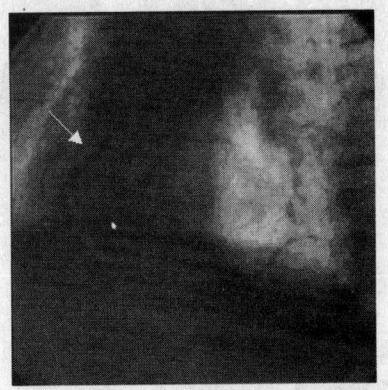

图 9-27 右冠状动脉中度狭窄
注：A. MRA B. DSA

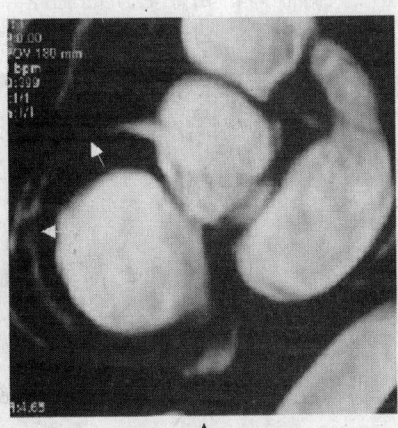 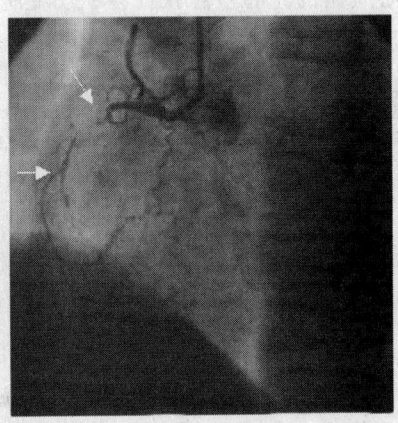

图 9-28 右冠状动脉重度狭窄
注：A. MRA B. DSA

二、心肌病

1. 扩张型心肌病 室间隔与心室游离壁不厚甚至变薄,左心室、左心房和右心室往往显著扩大,功能受损;心肌收缩不良、心肌增厚率下降,射血分数降低,有时可见室间隔不成比例变薄。但确立诊断须除外其他原因引起的心脏扩大,cineMRI能准确测量左心室大小和功能,增强MRI显示心肌无强化或室壁中央增强(纤维化),对确认非缺血性病因很有帮助。

2. 肥厚型心肌病 本病的肥厚可累及心室和肌部间隔的不同部位,而以非对称性间隔肥厚最常见(图9-29)。肥厚型心肌病有四种最常见的分布形式,除室间隔外,前侧壁也是常见

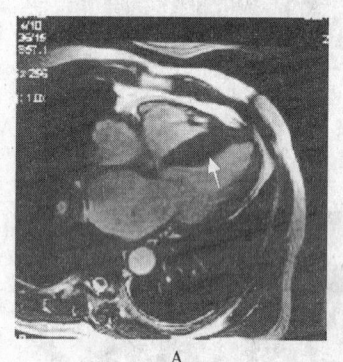 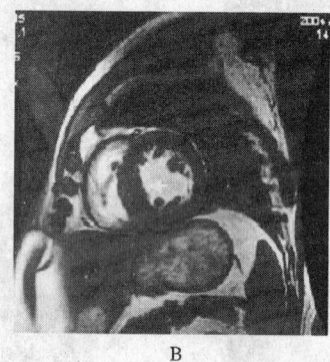 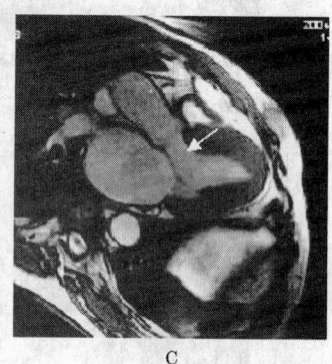

图 9-29　非对称性间隔肥厚型心肌病

注:A. 水平长轴位,室间隔明显增厚　B. 短轴位 cine MRI 舒张期
　　C. 左心室流入流出道 cine MRI 收缩期,流出道无梗阻

受累部位。少数病例也有以左心室中段和心尖部肥厚为主的。总之,肥厚型心肌病的心肌肥厚分布多种多样,呈广谱形式。心肌纤维变性、排列紊乱和流出道梗阻可导致心律失常和猝死。MRI能充分显示心肌异常肥厚的部位、分布、范围和程度,房室的内径、形态,左心室流出道有无梗阻等情况(图9-30)。心肌增厚率低于正常是诊断肥厚型心肌病的一个重要指征。肥厚型心肌病的左心室舒张期容积明显下降,排血指数大致正常。由于心肌的肥厚,常影响到二尖瓣功能,多有轻度至中度的关闭不全。亮血技术能满意显示二尖瓣关闭不全并可做定量

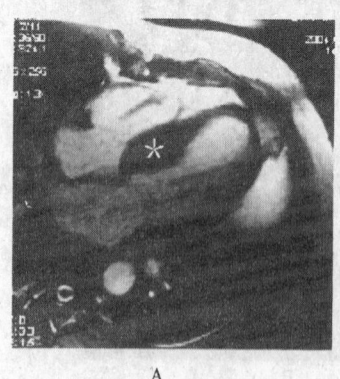 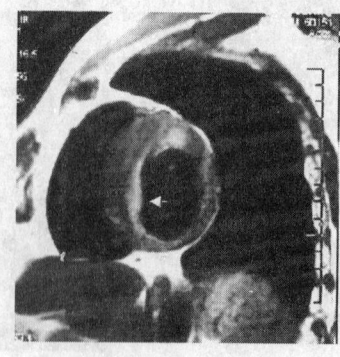 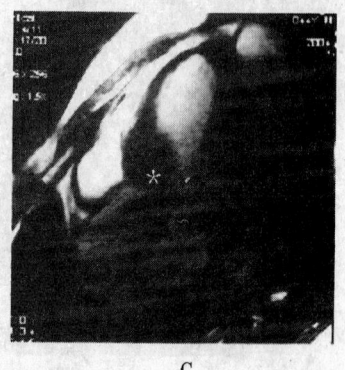

图 9-30　室间隔肥厚梗阻型心肌病

注:A. 水平长轴位 cine MRI 舒张期,室间隔明显增厚(*)　B. double IR,心间隔肥厚(*)伴心内膜下信号异常(←)
　　C. 左心室流入流出道 cine MRI 收缩早期,流出道梗阻(*),不规则高速血流呈低信号

分析。肥厚型心肌病的 MRI 征象有助于同继发于高血压的心脏病、主动脉瓣狭窄等其他心脏病的心肌肥厚相鉴别,后者多为室间隔和左心室游离壁的普遍性肥厚。

三、瓣膜病变

cine MRI 对瓣膜病变的诊断与功能的观察有较大帮助。亮血技术见流动的血液呈现高信号,当有瓣膜关闭不全,存在反流时,由于高压力差的血流通过相对窄的瓣口引起反流心腔内的涡流,表现为低信号区(图 9-31)。根据低信号区的大小与深度可以判断关闭不全的程度。文献报道可比较左、右心室射血分数的不同来测算主动脉瓣与二尖瓣关闭不全的反流率。在正常人左侧心腔无反流存在,而在右侧心腔,部分健康人于收缩早期三尖瓣后方可显示信号缺失区,推测可能与瓣膜开始关闭运动时,前向流动的血液逆转有关。

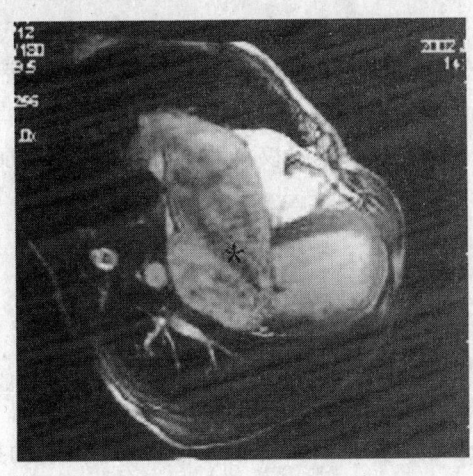 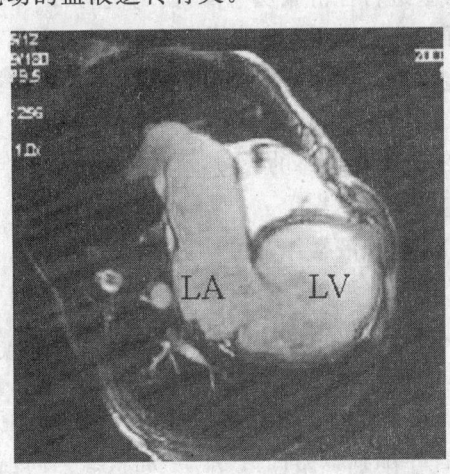

图 9-31　风湿性心脏病二尖瓣关闭不全
注:A. cine MRI 收缩期,巨大左心房,血流反流区呈三角形低信号(*)
　　B. cine MRI 舒张期,二尖瓣开放良好;LA. 左心房扩大;LV. 左心室扩大

MRI 成像可以从互相垂直的平面与三维空间来观察反流的范围与程度,这一点可能是它比超声优越之处。二尖瓣狭窄时,舒张期瓣膜开放受限,左心房排血阻滞,在快速成像序列上也能显示。MRI 能通过测量瓣口面积、目测反流信号占心房面积的程度、相位图计算等方法对瓣膜病变进行定量或半定量评价。

四、心包病变

1. 心包积液　正常心包厚度最大为 2.6mm,CT 测量上界为 4mm,因此 >4mm 为异常。心包积液在心包腔内分布不均,最大积液区因人而异。液体主要显示在左心室、右心房的后外侧(图 9-32)。部分病人仅在右心房后外侧区域检出少量液体。心

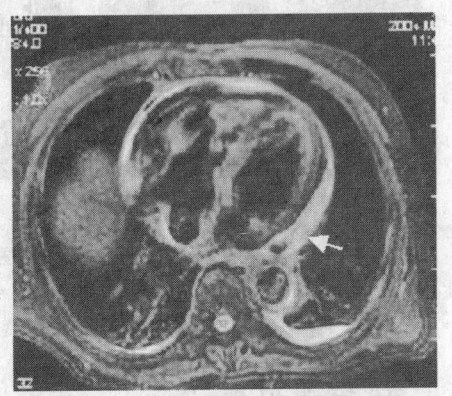

图 9-32　心包积液水平长轴位 triple IR
注:脂肪信号被抑制,积液呈高信号(←),
　　左心室后外侧积液增多

上隐窝扩张是心包积液的一个重要征象。MRI与CT一样对于检出少量积液和局限性心包积液很有价值。右心室前壁液体厚度>5mm揭示中等量积液。一般来说,非出血性的心包积液在T_1加权像大多为低信号,而慢性肾功能不全、外伤、结核性心包炎,在心包腔某些区域呈中、高信号,说明是含有高蛋白和细胞成分的液体。信号强度增加区域也表示炎性渗出物伴有大量纤维物质与心包黏液限制了液体运动,增加了心包腔的信号强度。心包出血、血肿产生心包填塞时,其信号强度明显高于非血性液体,在自旋回波图像上可以分辨。MRI也能显示由于血肿右侧心脏受压,此提示心包填塞。

2. 缩窄性心包炎

(1)缩窄性心包炎:是一种不太常见的心包疾患。病变的心包束缚了心腔的膨胀性,引起两侧心室进行性舒张功能障碍。其主要的MRI征象是心包增厚并呈现低信号,此反映了组织学上纤维化心包增厚和所伴随的不同程度钙化。MRI对缩窄性心包炎的诊断价值优于超声。除心包增厚外,受压狭小变形的右心室、室间隔变平,以及右心房、下腔静脉和肝静脉扩张为心包缩窄的指征。限制型心肌病也可有上述征象,但无心包增厚。

(2)纤维化增厚的心包:心包钙化和心包积液在MRI T_1加权上均为低信号,以下征象有助于鉴别诊断。

①心包积液常伴有主动脉前隐窝的增大,但心包增厚无此征象。
②积液典型的分布在左心室和右心房的后外侧。
③只有心包积液于心动周期有厚度的改变。
④心包钙化边缘不规则。

3. 心包囊肿 MRI为长T_1、长T_2的心旁肿块,边缘光滑、锐利,说明为含液结构。这种病变在T_1加权像为低信号,T_2加权像为高信号。囊肿周围可见低信号带为壁层心包的投影。如果囊肿含黏稠的黏液样物质,T_1加权上信号强度增高(图9-33)。

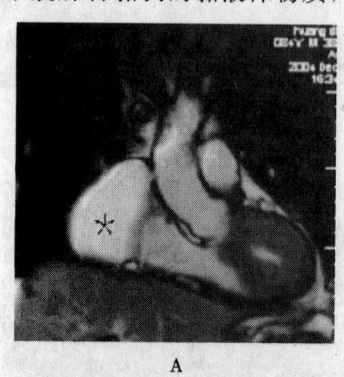
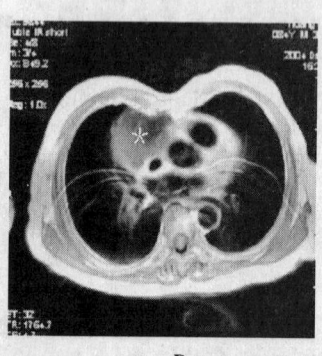
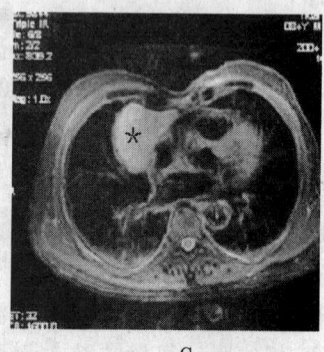

A　　　　　　　　　　　B　　　　　　　　　　　C

图9-33　心包囊肿

注:A. 冠状位fieat序列,右心缘见高信号病变(*),边缘锐利　B. double IR序列,右心缘低信号病变(*)
C. 轴位trible序列,右心缘旁高信号病变,边缘锐利(*)

五、心脏肿瘤

1. 心脏内肿瘤

(1)最常见的为心房黏液瘤,3/4发生在左心房内,其次是右心房(图9-34)。心房黏液瘤附着于心房间隔上,这是与房内血栓的一个重要鉴别点,后者附着于心房后壁与侧壁。心房黏液瘤有时带蒂,可通过二尖瓣或三尖瓣脱入心室,此在冠状或矢状位上观察满意。黏液瘤边缘呈分叶状,而血栓边缘光滑,或呈断续的成角状;黏液瘤与血栓均可产生中、高的信号强度,故两者只从信号强度不易鉴别。

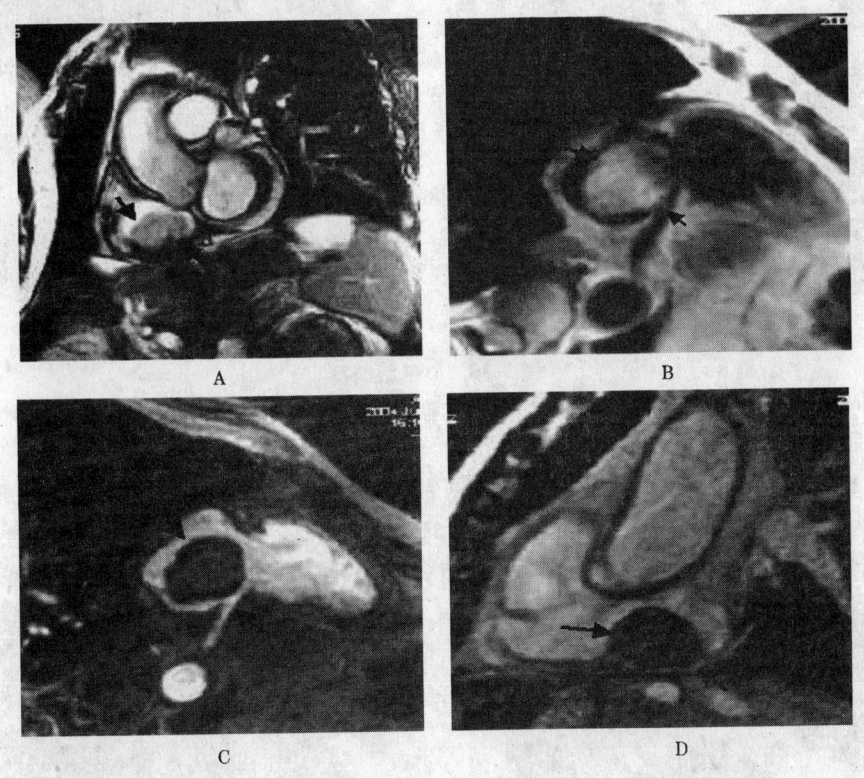

图 9-34 右心房黏液瘤

注:A. 短轴位 cine MRI,右心房内实心占位,随心脏搏动而改变　B. double IR,肿瘤呈高信号　C. 增强扫描水平长轴位,肿瘤呈分叶状,与三尖瓣相贴　D. 增强扫描垂直长轴位,肿瘤分叶,轻度强化,与三尖瓣相贴

(2)脂肪瘤是发病率仅次于黏液瘤的常见心脏良性肿瘤,见于青年人,50%位于心内膜下(图 9-35),心包下(外)和心肌内各 25%。真性脂肪瘤有包膜,含肿瘤性脂肪细胞。心包脂肪

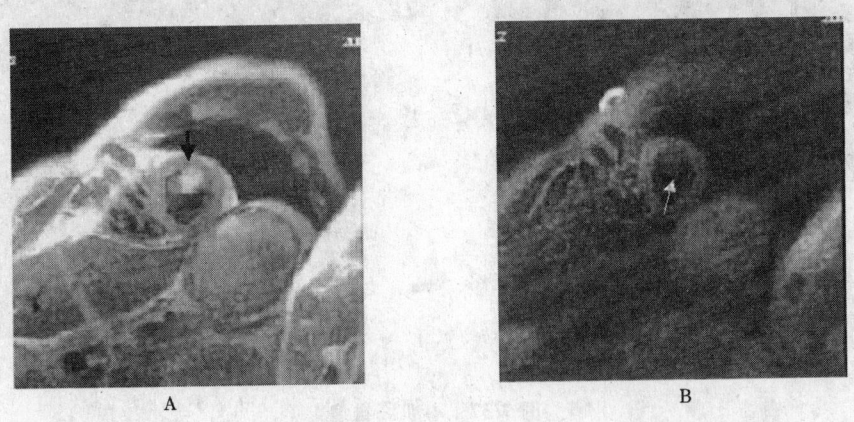

图 9-35 心内膜下脂肪瘤

注:A. 短轴位 double IR,心内膜下肿物呈高信号　B. triple IR,病灶信号与脂肪组织相似被同步抑制

瘤常巨大,有胸闷等症状(图9-36)。MRI检查有特征表现,可确诊。

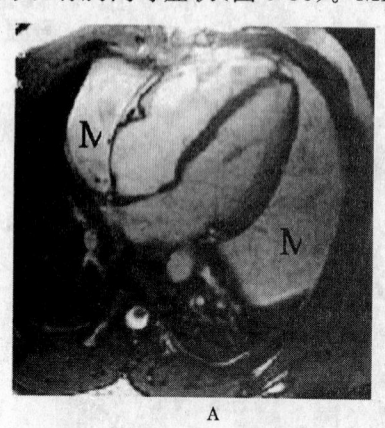
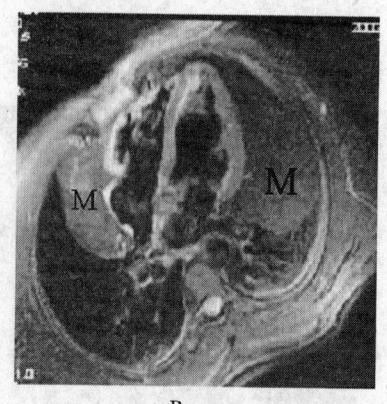

图 9-36 心包脂肪瘤

注:A. cine MRI,两侧心包巨大占位性病变,信号类似于脂肪(M)　B. triple IR,病变信号与脂肪组织相似,被同步抑制

2. 心肌肿瘤

(1)良性的肿瘤有肌瘤、纤维瘤等。心肌纤维瘤属先天性肿瘤,常在青年时被发现,位于室间隔心肌内左心室一侧,T_1WI 等或稍低信号,T_2WI 信号低于心肌,增强扫描均匀中等度强化,即使无症状亦应手术,它可导致心律失常而猝死(图9-37)。1例从右心房游离壁上长出的

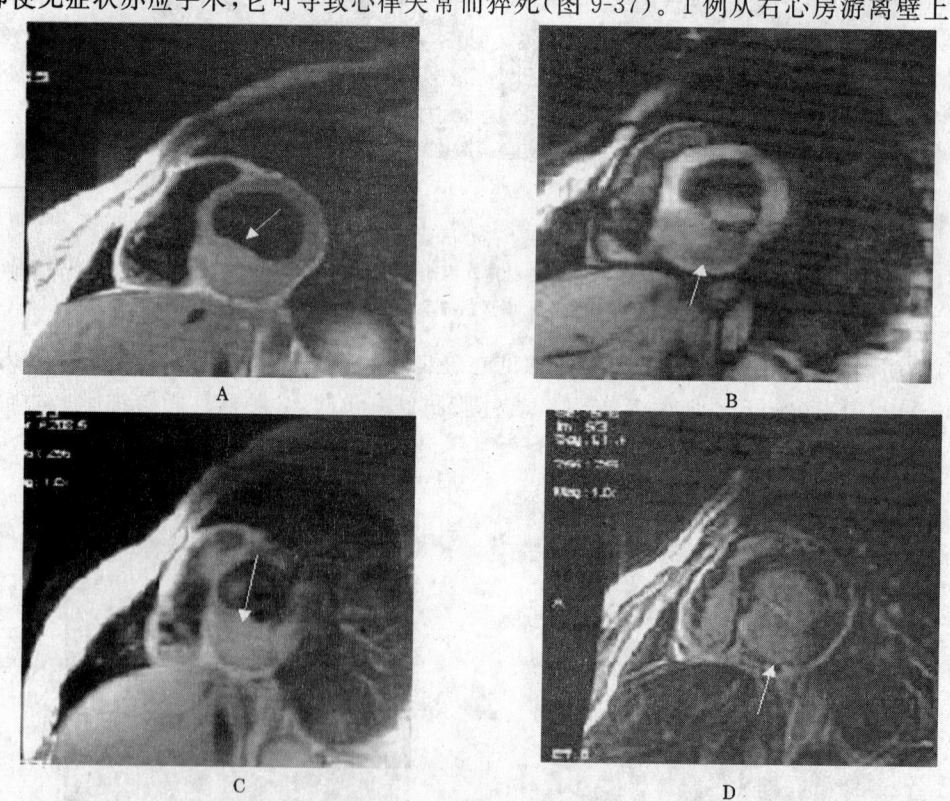

图 9-37 心肌纤维瘤

注:A. 短轴位 double IR,下间隔及左心室下壁实性占位病变,等信号　B. T_2WI,病变信号低于正常心肌
　　C. 增强扫描 double IR,肿瘤均匀强化　D. 增强扫描 FMSPGR T_1WI,肿瘤均匀强化

巨大肿瘤,几乎填塞整个右心房,T_1、T_2加权,质子密度像信号均较高,手术证实为海绵状血管瘤(图9-38)。肝内亦有多个大小不等的肿块,T_1加权为低信号,T_1加权为很高的信号,为多发性肝血管瘤表现。

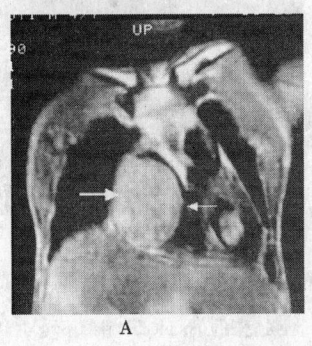 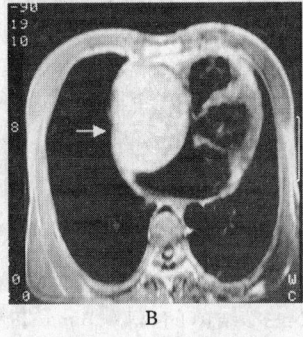 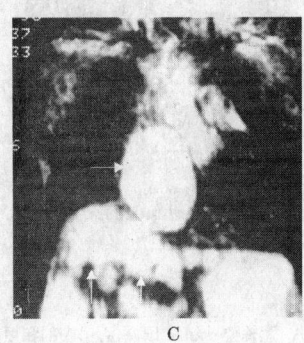

图9-38 右心房海绵状血管瘤

注:A. SET_1WI,右心房巨大类圆形肿物 8cm×8cm×10cm,信号较心肌略高,肝内可见多个低信号肿块
B. SET_1WI,显示肿物与心房心室的解剖关系 C. 冠状位 SET_2WI,右心房及肝内有高信号肿物

(2)恶性的则为肉瘤,如血管肉瘤、平滑肌肉瘤和脂肪肉瘤等。可发生在心室壁、肌部间隔,引起心室壁与室间隔的增厚或成块状,向心腔内外突出。血管肉瘤是最常见的心肌恶性肿瘤,MRI 表现为不规则侵犯心肌的实性肿块,常伴出血、坏死,血供丰富,增强扫描实性部分显著强化(图9-39)。

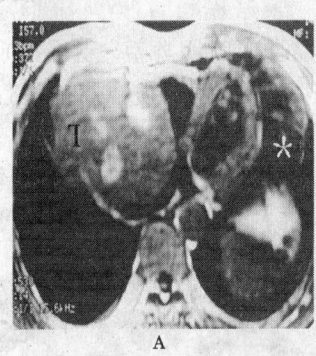 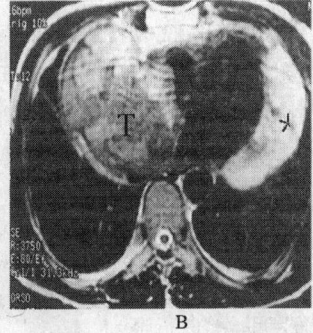 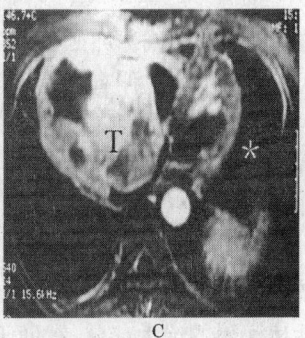

图9-39 心肌血管肉瘤

注:A. SE_1WI 右心室壁有不规则、不均匀的巨大实性肿块(T)向内外突出,左侧心包积液(*)
B. SET_2WI,心包积液为高信号(*) C. 增强扫描 SET_1WI,肿瘤实性部分(T)显著强化,坏死区不强化

3. 心包肿瘤 原发性心包肿瘤包括间皮瘤、畸胎瘤和各种肉瘤,常伴有心包积液,并有结节状肿块。间皮瘤可从偏良性到恶性,常多发,等于或稍短于 T_1、长于 T_2 信号;良性较均匀,类圆形;恶性者常伴坏死、出血;增强可表现为轻度至显著强化(图9-40)。

转移瘤比原发肿瘤更常见,与原发性肿瘤一样,最常见的 MRI 所见为心包积液。转移瘤也可有局限性和弥漫性的心包增厚。邻近心脏与心包的肺部病变(包括肺癌)可侵犯心壁与心包。

在心脏肿瘤诊断上,MRI 良好的组织对比和空间分辨能力使其能确定肿块与心包和心肌的关系,能显示肿瘤的大小与位置,甚至能确定部分肿瘤的病理特性,MRI 能准确地提示有无心包受侵,这对能否采取外科治疗和制定手术方案很重要。

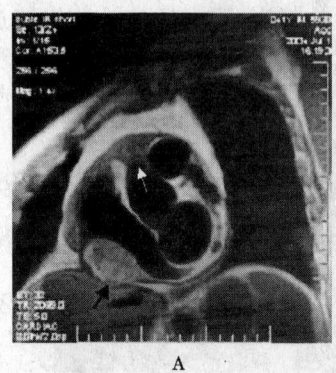 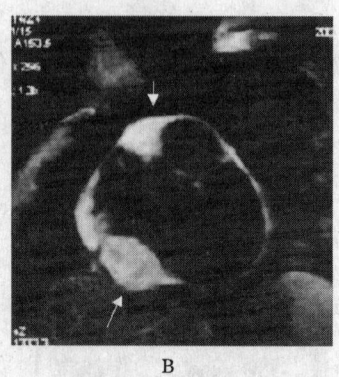 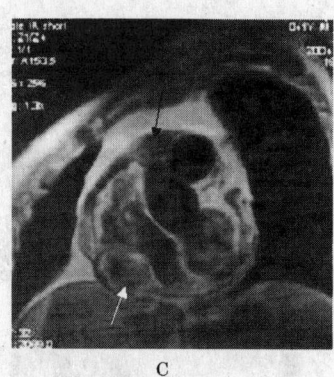

图 9-40 心包多发性间皮瘤

注：A. 短轴位 double IR，右心房底部和顶部心包多发结节，心包增厚　B. triple IR　C. 增强短轴位 double IR，肿瘤不均匀强化

第八节　先天性心脏病磁共振成像

MRI 很适合对先天性心脏病进行评估。它能清晰显示心脏内结构及有无缺损、房室及心脏血管间的连接、大血管间的位置关系，以及心脏和内脏间的相对位置等，对于血流异常和心内、外分流等可行动态观察。

一、房间隔缺损

主要有中央（或称卵圆窝）型、下腔型、上腔（静脉窦）型与混合型四种类型。另外，尚有一种类型为单心房，常伴有心房不定位，此型为整个房间隔缺如。静脉窦型缺损常伴有右上肺静脉异位引流至上腔静脉。

横断位能确定缺损的部位和上、下腔静脉与房室瓣的关系。中央型缺损位于卵圆窝区域，该区很薄，正常信号很低或无信号。为避免漏诊，诊断此区缺损应在两个以上层面见到房间隔中断，或者不同扫描平面上见到房间隔中断；真性缺损残留边缘变钝、厚度增加，呈火柴头样。冠状位能显示房间隔的绝大部分，有助于确定菲薄的完整的卵圆窝。与房间隔垂直的心脏长轴像和短轴像也可选择性地用于房间隔缺损的成像。cine MRI 能显示血液分流状况，收缩期心房内高信号、血池近心房缺损处见低信号的血流束，而舒张期则缺损处为高信号连接左、右心房。

二、房室间隔缺损

1. 部分型房室间隔缺损　在部分型房室间隔缺损，缺损向下扩展到房室连接的水平，但瓣叶附着到室间隔的内分泌嵴上，所以无心室间交通（图 9-41）。可见到两种不同的 MRI 类型，一种是共同房室瓣由一细腱索组织疏松地附着在室间隔

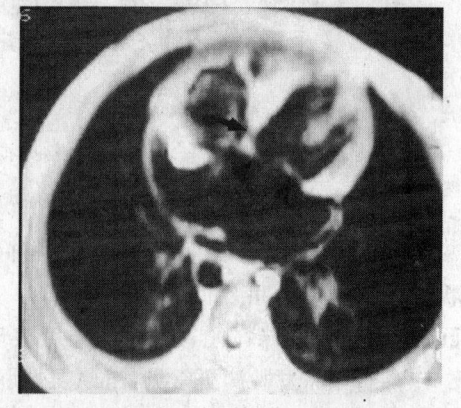

图 9-41 部分型房室间隔缺损

注：轴位 SE T_1WI，房室间隔缺损向下扩展到房室连接水平，二尖瓣叶（▲）附着在室间隔嵴（↑）上，无心室间交通

嵴上,此腱索架在室间隔缺损的入口上;另一种则有致密的组织将房室瓣系在室间隔嵴上,形成两个分离的瓣孔,但保持1个共同瓣环。

2. 完全型房室间隔缺损 由于入口部室间隔的缺失,形成一大型中央性缺损,见于心脏十字交叉水平的横断位图像上,共同房室瓣位于房室之间的惟一共同开口,瓣叶骑跨在共同开口上。房室瓣可能由腱索疏松地附着到室间隔的嵴上。MRI能检出心室的发育不全。大约20%的房室间隔缺损的病人合并心室发育不全,这种病人手术时危险性显著增加。

在共同心房,房间隔完全缺如(图9-42)。这种病例经常合并无脾或多脾的内脏-心房异常。

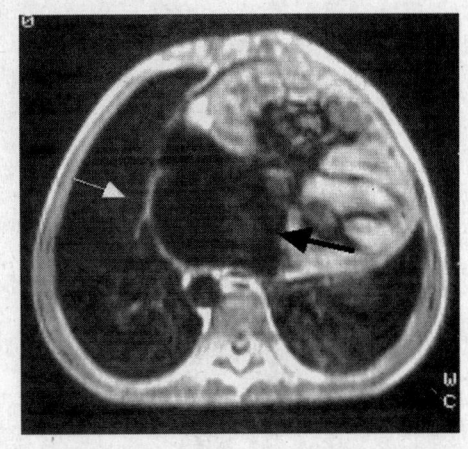

图9-42 共同心房
注:轴位 SET₁WI,共同心房(→)房间隔缺如,共同房室瓣

三、室间隔缺损

室间隔缺损(VSD)分为三类,膜周部VSD、漏斗部VSD与肌部VSD。膜周部VSD又可分为单纯膜部型、嵴下型及隔瓣下型,膜周VSD为卵圆形,并与二尖瓣、三尖瓣相连接,主动脉形成它的顶。漏斗部VSD又可分为嵴内型及干下型,后者常合并主动脉弓离断和主动脉瓣异常,常见于法洛四联症病人,也是陶西平畸形的一个征象。肌部VSD可位于肌部间隔的任何部位,少见。

横轴位切面可观察室间隔的不同部分,可检出比较大的间隔缺损(图9-43),在显示小型室间隔缺损方面,MRI不如超声心动图和血管造影。文献报道MRI能查出的最小缺损为3mm。

矢状位和冠状位有助于发现排列不齐的漏斗部间隔缺损。

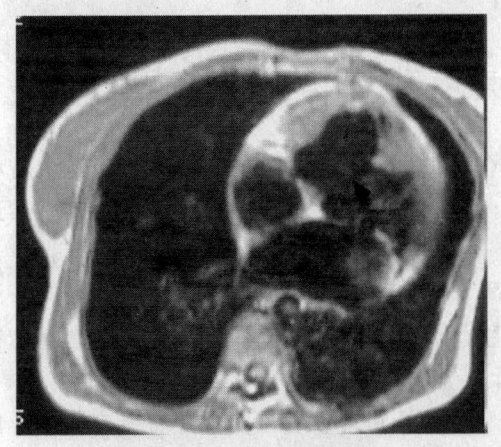

图9-43 膜周室间隔缺损
注:轴位 SE T₁WI,膜周部室间隔缺损(▲),主动脉瓣下膜部扩展至肌部,缺损2.0cm

四、动脉导管未闭

MRI采用横轴位、冠状位与矢状位扫描于邻近支气管分叉水平的层面,均可显示未闭的动脉导管。表现为主动脉弓降部内下壁与左肺动脉近段上外壁的连续性丧失,两者之间有管状低信号或无信号相连(图9-44)。因为未闭的动脉导管可能很窄,所以常需采用薄层(3~5mm)扫描才能发现。

因为容积效应,较细的未闭动脉导管在SE序列成像上不能作为一个解剖结构显示。而在梯度回波快速成像序列上,狭窄的动脉导管内的高速血流更容易显示,呈现为高信号。

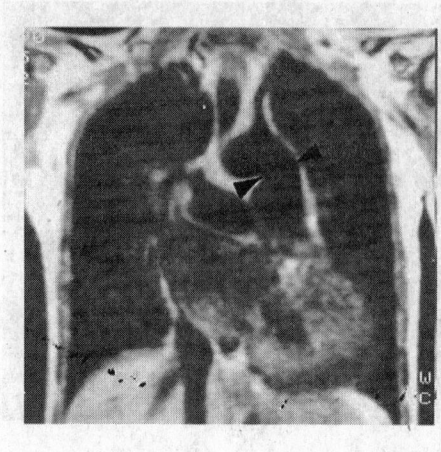 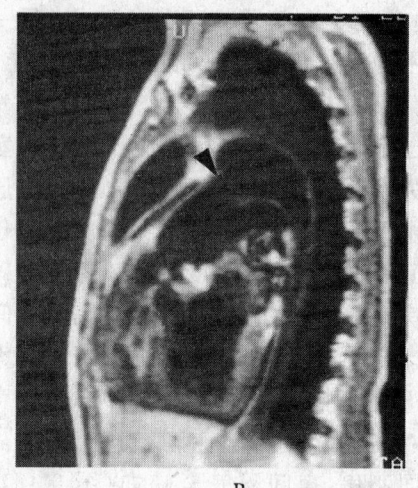

A   B

图 9-44 动脉导管未闭

注：A. 冠状位 SE T_1WI，降主动脉起始部与左肺动脉近端之间有 1.7cm 的管状交通（▲） B. 矢状位 SE T_1WI

在导管附着部分，常见到主动脉局限性扩张，主动脉弓增大，此在成年人可作为动脉导管未闭的间接征象。

五、法洛四联症

典型的法洛四联症由肺动脉下右心室流出道狭窄、右心室肥厚、主动脉向右前移位骑跨在大的室间隔缺损上组成。

这一畸形的解剖基础是肌性漏斗部间隔的错位。此间隔向前、向上偏向右心室，造成右心室流出道阻塞，可累及整个漏斗部，形成均匀一致性狭窄，也可由于流出道前游离壁或小梁部室间隔边缘的肥厚形成向心性的狭窄。

大部分法洛四联症病例，室间隔缺损位于膜周，但也可向后延伸至肌部间隔，或可有一肌性后下缘。漏斗部间隔向前偏位的程度越显著，主动脉骑跨和肺动脉下狭窄的程度越重。在漏斗部间隔显著向前偏移的心脏、肺动脉干近乎水平走行。

除了漏斗部狭窄之外，肺动脉瓣可能狭窄，主肺动脉干可能发育不全并伴有分支狭窄。由于主动脉接受绝大部分从两个心室来的血流，主动脉扩张，25％的病人主动脉弓右位，其分支呈镜面形。

在 MRI 上，可以横轴位，矢状位和冠状位成像来显示法洛四联症上述解剖畸形。横轴位可显示主动脉、肺动脉的直径不同，连续横轴位或矢状位可用于显示主肺动脉、肺动脉瓣环和漏斗部狭窄，以及右心室壁肥厚。错位的室间隔缺损在横轴位与冠状位及左前斜位上观察最佳。肺动脉和支气管动脉在横轴位气管隆嵴或其下方层面上可以识别，支气管动脉从主动脉起始部在横轴位和冠状位上可见。在右心室流出道严重狭窄的病人，MRI 可能是观察中央肺动脉的惟一方法。除了上述体位以外，轻度右前斜位显示右心室流出道、肺动脉主干及其分支较佳（图 9-45）。在平行于室间隔的心脏长轴位上，再向头侧成角，平行于肺动脉主干的双斜位可满意显示右心室流出道与肺动脉主干的狭窄及其与主动脉的关系（图 9-46）。梯度回波快速成像序列可用于右心室流出道和中央肺动脉手术后的观察和识别肺动脉的反流。

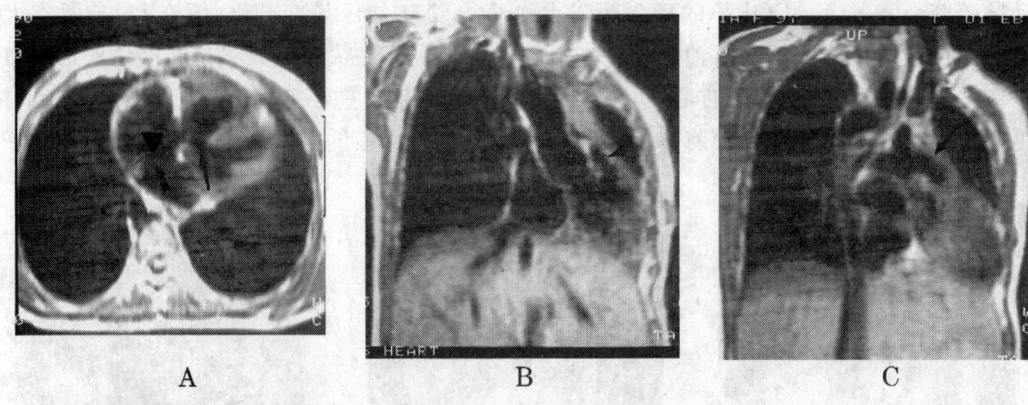

图 9-45 法洛四联症(一)

注：A. 轴位 SE T_1WI，膜周部室间隔缺损(↑)，房间隔缺损(▼)，右心室心肌高度肥厚
B. 冠状位 SE T_1WI，主动脉明显扩张，右心室流出道(▲)显著狭窄
C. 冠状位 SE T_1WI，肺动脉主干(↑)与右肺动脉显示良好

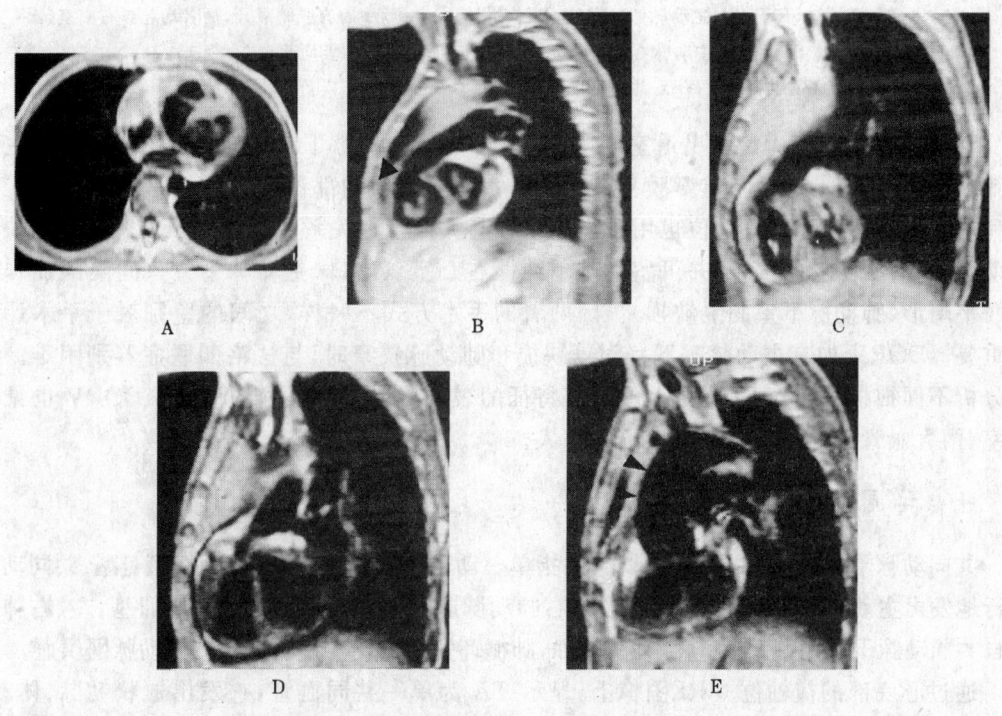

图 9-46 法洛四联症(二)

注：A. 轴位 SE T_1WI，高位室间隔缺损(↓)，右心室肥厚 B. 矢状位 SE T_1WT，右心室流出道狭窄(←)，肺动脉瓣肥厚(▲) C. 斜矢状位 SE T_1WI，壁束与隔束心肌局限性肥厚(▲) D. 斜矢状位 SE T_1WI，肺动脉瓣、壁束和隔束局限性肌性肥厚(▲) E. 斜矢状位 SE T_1WI，升主动脉扩张(▲)，骑跨在缺损的室间隔上(←)

六、右心室双出口

右心室双出口(DORV)的诊断标准各家意见不一。有作者提出，符合下列条件之一者可诊断为 DORV：①肺动脉完全发自右心室，主动脉骑跨≥75%者。②主动脉完全发自右心室，

肺动脉骑跨≤90%者。DORV的病人两支大血管均发自右心室流出道（图9-47）。两支大动脉的起源可在通过心底部的横轴位上或在冠状位上观察。冠状位与矢状位断层证实两大血管近乎侧并列的关系，均起源于右心室。于半月瓣的位置上与左心室相分离。旁矢状位（斜位）也可用于证实两大血管发自较前方的心腔（右心室）。

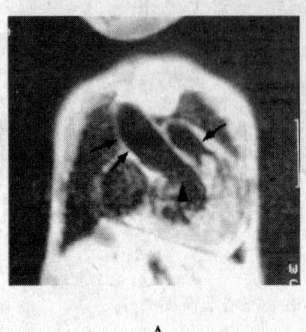 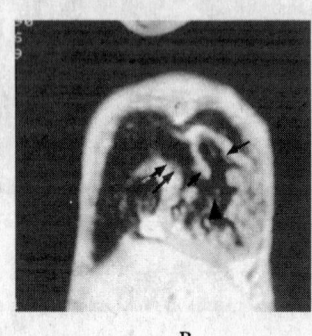 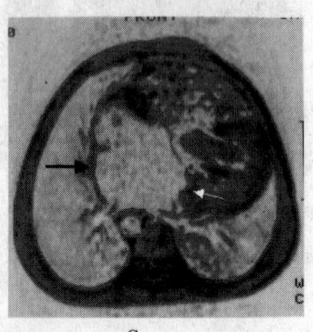

图9-47 右心室双出口

注：A. 冠状位 SE T_1WI，主动脉（↗）右位，与肺动脉（↙）并列，中间有肌嵴隔开，两者均起自右心室（▲）
B. 冠状位 SE T_1WI，主动脉右位与肺动脉并列，有肌嵴隔开，两者均起自右心室（▲）
C. SE T_1WI，共同心房（→），共同房室口

DORV通常伴有大型流出道室间隔缺损，可位于肺动脉下或主动脉下，也可位于主动脉与肺动脉两者之下方，但不与瓣膜直接相关。室间隔缺损的部位及其与半月瓣之关系在横轴位和冠状位观察为佳。矢状位也用于显示缺损与大血管之关系。斜位用于观察室间隔缺损与主动脉、肺动脉两者的关系，并可鉴别是单纯性右心室双出口（主动脉下方室间隔缺损），还是陶西平畸形（肺动脉下室间隔缺损）。因两者的手术方式不一样，之间的鉴别对于手术计划甚为重要。DORV如有主动脉瓣下室间隔缺损和肺动脉狭窄时，与法洛四联症鉴别困难。但顺序分析不同扫描平面MRI图像上的具有特征的表现可以提供正确的诊断。DORV也见于单心室、两大血管起源于右心室流出道的病人。

七、共同动脉干

共同动脉干（TA）亦称永存动脉干，系指单一动脉干起源于心室，分为四型：Ⅰ型：共同动脉干平行地发出主动脉与主肺动脉。Ⅱ型：左、右肺动脉起自共同动脉干的后壁。Ⅲ型：左、右肺动脉起自共同动脉干的侧壁。Ⅳ型：肺动脉缺如，肺循环完全由支气管动脉或纵隔动脉网供血。

通过心底部的横轴位MRI图像上，显示TA为单一共同血管，它发出冠状动脉、体动脉、肺动脉。主动脉与主肺动脉的分隔（Ⅰ型）于横轴位上显示最佳。肺动脉从动脉干上的起源于矢状位与冠状位上能识别。动脉干骑跨在两心室与动脉干瓣膜下方的巨大室间隔缺损上（图9-48）。动脉干的口主要起于左心室。亮血技术则能观察动脉干瓣膜关闭不全的严重程度。

文献报道，MRI依靠观察肺动脉的起源能可靠地对TA分类。肺动脉的直径大小能在横轴位与冠状位图像上测量。

八、大动脉转位

大动脉转位（TGA）是在胚胎早期心球纵隔和动脉干旋转异常所致。常分为完全型与校

第九章 心血管疾病的磁共振成像检查

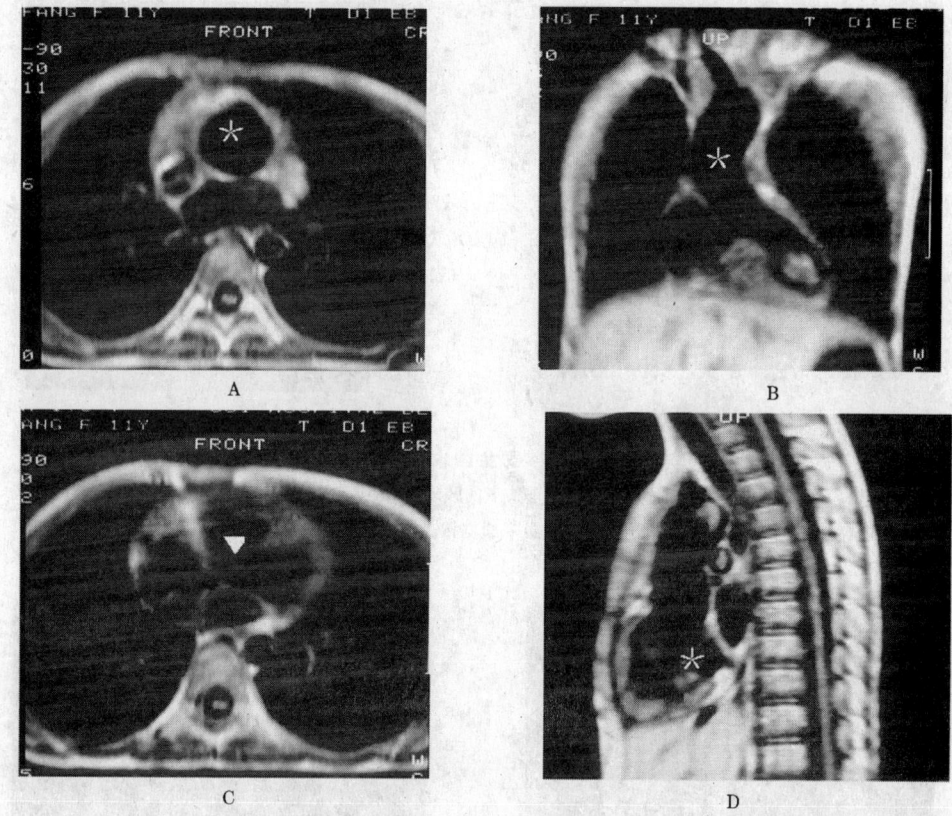

图 9-48 共同动脉干

注：A. 轴位 SE T_1WI，显示单个粗大动脉（＊） B. 冠状位 SE T_1WI，通过升主动脉断面，见单一动脉干（＊），未见主动脉及其分支 C. 轴位 SE T_1WI，膜周部室间隔巨大缺损 D. 矢状位 SE T_1WI，共同干骑跨在室间隔缺损上（＊）

正型两大类，后者又分成 8 个亚型。从临床实际应用出发，以完全型 TGA 和功能校正型 TGA 最为常见。

1. 完全型大动脉转位 主动脉起自于形态学上的右心室，肺动脉起自于形态学的左心室。最常见的转位是 d 型转位。在横轴位与矢状位 MRI 图像上能满意地显示右位的主动脉起自于正常位置的右心室，位于肺动脉的右前方，或直接位于它的前方。两大动脉呈前后平行排列，而非互相交叉。主动脉瓣下是由右心室漏斗部支持的，经常位于肺动脉瓣上方。右心室与右心房连接正常、内脏-心房为正位。完全型 TGA 所必然存在的室间隔缺损、房间隔缺损与动脉导管未闭也能得到充分显示。亮血技术可更加清晰显示主、肺动脉及其与心室的连接关系（图 9-49）

2. 校正型大动脉转位 校正型 TGA 主动脉与右心室连接，肺动脉与左心室连接，与此同时，心室心房连接也不一致，右心房与左心室相连，左心房与右心室相连，这样，通过心脏的血流得到校正：体静脉血→右心房→左心室→肺动脉。反之，肺静脉血流→左心房→右心室→主动脉。因此，若无其他畸形，血液循环正常。但实际上，绝大多数校正型大动脉转位都伴有其他畸形，常见的有室间隔缺损、肺动脉狭窄、二尖瓣关闭不全等。

连续横轴位与斜位图像显示，左位的主动脉起自形态学的"右心室"，位于肺动脉的左前方。"右心室"与左心房连接，位于形态学左心室的左侧（图 9-50）。于心室水平横轴位与冠状

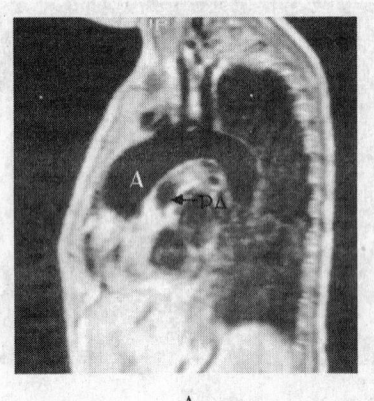
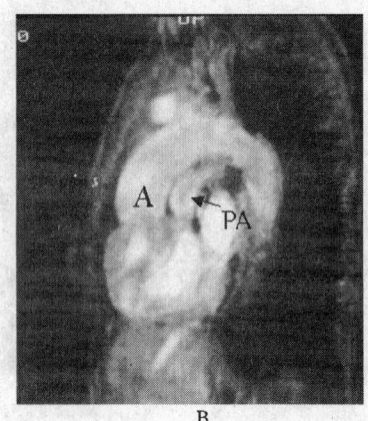

图 9-49 完全型大动脉转位

注：A. 矢状位 SE T_1WI,扩张的升主动脉(A)位于狭窄的肺动脉(PA)前方,前者起自右心室,后者起自左心室
B. 矢状位 FISP 序列,主动脉下方是右心室漏斗部支持

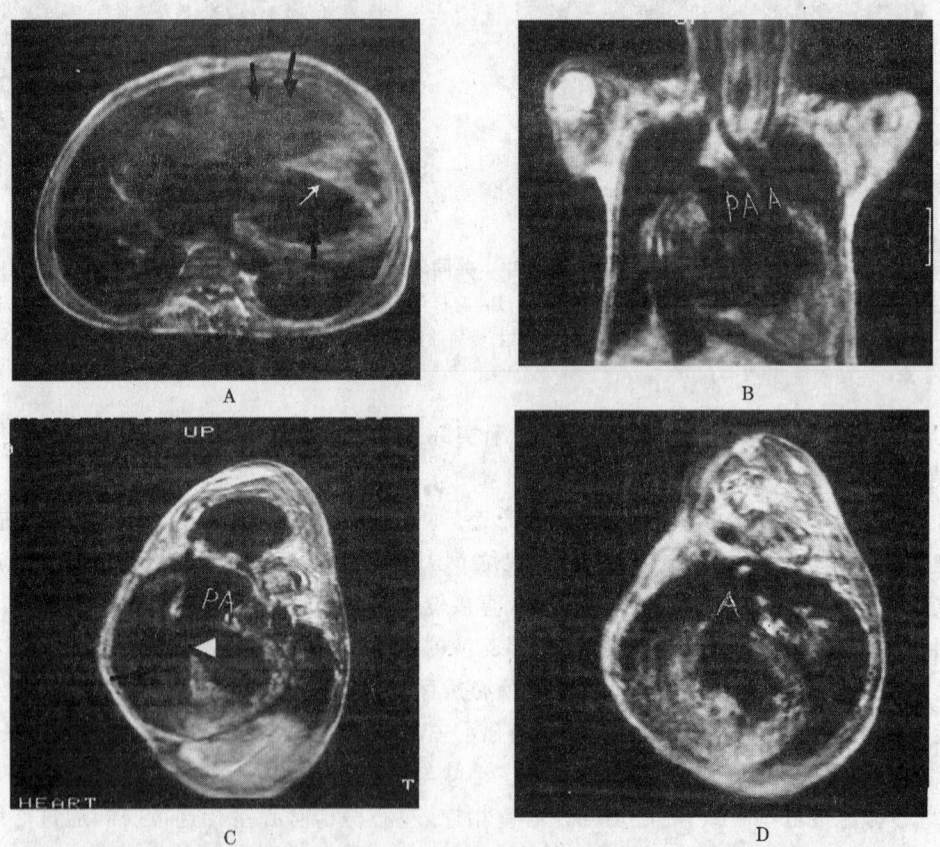

图 9-50 校正型大动脉转位合并室间隔缺损、肺动脉高压

注：A. 轴位 SE T_1WI,形态的右心室(↑)位于形态的左心室(↓)的左后方,与左心房相连 B. 冠状位 SE T_1WI,主动脉(A)左位,肺动脉(PA)扩张 C. 肺动脉(PA)开口对着左心室,位于室间隔(△)上方
D. 矢状位,主动脉(A)起自右心室

位图像可见"右心室"的形态和心壁厚度与正常人相反,其心壁较呈新月形的略小的"左心室"厚。如果 MRI 显示"左心室"的厚度与"右心室"相等,很可能存在合并畸形,如肺动脉狭窄或严重的肺动脉高压,后者表明合并室间隔缺损或动脉导管未闭。与完全性大动脉转位不同,校正型大动脉转位可发生心脏转位和右位心。

九、单心室

单心室的特点是两个心房均与占优势的心室连接。另一残留心室缺乏流入部分,而从优势的心腔得到充盈。近年来,学术界倾向于分为三型:Ⅰ型:左心室型,占优势的左心室腔通常与前上方残留的右心室腔通过一球室孔相交通。Ⅱ型:右心室型,占优势右心室前位,可检出漏斗部为特点。残留的左心室位于后下方。Ⅲ型:无法划分心室类型。

MRI 因能鉴别形态学右心室和左心室,故可提示占优势心室的类型(图 9-51)。鉴别形态学左、右心室的标准主要是判断是否存在漏斗部,即是否有肌性成分将房室瓣与邻近的半月瓣隔开。漏斗部对于右心室来说是特征性的。若占优势心室未检出漏斗部,可认为它是形态学左心室。通常残留的右心室位于占优势的左心室的前上方,而残留的左心室则位于占优势的右心室的后下方。这一点是判断单心室类型的次要征象。

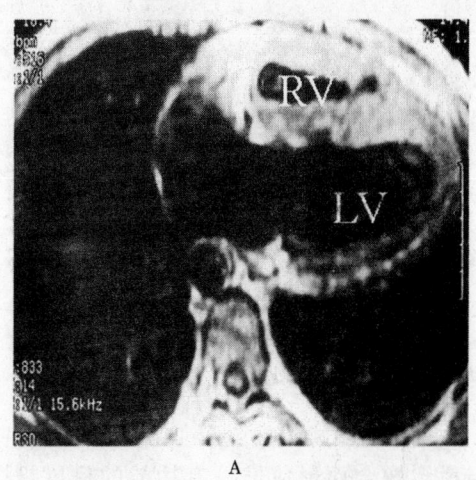
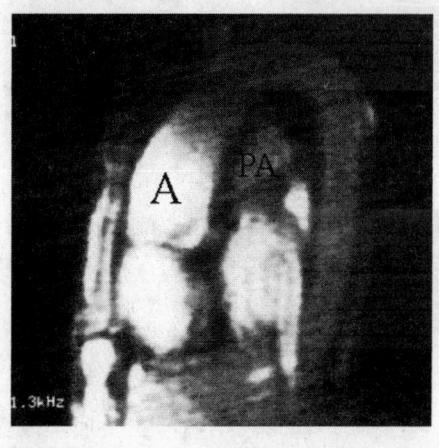

图 9-51 单心室

注:A. T_1WI,左、右心房均与左心室连位,残存右心室位于右前方
　　B. 矢状位 cine MRI,合并主动脉、肺动脉位置异常,主动脉位于肺动脉前方

十、三尖瓣异常

1. 三尖瓣闭锁 由于三尖瓣闭锁,来自体静脉的血液进入右心房然后通过未闭卵圆孔或房间隔缺损进入左心房。动静脉血混合,经二尖瓣口进入左心室,并主要搏向主动脉,仅部分通过室间隔缺损进入右心室、肺动脉。大约 20% 病例合并大动脉转位。这些病人常伴有主动脉缩窄,也可有心房耳部近位。

三尖瓣闭锁在横轴位上显示最佳。右房室连接缺如,纤维脂肪组织所产生的带状高信号在房室沟内延伸,将右心房与右心室分隔开,这是三尖瓣闭锁的典型征象;并可观察残存萎缩的右心室与增大的左心室,以及伴随的心内交通——大的房间隔缺损与室间隔缺损(图 9-

52)。严重的三尖瓣狭窄可相似于三尖瓣闭锁,但前者发育不全的右心室内有血流信号可为正确诊断提供证据。此外在左前斜位或矢状位上,有助于观察心室与大动脉的连接关系。

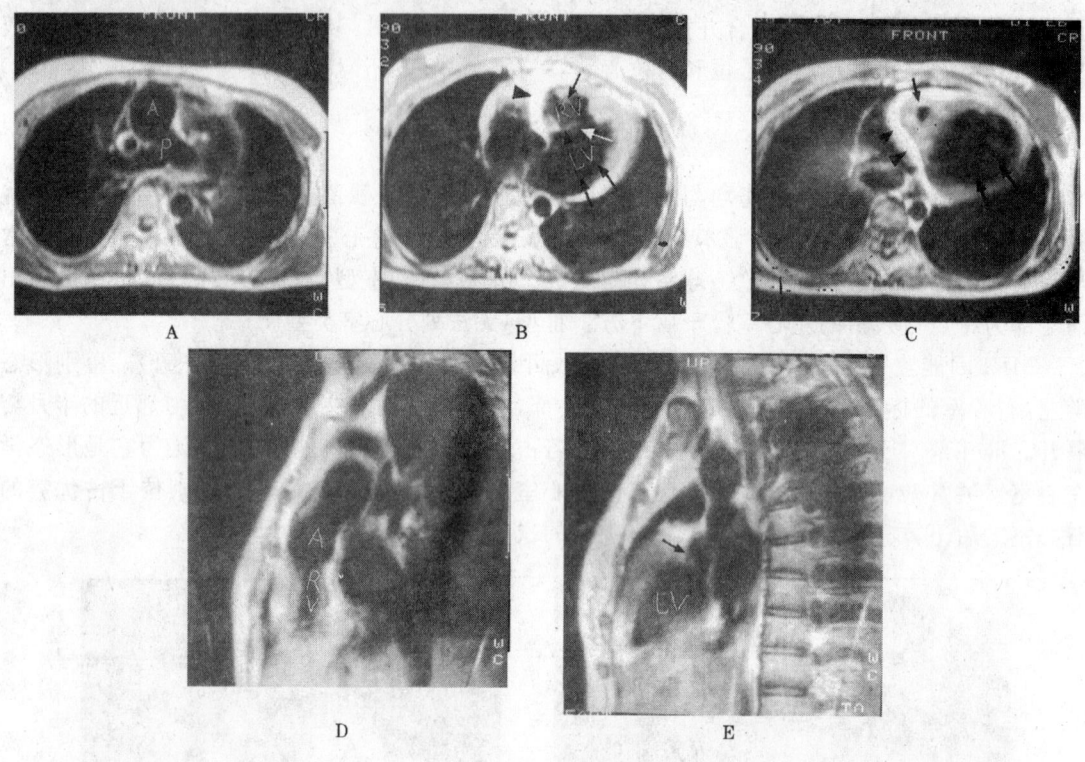

图 9-52 三尖瓣闭锁伴大动脉转位

注:A. 轴位 SE T_1WI,升主动脉(A)转位至肺动脉(P)右前方 B. 轴位 SE T_1WI,残留右心室(RV)很小,与右心室(LV)之间有大的室间隔缺损(⇧) C. 轴位 SE T_1WI,右房室间沟见脂肪充填的带状高信号(▲),内可见冠状动脉(↓) D. 矢状位 SE T_1WI,扩大的升主动脉(A)起自残存的右心室(RV) E. 矢状位 SE T_1WI,肺动脉(↘)起自增大的左心室

2. 爱勃斯坦畸形 本病的主要病理改变是三尖瓣下移和三尖瓣畸形,以三尖瓣隔叶和后叶下移为显著。三尖瓣前叶位置多正常,经常与后瓣融合而形成惟一有功能的呈风帆样的大瓣。三尖瓣隔叶和后叶下移并附着于房室环下面的室间隔和右心室壁的不同部位,多伴有畸形或发育不全。由于三尖瓣的下移,造成右心室部分房化,功能右心室腔减小,右心房扩大。本病常合并房间隔缺损和卵圆孔未闭。

在 MRI 上,隔瓣和后瓣为一薄的中等信号强度结构,其近端附着处向右心室内移位(图 9-53)。前瓣近端仍附着在原房室瓣环上,远侧可抵达右心室的小梁部。另一个 MRI 特征是右房室瓣环(三尖瓣环)的扩大,房室沟变浅。右心房显著扩张,经房间隔缺损与左心房交通,此在横轴位图像上容易识别。房化的右心室腔可很大,在冠状位上超过中线,右心室心尖部分被压迫,右心室流出道可扩张。房化右心室是位于房室环和异常瓣叶附着部之间的右心室部分,在横轴位与冠状位均可检出。移位瓣叶的附着点代表实际的三尖瓣孔。房化的右心室与其余右心室部相比,厚度变薄,左心房与左心室可向上外侧移位。本病常合并卵圆孔未闭,有时也合并先天性肺动脉狭窄。

第九章 心血管疾病的磁共振成像检查

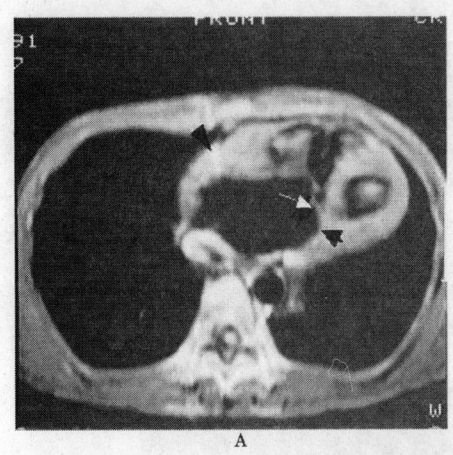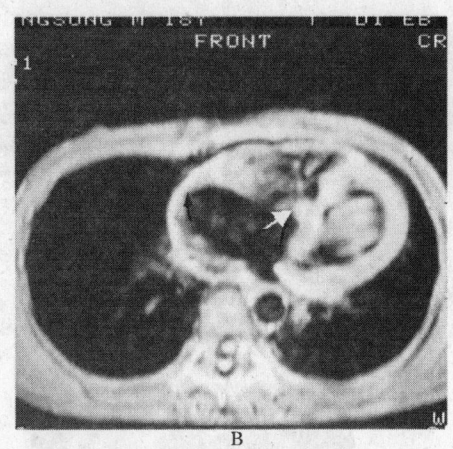

图 9-53 三尖瓣下移畸形

注：A. 轴位 SE T_1WI，隔瓣变薄（⇨）向下移位，原房室环（▲）与下移的隔瓣间为房化的右心室，右心房明显扩大　B. 轴位 SE T_1WI，隔瓣向远侧移位，附在室间隔（→），前叶的尖端（↑）附着部位正常

十一、肺静脉畸形引流

1. 完全型肺静脉畸形引流　两肺静脉汇合成一静脉总干或 2~3 个支干，引流至右心房-腔静脉系统。可分为心上型、心脏型、心下型与混合型，以心上型最常见。肺总静脉干经由左垂直静脉（左上腔静脉）至左头臂静脉，然后进入右上腔静脉，最后进入右心房。心脏型引流至右心房或冠状静脉窦等。心下型引流至下腔静脉、门静脉或肝静脉等。混合型引流至多个部位。由于肺静脉的动脉血全部引流到大静脉，以至右心房、体循环的血流须借助于房间隔缺损或卵圆孔未闭得以维持，故为双向分流。此外，尚可合并室间隔缺损、动脉导管未闭、大动脉转位等。笔者发现 3 例完全性肺静脉畸形引流，其中 2 例经手术证实均为心上型。2 例合并心房缺损，1 例合并心房缺损与动脉导管未闭。横轴位显示肺静脉、肺总静脉、房室间隔缺损、右心增大与肺动脉扩张、左心发育状况佳等；冠状位则显示两侧腔静脉与头臂静脉满意，矢状位或（和）左前斜位则对观察动脉导管未闭有帮助（图 9-54）。

2. 部分型肺静脉畸形引流　1 支或数支肺静脉未与左心房连接而直接与右心房、体静脉相连。通常累及右肺静脉，常伴有右肺发育不全，右肺静脉经常引流至上腔静脉或右心房，通常伴有房间隔缺损（继发孔型），若肺静脉引流至上腔静脉，MRI 显示腔静脉壁连续性丧失。较少的情况下，异常静脉引流至下腔静脉，在膈肌的附近，这种畸形通常可见到"镰刀征"。

十二、主动脉狭窄

可分为主动脉弓狭窄和主动脉峡部狭窄。前者为位于无名动脉与左锁骨下动脉之间的狭窄，后者为位于左锁骨下动脉与第一对肋间动脉之间的狭窄。如动脉导管已闭，即为单纯峡部狭窄；如动脉导管未闭，又分为导管前型与导管后型。导管前型又称婴儿型，常合并动脉导管未闭，有肺动脉高压。导管后型又称成人型或单纯型，多为真性狭窄（图 9-55）。

MRI 能满意显示主动脉狭窄的部位、程度和范围，狭窄前后主动脉的情况，以及与左锁骨下动脉起源的关系。

对主动脉局限性狭窄的观察应采用薄层（<5mm）扫描，以矢状位或左前斜位断层为佳。

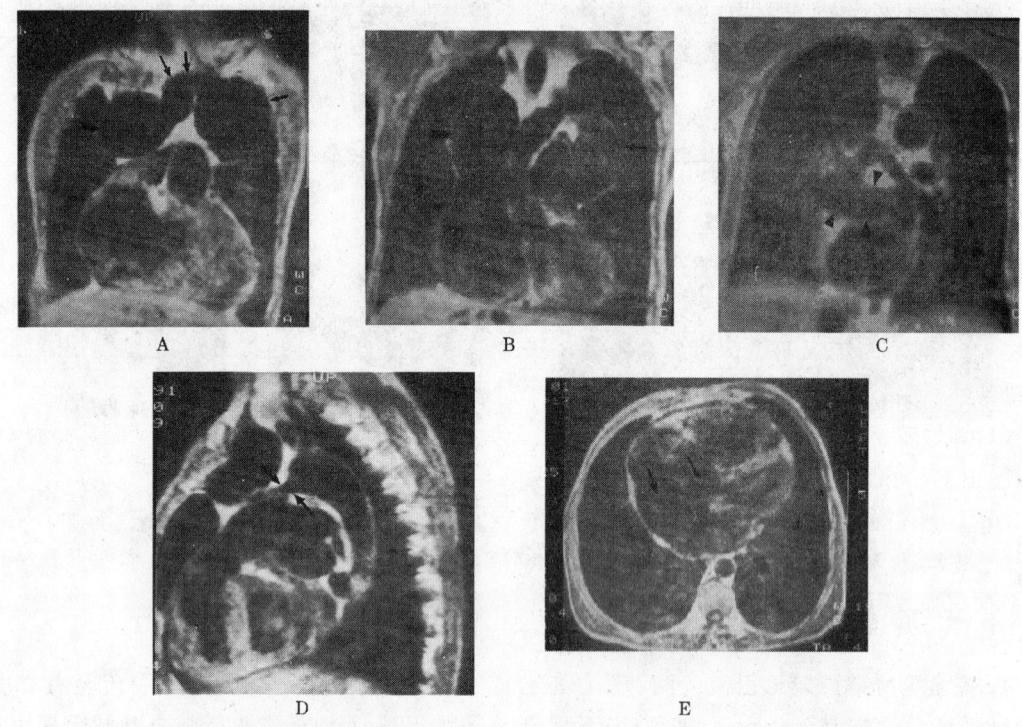

图 9-54 完全型肺静脉畸形引流伴房间隔缺损与动脉导管未闭

注：A. 冠状位 SE T_1WI，右上腔静脉(⇒)扩张，↓为左头臂干　B. 冠状位 SE T_1WI，上腔静脉(⇒)扩张，←为垂直静脉　C. 冠状位 SE T_1WI，示右肺静脉与肺总静脉(▲)　D. 矢状位 SE T_1WI，主动脉峡部下缘见动脉导管未闭(→)　E. 轴位 SE T_1WI，大型房间隔缺损(→)

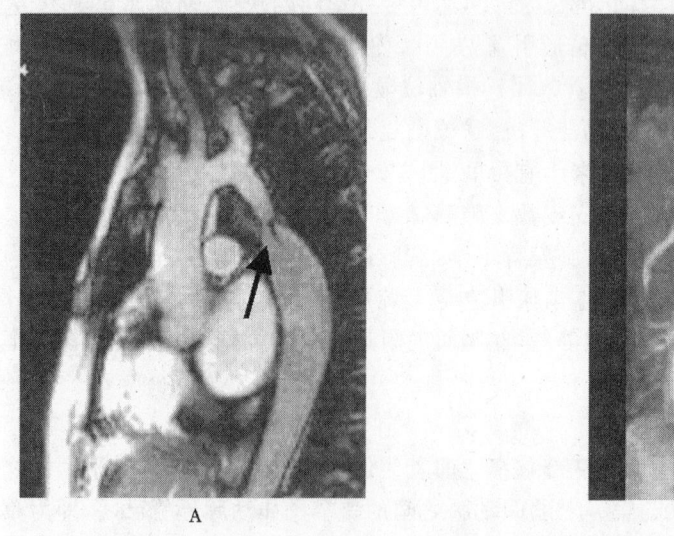 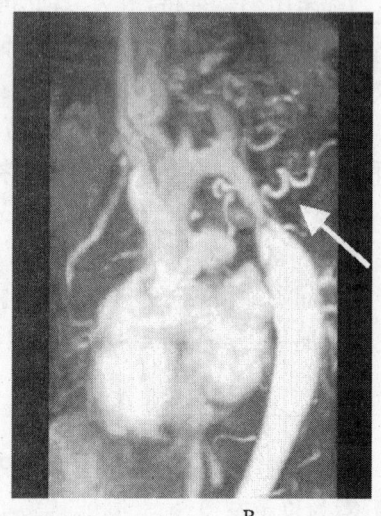

图 9-55 主动脉峡部狭窄

注：A. cine MRI，峡部狭窄并见喷射血流(↑)，狭窄后轻度扩张　B. 增强 MRA，狭窄部上方侧支血管增粗

后者可完整地显示主动脉弓。冠状位与横轴位有助于左心室肥厚与侧支循环的评估。MRI 用于选择合适病人进行血管成形术，也可用于监测气囊血管成形术后主动脉内径的变化。

MRI 也可显示所谓假性狭窄。主动脉在动脉导管韧带处扭曲延长,但无狭窄。此种情况亦称为折叠畸形,可以合并动脉瘤。

第九节 血管病变与变异磁共振成像

一、主动脉病变

1. 动脉瘤 主动脉的局部异常扩大称为动脉瘤,根据其瘤壁的结构可分为真性和假性动脉瘤。前者按其形态又可分为囊状、梭形和混合型。按病因学可分为梅毒性、主动脉粥样硬化性、感染性、创伤性、先天性、大动脉炎和特发性(马方综合征)。

(1)真性动脉瘤:动脉呈瘤样扩张,径线超过其远侧正常动脉 1/4 时诊断可以成立,瘤壁包含各层正常动脉壁结构。

MRI 显示主动脉瘤的存在、位置及膨胀情况。MRI 测量动脉瘤外径的准确性与 CT 相似,优于主动脉造影;动脉瘤壁经常由粥样硬化的碎片与血栓所组成。其 MRI 表现静止的结构,不随扫描序列参数不同而发生明显的信号强度变化。粥样斑呈现中等强度信号,纤维化总是呈现低信号,陈旧性血凝块信号更低。新鲜的血栓由于短 T_1 和长 T_2,在 T_1、T_2WI 均表现为高信号(图 9-56)。

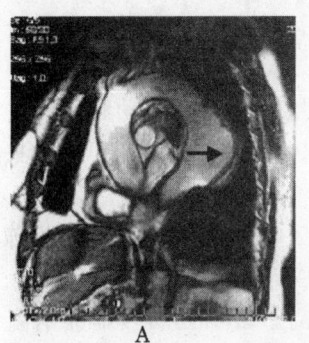 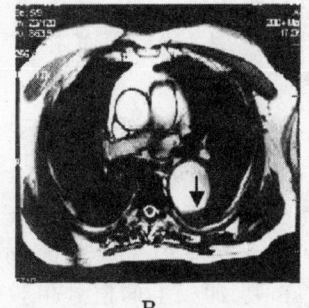 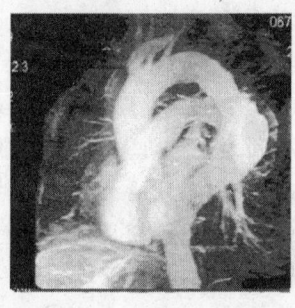

A   B   C

图 9-56 降主动脉真性动脉瘤

注:A. 左前斜矢状 cine MRI,降主动脉瘤样扩张,外侧壁不规则增厚,信号减弱,为陈旧性血栓、粥样硬化和纤维化(→)   B. 轴位 cine MRI,↓为病变处   C. 增强 MRI,显示主动脉及动脉瘤(←)

动脉瘤的上下范围、径线测量及与周围的解剖关系对手术前评价很重要。由于主动脉扩张、迂曲延长和增宽,引起扭结,在横轴位上可造成假性夹层的印象,纵切面可避免此种假象。

(2)假性动脉瘤:动脉壁上有破口,瘤壁仅为外膜或周围结缔组织包裹,最常见的病因是创伤,其次是感染,其好发部位在主动脉峡部。MRI 可显示假性动脉瘤的瘤腔,与主动脉相交通的破口,以及瘤壁(血肿壁)。其周围的钙化在 CT 上显示清晰,MRI 上不可见。左前斜位扫描可确定动脉瘤与左锁骨下动脉的关系(图 9-57)。

2. 主动脉夹层 是指各种病因导致主动脉内膜破裂,搏动性血肿将动脉壁中层分离,并可向近侧或远侧的主动脉壁扩展,在远侧产生另外的内膜撕裂,为主动脉壁内的血液回流至真腔提供了入口。DeBaky 将本病分为三型。Ⅰ型:破口位于升主动脉,延伸到主动脉弓及降主动脉;Ⅱ型:破口位于升主动脉,病变仅累及升主动脉;Ⅲ型:破口位于左锁骨下动脉以远,延伸

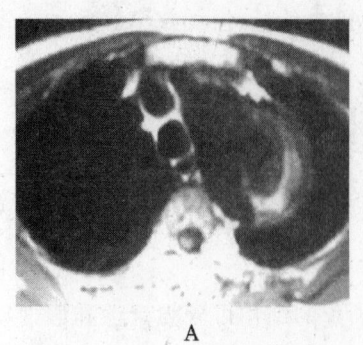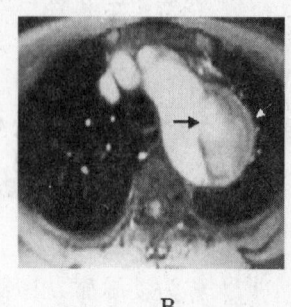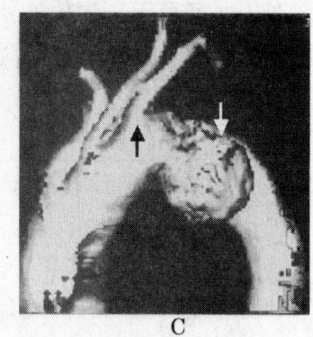

图 9-57 主动脉峡部假性动脉瘤

注：A. 轴位 T_1WI，动脉壁破口，有不同时期的血栓、纤维膜等形成的瘤壁（←）
B. cine MRI，示破口（→）和瘤壁　C. cine MRI，增强 MRI，示动脉瘤（↓）和左锁骨下动脉（↑）

到腹主动脉。临床使用的 Stanford A 型相当于 DeBaky Ⅰ＋Ⅱ型，B 型相当于Ⅲ型。

MRI 对于主动脉夹层的诊断，是基于显示内膜瓣和双主动脉腔。真腔和假腔由于血流速度不同，假腔常为膨胀较大的腔，它的壁因血凝块而增厚，假腔内血流速度慢，故 SE T_1WI 常出现较高信号；真腔内血流速度快，SE 和 FSE 序列常表现为"流空"，内膜瓣即为流空真腔和高信号假腔之间的界面（图 9-58）。但在快速梯度回波动态扫描时，真腔、假腔均呈高信号，内膜瓣则为较低的信号（图 9-59）。在少数情况下，由于内膜撕裂口较大或在其下方有另外的撕裂，两个腔内血流均很快，此时真、假腔均无信号，因而内膜瓣被勾画出来，显示为线状中等信号强度。主动脉夹层的间接征象有真腔受压变形，真、假腔的界面变直，升主动脉与降主动脉直径不同等，但这些并非夹层的可靠征象，钙化的内膜从主动脉壁向腔内移位是可靠的夹层征象。此在 CT 上很容易显示，但在 MRI 上往往很难显示。

主动脉夹层假腔内的缓慢血流信号与壁血栓有时不易鉴别，一般来说，后者多半为陈旧性的和机化性的，呈现中等强度的信号。因由纤维组织构成，故在 T_2 加权上的信号下降。如果血栓是新鲜的，血凝块的 T_2 长，故在 T_2 加权上的信号相对较高。因而与缓慢血流的鉴别比较困难。但在心电触发 MRI 序列上，缓慢血流在不同的切层上信号可变，而血栓的信号则不发生改变。用梯度回波快速动态扫描也很容易将血栓与缓慢血流鉴别。

当假腔已栓塞时，分离的内膜瓣不易观察，此时很难与血栓的动脉硬化性动脉瘤鉴别。

MRI 能提供夹层扩展范围的准确估计。横轴位是跟踪内膜瓣沿着迂曲的主动脉螺旋形轨迹的最合适体位。纵轴位（冠状、矢状或左前斜位）主要用以观察内膜瓣在主动脉弓顶的位置；左前斜位提示夹层与主动脉弓上血管起源的精确关系，以及夹层向这些血管的可能的扩展。采用各种不同扫描体位与不同扫描序列，特别是快速动态电影扫描序列，能更多地显示主动脉夹层的撕裂口（图 9-58，图 9-59），这对手术治疗方案的制订十分重要。

3. 马方综合征　MRI 能清晰显示升主动脉的梭形瘤样扩张，主动脉瓣环扩大，左心室增大的程度，是否合并夹层等，使用快速成像序列可观察主动脉瓣关闭不全。主动脉根部直径可精确地与降主动脉进行比较，升/降主动脉比例被视为监测病变进展的良好指征（图 9-60）。

4. 大动脉炎　在日本称为高安主动脉炎（Takayasu arteritis）。本病是一种以中层损害为主的全动脉炎。动脉全层呈弥漫性不规则的增厚和纤维化，引起动脉的狭窄和阻塞。部分病例由于中膜的损坏，动脉壁可膨出形成动脉瘤。

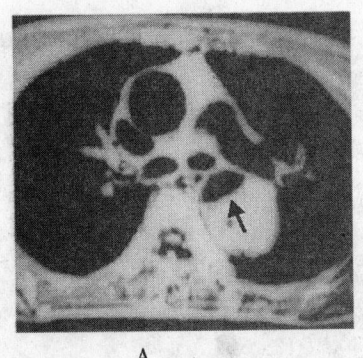
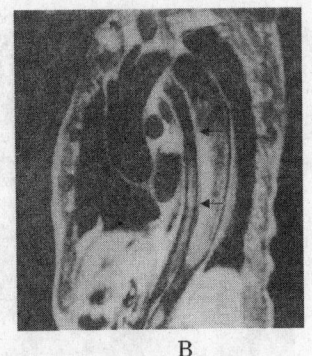

图 9-58 Debaky Ⅲ型主动脉夹层（一）

注：A. 轴位 T_1WI，无信号的真腔与慢血流高信号的假腔间为内膜瓣（↖） B. 斜矢状位 T_1WI，大视野的 MRI 有利于观察夹层内膜瓣的整体情况（←）

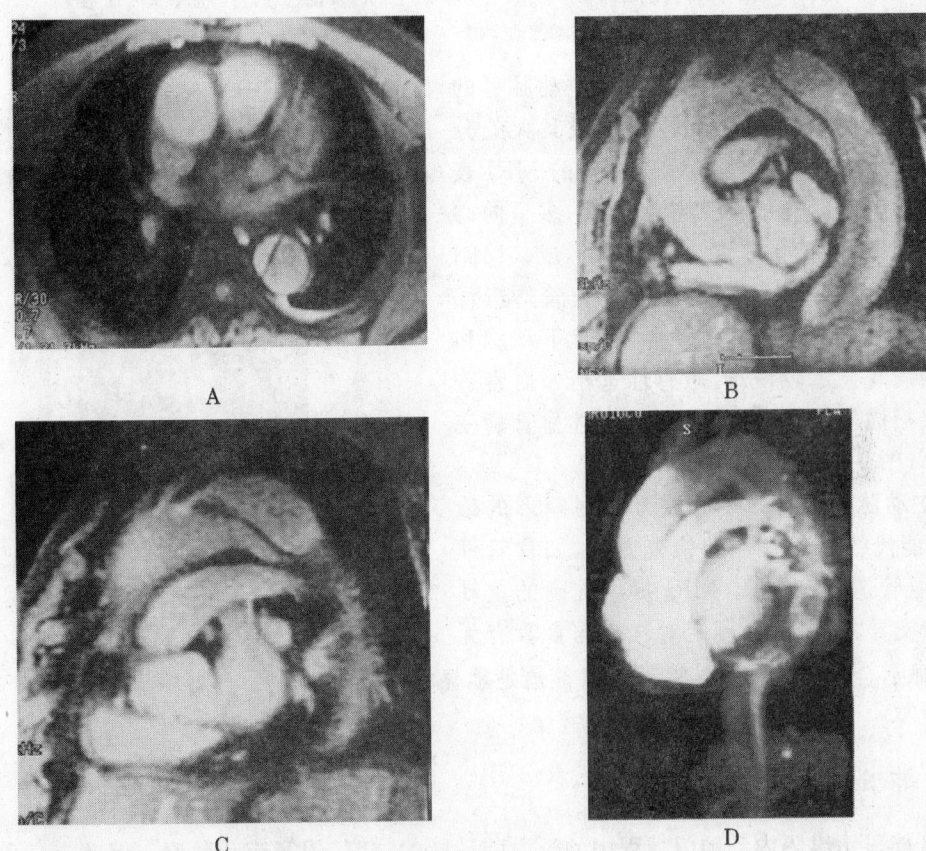

图 9-59 DeBaky Ⅲ型主动脉夹层（二）

注：A. 轴位 cine MRI，真腔和假腔均为高信号，两者之间的内膜瓣为低信号（↖） B. 斜矢状位 cine MRI，显示内膜瓣、破口及左锁骨下动脉（↗） C. 矢状位 cine MRI，以上结构更清楚，↗为破口处 D. 增强 MRI，真腔（→）增强度明显高于假腔

大动脉炎可侵犯胸主动脉、腹主动脉的任何部分及其任何主要分支，但以腹主动脉、降主动脉、肾动脉和头臂动脉，尤其是左锁骨下动脉为好发部位。

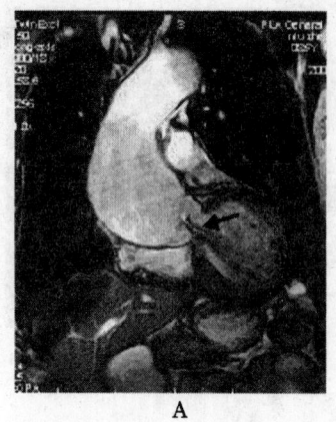 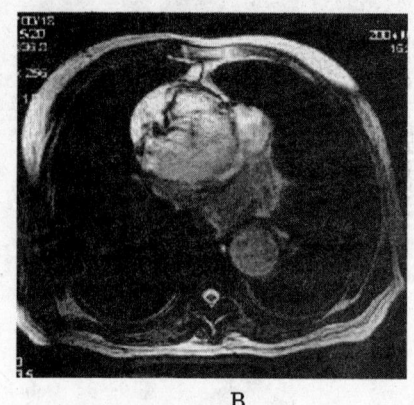

图 9-60 马方综合征

注:A. 冠状位 cine MRI,升主动脉瘤样扩张,主动脉瓣环扩大、反流(↙),左心室增大 B. 主动脉根部 cine MRI,根部直径是降主动脉的 2 倍

MRI 以横轴位、冠状位和平行于主动脉弓的左前斜位观察为佳。对胸、腹主动脉及其大的分支,如头臂动脉的病变容易显示。主要的 MRI 表现是动脉的管壁僵直,管腔狭窄和阻塞,多呈向心性狭窄和阻塞,管腔的扩张及动脉瘤形成。MRI 能直接显示主动脉壁的增厚,这是比血管造影优越之处。但对较小血管如颈动脉、锁骨下动脉和椎动脉的病变显示较困难,敏感性远不如血管造影。薄层扫描与增强 MRA 能提高上述血管病变的显示率(图 9-61)。

5. **主动脉弓畸形** 对于主动脉弓畸形的诊断,MRI 能代替任何其他的检查方法,如食管钡剂造影、血管造影和 CT。MRI 提供准确的主动脉及其分支异常的定位,确定对气管与食管有无压迫,并显示合并的先天性异常。MRI 能清楚地显示右位主动脉弓、双主动脉弓(图 9-62)、双上腔静脉等。

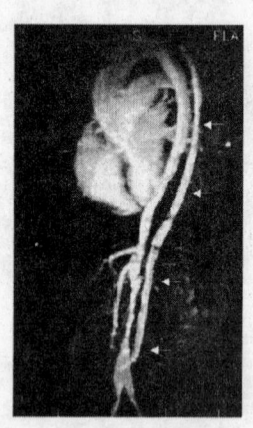

图 9-61 大动脉炎旁路移植术后

注:增强 MRI,降主动脉和腹主动脉弥漫性不规则,可见移植血管(←)

二、肺血管病变

MRI 能显示纵隔内和肺门行程中的近段肺动脉的狭窄、闭塞或动脉瘤。但叶支气管远侧的肺动脉病变较难发现。因为肺泡内的空气不利于无信号的血管腔的检出。隔离肺内的异常血管、动脉瘤、动静脉畸形可以检出。但总的来说,MRI 不如增强 CT 和血管造影。

肺动脉高压的检查,MRI 能显示近段肺动脉内收缩期的异常血流信号。文献报道,伴左向右分流的肺动脉高压的病人,肺动脉内收缩期血流信号的强度与肺动脉阻力之间呈直接线性关系(图 9-63)。

对血栓后的慢性肺源性心脏病,MRI 可作出诊断,陈旧性边缘性的血凝块所引起的肺动脉

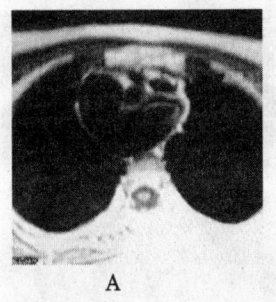 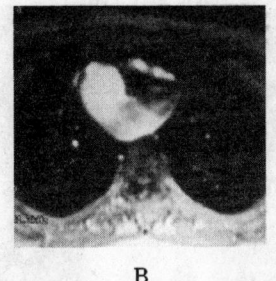 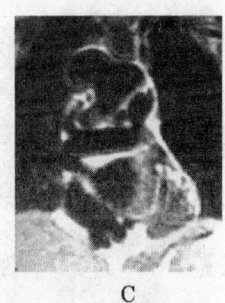

图 9-62 双主动脉弓

注：A. 轴位 T_1WI，cine MRI，显示双主动脉弓(→)　B. cine MRI，双主动脉弓显示良好　C. 冠状位 T_1WI，由双主动脉弓形成两个主动脉结(→)

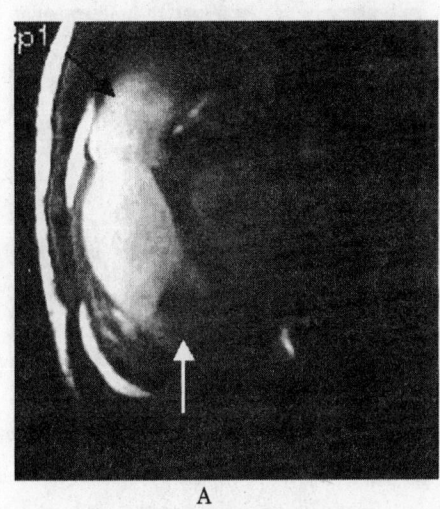 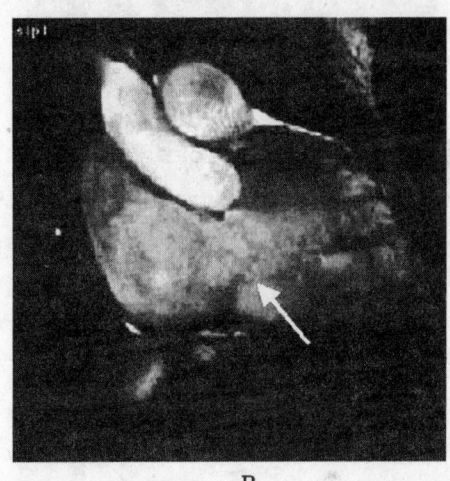

图 9-63 原发性肺动脉高压

注：A. 右心室流出道位，肺动脉显著扩张(↓)，左心室、右心房扩大，三尖瓣关闭不全(↑)　B. 冠状位 cine MRI，观察结果同 A 图，↖为三尖瓣关闭不全

壁的增厚产生的信号，与缓慢血流信号可采用快速梯度回波序列加以鉴别，由于快、慢血流均呈很高的信号强度，而血凝块或增厚的肺动脉壁显示低至中等强度信号，两者形成鲜明的对比。

MRI 在肺动脉血栓的诊断上作用仍有局限性，能观察到主肺动脉和较大肺动脉分支内的栓塞(图 9-64)，但在远侧肺动脉内的血栓常常不可见，MRI 优于 DSA 之处是无损伤、无 X 线辐射，能同时观察到血管内和血管周围的情况。研究表明，只有 60% 的肺动脉血栓 MRI 能检出，而且有一定假阳性结果。

三、腔静脉病变

1. 上腔静脉正常解剖和变异　上腔静脉(SVC)作为纵隔的主静脉，由头、颈和上肢的引流静脉汇集而成；在胸 4 椎体水平接受纵隔的另一重要静脉系统奇(半奇)静脉汇入。SVC 和头臂静脉都无静脉瓣。

先天异常最常见的是双 SVC 和左 SVC。健康人群中的发生率为 0.3%，先天性心脏病患者的发生率为 4.4%。左 SVC 一般引流入扩大的左冠状窦，少数引流入左心房，导致右向左

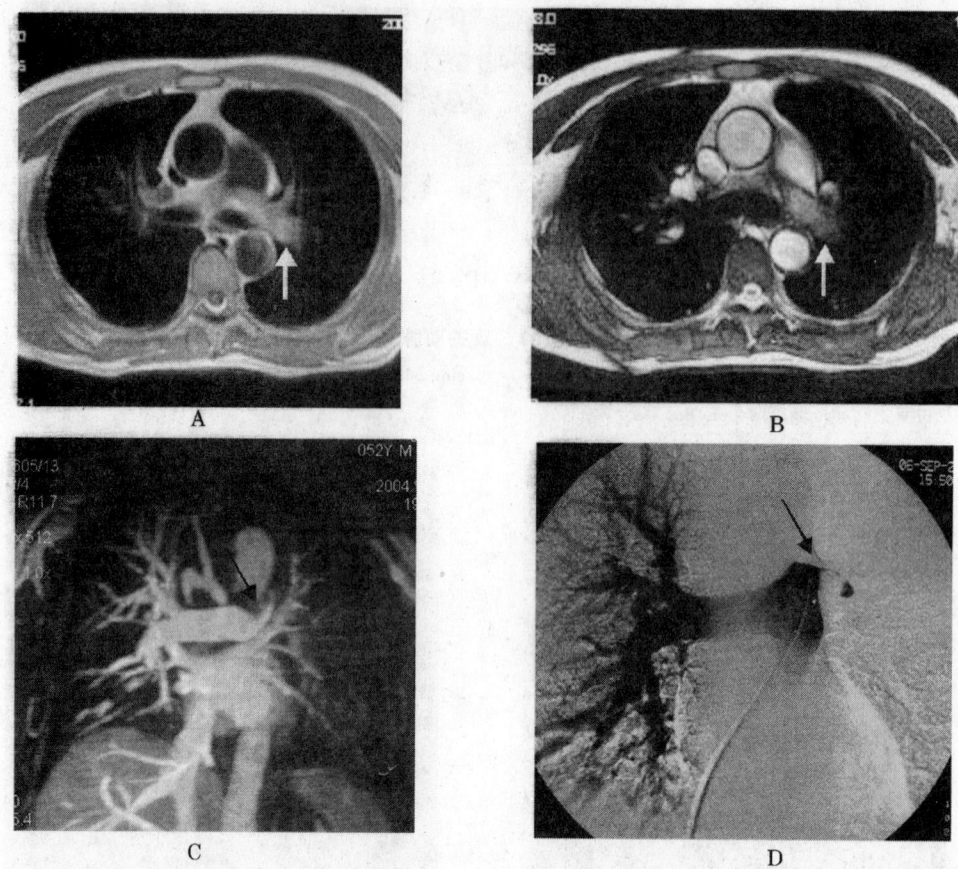

图 9-64　左肺动脉栓塞

注：A. 轴位 T_1WI，左肺动脉被血栓填塞(↑)　B. 轴位 cine MRI，血流为高信号，血栓呈低信号(↑)　C. 增强 MRA，左肺动脉主干鸭嘴样狭窄、中断，肺内动脉不显影　D. DSA，左肺动脉中断(↘)

分流。左 SVC 有 65% 伴左头臂静脉缺如，10% 伴右 SVC 缺如。单独的先天性异常右 SVC 罕见，包括引流入左心房、血管低位汇入、瘤样扩张等。

2. 上腔静脉综合征　上腔静脉综合征(SVCS)是由于 SVC 阻塞引起的一组相关临床症状的综合表现，包括面、眶周、颈部，双上肢肿胀，发绀和胸壁浅静脉扩张。SVCS 本身很少致命，但常有很多痛苦的并发症，如吞咽困难、呼吸困难、认知障碍(由于脑静脉压升高)等。临床症状的严重性与梗阻部位、程度及侧支循环的建立状况有关，慢性期 SVCS 的侧支循环主要通过肩胛上、胸外、胸内及肋间静脉与奇(半奇)静脉间开通建立。SVCS 85% 以上是由于恶性肿瘤直接侵犯或转移性淋巴结压迫所致。原发胸内恶性病变最常见为肺癌和淋巴瘤；胸外恶性肿瘤转移至胸内的种类较多，发生率较高的有乳腺癌、睾丸肿瘤、鼻咽癌等。SVCS 15% 是由良性病变所致，包括炎性肉芽肿、纤维化性纵隔炎、胸主动脉瘤、心包病变、皮样囊肿或支气管囊肿、胸骨后甲状腺肿、血肿等的压迫和各种医源性 SVC 的检查、治疗、营养、监测等所致的血栓，后者正在成为良性 SVCS 发病率上升的主要原因(图 9-65)。

3. 下腔静脉正常解剖和变异　下腔静脉(IVC)最主要汇集的是双侧髂总静脉、肾静脉、腰静脉、右性腺静脉、右肾上腺静脉、膈下静脉和肝静脉的血液。

IVC 的先天异常有五大类：①IVC 移位(0.2%～0.5%)，原因是左上主静脉永存。②双

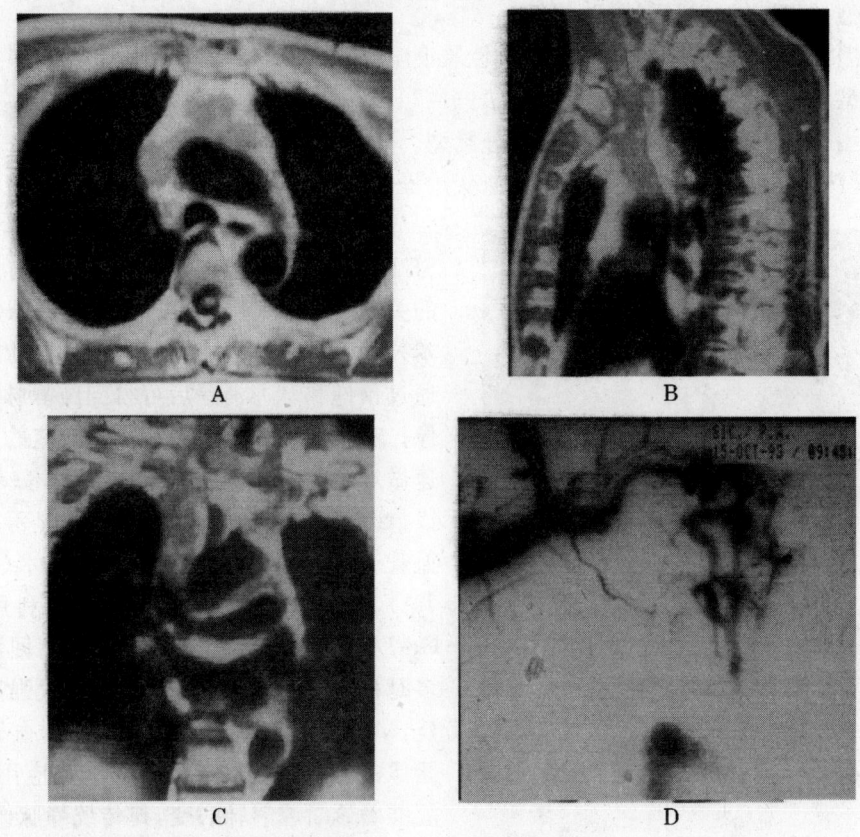

图 9-65 上腔静脉转移性癌栓

注：A. 横轴位 SET_1 B. 矢状位 SET_1 C. 冠状位 SET_1 D. 血管造影。MRI 显示 SVC 上 3/4 瘤栓填塞（→），下 1/4 开放（↑→），造影见 SVC 阻塞，侧支循环建立

IVC(1%～3%)，原因是双上主静脉永存。③环绕主动脉的静脉环(8.7%)。④主动脉后的左肾静脉(1.8%～2.4%)。⑤IVC 肝段缺如并与奇静脉连接(0.6%)。

4. IVC 阻塞性病变和布-加综合征 血栓形成是 IVC 阻塞的主要原因，一旦血栓脱落形成肺栓塞将危及生命。血栓形成可以是特发性的，但更多见于继发性状况，如脱水、败血症、局部炎症、高凝血状态、充血性心力衰竭、长期卧床、外伤等，手术和经 IVC 操作可致医源性血栓形成。肿瘤侵犯 IVC 最常见的是肾癌，尤其右侧肾癌，约 10% 累及 IVC。常侵及 IVC 的肿瘤还有肾上腺癌、嗜铬细胞瘤、肾母细胞(Wilms')瘤等。IVC 内的梗阻和血栓更多的是恶性病变而非良性病变。偶尔 IVC 本身也可有原发肿瘤，如平滑肌瘤、平滑肌肉瘤、血管内皮瘤等。外压性 IVC 阻塞最常见的是腹膜后淋巴结肿大，其他原因有肝、肾、肾上腺和胰腺肿瘤，腹主动脉瘤，腹膜后肿瘤和纤维化等。

布-加综合征最初是描述急性肝静脉血栓形成闭塞所致的一系列重症临床症状，现在的定义已扩展为包括亚急性和慢性肝静脉和（或）IVC 肝段阻塞或狭窄所致肝静脉和（或）IVC 血流受阻，继发门静脉高压和下肢静脉淤滞等一系列临床症候群。除按病程分急性、亚急性和慢性外，现在更多关注对大量慢性期病人血栓病变部位和程度的分型，以便选择不同的治疗手段。目前基本将布-加综合征分为 4 型。

(1) Ⅰ型：肝静脉型（局限性，弥漫性）。
(2) Ⅱ型：下腔静脉膜型（不全性，完全性膜型阻塞）。
(3) Ⅲ型：下腔静脉节段型（狭窄，闭塞）。
(4) Ⅳ型：混合型，即肝静脉合并下腔静脉型。

有作者认为各型之间有关联，是疾病演变过程的不同阶段。

5. MR静脉造影（MRV） 常规 SET_1 和 SET_2 即能清晰显示腔静脉结构及与邻近器官的关系（图9-65），目前仍是检查静脉病变的基本技术。利用 TOF MRA 技术，将动脉的血流通过预饱和脉冲消除后可得到纯静脉结构的图像。利用 PC MRA 技术，能对血流的方向和流速做定量分析。利用黑血 MR 技术（double IR 或 triple IR）抑制血流信号，突出显示血管腔和血管壁的对比。利用亮血 MR 技术（如 FIESTA），突出显示流动的血管腔。利用造影剂 Gd-DPTA 和三维快速扰相位梯度回波序列的多时相造影技术，加上后处理最大强度投影重建，MRV 能够得到类似传统静脉血管造影的图像（图9-66）。以上技术的综合应用使 MRV 能准确诊断腔静脉病变，与传统静脉血管造影、US、CT 相比有独特的优势。

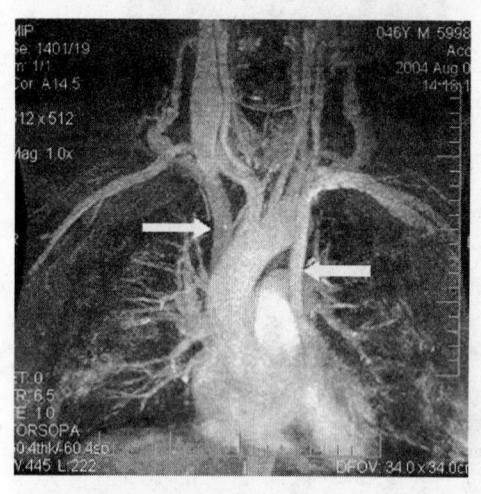

图9-66　上腔静脉先天变异（双SVC）
注：3D CE-MRV，见双 SVC，左 SVC 流入左冠状窦

SVC 阻塞时，MR 常规 SE 序列能显示是静脉腔内还是腔外的病变阻塞，亮血技术对诊断血栓更敏感，并能显示侧支循环。急性静脉血栓在亮血技术图像上表现为充盈缺损伴周围环绕流动的高信号；慢性血管狭窄处的近侧常伴扩张及侧支循环形成。平扫 MRV 诊断 SVC 病变的敏感性和特异性为97%和94%，缺陷是层面内饱和等各种原因导致的信号丢失，呈现类似血管狭窄或闭塞的影像，对病变表现的解释差异较大，检查时间较长。三维增强 MRV（3D MRV）的应用使 SVC 的诊断准确率提高，可达100%。检查时间大大缩短，得到的类似 DSA 的图像能清晰显示 SVC、变异、阻塞和侧支循环。不足是空间分辨率还不够高，血管内膜炎、腔内分隔等情况还不能显示。

常规 MRI 能显示大多数 IVC 病变，肿瘤侵及 IVC 诊断的敏感性和特异性为82%～100%和97%。亮血技术显示 IVC 梗阻更敏感和准确。3D MRV 的应用进一步提高了 IVC 血管及病变显示的直观性。对与布-加综合征，MRI 及 MRV 不仅能显示肝实质、肝静脉的改变，同时能准确显示 IVC 的病变、性质和侧支循环状况（图9-67、图9-68），是最佳的非损伤性影像检查技术。

心血管 MRI 当前研究的热点是：①对于心脏的形态和功能检查，MRI 已被认为是金标准；对于心肌梗死，心肌灌注成像及延迟增强可区分正常心肌、坏死心肌和存活心肌；CMRA 有望作为冠脉狭窄的筛选手段向临床过渡。②3D-CE-MRA 作为一种微创、无辐射损伤的血管成像技术，在多数部位血管病变的诊断上已逐渐取代 DSA。③动脉粥样硬化斑块成分的 MRI 研究，已可显示出其纤维帽、脂质、出血、坏死、血栓、钙化和新生血管。

第九章 心血管疾病的磁共振成像检查

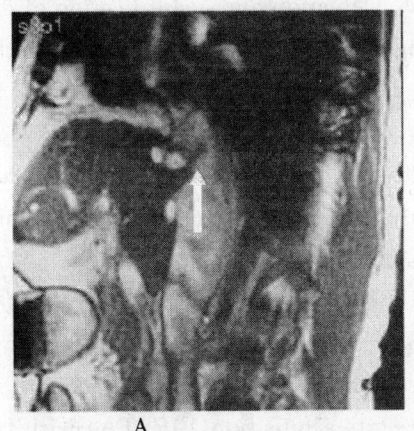 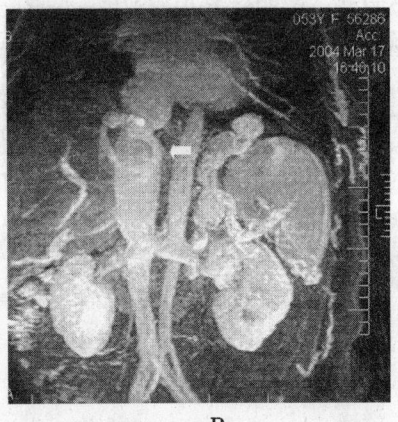

图 9-67　IVC 不全隔膜型布-加综合征

注：A. 矢状位亮血 FIESTA，显示隔膜和膜孔（↑）　B. 3D CE-MRV，肝静脉侧支引入隔膜下 IVC（↑），侧支广泛

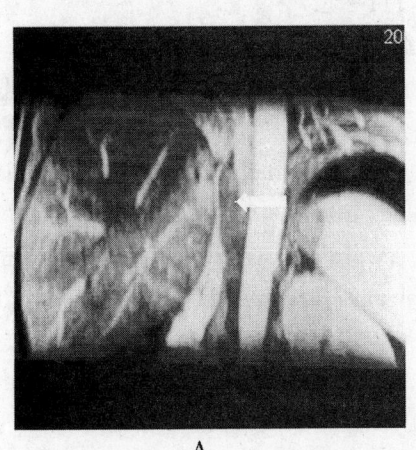 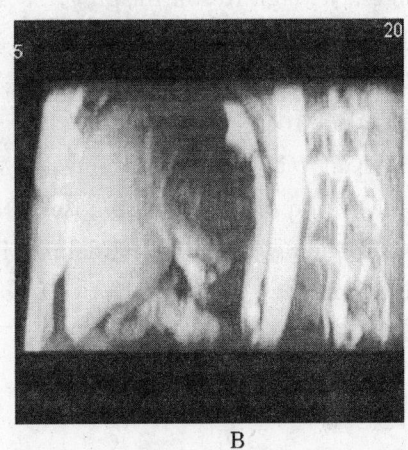

图 9-68　混合型布-加综合征

注：A. 3D CE-MRV 冠状位重建，示 IVC 节段性狭窄（↑）　B. 3D CE-MRV 矢状位重建，椎旁大量侧支循环（↑）

（解放军总医院　安宁豫　高元桂）

参考文献

1　高元桂，蔡幼铨，蔡祖龙．磁共振成像诊断学．北京：人民军医出版社，1993：3—96，414—476

2　Edelman RR, Hesselink JR, Zlatkin MB. Clinical Magnetic Resonance Imaging. Philadelphia：WB. Saunders Co. Sec-edition, 1996：3—51, 145—389, 435—454, 1615—1795

3　Stark DD, Bradely WG. Magnetic Resonance Imaging ST. Louis：Mosby Inc Third-edition, 1999：1—214, 231—275, 373—437

4　陈帜贤，高元桂．中华影像医学总论卷．北京：人民卫生出版社，2002：93—163

5　程流泉．多线圈并行成像技术．中国医学影像学杂志，2002：10：291

6 Holman ER, Buller VG, de Roos A, et al. Detection and quantification of dysfunctional myocardium by magnetic resonance imaging. A new three-dimensional method for quantitative wall-thickening analysis. Circulation, 1997; 95(4): 924—931

7 Cerqueira MD, Weissman NJ, Dilsizian V, et al. Standardized myocardial segmentation and nomenclature for tomographic imaging of the heart. A statement for healthcare professionals from the cardiac imaging committee of the council on clinical cardiology of the american heart association. Circulation, 2002; 105: 539—542

8 程流泉,高元桂,孙玮,等. 屏气三维快速平衡稳态进行序列在磁共振冠状动脉成像中的可靠性研究. 中国医学影像学杂志,2003;11:321—323

9 Li W, Stern JS, Mai VM, et al. MR assessment of left ventricular function: quantitative comparison of fast imaging employing steady-state acquisition(FIESTA) with fast gradient echo cine technique. J Magn. Reson Imaging, 2002;16: 559

10 Earls JP, Ho VB, Foo TK, et al. Cardiac MRI: recent progress and continued challenges. J Magn Reson Imaging, 2002;16(2): 111—127

11 刘玉清 主编. 心血管病影像诊断学. 安徽:安徽科学技术出版社,2000

12 程流泉,高元桂,孙玮,等. 磁共振冠状动脉成像定位法. 中华放射学杂志,2003;37(11):1016—1020

13 Kim WY, Danias PG, Stuber M, et al. Coronary magnetic resonance angiography for the detection of coronary stenoses. N Eng J Med, 2001;345(26):1863

14 Manning WJ, Li W, Edelman RR, et al. A preliminary report comparing magnetic resonance coronary angiography with conventional angiography. N Eng J Med, 2001;345(26):1863

第十章 心脏放射性核素检查

心血管系统核医学是核医学发展最快的领域。随着电子计算机技术的开发及放射药物研究的进展,特别是单光子发射计算机断层(single photon emission computed tomography, SPECT)仪器的广泛应用,使得心血管系统放射性核素检查日臻完善,形成了具有系统基础理论和临床实践的核心脏病学(nuclear cardiology),为心脏疾病特别是冠心病的诊断、病变范围和程度的评估、疗效监测及预后判断提供了可靠的无创性检查方法。心脏放射性核素检查由于具有无创性、易于重复检查、结果准确可靠,更由于它能反映心脏功能和代谢等优势,在心血管疾病诊断、治疗和预后判断等方面已日益普及。

第一节 心肌灌注显像

随着 SPECT 及 PET 在临床上的应用和放射性药物的不断发展,心肌显像已成为心脏核医学的最主要内容之一。根据放射性药物和功能显像原理不同,可将心肌显像分为心肌灌注显像、亲心肌梗死显像、心肌代谢显像等。目前临床应用最广,比较成熟的是心肌灌注显像,心肌灌注显像是判断心肌血流灌注的可靠方法。

一、原理

心肌细胞对某些放射性阳离子有选择性摄取能力,因而可使心肌显影。它反映了注射显像剂即刻心肌血流灌注状况。心肌局部摄取放射性核素标记的示踪剂的多少与该部位冠状动脉血流量呈正相关,因此这种显像称为心肌灌注显像。心肌对灌注显像剂的摄取决定于灌注心肌的血流量和心肌活性。心肌的血流量多,心肌摄取示踪剂多;反之,当冠状动脉狭窄时,局部心肌血流灌注减少,该局部心肌对示踪剂摄取也减少,病变越严重,对显像剂摄取愈少或无摄取。因此,根据心肌局部对显像剂摄取的多少,可以估计冠状动脉病变的程度、部位和范围。另外,由于缺血心肌对某些显像剂的清除慢于正常心肌,在注射一定时间后,这些显像剂可在心肌内再分布。利用心肌灌注显像剂的运作特点,就能检测心肌缺血。

二、显像剂

(一) ^{201}Tl

^{201}Tl 由加速器生产,其物理半衰期为 73h。主要发射 γ 射线,能量为 60~80keV,它的生物特性近似 K^+,静脉注射后能迅速被心肌细胞摄取。心肌对 ^{201}Tl 的总摄取量为静脉注射量的 3.5%~4.0%,2/3 在血浆内,1/3 在血细胞中。^{201}Tl 被局部心肌摄取的量和随后被清除的速度与该局部心肌冠状动脉血流量呈正相关,因而可根据心肌局部摄取 ^{201}Tl 的量和清除速度来诊断冠心病。^{201}Tl 在心肌的分布是一个动态过程,正常心肌于运动高峰时摄取 ^{201}Tl 最多,以后 ^{201}Tl 从心肌洗脱(washout)。因此,^{201}Tl 在心肌内分布可分为初期分布与再分布(redistribution),初期分布是指静脉注射 ^{201}Tl 5~10min 后,在心肌及全身的分布达到平衡,

称为初期分布。心肌初期分布代表了正常或缺血心肌的血流灌注。再分布是^{201}Tl 心肌灌注显像的重要特点。^{201}Tl 在心肌细胞内的浓度达高峰后并非静止,它与血液及其他组织的浓度处于动态平衡状态。缺血心肌由于运动时局部血流量减少,它摄取^{201}Tl 减少,故在运动试验后的即刻显像呈局部放射性减低或缺损,但由于^{201}Tl 从缺血心肌洗脱明显慢于正常心肌,而且在运动试验后 3~4h,缺血心肌的放射性活度接近正常心肌,这种现象被称之为"再分布"。这是诊断心肌缺血的重要特征。有学者指出,这种差异可能与冠状动脉狭窄程度有关,狭窄越严重,完成再分布的时间越长。心肌严重缺血者,运动后 2~5h 有时还达不到再分布,或由于心肌细胞处于冬眠状态而摄取^{201}Tl 极为缓慢,宜延长至 24h 观察有无再分布。由于瘢痕组织对^{201}Tl 摄取不明显,梗死的心肌在运动试验后的"即刻"、"再分布"显像均表现为放射性缺损,无再分布(彩图 10-1)。

(二)锝^{99m}Tc 标记的心肌灌注显像剂

与^{201}Tl 相比,^{99m}Tc 140keV 的能量更适合 γ 相机图像的采集。近 10 年来,临床上已越来越多地应用^{99m}Tc 标记的心肌灌注显像剂。

1. 锝[^{99m}Tc]甲氧异腈(^{99m}Tc-sestamibi,^{99m}Tc-MIBI) ^{99m}Tc-MIBI 是最早应用的^{99m}Tc 标记的异腈类心肌灌注显像剂。心肌对^{99m}Tc-MIBI 的摄取机制尚不完全清楚,多数意见认为^{99m}Tc-MIBI 是通过被动扩散机制进入细胞,并浓聚于线粒体的。与^{201}Tl 相似,心肌细胞对其摄取量与局部冠状动脉血流量呈正相关,因此可根据心肌局部放射性的摄取量来判断有无冠状动脉病变。^{99m}Tc-MIBI 没有明显再分布,因此在诊断心肌缺血时,就需要分别进行负荷和静息态两次显像才能进行冠心病的诊断。一般来说,在注射^{99m}Tc-MIBI 后 1~2h 显像可得到高质量的心肌显像。^{99m}Tc-MIBI 主要从肝、胆和肾脏排出,故胆囊可显像,注射后 30min 进食脂肪餐,可加速显像剂自胆囊的排出,减少肝、胆对心肌显像的干扰。脾内也有一定量浓聚,且清除较慢,但对心肌影像的影响不大。与^{201}Tl 相比^{99m}Tc 半衰期短,γ 射线能量适中,可给予较大剂量。因此,可以进行首次通过法放射性核素心室显像及门控心肌断层显像,同时得到心肌血流灌注与心室壁运动,以及心室功能的各项参数。^{99m}Tc-MIBI 和^{201}Tl 的一个重要不同点是:^{99m}Tc-MIBI 无明显再分布,在静脉注射后的相当一段时间内,^{99m}Tc-MIBI 在心肌的分布保持相对稳定,因而在运动试验后 5~6h 内的心肌显像,都可以反映在运动高峰静脉注射^{99m}Tc-MIBI 时的心肌血流分布状态。但需要两次注射才能完成负荷试验和静态显像,对病人造成不便。

2. 锝[^{99m}Tc]双二乙氧基膦基乙烷(^{99m}Tc-Tetrofosmin) 这是一种带正电荷的脂溶性心肌灌注显像剂。静脉注射后^{99m}Tc-Tetrofosmin 迅速被心肌摄取,在心肌的分布 4h 内无显著变化。^{99m}Tc-Tetrofosmin 主要经肾脏和肝胆系统排泄。其优点是肝清除速度较快,在注射后 30min 即可显像。

3. 锝[^{99m}Tc]-Teboroxime 是一种中性脂溶性化合物,其特征是高的心肌摄取率和快速洗脱动力学。心肌对^{99m}Tc-Teboroxime 的首次通过摄取率比^{201}Tl 还要高,^{99m}Tc-Teboroxime 的心肌显像时间应在给药后 1~2min 开始,并且最好在 10min 内完成,因此^{99m}Tc-Teboroxime 已很少临床应用。它潜在的优点是允许在短时间内重复显像,运动和静态显像可在 2h 内完成,特别适用于介入性治疗前后的心肌灌注显像。

三、显像方法

判断心肌是否有缺血,取决于冠状动脉是否有狭窄和狭窄程度。当冠状动脉狭窄<50%时,无论是否处于运动状态,心肌血流灌注均正常;狭窄为50%~80%时,静息血流灌注正常,运动所需耗氧量增加将导致心肌缺血;狭窄80%~95%时,静息状态下心肌也有缺血;>95%时,静息态显像心肌血流灌注明显减低,但只要不是完全阻断,心肌仍存活。因此,为判断心肌是否有缺血,就必须先行负荷试验心肌灌注显像,再结合静息或延迟显像综合判断。核心脏病学常用的负荷试验包括运动试验、双嘧达莫(潘生丁)试验、腺苷试验和多巴酚丁胺试验等。虽然负荷试验是安全的,但仍要严格掌握适应证、禁忌证,并且要有心内科医师协同进行心电图、血压等方面的监测,还需备有除颤器、急救药品等抢救物品。

1. 运动试验 目前最常用方法是通过增加心脏负荷,增加心肌耗氧量,从而增加冠状动脉血流量,观察正常和狭窄冠状动脉的血流储备。但1周内急性心肌梗死、不稳定型心绞痛、严重心律失常、严重主动脉瓣狭窄、梗阻型肥厚性心肌病、重度心力衰竭、收缩压>29.3kPa(220mmHg)、严重全身疾病或运动障碍的病人属禁忌证。常用的运动装置是活动平板或带计量计的脚踏车。运动前先建立静脉通道,采用次极量运动试验,自行车功量计运动从25W开始,每3min增加25W,运动达到85%最大心率(195-年龄)或运动中达到以下情况之一者:①ST段水平或下斜型≥2mm。②严重心绞痛。③血压下降。④严重心律失常。⑤明显呼吸困难、休克或心力衰竭表现。由预先建立好的静脉通道注入显像剂,再运动1min后停止,以保证正常心肌与缺血心肌显像剂浓度差别。

2. 多巴酚丁胺试验 多巴酚丁胺(dobutamine)是心脏正力性药物,它主要作用于心肌β_1受体使心率加快,收缩压升高,心肌收缩加强,心肌耗氧量增加。其血流动力学改变与运动试验相似,导致正常冠状动脉血流量增加2~3倍,而狭窄冠状动脉无此变化,可诱发心肌缺血。多巴酚丁胺的初始剂量为$5\mu g/(kg \cdot min)$,每3min增加$5\mu g/(kg \cdot min)$,最大可达$40\mu g/(kg \cdot min)$。以心率达到次极量运动心率或者出现其他终止试验症状时作为终止指标。达标后立即静脉注射显像剂,并继续滴注多巴酚丁胺1min。试验过程中部分病人可出现不同程度不良反应,如心悸、心前区闷痛、头痛、恶心等,少数病人可诱发室性早搏,一般均较轻微,无须特别处理。若出现较严重心绞痛及频发室性早搏,可将滴注速度减慢,必要时给予硝酸甘油缓解心绞痛。禁忌证同运动试验,有高血压者不宜采用。

3. 双嘧达莫(潘生丁)试验 双嘧达莫(dipyridamole)是一种迅速和有效的血管扩张药,其最大血管扩张作用是在静脉注射2~5min,并可维持10~30min。主要作用是抑制腺苷脱氢酶对腺苷的抑制作用,使体内活性腺苷在组织间和血液中浓度增高。腺苷与平滑肌上的腺苷A_2受体结合的结果是使血管平滑肌松弛,扩张冠状动脉,能使正常冠状动脉血流量增加4~5倍,而狭窄的冠状动脉则不能扩张,因此扩大了正常心肌与缺血心肌血流灌注量的差别,使缺血心肌在显像时呈放射性减低。病人取仰卧位,静脉注射双嘧达莫$0.14mg/(kg \cdot min)$,3~4min注射显像剂。

双嘧达莫负荷试验可用于不宜做运动试验的病人,如周围血管疾病、关节炎、脑血管疾病、慢性肺部疾患、跛足等。另外,某些病人服用β阻滞药,运动试验达不到预计心率者也可用本方法。双嘧达莫有一定不良反应。有文献报道,178例患者中51例(29%)于静脉注射过程出现不同程度不良反应,26例(14.6%)发生心绞痛,其中12例患者需要氨茶碱使其缓解,但均未影响心肌显像的检查。双嘧达莫虽然不直接减少冠状动脉血流量,但由于正常冠状动脉明显扩张,使病变部位的血液流到正常冠状动脉内,造成"窃血现象",可引起病人心绞痛发作。其他不良反应尚有头昏、头痛、胸闷、心悸、气短、恶心等症状,多是暂时性的,但在检查过程中要有心电图和血压监测,密切观察病情,并应配备抢救药品和抢救设备。

4. 腺苷试验 为外源性腺苷,直接作用于冠状动脉的 A_2 受体。与双嘧达莫相比,它的作用均匀性好,更直接、安全,腺苷在血内的半衰期极短,小于10s,即使有副作用,减慢滴注速度或停药,症状会很快消失(1～2min),因此,它比双嘧达莫更安全。检查前应停用双嘧达莫及茶碱类药物,检查当天忌饮咖啡和茶等饮料。腺苷静脉滴注剂量为 0.14mg/(kg·min),共 6min,于静脉滴注 3min 末注射显像剂。

因为腺苷可引起支气管痉挛,故有哮喘史、慢性阻塞性肺病患者不宜采用。患有病态窦房结综合征、Ⅱ～Ⅲ级房室传导阻滞者亦不宜采用。

四、采集方法

1. 病人准备 显像前 24h 停服钙拮抗药和长效硝酸盐类药物,48h 停服 β 受体阻滞剂,^{201}Tl 显像至少空腹 4h。因高血压不能停服 β 受体阻滞药者,宜选用药物负荷-静息心肌灌注显像。

2. 显像方法

(1) ^{201}Tl 心肌显像:注射剂量为 74～111MBq(2～3mCi)。

① 即刻-再分布显像。于药物负荷试验或运动高峰时静脉注射 ^{201}Tl 后 10min,开始即刻显像;再分布显像一般在运动试验后 3～4h 进行。在即刻显像和再分布显像之间,要求病人尽可能空腹。

② 即刻-延迟再分布显像。分别于注射后 5～10min 和 18～24h 显像。与常规 3～4h 再分布显像相比,延迟再分布显像可提高对缺血但存活心肌的检出率,但因计数率降低,图像质量明显受影响,所以它的常规临床价值有限。

③ 即刻-再注射显像。注射后 5～10min 显像,3～4h 后再注射 ^{201}Tl 37～55.5MBq(1～1.5mCi)并显像。近年来一些研究发现,缺血、存活心肌在 3～4h 再分布显像无再分布,可能是因为 ^{201}Tl 再分布不仅取决于即刻显像时的灌注缺损程度和局部心肌血流量,而且取决于血液中 ^{201}Tl 的浓度。

(2) ^{99m}Tc-MIBI 心肌显像

① 1日法。先行静态显像,3h 后运动或药物负荷显像。静息状态下,静脉注射 ^{99m}Tc-MIBI 296MBq(8mCi),注射显像剂 15～30min 进食脂肪餐(2 瓶 250ml 酸奶或 2 个油煎鸡蛋)注药后 60～90min 行静态心肌断层显像。在静息显像后 3h 进行运动试验,达运动高峰时,再次静脉注射 ^{99m}Tc-MIBI 925 MBq(25mCi),注射显像剂后 15～30min 仍进食脂肪餐,并于再次注射后 60～90min 行动态心肌断层显像。

② 2日法。病人先行运动或药物负荷显像,48h 后行静息显像。即患者行运动试验,运动高峰时静脉注射 ^{99m}Tc-MIBI 740 MBq,注射显像剂后 15～30min 进食脂肪餐,在注射 ^{99m}Tc-MIBI 后 60～90min 行运动心肌断层显像。48h 后在静息状态下,予患者静脉注射 ^{99m}Tc-MIBI 740 MBq,15～30min 进食脂肪餐,60～90min 行静态心肌断层显像。

3. 图像采集和重建

(1)平面显像:患者在检查前 2~4h 左右开始禁食,主要是为了减低腹腔脏器的血流量,提高心肌显像的对比度,使心肌显像更清晰。静脉注射 ^{99m}Tc 标记的心肌显像剂 740 MBq(20mCi)或 ^{201}Tl 111MBq(3mCi)后进行心肌图像采集,常规取前位(ANT)左前斜位 30°~45°(LAO 45°)与左前斜位 70°(LAO 70°),矩阵 256×256,每个体位采集计数至少 500k。采集时探头尽量贴近体壁。

(2)单光子发射计算机断层(SPECT)显像:病人平卧于检查床上,双手抱头,SPECT 探头向右前斜 45°(RAO 45°)起始向左后斜 45°(LAO 45°)顺时针旋转 180°,采集 30~60 个投影,每个投影采集时间为 20~40s,矩阵为 64×64,放大倍数(zoom)因仪器不同自己设定。经过均匀性校正后,以滤波反投影进行影像重建,以左心室长、短轴方向重建出短轴、水平长轴和垂直长轴断面图像。

图像采集过程中病人有无移位是图像采集成败的关键之一。可通过观看电影显示各投影图像有无移动现象,或正弦曲线图(sinogram)中有无不连接现象来判断。对于移动者可以用系统提供的程序予以校正或重新采集。

(3)门控显像:门控心肌 SPECT 与非门控 SPECT 的不同点是门控心肌 SPECT 数据采集时,应用 ECG 作为门控信号,一次投影,每个心动周期可采集 8~16 帧图像,而非门控采集 1 帧图像。因此,门控采集每个投影图像的信息量明显减少,这就需要增加显像剂的剂量和延长采集时间。

门控采集方式有三种:一种是固定模式(fixed mode acquisition),在采集前先确定一个 R-R 间期,整个采集过程中这一间期不变;第二种是可变式采集模式(variable acquisition mode),采集过程中,计算机动态监视 R-R 间期,以平均心率为标准,确定接受或拒绝某次心跳的门控图像采集;第三种是列表式采集(list mode acquisition),采集中计算机记录每一个计数的时间和空间位置,以重叠出该时段的图像,这种方式对计算机的内存和速度要求很高,是最常用的采集模式,但要求病人的心律基本整齐,心率快慢变化不大。采集结束后经专门程序重建图像,获得心脏垂直长轴、水平长轴和短轴图像;同时,沿心室壁内缘分别勾画 ES 和 ED 的心室腔范围,经计算机处理即可得出左心室 EF 值、短轴缩短率等左心室功能参数。因此,门控心肌 SPECT 显像可同时获得左心室心肌血流灌注和功能情况的信息。在一般心肌 SPECT 显像中,心肌影像包含有舒张期和收缩期的信息,必然造成边缘模糊,分辨率有所减低。而门控 SPECT 影像中舒张末期心脏扩大,心室壁变薄,减少了心脏自身运动伪影的影响,提高对微小病灶的检出率;同时可通过图像观察左心室壁运动,利用心室壁运动可对心肌局部放射性减低缺损区进行鉴别,如缺损区室壁运动良好,则证明该缺损区由膈肌衰减伪影所致的可能性大。门控心肌灌注显像是临床医师从心肌血流灌注和功能两个方面全面了解病情的较好方法,现国外已将其作为常规心肌显像方法。

五、正常影像

(一)平面心肌显像

静息状态下,只见左心室壁心肌(含间壁)显影,影像清晰呈马蹄形或卵圆形,心腔部位和心底部位相当于大血管汇集处放射性缺损或低下。不同体位可显示左心室壁的不同节段。

ANT 位显示前侧壁、心尖和下壁，LAO 45°位显示前间壁、下壁心尖和下侧壁，LL 位或 LAO 70°显示前壁、心尖、下壁和后壁。心尖部由于心肌组织较薄，可以有不同程度的放射性减低，但范围不大。

右心室心肌较薄，且冠状动脉灌注血流量较少，因此在静息状态下可不显影或仅在 LAO 45°时隐约显影，若显影明显，提示右心室肥厚。

(二) 心肌 SPECT 显像

1. 短轴断面影像 左心室壁呈环状，中心暗区为心腔，其上部为前壁；下部为下壁；左侧为前、后间壁；右侧为前、后侧壁。侧壁的放射性浓度略高于室间壁，这主要是由于室间壁衰减所致。间壁近基底部为膜部，呈放射性缺损区；下壁放射性常略低于前壁。女性前壁由于乳房组织衰减的原因，影像上可见该处放射性较下壁略低，但减低程度与乳房大小有关，乳房大者前壁甚至侧壁放射性都可明显减低，酷似前壁心肌梗死。如果采集时能将乳房推移至心脏的上方，则此种影响减轻。肥胖的病人也容易造成组织衰减。膈肌衰减主要导致下后壁放射性减低，俯卧位或右侧位采集可使此现象明显减轻。另外，左束支传导阻滞的病人室间隔放射性分布减低，表现为可逆或不可逆放射性减低，此种情况不能诊断为心肌缺血。

2. 水平长轴断面图像 呈直立马蹄形。左侧为室间隔，右侧为侧壁，上端为心尖。间壁放射性低于侧壁，近基底部的膜部呈放射性缺损区，室间壁的长度常短于侧壁，变异较大。心尖部放射性减低，因该处心肌较薄所致 (以上两个断面影像参见彩图 10-2、10-3)。

3. 垂直长轴断面图像 呈横位马蹄形。上部为前壁，下部为下壁、后壁。女性前壁由于乳房组织的衰减作用可见不同程度的影像减淡。从下壁中部到后壁放射性逐渐减低，是由于膈肌对射线的衰减。正常情况下，左心室壁心肌放射性分布均匀，同一病人的负荷、静息或硝酸甘油介入心肌灌注显像的两次图像上，左心室壁放射性分布无明显变化。

(1) 短轴断层图像：垂直于心脏长轴从心尖到心脏基底部的依次断层图像。侧壁的放射性浓度略高于室间壁；间壁近基底部为膜部，呈放射性缺损区。下壁放射性常略低于前壁 (彩图 10-4A)。

(2) 水平长轴断层图像：间壁放射性低于侧壁，室间壁的长度常短于侧壁，变异较大 (彩图 10-4B)。

(三) 门控断层显像

采用系统提供的软件，计算出左心室容积、每搏量和射血分数。左心室射血分数正常值在各医院有所不同，通常以超过 50%～80% 为正常。对照收缩末期和舒张末期图像，收缩末期左心室壁变厚，单位像素内放射性增加，左心室腔变小，说明左心室收缩功能正常。以电影显示观察门控心肌灌注断层图像，可见各节段室壁运动幅度正常，无节段性运动异常。重建后的门控心肌断层图像所见与一般断层影像相似，但每一层影像均可依次显示从心脏舒张期末到收缩期末的系列影像，或只显示舒张末和收缩末影像 (彩图 10-5)。除了能显示心动周期内各时段的心肌灌注情况，由于结合了室壁运动，提高了识别某些伪影的能力。例如，固定性下后壁放射性稀疏、缺损可由膈肌衰减或心肌梗死所致，如果该节段有节段性室壁运动异常，则心肌梗死的可能性大，如果无节段性室壁运动异常，则膈肌衰减的可能性大。

六、异常影像

根据负荷显像与静息显像的对比分析,有下列几种异常影像所见。

1. 可逆性放射性减低 负荷状态下心肌灌注显像为室壁放射性减低或缺损,延迟或静息显像可见原减低或缺损区有放射性填充,此种类型是心肌缺血的典型表现(彩图10-6)。

2. 非可逆性放射性缺损 负荷影像出现局限性按节段分布的放射性缺损区,延迟或静息显像无改变。这类图形的判断要谨慎,有以下几种情况:①心肌梗死。②心肌"冬眠"。心肌组织由于严重缺血而处于冬眠状态,血运重建术后该部分心肌可恢复血流灌注与功能。另外,由于受膈肌衰减的影响,可表现为运动与静息均呈放射性减低,而实际上该部位的心肌运动、灌注和结构均正常(彩图10-7)。因此,非可逆性放射性缺损不能简单诊断为心肌梗死,要结合临床全面分析。

3. 混合型 负荷显像异常表现同前两种,但延迟或静息显像原放射性缺损区部分填充,见于心肌梗死伴缺血或严重缺血。

4. 花斑型 心肌节段性放射性减低区和正常放射性分布区相间存在。该节段在放射性减低基础上,有两个以上斑块状正常放射性分布的心肌影像,呈"花斑"状。见于心肌病、心肌炎等。静息时心腔明显扩大和心肌变薄见于扩张型心肌病和缺血性心肌病。肥厚型心肌病,室间隔增厚,其与左心室后壁厚度比值增大,同时伴心腔狭小变形。

5. 反向再分布 反向再分布是指运动(药物)试验的心肌显像正常,而延迟显像或静息显像有放射性减低或缺损区。反向再分布的发生机制及对其的解释有人有不同看法,认为这种现象部分见于慢性心肌缺血或溶栓后冠状动脉再通的情况;也可见于心外组织衰减的变化。例如,在延迟显像发生乳房与心肌节段的重叠,而负荷试验显像时没发生重叠。目前,对反向再分布的临床意义尚无统一看法。

6. 其他 心肌灌注显像时肺部放射性摄取增高和负荷显像有一过性左心室扩大,这两种现象预示冠心病多支血管病变或伴心功能不全,预后较差。

七、诊断与鉴别诊断及临床意义

(一)冠心病的诊断

心肌灌注显像是一种可靠的非创伤性的检查手段,受到临床医师和病人的欢迎。冠状动脉造影主要提供解剖结构的信息,对狭窄所引起的心肌血流的供应情况、范围及严重程度难以提供资料。放射性核素心肌灌注显像可提供心肌缺血和心肌梗死的部位、范围及严重程度的准确信息,直接反映冠状动脉形态改变所引起的结果——心肌灌注血流量的改变,对冠心病的诊断具有独特价值。若以冠状动脉狭窄>50%为冠心病的诊断标准,心肌灌注断层显像的灵敏度及特异性均达90%左右。冠状动脉造影正常不一定能排除心肌缺血,因为冠状动脉造影正常,表明该患者没有大的冠状动脉及其分支的明显狭窄,至于小血管的病变(X综合征)及冠状动脉内皮细胞功能障碍所引起的血管舒缩的异常反应,冠状动脉造影难以显示。

(二)冠状动脉血流重建术的选择和疗效监测

成功的冠状动脉旁路移植术(coronary artery bypass graft,CABG)和经皮冠状动脉腔内成形术(percutaneous transluminal coronary angioplasty, PTCA)能明显改善心肌局部的血流灌注。急性心肌梗死和不稳定型心绞痛严重危及生命的,及时溶栓或 PTCA 或 CABG 治疗能挽救病人,减少心肌梗死范围和程度,甚至使严重缺血的心肌不再发展,恢复正常。心肌灌注显像能及时诊断心肌缺血的程度,区分存活的心肌组织和坏死的心肌组织,在 PTCA 术前对存活心肌的估测有重要价值,故可在术前预测血运重建术的疗效及术后监测冠状动脉再狭窄的发生。运动心肌灌注显像对 PTCA 治疗后心绞痛的复发有预测价值,有资料证实,PTCA 治疗后 2 周,运动 ^{201}Tl 心肌断层显像有再分布缺损者,其在 6 个月内有高度复发心绞痛的可能性。通常,PTCA 术后 3 个月再狭窄达到一个高峰,如果病人出现胸痛,应尽快进行心肌灌注显像。心肌灌注显像诊断再狭窄的敏感性为 67%~96%。因此,心肌灌注显像对评估 CABG 和 PTCA 疗效提供了一种了解冠脉血流灌注情况简便、安全、无创而有用的检查手段,其特异性可达 91%。因方法为无创伤性,故可反复多次检查,其结果可间接反映冠状动脉解剖病变引起的变化,与冠状动脉造影相比价格低廉,易被病人接受。在 PTCA 术后 1~3d 或 CABG 术后 1 周内,就可采用药物心肌灌注显像。对于成功的血运重建术治疗,术前为可逆性放射性缺损的节段,90% 术后恢复正常,而不可逆性缺损节段中仅有部分改善。

(三)对心肌存活的估价

近期研究结果发现,缺血性心脏病病人的心肌细胞损害有三种类型:
1. 心肌梗死 不可逆的心肌损害,即使冠状动脉血流得到恢复,心脏功能也不会改善。
2. 冬眠心肌(hibernating myocardium) 静息时由于冠状动脉血流减少,引起心肌功能下降,但又不足以引起心肌细胞的坏死,如果冠状动脉血流供应改善,心功能可全部或部分恢复正常。
3. 顿抑心肌(stunned myocardium) 指心肌短时间内缺血,虽未致心肌细胞坏死,但已经引起心肌细胞结构、代谢及功能的改变,处于"昏厥"状态,即使有效的心肌血流灌注后,心功能的恢复也需要较长的时间。

对处于后两种状态的心肌,冠状动脉再灌注手术都会使心功能有不同程度的改善。核素显像能够了解心肌的血流灌注、细胞膜的完整性和代谢活动,从而区分存活的心肌组织或瘢痕组织,为冠状动脉再灌注手术治疗的选择提供重要依据。

心肌正常摄取 ^{99m}Tc-MIBI 不仅反映心肌的血流灌注,而且反映阳离子在完整的心肌细胞膜的通透量。如果在心肌局部摄取 ^{99m}Tc-MIBI,则表明心肌细胞是存活的。如果运动时心肌摄取 ^{99m}Tc-MIBI 明显减少或缺损,而静息 ^{99m}Tc-MIBI 显像,心肌放射性摄取仍然降低,表明心肌为不可逆损伤。运动时放射性缺损,静息 ^{99m}Tc-MIBI 显像示心肌放射性摄取正常,提示心肌细胞是存活的。

(四)对心肌梗死的诊断

心肌梗死为局部心肌组织缺血坏死所致的一种病理改变,用心肌灌注显像对其进行诊断,主要依据运动和静息(再分布)两次显像中出现固定放射性缺损的特征性表现。心肌灌注显像能较准确地判断心肌梗死灶的范围大小。^{201}Tl 心肌灌注显像对心肌梗死病变的检出率与病程有关。对梗死早期(24h 内)的检出敏感性高达 100%,但图像所显示出的缺损区范围比实际的梗死区大,可能与病变早期时组织水肿使缺血范围增大有关。心肌灌注显像的缺点是不能鉴别诊断新近的梗死与陈旧的梗死病变。心肌灌注显像对不同部位梗死灶的检出率也不同,其中以对前壁梗死病变的检出率较高,为 80%～90%,对下壁及后壁梗死灶的检出率低,仅为 50%。有学者对急性心肌梗死病人进行 ^{201}Tl 心肌灌注断层显像,发现对心肌前壁病变、下壁病变及非穿透性梗死病变的检出率分别为 96%、97% 及 87%。

(五) 对心肌梗死的预后判断

心肌灌注显像所显示的灌注异常程度对急性心肌梗死的预后判断有较大价值。心肌灌注显像能鉴别病变心肌是缺血、梗死或者存活;能确定受累心肌的范围并能推测受累的冠状动脉;评价局部心肌血流再灌注与存活心肌恢复的状况,并且门控显像还能同时判断左心功能及心室壁运动异常。

(六) 对心肌病的诊断价值

扩张型心肌病和缺血性心肌病常具有相似的临床表现。扩张型心肌病的病理学改变,主要为散在的退行性变和间质内的灶性纤维性变,易与冠状动脉粥样硬化所致的心肌长期缺血及心肌弥漫性纤维化相混淆,鉴别诊断须进行冠状动脉造影方能区别。心肌灌注断层显像对两者的鉴别诊断有一定意义,扩张型心肌病心肌影像呈花斑样的放射性分布并伴有心肌变薄和心腔扩大。花斑样放射性分布缺损区与冠状动脉分支血流分布无关,此表现可以与冠心病相鉴别。缺血性心肌病为冠状动脉多发严重粥样硬化,心肌呈按血管分布的节段性纤维化,因而心肌的表现以节段性放射性缺损为主(彩图 10-8、彩图 10-9)。

肥厚性心肌病可显示心室间壁肥厚,以左心室心肌的不对称肥厚为特征,间壁厚度与后壁的厚度比值大于 1.3,并伴有心室腔缩小。

但心肌显像对心肌病的诊断并无很高的特异性,因早期心肌病、心肌炎的心肌显像也可呈花斑样改变,单凭心肌花斑样改变不能区分心肌病或心肌炎,必要时应做活检以明确病因。

八、心肌灌注显像中的几个临床问题

心肌灌注显像已在临床应用数年,对缺血性心肌病变的诊断治疗方案确定和疗效判定有重要指导作用,但在工作实践中常常遇到缺损区被掩盖而产生假阴性,或在正常心肌区出现放射性分布减低、缺损而带来的假阳性问题。所以,为了提高心肌灌注显像的敏感性和特异性,必须了解造成假阳性和假阴性的原因和预防措施。

冠状动脉造影与心肌灌注显像从不同方面反映冠心病病人的情况,冠状动脉造影主要显示血管形态学变化,发现冠状动脉及其分支有无狭窄,以及狭窄的部位与程度,有无侧支循环等,是决定 CABG、PTCA 等手术的主要依据。而心肌灌注显像反映的是冠状动脉狭窄所致心肌缺血的部位与范围及心脏功能状态。心肌灌注显像已被公认为显示心肌缺血的无创性可靠方法。"狭窄"与"缺血"可以一致,也可以出现不一致情况。当冠状动脉狭窄的程度较轻,部位偏远侧端或者侧支循环较好,可以不出现心肌灌注减低区,心肌灌注显像正常。如果同时存在为三支血管病变,左心室各室壁心肌血流灌注呈均匀性降低,也可以表现为"正常心肌显像"。当然正常情况下,三支血管狭窄程度及心肌缺血程度不会完全相同。可能其中某一支血管狭窄更严重,心肌灌注严重减少,表现为明显灌注缺损区,即所谓"罪犯"血管(calprit)。在图像采集过程中有各种伪影会导致误诊,如采集时肝胆或肠道内放射性对心肌影像的干扰,可以造成下后壁缺损区被掩盖,从而影响诊断的准确性,容易造成"假阴性"。

对于心肌显像中的假阳性,主要来自各种伪影的影响。伪影是指心肌灌注显像时由于非心肌病变所导致的左心室壁放射性分布不均匀,以及心肌以外的放射性聚集。尽管多数伪影已能为人们所识别,但仍有相当多的伪影在临床工作中会导致误诊。所以识别伪影不仅具有临床价值,还具有重要的社会意义。常见伪影主要有:膈肌衰减伪影、胸壁软组织衰减伪影、病人体位变化伪影、心尖变异伪影等。

软组织对射线的衰减作用是产生假阳性最常见的原因之一。女性左侧乳房组织衰减可导致左心室前壁放射性减低或缺损,其灌注异常的严重程度与乳房的大小和密度有关,这种情况可通过对采集的原始影像资料的观察分析或将乳房位置固定后采集进行鉴别(彩图 10-10)。肥胖者由于胸侧壁脂肪组织对射线的衰减,可在心肌侧壁上产生放射性异常减低区。另外,由于膈肌及肝脏对左心室下壁心肌产生放射性衰减,使下壁放射性分布减低。有作者提出采用俯卧位显像方法可以减少这种情况的发生。也可通过询问病史,复习采集原始图像资料等鉴别。

有文献报道,单纯软组织衰减伪影的出现率高达 20%~50%,在常规体位采集时有 56.7% 下壁会出现不同程度的衰减,伪影导致的误诊率达 13.6%。尽管这些伪影的出现与设备条件、药物的纯度、使用情况,以及技术人员操作等多种因素有关。同时,诊断报告的准确性又受到读片医师经验等很多因素的影响,所以目前主要问题是如何避免或减少其影响。在采集后对图像即刻进行处理,能够及时发现移位伪影并可通过简单的校正方法重建,可以有效地消除移位伪影。另外,在检查过程中认真做好每一项工作,避免非靶器官显像及病人移动,是消除伪影的有效方法。

心脏变异也可影响诊断结果,造成假阳性。对左束支传导阻滞的病人进行心肌灌注显像时,常常在间隔区见到灌注缺损。有作者报道,在左束支传导阻滞病人中有 65% 的可出现心肌灌注显像异常,表现为间壁可逆或非可逆的放射性减低区,或在间隔与前壁分界处固定性缺损,其原因目前尚不明了,可能与心律失常时,伴随着心脏舒缩的冠状动脉血流的改变所致的心肌收缩不协调有关,所以这种情况不能诊断间壁心肌缺血。

某些非冠心病病人可以出现心肌灌注假阳性改变。扩张型心肌病由于各室壁的心肌呈多节段非可逆性放射性减低或缺损区,易误诊为梗死。肥厚性心肌病由于室间壁心肌增厚,使侧壁放射性相对减低,容易误诊为侧壁缺血或梗死。

心肌内"热点"改变也有影响,在临床工作中,常可观察到一个或多个局灶性放射性增高区(热点),同时带来"热点"以外的室壁心肌的放射性摄取异常,造成"可逆"或"非可逆"放射性减低区,所以要了解这种现象,注意鉴别。

九、心肌阳性显像

(一)显像原理

心肌"阳性"显像或亲心肌梗死显像(infarct-avid imaging)指某些放射性药物不浓集在正常心肌,而可渗入或结合于梗死或坏死的心肌病变,使梗死病灶显像。

急性心肌梗死病人静脉内注射亲心肌梗死显像剂后,梗死的心肌选择性浓集该显像剂,正常心肌不显像,而急性坏死心肌显像,故又称为心肌"热区"显像(hot spot imaging)。临床上常用的亲心肌梗死显像剂有^{99m}Tc-焦磷酸盐(^{99m}Tc-pyrophosphate, ^{99m}Tc-PYP)和^{111}In-抗肌凝蛋白单克隆抗体(^{111}In-antimyosin monoclonal antibody)。

1. ^{99m}Tc-PYP 在急性坏死心肌中的浓集特点

(1)摄取与梗死区域血流量有关：^{99m}Tc-PYP 最易浓集于低于正常血流量 60%的梗死区，由于梗死中心血流缺如，梗死区周边血流最高，故显像呈现周边放射性高，中心放射性低的"炸面圈"型。

(2)梗死发作时间：^{99m}Tc-PYP 显像阳性的最早时间为心肌梗塞后 12h，最高的浓集一般在梗塞后 48～72h，以后阳性率逐渐降低，1 周左右阴转。但个别病人心肌梗死 14d 后还可显像阳性。

(3)心肌坏死程度和数量：断层显像要求梗死组织＞1g，平面显像要求梗塞组织＞3 克，对于非透壁性心肌梗死也是敏感的。

2. 诊断标准 ^{99m}Tc-PYP 也是骨显像剂，因此在诊断心肌梗死时根据梗死心肌的放射性强度与邻近骨骼中放射性浓集程度相比进行 5 级打分。0 级表示不能辨别的放射性浓集区，为正常心肌；1 级为可疑放射性摄取；2、3、4 级为少于、等于、大于骨骼放射性摄取的异常浓集区并将放射性浓集进一步分为弥漫性和局灶性。急性透壁性心肌梗死病人中 80%为 3 级或 4 级，20%为 2 级，心内膜下梗死病人中只有 30%～40%为 3 级或 4 级，大部分为弥漫性放射性摄取。

(二)临床应用

用于急性心肌梗死的诊断。

1. 阳性率 在临床症状发生后 1 周内，穿透性心肌梗死的阳性率为 95%，心内膜下的心肌梗死约 80%；随着发病时间的延长，阳性率逐渐降低。

2. 特异性 特异性不高，应结合临床情况进行分析，如药物性心肌中毒、心肌炎、心肌脓肿、心肌挫伤、心肌钙化及心包炎等均可显影。

3. 其他应用 梗死病灶较小、陈旧性心肌梗死基础上再发梗死、常规心肌显像可疑心肌梗死等，应用本方法对确诊具有重要价值，尤其鉴别急性或陈旧性心肌梗死极为有用。

第二节 核素心功能显像

应用放射性核素心室显像测定左、右心室功能，包括整体心动和局部室壁运动、收缩功能和舒张功能，已广泛应用于临床。核素心室显像包括首次通过法和平衡法门电路心室显像。

(一)适应证

1. 观察心脏及大血管的形态、大小与功能状态。
2. 评价冠心病患者的心功能状态，病变累及的范围及程度，预后判断及药物或手术治疗的疗效评估。
3. 心肌梗死病人静息与运动心功能的测定，为预后判断及治疗方案的选择提供参考。
4. 室壁瘤的诊断、定位及大小的评估，对真、假室壁瘤的鉴别诊断。
5. 各种心肌病的诊断与鉴别诊断。

6. 监测心血管病人药物及介入性治疗前后心功能状态。
7. 某些抗肿瘤药物对心脏的毒性反应的监测。

(二) 首次通过法

1. 原理和方法 首次通过法(first pass)是利用放射性核素心血管造影所显示的左、右心室血池的短暂影像,观察心室容积的变化以达到测定心功能的目的。放射性核素以"弹丸"方式静脉注射后,随血流进入上腔静脉→右心房→右心室→肺动脉→肺→左心房→左心室→主动脉,再循环全身。由于首次通过法采集数据的时间非常短,故必须使用灵敏度高的γ相机,按表格方式以每秒20~50帧的高速采集显像剂首次通过心脏的信息,整个显像时间约30s,并需采用容量较大的计算机处理所获得的信息。

2. 结果分析 首次通过法测量的主要指标包括左心室射血分数(LVEF)、右心室射血分数(RVEF)、左心室容积测定、舒张期充盈率、前1/3EF及局部室壁运动估测等。由于左、右心房和心室的显像时间有差别,各自影像互不干扰,理论上认为本法求得的左、右心室的功能参数(特别是右心功能参数)更为可靠,在左、右心分流定量分析上弥补了平衡法的不足。但由于本法"弹丸"注射技术要求严格,受仪器设备条件限制,许多医院不以此为常规,而是作为平衡法的补充。

(三) 平衡法核素心室显像

1. 原理和方法 "平衡法"是指放射性核素经静脉注射后,经过一定时间在血液循环充分稀释达到平衡后进行的心血池显像,最常用的显像剂为^{99m}Tc体内标记红细胞。平衡法核素心室显像原理,是静脉注入在循环中能停留较长时间的显像剂,并使其在血液循环内达到平衡,用病人自身的心电图R波作为采集开始的触发信号,使γ照相机连续采集几百个心动周期数据输入计算机,分别将各段采得的放射加以叠加,将两个R波之间(即一个心动周期)16~36帧图像,包括从舒张末期(ED)到收缩末期(ES)再到舒张末期的全过程的图像,圈定左心室的感兴趣区(ROI),即可得到左心室的时间——放射性曲线,或称左心室容积曲线。根据此曲线计算左心室多项功能参数。振幅图反映的是心脏各处的每搏量大小及分布情况。相位图反映心脏各部分运动的先后次序。对相位图进行统计,可得到相位直方图,包括心室峰和心房峰,峰的宽度可以用标准差相角程(phase shift)来度量,传导疾病和室壁瘤都会导致心室运动的不一致,使心室峰变宽,综合观察相位图和振幅图有助于医师判别病变的性质和位置。这一系列影像可以在荧光屏上像电影一样连续显示,为了观察室壁各节段的运动情况,需要分别进行前位、左前斜45°、左侧位三个体位的采集(彩图10-11)。

为了估计冠状动脉的储备应激能力,有些受检者需要做运动负荷试验。剧烈运动时,心脏做功增加、冠状动脉内径扩张使血流量增加3~5倍,病变的冠状动脉在心脏负荷增加时不能像正常冠状动脉那样有效扩张,其灌注区的血流量低于正常,导致局部心肌供氧不足,收缩力和顺应性降低,并且破坏了整个室壁收缩和舒张的协调性,整体心功能不能像正常人那样增强,有时反而降低,临床上用此法早期诊断轻度冠心病。运动负荷的常用方法是次极量踏车试验。先进行静息状态下的平衡法门电路心血池显像,然后进行踏车运动,当心率达到最大心率的85%[190-年龄(岁)]或出现心绞痛,或心电ST段下降≥1mm等情况时,再进行采集(通常只采集LAO 45°体位),采集过程中维持运动量不变。

对于不能进行有效运动负荷试验的病人,也可以用药物试验进行介入,常用药物为双嘧达莫(潘生丁)。该药是冠状动脉扩张药,静脉注射后正常冠状脉血流量可增加3~4倍,病变冠状动脉不能有效扩张。

2. 结果分析

(1)局部室壁运动(regional wall motion)分析:心动电影显示可直接观察心脏室壁运动。正常人心室壁运动的特点是各个节段舒缩协调均匀,静息状态下心室轴缩短率>25%。局部室壁运动分为正常、运动低下、无运动和反向运动四种类型。反向运动指正常心肌收缩时,病变部位反而向外扩张,表明病变部位心肌失去主动收缩与舒张功能,是心肌梗死后室壁瘤形成的特征。

(2)心室容积曲线:根据左前斜45°系列影像,计算机处理后可生成左、右心室心动周期的时间——放射性曲线。由于心室内放射性计数与心室内血容量成正比,即与心室容积成正比,因此该曲线即为心室容积曲线(彩图10-12)。根据此曲线可以计算出很多心脏功能参数:

$$EF(\%) = EDC - ESC / EDC - BG \times 100$$

式中EDC为舒张末期计数,ESC为收缩末期计数,BG为本底计数,WHO推荐EF正常值为:静息状态下LVEF>50%,RVEF>40%,运动负荷试验EF值应比静息状态上升5%以上。

用类似公式可以计算出前1/3收缩期的平均射血率(1/3 ER),心室各个分区的局部EF值,以及反映舒张期功能的高峰充盈率(PFR)和1/3充盈率(1/3FR)等心功能参数。

3. 时相分析(phase analysis) 心室影像的每一个像素都可以生成一条时间——放射性曲线,对曲线进行正弦拟合,就能获得每个像素开始收缩时间和振幅两个参数,并重建成振幅图、时相图和时相直方图。振幅图反映心脏各相位收缩幅度的大小,时相图显示心脏各部位开始收缩的时间,以不同的色阶表示,形象地显示心肌激动传导的起点和路径。正常左、右心室各部位收缩基本同步,两室颜色基本一致而且大致均匀,而束支传导阻滞和预激综合征等传导异常的疾病在时相分析时都有相应的异常表现,对传导异常的诊断符合率可达90%。相位分析还可以用于检测心内人工心脏起搏器发放冲动的部位及其传导模式,有助于判断疗效和进行必要的调整。

(四)诊断、鉴别诊断及临床意义

放射性核素心室显像不仅为临床提供了解剖形态方面的参考资料,更重要的是为临床提供反映心室收缩及舒张功能的参数,反映心脏收缩的协调性及收缩的传导是否正常,有较大的实用价值。

1. 冠心病诊断与鉴别诊断

(1)收缩功能参数

① 左室射血分数(LVEF)。心功能受损最早的变化是心室收缩速率降低,顺应性下降,导致心室舒张末期压力容积增加,每搏量减少,射血分数降低。但此时由于心率代偿加快,心排血量仍可保持不变。当心功能进一步受损,射血分数显著下降时,心排血量才降低。在心功能不全时,射血分数的下降早于心排血量的降低,成为临床上评价心室功能很有价值的指标之一。

正常左心室静息状态下LVEF不小于50%,运动后正常人的EF应比静态时增加5%或以上。而冠心病病人运动负荷后 LVEF 不变或下降。阜外医院分析 53 例冠心病的核素心室造影功能显像结果,运动试验 LVEF 在非梗死组冠心病灵敏度为 90%,特异性 90%。有作者对 68 例急性心肌梗死病人发病早期(48h 内)的左心功能进行研究,发现左心室 EF 与病死率有密切关系。左心室 EF<30% 者,1 年内的病死率为 31.3%,而左心室 EF 正常者,1 年内未发现死亡。有报道在预示心脏病临床转归方面,LVEF 是最有价值的指标之一,经长期的随访和观察,表明 LVEF 具有良好的重复性和客观性,LVEF 可先于临床发现具有高危倾向的病人,可见左心室 EF 对判断 AMI 病人预后有重要意义。

② 局部 EF 值(REF)。将心室分成若干扇形区,分别计算其 EF 值,称局部射血分数,反映各室壁局部的收缩功能,比总体射血分数(GEF)更为灵敏。通常前侧壁的 REF 最高,依次为侧壁、心尖、下壁和室间隔。

③ 峰射血率(PER)。又称最大射血速率,单位为 EDS/s,正常人左心室 PER 为 3.13($\pm$0.37),收缩功能减退时 PER 降低。

(2) 局部室壁运动(regional wall motion):应用核素心室造影估计局部室壁运动是核心脏病学的重要内容之一。冠心病的特点是局部心肌缺血,导致局部室壁运动障碍,整体心室功能可能在正常范围。估计冠心病局部室壁运动异常,有定性和定量两种方法,定性法主要是核素造影电影显示,即肉眼直接观察心脏血池舒缩的电影。常见室壁运动异常可分为运动减弱(hypokinesis)、无运动(akinesis)和运动失调(diskinesis)或反向搏动(paradox)。此法直观、简便,可以多次重复,缺点是诊断的准确性与观察者的经验有关。定量的方法有局部射血分数、相位分析等,这些方法的优点是可提高探测局部室壁运动异常的准确判断性,而且从局部室壁运动和功能异常的部位可对冠状动脉病变部位进行定位。有些心脏病,如心肌病、瓣膜病等,运动试验也可致整体 LVEF 下降,但较少出现局部室壁运动异常。有作者报道 63 例经冠状动脉造影证实至少有 1 支冠状动脉狭窄在 50% 以上,59 例核素造影电影显示运动中出现局部室壁运动异常,其敏感性为 94%。而 21 例冠脉造影正常者无 1 例发生室壁运动异常,特异性为 100%。

(3) 舒张功能:近年来,测定心脏舒张功能日益受到重视,不少研究表明心肌舒张也是一个主动耗能过程,心肌缺血往往首先引起心肌顺应性降低,使充盈下降,但此时心脏收缩功能不一定减低。研究还认为,冠心病病人早期心脏功能改变为舒张功能下降,因此测定心室舒张功能有助于早期诊断冠心病。舒张功能指标常用峰充盈率(PFR),又称最大充盈率,单位为 EDV/s。正常左心室 PFR 为 2.5($\pm$0.45)。

(4) 心肌梗死的诊断:心肌梗死是心肌缺血性坏死,主要表现为左心室受累的一些血流动力学变化,如心肌收缩力减弱,顺应性降低,心肌收缩不协调,左心室舒张末期压力增高,舒张和收缩末期容量增多,EF 降低等。有关文献比较了 LVEF、REF 和相位分析等对心肌梗死诊断的价值,发现相位分析对心肌梗死的定位诊断价值最大。

(5) 左心室室壁瘤的诊断:左心室室壁瘤是心肌梗死的一种较严重的并发症。室壁瘤为梗死心肌愈合后,长期在心腔内压作用下坏死心肌局部向外膨凸而形成的一种瘤体。由于室壁瘤无收缩功能,且形成反向搏动,这种变化为心功能显像检查提供了一些特殊征象,从而为临床定位诊断提供帮助。核素检查对室壁瘤的诊断有较大价值,对心尖及前壁室壁瘤的诊断符合率可达 90%~95%。左心室室壁瘤的形成,主要表现在平衡法核素心室造影的位相分析上,局部时相明显延迟,在直方图上的心室峰与心房峰之间出现一个异常峰,即为室壁瘤峰(彩

图10-13)。左室有局限性室壁无运动,或反向搏动,伴有左室舒张期形态的变形。以心动电影显示或位相分析见局部室壁无运动或反向搏动者是室壁瘤的主要特点(彩图10-14)。

2. 心肌病的诊断与鉴别诊断 在心肌病诊断中,放射性核素心功能显像主要用来对心室的容量及EF值进行监测。若配合心肌灌注显像对于鉴别扩张型心肌病与缺血性心肌病有一定实用价值。扩张型心肌病的心功能显像的影像表现为心脏明显扩大,形态失常,呈球形或椭圆形。左心室的整体功能不全,整体收缩和舒张功能均降低,以收缩功能受损更为明显,左心室射血分数显著减低,甚至降到20%以下,室壁运动为弥漫性普遍性降低,而心肌灌注显像呈现非节段性的放射性分布减低或缺损。相反,缺血性心肌病患者心功能显像则表现为室壁运动减弱,常呈节段性、局部室壁运动低下。心肌灌注显像由于缺血性心肌病有冠状动脉病变,常出现与局部冠状动脉血管支配相一致的心肌灌注异常,呈节段性减低或缺损。肥厚性心肌病表现为心室壁收缩增强,室间隔显示不均匀性增厚,心室腔变形、狭小甚至闭塞,心率减慢,EF增高、PFR减低。心肌灌注显像室间隔部位局限性增厚,呈放射性浓聚,此种改变容易误诊为侧壁放射性减低,应注意要把负荷心肌灌注显像与静息态心肌灌注显像进行对比分析。

第三节 正电子发射型断层显像

正电子发射型断层显像(PET)是当前核医学最高水平的标志,PET技术是目前惟一以解剖形态方式进行功能、代谢和受体显像的技术。PET是非常灵敏与特异的诊断心脏病的工具,现有的心脏检查方法,如超声心动图、CT、放射性核素、心肌灌注显像及数字减影等,虽能准确评估心脏的形态、结构和功能,但是它们均不能反映心肌的代谢状况。心功能的正常与否取决于心肌舒缩时心肌细胞的生化代谢、电生理特性及细胞活力等,若能在活体状态下测定心肌生化代谢的改变,无疑对心功能判断及疾病诊断有很大帮助。PET显像可以准确地估测局部心肌血流灌注、生理和病理状态下的心肌代谢及心脏的受体分布,它从细胞、分子水平为心血管疾病的病理生理过程的估测、诊断提供了无创的检查技术。近年来研究证明,PET心肌灌注显像诊断冠心病的准确率明显高于其他显像方法,在评价心肌活力,诊断心肌缺血,心脏手术疗效观察和预后判断等方面,PET显像都有重要价值。

PET的全称为正电子发射型计算机断层显像(positron emission computed tomography, PET),PET成像是采用一系列成对的互成180°排列后接符合线路的探头,在体外探测示踪剂所产生之湮没辐射的光子,采集的信息通过计算机处理,显示出靶器官的断层图像并给出定量生理参数。

一、正电子发射型断层心肌灌注显像

正电子心肌灌注显像剂分为嵌顿型、提取型与弥散型三大类。

(一)测量心肌灌注

测量心肌灌注是诊断冠心病、估测疾病程度、评价药物或介入治疗和手术治疗效果的基础。尽管冠状动脉造影对冠状动脉解剖进行了描述,甚至可以"定量"估价狭窄程度,但通过测量心肌灌注储备(在最大冠状动脉血管扩张状态下),所评估的心肌灌注并不总是与解剖狭窄程度相关。

相对于定性图像(简单的视觉分析静态图像),PET 显像中一个主要尚未解决的问题是对于绝对定量分析心肌灌注的临床需要性。对于诊断冠心病或评价再血管化效果,定性图像似乎已经足够,尽管有时定性分析需要考虑部分容积效应对图像的影响。而评价冠状动脉正常的胸痛病人或者心脏移植病人,这些病人尽管有弥漫性冠状动脉内膜增生,但是心肌摄取显像剂是均匀的,则 PET 显像定量分析心肌灌注就是必需的。

(二)提取型显像剂评估心肌灌注

1. ^{13}N-NH$_3$ 显像 ^{13}N-NH$_3$ 是应用最广泛的心肌灌注 PET 显像剂。尽管 ^{13}N-NH$_3$ 是一种气体,在生理 pH 状态下,它的主要形态是 NH_4^+,它的特点在于:由于 ^{13}N-NH$_3$ 的一次通过提取率高达 70%~80%,其心肌灌注图像质量非常好;心肌提取和滞留 ^{13}N-NH$_3$ 受氧化和谷氨酸代谢的影响,所以代谢因素的介入对 ^{13}N-NH$_3$ 显像有影响。

大量临床研究发现,^{13}N-NH$_3$ 显像诊断冠心病的敏感性和特异性在 90% 以上。^{13}N-NH$_3$ PET 显像绝对定量测定心肌灌注有较好的早期探查冠心病的实用价值。^{13}N-NH$_3$ 显像定量分析的心肌灌注和定量分析冠状动脉狭窄之间呈非线性负相关,后者能很好地将轻、中度狭窄(<70%)从严重狭窄中区分开,尽管两者之间也有重叠。在有冠心病家族史、血脂高的男性中,静态绝对血流和与年龄相匹配的低危对照人群相比没有差异,但是静脉注射腺苷后,两者的差异显著,说明 ^{13}N-NH$_3$ 显像定量分析的心肌灌注储备能先于临床发现冠状动脉粥样硬化。缺血性心肌病病人在静息状态下或静脉注射潘生丁或在心房快速调搏下,无论体循环血流动力学状况如何,^{13}N-NH$_3$ 显像定量的心肌灌注都减低。

2. ^{82}Rb 显像 ^{82}Rb 被心肌摄取的机制与钾离子相似,通过 Na^+-K^+-ATP 酶主动转入细胞内。正常血流中,心肌细胞对 ^{82}Rb 首次提取率为 65%~70%。心肌对 ^{82}Rb 的摄取不受葡萄糖、地高辛、普萘洛尔(心得安)等药物的影响。

二、正电子发射型断层心肌代谢显像

(一)^{18}F-FDG PET 心肌代谢显像

^{18}F-FDG 作为葡萄糖的类似物,可被心肌细胞摄取,进入细胞后被 6-磷酸果糖激酶磷酸化成 ^{18}F-FDG-6-磷酸,但并不能被进一步氧化,因而滞留在细胞内,可用来研究心肌细胞的葡萄糖代谢情况。正常情况下,脂肪酸、葡萄糖均是心肌代谢的主要底物,由于心肌细胞可根据血浆中底物浓度不同而利用不同的能源物质,因而脂肪酸、葡萄糖参与心肌代谢的比例是不恒定的。正常空腹情况下,心肌所需能量的 70%~80% 来自脂肪酸的有氧代谢,脂肪酸成为心肌细胞能量代谢的主要来源;进食情况下或心肌发生缺血缺氧时,脂肪酸的有氧氧化受抑制,血浆脂肪酸水平下降,此时无氧糖酵解增加,葡萄糖就成为惟一可利用的能源物质参与糖酵解。如果缺血进一步加重,心肌细胞坏死,代谢停止。当心肌灌注显像所显示的减低区对 ^{18}F-FDG 的摄取正常或增加,称为"灌注-代谢不匹配(mismatch)",表明心肌存活;如果心肌灌注减低区对 ^{18}F-FDG 不摄取,称"灌注-代谢匹配(match)",表明心肌梗死(彩图 10-15);还有部分心肌表现为"灌注-代谢部分不匹配(partial mismatch)",可能是梗死心肌伴存活心肌。

(二)^{11}C-棕榈酸 PET 心肌代谢显像

正常生理状态下,棕榈酸占血液中循环脂肪酸的 25%~30%,是心肌能量代谢的主要底物之一。正常心肌对^{11}C-棕榈酸的摄取是均匀的,而缺血心肌^{11}C-棕榈酸的摄取减低,所以^{11}C-棕榈酸显像反映了心肌脂肪酸的代谢情况。

三、正电子发射型断层心肌显像的临床应用

(一)诊断冠心病的价值

心肌PET显像能为临床提供心肌血流灌注及代谢变化的有关资料,PET心肌灌注显像对冠心病诊断的灵敏性为87%~97%,特异性为78%~100%。心肌PET灌注显像诊断冠心病的准确性比SPECT显像高的原因可能与PET显像对光子率减少有较好的校正,因而产生伪影的概率较小。另外,PET显像的空间分辨率更高。

(二)检测存活心肌

冠状动脉造影是诊断血管狭窄的可靠方法,但对于心肌细胞存活的判断则无能为力;而心肌灌注显像对心肌缺血的诊断具有较高的准确性。常规的运动/静息(或再分布)心肌灌注显像明显低估了心肌细胞的活性,一些仍然存活的心肌,用常规心肌灌注显像也会表现为固定的缺损,其中许多通过冠状动脉旁路移植术或冠状血管成形术后,其缺损区和心室功能障碍亦有明显改善,表明心肌细胞仍然存活。用于检测心肌细胞活性的方法较多,主要有心肌葡萄糖代谢和心肌灌注显像、介入超声显像和磁共振显像等。普遍认为,PET心肌葡萄糖代谢显像是目前最准确的方法,称为"金标准"。

随着冠状动脉旁路移植术或冠状动脉成形术在冠心病治疗中的应用越来越广泛,心肌细胞存活的研究显得更为重要。对心肌梗死病人术前准确预测心肌血流灌注减低区及室壁活动消失区心肌细胞是否存活,是关系到再通术后局部心室功能能否恢复的重要依据。因此,心肌代谢显像也成为选择冠状动脉旁路移植手术和冠状动脉成形术适应证及其疗效估测的重要手段。

已有资料表明,葡萄糖代谢显像对于术前预测成功的血管再通术后室壁运动异常的改善是有用的。有局部室壁运动异常的缺血性心脏病病人,运动异常的心肌节段有葡萄糖摄取者,旁路移植术后室壁运动可得到恢复,左心室射血分数明显增加;而葡萄糖摄取减低的心肌节段,再通术后心室功能则没有改善。当然,在有广泛性灌注和代谢异常的心肌节段,尽管血管再通术后心室功能有改善,但心肌代谢仍然是异常的。有人比较了^{18}F-FDG代谢显像判断的有活性心肌与无活性心肌的病人,采用药物和手术治疗后病死率的差别,发现血流与PET代谢显像呈不匹配的病人,血管再通治疗组的病死率明显低于药物治疗组(8%比41%),提示心肌存活者血管再通治疗仍是有效的治疗手段;而缺血区心肌无活性的患者,采用两种方法治疗的病死率没有差别。

(北京医院 韩丽君)

参考文献

1 马寄晓,刘秀杰主编. 实用临床核医学. 第2版. 北京:原子能出版社,2002:168—234

2 周 前主编. 中华影像医学影像核医学卷. 北京:人民卫生出版社,2002;53—81

3 潘中允主编. 临床核医学. 北京:原子能出版社,1994;210—225

4 Shaw LJ, et al. Prognosis by measurements of left ventricular function during exercise. Duke Nonin vasiue Research Working Group. J Nucl Med,1998;39;140

5 Choy JB, Leslie WD. Clinical correlates of ^{99m}Tc sestamibi lung uptake. J Nucl Cardiol, 2001;8(6); 639—644

6 张晓丽,等. ^{99m}Tc-MIBI 运动-静息心肌显像在 PTCA 术后的临床价值. 中华核医学杂志,2000;20;970

7 Stadius ML,et al. Left ventricular volume determination using single—photon emission computed tomography. Am J Cardiol,1985;55;1185—1191

8 Miller DD, et al. Current status of myocardial perfusion imaging after PTCA. J Am Coll Cardiol,1994;24;260—266

9 田月琴,等. 扩张性心肌病和缺血性心肌病心肌灌注、代谢及功能的综合评价. 中华核医学杂志,2000;20;105

10 Brown KA. The role of stress redistribution thallium (201)T1 Myocardial perfusion imaging in evaluating coronary artery disease and perioperative risk. J Nucl Med, 1994;35;703

11 Zhang X, et al. Clinical outcome of patient with previous myocardial infarction and left ventricular dysfunction assrssed with myocardial ^{99m}Tc—MIBI and ^{18}F—FDG PET. J Nucl Med, 2001;42;1166—1173

12 Bax JJ, et al. Comparison of fluorine-18F-FDG with rest—redistribution (201)T1 SPECT to delineate viable myocardium and predict funclional recovery after revascularization. J Nucl Med, 1998;39;1662

13 Vom Dahl, et al. Effect of myocardial viability assessed by technetium—99m—sestamibi SPECT and fluorine-18-FDG PET on clinical outcome in coronary artery disease. J Nucl Med, 1997;38;742

14 Parodi O, et al. Cardiac emission computed tomography; Underestimation of regional tracer concentrations due to wall motion abnormalities. J Comput Assist Tomogr,1984;8;1083

15 Tighe DA, et al. False-positive reversible perfusion defect during dobutamine-thallium imaging in left bundle branch block. J Nucl Med, 1994;35;1989—1991

16 Shirai N, et al. Incremental value of assessment of regional wall motion for detection of multivessel coronary artery disease in exercise (201)T1 gated myocardial perfusion imaging. J Nucl Med, 2002;43;443—450

17 Iskandrian AS, et al. Left ventricular diastolic function;evaluation by radionuclide angiography. Am Heart J, 1988;115;924—929

18 徐白萱,等. 核素显像对冠心病诊治的影响. 中华核医学杂志,2001;21;135—136

19 朱 玫,等. 心肌断层显像和门电路心血池显像诊断左心室室壁瘤的价值. 中华核医学杂志,1992;12;204—206

20 Yamagishi H, *et al*. Incremental value of left ventriuclar ejection fraction for detection of multivessel coronary artery disease in exercise (201)T1gated myocardial perfusion imaging. J Nucl Med,2002;43:131—139

21 石洪成,等. 心肌灌注显像常见伪影的辨析. 核技术,2002;11:907—912

22 Hayes SW, *et al*. Prognostic implications of combined prone and supine acquisitions in patients with equivocal or abnormal supine myocardial perfusion SPECT. J Nucl Med, 2003;44:1633—1640

23 Schelbert HR. Metabolic imaging to assess myocardial viability. J Nucl Med, 1994;35(4 Suppl):8S—14S

24 Gould KL. Identifying and measuring severity of coronary artery stenosis. Quantitative coronary arteriography and positron emission tomography. Circulation,1988;78:237

25 Garcia EV, *et al*. What should we expect from cardiac PET? J Nucl Med, 1993;34:978—980

26 张晓丽,等. 18F-FDG PET 心肌代谢显像对冠心病左心功能受损患者的预后价值. 中华核医学杂志,2001;(4):145

27 Grandin C, *et al*. Delineation of myocardial viability with PET. J Nucl Med, 1995;36(9):1543—1552

第三篇 心血管疾病鉴别诊断各论

第十一章 冠状动脉疾病的鉴别诊断

一、不稳定型心绞痛

不稳定型心绞痛是由于冠状动脉粥样硬化斑块破裂导致冠状动脉内血栓形成,引起冠状动脉血流锐减,使所供血区域的心肌出现急性缺血表现(心肌梗死或心绞痛)。另有一部分原因是由于冠状动脉长时间痉挛导致冠状动脉内血栓形成而出现的症候群。冠状动脉闭塞的程度、速度和侧支循环的多少决定了临床上不同的表现,如新近出现的心绞痛、恶化心绞痛、静息型心绞痛等。不稳定型心绞痛(unstable angina pectoris)约有10%发展为心肌梗死,病死率约为5%。

(一)诊断

不稳定型心绞痛的临床表现主要为阵发性心绞痛,典型的胸痛为胸骨后压榨样或紧缩性闷痛,持续5~20min,多在活动时发生,严重时亦可在安静时发作。心绞痛可为新近出现的或在原来稳定的基础上恶化。据此Braunwald将不稳定型心绞痛分型如表11-1。

表11-1 不稳定型心绞痛分型

严重程度	临床背景			
	存在促进心肌缺血的心外因素(A)	不存在促进心肌缺血的心外因素(B)		AMI后2周内,梗死后心绞痛(C)
Ⅰ	新发生的严重心绞痛或恶化心绞痛,无静息心绞痛	ⅠA	ⅠB	ⅠC
Ⅱ	1个月内的静息心绞痛,但48h内无发作(静息时疼痛,亚急性)	ⅡA	ⅡB	ⅡC
Ⅲ	48h内仍有静息心绞痛(静息型疼痛,急性)	ⅢA	ⅢB	ⅢC

另一分层法,将临床表现和心电图及心肌酶学检查结合起来,对不稳定型心绞痛进行危险度分层。见表11-2。

表11-2 不稳定型心绞痛的危险分层

项目	心绞痛类型	发作时ST↓幅度（mm）	持续时间（min）	肌钙蛋白T或I
低危险组	初发、恶化劳力型,无静息发作	≤1	<20	正常
中危险组	A. 1个月内出现的静息心绞痛,但48h内无发作(多数为劳力型心绞痛进展而来)	>1	<20	正常或升高
	B. 梗死后心绞痛	>1	<20	正常或升高
高危险组	A. 48h内反复发作静息心绞痛	>1	>20	升高
	B. 梗死后心绞痛	>1	>20	升高

(二)辅助检查

1. 心电图 静息心电图可表现为缺血部位的相应导联ST下降或T波倒置,心绞痛发作缓解后,ST-T改变可恢复至正常或接近正常。

2. 负荷心电图试验 常用平板运动试验或踏车运动试验。仅限于低危病人,高危病人禁止做运动试验,以免在运动中诱发严重心肌缺血事件。运动方式在国内目前通常采用Bruce方案或Bruce改良方案。按次极量运动指标(最大心率的85%)为标准。运动终点为①心率达标。②出现心绞痛。③心电图出现阳性结果,即运动诱发ST段在J点后80ms出现下斜型或水平型下降≥0.1mV;或ST段平缓上斜型降低≥0.2mV;或ST段在J点后60ms呈弓背或水平型抬高≥0.1mV,或J点上升超过等电线≥0.1mV,或在原有ST段抬高部位进一步抬高≥0.1mV。④出现严重心律失常,包括频发室性早搏,室性心动过速,特别是在低运动量级别时出现。⑤血压较运动前下降≥1.33kPa(10mmHg),或上升超过29kPa(210mmHg)。⑥出现头晕、面色苍白、步态不稳。⑦下肢无力再继续运动。可在低级运动量时出现明显的心肌缺血表现(注意:如为运动试验应为禁忌证)。多巴胺试验亦可显示缺血心肌的运动异常(如收缩减弱或无运动)。

有心绞痛者ECG运动试验阳性率为50%~80%;冠状动脉造影证实有冠心病者,ECG运动试验还有约40%为阴性。因此,对有胸痛,而ECG运动试验阴性者,应结合临床其他资料综合判断。

3. 心肌核素检查 可分为静态、运动态和药物试验(如双嘧达莫、腺苷、ATP等药物试验)。将静态与运动态或药物试验的心肌核素加以比较,看出心肌是否有缺血。

4. 负荷超声心动图 特别适用于不能运动者或老年人。常用药物有多巴酚丁胺、双嘧达莫(潘生丁)和腺苷,通过逐渐测定药物浓度,使心率达到一定程度,观察心肌运动幅度是否有减弱(心内膜运动幅度小于5mm)、无运动(心内膜运动和增厚率消失)或矛盾运动(心脏收缩时,心肌运动方向背离心室腔),以此判断相应的冠状动脉可能存在的病变。

5. 冠状动脉螺旋CT 静脉注射造影剂,快速螺旋CT扫描成像后,通过计算机整合处理,并可建立三维成像,观察冠状动脉主支及其分支的近端有无钙化和狭窄病变。但其要求病人的心率要在55~65次/min,图像才能清晰满意。对存在钙化严重的病变,可能掩盖病变程度。对支架内再狭窄也很难满意显示其狭窄程度,只能通过支架远端血流情况,判断支架是否通畅。另外,该检查还可用于左心室造影以显示左心功能及是否有室壁瘤。与有创的左心室造影检查相比,其敏感性、特异性和准确性均在90%以上。

6. 冠状动脉磁共振血管造影(CAMRA) 常用的基本技术为心电门控,二维快速梯度回波、K空间分段数据采集,于心室舒张早、中期采集冠状动脉血流信号,屏气成像。仅对冠状动脉的主支近、中段血管和>50%狭窄的病变分辨能力尚好,有时还会受冠状动脉血流速度不均、病人呼吸及病变钙化的影响,导致图像不够清晰,难以作出正确评判。

7. 电子束CT 采用间层平扫模式,层厚3mm,时间100ms,对冠状动脉的全程扫描约需20～30层,病人须在扫描中屏气。以+130HU≥$2mm^2$ 定为钙化灶,再根据CT峰值×钙化面积的积分值与年龄相结合,查表可得出该病人钙化积分是否超出正常值。冠状动脉狭窄一般与钙化程度成正比,钙化积分越高,患冠心病的可能性越大。特别是40岁以下者,如出现冠状动脉钙化,冠心病可能性大增。而老年人随着年龄增加,冠状动脉钙化程度加重,钙化的冠状动脉并不一定使冠状动脉管腔严重狭窄,故该检查对老年人诊断意义不大。该检查对冠心病的总体敏感性、特异性和准确性均为70%～80%。

8. 冠状动脉造影 这是目前诊断冠心病的金标准。它可直接了解冠状动脉病变程度、数量、病变的性质、解剖关系等。并能根据病情决定是采取介入治疗、外科旁路移植手术还是内科药物治疗方案。

(三)鉴别诊断

1. 肺炎 由各种微生物或理化因素引起的肺部炎症反应。临床上多伴有发热、咳嗽、咳痰及胸痛。胸痛可在咳嗽或深吸气时加重。胸痛持续时间长,不被硝酸盐制剂缓解。胸部X线片示肺部有炎性片状影,外周血白细胞升高,以中性分叶白细胞升高为主。抗生素治疗常有效。

2. 肺动脉栓塞 肺动脉主干或主要分支突然被血栓栓塞,造成回心血量减少,血压下降,心率、呼吸增快,血氧饱和度下降,可出现突然晕厥,呼吸困难,胸痛,胸闷等症状,其胸痛常伴明显的呼吸困难,可在吸气时加重伴胸膜摩擦音。胸痛持续时间长,不被硝酸盐制剂缓解。部分病人心电图可见$S_I Q_{III} T_{III}$和右束支传导阻滞图形。病人多有肺栓塞的危险因素,如久卧不起,下肢或盆腔手术史或外伤史等。肺动脉螺旋CT、肺动脉造影、同位素肺通气血流扫描可帮助确诊。对于危及血流动力学稳定的病人,静脉溶栓和介入治疗是有效的抢救方法。

3. 胆绞痛 由于胆囊或胆管阻塞,胆管压力增加引起绞痛,常在饱餐后或高脂肪餐后发病,或在剧烈颠簸后发病。疼痛多见于右季肋区,也可放射到心前区或背部。绞痛时病人坐卧不安,喜弯腰压迫疼痛处,部分病人的疼痛可被硝酸盐制剂快速缓解。可伴有恶心、呕吐或发热,严重时见巩膜、皮肤黄染和发热,伴白细胞升高。腹部B超常可发现胆管或胆囊内有结石或其他梗阻性病变。主要治疗原则是禁食、静脉补液、抗生素治疗及适当的解痉镇痛药,密切观察病情变化,一旦内科治疗无效或有穿孔征象,应尽快争取手术治疗。

4. 肋软骨炎 常见于前胸胸骨与肋软骨交界处有局限性疼痛和压痛,无放射性痛,与活动亦无大关系,硝酸盐制剂不能缓解症状,非甾体类抗炎药常能奏效。此病多有自限性。

二、稳定型心绞痛

稳定型心绞痛的发作与体力活动或情绪因素有关,发作持续时间和胸痛程度相对固定。

休息或含服硝酸盐制剂后症状能迅速缓解。且病情稳定在 1 个月以上。其病理改变多为多支冠状动脉病变,粥样斑块相对稳定,狭窄程度大多＞75%,且有相对好的侧支循环。心绞痛诱发的阈值可有波动。主要与心肌缺血和微血管功能障碍有关。

(一)诊断

典型胸痛表现为在体力活动、情绪激动或饱餐后,出现胸前区压迫样疼痛或紧缩感。疼痛可向肩背部放射,休息或含服硝酸盐制剂后能迅速缓解,持续时间大多＜20min。加拿大心血管学会将此类心绞痛分为 4 级。

1. 1 级 一般日常活动不引起心绞痛,费力、速度快、长时间的体力活动可引起发作。

2. 2 级 日常体力活动稍受限制,在饭后、寒冷、情绪激动时受限更明显。

3. 3 级 日常体力活动明显受限,以一般速度在一般条件下平地步行 500m 或上一层楼即可引起心绞痛发作。

4. 4 级 轻微活动可引起心绞痛,甚至休息时亦有发作。

(二)辅助检查

1. 心电图检查 可在胸痛发作时出现 ST 段压低,T 波低平或深倒。胸痛消失后,心电图改变可恢复至正常或接近正常。心电图正常并不能除外本病。

2. 心肌酶学检查 此类心绞痛一般无心肌酶学的动态改变。

(三)鉴别诊断

1. 急性冠状动脉综合征 包括不稳定性心绞痛、非 ST 段抬高性心肌梗死和 ST 段抬高性心肌梗死。其中不稳定性心绞痛又可分为初发劳力型心绞痛(病程 1 个月内)、恶化劳力型心绞痛(1 个月内心绞痛发作阈值明显下降,频度增加,持续时间延长,程度加重)、静息型心绞痛和梗死后(心肌梗死后 24h 后至 1 个月内)心绞痛。此类心绞痛与稳定型心绞痛的最大区别在于心绞痛的发作具有明显的多变性和易变性,病情较重且不稳定。

2. 上消化道溃疡 常见胃溃疡及十二指肠溃疡。主要与胃酸分泌过多、幽门螺杆菌感染、遗传因素、药物及环境影响有关。有慢性反复发作的中上腹痛,可在空腹或进餐后出现,疼痛多为钝痛、灼痛,常伴有上腹胀、反酸、呃逆。吃生冷或刺激性饮食、精神受刺激、过度疲劳、药物影响、气候变化等因素常可诱发。进食温软食物,服用制酸药物或保护胃肠黏膜的药物及手压疼痛部位常可使疼痛缓解。

3. 反流性食管炎 指胃或十二指肠内容物反流入食管,引起食管黏膜炎症、糜烂、溃疡和纤维化等病变。主要表现为胸骨后烧灼感或疼痛,症状多在餐后 1h 发作,餐后即卧床或行剧烈运动易诱发,食用过热、过酸食物可加重症状。可伴有咽下困难、出血、贫血及慢性咽炎等症状。餐后不立刻卧床或进行剧烈运动、服制酸药及胃动力药物可缓解症状。必要时可行外科手术治疗。

4. 颈椎病 由于颈神经根受颈椎压迫造成。多在转头或体位改变时发生胸部疼痛,有时可致感觉障碍。疼痛可持续 30min 至数小时。硝酸盐制剂不能迅速缓解症状。亦无心肌缺血的客观证据。治疗多采取物理治疗方法、对症止痛及中医治疗。必要时可行外科手术治疗。

5. 神经官能症 此症女青年为多。常有乏力、失眠、出汗、精神不振、注意力不集中、忧虑、焦虑等症。其胸痛特点为时数秒的胸部刺痛或持续数小时以上的隐痛。部位局限或可游走,硝酸盐制剂不能迅速缓解症状(含服后>10min)。心电图及其他相关检查未能发现心肌缺血证据。给予耐心、细致的解释和必要的安慰,鼓励病人适当进行文体活动,必要时再辅以某些镇静药治疗往往可获显效。

三、急性心肌梗死

急性心肌梗死(acute myocardial infarction,AMI)是由于冠状动脉突然完全闭塞而侧支循环来不及代偿而造成相应心肌供血区发生不可逆的坏死。随着我国经济发展、人民物质生活水平不断提高,多吃少动及吸烟等不健康的生活方式日益增多,冠心病的发病率在我国正迅速增高。但由于近20年来对急性心肌梗死开展的快速静脉溶栓和急诊冠状动脉介入治疗术,其病死率已大大下降。但关键是病人要及早到医院就医和医院的急诊"绿色通道"要畅通无阻,争取在最短的时间内进行充分有效的治疗。

(一)诊断

急性心肌梗死分为ST段抬高性心肌梗死和非ST段抬高性心肌梗死。前者要积极地进行静脉溶栓或冠状动脉介入治疗。而对后者则可先进行药物治疗,再视情况决定择期进行冠状动脉造影,以决定是否需要进行介入治疗或冠状动脉旁路移植术。由于非ST段抬高性心肌梗死的病理生理与不稳定性心绞痛相似,区别点在于非ST段抬高心肌梗死的胸痛伴有心肌酶学的变化,而不稳定型心绞痛则无酶学改变。现多将此两病合二为一,治疗策略和方法相同。本节仅讨论急性ST段抬高性心肌梗死。

主要是胸痛,典型胸痛为胸骨后或胸前区压榨样或紧缩性闷痛,多持续30min以上,可向肩颈部、背部或左臂内侧放射,伴有出汗、恶心、呕吐。胸痛不被硝酸甘油所缓解。部分病人疼痛部位可在上腹部、颈部、下颌或背部,甚至可有牙痛感觉。老年人及糖尿病者可出现无痛性和无症状性心肌梗死。

(二)辅助检查

1. 心电图 最早期改变为T波高尖,随后出现至少相邻的两个导联ST段抬高,肢体导联≥0.1mV,胸前导联≥0.2mV。其后R波逐渐下降直至出现病理性Q波(宽>30ms,深>0.2mV)。另有与典型胸痛同时出现的左束支传导阻滞也应等同对待。心电图与心肌梗死部位关系见表11-3。

表11-3 心肌梗死心电图定位诊断

导联	前间隔	局限前壁	前侧壁	广泛前壁	下壁	下侧壁	正后壁	高侧壁
V_1	+			+				−
V_2	+			+				
V_3		+		+				
V_4		+		+				
V_5		+	+	+				
V_6			+	+				

续表

导联	前间隔	局限前壁	前侧壁	广泛前壁	下壁	下侧壁	正后壁	高侧壁
V₇			+					+
V₈			+					+
V₉			+					+
Ⅱ					+	+		
Ⅲ					+	+		
aVF					+			
Ⅰ	±	+	±					+
aVL	±	+	±					+

2. 酶学检查 "新三联"酶谱能够更早期、敏感和特异地诊断早期 AMI,现在已广泛在临床上使用。

(1)肌钙蛋白 T 或 I(TNT 或 TNI)。

(2)肌红蛋白。

(3)肌酸磷酸激酶-MB(CK-MB)。

它们在 AMI 时的动态变化见表 11-4。

表 11-4 AMI 时心肌分子标志物的动态变化

	开始升高时间 (h)	到达峰值时间 (h)	恢复正常时间 (d)
肌红蛋白	1～4	6～7	24
肌钙蛋白 T	3～12	12～2	5～14
肌钙蛋白 I	3～12	24	5～10
CK-MB	3～12	24	48～72
CK	4～12	12～36	24
LDH	24～48	36	10～14

肌红蛋白正常值上限为 $85\mu g/L$,肌红蛋白、CK 大于正常值上限的 2 倍或 CK-MB>CK 总量的 5%,cTNT、cTNI ≥ 0.1g/L,并有上表所述的动态改变,结合临床症状和心电图表现,就可诊断为急性心肌梗死。

3. 诊断标准

(1)典型或不典型的胸痛或胸闷,持续时间≥20min,且不被速效硝酸盐制剂缓解。

(2)心电图表现为相邻的两个导联,出现 ST 段弓背向上抬高(肢体导联抬高≥0.1mV,胸导联≥0.2mV),持续时间>20min,并有动态改变(先升后降),有时可见相同导联逐渐出现病理性 Q 波。

(3)心肌酶学超出正常值高限的 2 倍以上,或 TNT、TNI 阳性,并有动态改变。

（三）鉴别诊断

1. 带状疱疹 由疱疹病毒感染所致，通常在体质较差的人群中发生，如肿瘤病人或接受放疗、化疗及免疫抑制药治疗的病人。胸痛沿肋骨方向走行，从后背斜向前下方。疼痛部位的皮肤可见呈束带状分布的疱疹。疼痛可持续数周或数月。不伴 ECG 和心肌酶学的改变。此病有自愈倾向。

2. 急性肺动脉栓塞 见本章第一节"不稳定型心绞痛"的鉴别诊断。

3. 不稳定型心绞痛 相当一部分 ST 段抬高的急性心肌梗死病人，在心肌梗死前的若干天内会出现不稳定型心绞痛的症状，如胸痛发作次数增多，程度加重，持续时间延长等。其胸痛的性质与 ST 段抬高的心肌梗死相似。但两者的最大区别在于不稳定型心绞痛持续时间大多少于 20min，且能被硝酸盐制剂或休息缓解；心电图无持续的（>30min）ST 段抬高；心肌酶学无改变。

4. 主动脉夹层 常见于高血压病人。胸痛可突然发作，呈持续性撕裂样疼痛，并可由胸背部向腰腹部延伸（夹层不断沿主动脉向下撕裂），沿途累及血管可出现相应症状或体征。如左锁骨下动脉受压致使左上肢动脉压较右侧动脉压低。左锁骨下动脉区可闻及血管杂音。ECG 可无变化。但如果夹层向升主动脉方向撕裂累及主动脉瓣和冠状动脉开口，可造成心肌缺血或心肌梗死，出现相应的心电图表现。超声心动图（特别是经食管超声心动图）可发现升主动脉破口；胸部 CT、螺旋 CT、磁共振成像常可作出准确判断。当夹层累及升主动脉主要分支、冠状动脉和主动脉瓣时，应尽早施行外科手术。手术前内科治疗主要以降低血压和抑制心肌收缩力为主（常使用 β 受体阻滞药）。

5. 急性心包炎 常先有发热、咳嗽、呼吸困难等症状。严重时可出现心脏压塞征：收缩压下降，体循环静脉压升高，心音遥远。胸痛呈持续性，部分可闻及心包摩擦音，有奇脉、肝肿大、腹水和下肢水肿等体征。心电图显示除 aVR 导联外，多数导联 ST 段呈弓背向下型抬高，T 波倒置，但无病理性 Q 波；心肌酶学检查可见 CK、CK-MB 或 TNT 等增高，但无心肌梗死时的特异性动态变化。超声心动图可见心包增厚或有心包积液。

6. 急腹症 上消化道溃疡穿孔、急性胆囊炎及胆石症发作或急性胰腺炎时，部分病人可有上腹部或前胸疼痛。这些疾病本身也可诱发心绞痛发作。鉴别点为急腹症多有相应的病史，或有暴饮暴食史等，多伴有恶心、呕吐；查体可见面色苍白，心率加速，腹部压痛，甚至有板状腹和反跳痛等体征；心电图可见非特异性 ST-T 改变。无特征性心肌酶学动态改变。血常规常见白细胞升高，以中性分叶核白细胞升高为主。另有相应的实验室检查异常表现，如胆囊炎、胆石症发作可见血胆红素升高；急性胰腺炎可见血、尿淀粉酶升高；大量腹腔内出血可见血红蛋白下降等。

四、无症状性心肌缺血

无症状性心肌缺血（silent myocardial ischemia，SMI）是指确有心肌缺血的证据（心电图、心肌核素检查、心肌代谢检查等），但缺乏胸痛或胸闷等临床症状，冠状动脉造影或尸检多有冠状动脉病变。约 50% 的心肌梗死病人没有心脏病病史或危险因素，约有 35% 的患者是以猝死为首发症状的。Framingham 研究显示心肌梗死发生时有 25% 未获诊断而靠事后心电图病理性 Q 波确诊，其中约一半是无症状性心肌梗死。无症状性心肌缺血一般分为两类，一类为从未有过任何心肌缺血症状(约占55%);第二类为在各种心肌缺血症状的基础上(如稳定或不稳定性心绞痛或心肌梗死后)合并无症状性心肌缺血(约占30%)。SMI占心肌缺血总发作次数的75%~80%,通常上午发作次数最多,凌晨最少。它与冠心病的严重程度无关,而与冠心病的病变血管支数有关,单支病变SMI发作次数比多支病变者要多。

(一)诊断

此类病人无心肌缺血症状。

(二)辅助检查

1. 动态心电图 动态心电图(Holter)诊断心肌缺血标准为在CM-Vs导联呈R或qR波形时,其J点后0.08s处,ST段呈水平或下斜型下降≥1mm,持续≥1min。两次心肌缺血的发作间隔至少1min。由于Holter检出的ST段偏移或T波倒置会受体位、过度换气等影响,亦可出现非病理性ST段抬高(凹面向上且持续存在)。因此,在解释Holter结果时应注意去伪存真。Holter诊断冠心病的敏感性为80%,特异性85%,阳性预计值90%,假阴性15%左右。

2. 心电图运动试验 检查方法及判断标准同本章第一节负荷心电图试验。但对于中年男性无冠心病症状者,ECG运动试验阳性,其冠心病预测率仅25%左右。说明此时大部分无症状性心肌缺血患者的冠状动脉病变尚不严重。

3. 运动心肌核素显像、负荷超声心动图、冠状动脉和心脏的MRI、MRA和MSCT及冠状动脉造影检查 当病变发展到一定程度,上述检查可以发现有阳性的心肌缺血证据。详见本章第一节"不稳定型心绞痛"。

(三)鉴别诊断

主要应与引起心电图ST-T改变的各种病理和生理因素相鉴别。如过早除极综合征可有ST段抬高,但其抬高点从J点后0.08s以内开始,抬高的ST段呈凹面向上,而典型的缺血性ST段抬高为凸面向上的单向曲线。另外,某些活动、体位改变、排便及药物等也可致动态心电图出现ST-T改变。在临床上要结合其他心肌缺血证据做出正确判断。如果仅有动态心电图的ST-T改变,而无其他心肌缺血证据,一般不宜作出无症状性心肌缺血的诊断。

五、微血管性心绞痛

微血管性心绞痛(X综合征)主要指临床上有较典型的心绞痛症状,ECG、ECG运动试验、Holter或心肌核素等检查发现有心肌缺血的证据,但冠状动脉造影却未能发现冠状动脉主干及其主要分支有病理意义的狭窄病变或痉挛,左心室造影亦正常。其机制可能是微冠状动脉扩张的储备能力下降或冠状动脉微血管异常收缩导致的一组临床综合征。在冠状动脉造影研究中的发病率约为15%。其预后良好,病死率并不比同年龄组非冠心病者高。治疗方法同稳定型心绞痛,但疗效不确切。

(一)诊断

胸痛常较典型;持续时间一般较长,可达30min以上;诱发心绞痛阈值不恒定,运动或静息时均可发作,中年女性多见,可伴有左束支传导阻滞,左心室收缩功能下降,临床预后良好。

（二）辅助检查

1. 发作时 ECG、ECG 运动试验、Holter 或心肌核素检查 可发现心肌缺血的客观证据。

2. 冠状动脉造影 未见有意义的狭窄病变,冠状动脉内注射麦角新碱不能诱发心绞痛;心房调搏诱发心绞痛时,冠状静脉窦内乳酸含量相对升高,冠状循环血流量的增加较正常人少,左心室舒张末压升高较对照组明显。

（三）鉴别诊断

1. 心脏神经官能症 可出现不典型的前胸钝痛或隐痛,持续时间可长达数小时至 1d,常与精神焦虑有关,而与运动关系不大。安静时心率偏快,心电图改变常与心率改变有关,或随体位变化而变。心脏负荷试验阴性,冠状动脉造影及麦角新碱试验均为阴性。

2. 二尖瓣脱垂 女性多于男性,由于二尖瓣脱垂的牵拉作用,可导致心肌缺血或冠状动脉痉挛,引起典型胸痛或胸部不适,还可出现心悸、晕厥及神经官能症。严重者可出现心力衰竭。查体可发现二尖瓣区收缩期有非喷射性喀喇音,可伴有收缩中晚期杂音。超声心动图发现二尖瓣一叶或两叶在收缩期突向左心房。冠状动脉造影及麦角新碱试验阴性。

3. 原发性或继发性心肌肥厚 由于心肌肥厚需氧量增加,心内膜下出现相对供血不足,运动负荷试验亦可阳性,但冠状动脉造影及麦角新碱试验阴性。因此,有明确病理原因导致心肌肥厚的情况下,一般不诊断 X 综合征。临床上可有引起心肌肥厚的病史,如高血压、肥厚性心脏病病史。超声心动图可见心肌肥厚的证据。

六、冠状动脉栓塞

急性冠状动脉综合征发病机制除由慢性冠状动脉粥样硬化的斑块破裂引起外,还可由其他心脏疾病、有创心脏检查或心外科手术导致的栓子脱落堵塞冠状动脉而引起。

（一）各种感染性心内膜炎

瓣膜上的疣状赘生物可能脱落,随血流进入冠状动脉,较大的赘生物可以引起冠状动脉闭塞,从而出现急性心肌梗死临床表现。该组疾病常有不明原因发热、寒战、全身多处出现动脉栓塞表现,听诊可闻及心脏新的杂音或在原杂音基础上杂音性质及强度有所改变。超声心动图可发现浮动的瓣膜赘生物。血培养可发现有病原微生物,以草绿色链球菌、金黄色葡萄球菌多见。确诊依靠两次或两次以上的血培养阳性,超声心动图发现瓣膜赘生物。其他参考依据有既往心脏病史或静脉毒品注射史、38℃以上的发热、动脉栓塞、眼结膜出血、肾小球肾炎、Osler 结等。

（二）左心房,左心室或肺静脉附壁血栓脱落

导致冠状动脉内血栓栓塞,如各种瓣膜病引起左心房或左心室的附壁血栓形成,肺静脉射频治疗导致肺静脉附壁血栓形成,人工瓣膜置换术后,由于抗凝治疗不充分,导致人工瓣膜上血栓形成并随着血流冲刷作用脱落流入冠状动脉内;经皮二尖瓣球囊扩张成形术经房间隔穿刺导管入左心房后,引起左心房内血栓脱落等。这些疾病多有相关的临床病史,如风湿性心脏病病史、左心房射频治疗史等。超声心动图常会发现有相应的瓣膜疾病或残留附壁血栓。临

床上容易合并其他部位的血栓栓塞症,如脑栓塞、肠系膜栓塞及其他外周血管栓塞。

(三) 心脏黏液瘤

特别是左心房或左心室的黏液瘤,因其表面的碎片或其引起的血栓脱落造成冠状动脉栓塞或脑栓塞等。主要临床表现有持续发热、体重下降、劳力性呼吸困难、夜间阵发性呼吸困难、咯血、各种体循环或肺循环血栓栓塞症(如心肌梗死、脑栓塞或肺栓塞等)以及猝死。体征:左心房黏液瘤可闻及二尖瓣舒张期或收缩期杂音,肺动脉听诊区可闻 P_2 亢进、第三心音,房颤。有右心衰竭表现:颈静脉怒张、肝脏肿大和下肢水肿等。超声心动图(经胸或经食管)、CT 和磁共振成像(MRI)、放射性核素心腔造影及有创性心脏造影可提示心腔内有肿瘤的存在。超声心动图对左心房血栓与左心房黏液瘤的鉴别点在于前者好发于左心房耳或左心房后壁,肿块中可见分层结构,而黏液瘤好发房间隔,肿瘤内可见回声透亮区,且黏液瘤可脱落至左心室,甚至造成不同程度的二尖瓣狭窄。

(四) 冠状动脉栓塞

冠状动脉造影或经皮冠状动脉内各种治疗及冠状动脉旁路移植术中,由于人为的疏忽或手术操作不慎使气体、导管内血栓或主动脉粥样斑块或冠状动脉内斑块脱落进入冠状动脉内,造成冠状动脉栓塞。如气体栓塞,在冠状动脉造影时可以发现明显的气体栓子进入冠状动脉内,导致冠状动脉血流减慢,大量气栓甚至可使冠状动脉血流中断。如为血栓进入冠状动脉内,造影可见血栓块影和冠状动脉断端呈弯月形影。

(五) 逆向栓子

逆向性栓子(paradoxic emboli)多为少数先天性房间隔、室间隔未闭或动脉导管未闭的病人发生。当体循环静脉系统有血栓形成,栓子脱落后,会随着血液通过未闭的房间隔、室间隔或动脉导管"逆向"流至左心(当右心系统压力超过左心系统压力时),血栓进入左心后,即可像原发性左心系统栓子一样,经左心室流出道流至全身(包括冠状动脉系统),从而造成冠状动脉栓塞。这类病人临床上常有外周静脉病变(如下肢静脉曲张),盆腔疾病,外科手术后,长期卧床及口服避孕药等病史,还可合并肺栓塞等临床表现。查体可发现胸骨左缘收缩期粗糙杂音或肺动脉瓣区闻及收缩期杂音和 P_2 亢进和(或)分裂。胸部 X 线片可示肺血增多,肺动脉扩张。超声心动图及多普勒检查有助于发现上述心内异常血流通道,如房间隔未闭或室间隔未闭等。

七、冠状动脉炎

冠状动脉炎(coronary arteritis)由多种感染或非感染性原因,通过邻近心脏组织或全身免疫反应造成大、小冠状动脉内膜或中层发生炎性改变,从而引起冠状动脉狭窄、闭塞、扩张、血管瘤及(或)血栓形成。临床上出现不典型胸痛或典型心绞痛、心肌梗死,甚至导致猝死。本组疾病发病率不高,症状不典型,发病机制尚不清楚,容易被忽略。

(一) 梅毒

梅毒(syphilis)是由梅毒螺旋体引起的慢性传染病,临床上分为一、二、三期,一期梅毒多侵犯外生殖器、皮肤、淋巴结。梅毒性心血管病是由梅毒螺旋体侵入人体后引起的梅毒晚期心血管病变,冠状动脉受累是其常见的并发症。梅毒螺旋体可侵入身体各部分,晚期常引起主动脉内膜层的小滋养血管炎性改变。导致主动脉中层平滑肌和弹性组织广泛的片状坏死,取而代之的是纤维结缔组织,最后钙化。主动脉最易受累及的部位是主动脉窦上方,由于主动脉中层被破坏,在左心室射血的强大冲击力的长期作用下,可致升主动脉瘤形成。主动脉窦近端的梅毒性主动脉炎还可累及冠状动脉开口,致使冠状动脉开口狭窄,发生率约20%。可引起心绞痛甚至心肌梗死。引起心绞痛的另一个原因是升主动脉瘤导致的主动脉瓣关闭不全,使冠状动脉舒张期供血不足和因心室肥厚而引起的心肌耗氧增加。

1. 诊断 主要依靠梅毒性性病病史,临床可有第一期和第二期梅毒的硬性下疳(外生殖器周围的硬结伴表面糜烂)和梅毒疹(如玫瑰疹、斑疹、丘疹或脓疱型梅毒疹)等表现。梅毒晚期,可见结节型梅毒疹、梅毒瘤和心脏受累表现,如胸痛、心力衰竭等。查体可闻及主动脉瓣区舒张期杂音,心界扩大,梅毒血清检测阳性,超声心动图示主动脉窦瘤伴主动脉瓣关闭不全和冠状动脉开口狭窄,常累及右冠状动脉开口。

2. 鉴别诊断 马氏综合征病人常有家族史。体征有身材修长,手臂间距大于身高,手指长,常伴有眼晶状体半脱位,主动脉窦扩张形成动脉瘤,常引起主动脉夹层撕裂或升主动脉瘤破裂,病死率高。但梅毒血清检测阴性,临床上未见梅毒导致的外生殖器、皮肤、淋巴结表现。

(二)大动脉炎

大动脉炎(takayasu arteritis)是一种原因不明,主要累及主动脉及其主要分支(如锁骨下动脉、颈动脉等)的慢性动脉炎。以女性多见,男女之比约为1∶8。发病年龄绝大部分<40岁。由于症状不典型,许多病人在出现大动脉狭窄或闭塞后才诊断出此病。

1. 诊断 临床表现为非特异性,有发热、厌食、不适、消瘦、盗汗、关节痛、胸痛、疲劳等。体检可发现高血压及双上肢动脉收缩压压差≥4kPa(30mmHg),或下肢血压明显大于上肢血压。受累动脉区可闻及血管杂音和压痛(如颈部和锁骨上窝处压痛)。还可出现晕厥、腹痛、间歇性跛行等。

动脉受累分型。Ⅰ型为仅累及升主动脉、主动脉弓及其大分支;Ⅱ型为降主动脉及其主要分支(如肾动脉)受累,而升主动脉和主动脉弓正常;Ⅲ型为为Ⅰ型和Ⅱ型的混合型。

冠状动脉受累者占10%。可引起心绞痛、心肌梗死、心力衰竭等临床表现。冠状动脉病理特征可分三型。1型为冠状动脉开口和其近端狭窄或闭塞;2型为弥漫性或局灶性冠状动脉炎,可扩展至整个心外膜分支或呈局灶性病变,也称跳跃式病变;3型为冠状动脉瘤。冠状动脉狭窄的主要原因是从升主动脉的内膜炎性增生和中、外层的纤维收缩的病变延伸而来。大动脉炎的冠状动脉主要病变类型以1型为主。

2. 辅助检查 可发现一些非特异性改变,如血沉增快、白细胞减少、慢性轻度贫血、IgG、IgM升高。动脉造影显示动脉内膜不规则,受累动脉及其分支有狭窄、闭塞、狭窄后扩张及动脉瘤等改变。

3. 推荐的诊断标准

(1)必须具备标准:发病时年龄≤40岁。

(2)主要标准:左侧锁骨下动脉中段(椎动脉口附近1~3cm)病损;右锁骨下动脉中段(椎动脉口附近1~3cm)病损。

第十一章 冠状动脉疾病的鉴别诊断

(3) 次要标准:无法解释的血沉增快≥20mm/1h;颈动脉触痛;年轻时出现高血压;主动脉反流或主动脉环扩张;肺动脉受损:肺叶或肺段动脉狭窄或动脉瘤形成;左颈总动脉中段病损;头臂干远端病损;降主动脉病损;腹主动脉病损。

具备1项必须标准+2项主要标准;或1项必须标准+4项次要标准。

4. 鉴别诊断 由于临床表现非特异性,故临床上应对所有不明原因的发热、不适、消瘦、盗汗、关节痛、胸痛、疲劳等病史进行详细询问,特别是既往史中有无免疫系统疾病、结核病、肿瘤等。查体中较特征性的发现是高血压伴双上肢动脉收缩压压差>4kPa(30mmHg),或下肢血压明显高于上肢血压。巨细胞性动脉炎也可引起类似的临床表现。但它主要累及头颈部动脉,如颞动脉炎,可引起严重的头痛,而很少累及腹主动脉以下大动脉。颞动脉活检可见动脉中层肉芽肿性炎症(确诊依据)。

(三) 结节性多动脉炎

结节性多动脉炎(polyarteritis nodosa)是一种全身性中等动脉坏死性动脉炎。其原因尚不明,某些病毒或细菌感染,如乙肝和丙肝病毒感染,链球菌感染与本病有关,提示本病与自身免疫障碍有关。以中年男性发病为主。罕有侵犯主动脉。主要累及冠状动脉、肾动脉、胃肠道动脉、皮肤、肌肉及外周神经组织的中小动脉。病理表现为炎症活动期受累动脉节段性坏死,血管全层炎症细胞浸润,以中性粒细胞为主,内膜及中层的内1/3层呈纤维素样坏死,并伴有血栓形成、小动脉瘤甚至动脉破裂。病变可反复发生,在同一组织中可见不同阶段的病理改变。50%的结节性多动脉炎有活动或已愈的冠状动脉炎。可导致多支血管或单支冠状动脉多处的狭窄、闭塞或血管瘤。主要累及心外膜下小血管,而很少损害心肌内血管。主要死因为治疗本病需长期使用皮质激素和(或)免疫抑制药,造成高血压、充血性心力衰竭和肾功能衰竭等。

1. 诊断 以多系统受累为特征,但可以一个器官或组织受累为重。临床可见高血压、肾功能衰竭、外周神经病变、心肌病、关节痛、睾丸痛、缺血性肌痛。胃肠道受累表现有内脏坏疽、腹膜炎、胃肠道内出血和胰腺炎。皮肤表现有沿下肢表浅动脉走行分布的压痛性皮下结节,可伴有或不伴网状青斑。可引起心绞痛、心肌梗死、心肌炎和心包炎,甚至心脏压塞的表现。

2. 鉴别诊断

(1) 变应性肉芽肿病:常侵及呼吸道,引起哮喘。小动脉、细小动脉和静脉均可受累;坏死性肉芽肿中以嗜酸性粒细胞浸润为主。

(2) 原发性高血压:发现高血压时,要与原发性高血压鉴别,注意测量双侧上肢血压和比较上下肢血压,原发性高血压大部分双侧血压相近,下肢血压大于上肢血压。

(四) 皮肤黏膜淋巴结综合征

皮肤黏膜淋巴结综合征(川崎病,Kawasaki)为一种原因不明的自限性急性血管炎。多在5岁以前发病,目前认为是在个体遗传易感的基础上,加上某些微生物感染所致的自身免疫复合物损伤血管内皮,导致全身微血管炎和全心炎。其中冠状动脉病变主要表现为冠状动脉近端因受炎症浸润而出现瘤样扩张或动脉瘤形成及瘤内血栓形成。亦可残留冠状动脉弥漫性狭窄,甚至闭塞。半数病人的病变可在1年左右逐渐消退。另外,由于冠状动脉损害和血液流变学改变而有利于血栓形成或促进动脉粥样硬化,致使冠心病早发。因此,对年轻人的急性心肌梗死和猝死要询问有无川崎病病史。

1. 诊断 临床表现为持续高热 5d 以上，眼球结膜和口咽部充血、草莓舌、手足发红、肢体肿胀、指尖脱屑和颈部淋巴结肿大。急性期可有心肌炎、心包炎、心瓣膜炎和冠状动脉炎等心血管疾病的表现。由于冠状动脉受累，可在疾病的恢复期或成人后出现胸痛、心肌梗死、心律失常和猝死等。少部分病人胸部 X 线片上可见环形钙化。冠状动脉造影可发现冠状动脉狭窄、闭塞、扩张、动脉瘤及侧支循环。如瓣膜受损严重，可导致二尖瓣或主动脉瓣关闭不全，引起心力衰竭或加重心肌缺血表现。

2. 鉴别诊断 急性感染期要与某些传染性疾病鉴别，如猩红热，它是由 A 型链球菌感染所致，起病急骤，寒战伴高热，咽痛明显，全身酸痛、乏力，头痛，扁桃体充血、水肿并有可拭去的黄色渗出物。皮疹特点为起病后 24h 内出现，遍及全身，在皮肤充血发红的基础上，出现针尖大小、密集而均匀的点状隆起的猩红色皮疹，可融合成片，指按后充血减退，触之有细砂样感觉，严重者可呈出血疹。皮疹出现顺序为耳后、颈部、上胸部，1d 内迅速蔓延至全身，然后依上述出疹顺序消退，2～4d 内完全消失。1 周后开始脱皮，在手掌、足底和四肢处可见大片脱皮，面、颈、躯干大多为糠屑样脱皮。病初可见舌乳头明显红肿，突出于白苔之外，称"草莓舌"。2～4d 白苔脱落，舌乳头仍红肿，称"杨梅舌"。

（五）系统性红斑狼疮

系统性红斑狼疮（SLE）是一种主要累及全身结缔组织的自身免疫性疾病，好发女青年。主要表现为慢性发热，关节炎，皮肤、心脏、肾脏、神经等多组织和器官损害。实验室检查可发现某些自身抗体，如抗天然 DNA 抗体、抗单链 DNA 抗体、抗核糖核蛋白抗体和抗 Sm 抗原抗体。基本病理改变是结缔组织黏液样水肿、纤维蛋白样变性和坏死性血管炎。血管病理改变主要为全身弥漫性微血管炎，伴间质水肿、淋巴细胞和浆细胞浸润。冠状动脉可出现内膜纤维性增生、内皮细胞变性坏死，最终导致冠状动脉狭窄、血栓形成及闭塞。

1. 诊断 临床表现为发热、乏力、体重减轻、淋巴结肿大，典型皮疹为颜面蝶形红斑，还可见盘状红斑、斑丘疹、毛囊性丘疹、红斑、皮肤网状青斑及毛细血管扩张、出血点、紫癜或荨麻疹，光过敏、口腔溃疡、脱发、杵状指和雷诺现象等；关节、肌肉疼痛，可伴晨僵，但无骨质破坏。肾脏受损者可出现肾炎和肾病综合征，如尿中红细胞、白细胞、各种管型和蛋白尿。水肿、多浆膜腔积液、低白蛋白血症，血浆胆固醇增高，肌酐升高，晚期可有肾功能衰竭表现。一半以上的 SLE 患者可出现不同形式的心脏受累表现，如心肌炎、心包炎、心内膜炎等。冠状动脉病变表现以心绞痛或小灶性心肌梗死为主，而很少引起大面积心肌梗死。另外，SLE 患者由于长期服用皮质激素治疗，常导致高血压、糖尿病及血脂代谢异常。这些冠心病的危险因素也加快了冠心病的发生和发展。

2. 辅助检查

(1) 非特异性检查：可见贫血，血沉增快，白蛋白下降，免疫球蛋白升高，补体 C_3、C_4 降低；RF20%～40%阳性；淋巴细胞亚群 $CD3^+$、$CD8^+$ 细胞下降；$CD4^+/CD8^+$ T 细胞比值增高。

(2) 特异性检查：抗核抗体（ANA）80%～90%阳性，其中常见的有抗双链 DNA 抗体（ds-DNA）、抗 Sm 抗体、抗 SSA 抗体、抗 SSB 抗体；抗心磷脂抗体50%～60%阳性；狼疮带试验50%～60%阳性；活动性 SLE 病人 40%～70%狼疮细胞阳性；肾活检示狼疮性肾炎。

4. 诊断标准

(1)美国风湿病学会 1997 年提出的诊断标准：见表 11-5。

表 11-5　SLE 分类诊断标准(美国风湿病学会 1997 年)

标　准	定　义
颧部红斑	遍及颧部的扁平或高出皮肤的固定性红斑，不累及鼻唇沟
盘状红斑	隆起的红斑上附有角质性鳞屑和毛囊栓塞；旧病灶可有角质皮肤萎缩性瘢痕
光过敏	通过病史或查体，发现日光照射引起的皮肤红斑
口腔溃疡	口腔或鼻咽部黏膜无痛性溃疡
关节炎	非侵蚀性关节炎，可累及 2 个或 2 个以上周围关节，以关节肿胀、疼痛或渗液为特征
浆膜炎	① 胸膜炎。胸痛，胸膜摩擦音或胸腔积液 ② 心包炎。ECG 异常，心包摩擦音或心包积液
肾脏病变	① 尿蛋白。24h 尿蛋白定量＞0.5g 或定性＞＋＋＋ ② 管型。红细胞管型、血红蛋白管型、颗粒管型或混合管型
精神、神经	① 抽搐。非药物或代谢紊乱(如尿毒症、酮症酸中毒或电解质紊乱等)所致 ② 精神病。非药物或代谢紊乱所致
血液学异常	① 溶血性贫血，伴网织红细胞增多 ② 白细胞减少，低于 $4\times10^9/L$，至少 2 次 ③ 血小板减少，低于 $100\times10^9/L$，除外药物影响 ④ 淋巴细胞减少，小于 $1.5\times10^9/L$
免疫学异常	① 抗 dsDNA 抗体阳性 ② 抗 ENA 抗体(包括抗 Sm 抗体)阳性 ③ 抗心磷脂抗体(IgG 或 IgM 型)或狼疮抗凝物(标准方法测定)阳性
ANA	免疫荧光法，ANA 滴度异常；或相当于该法的其他试验滴度异常，排除药物诱导的狼疮样综合征

(2)上海风湿病学会 1987 年提出的我国的 SLE 诊断标准如下：①蝶形或盘状红斑。②光过敏。③口、鼻黏膜溃疡。④非畸形性关节炎或多关节痛。⑤胸膜炎或心包炎。⑥癫痫或精神症状。⑦蛋白尿或管型尿或血尿。⑧血小板＜$100\times10^9/L$ 或白细胞＜$4\times10^9/L$ 或溶血性贫血。⑨ANA 阳性。⑩抗 dsDNA 阳性或狼疮细胞阳性；抗 Sm 抗体阳性；补体 C_3 降低；非病损部位皮肤活检狼疮带试验阳性或肾活检阳性。

符合以上 4 项即可诊断，但在临床工作中要注意全面综合分析判断和鉴别诊断。Sm 抗体是本病特异性抗体。

(六)类风湿关节炎

类风湿关节炎被认为是一种以关节滑膜炎为特征的自身免疫性疾病，可引起全身各器官的血管炎，导致多脏器损害。确切病因尚不明了，可能与环境、感染、遗传、性激素和神经精神状态等因素相关。大部分病人在年轻时发病，以女性为多。以全身多发性小关节对称性肿胀，伴受损关节骨质疏松和关节软骨的破坏(X 线表现)及类风湿因子阳性为特征。对心脏的侵害主要有心包炎、瓣膜病、冠状动脉炎、心肌炎、传导系统障碍等。

1. 诊断　临床表现为起病初期有疲乏无力、纳差、体重减轻、低热、贫血，其后开始出现四肢远端多个小关节的对称性、游走性肿大、疼痛、梭状变形,可逐渐发展至大关节,伴有晨僵、关节运动受限,最后僵硬而畸形。心脏受累主要表现为冠状动脉炎引起的心绞痛或由于瓣膜受损而导致的心力衰竭。此外,还可出现一些胸膜炎、弥漫性肺间质纤维化、周围神经病变及慢性小腿溃疡。

2. 辅助检查 血常规可见小细胞低色素性贫血,血沉(ESR)增快,免疫球蛋白增高,类风湿因子阳性,抗类风湿关节炎协同核抗原抗体(抗 RANA 抗体)阳性,抗核抗体阳性,关节腔穿刺液呈不透明的草黄色渗出液,液中可发现类风湿细胞,RF 阳性,中性粒细胞增高,可达 $10\times 10^9/L$ 以上,但细菌培养阴性;受累关节 X 线检查示关节骨质疏松或关节软骨破坏,关节面融合等。心脏瓣膜以二尖瓣最易受累,可导致二尖瓣狭窄或关闭不全,超声心动图可见瓣膜增厚、钙化、粘连或二尖瓣反流并伴有相应心脏腔室扩大和心功能改变。冠状动脉炎引起冠状动脉严重狭窄后,可通过心电图、运动负荷试验、心肌核素或冠状动脉造影等检查发现心肌缺血证据。

3. 诊断标准(美国风湿病学会 1987 年修订)
(1)晨僵至少 1h(≥6h)。
(2)有 3 个或 3 个以上关节肿(≥6 周)。
(3)腕、掌指关节或近端指间关节肿(≥6 周)。
(4)对称性关节肿(≥6 周)。
(5)皮下结节。
(6)手 X 线片见骨关节改变。
(7)类风湿因子阳性(滴度>1∶32)。
确诊类风湿关节炎须具备 4 项或 4 项以上标准。

4. 鉴别诊断
(1)风湿性关节炎:起病一般较急骤,开始就以四肢大关节受累为主,也可见游走性关节肿痛,但关节炎消失后,一般不留永久性损害。常伴有心脏炎,尤其是风湿性心瓣膜炎;血清抗链球菌溶血素"O"阳性,而 RF 因子常常阴性;水杨酸制剂治疗常迅速显效。

(2)系统性红斑狼疮:也可见近端指间关节炎,但症状一般不重,无软骨和骨质破坏,但全身症状明显,晚期可有多脏器损害,如肾功能衰竭等。特征性体征为面部出现蝶形或盘状红斑。狼疮细胞、抗 ds-DNA 抗体、Sm 抗体、狼疮带试验阳性有助于该病的确诊。

(七)韦格纳肉芽肿

是一种可累及全身的进行性、坏死性肉芽肿和广泛的小血管炎,包括小动脉、小静脉和毛细血管。病因不明,可能与微生物感染后机体发生超敏反应有关。本病可发生于任何年龄和性别。平均发病年龄 40 岁,男女比例为 3∶2。

1. 诊断 临床表现的症状为发热、体重减轻、乏力及关节疼痛、肌痛。并伴有呼吸道感染表现,如鼻腔脓性分泌物、鼻窦炎、鼻黏膜溃疡、鼻中隔穿孔和咳嗽、咯血、气促,胸部 X 线片显示肺内有结节性浸润灶。肾脏受损表现为蛋白尿、血尿及管型尿,严重时可导致高血压和肾功能衰竭。心脏受累可引起心包炎、冠状动脉炎、心肌炎、心瓣膜炎等,可引起心肌梗死及心脏传导阻滞。此外,还可引起皮肤、黏膜的紫癜、出血性疱疹、皮下结节、溃疡及关节炎。眼部出现巩膜炎、结膜炎、角膜炎及视网膜炎等。神经系统受累可出现多发性神经炎、弥漫性脑血管炎等。消化系统受累可出现口腔、肠道黏膜溃疡,腹痛、腹泻、便血等。

2. 辅助检查

(1)血常规见白细胞升高,以嗜酸性粒细胞增高为主。可见小细胞性贫血。

(2)血沉增快。

(3)尿蛋白、血尿及管型尿。

(4)血肌酐、尿素氮升高。

(5)部分患者 RF 阳性,γ 球蛋白、循环免疫复合物(CIC)增高,抗 SSA 抗体、抗 SSB 抗体、抗平滑肌抗体(SMA)可阳性。

(八)艾滋病

艾滋病(AIDS)是人类免疫缺陷病毒(human immunodeficiency virus,HIV)感染,导致机体免疫力严重障碍,从而诱发的一系列继发性免疫缺陷病,如卡氏肺囊虫病、恶性肿瘤、全身衰竭及中枢神经系统症状。它也可引起冠状动脉炎,从而导致心绞痛和心肌梗死。本病传染迅速,病死率高,近 10 年间在全世界和我国广泛传播。

1. 诊断 我国于 1996 年制定了 HIV 感染和 AIDS 的诊断标准。本病分为急性 HIV 感染、无症状 HIV 感染及 AIDS。

(1)急性 HIV 感染:流行病学史如同性恋,或有多个异性的性伙伴,或配偶/性伙伴抗 HIV 抗体阳性。有静脉注射毒品史。有进口第Ⅷ因子等血液制品使用史。有与 HIV 感染/AIDS 患者有密切接触史。有性病史、出国史。抗 HIV 抗体阳性者所生子女。有输入未经抗 HIV 抗体检测的血液及血液制品史。

①临床表现。发热、乏力、咽痛等上呼吸道感染症状。颈、腋、枕部淋巴结肿大,类似传染性单核细胞增多症。肝、脾肿大。部分患者有头痛、皮疹、脑膜炎或多发性神经炎等表现。

②辅助检查。外周血白细胞总数及淋巴细胞数起病后下降,随后淋巴细胞数上升,并可见异型淋巴细胞。$CD4^+/CD8^+>1$。少数患者血 P^{24} 抗原阳性。抗 HIV 抗体由阴性转为阳性(一般需 2~3 个月)。

(2)AIDS:流行病学史同急性 HIV 感染。

①临床表现。原因不明的免疫功能低下,持续不规则低热>1 个月;原因不明的全身淋巴结肿大,直径>1cm;慢性腹泻,>4 次/d,3 个月内体重下降>10%;合并口腔念珠菌感染、卡氏肺囊虫肺炎、巨细胞病毒感染、隐球菌脑膜炎、进展迅速的活动性肺结核、皮肤黏膜的卡波西肉瘤、淋巴肉瘤;中、青年患者出现痴呆症。

②实验室检查。抗 HIV 抗体确诊试验阳性。P^{24} 抗原阳性。$CD4^+$+T 淋巴细胞数<200/ml,或 200~500/mm³。$CD4^+/CD8^+<1$。白细胞计数减少,血红蛋白降低。$β_2$ 微球蛋白水平增高。可发现上述各种合并感染的病原学或肿瘤的病理学依据。

2. 鉴别诊断 有研究显示年龄小于 35 岁的艾滋病病人易于患各种冠心病,如急性心肌梗死、心绞痛及缺血性心肌病。因此,当艾滋病病人出现胸痛、胸闷,伴有心电图或其他心肌缺血时,要考虑 HIV 引起冠状动脉炎或合并有冠心病的可能。

(九)结节性脂膜炎

结节性脂膜炎又称 Weber-Christian 综合征、结节性发热性非化脓性脂膜炎。是多发性对称性成群的皮下脂肪层炎性硬结或斑块,伴反复发热。该病病因及发病机制不清,可能与脂肪代谢障碍、过敏反应和自身免疫反应有关。本病可累及内脏,如肝脏、肺脏及骨髓。还可引起冠状动脉炎,病理检查可见血管周围炎及血管内膜增生、纤维蛋白样变性、冠状动脉狭窄,最终可引起心肌缺血的一系列临床表现。

1. 诊断 好发于青年女性,以成批反复出现皮下结节为主要症状,可伴有不规则发热,呈弛张热型,1～2周后可自行退热。结节大小不等,表面潮红,活动性小,常与皮肤粘连,有明显触痛与自发痛。好发于四肢、躯干。数周或数月后可自行消退,遗留皮肤凹陷及色素沉着。冠状动脉受累后,可出现类似心绞痛的发作。

2. 辅助检查 心电图及其他辅助检查可证实有心肌缺血的存在。肝脏受累者可见肝功能异常,肺脏受累者可致间质性肺炎、肉芽肿性肺炎;骨髓受累者可致骨髓斑状纤维化,引起全血细胞下降。诊断依赖于皮肤组织病理学活检,可见脂肪细胞变性、坏死,炎性细胞浸润,但不形成脓肿,晚期可有大量纤维组织增生。

3. 鉴别诊断 应与结节性多动脉炎鉴别,该病亦可有发热及皮疹,但皮疹沿表浅动脉走行分布,呈网状青斑。结节中心可发生坏死或溃疡,部分病人有雷诺现象。内脏受损者表现常较突出,如肾脏受损,出现蛋白尿、血尿,继发性高血压和肾功能衰竭等。消化系统受损表现为腹痛、呕吐或血便(肠系膜动脉栓塞引起)。也可引起冠状动脉炎,而出现心绞痛和心肌梗死。确诊依靠中、小动脉活检,示动脉壁有中性粒细胞或单核细胞浸润。

(北京医院 许 锋)

第十二章 高血压的鉴别诊断

第一节 高血压病

高血压(hypertension)是指在静息状态下动脉收缩压和(或)舒张压增高≥18.7/12.0kPa(≥140/90mmHg),常伴有糖代谢及脂肪代谢及心、脑、肾等器官功能性及器质性改变。该病有多种复杂的发病机制,中枢神经系统及内分泌、体液、肾脏等系统及器官均参与发病,自然环境、生活习惯、遗传及社会环境和经济因素也对疾病的发生发展起重要作用。

对病因尚不明确的高血压称为高血压病或原发性高血压(primary hypertension),约占高血压的95%。我国高血压病的发病率资料较少,有人对年龄35~59岁人群随访5年,年发病率男性为3.27%,女性为2.68%;患病率在不同的调查中有逐渐增高趋势,从1959年的5.1%,升高到1991年的13.6%。高血压病的患病率呈南低北高趋势,北京、天津、黑龙江、吉林等地均大于11%。城市人群患病率高于农村。

由各种已知病因导致的高血压,称为继发性高血压(secondary hypertension),当病因祛除后,血压可以恢复正常。

一、血压测量与临床分型

(一)血压测量

血压测量是临床诊断高血压及判断其严重程度和监测治疗效果的技术,常用的方法有直接测量法及间接测量法两种。一般间接测量方法最为常用,测量上肢肱动脉血压,可以通过诊室偶测血压、自我测量血压及动脉血压监测三种形式进行。水银柱式血压计是目前临床测量血压的标准方法,电子血压计在自我血压监测中最为常用,它简单方便,最好采用上臂式电子血压计,腕式及指套式准确性较差。

血压测定时要先休息5min,坐位,裸露右上臂,手掌向上平伸,选择大小合适的袖带,一般成人使用的袖带宽13~15cm,袖带下缘在肘横纹以上2.5cm。充气时要快速,桡动脉搏动消失后再加压4kPa(30mmHg)(1mmHg=0.133kPa),缓慢放气0.27~0.8kPa(2~6mmHg)。收缩压读数取柯氏音Ⅰ时相,舒张压取柯氏音Ⅴ时相;相隔2min重复测量1次,取2次的均值,如果2次测定的读数相差≥0.67kPa(5mmHg),应在2min以后再次测量,取3次的读数进行平均。

(二)高血压的分型、分类及危险分层

1. 按病因分类 根据引起高血压的原因,将高血压分为原发性高血压及继发性高血压两类。原发性高血压是指发病原因不清的高血压,占高血压的90%以上。继发性高血压是指引起高血压的病因明确者,临床常见的原因有肾实质性、肾血管性、肾上腺性及妊娠高血压等。

2. 按血压水平分类 高血压的分类目前主要参照美国1999年发布的JNC 6、2003年发布的 JNC 7 及 2003 欧洲高血压治疗指南,我国也参照 1999 年 WHO-ISH 及美国 JNC 6 制定了自己的第一个高血压治疗指南。这些指南的制定对于规范及指导高血压的防治起到了重要作用。

高血压是指在未服用药物的情况下,18 岁以上成人收缩压≥18.7kPa(140mmHg)和(或)舒张压≥12.0kPa(90mmHg)。2003 年新颁布的美国与欧洲两个指南中,高血压分类的最大区别是对高血压分类不同,JNC 7 提出了高血压前期(prehypertensin)的概念,并将高血压的分类简单化,更有利于临床使用。高血压前期是指收缩压 16.0~18.5kPa(120~139mmHg)或舒张压 10.7~11.9kPa(80~89mmHg)。JNC 7 与 JNC 6 的主要不同在于前者将高血压分为 3 类:正常、高血压前期、高血压。JNC 7 中的"正常"血压为收缩压<16.0kPa(120mmHg),舒张压<10.7kPa(80mmHg),2 级高血压包括 JNC 6 中 2、3 级高血压。JNC 7 提出高血压前期的依据包括,血压随着年龄的增大,多数人在一生中会发生高血压。弗明汉心脏研究发现,55 岁时血压正常的人,以后发生高血压的危险为 90%。许多研究提示,血压从 15.3/10.0kPa(115/75mmHg)这样低水平开始,心肌梗死、脑卒中和其他心血管病病死率随血压水平升高而逐渐升高,收缩压及舒张压每升高 2.7/1.3kPa(20/10mmHg),危险增高 1 倍。指南中提出高血压前期,旨在反映这种危险,提醒大家提早采取预防措施,采纳有益于健康的生活方式,如减轻体重、增加运动、限制饮酒、戒烟等。对于 JNC 7 中高血压的分类方法,特别提出高血压前期概念,部分专家有不同的见解,特别是同期发布的欧洲高血压治疗指南仍然沿用 WHO-ISH 及 JNC 6 的分类方法,认为高血压前期的提出容易使病人产生误解,使广大群众产生不安及忧虑。JNC 7 高血压分类见表 12-1。

表 12-1 美国心、肺、血液研究所的 JNC 7 高血压指南

血压分类	收缩压 kPa(mmHg)	舒张压 kPa(mmHg)
正常血压	<16.0(120)	<10.7(80)
高血压前期	16.0~18.5(120~139)	或 10.7~11.8(80~89)
高血压 1 级	18.7~21.2(140~159)	或 12.0~13.1(90~99)
高血压 2 级	≥21.3(160)	≥13.3(100)

欧洲 2003 年高血压治疗指南是欧洲发布的第一个有关高血压的指南,它沿用了 1999 年 WHO-ISH 发布的高血压分类方法,分为理想血压、正常血压、正常高值、1 级高血压、2 级高血压、3 级高血压及单纯收缩性高血压 7 类,见表 12-2。

表 12-2 2003 年欧洲高血压治疗指南

血压分类	收缩压 kPa(mmHg)	舒张压 kPa(mmHg)
理想血压	<16.0(120)	<10.7(80)
正常血压	16.7~17.1(120~129)	10.7~11.2(80~84)
正常高值	17.3~18.5(130~139)	11.3~11.8(85~89)
1 级高血压	18.7~21.2(140~159)	12.0~13.1(90~99)
2 级高血压	21.3~23.8(160~179)	13.3~14.5(100~109)
3 级高血压	≥24.0(180)	≥14.7(110)
单纯收缩期高血压	≥18.7(140)	<12.0(90)

3. 危险分层 高血压对机体造成的危害除取决于血压水平以外,还决定于同时存在的危

险因素的多少,靶器官损害的程度及临床并存的心、脑、肾脏疾病的有无。在考虑高血压治疗药物的选择及预后分析时,要充分评估高血压的危险因素。WHO/ISH 指南委员会将影响高血压的危险因素进行了概括,见表 12-3。

表 12-3 影响预后的危险因素

心血管疾病的危险因素	靶器官受损情况	并存的临床情况
用于分层的危险因素	左心室肥厚(心电图、超声心动图或X线)	脑血管疾病
		缺血性卒中
收缩压和舒张压的水平(1~3级)	蛋白尿和(或)血浆肌酐轻度升高 16~17.7mmol/L(1.2~2.0mg/dl)	短暂性脑缺血发作(TIA)
男性>55岁		心脏疾病
女性>65岁	超声或X线证实有动脉粥样硬化	心肌梗死
吸烟	视网膜普遍或灶性动脉狭窄	心绞痛
总胆固醇>5.72mmol/L(220mg/dl)		冠状动脉血运重建
糖尿病		充血性心力衰竭
早发冠心病家族史(男<55岁,女<65岁)		肾脏疾病
		糖尿病肾病
加重预后的其他危险因素		肾功能衰竭(血肌酐浓度>177μmol/L或2.0mg/dl)
高密度脂蛋白胆固醇降低		
低密度脂蛋白胆固醇升高		血管疾病
糖尿病伴微量白蛋白尿		主动脉夹层
葡萄糖耐量减低		症状性动脉疾病
肥胖		重度高血压性视网膜病变
以静息为主的生活方式		出血或渗出
血浆纤维蛋白原增高		视盘水肿

1999 年 WHO/ISH 高血压治疗指南及我国的高血压指南中均根据高血压的血压水平、危险因素及合并的器官受损情况,对高血压病人的临床危险因素进行量化,并分为低、中、高和极高危组,见表 12-4。

(1)低危组:高血压1级,不伴有上列危险因素。

(2)中危组:高血压1级伴1~2个危险因素,或高血压2级不伴或伴有不超过2个危险因素。

(3)高危组:高血压1~2级伴至少3个危险因素。

(4)极高危组:高血压3级或高血压1~2级有伴靶器官损害及相关的临床疾病(包括糖尿病)。

表 12-4 1999 年 WHO/ISH 高血压的危险分层,定量估计预后

其他危险因素和病史	血压 kPa(mmHg)		
	1级 SBP 18.7~21.2(140~159) 或 DBP 12.0~13.1(90~99)	2级 SBP 21.3~23.8(160~179) 或 DBP 13.3~14.5(100~109)	3级 SBP≥24.0(180)或 DBP≥14.7(110)
Ⅰ 无其他危险因素	低危	中危	高危
Ⅱ 1~2 个危险因素	中危	中危	很高危
Ⅲ ≥3 个危险因素或靶器官损害或糖尿病	高危	高危	很高危
Ⅳ 并存临床情况	很高危	很高危	很高危

表 12-4 中的危险分层是指 10 年内有发生脑卒中或心肌梗死危险:低危组<15%,中危组 15%~20%,高危组 20%~30%,极高危组≥30%;或相当于致死性心血管疾病绝对危险:低危<4%,中危 4%~5%,高危 5%~8%,很高危>8%。年龄在 40~70 岁的人,血压从 15.3/10.0kPa(115/75mmHg)到 24.7~15.3kPa(185/115mmHg),收缩压每增加 2.7kPa(20mmHg)及舒张压增加 1.3kPa(10mmHg),心血管疾病危险增加 1 倍,所以即使血压在所标定的正常或正常高值范围,心血管疾病危险也会随血压升高而增加。

新近发表的欧洲高血压指南,将根据与 1999 年 WHO/ISH 指南中相同的危险因素对高血压的不同水平进行分层定量估计预后,见表 12-5。从表 12-5 中可以看出,对数内容与 1999 年 WHO/ISH 的内容相似,但对于危险分层中加上了"增加"一词,以强调心血管危险是与正常血压水平者比较而言相对增加,并不是正常血压者就无心血管疾病危险。

表 12-5 2003 年 ESC 高血压治疗指南高血压分层,定量估计预后

其他危险因素与病史	血压水平 kPa(mmHg)				
	正常血压 SBP 167~17.1 (120~129) 或 DBP 10.7~11.2 (80~84)	正常高值 SBP 17.3~18.5 (130~139) 或 DBP 11.3~11.8 (85~89)	1级 SBP 18.7~21.2 (140~159) 或 DBP 12.0~13.1 (90~99)	2级 SBP 21.3~23.8 (160~179) 或 DBP 13.3~14.5 (100~109)	3级 SBP≥24.0 (180) 或 DBP≥14.7 (110)
Ⅰ 无其他危险因素	平均危险	平均危险	低危增加	中危增加	高危增加
Ⅱ 1~2 个危险因素	低危增加	低危增加	中危增加	中危增加	很高危增加
Ⅲ ≥3 个危险因素或靶器官损害或糖尿病	中危增加	高危增加	高危增加	高危增加	很高危增加
Ⅳ 并存临床情况	高危增加	很高危增加	很高危增加	很高危增加	很高危增加

二、诊断

多数高血压病人临床表现为缓进型高血压病,病程进展缓慢,发病隐匿,又称良性高血压,

少数病人表现为急进型高血压或恶性高血压。

（一）临床表现

1. 一般症状 高血压的临床症状以其发生的时间、血压水平因个体差异而又有很大的不同。缓进型高血压开始时血压波动，并非持续升高，很多人在不同时间测定的血压高低不同，如果症状不重，不易引起注意，随着病程的进展，血压逐渐升高，但多数人由于自身的调节，可以数年均无明显症状。很多病人是在常规体检及偶然机会测量血压时才发现血压升高，一旦知道自己患高血压后，反而出现更多的神经官能样症状，常见的表现有头痛，头晕，颈部不适，发紧，记忆力减退，失眠，易激动，耳鸣，乏力等，约有 1/3 病人因头痛、头晕及心悸就医，不少病人即使血压已达 3 级高血压水平，临床并无任何症状，与高耐受性有关。有的病人以高血压靶器官器质性损害，并出现相应的临床症状而就医。重要靶器官的常见损害见表 12-6。

表 12-6 高血压的重要靶器官损害

靶器官	表现
心脏	左心室肥厚、舒张功能障碍、收缩功能障碍、冠状动脉微血管病变、冠心病、慢性心绞痛、不稳定心绞痛、心肌梗死、慢性心力衰竭、猝死、心房纤颤、室性心律失常
血管	主动脉扩张、胸或腹主动脉瘤、外周动脉瘤、主动脉夹层、外周动脉疾病
脑	急性高血压脑病、腔隙性脑梗死、颅内出血、一过性脑缺血发作
眼部	动脉变窄、动静脉交叉、眼底微血管瘤、眼底出血
肾脏	肾病、肾动脉硬化、微量蛋白尿、蛋白尿、肾功能衰竭

2. 体格检查 高血压病人体检时的血压水平有很大的不同，可以完全正常，由于服药时间及测定时间不同也有一定变化。1 级高血压者除血压水平升高外，体检可以完全正常，随着高血压病史的延长，可以出现各种靶器官损害的表现，如心脏扩大、心力衰竭、肾功能不全及外周动脉硬化的表现。

（二）靶器官损害的表现

1. 心脏 心脏是高血压损害的重要靶器官，在我国仅次于脑，主要表现为左心室肥厚、心脏扩大、心力衰竭，各种心律失常，包括心房纤颤、室性早搏及房室传导阻滞等。高血压作为冠心病的主要危险因素之一，高血压合并冠心病者可出现心绞痛、急性心肌梗死等。

高血压心脏扩大时体检可以发现心界向左下扩大，心脏搏动增强，心尖部有 1~2 级收缩期杂音，如果出现乳头肌功能失调，杂音增至 3~4 级，并向左腋下传导。左心功能不全时可以出现第四心音（S_4）奔马律，主动脉区第二心音亢进；如果存在主动脉扩张，可以有主动脉区收缩期杂音，严重时发生主动脉瓣关闭不全，并在主动脉区听到舒张期杂音，应与其他原因引起的杂音进行鉴别。高血压左心衰竭时出现运动后呼吸困难，严重者静息时也有呼吸困难，不能平卧，端坐呼吸，咳粉红色泡沫样痰，多伴有血压明显升高，心率增快，听诊可有第三心音及第四心音、二尖瓣听诊区收缩期杂音，心界向左扩大，肺部出现干湿啰音及哮鸣音；X 线胸片表现为肺部血管影增粗、增多及渗出，呈斑片状阴影，肺门模糊，心脏增大，主动脉纡曲。慢性心力衰竭者可以有胸腔积液及心包积液的表现，心力衰竭开始多以左心衰竭为主，逐渐发展为全心衰竭。

高血压除引起左心室肥厚及左心衰竭外,还促进冠状动脉粥样硬化,表现为冠心病。病人常出现心绞痛症状,心电图有心肌缺血表现,运动试验、心脏负荷超声检查及心肌核素显像有助于诊断,冠状动脉造影可以确诊。发生急性心肌梗死者表现为持续性胸痛,口含硝酸甘油不能缓解,心电图有对应导联 ST 段抬高及病理性 Q 波,血肌酸激酶(CK)、CK-MB 及肌钙蛋白 T(TnT)升高,呈动态改变,诊断一般并不困难。

2. 脑 高血压时由于脑血管痉挛,引起头痛、头晕、眼花及耳鸣等症状。血压突然变化时出现高血压脑病,表现为严重头痛、恶心、呕吐及神志改变,甚至出现脑疝及颅内压升高表现。高血压的主要脑部并发症为脑出血及脑血栓形成引起的脑梗死。持续高血压有促进动脉硬化作用,引起微动脉瘤形成,在应激及血压突然升高时,出现血管破裂,引起动脉出血,多数发生在一侧大脑半球,影响对侧肢体运动。约 15% 发生在脑干,影响双侧肢体。由于出血部位不同,临床表现差异很大。轻者仅有头晕、失语、吞咽困难、肢体运动障碍,甚至偏瘫,严重时晕倒、呕吐、意识障碍、偏瘫、口眼歪斜、瞳孔大小不等;蛛网膜下腔出血时,可以有脑膜刺激症状,表现为昏迷、血压下降、呼吸困难,可在数小时至数天内死亡。

脑血栓形成是高血压的另一个重要并发症。由于脑动脉硬化,动脉内膜斑块破裂,形成急性血栓或慢性闭塞,临床表现为急性脑血栓形成及脑梗死,表现为肢体或面部运动及功能障碍,可以出现语言、思维、记忆及情感等障碍或缺陷,肢体运动障碍。根据临床表现、CT 扫描及 MRI 检查,脑出血及脑血栓形成诊断并不困难。

3. 肾脏 肾脏血管病变的程度与血压水平及病程长短密切相关。高血压 5~10 年后就可以引起肾脏小动脉硬化,包括弓状小动脉及小叶间动脉内膜增厚,入球小动脉玻璃样变,动脉管壁增厚,管腔狭窄,发生继发性缺血性肾病,肾小球硬化,肾小管萎缩,最终发生肾功能减退及衰竭。病程的早期无临床表现,随着病情进展出现蛋白尿,一般很少超过 1g/24h,可有镜下血尿,少有管型尿。肾功能不全时出现夜尿、多尿,尿比重逐渐降低,尿量减少。通过血清肌酐及肌酐清除率测定明确肾功能损害的程度,B 超检查可以观察肾脏的形态及大体结构,CT 扫描能进一步确定肾脏形态及结构改变。

4. 其他 高血压除影响重要的靶器官外,对全身的各部位动脉血管都有不同程度的影响,临床表现也多种多样,包括肢体动脉硬化,引起间歇性跛行,表现为逐渐加重的一侧或双侧下肢运动后疼痛、无力、麻木等症状,休息后缓解,再次活动后,症状重新出现,体检可以出现血压下降或双侧不等,下肢动脉搏动减弱或消失,肢体末端发凉等,甚至出现缺血性坏死。超声多普勒检查可以明确动脉硬化的部位及程度,并能测定血流速度;CT 血管造影及 MRI 有助于诊断。肠系膜动脉狭窄可引起缺血性坏死,病人有腹痛、便血等,选择性肠系膜动脉造影可明确诊断。

(三)高血压急症

高血压急症是指高血压并有急性进行性靶器官病变,舒张压常≥17.3kPa(130mmHg),需要立即降压治疗,阻止或减少靶器官损害,常需要静脉用药治疗。主要包括:急进型高血压、高血压脑病、颅内出血、脑梗死、急性肺水肿、急性肾功能衰竭、急性主动脉夹层、肾上腺危象、急性冠状动脉综合征及子痫等。

1. 急进型高血压 高血压未经治疗者约有 1% 的病人发展成为急进型高血压。发病前的

第十二章 高血压的鉴别诊断

高血压病史长短不一。临床表现与缓进型高血压相似,但病情发展迅速,很快出现肾功能不全、视网膜脱离及心力衰竭,血压显著升高,舒张压常持续在 17.3～18.7kPa(130～140mmHg)。病人在数月内出现小动脉硬化,心、脑、肾损害,引起靶器官功能障碍,并因为靶器官功能衰竭而在数年内死亡。近年来,由于对高血压诊断及治疗知识的普及,轻度及中度高血压病人多数可以得到及时的治疗,所以急进型高血压已经少见。

2. 高血压脑病 高血压病程中出现急性血液循环障碍,引起脑水肿及颅内压升高,并引起一系列的临床表现。如果治疗不及时,很快引起脑疝,可迅速死亡。高血压脑病多发生在平时血压正常而突发增高者,如急性肾小球肾炎、妊娠中毒症或急进型高血压。发生机制有小动脉痉挛及自身调节破裂学说。血压突然升高时,由于脑细小动脉持久性的痉挛,毛细血管通透性增高,液体渗出,导致脑水肿及颅内压升高。正常人的平均血压在 8.0～16.0kPa(60～120mmHg)及高血压病人血压在 14.7～24.0kPa(110～180mmHg)时,脑内的血流量恒定,当血压进一步升高时,血压正常者血压>16.0kPa(120mmHg)或高血压者>24.0kPa(180mmHg)时,脑血管的自身调节机制破坏,血管突然扩张,产生强迫性扩张现象,脑血流量增加,液体渗入血管周围组织,引起脑水肿及颅内压升高。

劳累及情绪激动等常诱发高血压脑病。血压升高以舒张压为主,常超过 16.0kPa(120mmHg);临床主要表现为脑水肿及颅内压升高,头痛为常见的早期症状,并伴有烦躁不安、兴奋,随着病情发展,出现意识障碍、昏迷等神经系统抑制表现,可有呕吐,常呈喷射样;眼底检查有出血、视盘水肿、渗出;一侧肢体暂时性偏瘫及出现病理性反射;脑脊液检查有压力增高及蛋白含量增高。应与其他原因引起的血压升高及神经系统疾病相鉴别。

3. 高血压伴主动脉夹层 主动脉夹层是高血压的严重并发症,如果诊断不及时,由于夹层累及重要脏器而引起脏器功能障碍。原因主要是高血压,同时由于动脉粥样硬化,马方综合征等导致动脉内膜撕裂,内膜与管壁剥离,形成血肿,由于血流的冲击,撕裂与夹层顺血流向远端蔓延,内膜剥离的范围逐渐增大,并在管壁形成血肿,血肿破入胸腔、心包可引起血性胸腔积液及心包积液,病人因为急性心脏压塞(心包填塞)死亡。

由于主动脉夹层的形成,阻断或影响颈动脉、锁骨下动脉、冠状动脉、肾动脉及下肢动脉的血流供应,临床表现多种多样。病人多为突发严重的胸痛,呈撕裂样、刀割样,并沿主动脉方向放射,如果影响颈动脉,可以表现为头晕、晕厥,颈动脉搏动消失或减弱,阻塞锁骨下动脉时两侧上肢血压不同,桡动脉搏动消失;如果夹层血肿压迫喉返神经,引起声音嘶哑、声带麻痹;血肿破入心包时引起急性心脏压塞,表现为呼吸困难,不能平卧,心动过速,肢端发绀,外周循环障碍,血压下降,如果诊断及治疗不及时,可很快死亡;影响冠状动脉血流时出现急性冠状动脉供血不足,甚至出现急性心肌梗死表现;影响肾动脉时出现急性肾功能衰竭,出现少尿、无尿,腹部有血管杂音。主动脉远段夹层者体征变化很大,80%～90%的病人就诊时血压升高;相反,近段夹层常有低血压,真正低血压见于心脏压塞及动脉破入胸腔及腹腔,夹层影响到锁骨下动脉或头臂干时,形成假性低血压。近段夹层者主动脉区可有舒张期杂音多由主动脉关闭不全引起,杂音常在胸骨右缘更清晰,而少见于胸骨左缘。

根据夹层累及主动脉的范围及程度有不同分型方法。DeBakey 将夹层分为Ⅰ、Ⅱ、Ⅲ型。Ⅰ型:起于升主动脉,病变延伸到主动脉弓以远部位,常向下累及胸主动脉及降主动脉,甚至腹主动脉;Ⅱ型:起于升主动脉,病变仅局限在升主动脉;Ⅲ型:起于降主动脉,病变向远端延伸,极少逆向累及主动脉弓。Stanford 分型方法分为 A 型和 B 型,A 型为不管起于何处,均累及升主动脉者；B 型为所有不累及升主动脉者。根据病变部位分为近端型：包括 DeBakey 分型的 Ⅰ 型及 Ⅱ 型或 Stanford 分型的 A 型；远端型：包括 DeBakey 分型的 Ⅲ 型或 Stanford 分型的 B 型。

一旦怀疑主动脉夹层，可以通过辅助检查明确诊断。造影剂增强 CT 扫描可以清楚观察到夹层的起始与受累血管的部位及程度，三维重建图像更能明确夹层与周围器官组织的关系，诊断的敏感性与特异性分别为 80%～90% 与 90%～100%。经胸超声心动图检查可以明确升主动脉夹层，敏感性为 80%～100%，但对于远端夹层的敏感性较低。食管超声心动图检查排除了胸廓及肺组织等影响，可以清楚观察近段夹层的部位，还能明确主动脉反流程度、心脏压塞等，敏感性与特异性与 CT 扫描相似，但对于病情危重者和难以配合者，远段病变也难以观察清楚。MRI 作为无创检查技术，能够明确夹层部位及严重程度，对于心包渗出及血栓的诊断准确性很高，电影 MRI 可以判断主动脉反流的程度。主动脉造影术已经较少常规使用，由于无创性诊断技术的使用，除非病人有慢性冠心病史，手术前需要明确冠状动脉病变的程度，对于冠状动脉近段病变可以通过超声心动图、增强 CT 扫描或 MRI 明确。

如果病人出现突发严重胸痛，伴有主动脉舒张期杂音及神经系统症状，应高度怀疑主动脉夹层可能。结合超声心动图、CT 扫描结果，多数可以明确诊断。

主动脉夹层应与急性心肌梗死、脑血管病及急性心包炎进行鉴别。

(四) 辅助检查

1. 实验室检查 高血压病人应当常规进行血液生化检查及尿常规检查，测定血电解质、血糖、血脂、尿酸、肾功能，并进行血、尿常规检查。生化及血、尿常规检验不但对于高血压的鉴别诊断有重要作用，还能对高血压病人靶器官功能进行判断，为高血压分层及评价提供依据，对预后及确定临床用药也有帮助。尿常规检查有助于肾脏及糖尿病等疾病的诊断及鉴别诊断，协助继发性高血压的鉴别诊断。

2. 心电图 由于血压升高使心脏后负荷增加，引起心室肥厚，随着病程的发展出现左心室扩大、心律失常、心力衰竭。高血压病人常合并冠心病，临床出现心绞痛、心肌梗死等。心电图可以正常，常有左心室肥厚表现，$R_I+S_{III}>2.5mV$ 对诊断左心室肥厚的敏感性为 95%，但特异性小于 30%，所以单纯以肢体导联的异常诊断左心室肥厚，容易漏诊；如果以 $S_{V1}+R_{V5}>4.0mV$(男)、$>3.5mV$(女)诊断左心室肥厚，其敏感性及特异性约为 50% 及 95%。高血压时常有心电图 ST-T 改变，主要是 QRS 波群基本向上的心电图导联(Ⅰ、Ⅱ、aVL、aVF、V_5)，心电图的改变有继发性及原发性改变两种，前者是由于除极程序的改变，引起复极程序相应的变化。原发性的变化是由于左心室肥厚产生了一定的心肌损害，引起心肌相对供血不足。但临床上仅仅依靠心电图诊断左心室肥厚并不准确，应结合其他相关检查进行判断。如果伴有冠心病，应当进行鉴别。心电图可以表现有各种心律失常，包括早搏、束支传导阻滞及室内传导阻滞等。

3. 胸部 X 线片 常规胸部 X 线片可以观察心脏的大小、肺部血管及渗出。高血压时可以有左心室及左心房扩大、主动脉增宽、钙化及纤曲，如果伴有心力衰竭，可出现肺部血管增粗、渗出等肺部淤血表现，典型者出现蝶样改变，严重时出现胸腔积液。

4. 24h 动态血压监测 (ABPM) ABPM 通过袖带充气自动测定血压，然后记录血压数值，通常日间每 30min 夜间每 1h 测量并纪录血压 1 次。监测结束后，通过计算机输出并打印

第十二章 高血压的鉴别诊断

结果。动态血压的诊断标准目前尚未统一，White 等将清醒时血压＞17.7/12.0kPa（140/90mmHg），睡眠时血压＞16.0/10.7kPa（120/80mmHg）的读数之和≥50%24h 血压监测的总读数定为高血压。根据国内研究结果提出的参考标准为 24h 血压平均值 17.3～10.7kPa（130/80mmHg），白昼均值 18.0～11.3kPa（135/85mmHg），夜间均值 16.0～10.0kPa（120/75mmHg），夜间血压下降率＞10%，推荐为暂时的动态血压正常血压参考标准。

正常血压水平具有波动性，兴奋、恐惧及剧烈运动时，由于交感神经兴奋性增强血压有所升高。一般正常人血压在凌晨 1～2 时处于低谷，清晨上升，于 6～8 时达第一高峰，下午 17～18 时达第二高峰，以后缓慢下降，表现为双峰-谷，根据血压的这种变化规律分为杓型（dipper）及非杓型（no-dipper）。如果夜间血压均值（主要为收缩压及平均动脉压）较白昼血压均值下降大于 10% 或大于 1.3kPa（10mmHg），则称之为杓型，否则为非杓型。非杓型病人约占原发性高血压病人的 17%～40%，老年人、重度高血压及靶器官损伤明显的病人，血压昼夜波动幅度减小甚至消失，也见于恶性高血压、肾性高血压、嗜铬细胞瘤及糖尿病等。ABPM 可以帮助排除"白大衣高血压"，明确血压昼夜变化规律，指导治疗。

5. B超 常规腹部 B 超检查肾脏的大小、形态及结构变化，有助于高血压病因的诊断及功能判断，对治疗也有指导意义。还可以发现肾脏囊肿及恶性肿瘤等，对肾上腺良、恶性肿瘤也有初步的判断。该项技术已经普及使用，操作简单。多普勒超声技术可以测定肾动脉血流速度，协助诊断肾动脉狭窄，对外周动脉粥样硬化斑块和狭窄程度、范围及血流速度进行测定，特别是对颈动脉斑块的判断及血流测定，并常用于肾动脉血流及动脉狭窄程度的测定。通过对颈动脉内膜厚度的测定，可判断外周动脉硬化的程度。

6. 超声心动图 超声心动图检查可以明确心脏的结构及功能。高血压早期常无左心室肥厚，心功能正常，随着病程的发展，出现左心室肥厚。室间隔和（或）左心室后壁＞13mm 为左心室肥厚，左心室射血分数（LVEF）、心输出量（CO）及心脏指数（CI）均在正常范围。出现左心室肥厚时常有舒张功能减退，表现为舒张期左心室压力减低（dp/dt），高峰充盈率（PFR）、舒张早期充盈量减少。M 型超声心动图测得二尖瓣前瓣活动曲线 A 峰增高，E/A 斜率降低。多普勒超声心动图表现为二尖瓣血流速度降低及等容舒张期延长等，进一步发展可出现左心室及左心房扩大，射血分数降低，二尖瓣关闭不全等。

7. CT扫描 CT 扫描对判断心脏形态、功能及大血管动脉硬化具有重要作用，结合造影剂的使用可以帮助判断中等血管的狭窄程度及心脏血流情况。随着 CT 技术的发展，采用多探头螺旋 CT（MDCT）进行多个探头同时扫描技术，减少了病人憋气时间，结合静脉注射造影剂，可以完成对心脏冠状动脉的成像，并通过计算机技术对图像进行重建。最新 GE 公司的 e-Speed 电子束 CT 结合了点子束 CT（ECT）与多层 CT 的技术与优点，扫描时间缩短至 33ms，完全可以预置门控，使扫描采集与心跳同步，心脏病病人可评估率达到 97%，呼吸屏气时间是以往 ECT 的一半。16 层 CT 扫描可以用于评价冠状动脉钙化和斑块，评价心室运动功能及心功能状态，对诊断心肌缺血及室壁瘤也有重要价值。三维重建技术的应用可以直接观察冠状动脉全貌，量化分析狭窄部位、程度和斑块，判断冠状动脉介入治疗及冠状动脉旁路移植手术后桥血管血流状态。缺点是病人的 X 线受照剂量大，需要使用 β 阻滞药控制心率在 60 次/min 以下，以获得清晰图像。

8. 磁共振成像（MRI） 磁共振成像不但可对心脏的形态进行评价，而且通过磁造影技术（MRA）对心脏功能进行分析评价，判断冠状动脉主支病变及心肌缺血存活情况。MRI 还可对脑、肾脏及外周血管等靶器官的结构、形态及功能等作出评价。磁共振技术具有无电离辐射、无创伤、图像分辨率高及重复性好等优点,但它操作复杂、价格高,难以普及,临床应用受到一定限制。

9. 同位素检查 同位素心肌灌注显像与运动试验或药物负荷试验相结合,对诊断心肌缺血具有较高的敏感性及特异性。同位素肾图不但可以了解肾脏的大小形态、肾功能及肾小球滤过率的测定,肾静态及动态显像除能够了解肾脏的形态外,还用于鉴别腹部包块与肾脏的关系,单侧肾功能减低或单侧肾缺血,了解残余肾实质功能等。

三、鉴别诊断

原发性高血压的鉴别诊断主要与各种继发性高血压进行鉴别,如肾性高血压、肾血管性高血压、内分泌疾病等进行鉴别。虽然高血压者中原发性高血压占多数,但在治疗前要常规进行检查,排除各种引起继发性血压升高的原因。详细的鉴别诊断见本章第二节。

第二节 继发性高血压

一、肾实质性高血压

肾实质性疾病包括肾小球疾病、肾小管疾病、肾盂肾炎、多囊肾、各种继发性肾炎等肾实质疾病。一般认为2%～5%的高血压是由于肾实质性疾病引起的。肾实质疾病发展为慢性肾功能衰竭者均可以表现为不同程度的高血压,主要与肾功能损伤的程度相关。肾实质疾病是继发性高血压的常见原因,病人除高血压外,根据肾脏疾病的病因不同,临床表现有较大差异,要注意鉴别诊断,正确的诊断与治疗,可以延缓或较少发展为慢性肾功能衰竭。

(一) 诊 断

肾实质疾病有多种,其临床表现有较大差异。常见的有急、慢性肾小球肾炎,各种肾炎都可以发展为肾功能不全,引起钠水潴留及血压升高等临床表现。

1. 急性肾小球肾炎 是由链球菌或其他感染引起的机体免疫反应导致的肾小球炎症。临床表现为不同程度的水肿,常为晨起后眼睑水肿;高血压见于90%的病人,老年人更多见,多为轻、中度升高,少数发展为严重高血压,引起高血压危象,高血压常与水肿相伴随。引起高血压的原因有肾小球滤过率降低、钠水潴留、血容量增加及血管痉挛。部分病人有心力衰竭及急性肾功能衰竭。尿液检查有管型尿、蛋白尿、镜下血尿甚至肉眼血尿,相差显微镜检查有尿中红细胞变形,血尿素氮及肌酐可正常。

2. 急进性肾小球肾炎 特点是血尿、蛋白尿、水肿、高血压及肾小球滤过率降低,肾功能进行性降低,早期出现少尿,病程发展快,数月内可以发展为肾功能衰竭。病理检查为新月体肾小球肾炎。临床应除外其他原因,如急性肾小管坏死。高血压脑病,表现为恶性高血压,约10%病人高血压是由于肾素水平升高引起。低钾血症及高钾血症均可出现血钙降低,血磷升高,代谢性酸中毒,贫血,消化道及心血管系统症状等。

3. 慢性肾小球肾炎 由各种细菌、病毒等感染通过免疫机制、炎症介质及非炎症机制引起的肾小球疾病,仅约20%的病人是从急性肾小球肾炎发展而来。临床变化很大,水肿常为首发症状,程度不等,轻者仅有轻度水肿,无肾功能障碍及高血压;部分病人以高血压为主要临床表现,以舒张压升高为主,也有发展为急进型高血压,出现高血压危象,血尿及蛋白尿量增加,管型尿,尿量进行性减少,肾功能进行性恶化。慢性肾小球肾炎是肾功能衰竭的首位病因。

4. 糖尿病肾病 糖尿病肾病作为常见的继发性肾病,主要病变是肾小球硬化症,是慢性肾功能衰竭的重要原因。引起血压升高的机制不详,可能与遗传、钠水潴留及肾素-血管紧张素-醛固酮系统密切相关。糖尿病从发病到肾功能不全分为几个阶段。

(1) Ⅰ期:肾脏肥大与功能亢进,但临床诊断很困难。

(2) Ⅱ期:微量白蛋白尿期是糖尿病肾病的第一个临床表现,开始为微量白蛋白尿,30～300mg/24h,连续3次测定,有2次阳性就可以诊断。此时可以有血压升高,与出现微量白蛋白尿密切相关。

(3) Ⅲ期:临床糖尿病肾病期,肾小球滤过率减少,明显蛋白尿。

(4) Ⅳ期:肾功能衰竭期,出现肾功能衰竭的表现,多数有不同程度的高血压。约90%的糖尿病(NIDDM)在微量白蛋白尿期就可出现高血压,随着肾脏病变的发展,肾小球滤过率降低,蛋白尿增多及血压继续升高,严重时出现继发性肾病综合征,并伴有视网膜病变,最后出现肾功能衰竭。高血压能明显加重糖尿病大、中、小血管合并症,包括急性心肌梗死、肾功能衰竭、糖尿病肾病及视网膜病变等,及时发现及治疗糖尿病高血压,能减少及延迟糖尿病肾病的发生及改善预后。所以,及时发现及治疗高血压是糖尿病诊治的重要组成部分。

5. 多囊肾 常染色体遗传型多囊肾是人类发病率最高的遗传病之一。由于肾囊肿逐渐扩大并压迫正常肾组织,致使肾功能进行性降低,并最终发生肾功能衰竭,在美国占肾功能不全的10%。在多囊肾病人中,约59%伴高血压,肾功能衰竭期占100%。引起血压升高的原因与囊肿压迫正常组织,使肾脏血管床相对减少,导致肾素-血管紧张素-醛固酮系统活性相对增高有关。肾囊肿病人高血压的发病较早,也较早出现靶器官损害,常有左心室肥厚及肾功能损害等。

6. 系统性红斑狼疮肾炎 有报道,约70%系统性红斑狼疮肾炎(SLE)侵犯到肾脏并引起肾脏损害症状。但病理研究提示,所有病人肾脏均受到影响。SLE是一种病因未明的机体免疫调节功能异常的全身性疾病,由于抗原抗体形成免疫复合物,并沉积在肾脏引起肾小球肾炎。除免疫机制外,遗传因素、雌激素水平及药物等因素也可能参与其发病。SLE的肾脏表现有水肿、高血压及肾功能不全等;伴肾小球肾炎或肾功能不全时出现高血压,部分病人出现恶性高血压;尿液检查有程度不同的蛋白尿,可以表现为肾病综合征,每日尿蛋白≥3.5g;血尿常见,但与病理类型相关,可以无血尿或仅有肉眼血尿,管型尿可有可无,出现蜡样管型或肾功能衰竭管型时,提示肾脏损害严重。全身表现有发热、皮疹及关节痛,可以有中枢神经系统及胸膜炎等表现。实验室检查抗核抗体(ANA),血清补体C_3、C_4及CH_{50}降低,抗中性粒细胞抗体测定(ANCA)及皮肤红斑狼疮带试验对诊断有帮助。

7. 慢性肾功能不全 各种原发性及继发性肾脏疾病进行性发展导致肾功能损害,出现一系列临床症状或代谢紊乱。根据临床表现分为肾功能不全代偿期、失代偿期、尿毒症早期及尿毒症晚期。肾功能不全时由于体内代谢产物排泄障碍,引起钠水潴留、高钾血症,血磷升高、血钙降低,代谢性酸中毒等。当肌酐清除率中度下降时,部分病人血压开始升高,到终末期肾病时有80%伴高血压,需要透析者几乎均有不同程度的高血压,血压的昼夜生理性变化规律消失,约3/4的病人在利尿及透析治疗后,血压恢复正常;心力衰竭及各种心律失常也是常见的心血管表现。此外,尿毒症病人常伴有贫血及其他症状。根据病史及血液生化常规检查,慢性肾功能不全的诊断一般不困难,但对于引起慢性肾功能不全的病因诊断有时并不容易。

(二)辅助检查

1. 尿常规检查 是诊断有无肾脏疾病的重要手段。蛋白排出量>150mg/d 为蛋白尿。血尿分为镜下血尿与肉眼血尿,正常人尿沉渣检查中每高倍视野不超过 4 个红细胞,若多次超过 5 个,为镜下血尿。

2. 肾小球滤过功能检查 通过测定肌酐清除率、血液肌酐及尿素氮的水平,判断肾小球的滤过功能。

3. 肾小管功能检查 尿液渗透压测定及浓缩稀释试验测定肾小管功能。

4. 肾组织活检 肾组织活检可为诊断提供直接的证据,帮助了解病变的进展。

5. B 超与 CT B 超可以对肾脏的形态及结构进行初步评价,但不能反映肾功能变化,可以帮助鉴别肾盂积水、肾实质肿瘤等。CT 对肾脏的形态、肾脏与周围组织的关系及肾内肿块均有较高的分辨率,优于 B 超。对肾脏肿瘤及囊肿具有较高的检出率。

(三)鉴别诊断

1. 原发性高血压 原发性高血压病人由于肾动脉硬化及肾动脉痉挛引起肾脏血流量下降,出现蛋白尿及肾功能降低,但肾脏的损伤发展较为缓慢。急进型高血压病人的肾功能损害发展迅速,很快发展为肾功能衰竭,需要与各种肾实质病变引起的肾功能衰竭进行鉴别。心、脑等靶器官损害较肾脏损害早。通过常规检查多可以进行鉴别,必要时进行肾组织活检明确诊断。

2. 肾血管性高血压 肾动脉狭窄导致的高血压常为进行性,蛋白尿及管型尿少见,水肿、少尿等表现常发生在有肾功能不全时。肾动脉狭窄可以是单侧,也可为双侧,多普勒超声、CT 等检查可以帮助明确诊断。

二、肾血管性高血压

肾血管性高血压是指一侧或双侧肾动脉主干或分支狭窄、阻塞造成的高血压,动脉狭窄解除后血压可以逆转。肾血管性高血压占高血压的 0.2%~10%,国内有报道为 0.4%。肾动脉狭窄(renal artery stenosis)引起血压升高的机制包括肾素-血管紧张素-醛固酮系统(RAAS)引起血管收缩及钠水潴留,但在肾血管性高血压者血浆肾素水平(PRA)及血管紧张素Ⅱ(AngⅡ)不一定升高,血浆 AngⅡ水平正常不能排除组织中的 RAAS 升高或组织对 AngⅡ的高反应。此外,血管加压素(vasopressin)引起血管收缩及钠水潴留,以及肾脏的抗高血压机制的失调也参与了此种情况下的血压调节。单侧与双侧肾动脉狭窄引起的高血压的病理生理机制不同,对治疗的反应也有所不同,单侧肾动脉狭窄为肾素依赖性高血压,双侧肾动脉狭窄为容量依赖性高血压。肾血管性高血压的病理改变有多种,包括动脉硬化、多发性大动脉炎、先天性纤维肌性发育不良、肾移植后肾动脉狭窄及坏死性血管炎等。

(一)诊断

肾动脉狭窄性高血压的特点包括:无高血压家族史;新出现的血压升高或血压恶化,特别

第十二章 高血压的鉴别诊断

是55岁以后发病者;血压控制良好者血压突然升高或症状加重,顽固性高血压(对3种以上的降血压药物无反应);体检发现腹部及背部有血管杂音;不能解释的无尿;单侧肾脏缩小;服用血管紧张素转换酶抑制药(ACEI)时出现的无尿或氮质血症;反复发生的难以解释的充血性心力衰竭或急性肺水肿者。以上情况单独存在或多个因素同时存在时,应高度怀疑肾动脉狭窄的可能。血压升高水平高低不同,与肾动脉狭窄的程度也不一定相关,少数病人即使已有严重的肾动脉狭窄,血压可能完全正常。多数病人临床表现与原发性高血压病相同,部分病人表现为血压不容易控制。如果长期肾脏缺血得不到改善,可表现为慢性肾功能衰竭,出现钠水潴留,而发生水肿、少尿甚至无尿。

(二)辅助检查

如果怀疑肾动脉狭窄引起的高血压,辅助检查可以明确诊断。目前常用的实验室检查手段较多,可以根据病情需要选择进行。

1. 血浆肾素测定及卡托普利试验　肾动脉狭窄时由于肾脏缺血,灌注减少,引起肾脏分泌肾素增加,通过测定病人外周血浆肾素水平(PRA)可以协助肾动脉狭窄的诊断,但该项测定受药物、饮食等多种因素影响较明显。卡托普利试验的机制是通过ACE抑制药(ACEI)对循环中的血管紧张素Ⅱ突然抑制,阻断狭窄侧肾脏的血流灌注,立即引起肾素的明显升高,导致肾脏灌注及肾小球滤过率显著降低。试验前病人正常饮食,停用利尿药及ACEI药物,如果病情允许,其他降压药物也要停用1周,静坐30min后,取静脉血测定基础水平的血浆肾素(PRA)水平,然后口服卡托普利50mg,60min后再次取血测定PRA。最开始诊断肾动脉狭窄的标准是,刺激后的$PRA > 12ng/(ml \cdot h)$;PRA绝对增加$\geqslant 10ng/(ml \cdot h)$;PRA增加$>150\%$,如果基础水平$PRA < 3ng/(ml \cdot h)$,需增加400%以上。根据以上标准诊断肾动脉狭窄的敏感性及特异性分别为70%~100%与73%~95%。对于严重肾动脉粥样硬化及血肌酐(Cr)水平$>20mg/L$者,卡托普利试验受到限制。由于影像技术的发展及在临床上的广泛使用,此种方法临床使用已逐渐减少。

分肾静脉血浆肾素水平测定是通过比较不同肾脏肾素的水平,鉴别肾动脉狭窄的情况,但是对于双肾动脉狭窄时,结果难以判断。正常人两侧肾静脉血肾素水平较肾动脉血肾素水平高25%,如果患侧肾脏肾素活性较健侧增高50%,可以诊断肾动脉狭窄。

2. 双倍超声多普勒　超声检查是一项非常好的诊断肾动脉狭窄的技术。操作简单,价格便宜,容易重复与普及,能提供有关肾脏血管狭窄的相关资料,判断肾动脉血流、肾脏大小及形态、尿路梗阻及双肾资料的对比分析,还可对治疗效果进行评价。超声诊断肾动脉狭窄的直接指标有:肾动脉收缩峰流速度$>180cm/s$,肾动脉与主动脉收缩期峰流速度之比$>3.5:1$,肾动脉频谱加速度明显降低,加速时间大于1s,舒张期无血流信号。

3. 放射性核素检查　同位素肾血管造影结合卡托普利试验,可为诊断提供更多的信息。通过使用不同的示踪剂,可以获得肾脏血流或肾灌注(DTPA或MAG3)情况,分别测定两侧肾小球滤过率(GFR),通过了解肾脏血流灌注及显影情况进行肾脏动态显像。肾血管性高血压患侧肾动脉静态显像的特点包括:显影延迟、体积缩小、放射性分布稀疏、放射清除减慢等。口服卡托普利后肾小球滤过率较服药前降低10%为阳性,用于判断有意义的肾动脉狭窄。使用时要结合临床,目前常作为肾动脉狭窄诊断的筛选试验。该方法对双侧肾动脉狭窄或肾动脉狭窄伴有肾功能衰竭及萎缩的肾脏,其特异性降低。

4. CT肾动脉造影术（CTA） 单探头CT扫描结合静脉注射造影剂（60ml）进行肾动脉造影，扫描后通过计算机进行图像重建，可以提供准确的肾动脉图像，显示肾动脉狭窄的部位、程度及与周围动脉的关系，对诊断肾动脉狭窄的敏感性及特异性达到90%及98%。但是，对于合并纤维肌性发育不良的病人，CT检查可正常，即使进行肾动脉造影，有时也难以发现。根据研究结果，CT及磁共振血管造影（MRA）是诊断肾动脉狭窄的最好的非创伤性检查方法，与MRA比较，CT扫描简单，相对价廉，临床也更易推广使用。

5. 磁共振血管造影（MRA） MRA不但可以提供肾动脉的图像，而且还可以进行三维重建，并能测定肾动脉血流量，显示肾血管病变及狭窄程度，对于超过50%管径的肾动脉狭窄诊断的特异性达95%，但对末梢血管及肾实质内血管分支则显示不够。由于其技术的复杂性及价格等因素，难以成为筛选试验或常规检查。

6. 肾动脉造影 用数字减影技术（DSA）进行腹主动脉造影或选择肾动脉造影是诊断肾动脉狭窄的金标准。该技术可以清晰显示肾动脉病变的部位、程度、范围等；对周围血管及相关的分支也能准确显示。通常经股动脉穿刺，经股动脉将猪尾导管送至腹主动脉上段，注射30～40ml造影剂，5～7ml/s，采集时间5～8s。非选择性肾动脉造影可以同时显示双肾动脉及腹主动脉及其分支，为发现开口病变及侧支循环提供重要资料。但是，对于肾内动脉分支的显示不如选择性肾动脉DSA。术中可以用4F的导管或多普勒压力导丝测定狭窄部位以远压力，同时测定主动脉压力，计算压力阶差，评价肾脏血流灌注。现有的研究资料提示，压力导丝测定的压力与狭窄程度的相关性更好。肾动脉造影术前要用药物控制血压，以减少术中及术后并发症，肾功能异常者要于造影前补液，通常静脉给予生理盐水500～1 000ml，术中尽量减少造影剂的使用，将造影剂对肾脏的毒性作用降低到最少，如果Cr＞20mg/L，要使用非离子造影剂，术后继续补液，并适当给予利尿药加速造影剂的排泄，观察肾功能变化。根据肾动脉造影结果，可以将肾动脉狭窄的程度分为5级（0级至4级），见表12-7。

表12-7 肾动脉狭窄程度分级

分级	狭窄程度	描述
0级	0%	无狭窄
Ⅰ级	＜50%	无显著狭窄
Ⅱ级	50%～70%	显著狭窄
Ⅲ级	＞70%	严重狭窄
Ⅳ级	100%	闭塞

（三）鉴别诊断

1. 肾动脉粥样硬化与纤维肌性发育不良 肾动脉狭窄的最常见的原因为动脉粥样硬化及纤维肌性发育不良。动脉粥样硬化病变最为常见，约占肾动脉狭窄的65%，多见于老年人，病变多位于肾动脉的近段及开口部位，少见于分支处，如果未能及时进行介入性治疗，50%为进行性进展，部分发展为闭塞。纤维肌性发育不良见于青年高血压病人，病变部位多在肾动脉的中远段。根据累及的部位又分为累及内膜、中层及动脉周围3种类型。累及中层者占30%，病变常累及中段及分支动脉，约33%病变进展，动脉夹层及血栓形成常见；而内膜病变多为进行性,常发生动脉夹层及血栓形成。

2. 多发性大动脉炎 多发性大动脉炎多见于年轻女性,除肾动脉狭窄外,常伴有其他部位大动脉的狭窄,如锁骨下动脉,表现为无脉症。通过测量双侧肢体血压可以提示其存在,进行 CT 或血管造影,很容易明确诊断。

3. 肾动脉外压迫 局部肿瘤压迫可以造成肾动脉局限性狭窄,表现为高血压及血浆肾素和醛固酮增高,严重时可有肾功能减退,超声及 CT 检查可与肾动脉狭窄相鉴别。

三、嗜铬细胞瘤性高血压

嗜铬细胞瘤(pheochromocytoma)是继发性高血压的一种少见原因。主要发生在肾上腺髓质,也可见于肾上腺以外的部位,分别称为颈动脉体嗜铬细胞瘤、主动脉化学感受器瘤等。病人常因高血压造成靶器官损害而危及生命,早期诊断及手术切除可以治愈。

肾上腺髓质起源于外胚层,由大多角形细胞组成,细胞内含有大量的嗜铬颗粒,这些颗粒主要分泌肾上腺素(E)、去甲肾上腺素(NE)、多巴胺(DA)等儿茶酚胺物质。嗜铬细胞有分泌 E 及 NE 两种细胞,人肾上腺髓质的嗜铬细胞主要分泌产生肾上腺素。嗜铬细胞瘤是由神经嵴起源的嗜铬细胞产生的肿瘤,肿瘤细胞除分泌 E 及 NE 外,还分泌促肾上腺皮质激素(ACTH)、促肾上腺皮质激素分泌激素(CRH)、降钙素相关肽、心房钠尿肽(心钠素)及神经肽 Y 物质等。大量的儿茶酚胺作用于体内各组织器官的肾上腺素能受体(α_1、α_2、β_1、β_2),多巴胺受体 1(DA_1),多巴胺受体 2(DA_2),产生各种生理效应,临床表现为各种不同的症状及体征。

（一）诊断

嗜铬细胞瘤的临床表现变化多样,容易误诊,主要是由于肿瘤分泌的 E 及 NE 的比例、多少及方式不同,对靶器官不同受体的作用强度不等,因此临床变化很大。主要表现为高血压、心悸、头痛、出汗及直立性低血压等。

高血压是嗜铬细胞瘤最为常见的临床表现,阵发性高血压者占 40%～50%,持续性或在持续性基础上阵发性加重者占 50%～60%。阵发性高血压者平时血压正常,在腹部受压、情绪变化及活动等因素的诱发下,出现血压升高,可达 26.7/20.0kPa(200/150mmHg)以上,持续数 min 至数小时,甚至数天,血压升高的次数有逐渐增多的趋势,病情严重者很快出现眼底视网膜出血、渗出、视盘水肿等。少数病人由于血压升高的时间短暂,临床观察困难,可以通过 24h 血压监测(ABPM)纪录血压变化,为诊断提供依据。由于血压短期内变化明显,血压水平高,靶器官的损害发生迅速,容易出现心、肾、脑的功能障碍。

除高血压外,心悸、头痛及出汗是嗜铬细胞瘤的常见临床表现。由于肿瘤突然分泌大量的儿茶酚胺引起剧烈头痛,常难以忍受;心悸时常伴有胸闷、憋气及压榨感、出汗、面色苍白、四肢发凉。高血压发作时头痛、心悸及出汗三联症对诊断有重要意义,如果同时伴有直立性低血压,对诊断的特异性高达 95%。肿瘤分泌大量的肾上腺素,兴奋 β-肾上腺能受体,引起较强的血管舒张作用。此外,大量出汗引起血容量减少,长期儿茶酚胺刺激引起心功能障碍等因素,导致嗜铬细胞瘤危象,表现为血压高低剧烈变化,甚至出现低血压、休克、全身大汗、四肢厥冷、神志障碍等。

由于儿茶酚胺对心脏的作用,可以出现各种心律失常、心肌缺血,甚至心肌梗死;发作时常有恶心、呕吐,约 15% 的病人有腹部包块,甚至有肠梗阻、肠梗死及穿孔等。

本病可以引起糖代谢紊乱,体内糖原分解及糖异生增加,胰岛素分泌增加,血糖升高。精神紧张、烦躁不安、焦虑,甚至出现癫痫症状。

对于嗜铬细胞瘤有人提出"7项10％规律",即10％无高血压,10％为双侧性,10％为肾上腺以外,10％为腹腔外,10％为恶性,10％为家族性,10％为儿童。

(二)辅助检查

1. 尿儿茶酚胺(CA)测定 正常人尿 CA 排泄量呈昼夜周期性变化,白昼高于夜间。正常尿 CA 排泄量为 $100\sim150\mu g/d$,其中 NE 占 80％,E 占 20％。多数病人即使嗜铬细胞瘤不发作,尿 CA 也常大于 $1500\mu g/d$,在不发作时测定尿 CA 可以正常,所以发作时或分段尿 CA 测定更有意义。

2. 尿 VMA 或 HVA 排量测定 3-甲氧基-4-羟基-扁桃酸(VMA)是 NE 及 E 的最终代谢产物,正常 $<7mg/d$;高香草酸(HVA)是儿茶酚胺通过儿茶酚甲基转移酶和单胺氧化酶的降解产物,正常值 $<7mg/d$。尿 CA 及 VMA 联合测定可提高诊断的准确性。3-甲氧基肾上腺素(MN)及 3-甲氧基去甲肾上腺素(NMN)是肾上腺素及去甲肾上腺素的中间代谢产物,测定 MN 及 NMN 的诊断价值更大。血浆 CA 的测定受多种因素的影响,对测定的要求也较高。

24h 尿 CA 测定或 MN 加 NMN 水平测定对嗜铬细胞瘤的诊断敏感性及特异性较高,测定基础及发作期血或尿 CA 及其代谢产物,可以提高诊断符合率。发作期多次测定尿或血 CA 正常可以排除嗜铬细胞瘤诊断。测定前还要停用一切影响 CA 及其代谢产物测定的药物。

3. 药理试验 表现为阵发性高血压的嗜铬细胞瘤病人,平时血压正常,可以通过激发试验协助诊断,由于该试验有一定的危险性,对于持续高血压者禁忌。阵发性高血压通过测定血浆及尿液 CA 已经确诊者,也不需要该试验,目前使用已逐渐减少。

(1)冷加压试验:试验前 1 周停用降血压药,试验日安静卧床 30min,每隔 5min 测定 1 次血压,将病人的左手腕以下部位浸在 4℃的水中 1min 取出,测定血压水平变化到 20min,血压在浸水后升高 30/25mmHg 者为正常反应。

(2)胰高血糖素试验:胰高血糖素可以刺激嗜铬细胞瘤分泌 CA,对正常肾上腺无作用。试验前同样停服所有药物,空腹 10h 以上。建立静脉通道,静脉快速注射胰高血糖素 1mg,注射前及注射后 10min 内每 1min 测量 1 次血压。注射后 3min 内,血浆 CA 浓度增加 3 倍以上或 $NE>2000pg/ml$,血压较冷加压试验最高值增加 20/15mmHg 以上为阳性反应,可诊断嗜铬细胞瘤。

对于持续高血压、阵发性高血压血压升高期及激发试验阳性者血压 $>22.7/14.7kPa$ (170/110mmHg)或血浆 CA 在 $1000\sim2000pg/ml$ 进行抑制试验。

(3)酚妥拉明试验:酚妥拉明通过阻断 α-肾上腺素能受体,阻断 CA 在组织中的作用,鉴别嗜铬细胞瘤。试验前停药 1 周,静脉注射酚妥拉明 5mg 后 $2\sim3min$ 内,血压下降 $4.7/3.3kPa$ (35/25mmHg)且持续 $3\sim5min$ 者为阳性,结合血浆及尿 CA 的测定,可以明确诊断。部分病人注射酚妥拉明后出现低血压反应,可以加快输液增加血容量,必要时使用肾上腺素及肾上腺皮质激素治疗。

(4)可乐定试验(clonidine):可乐定是中枢的 α_2 肾上腺能激动药。α_2 受体激动后 CA 释放减少。可乐定可以抑制正常人及非嗜铬细胞瘤病人 CA 的释放,但是对嗜铬细胞瘤病人无抑制作用。当血浆 NE 及 E 的基础值在 $1000\sim2000pg/ml$ 时才做此试验。试验前停用 β 受体阻滞药 48h，安静休息 30min 后取血作为基础值，口服可乐定 0.3mg 后 1h、2h、3h 分别取血测定 CA 水平。无嗜铬细胞瘤者，血浆 NE 水平降低到正常范围或抑制至少 50%；NE 不能下降者考虑为嗜铬细胞瘤，但不完全特异。

4. 定位诊断 90% 的嗜铬细胞瘤是良性肿瘤，可以通过手术切除肿瘤而痊愈。恶性肿瘤手术切除也可以延长寿命。肿瘤定位诊断非常重要。由于嗜铬细胞瘤可以发生在交感神经链的各部位，所以分布很广，特别是肾外嗜铬细胞瘤的诊断较为困难，医学影像技术的发展为提高诊断的准确性奠定了基础。

(1) B 型超声检查：方法简单方便、无创伤性、容易推广，但对于小的肿瘤的灵敏度不够，可以作为初步筛选手段。

(2) CT 扫描：CT 扫描作为临床广泛使用的一种影像学技术，可以清楚的显示肿瘤的形态及结构，可以作为诊断嗜铬细胞瘤的首选方法，如果结合增强扫描，能够提高诊断的准确性，其敏感性 85%～95%，但特异性仅 70%。肿瘤较小时可有假阴性结果。肾上腺以外的嗜铬细胞瘤多位于脊柱旁沿腹主动脉及其分支的交感神经链和肾门附近，或主动脉旁的嗜铬体，腹部、盆腔等部位也可见到。

(3) MRI：能够提供肿瘤的解剖部位及与周围组织的关系，并可以从不同的方向观察肿瘤的结构，诊断意义大，但是由于其操作复杂，价格也较高，不作为首选方案。其灵敏度在 85% 以上。

(4) ^{131}I-间碘苄胍 (MIBG) 闪烁扫描：该技术是目前最好的定位诊断方法，通过嗜铬细胞对 MIBG 的摄取与储存，放射性密集区域的测定，其诊断嗜铬细胞瘤的灵敏度高达 80%，特异性高达 100%，特别是对于肾上腺以外的肿瘤的诊断具有重要的价值。检查前要停用各种影响肿瘤摄取 MIBG 的药物。部分恶性及无功能的嗜铬细胞瘤对 MIBG 不易储存或摄取，表现为假阴性，约占 10%，对肿瘤与周围脏器间的关系难以显示。在 MIBG 显像的基础上进行 CT 检查可以互补，能够获得更好的结果。

阵发性高血压或持续性高血压病人伴头痛、心悸、面色苍白，急进性高血压青少年，以及血压高低交替出现，体位或排便诱发的高血压，常规降血压药物效果不满意者，要考虑嗜铬细胞瘤的可能。结合血浆 CA、尿 CA 及其代谢产物测定，并根据每一病人的实际病情选用药理试验，对于多数病人可作出定性诊断，CT 扫描及同位素显像技术的使用，有助于肿瘤部位的确定，为进一步治疗奠定基础。

(三) 鉴别诊断

1. 原发性高血压 原发性高血压病人可以出现心悸、头痛等交感神经兴奋性增高的表现，特别是当血压控制不稳定时，部分病人血浆及尿液中的 CA 也常增高，所以容易与嗜铬细胞瘤相混淆。血压变化时血及尿中 CA 升高，药物试验等有助于嗜铬细胞瘤的诊断。

2. 冠心病 嗜铬细胞瘤病人可以有心悸、胸痛、心肌缺血、心律失常，甚至急性心肌梗死表现，这些症状应与冠心病心绞痛进行鉴别。冠心病心绞痛时血压及心率的变化程度较轻，发作时心电图有心肌缺血性改变，运动试验、心肌核素显像等可以协助冠心病的诊断，冠状动脉造影术可以协助明确诊断。嗜铬细胞瘤时虽然可以有继发性心肌缺血改变，但血压往往升高明显，血浆及尿 CA 测定，CT 扫描都可以帮助进行鉴别诊断。

3. 甲状腺功能亢进症 甲状腺功能亢进症除可有高血压外，还伴有代谢增高的表现，包括出汗、心动过速、体重下降、急躁、易激动等，血压增高的水平也相对较低，血甲状腺素的测定可以明确诊断。

4. 糖尿病 嗜铬细胞瘤可以表现为糖代谢异常，有多饮多尿等症状，临床容易诊断为糖尿病，特别是糖尿病合并高血压时容易误诊，根据病史、血压水平及特点，并根据血浆及尿 CA 测定，可以协助诊断。手术切除肿瘤后，糖代谢异常水平可恢复正常。

四、原发性醛固酮增多症

原发性醛固酮增多症（primary aldosteronism）简称原醛症，由 Conn 首次报道，病因多是肾上腺皮质肿瘤（醛固酮瘤）或双侧肾上腺增生（特发性醛固酮增多症）引发醛固酮分泌增多所致。临床特征为高血压、低血钾、低血浆肾素水平及高血浆醛固酮水平。近年来的研究发现，它是继发性高血压的常见原因，高血压人群中的患病率从早期的 0.5%～2% 增至现在的 10%。发病年龄为 30～50 岁，女性多于男性。

醛固酮是在肾上腺皮质球状带合成与分泌的一种多肽类激素，它是体内调节水盐代谢的一种重要激素。正常人血浆中醛固酮水平为 100～400pmol/L。醛固酮的生理作用是调节钠水平衡，即潴钠排钾。肾上腺增生或腺瘤时由于醛固酮分泌异常增加，肾小管增加对钠水的重吸收，使血容量增加，外周阻力也随之增高，使血压升高。同时，醛固酮也使交感神经兴奋性增高，肾脏排钾、排镁增高，尿钾排泄增多，引起代谢性碱中毒、低血钾及尿钾增高。如果能够做到早期诊断，手术切除后可以痊愈。否则，长期高血压可以导致严重的靶器官损害，此时即使手术切除腺瘤，靶器官损害也难以逆转。

（一）诊断

大多数病人有不同程度的高血压，是早期的主要症状，较低钾血症早 3～4 年出现，多呈缓慢发展过程，血压逐渐升高，也有的表现为恶性高血压，出现靶器官损害与否取决于病程的长短。眼底损害的程度常与血压水平不相平行，一般降压治疗效果不佳。临床常按原发性高血压治疗，如果血压控制良好，经常漏诊；使用利尿药容易诱发低钾血症，使诊断容易得多。

低钾血症常见，多为自发性低钾血症，高钠饮食及服用利尿药容易诱发低钾血症，低钾血症可以发生在高血压之前数年。病人常有疲乏无力，容易疲劳等非特异症状，典型的表现有周期性麻痹，表现为双下肢或四肢麻痹，甚至影响吞咽及进食。但也有部分病人即使血钾低至 3.0mmol/L 以下，临床也无症状。心电图有室性心律失常、U 波及 ST-T 改变，如果高血压与低钾血症同时存在，应当警惕原发性醛固酮增多症的存在。高血压病人存在低钾血症，同时伴有尿钾排泄大于 30mmol/d 时，要高度怀疑原发性醛固酮增多症。由于肾小管对钠的重吸收增强，血容量增加，当体内钠潴留到一定程度后，可见病人排尿增加，钠的代谢出现平衡，称为"脱逸现象"，可能原因为代偿性心钠素分泌增多引起排钠、利尿及降血压作用，这也是原发性醛固酮增多症病人高血压多呈良性过程及不出现水肿的重要原因。

其他表现有肾脏浓缩功能减退，表现为多尿、夜尿增多、口干及多饮等。也可出现手足抽搐，糖耐量减低等。

（二）辅助检查

1. 筛选试验 高血压病人应常规进行血钾及尿钾水平测定，以除外原发性醛固酮增多症。如果常规检查发现以下情况,应当进一步检查明确或除外原发性醛固酮增多症。①自发性低钾血症(血清 K^+ <3.5mmol/L)。②小剂量利尿药引起的严重低钾血症(血清 K^+ <3.0mmol/L),并且难以纠正者。③停用利尿药后血钾在 4 周内仍未恢复者。

2. 血生化及尿常规检查 测定血钾及尿钾。未服用利尿药或停药 2 周以上,血钾<3.5mmol/L,尿钾>25mmol/24h;血钾<3.0mmol/L,尿钾>20mmol/L 时,提示有尿钾排泄增多。动脉血气分析可以有代谢性碱中毒,尿液呈中性或碱性。

3. 血浆醛固酮(Adl)、肾素(PRA)、血管紧张素Ⅱ(AngⅡ)测定 由于血浆醛固酮水平增高,肾素分泌被抑制。分别于空腹及立位测定 Adl、PRA、AngⅡ水平。测定前固定钠及钾摄入 7d,一般测定前空腹过夜,然后空腹取血,肌内注射呋塞米(速尿)40mg 后立位 2h,再次取血,如果不能站立,只能测定卧位。包括利尿药、ACEI 及很多生理因素均可以影响 Adl、PRA 及 AngⅡ的测定。正常人血浆 Adl 水平为 5~20 ng/dl,原发性醛固酮增多症病人呈 10 倍以上增高。随着年龄增高,血浆醛固酮水平下降,分析结果应注意年龄的影响。单纯测定血或尿 Adl 及 PRA 有时并不能诊断原发性醛固酮增多症,有人提出血浆醛固酮/肾素活性比值(ARR)诊断原发性醛固酮增多症,以 ARR>25 作为筛选标准能大大提高检出率,灵敏度高达 98%。

4. 功能试验 包括钠负荷试验、卡托普利试验、螺内酯(安体舒通)试验及地塞米松抑制试验等。钠摄入减少(10~20mmol/d)时,病人尿钾排泄减少,低血钾及高血压减轻;高钠饮食加重病人的低钾血症,诱发低血钾发生,适用于血钾正常病人,对于明确的原发性醛固酮增多症病人则不宜。

(1)口服高钠试验:每日口服钠 240mmol/d 以上,钾摄入 50mmol/d,连续 5~7d,监测血、尿中电解质水平及血压变化。原发性醛固酮增多症病人高钠饮食后,血钾<3.mmol/L,血浆 Adl 正常,而原发性高血压病人血钾无变化,Adl 被抑制。

(2)静脉盐水滴注试验:以 300~500ml/h 的速度静脉注射生理盐水 4h,于试验前后分别测定电解质、Adl 水平及血压。正常人及原发性高血压者血浆 Ald 被抑制到 10ng/dl 以下,而本病病人仍高于 10ng/dl。该试验对于严重高血压、心肾功能不全者禁忌。

(3)卡托普利试验:通过卡托普利抑制血管紧张素Ⅰ向血管紧张素Ⅱ转换,进一步减少醛固酮的产生,使血压下降。空腹卧位过夜,取卧位空腹静脉血测定 Adl 水平及测量血压,口服卡托普利 25mg 后,继续静卧 2h,再次取血测定 Adl 及 PRA,并测量血压。本病病人的血浆 Adl 不被抑制,而正常人及原发性高血压病人,口服卡托普利后血浆 Adl 被抑制到 15ng/dl 以下,PRA 增加;本病病人两者无明显变化。有人提出口服卡托普利后血 Adl>15ng/dl(4.16nmol/L),或醛固酮/肾素活性比率>50,提示有原发性醛固酮增多症。

(4)螺内酯(安体舒通)试验:由于螺内酯能竞争性拮抗醛固酮对肾小管的作用,但不抑制醛固酮的分泌,用于测定有无醛固酮分泌增多。固定钠钾摄入水平后服用螺内酯 300mg/d,连续 7d。分别测定对照期及试验期血、尿中钾、钠、氯等,并监测血压、血气分析。本病病人在服药 1 周后,血钾升高,尿钾减少,血压下降,肌无力等症状改善,连续服药 2~3 周后,多数血压下降,血钾也恢复正常。

5. 影像学检查 对于怀疑本病的病人,肾上腺 CT 扫描可以作为首选无创性检查,随着连续薄层及造影剂增强扫描的使用,本病的诊断符合率在 70%~90%。肾上腺腺瘤为圆形或椭圆形结节,有包膜,边缘光滑,造影剂一般不增强或轻度增强。肾上腺皮质增生多为双侧性。

MRI 的图像与 CT 相似,由于价格高,诊断的符合率低于 CT 扫描。超声检查的敏感性也低于 CT。

放射性碘化胆固醇肾上腺扫描是通过肾上腺皮质细胞摄取放射性胆固醇,并合成醛固酮,本病病人肾上腺瘤体组织摄取能力增强,并抑制对侧摄取功能。实验前 1 周服用 Lugol 碘液每次 5 滴,每日 2 次,3 日后停服,并停用一切影响显影剂摄取的药物。试验时注射 ^{131}I-19-碘代胆固醇,然后扫描,扫描结束后继续服用 Lugol 碘液 2 周,对诊断醛固酮腺瘤的准确性为 72%。特发性醛固酮增多症为双侧肾上腺放射性浓集。

分肾静脉血醛固酮测定可以分别测定两侧深静脉血 Adl 水平,患侧静脉血 Adl 可明显升高,但操作复杂,有一定的危险性,临床已经较少使用。

原发性醛固酮增多症的诊断标准:1969 年 Conn 的诊断标准为有高醛固酮血症,并且不被高钠负荷抑制;低肾素,不被立位及低钠刺激而增高;尿 17 羟皮质类固醇或皮质醇水平正常。由于单项试验的局限性,有人提出用血浆醛固酮(Adl,ng/dl)与 PRA 水平[ng/(ml·h)]的比值鉴别原发性醛固酮增多症与原发性高血压,比值≥25,则高度怀疑原发性醛固酮增多症,比值≥50,可以确诊为原发性醛固酮增多症。

(三)鉴别诊断

1. 肾上腺腺瘤与增生 原发性醛固酮增多症病人高血压、低钾血症的临床特征,在肾上腺腺瘤者较增生更明显,血浆 Adl 较高,血浆 18-羟皮质酮或 18-羟皮质醇也较高。CT 及 MRI 可以协助明确腺瘤与增生。

2. 原发性高血压 高血压病人常服用噻嗪类利尿药,特别是长期使用者常出现不同程度的低钾血症,临床上也常与本病相混淆。原发性高血压病人出现低血钾时经停药 2~4 周后可以恢复正常,而本病病人低钾血症常与利尿药无关,或小剂量的利尿药就可引起严重的低钾血症。即使停用利尿药,血钾也较难恢复正常。通过测定血浆醛固酮及 PRA 水平,并根据需要进行 CT 及 MRI 检查很容易进行鉴别。

3. 继发性醛固酮增多症 肾实质及肾血管性病变由于可引起肾脏缺血,导致肾素-血管紧张素-醛固酮分泌增高,引起继发性醛固酮增多,但血浆 PRA 及 Adl 均增加,与本病的低 PRA,高 Adl 不同,多普勒超声、CT 及肾动脉造影均可以协助明确肾动脉狭窄的诊断。肾实质性高血压有肾炎病史、蛋白尿、急进型高血压,超声及 CT 有肾结构紊乱,肾功能不同程度的减退等可与之区别。肾素分泌瘤也可产生高肾素及高醛固酮血症,结合实验室及影像学资料,可以进行鉴别。

4. 肾脏疾病 常见的有低钾性肾病,包括低钾性间质性肾炎、肾小管酸中毒等可以表现为继发性醛固酮增多,但根据肾功能变化及血 pH 值变化,鉴别诊断不难。Liddle 综合征是一种常染色体显性遗传性家族性疾病,远端肾小管及集合管上皮细胞钠通道被过度激活,钠的重吸收增加,细胞外容量增加,表现为高血压、低血钾、碱中毒、尿钾排泄增多等,螺内酯不能纠正低钾,但氨苯蝶啶可以使尿钠排泄增多,尿钾减少,两者可以通过这两种药物进行鉴别。

五、皮质醇增多症

皮质醇增多症又称库欣综合征(Cushing syndrome),它是由于肾上腺皮质激素(主要为皮质醇)分泌增多引起的,临床表现为向心性肥胖、满月脸、多血质及高血压等。女性多于男性,

第十二章 高血压的鉴别诊断

20～40岁多见。肾上腺皮质腺瘤及腺癌、垂体瘤、异位ACTH综合征等是引起皮质醇增多症的常见原因。

（一）诊断

本病主要由于皮质醇分泌过多引起，表现为代谢障碍和对感染的抵抗能力降低等多系统表现。

1. 脂代谢紊乱 表现为满月脸、颈背部脂肪堆积，称为"水牛背"，躯干向心性肥胖，面色红润。

2. 糖代谢紊乱 由于皮质醇抑制葡萄糖进入脂肪、肌肉组织进行酵解和利用，加强肝糖原的糖原异生，引起血糖升高，糖耐量减低，甚至出现继发性糖尿病，体内胰岛素水平正常，称为类固醇性糖尿病。

3. 蛋白代谢紊乱 皮质醇通过促进肝外蛋白质的分解，抑制蛋白合成，使机体处于负氮平衡，影响肌肉、皮肤、骨骼组织的生长与修复。表现为皮肤薄，呈透明样，毛细血管脆性增加，血管暴露，皮下弹力纤维断裂，腹部及关节处形成皮肤紫纹。肌肉萎缩无力，以四肢明显。病程长者出现骨质疏松，甚至出现病理性骨折。由于抵抗力下降，容易出现感染且不易控制。

4. 高血压 血压升高程度不一，多为轻度升高，严重者舒张压可达13.3kPa(100mmHg)以上，多数为持续性高血压。血压升高的主要原因是皮质醇、皮质酮、去氧皮质酮增多，导致水钠潴留，表现为高血容量、低肾素、低醛固酮血症，外周血管阻力增高，严重者可以出现靶器官损害表现，如心力衰竭、脑卒中等。

5. 其他表现 女性病人出现多毛症、月经紊乱及闭经等，女性病人男性化；男性病人性功能减退，体毛增多。可有不同程度的精神障碍，情绪不稳定，易激动及抑郁等。皮肤色素沉着及尿路结石也可见。

（二）辅助检查

由于皮质醇增多症时糖皮质激素增高，昼夜分泌节律消失，可以通过检测皮质醇激素分泌的节律进行诊断。

1. 尿17-羟皮质类固醇(17-OH) 本病病人尿17-羟皮质类固醇>24mg/24h；尿游离皮质醇>110μg/24h。

2. 血浆皮质醇基础值升高及昼夜节律消失 正常人血浆中的皮质醇分泌有昼夜节律，每日上午8时最高，下午4时为上午8时的一半，夜间12时末为下午4时的一半。血浆中ACTH的测定可以鉴别ACTH依赖型库欣综合征及非ACTH依赖型库欣综合征。

3. 地塞米松抑制试验 分为小剂量地塞米松抑制试验与大剂量地塞米松抑制试验。小剂量地塞米松抑制试验可以午夜1次口服1mg地塞米松，次晨8时测定血浆游离皮质醇，如果比对照日降低50%，为能抑制；否则，为不能抑制，后者为库欣综合征可能性大，此方法为库欣综合征的筛选试验。Liddle试验为将每日2mg的地塞米松分为0.5mg，每6h 1次或0.75mg每8h 1次，共2d，每日分别测定服药后血中的游离皮质醇及24h尿中皮质醇，如果血或尿中皮质醇较服药前降低50%为抑制，可以排除库欣综合征的诊断。

大剂量地塞米松抑制试验为连续2d服用地塞米松（每次2mg，每6h 1次），服药后血浆中游离皮质醇及24h尿游离皮质醇较对照日下降50%以上为抑制，为增生性库欣综合征，不抑制者考虑为肾上腺皮质腺瘤或腺癌。对于大剂量地塞米松抑制试验不能鉴别的病人,可以进行 ACTH 释放激素兴奋试验(CRH 兴奋试验),静脉注射促肾上腺皮质激素释放激素(CRH)后测定血浆 ACTH 水平。ACTH 基础值低,CRH 不能兴奋者考虑为肾上腺肿瘤;ACTH 基础值很高,CRH 不能兴奋,为异位 ACTH 综合征可能;肾上腺皮质增生时,ACTH 基础值高,CRH 能兴奋。

4. X 线检查 蝶鞍 X 线平片或分层摄片可以发现蝶鞍肿瘤,但敏感性低,可以作为初步检查方法。

5. B 超及 CT 扫描 B 超检查可以发现肾上腺肿瘤,方便、价廉,可以作为初步手段。CT 扫描可以发现直径>1.0cm 的垂体肿瘤,但体积小的肿瘤难以诊断;CT 可以明确肾上腺肿瘤,具有诊断价值。

6. MRI 对于库欣综合征的诊断灵敏度高,对于下丘脑垂体及鞍旁结构分辨率高于 CT 扫描,是首选诊断方法。

根据典型的满月脸、向心性肥胖、多血质、高血压等临床表现,库欣综合征的诊断可以初步确定,结合血浆及尿皮质醇测定及节律的变化,并进行地塞米松抑制试验可作出诊断,CT 扫描及 MRI 检查可对肾上腺肿瘤及垂体瘤进行定位诊断。

(四)鉴别诊断

库欣综合征应与其他引起肥胖及皮质醇增多的原因进行鉴别。

1. 单纯性肥胖 单纯性肥胖病人常与轻度库欣综合征相似。病人尿中的 17-羟皮质类固醇及 17-生酮类固醇增高,部分单纯性肥胖者不被 1mg 地塞米松抑制,但 2mg 地塞米松抑制试验能够抑制,尿中游离皮质醇浓度正常也可以协助诊断。

2. 抑郁症 抑郁症病人可以出现血浆游离皮质醇及尿中游离皮质醇增多,尿中 17-羟皮质类固醇增加及小剂量地塞米松抑制试验呈假阳性反应。

3. 类库欣综合征表现 例如,慢性酒精中毒时可以出现血浆基础皮质类固醇增高,昼夜节律改变,戒酒后消失。

4. 原发性高血压 库欣综合征除有高血压以外,还存在向心性肥胖及满月脸等表现,血浆游离皮质醇增高。

六、妊娠高血压综合征

妊娠前血压正常,而妊娠 20 周后出现高血压、蛋白尿及水肿者,称为妊娠高血压综合征(pregnancy induced hypertension, PIH),简称妊高征,以前习惯称为妊娠中毒症。高血压病人妊娠后成为高血压合并妊娠。妊娠也可能合并其他引起血压升高的各种疾病,如慢性肾炎、肾盂肾炎及肾动脉狭窄等疾患,这些与妊高征相比较少见。妊高征是引起母儿围生期死亡的主要原因之一。

引起妊娠高血压综合征的原因目前尚不清楚,可能与胎盘缺血、肾素-血管紧张素系统的敏感性增强及前列腺素代谢失调等机制有关。正常妊娠期心血管系统出现一系列的变化,包括心排血量增加,血容量增加等。妊高征的基本病变为全身小血管痉挛,外周阻力增加,引起器官缺血、缺氧、功能障碍。肾脏缺血引起肾素分泌增加,肾小球滤过率降低,肾小球通透性增高,出现肾功能衰竭等;心脏缺血缺氧导致心率增快,心肌坏死,甚至出现肺水肿及心力衰竭。

第十二章　高血压的鉴别诊断

（一）诊断

1. 临床表现　妊娠20周后出现不同程度的高血压及其他症状，在妊娠结束后消失。开始症状多为体重增加，水肿以下肢、腹壁明显，严重者出现腹水，逐渐出现高血压及蛋白尿。主要是由于全身小动脉痉挛引起外周阻力增加，肾脏缺血缺氧所致。头痛、头晕、视力模糊及意识障碍等中枢神经系统症状随着病情的进展而出现。子痫是妊高征的最严重阶段，多发生在产前及产时，产后较少发生。典型的表现为瞳孔放大、眼球固定、口角抽动、全身强直、上肢屈曲、双手紧握，继而出现全身肌肉抽动、牙关紧闭、面色发绀及呼吸暂停，1～2min后症状缓解，但仍处于昏迷状态。由于抽搐时增加心脏负担，致使心肌缺血缺氧加重，心排血量进一步降低，可诱发心力衰竭。

由于妊高征是一种全身性血管病变，体内各重要脏器均可受累，可引起脑水肿、脑疝、肾功能衰竭、出血及凝血功能障碍等，以上各种并发症如果治疗不及时或无效，可导致产妇死亡。

抽搐可以引起胎儿窒息、早产及胎儿宫内窘迫。

妊高征病人多数在产后6周恢复正常，多数不会遗留高血压及肾功能损害，少数产后仍有高血压者可能与原有的高血压未被发现或高血压家族史有关。

2. 诊断分型

(1)国外将妊高征分为妊娠期内高血压、先兆子痫及子痫。

①妊娠期内高血压。指原本血压正常的妇女在孕20周后出现高血压，但未达到先兆子痫的诊断标准，产后6周内恢复正常。

②先兆子痫。指孕中、晚期出现高血压、蛋白尿和水肿，血压一般在产后12周～6个月内恢复正常。血压的测定需间隔4h，两次测血压均≥18.7/12.0kPa(140/90mmHg)，或1次舒张压≥14.7kPa(110mmHg)或较孕前血压升高3.3/2.0kPa(25/15mmHg)；蛋白尿(＋)或以上，24h尿蛋白定量≥300mg；水肿为每周体重增加0.4kg以上。

先兆子痫又分为轻、重两型，如果血压≥21.3/14.7kPa(160/110mmHg)或尿蛋白＞2g/24h，或血肌酐＞1.2mg/dl(106μmol/L)则为中度先兆子痫。先兆子痫出现抽搐和昏迷者，称为子痫。

(2)我国将妊高征分为轻、中、重及未分类四型。

①轻度妊高征。血压≥18.7/12.0kPa(140/90mmHg)或较基础血压升高4.0/2.0kPa(30/15mmHg)，可伴有轻度蛋白尿及水肿。

②中度妊高征。血压＜21.3/14.7kPa(160/110mmHg)，尿蛋白(＋)，轻度水肿。

③重度妊高征。血压≥21.3/14.7kPa(160/110mmHg)，蛋白尿明显，＞5g/24h，伴水肿，三项中有一项。如果出现头痛、头晕、视物不清等自觉症状者为先兆子痫；出现抽搐和昏迷的妊高征为子痫。

④未分类。包括妊娠水肿、妊娠蛋白尿及慢性高血压合并妊娠。

（二）鉴别诊断

妊娠高血压是高血压的一种特殊类型，根据妊娠前血压正常，妊娠20周后出现高血压并伴有不同程度的水肿及蛋白尿等临床表现，诊断并不困难，但需要与高血压合并妊娠及其他引起蛋白尿改变的疾病进行鉴别。

1. 原发性高血压合并妊娠 原发性高血压病人在妊娠前或妊娠早期血压已经升高到 18.7/12.0kPa(140/90mmHg)以上,并且多有高血压家族史及药物治疗史。如果妊娠早期未进行检查,直到妊娠晚期检查才发现高血压则很难鉴别是原发性高血压还是妊高征。

2. 肾实质疾病 妊高征的高血压及蛋白尿常与肾实质疾病相混淆。肾实质疾病往往在妊娠前及妊娠早期即有蛋白尿、血尿及尿管型,出现肾功能障碍时血肌酐及尿素氮升高,可以伴有不同程度的高血压。根据病史、尿常规及肾功能检查可以鉴别。

七、医源性高血压

一般认为,袖带测得的收缩压比动脉内直接测得的收缩压低 0.7kPa(5mmHg),舒张压高 0.7~1.3kPa(5~10mmHg)。建议采用的收缩性假性高血压的标准为袖带收缩压较动脉内直接收缩压高 1.3kPa(10mmHg),舒张性假性高血压的标准是袖带舒张压较动脉内直接测得舒张压高 2.0kPa(15mmHg)。袖带充气高血压的标准为经动脉测得舒张压在柯氏第 5 音时领先袖带充气的舒张压 1.3kPa(10mmHg)。特别注意,如果无动脉内直接测压及袖带血压资料的对比,则不能诊断假性高血压。

由于医生的言行或用药所致的血压升高并超过正常值,称为医源性高血压,分为药物性和非药物性高血压。

(一)非药物性医源性高血压

病人在诊所内测量的血压升高,并≥18.7/12.0kPa(140/90mmHg),而在家中自己测量的血压正常,即白大衣高血压。

Manicia 等,于 1983 年通过监测动脉内血压发现,在穿白大衣医师进入病房时病人血压突然升高,并于 10min 内回降的现象称为白大衣效应,后来将这种短暂的反应性血压升高,并达到高血压水平的诊断,称为白大衣高血压(white coat hypertension)。1999 年 WHO/ISH 的高血压处理指南中,将白大衣高血压称为诊室高血压(isolated office hypertension)。开始认为,白大衣高血压只是暂时的一过性的血压升高,其实际血压水平在一天中的大部分时间均在正常水平,属于假性高血压,随着 24h 动态血压监测技术的应用与推广,发现"白大衣高血压"的现象占门诊高血压病人的 20%,占轻度高血压病人的 30%。

对于白大衣高血压的定义目前尚不一致,但原则为就诊时的血压水平达到了高血压的诊断标准,即血压≥18.7/12.0 kPa(140/90mmHg),而平时血压水平正常者称为白大衣高血压。平时血压水平为家庭血压、白昼平均血压和 24h 平均血压。一般认为,以 24h 动态血压日间平均血压<18.0/11.3 kPa(135/85mmHg),诊室血压≥18.7/12.0 kPa(140/90mmHg)者诊断为白大衣高血压。

白大衣效应与白大衣高血压不同,前者为白大衣高血压的基础,在严重高血压时也同样存在白大衣效应,并以收缩压变化为主。一般认为有以下条件者为白大衣效应:①诊室血压较家庭自测血压值收缩压升高≥2.7kPa(20mmHg),舒张压≥1.3kPa(10mmHg)。②诊室血压的平均脉压减去白昼平均血压的平均动脉压,差值≥14%。

对于白大衣高血压是否存在靶器官损害的研究,目前尚无明确结论。部分研究结果提示白大衣高血压者存在不同程度的左心室功能障碍、左心室肥厚等表现,有颈动脉硬化及脑内动脉缺血改变,肾脏改变包括蛋白尿、微量白蛋白尿等也较对照组增多,但较持续性高血压病人轻,部分白大衣高血压者靶器官的功能与对照组无明显差别。

（二）药物性高血压

临床上常用的某些药物可以导致血压升高,可以是使用不当,也可以是药物的不良反应。常见的几种引起高血压的药物如下:

1. 糖皮质激素 糖皮质激素是治疗自身免疫性疾病、过敏性疾病及器官移植后抗排异的常用药物。常用制剂有泼尼松、泼尼松龙、氢化可的松等,这些药物均可引起高血压。其机制为促进醛固酮诱导的蛋白产生,激活肾小管细胞膜上的 Na^+-K^+-ATP 酶,促进肾小管对钠、水的重吸收;促进血管紧张素原的产生,通过 RAS 系统升高血压;增加血管紧张素Ⅱ及去甲肾上腺素等缩血管物质的反应。长期服用糖皮质激素的病人除血压升高外,还有体重增加等皮质醇增多症的表现,一般停药后血压会逐步恢复正常。临床上应与皮质醇增多症进行鉴别,根据病史及用药史,鉴别并不困难。

2. 口服避孕药 目前认为,避孕药会引起高血压,是继发性高血压的一种,占服药者的 4%～5%,但由于所用药物的种类不一,发病率差异较大。患者出现高血压多在服药数月至数年后,早期收缩压升高,舒张压变化不大,随着时间的延长,舒张压也升高。

口服避孕药内含有雌激素及孕激素,通过影响 RAAS 系统导致钠水潴留及 AT-Ⅱ使血管收缩,血容量增加,雌激素本身也有钠潴留作用,雌激素增加儿茶酚胺活性,交感神经系统活性增强,这些均可引起血压升高。

避孕药引起的高血压多为轻、中度高血压,临床表现不明显,可有轻度的头痛、头晕等非特异症状。根据服药史,停药后血压恢复正常,以及是否合并有糖尿病、肥胖、高血压家族史,即可作出诊断。临床上还应与原发性高血压及其他继发性高血压进行鉴别。

3. 促红细胞生成素 促红细胞生成素是治疗慢性肾功能衰竭引起贫血的重要药物,长期使用可以引起高血压,发生率为 30%～40%。机制为外周阻力增高,并与所使用的时间及剂量有关。

4. 甘草类制剂 甘草是常用中药,主要成分为干草素及甘草次酸,长期使用可以引起高血压。机制为具有类似糖皮质激素活性,促进钠、水潴留,抑制糖皮质激素的生物转化,使大量的糖皮质激素在体内蓄积,抑制前列腺素的合成与释放,血管阻力明显提高。

（北京医院　孙福成）

第十三章　休克及低血压的鉴别诊断

第一节　休克病因

休克是指因各种原因（如大出血、创伤、烧伤感染、过敏、心力衰竭等）引起的急性血液循环障碍，微循环动脉血灌流量急剧减少，从而导致各重要器官功能及代谢紊乱和结构损害的复杂的全身性病理过程。

人类对休克的认识经历了一个由浅入深，从现象到本质的过程。很早以前，人们对休克时外部表现做过详细而生动的描述，把机体受到强烈"打击"（这个词原意是"打击"、"震荡"）后，面色苍白、四肢厥冷、出冷汗、脉搏快而微弱、表情淡漠或神志不清等综合现象称为休克。随后，人们发现休克是严重的血液循环障碍，认为上述表现是由于血压降低引起的，把血压作为判断休克的标准，并把低血压看做是休克发生发展的主要矛盾，因而采用升压药作为治疗休克的重要手段。但是在医疗实践中发现，休克的早期往往没有明显的血压降低，使用升压药维持血压，有的不仅不能挽救休克病人，甚至加重休克的发展。近十几年来，通过对组织微循环研究发现：①休克时有明显的微循环障碍（缺血、淤血、微血栓形成），组织器官的功能和代谢障碍是微循环动脉血灌流不足引起的。②休克时微循环障碍往往发生在血压降低之前，休克早期由于小动脉收缩，外周阻力增加，血压降低往往不明显，但是微循环已发生明显的缺血。③就大多数休克而言，由于循环血量不足，心输出量减少，加上应激反应，已使小动脉收缩和微循环缺血，不适当地使用升压药，血压虽暂时得以维持在较高水平，但更加重了微循环缺血，促使休克进一步发展。因此目前认为，微循环血液灌流急剧减少，致重要生命器官因缺氧而发生功能和代谢障碍，是各型休克发生发展的共同规律。根据这一新的理论，休克的治疗应着重于尽快改善微循环，而不应单纯追求一个"满意"的血压。休克的恢复取决于微循环的改善，而不单纯取决于提高血压，虽然目前对休克本质有了进一步的认识，但还存在许多的争论和没有被认识的领域，目前休克的研究已进入细胞代谢和功能的分子水平，从代谢、功能和结构多方面进行综合研究。近年来的研究发现，休克时细胞损伤还可以由休克的始动因素直接引起，如感染性休克在有些情况下，它主要不是由于血液灌流不足，而是组织细胞对氧或其他营养物质利用能力降低。相信随着对休克本质认识的逐步深入，对休克的防治水平也将不断提高。

第二节　休克分类

一、按休克原因分类

1. 失血性休克　大量失血引起的休克称为失血性休克（hemorrhagic shock），常见于外伤引起的出血、消化性溃疡出血、食管静脉曲张破裂、妇产科疾病所引起的出血等。失血后是否发生休克不仅取决于失血的量，还取决于失血的速度。休克往往是在快速、大量（超过总血量的30%~35%）失血而又得不到及时补充的情况下发生的。

2. 创伤性休克 严重创伤,特别是在伴有一定量出血时常引起休克,称为创伤性休克(traumatic shock)。

3. 烧伤性休克 大面积烧伤伴有大量血浆丧失者,常导致烧伤性休克(burn shock)。

4. 感染性休克 严重感染,特别是革兰阴性细菌感染常可引起感染性休克。在革兰阴性细菌引起的休克中,细菌的内毒素起着重要的作用,亦称内毒素性休克(endotoxin shock)或中毒性休克。感染性休克常伴有败血症,故又称败血症性休克(septic shock)。

5. 心源性休克 大面积急性心肌梗死、急性心肌炎、心脏压塞(心包填塞)等,常可导致心源性休克(cardiogenic shock)。

6. 过敏性休克 给某些有过敏体质的人注射某些药物(如青霉素)、血清制剂或疫苗时,可引起过敏性休克(anaphylactic shock)。

7. 神经源性休克 剧烈疼痛、高位脊髓麻醉或损伤等,可引起神经源性休克(neurogenic shock)。

二、按休克发生的始动环节分类

尽管引起休克的原因很多,但休克的始动环节不外乎血容量减少,有效循环血量下降;或心脏泵血功能严重障碍,有效循环血量下降和微循环血流量减少;或由于大量毛细血管和小静脉扩张,血容量相对不足,使有效循环血量下降。据此,可将休克做如下的分类。

1. 低血容量性休克 低血容量性休克(hypovolemic shock)的始动发病环节是血容量减少。快速大量失血、大面积烧伤所致的大量血浆丧失;大量出汗、严重腹泻或呕吐等情况所引起的大量体液丧失都可使血容量急剧减少而导致低血容量性休克。

2. 心源性休克 心源性休克(cardiogenic shock)的始动发病环节是心输出量的急剧减少,常见于大范围心肌梗死(梗死范围超过左心室体积的40%),也可由严重的心肌弥漫性病变如急性心肌炎、严重的心律失常如过度的心动过速、心脏压塞等所引起。

3. 血管源性休克 血管源性休克(vasogenic shock)的始动发病环节是外周血管(主要是微小血管)扩张所致的血管容量扩大,如过敏性休克和神经源性休克等。此时血容量和心泵血功能可能正常,但由于广泛的小血管扩张和血管床扩大,大量血液淤积在外周微血管中而使回心血量减少。

三、按休克血流动力学特点分类

1. 低排高阻型休克 亦称低动力型休克(hypodynamic shock),其血流动力学特点是心脏排血量低,而总外周血管阻力高。由于皮肤血管收缩,血流量减少,使皮肤温度降低,故又称为"冷性休克(cold shock)"。本型休克在临床上最为常见。低血容量性、心源性、创伤性和大多数感染性休克均属本类。

2. 高排低阻型休克 亦称高动力型休克(hyperdynamic shock),其血流动力学特点是总外周血管阻力低,心脏排血量高。由于皮肤血管扩张,血流量增多,使皮肤温度升高,故亦称"温性休克(warm shock)"。部分感染性休克属本类。

第三节 休克病理生理

一、微循环变化

各种休克都有各自的发生发展特点,但微循环障碍(缺血、淤血、弥散性血管内凝血)致微循环动脉血灌流不足,重要的生命器官因缺氧而发生功能和代谢障碍,是它们的共同规律。休克时微循环的变化,大致可分为三期,即微循环缺血期、微循环淤血期和微循环凝血期。下面以低血容量性休克为例阐述微循环障碍的发展过程及其发生机制。

低血容量性休克常见于大出血、严重的创伤、烧伤和脱水。其微循环变化发展过程比较典型(图13-1)。

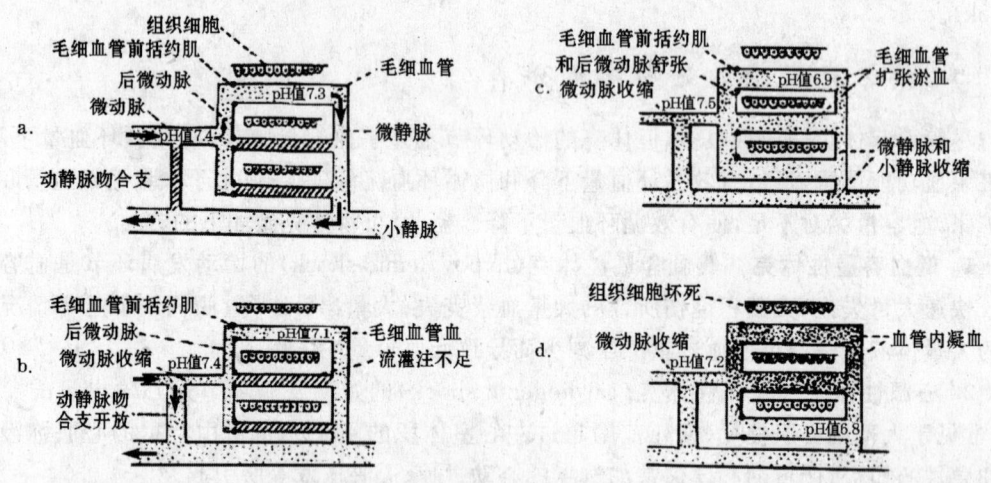

图 13-1 微循环障碍的发展过程模式图

注:a. 正常情况:动静脉吻合支是关闭的;只有20%毛细血管轮流开放,有血液灌流;毛细血管开放与关闭受毛细血管前括约肌的舒张与收缩的调节。

b. 微循环缺血期:交感神经兴奋和肾上腺素、去甲肾上腺素分泌增多,小动脉、微动脉、后微动脉和毛细血管前括约肌收缩;动静脉吻合支开放,血液由微动脉直接流入小静脉;毛细血管血液灌流不足,组织缺氧。

c. 微循环淤血期:小动脉和微动脉收缩,动静脉吻合支仍处于开放状态,进入毛细血管的血液仍很少;由于组织缺氧,组胺、缓激肽、氢离子等舒血管物质增多,后微动脉和毛细血管前括约肌舒张,毛细血管开放,血管容积扩大,进入毛细血管内的血液流动很慢;由于交感神经兴奋,肾上腺素和去甲肾上腺素分泌增多(可能还有组胺的作用),使微静脉和小静脉收缩,毛细血管后阻力增加,结果毛细血管扩张淤血。

d. 微循环凝血期:由于组织严重缺氧、酸中毒,毛细血管壁受损害和通透性升高,毛细血管内血液浓缩,血流淤滞,另外血凝固性升高,在微循环内产生弥散性血管内凝血;由于微血栓形成,更加重组织缺氧和代谢障碍,细胞内溶酶体破裂,组织细胞坏死,引起各器官严重功能障碍;由于凝血,凝血因子(如凝血酶原、纤维蛋白原等)和血小板大量被消耗,纤维蛋白降解产物增多,又使血液凝固性降低;血管壁又受损害,继而发生广泛性出血;而TXA_2也有强烈的缩血管作用。

1. 微循环缺血期(缺血性缺氧期) 此期微循环变化的特点是微动脉、后微动脉和毛细血管前括约肌收缩,微循环灌流量急剧减少,压力降低;微静脉和小静脉对儿茶酚胺敏感性较低,收缩较弱;动静脉吻合支可能有不同程度的开放,血液从微动脉经动静脉吻合支直接流入小静脉。

第十三章 休克及低血压的鉴别诊断

引起微循环缺血的关键性变化是交感神经-肾上腺髓质系统强烈兴奋。不同类型的休克都可以通过不同机制引起交感-肾上腺髓质性休克和心源性休克时,心输出量减少和动脉血压降低可通过窦弓反射使交感-肾上腺髓质系统兴奋;大多数内毒素性休克病人,内毒素可直接刺激交感-肾上腺髓质系统使之发生强烈兴奋。

交感神经兴奋、儿茶酚胺释放增加对心血管系统总的效应是使外周总阻力增高和心输出量增加。但是不同器官血管的反应却有很大的差别。皮肤、腹腔脏器和肾的血管,由于有丰富的交感缩血管纤维支配,而且α受体又占有优势,因而在交感神经兴奋、儿茶酚胺增多时,这些部位的小动脉、小静脉、微动脉和毛细血管前括约肌都发生收缩,其中由于微动脉的交感缩血管纤维分布最密,毛细血管前括约肌对儿茶酚胺的反应性最强,因此它们收缩最为强烈。结果是毛细血管前阻力明显升高,微循环灌流量急剧减少,毛细血管的平均血压明显降低,只有少量血液经直捷通路和少数真毛细血管流入微静脉、小静脉,组织因而发生严重的缺血性缺氧。脑血管的交感缩血管纤维分布最少,α受体密度也低,口径可无明显变化。冠状动脉虽然也有交感神经支配,也有α和β受体,但交感神经兴奋和儿茶酚胺增多却可通过心脏活动加强,代谢水平提高以至扩血管代谢产物特别是腺苷的增多而使冠状动脉扩张。

交感兴奋和血容量的减少还可激活肾素-血管紧张素-醛固酮系统,而血管紧张素Ⅱ有较强的缩血管作用,包括对冠状动脉的收缩作用。此外,增多的儿茶酚胺还能刺激血小板产生更多的血栓素 A_2(thromboxane A_2,TXA_2),而 TXA_2 也有强烈的缩血管作用。

还有,溶酶体水解酶-心肌抑制因子系统在休克Ⅰ期微循环缺血的发生中也起一定的作用。休克时,主要由于胰腺血液灌流量减少所引起的缺血、缺氧和酸中毒可使胰腺外分泌细胞的溶酶体破裂而释出组织蛋白酶,后者即可分解组织蛋白而生成心肌抑制因子(myocardial depressant factor,MDF)。小分子肽 MDF 进入血流后,除了引起心肌收缩力减弱、抑制单核吞噬细胞系统的吞噬功能以外,还能使腹腔脏器的小血管收缩,从而进一步加重这些部位微循环的缺血。

本期的主要临床表现是:皮肤苍白,四肢厥冷,出冷汗,尿量减少;因为外周阻力增高,收缩压可以没有明显降低,而舒张压有所升高,脉压差减小,脉搏细速;神志清楚,烦躁不安等。

此期微循环变化具有一定的代偿意义。皮肤和腹腔器官等小动脉收缩,既可增加外周阻力,以维持血压,又可减少这些组织器官的血流量,以保证心、脑等重要器官的血液供给;毛细血管前阻力增加,毛细血管流体静压降低,促使组织液进入血管,以增加血浆容量。另外,动静脉吻合支开放,静脉收缩使静脉容量缩小(正常约有70%血液在静脉内),可以加快和增加回心血量,也有利于血压的维持和心、脑的血液供给。但是,由于大部分组织器官因微循环动脉血灌流不足而发生缺氧,将导致休克进一步发展。如能及早发现,积极抢救,及时补充血容量,降低过剧的应激反应,可以很快改善微循环和恢复血压,阻止休克进一步恶化而转危为安。这时微循环变化的机制可概括如图13-2。

2. 微循环淤血期(淤血性缺氧期) 在休克的微循环缺血期,如未能及早进行抢救,改善微循环,则因组织持续而严重的缺氧,而使局部舒血管物质(如组胺、激肽、乳酸、腺苷等)增多,后微动脉和毛细血管前括约肌舒张,微循环容量扩大,淤血,发展为休克微循环淤血期。此期微循环变化的特点如下:

(1)后微动脉和毛细血管前括约肌舒张(因局部酸中毒,对儿茶酚胺反应性降低),毛细血管大量开放,有的呈不规则囊状扩张(微血池形成),而使微循环容积扩大。

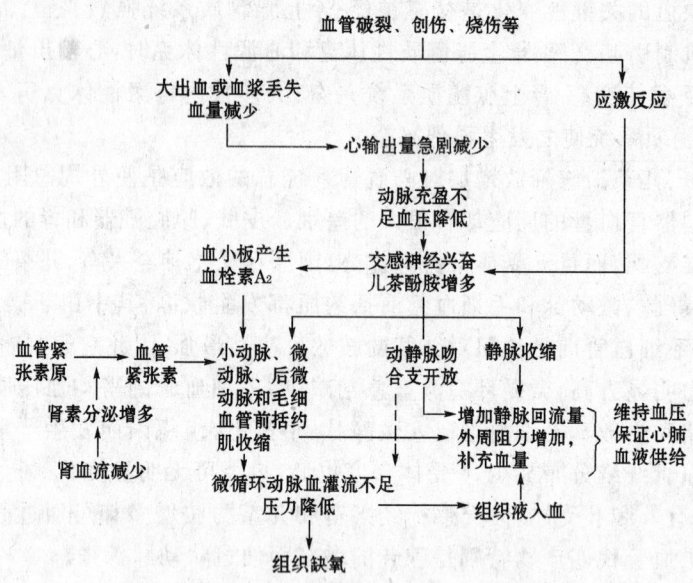

图 13-2 缺血性缺氧期微循环变化机制示意图

(2) 微静脉和小静脉对局部酸中毒耐受性较大,儿茶酚胺仍能使其收缩(组胺还能使肝、肺等微静脉和小静脉收缩),毛细血管后阻力增加,而使微循环血流缓慢。

(3) 微血管壁通透性升高,血浆渗出,血流淤滞。

(4) 由于血液浓缩,血细胞比容增大,红细胞聚集,白细胞嵌塞,血小板黏附和聚集等血液流变学的改变,可使微循环血流变慢甚至停止。

(5) 由于微循环淤血,压力升高,进入微循环的动脉血更少(此时小动脉和微动脉因交感神经作用仍处于收缩状态)。由于大量血液淤积在微循环内,回心血量减少,使心输出量进一步降低,加重休克的发展。

由于上述微循环变化,虽然微循环内积有大量血液,但动脉血灌流量将更加减少,病人皮肤颜色由苍白而逐渐发绀,特别是口唇和指端。因为静脉回流量和心输出量更加减少,病人静脉萎陷,充盈缓慢;动脉压明显降低,脉压差小,脉细速;心、脑组织因血液供给不足,ATP生成减少,而表现为心收缩力减弱(心音低),表情淡漠或神志不清。严重的可发生心、肾、肺功能衰竭。这是休克的危急状态,应立即抢救,补液,解除小血管痉挛,给氧,纠正酸中毒,以疏通微循环和防止弥散性血管内凝血。这时微循环变化的机制可概括如下(图 13-3):

3. 微循环凝血期(弥散性血管内凝血) 从微循环的淤血期发展为微循环凝血期是休克恶化的表现。其特点是:在微循环淤血的基础上,于微循环内(特别是毛细血管静脉端、微静脉、小静脉)有纤维蛋白性血栓形成,并常有局灶性或弥漫性出血;组织细胞因严重缺氧而发生变性坏死。

弥散性血管内凝血与休克的联系极为密切。关于弥散性血管内凝血引起的病理变化及它如何引起休克或加重休克的发展,将在本书弥散性血管内凝血一章讨论,这里概要地归纳一下休克如何引起弥散性血管内凝血。

(1) 应激反应使血液凝固性升高:致休克的动因(如创伤、烧伤、出血等)和休克本身都是一

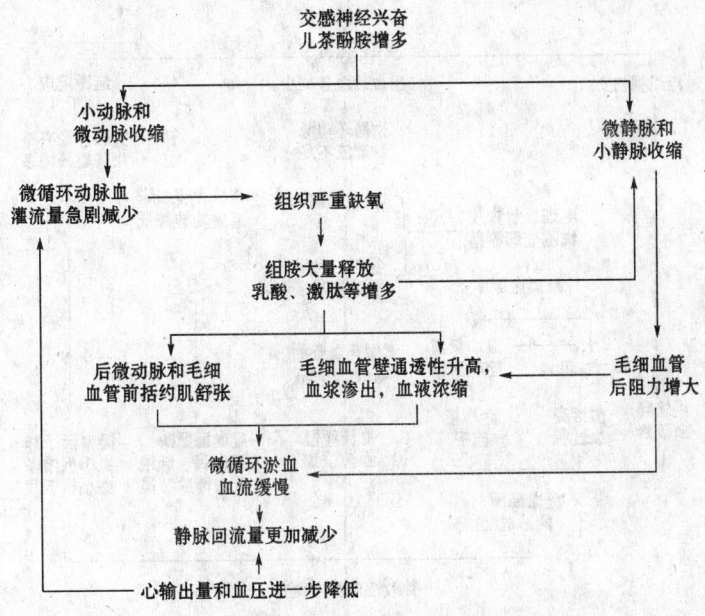

图 13-3 淤血性缺氧期微循环变化机制

种强烈的刺激,可引起应激反应,交感神经兴奋和垂体-肾上腺皮质活动加强,使血液内血小板和凝血因子增加,血小板黏附和聚集能力加强,为凝血提供必要的物质基础。

(2)凝血因子的释放和激活:有的致休克动因(如创伤、烧伤等)本身就能使凝血因子释放和激活。例如,受损伤的组织可释放出大量的组织凝血活素,启动外源性凝血过程;大面积烧伤使大量红细胞破坏,红细胞膜内的磷脂和红细胞破坏释出的二磷腺苷(ADP)促进凝血过程。

(3)微循环障碍,组织缺氧,局部组胺、激肽、乳酸等增多:这些物质一方面引起毛细血管扩张淤血,通透性升高,血流缓慢,血液浓缩,红细胞黏滞性增高,有利于血栓形成;另一方面受损害毛细血管内皮细胞暴露内皮下胶原,激活凝血因子Ⅻ和使血小板黏附与聚集。

(4)缺氧使单核吞噬细胞系统功能降低:不能及时清除凝血酶原酶、凝血酶和纤维蛋白。结果在上述因素作用下,而发生弥散性血管内凝血(图 13-4)。应当指出,在不同类型的休克,弥散性血管内凝血形成的早晚可不相同。例如,在烧伤性和创伤性休克时,由于有大量的组织破坏,感染中毒性休克时,由于内毒素对血管内皮的直接损伤,因而都可较早地发生弥散性血管内凝血,而在失血性休克等,则弥散性血管内凝血发生较晚。

弥散性血管内凝血一旦发生,将使微循环障碍更加严重,休克进一步恶化,这是因为:广泛的微血管阻塞进一步加重微循环障碍,使回心血量进一步减少;凝血物质消耗、继发纤溶的激活等因素引起出血,从而使血容量减少;可溶性纤维蛋白多聚体和其裂解产物等都能封闭单核吞噬细胞系统,因而使来自肠道的内毒素不能被充分清除。

由于弥散性血管内凝血的发生和微循环淤血的不断加重,以及血压降低所致的全身微循环灌流量的严重不足,全身性的缺氧和酸中毒也将严重。严重的酸中毒又可使细胞内的溶酶体膜破裂,释出的溶酶体酶(如蛋白水解酶等)和某些休克动因(如内毒素等),都可使细胞发生

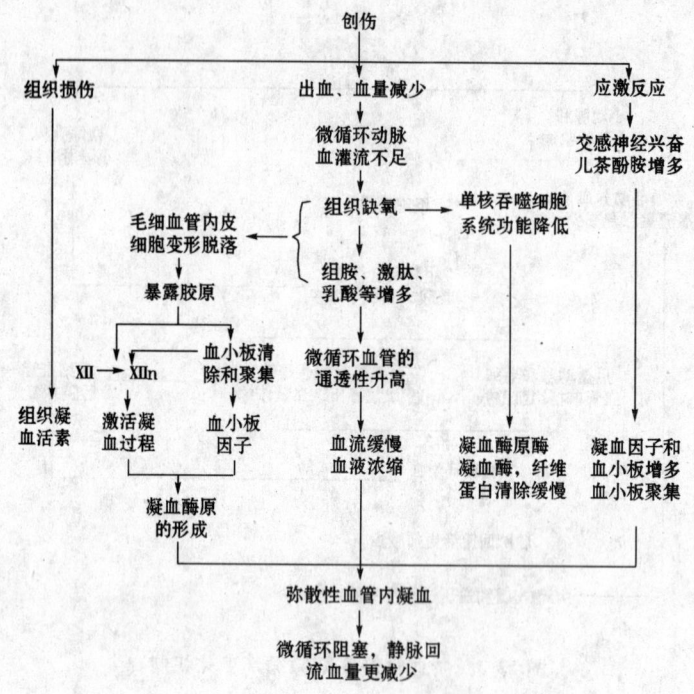

图 13-4　创伤性休克引起弥散性血管内凝血的机制

严重的乃至不可逆的损害,从而使包括心、脑在内的各重要器官的功能和代谢障碍也更加严重,给治疗造成极大的困难,故本期又称休克难治期。

二、血液流变学的变化

血液是由水、无机盐、蛋白质、脂类、糖等大小分子所组成的混合液,其中还悬浮着大量具有可塑性的红细胞,所以血液是一种高浓度的悬浊液。

血液流变学(hemorheology)是研究血液流动和变形的科学,或者说是研究血液的流变性、凝固性、血液有形成分(主要是红细胞)黏弹性,以及心血管的黏弹性和变形的科学。物体在一定外力作用下能流动或变形的特性,称为该物体流变性。一切流体在一定外力作用下,都具有流动性,但流动的难易,则主要取决于流体内部对于流动起阻抗作用的分子之间和颗粒之间的内摩擦力(即流体的黏度)。例如,水的黏度低,容易流动,即流度大;血液的黏度大(为蒸馏水的4~5倍),不易流动,即流度小。由于流体的流动是以物体的变形为基础,所以流体的黏度是反映流体流变性的重要指标。

1. 影响血液流变性的因素　血细胞比容(血液黏度随血细胞的压积增加而升高)、血细胞的分散程度(血细胞处于分散状态,血液黏度较低;红细胞或血小板发生聚集,血液黏度升高)、红细胞的可塑性(红细胞可塑性降低,不易变形,血液黏度增加)、血浆内高分子化合物的浓度(血浆黏度大小与其所含蛋白质、脂类、糖类等的浓度呈正比)、血管内壁平滑度(血管内皮受损、变形,流经的血液黏度升高)。此外,与血管的长度、口径、血管壁的弹性和张力也有关系。

2. 休克时血液流变学的主要变化

(1)血细胞比容：血细胞比容的改变与休克的原因和发展阶段有关。在低血容量性休克的早期，由于组织间液向血管内转移，导致血液稀释，血细胞比容降低，当休克进入微循环淤血期，由于微血管内流体静压升高和毛细血管通透性增高，液体乃从毛细血管内外渗至组织间隙，因而血液浓缩，血细胞比容升高。血细胞比容越高，血液黏度越大，血流阻力越大，而血流量则越少，血流更加缓慢。

(2)红细胞变形能力降低：聚集力加强在正常情况下，红细胞在流经小于其直径的毛细血管时，可折叠、弯曲而发生多种变形以减少其宽度，从而得以顺利通过。现已证明休克时红细胞的变形能力明显降低的主要原因是：

①休克Ⅱ期时因血液浓缩和组织缺氧所引起的血液渗透压升高和 pH 值降低，可使红细胞膜的流动性和可塑性降低并使红细胞内部的黏度增加。

②三磷腺苷(ATP)缺乏(可由缺氧或某些休克动因直接引起)可使红细胞不能维持正常的功能和结构。结果由于红细胞的变形能力降低而难以通过毛细血管，从而导致血流阻力增高。

(3)红细胞聚集加强：是休克时细胞流变学的重要改变之一。轻者 4~5 个红细胞聚集在一起，重者 20~30 个红细胞聚集成长链或团块。引起红细胞聚集的原因是：

①血流速度变慢，切变率(shear rate)降低。正常人由于血流速度快和切变率高，可防止红细胞的聚集，并可促使聚集的红细胞解聚。休克时随着血压下降，血液流速减慢和切变率降低，红细胞就易于聚集。

②红细胞表面电荷减少。正常红细胞表面因含有唾液酸的羧基，故都带有负电荷。红细胞之间的这种同电荷的排斥力可阻止红细胞互相靠拢和聚集。休克时，尤其是内毒素性休克时，红细胞表面负电荷减少，可能是由于血浆中带正电荷的蛋白质增多，被红细胞吸附所致，从而使红细胞彼此靠拢发生聚集。

③血细胞比容增高。已如前述，休克时由于血浆外渗，血液浓缩，故血细胞比容增高，可促进红细胞聚集。

④纤维蛋白原浓度增高。纤维蛋白原覆盖于红细胞表面，在红细胞之间形成有相互聚集作用的"桥力"。休克时由于纤维蛋白原浓度增高，致使"桥力"增大乃至超过负电荷的排斥力，导致红细胞的聚集。红细胞聚集轻则增加血液黏度和血流阻力，重则可引起红细胞淤滞并阻塞微循环，甚至形成微血栓。

(4)白细胞黏着和嵌塞：正常微循环的血流是红细胞位于中央的轴流，血浆构成边流，虽然也可见到少量白细胞附壁滚动，但不发生附壁黏着现象。休克时可见白细胞附着于小静脉壁，致使血流阻力增高和静脉回流障碍。发生白细胞附壁的原因可能与白细胞与管壁之间吸引力增大、休克时血流变慢和切变力(shear stress)下降等因素有关。休克时，还可见到白细胞嵌塞于血管内皮细胞核的隆起处或毛细血管分支处，这可增加血流阻力和加重微循环障碍，而且嵌塞的白细胞还可释放自由基和溶酶体酶类物质，从而破坏生物膜和引起坏死。休克时白细胞发生嵌塞的原因是白细胞的变形能力降低，故不易通过毛细血管而发生嵌塞。休克时血压下降，脉压差减小，动脉血流量减少，驱动白细胞通过毛细血管的力量减弱，因而易发生白细胞嵌塞。

(5)血小板黏附和聚集：血小板黏附是指血小板和血小板以外的物质相互黏附的现象，血小板聚集则是血小板之间相互发生反应并形成血小板团(或称血小板聚集物)的过程。黏附一旦开始,聚集过程也随之发生。在血小板聚集开始时,其表面首先失去光滑,变得粗糙,形成有突棘的球状体(或称聚集型血小板)。在内毒素性、创伤性和烧伤性休克时,血液中这种聚集型血小板的数量增多,而且在微血管中有血小板黏附、聚集和血小板微血栓的形成。这种聚集的血小板不但堵塞微血管,还可释放多种生物活性物质如儿茶酚胺、TXA_2、5羟色胺等,使局部微血管收缩、通透性增高、血管内皮水肿和血流减少。此外,尚可释放促凝血的血小板因子(如PF_3等),加速凝血过程,形成DIC。

休克时引起血小板黏附和聚集的主要原因是血流减慢,血管内皮完整性破坏,内膜下胶原暴露,为血小板黏附提供了基础;损伤的内皮组织释放ADP,发生聚集的血小板可释放ADP、TXA_2及血小板活化因子(PAF),均可触发并加重血小板的聚集。

(6)血浆黏度增大:严重创伤或烧伤休克时,一方面由于机体发生应激,使体内合成纤维蛋白原增多;另一方面,在休克的微循环淤血期,毛细血管内的流体静压增高,微血管周围的肥大细胞又因缺氧而释放组胺,从而使毛细血管通透性增高,液体乃从毛细血管大量外渗至组织间隙,因而血液浓缩,使血浆纤维蛋白原浓度增高,有时纤维蛋白原可高达10g/L(1 000mg/dl),故可使血浆黏度增大。这不但影响组织血液流量,并可促进红细胞的聚集,如当纤维蛋白原的浓度增到5~8g/L(500~800mg/dl)时,由于血浆黏度的增高,红细胞就发生聚集,形成缗钱状。

总之,由于发生上述血液流变学的改变,不但会加重微循环障碍和组织的缺血、缺氧,还可促进DIC的形成和休克的发展,近年来应用血液稀释法治疗休克,其目的在于改善血液流变学,降低血流黏度。这种疗法已取得良好的效果。

三、细胞代谢变化及功能和结构的损害

休克时细胞的代谢障碍及其功能、结构的损害,既是组织低灌流、微循环流变学改变和(或)各种毒性物质作用的结果,又是引起各重要器官功能衰竭和导致不可逆性休克的原因。

1. 休克时细胞的代谢变化 休克时细胞代谢改变比较复杂。由于休克的类型、发展阶段及组织器官的不同,其代谢改变的特点和程度也都不同,但共同的重要改变是:

(1)糖酵解加强:休克时由于组织的低灌流和细胞供氧减少,使有氧氧化受阻,无氧酵解过程加强,从而使乳酸产生增多,导致酸中毒。但严重酸中毒又可抑制糖酵解限速酶如磷酸果糖激酶等的活性,使糖酵解从加强转入抑制。

(2)脂肪代谢障碍:正常情况下,脂肪分解代谢中产生的脂肪酸随血液进入细胞浆后,在脂肪酰辅酶A(脂肪酰CoA)合成酶的作用和ATP的参与下,被活化为水溶性较高的的脂肪酰CoA,后者再经线粒体膜上肉毒碱脂肪酰转移酶的作用而进入线粒体中,通过β-氧化生成乙酰辅酶A,最后进入三羧酸循环被彻底氧化。休克时,由于组织细胞的缺血、缺氧和酸中毒,使脂肪酰CoA合成酶和肉毒碱脂肪酰转移酶的活性降低,因而脂肪酸的活化和转移发生障碍;另外,因线粒体获氧不足和(或)某些休克动因(如细菌内毒素)、酸中毒等的直接作用使线粒体呼吸功能被抑制,使转入线粒体内的脂肪酰CoA不能被氧化分解,结果造成脂肪酸和(或)脂肪酰CoA在细胞内蓄积,从而加重细胞的损害。

2. 休克时细胞的损害 休克时细胞的损害首先是生物膜(包括细胞膜、线粒体膜和溶酶体膜等)发生损害。

第十三章 休克及低血压的鉴别诊断

(1)细胞膜的损害:最早的改变是细胞膜通透性增高,从而使细胞内的Na^+、水含量增加而K^+则向细胞外释出,细胞膜内外Na^+、K^+分布的变化,使细胞膜Na^+-K^+-ATP酶活性增高。因而ATP消耗增加,再加上ATP的供应不足和膜上受体腺苷酸环化酶系统受损,结果使控制细胞代谢过程的第二信使-cAMP含量减少,因此细胞的许多代谢过程发生紊乱,如休克时肌肉细胞对胰岛素的反应减弱,使胰岛素促进细胞摄取葡萄糖的效应减弱甚至丧失。休克时引起细胞膜损害的原因是多方面的。

①能量代谢障碍。休克时因组织细胞的缺血、缺氧,一方面ATP生成不足,使细胞膜不能维持正常功能和结构;另一方面脂肪酸氧化受阻,蓄积于细胞内的脂肪酸和脂肪酰CoA与细胞内Na^+、K^+、Ca^{2+}等阳性离子结合形成"皂类"化合物,可直接对膜上脂类起"净化去垢"的破坏作用。

②细胞酸中毒。休克时细胞发生酸中毒,除与乳酸等蓄积有关外,还可能与细胞低灌流,使产生的CO_2不易排出;ATP分解过程中产生H^+($MgATP_2 \rightarrow MgADP^- + P_i^{2-} + H^+$);胞质$Ca^{2+}$增多,可促使$Ca^{2+}$进入线粒体并与其中的磷酸结合,在结合过程中也产生$H^+$[$3Ca^{2+} + 2HPO_4^{2-} \rightarrow Ca_3(PO_4)_2 + 2H^+$]。酸中毒可直接或间接破坏膜系统的功能和结构。

③氧自由基的产生。休克时氧自由基产生增多主要是由于氧代谢途径改变,即休克时由于细胞的缺氧和(或)内毒素对线粒体呼吸功能的直接抑制,细胞色素氧化酶系统功能失调,以致进入细胞内的氧经单电子还原而形成的氧自由基增多再经4价还原而形成的水减少;休克时产生大量乳酸、还原型烟酰胺腺嘌呤二核苷酸(NADH)及由ATP分解产生的次黄嘌呤等物质都可提供电子,使氧发生不全性还原而变成氧自由基。另外,休克时因蛋白水解酶活性增高,可催化黄嘌呤脱氢酶变为黄嘌呤氧化酶,从而使次黄嘌呤变成黄嘌呤和氧自由基。感染性炎症、活化补体等可激活中性粒细胞和巨噬细胞,使之释放出氧自由基。氧自由基可通过膜脂质过氧化反应而破坏生物膜。此外,溶酶体酶、内毒素等也可破坏细胞膜的功能与结构。

由于细胞膜的完整性在维持细胞的生命活动中起着重要作用。故当膜完整性破坏时,即意味着细胞不可逆性损伤的开始。

(2)线粒体损害:休克时线粒体最早出现的损害是其呼吸功能和ATP合成受抑制,线粒体ATP酶活性降低。此后发生超微结构的改变,如基质颗粒减少或消失;继之,基质电子密度增加、嵴内腔扩张,随后嵴明显肿胀,终至破坏。

关于休克时线粒体损害的原因尚不完全清楚。缺氧可减少线粒体合成ATP,但除非在严重缺氧和伴有缺血时,并不引起线粒体膜的明显损害。目前认为,线粒体损害可能与内毒素等毒性物质及酸中毒对线粒体各种呼吸酶的直接抑制;缺血导致线粒体合成ATP的辅助因子(如NAD、CoA和腺苷等)不足和细胞内环境(pH值、离子)的改变;前述的氧自由基对线粒体膜磷脂的过氧化作用等有关。

线粒体是维持细胞生命活动的"能源供应站"。线粒体损害时,由于氧化磷酸化障碍,产能减少乃至终止,故必然导致细胞损害和死亡。

(3)溶酶体破裂:溶酶体含有多种水解酶,如组织蛋白酶、多肽酶、磷酸酶等,但在未释放之前都处于无活性状态。一旦释放出来后,它们即转为活性状态,可溶解和消化细胞内、外的各种大分子物质,尤其是蛋白类物质。现已证明,休克早期,肝、脾、肠等细胞即出现溶酶体肿大,颗粒丧失和酶释放增加;内毒素休克动物血液和淋巴中水解酶浓度增高,且与休克严重程度呈正相关。给动物注射溶酶体或溶酶体酶,可产生类似休克的各种病理生理改变。休克时导致溶酶体破裂的主要原因有以下几种。

①组织的缺血、缺氧、酸中毒,以及内毒素对溶酶体膜的直接破坏。

②氧自由基对溶酶体膜磷脂的过氧化作用。

③血浆补体被激活产生 C_{5a},后者可刺激中性粒细胞释放溶酶体酶。释放的溶酶体酶又可通过多种途径参与休克的发生、发展和细胞的损害。例如,释放的组织蛋白酶使蛋白质水解,这不但可以破坏蛋白酶的活性,甚至还可使细胞自溶坏死,而且所产生的多肽类活性物质还能加重微循环障碍;破坏生物膜的完性;直接损害血管内皮和血管平滑肌细胞,从而导致血液外渗、出血和血小板的黏附、聚集,以及 DIC 形成;激活补体系统产生 C_{5a},后者再进一步促使溶酶体酶的释放。现已证明,休克时使用溶酶体膜稳定药可防止或减轻溶酶体膜的破裂。

总之,休克时生物膜的损害被认为是细胞发生损害的开始,而细胞的损害又是各脏器功能衰竭的共同机制。

四、器官功能的改变

休克时各器官功能都可发生改变,其中主要是中枢神经系统、心、肾、肺、胃肠及肝脏等重要器官的功能障碍。

1. 中枢神经系统功能的改变 休克早期,如果能通过代偿性调节维持脑的血液供给,除因应激反应而有兴奋性升高外,一般没有明显的脑的功能障碍。休克进一步发展,心输出量减少和血压降低,不能维持脑的血液供给,则发生缺氧。严重的缺氧和酸中毒还能使脑的微循血管内皮细胞和小血管周围的神经胶质细胞肿胀,致脑微循环狭窄或阻塞,动脉血灌流更加减少。在微循环凝血期,脑循环内可以有血栓形成和出血。大脑皮质对缺氧极为敏感,若缺氧逐渐加重,将由兴奋转为抑制(表情淡漠),甚至发生惊厥和昏迷。皮质下中枢因严重缺氧也可发生抑制,呼吸中枢和心血管运动中枢兴奋性降低。

2. 心脏功能的改变 除心源性休克伴有原发性心功能障碍外,其他各类型休克也都可引起心功能的改变。一般而言,休克的早期可出现心脏的代偿性加强,此后心脏的活动即逐渐被抑制,甚至可出现心力衰竭,其主要机制是:

(1)冠状动脉血流量减少和心肌耗氧量增加:由于休克时血压降低及心率加快所引起的心室舒张期缩短,使冠状动脉灌流量减少和心肌供血不足;同时因交感-儿茶酚胺系统兴奋使心率加快、心肌收缩加强,导致心肌耗氧量增加,因而更加重了心肌缺氧。结果心肌因能量不足和酸中毒而使舒缩功能发生障碍,并引起心力衰竭,对于原来就有冠状动脉供血不良者,尤其容易出现心力衰竭。

(2)酸中毒和高钾血症:酸中毒可通过多种机制影响心脏舒缩功能:①抑制肌膜的 Ca^{2+} 内流。②H^+ 和 Ca^{2+} 竞争结合肌钙蛋白。③抑制肌浆网对 Ca^{2+} 的摄取和释放。④抑制肌球蛋白 ATP 酶的活性。此外,酸中毒还可通过抑制心肌细胞能量代谢酶的活性,促使生物膜的破坏,以及诱发心律失常等多种途径来抑制心肌的舒缩功能,促使心力衰竭发生。

休克时,组织细胞的破坏可释出大量 K^+,肾功能障碍又使 K^+ 的排出减少,伴有高钾血症。高血钾抑制动作电位复极化 2 期中 Ca^{2+} 的内流,使心肌兴奋-收缩偶联减弱。

此外,心肌内 DIC 形成,内毒素对心肌的直接作用等,都可以促使心力衰竭的发生。一旦发生心力衰竭,将迅速促使休克恶化,给输液扩容造成一定困难。

(3)心肌抑制因子的作用:如前文所述,休克时的缺血、缺氧等可使胰腺产生心肌抑制因子

(MDF),MDF能使心肌收缩力减弱,从而有助于心力衰竭的发生。

3. 肾功能的改变 肾功能的改变在休克早期就可发生,这时发生的是功能性的急性肾功能衰竭,不伴有肾小管的坏死。其主要临床表现为少尿(<400ml/d)或无尿(<100ml/d),其发生的主要机制有以下两方面。

(1)肾小球滤过率减少:在休克早期,有效循环血量的减少不仅能直接使肾血流量不足,而且还可通过肾素-血管紧张素系统和交感-儿茶酚胺系统的激活而使肾血管收缩,因而使肾血流量更加减少,造成肾小球滤过压降低,肾小球滤过率减少。

(2)肾小管对钠、水重吸收加强:在休克早期,肾小管上皮细胞虽然已经发生缺血,但是因为持续时间短,故这些细胞仍能保持其正常的重吸收功能,加之此时醛固酮和抗利尿激素分泌增多,所以肾小管对钠水的重吸收加强。肾小球滤过率的减少和肾小管重吸收的增强可导致少尿或无尿,但此时肾功能的变化是可逆的。一旦休克逆转,血压恢复,肾血流量和肾功能即可恢复正常,尿量也将随之恢复正常。故尿量变化是临床判断休克预后和疗效的重要指标。

若休克持续时间较长,可引起急性肾小管坏死,发生器质性的肾功能衰竭。此时即使肾血流量随着休克的好转而恢复,病人的尿量也难以在短期内恢复正常。肾功能的这些改变,将导致严重的内环境紊乱,包括高钾血症、氮质血症和酸中毒等,使休克进一步恶化,故许多休克病人,尤其是老年病人常死于急性肾功能衰竭。

4. 肺功能的改变 随着休克的发展,肺功能也发生不同程度的改变。在休克早期,由于呼吸中枢兴奋,故呼吸加快加深,通气过度,甚至可以导致低碳酸血症和呼吸性碱中毒;继之,由于交感-儿茶酚胺系统兴奋和其他血管活性物质的作用,使肺血管阻力升高,如果肺低灌流状态持续较久,则可引起肺淤血、水肿、出血、局限性肺不张、微循环血栓形成和栓塞,肺泡内透明膜形成等重要病理改变,此即所谓休克肺(shock lung)的病理学基础。

上述休克肺的病理变化,有的影响肺的通气功能,有的妨碍气体弥散,有的改变肺泡通气量/血流量的比例,造成死腔样通气和(或)功能性分流,从而导致呼吸衰竭甚至死亡。休克肺是休克死亡的重要原因之一,约有1/3的休克病人死于休克肺。

5. 肝和胃肠功能的改变

(1)肝功能的改变:休克时常有肝功能障碍。

①低血压和有效循环血量减少可使肝动脉血液灌流量减少,从而引起肝细胞缺血、缺氧,严重者可导致肝小叶中央部分肝细胞坏死。

②休克时由于腹腔脏器的血管收缩,致使门静脉血流量急剧减少。肝脏约有1/2以上血液来自门静脉,故门静脉血流量减少,也将加重肝细胞的缺血性损害。

③肝内微循环障碍和DIC形成,引起肝细胞缺血、缺氧。

④在肠道产生的毒性物质经门静脉进入肝,加之肝本身毒性代谢产物的蓄积对肝细胞都有直接损害作用。

(2)肝功能障碍:可加重休克。

①肝对糖和乳酸的利用障碍,一方面可促使乳酸蓄积从而引起酸中毒;另一方面又不能为各重要脏器提供充足的葡萄糖,蛋白质和凝血因子合成障碍,可引起低蛋白血症和出血。

②肝的生物转化作用(解毒功能)减弱,可增加休克时感染与中毒的危险。

(3)胃肠功能的改变:休克早期就有胃肠功能的改变。开始时因微血管痉挛而发生缺血,继而可转变为淤血,肠壁因而发生水肿甚至坏死。此外,胃肠的缺血、缺氧,还可使消化液分泌抑制,胃肠运动减弱。有时可由于胃肠肽和黏蛋白对胃肠黏膜的保护作用减弱,而使胃肠黏膜糜烂或形成应激性溃疡。

(4)胃肠功能的改变:可促使休克恶化。

①肠道黏膜屏障功能减弱或破坏,致使肠道细菌毒素被吸收入血,加之肝的生物转化作用减弱,故易引起机体中毒和感染。

②胃微循环淤血,血管内液体外渗,加之胃肠黏膜糜烂、坏死和DIC的形成,都可导致胃肠道出血,从而使血容量进一步减少。

③胃肠道缺血、缺氧,可刺激肥大细胞释放组胺等血管活性物质,因而微循环障碍进一步加重。

6. 多器官功能衰竭 多器官功能衰竭(multiple organ failure,MOF)是指心、脑、肺、肾、肝、胃肠、胰腺及血液等器官中,在24h内有2个或2个以上的器官相继或同时发生功能衰竭。MOF又称多系统功能衰竭或综合器官衰竭。休克的晚期常出现MOF。MOF是致死的重要原因,而且衰竭的器官越多,病死率越高。如有3个器官发生功能衰竭时,病死率可高达80%以上。

MOF在临床上有两种表现形式,一是创伤和休克直接引起的速发型,又称单相型,发生迅速,发病后很快出现肝、肾和呼吸功能障碍,在短期内或者死亡,或者恢复;二是创伤、休克后继发感染所致的迟发型,又称双相型。此型病人往往有一个相对稳定的间歇期,多在败血症发生后才相继出现多器官功能衰竭。

(1)引起MOF的主要原因是:①重症感染。有70%~80%的MOF是在重症感染的基础上发生的。②休克时组织较长时间的低灌流和交感神经的高反应。③非感染性的严重病变如急性胰腺炎、广泛性组织损伤等。尤其是当机体的免疫功能和单核吞噬细胞系统功能减弱时,治疗不当时,如未及时纠正组织低灌流和酸碱平衡紊乱、输液过多过快、大量输血或过量应用镇静药、麻醉药等情况下,更易引起MOF。

(2)MOF的发病机制:现尚不很清楚,MOF的发生是多因素参与的结果,其中休克时组织低灌流所致的组织缺血、缺氧,代谢障碍和酸中毒起着重要作用。在感染或感染中毒性休克时,细菌内毒素在MOF的发生机制中起着关键的作用。这是因为内毒素不但能直接或间接(如激活补体和凝血系统)损害各器官的功能,而且还可通过激活补体而使中性粒细胞聚集和激活,从而使中性粒细胞释放各种水解酶,包括酸性和碱性蛋白酶,这些酶不但能破坏结构蛋白(如弹性蛋白酶破坏弹性纤维,胶原酶破坏胶原纤维等),而且还可分解血浆蛋白,激活凝血系统从而导致弥散性血管内凝血;产生并释放活性氧和脂类代谢产物(如白三烯等),这些物质又可破坏生物膜和(或)增高血管通透性,加重微循环障碍。一般情况下,中性粒细胞向感染和损伤处趋化和聚集,是炎症的正常反应,但在休克或严重感染时,由于机体免疫功能降低等原因,对这种炎性反应失去控制,从而使中性粒细胞释放的上述各种毒性物质得以广泛地破坏各器官细胞的结构和功能。故有人认为,MOF是一种非特异性失控的全身性炎性反应。此外,儿茶酚胺-腺苷酸环化酶-cAMP系统异常也可起着重要的作用。在休克时,一方面因为细胞的缺血、缺氧,使膜功能异常,腺苷酸环化酶系统的受体受损,对儿茶酚胺的反应减弱;另一方面由于组织ATP含量降低,缺乏产生cAMP的底物,结果使细胞内cAMP水平下降,进而影响细胞内的许多代谢过程和功能。

第四节 各型休克的特点

各型休克虽有共同规律,但也各有其特点。前文所述,虽然反映了休克的共同规律,但主要是围绕低血容量性休克的特点进行分析。现将其他几种重要的休克类型的特点简述如下。

一、感染性休克

感染性休克(infectious shock)可见于各种微生物引起的败血症(故又称败血症休克,septic shock),特别是革兰阴性细菌的感染,由内毒素引起的休克(内毒素性休克,endotoxic shock),这型休克主要有以下特点。

1. 感染性休克的发生机制 由于细菌的毒素各异,作用不尽相同,感染性休克的发生机制是极为复杂的,不可能是一个模式。感染性休克与内毒素性休克是不一样的,目前研究最多的是内毒素在休克发生中的作用。给狗注射内毒素,可以在几分钟内出现血压急剧降低,末梢血液内血小板和中性粒细胞数减少;随后血压又逐渐升高,血小板和中性粒细胞增多;3~4小时后,血压又再降低,血小板和中性粒细胞数又减少,外周血管阻力往往先降低,而后逐渐升高。内毒素如何引起微循环障碍和血流动力学变化,目前尚未完全搞清楚,可能有以下机制(图13-5)。

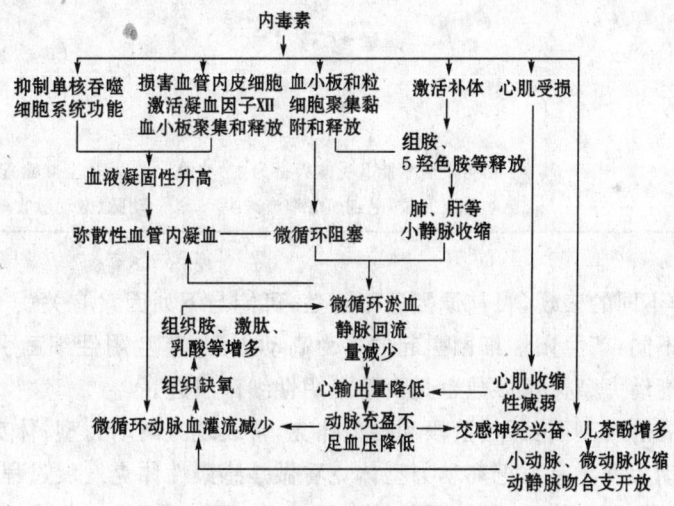

图13-5 内毒素性休克的发生机制

(1)内毒素作用于血管内皮细胞、血小板和中性粒细胞,使大量血小板和中性粒细胞聚集和黏附在微循环内(特别是肝和肺内),血流受阻(血小板和中性粒细胞的聚集和黏附,早期是可逆的,可被血流冲散)。同时,内毒素还可激活补体,使组胺和5-羟色胺释放,激活激肽系统,产生缓激肽,而使血管扩张,毛细血管开放数目增多(组胺还使肝、肺微静脉和小静脉收缩),结果大量血液淤积在微循环内,回心血量和心输出量减少,血压降低。

(2)由于心输出量减少,可使交感神经兴奋和儿茶酚胺增多,内毒素还有拟交感作用,可引起小动脉收缩和动静脉吻合支开放,毛细血管内动脉血灌流减少。

(3) 内毒素损害血管内皮细胞、激活凝血因子Ⅻ、促使血小板聚集和释放,再加上微循环淤血,通透性升高,血液浓缩,容易产生弥散性血管内凝血。弥散性血管内凝血在内毒素性休克中较为常见,有的是先发生弥散性血管内凝血,而导致休克的发生和发展。

(4) 内毒素性休克,除由于微循环动脉血灌流不足,使细胞代谢发生障碍外,内毒素还可直接损害细胞(线粒体肿胀),抑制氧化过程,而引起细胞代谢和功能变化。例如,给动物注射内毒素后,在未出现严重的微循环障碍之前,就可发现血浆内溶酶活性升高,心肌抑制因子的产生,心肌收缩性减弱。因此内毒素对细胞的损害,在休克发生过程中也有一定的意义。

2. 细菌的毒素不同临床表现各异　由于细菌毒素作用不同,因而各种感染性休克的表现也不同,有的表现为低动力型(低排高阻型),有的表现为高动力型(高排低阻型)(表13-1)。

表13-1　高动力型休克和低动力型休克比较

	高动力型休克	低动力型休克
血压	降低	降低
循环血量	正常	减少
中心静脉压	正常或偏高	偏低
心输出量	正常或偏高	减少
外周血管阻力	降低	升高
皮肤颜色	潮红→发绀	苍白→发绀
皮肤温度	温暖→湿冷	湿冷
尿量	减少	少尿或无尿
动静脉氧差	缩小	不定
发病机制	以肾上腺素能β受体兴奋为主,动静脉吻合支开放,毛细血管灌流减少	以肾上腺素能α受体兴奋为主,小动脉、微动脉收缩,微循环缺血

为什么有这样不同的表现,目前原因还不清楚,可能与下列因素有关。

(1) 细菌种类不同:革兰阳性细菌引起的多为高动力型;革兰阴性细菌引起的多为低动力型,但也有人报道高动力型休克多数也是由革兰阴性细菌引起。

(2) 休克的发展阶段不同:开始阶段和轻型休克,常表现为高动力型;休克进一步发展和重型休克,表现为低动力型。有人把高动力型休克看做是感染性休克发展过程的早期阶段。

(3) 休克前的血量和血管反应性不同:休克前已有血量减少,易引起小动脉收缩,表现为低动力型;如休克前没有血量减少,细菌毒素通过某种机制,使β受体兴奋,动静脉吻合支开放和心收缩力加强,因而外周阻力降低,循环速度加快,心输出量增加,表现为高动力型。因皮肤微循环动静脉吻合支比较丰富,此时血流量增加,所以表现为皮肤潮红温暖。

3. 其他　因为有感染存在,在发生休克时,除有休克表现外,还有因感染而引起的其他损害,所以病情更加严重和复杂。

二、心源性休克

凡能严重影响心脏排血功能,使心输出量急剧降低的原因,都可引起心源性休克(cardiogenic shock)。例如,大范围心肌梗死、弥漫性心肌炎、急性心脏压塞、肺动脉栓塞、严重心律失常及各种严重心脏病晚期,其中主要是心肌梗死。这型休克的主要特点是:①由于心力衰竭,心输出量急剧减少,血压降低;微循环变化的发展过程,基本上与低血容量性休克相同,但常在早期因缺血、缺氧而死亡。②多数病人由于应激反应和动脉充盈不足,使交感神经兴奋和儿茶酚胺增多,小动脉、微动脉收缩,外周阻力增加,致使心脏后负荷加重;但有少数病人外周阻力是降低的(可能是由于心室容量增加,刺激心室壁压力感受器,反射性地引起心血管运动中枢的抑制)。③交感神经兴奋,静脉收缩,回心血量增加,而心脏不能把血液充分输入动脉,因而中心静脉压和心室舒张期末容量和压力升高。④常比较早地出现较为严重的肺淤血和肺水肿,这些变化又进一步加重心脏的负担和缺氧,促使心力衰竭发生。

三、过敏性休克

过敏性休克(anaphylactic shock)可见于某些药物(如青霉素、普鲁卡因)和血清制剂(如破伤风抗毒素、白喉类毒素)过敏的人。特应性机体受到过敏原刺激后易产生抗体(IgE)并持久地被吸附在细胞膜上(特别是小血管周围的肥大细胞和血液的嗜碱性细胞)。当再次遇到相应的过敏原,细胞膜上的 IgE 即与过敏原结合,激发细胞释放组胺和其他血管活性物质(如5羟色胺、慢反应物质);抗原与抗体在细胞表面结合,还可激活补体系统,并通过被激活的补体激活激肽系统。组胺、缓激肽、补体 C_{3a}、C_{5a} 等可使后微动脉和毛细血管前括约肌舒张,大量毛细血管开放,通透性增高。组胺还可选择性地使一些器官的微静脉和小静脉收缩,因而造成微循环淤血,容量扩大,大量血液淤积在微循环内,致静脉回流量和心输出量急剧减少,血压降低。另外,组胺还能引起支气管平滑肌收缩,造成呼吸困难。这种休克发病非常迅速,可立即注射缩血管药物(如肾上腺素),解除支气管平滑肌收缩,改善通气功能,使小动脉、微动脉收缩,增加外周阻力,提高血压,保证心、脑等重要器官的血液供给。

四、神经源性休克

在正常情况下,血管运动中枢不断发放冲动沿传出的交感缩血管纤维到达全身小血管,使其维持着一定的紧张性。当血管运动中枢发生抑制或传出的交感缩血管纤维被阻断时,小血管可因紧张性的丧失而扩张,结果是外周血管阻力降低,大量血液淤积在微循环中,回心血量急剧减少,血压下降,引起神经源性休克(neurogenic shock)。此类休克常发生于深度麻醉或强烈疼痛刺激后(由于血管运动中枢被抑制)或在脊髓高位麻醉或损伤时(因为交感神经传出路径被阻断)。本类休克的病理生理变化和发生机制比较简单,预后也较好,有时不经治疗即可自愈,有的则在应用缩血管药物后迅速好转。有人认为这种情况只能算是低血压状态(hypotensive state),而不能算是休克,因为在这种病人微循环的灌流并无急剧的减少。

第五节 休克防治原则

一、及早预防

1. 积极防治感染 治疗各种容易引起感染性休克的疾病,如败血症、细菌性痢疾、肺炎、流行性脑脊髓膜炎、腹膜炎等。

2. 做好外伤的现场处理 及时止血、镇痛、保温等。

3. 补充液体或输血 对失血或失液过多(如呕吐、腹泻、咯血、消化道出血、大量出汗等)的病人,应及时酌情补液或输血。

4. 其他 在应用可能引起过敏性休克的药物(如青霉素、链霉素等)或血清制剂(如破伤风抗毒素、白喉抗毒素)前,务必做皮肤过敏试验,反应阳性者禁用;输血前应严格检查供受者血型是否相符等。

二、积极治疗

对于休克病人,应当分秒必争,尽早抢救,否则病情将不断恶化。治疗开始得愈晚,效果也将愈差。除了采取相应的措施以对抗感染、出血、疼痛外,还应当积极采取下述治疗措施。

1. 改善微循环,提高组织灌流量

(1)补充血容量:各种休克均存在有效循环血量不足或者是由于血容量绝对减少(如失血、脱水、血浆丧失),或者因为血容量相对不足(如血管扩张),故最终导致组织灌流量减少。因此,补充血容量是提高心输出量、改善组织灌流的根本措施。

以往遵循的是"失多少,补多少"的原则。现在看来,根据这个原则决定的补液量,显然是不够的,因为有些休克病人,如感染性和过敏性休克,可以并无明显丢失液,但由于血管容量扩大、微循环淤血、血浆外渗等,有效循环血量显著减少;在失血性、失液性休克者,除了向体外失液外,到休克Ⅱ期时也有微循环淤血、血浆外渗等变化。因此,补液的量应当大于失液的量,应当遵循"量需而入"的原则,以达到迅速改善微循环的目的。当然,补液过多也是危险的,因为可能促进休克肺的发生。

为了掌握适当的补液量,应严密观察病人的颈静脉充盈程度、尿量、血压、脉搏等临床指标,作为监护输液的尺度。有条件时,应当动态地监测病人的中心静脉压,最好还能测定肺动脉楔压。中心静脉压和肺动脉楔压低于正常,说明血容量不足,应当继续输液,以使两者保持在正常范围。如果超过正常,说明补液过多,应当立即停止补液,严密观察病情并采取相应的措施。中心静脉压的测定虽然较为简便,但它只能较好地反映右心的功能。在反映左心功能方面,肺动脉楔压是一个较好的指标。因此,对于心源性休克的病人,应尽可能采用肺动脉楔压作为监护输液的指标。

在补充容量的同时,应注意纠正血液流变学的改变,如由于血浆外渗而导致的血液浓缩、白细胞的黏附和阻塞等。故除失血性休克时宜输全血外,对其他休克病人应补充适量的胶体溶液(如血浆及其代用品、右旋糖酐等)及晶体溶液(如生理盐水、任氏液等)。

(2)合理应用血管活性药物调整血管容量:在补足血容量的基础上,根据休克的不同类型和不同的发展阶段及不同的表现,合理选用血管活性药物,对于改善微循环、提高组织灌流量有重要意义。

①扩血管药物的应用。α受体阻断药酚妥拉明(phentolamine)、酚苄明(phenoxy-benzamine)等适用于低血容量性休克、低动力型感染性休克和高阻力型心源性休克,因为它们能解除小血管和微血管的痉挛,从而改善微循环的灌流和增加回心血量。但扩血管药物不宜用于过敏性休克、神经源性休克和高动力型感染性休克,因为在这些休克病人,血管已经扩张。此外,我国学者应用大剂量阿托品、东莨菪碱,山莨菪碱(654-2)等扩血管药物治疗休克,获得了较好的效果,但这些药物的作用机制尚未完全阐明。

应当强调,扩血管药物必须在血容量得到充分补充的先决条件下才能应用,否则血管的扩张将使血压进一步急剧降低而减少心、脑的血液供应。

②缩血管药物的应用。20世纪60年代,缩血管药物如去甲肾上腺素(norepinephrine)、甲氧胺(methoxamine)等被广泛应用于休克的治疗。但这些药物有进一步减少微循环灌流量的缺点,而且在临床上的效果也不理想,故目前不主张对各型休克长期和大量应用。但缩血管药物仍有其适应证,如血压过低而又不能立即补液时,可用缩血管药物来暂时提高血压以维持心、脑的血液供应;对于过敏性休克和神经源性休克,缩血管药效果良好,应当尽早使用;对于高动力型感染性休克和低阻力型心源性休克,缩血管药也有疗效。

③扩血管药与缩血管药的联合应用。联合应用,可以取长补短,突出某一药物的治疗作用而减轻其不良反应,从而有效地改善微循环,提高组织灌流量。例如,去甲肾上腺素和α受体阻断药妥拉唑啉(tolazoline)联合应用,即可减轻去甲肾上腺素的强烈缩血管作用,又可突出其β受体的兴奋作用。

另外,选用能同时兴奋α受体和β受体的药物如多巴胺,既能使皮肤、肌肉血管收缩,又能选择性地扩张重要器官(心、脑、肾)的血管,同时还有强心作用,不但能升高血压和促进血液的合理分配,且能提高心输出量。故适用于各类休克。

2. 改善细胞代谢,防止细胞损害

(1)自由基清除药:目前较常用的自由基清除药有超氧化物歧化酶、亚硒酸钠、谷胱甘肽过氧化物酶等。此外,维生素C、辅酶Q、甘露醇和葡萄糖等都有清除自由基的作用,也可防止或减轻细胞的损害。

(2)溶酶体稳定药和钙拮抗药:在防止溶酶体酶释放及其破坏作用方面,除了消除破坏溶酶体膜因素(如纠正缺氧和酸中毒、清除自由基等)外,目前常用的是溶酶体膜稳定药,如糖皮质激素、前列腺素(PGI_2、PGE_1)和组织蛋白酶抑制药(如 parachloromercuribenzoate, PC-MB)。此外,由于钙拮抗药能抑制Ca^{2+}的内流和在胞质中的蓄积,从而降低生物膜的磷脂酶活性,故也能保护溶酶体膜。实验证明,山莨菪碱也有抑制Ca^{2+}内流、保护溶酶体膜的作用。

(3)纠正酸中毒,提供细胞营养底物和能量:酸中毒可加重微循环障碍,促进DIC的形成,抑制心肌收缩和能量代谢,破坏生物膜,并能降低药物效应,故纠正酸中毒是改善心肌代谢、防止细胞损害和提高药物疗效的重要措施。

此外,由于交感-肾上腺髓质系统的兴奋,使胰岛素效应被抑制,组织低灌流又引起细胞的缺氧,因而使细胞处于高度"饥饿"状态,故适当补充葡萄糖、胰岛素和能量合剂,对改善细胞营养和代谢,防止细胞损害都有一定的作用。

3. 治疗器官功能衰竭 休克时如出现器官功能衰竭,除了采取一般治疗措施外,尚应针对不同的器官衰竭采取不同的治疗措施。如出现心力衰竭时,除停止或减慢补液外,尚应强心、利尿,并适当降低前、后负荷;如出现呼吸衰竭,则应给氧,改善呼吸功能;如发生急性肾功能衰竭,则可考虑采用利尿、透析等措施。

第六节 低 血 压

当血压低于12.0/8.0kPa(90/60mmHg)时,较之正常血压而言已有了明显的下降,临床上又没有因急性血液循环障碍,微循环动脉血灌流量急剧减少,而导致各重要器官功能及代谢紊乱和结构损害的临床表现,这种现象称为低血压。

一、低血压的病因

正常人突然站立之后,由于地心引力的作用,使血液集中在下肢的静脉容量血管内,发生的一过性静脉回心血量和心排血量减少,使血压下降。然后,主动脉和颈动脉窦内的压力感受器激活自主神经反射,使血压迅速恢复正常并引起一过性的心动过速。这些变化主要反映了儿茶酚胺水平的增高,使容量血管的舒缩张力增加,心率加快和心肌收缩力增强,从而增加心排血量。当中枢或传出神经由于疾病或药物因素而受损害时,当心肌功能减退或是血容量减低时,这些代偿性机制可能不足,难以使降低的血压恢复正常。表 13-2 为立位性低血压的常见原因。

表 13-2　立位性低血压的原因

全身性疾病	脱水、肾上腺皮质功能不全
单纯自主神经功能不全或中枢神经系统疾病	Shy-Drager 综合征
	脑干病变
	Parkinson 病
	脊髓病
	多发性脑梗死
周围和自主神经病变	糖尿病
	淀粉样变性
	脊髓结核
	类肿瘤综合征
	酒精和营养性疾病
药物	吩噻嗪和其他抗精神病药
	单胺氧化酶抑制剂
	三环类抗抑郁药
	抗高血压药
	左旋多巴
	血管扩张药
	β 受体阻滞药
	钙通道阻滞药

症状性立位性低血压最常见的原因是继发于过量使用利尿药,如襻利尿药,呋塞米(速尿)、布美他尼(丁尿胺)、依他尼酸(利尿酸)等引起的低血容量,以及使用硝酸盐进行血管扩张治疗和钙拮抗药维拉帕米(戊脉安)、硝苯吡啶或硫氮䓬酮治疗高血压、心绞痛或心力衰竭时见到的相对性低血容量,老年人的压力容器的反应降低,长期卧床休息引起的低血容量,也是引起直立性低血压的常见原因。

损害自主神经反射的药物,如过量的抗高血压药(甲基多巴、利血平和其他神经节阻滞药)也是常见的原因,肾上腺素能阻滞药很少引起立位性低血压,但 α 肾上腺素能阻滞药,如哌唑嗪、特拉唑嗪(高特灵)等可能是一种引起立位性低血压的原因,特别是在治疗开始的时候(首次剂量反应)。

有些药物可逆性的干扰立位时的自主神经反射而降低立位的血压,包括治疗精神病的药物,如治疗抑郁症的单胺氧化酶抑制药(异唑肼、苯异肼、反苯丙肼)。三环类抗抑郁药(去甲替林、阿米替林、地昔帕明)和吩噻嗪类抗精神病药,如氯丙嗪、丙嗪、甲硫哒嗪。其他可引起立位性低血压的药物是奎尼丁、L-多巴、巴比妥盐和乙醇。抗癌药长春新碱可引起严重的长时间的低血压。

疾病引起的急性或亚急性严重低血容量，由于心排血量减少，虽然自主神经反射未受损害，也可引起立位性低血压。出血、严重的呕吐或腹泻，大量出汗或是没有得到控制的糖尿病病人的渗透性利尿，除非补充足够的液体或电解质，这些情况都可以导致血容量不足、脱水和立位性低血压。Addison病的肾上腺皮质功能低下，在没有足够的食盐摄入时，可引起低血容量性立位性低血压。

累及自主性神经系统的神经病变可中断交感神经反射弧，并减弱肾上腺素能神经对站立的正常反应，这种变化见于糖尿病性神经病、淀粉样变性、卟啉病、脊髓结核、脊髓空洞症、脊髓横断、恶性贫血、酒精性神经病、吉兰-巴雷综合征等。外科交感神经节切除手术，血管痉挛性疾病或周围血管功能不全（特别是严重的静脉曲张）可以引起站立时的血压下降。

立位性低血压病人如查不出低血压的原因，可能为原发性或特发性。单纯自主神经功能不全（过去称为特发性立位性低血压）的特点为平卧时基础血浆去甲肾上腺素水平较低，即使在交感神经末梢释出的去甲肾上腺素少的情况下，对酪胺的增压反应仍很高。这些改变提示由于交感神经末梢去甲肾上腺素缺乏，引起突触后神经支配过敏所致。

Shy-Drager综合征和特发性立位性低血压是两个可能有关的原发性神经病，它们通常有严重的立位性低血压，患Shy-Drager综合征的病人在站立时血浆去甲肾上腺素不增多；在患特发性直立性低血压的病人中，交感神经末梢显示去甲肾上腺素耗竭。在这些情况下，广泛的病变影响交感神经和副交感神经系统、基底神经节和脊髓。

综上所述，立位性低血压最常见的原因可能是应用了药物，例如用吩噻嗪、三环类抗抑郁药、抗焦虑药和抗高血压药。后者包括中枢作用（如甲基多巴和可乐定）和周围作用（如哌唑嗪、肼屈嗪和胍乙啶）的制剂。由于心室舒张期充盈随年龄增长而减弱，老年人依赖于足够的静脉回流来提供正常的心排血量。因此减少静脉回流的药物，尤其是硝酸酯和利尿药常引起立位性低血压。许多老年人即使用常规剂量也可引起立位性低血压。

二、低血压的发生机制

压力反射机制通过对抗动脉血压的暂时降低和阻力动脉血压的暂时升高来调节体循环血压。压力反射对高血压和低血压刺激的反应，都随年龄增长而进行性降低。高血压也降低压力反射。因此，压力反射功能在老年高血压病人中损害最明显。

机体为了满足各器官的血液供应，又要尽量保持血压相对稳定，首先通过随时调整对各器官的血液分配比例，进一步加快心率及增加每搏心排血量。这些都要靠神经及体液的调节。

1. 神经调节

（1）心血管中枢：心血管活动的神经调节以心血管中枢为主导。心血管中枢位于脑干，分为交感中枢及副交感（迷走）中枢。不管是中枢神经本身发布的激动，还是由于接受外周感受器的信息所引起的反射，兴奋或抑制将分别经交感神经或副交感（迷走）神经而下达到心血管系统，调节的情况大致如图13-6。

（2）压力感受器：人体的颈动脉窦及主动脉弓处有压力感受器，当动脉内血压升高时，管壁扩张的机械性牵拉引起感受器兴奋，发出传入冲动，冲动传至脑干，一方面抑制交感神经中枢，另一方面兴奋副交感（迷走）中枢，再经交感神经及迷走神经下达至心血管，引起外周动脉的扩张(特别是骨骼肌及内脏的血管床),心率减慢,心肌收缩力减弱,心排血量减少,从而引起血压下降,故称为减压反射。减压反射的调节作用通常只发生于动脉血压迅速变化的情况,对血压缓慢变化不敏感。

在血压降低时,压力感受器传入的冲动减少,解除对加压中枢的抑制,从而加压中枢发放的冲动增多,引起心率增快,心肌收缩力增强,心排血量增加及外周动脉收缩,使血压回升,恢复正常,称为升压反射。

当以上反射弧中的某一环节出现异常时,如自主神经功能不全,中枢神经系统疾病和周围神经病变等,升压反射弧不能很好地建立,直立位时不能使血压回升。

压力反射减弱的原因可能由于动脉僵硬之故。后者在动脉血压变化时引起压力感受器的伸张和松弛发生障碍。老年人心脏的肾上腺素能反应性降低可减弱低血压刺激时压力反射介导的心率增快。这些改变在一般的低血压应急,如体位改变时,具有临床重要性,因其不能通过代偿性地增快心率或增加血管阻力而使之消除。

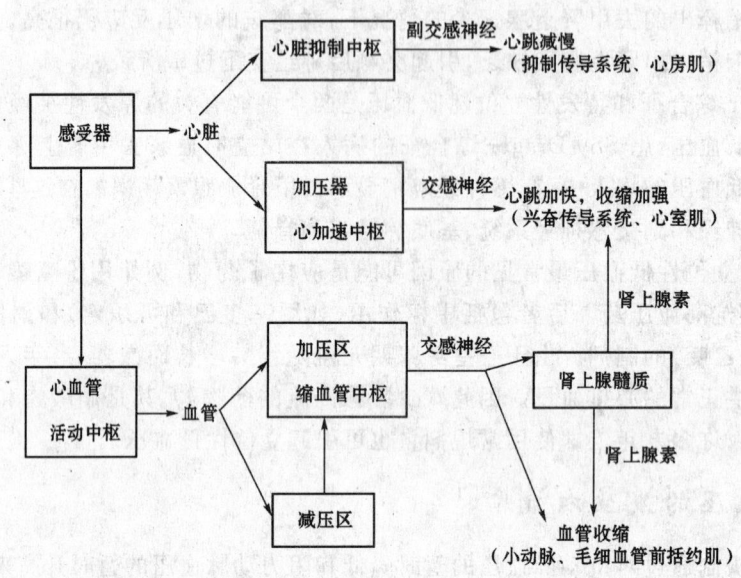

图 13-6 血压的心血管神经调节中枢示意图

(3)脑血流改变:脑血流随年龄增长而降低。脑血管病的危险因素(如高血压、心脏病、糖尿病和高脂血症)进一步减低脑血流。因此,老年病人有这些危险因素时可能在使血压仅稍微下降的情况下即产生脑缺血。

脑自动调节机制常在急性血压降低时起代偿作用。目前的资料提示脑血流量的自动调节,除有症状性立位性低血压的某些病人外,多数人仍然维持。然而,慢性高血压使自动调节所维持脑血流的最低血压水平增高。低于此水平,血流可减少,从而增高脑缺血的危险。虽然老年高血压病人不能耐受血压的急剧下降,但可采用各种制剂使血压得到缓慢下降而不降低脑血流。

(4)化学感受器:颈动脉体及颈动脉体化学感受器也参与血压的调节,化学感受器主要对呼吸经常起调节作用,对循环系统的调节只在 O_2 分压降低、CO_2 分压升高或 pH 值降低时,化学感受器才被兴奋而增加传入神经冲动,兴奋血管中枢。此外,CO_2 分压升高对血管中枢有直接作用,使交感缩血管神经的传出冲动增多,引起骨骼肌、内脏和肾脏等器官的血管收缩及肾上腺分泌增多。体液 O_2 分压升高、CO_2 分压降低或 pH 值升高能通过反射兴奋副交感(迷走)中枢,引起心室收缩力减弱,心排血量降低。颈动脉体和主动脉体化学感受性反射主要参与应急状态的循环功能调节,使血液从非生命器官转移到脑及冠状血管。当肾上腺功能不全或存在中枢神经系统、周围神经病变时,使上述的升压反射功能丧失。患慢性阻塞性肺疾患的病人,血中 CO_2 分压长期处于偏高状态,也会引起立位性低血压。

(5)其他:若右心房压力升高及左心房肺静脉入口处张力增加,可引起心率加快及心跳加强而发生朋氏反射;身体其他部位的压力及化学感受器引起影响心血管活动的反射,包括肺动脉的压力感受器及心脏的压力感受器等。皮肤受到强烈刺激也可引起血管反应;骨骼肌的感受器在快跑时可引起心率加快。这些反射均可因神经系统本身病变而受到影响,使升压反射不能建立而出现立位性低血压。压迫眼球使心率变慢,称眼球-心反射,临床上有时用于治疗阵发性室上性心动过速。如果过度刺激,也会出现低血压反应。刺激上呼吸道,偶尔可导致心跳停止,在气管镜检查或气管插管麻醉时应予警惕并做好预防。

2. 体液调节

(1)肾上腺素及去甲肾上腺素:交感神经兴奋,其神经末梢释放去甲肾上腺素,主要作用于 α 受体,引起局部血管收缩。一部分迅速被酶分解,大部分被神经末梢重新回收,很少进入血液,一般不引起全身作用。循环血液中的肾上腺素及去甲肾上腺素主要来自肾上腺髓质。肾上腺髓质的分泌受交感神经节前纤维控制,通常分泌的量很少,维持血液中肾上腺素平均浓度 0.327fmol/L(6ng/100ml),去甲肾上腺素 1.77fmol/L(30ng/100ml)。体力劳动或情绪激动或大量失血时,引起交感中枢兴奋,刺激肾上腺髓质分泌较多的肾上腺素及少量去甲肾上腺素(约占分泌总量的 15%~20%),有些强刺激甚至可使分泌量增加到基础分泌量的 100 倍,进入循环血液,引起外周血管收缩及心脏收缩力加强,使血压升高,属于应激反应。

①去甲肾上腺素。去甲肾上腺素是交感神经末梢所释放的化学递质,主要在交感神经末梢膨体内合成,并大部分储存于胞质的囊泡内。当神经冲动到达时,囊泡以胞裂外排的方式,将去甲肾上腺素外排到突触间隙。部分与血管壁上的 $α_1$ 受体结合,大部分又被交感神经摄回,小部分代谢而失活。交感神经末梢囊泡上有 $α_2$ 受体,被去甲肾上腺素兴奋,来抑制囊泡对去甲肾上腺素的合成及释放,起反馈调节作用。

去甲肾上腺素为 α 受体兴奋剂,有较强的血管收缩作用,能明显增加外周血管阻力,从而增加冠状动脉血灌注压,但能引起冠状动脉收缩。对脑血流量的影响不大,使肾血流量显著减少,可导致无尿,引起急性肾功能衰竭,对心肌收缩作用很小,但增加心肌耗氧量。可作为抗休克的应急升压药。

②肾上腺素。对 α 及 β 受体都有强力的作用。作用于心脏的 $β_1$ 受体,使之收缩力加强,兴奋性增高,传导加速及心搏血量增多。α 肾上腺素引起小动脉及毛细血管前括约肌收缩,而骨骼肌血管主要为 β 受体,被 β 肾上腺素作用引起血管扩张。对脑和肺的血管收缩作用甚弱,静脉滴注每分钟 25~50nmol(5~10μg)时,可引起收缩压上升,舒张压不变,甚至有所下降。剂量加大亦可引起舒张压升高。

一些抗高血压的药物,如 α 肾上腺素受体阻滞药、β 受体阻滞药,可使肾上腺素、去甲肾上腺素的分泌减少或活性减低,起到降低血压的作用,但过量使用会引起立位性低血压。

(2)肾素-血管紧张素-醛固酮系统:此系统的感受器为球旁器(juxta-glomerular apparatus),是入球小动脉与远曲小管相接触部位的特殊分化细胞。入球小动脉中层的特殊分化细胞称为球旁器细胞,亦名颗粒细胞,是压力感受器,也是肾素合成、储存及释放的场所。当入球小动脉内血压降低时,释放肾素。在肾远曲小管起始部分,靠近球旁器细胞一侧的肾小管上皮分化为致密斑细胞,对滤液中的钠含量及渗透压很敏感。当远曲小管中的滤液含钠量低和(或)滤液的渗透压低时,致密斑发出信息,使球旁器细胞释放肾素。球旁器细胞上有β受体,β受体阻滞药(如普萘洛尔)能减少肾素的分泌,所以β受体阻滞药可用于治疗高肾素性高血压(图13-7)。

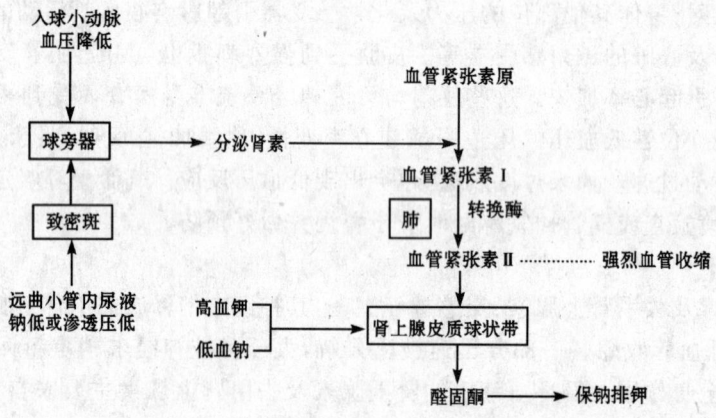

图13-7 肾素-血管紧张素-醛固酮系统示意图

①肾素。是一种多肽水解酶,能将血管紧张素原水解为10个氨基酸的血管紧张素Ⅰ。血管紧张素原是肝内产生的α球蛋白。血管紧张素Ⅰ主要在肺内进一步被转化酶去除2个氨基酸,成为血管紧张素Ⅱ。部分血管紧张素Ⅱ可在肾上腺皮质内转变为血管紧张素Ⅲ。血管紧张素Ⅱ、Ⅲ有强烈的收缩血管作用,较去甲肾上腺素的升压效果强40~50倍,此外血管紧张素Ⅰ、Ⅱ都有刺激肾上腺皮质球状带分泌醛固酮的作用。血管紧张素Ⅰ的缩血管作用微弱,血管紧张素转化酶抑制药(卡托普利)能阻断血管紧张素Ⅰ变为血管紧张素Ⅱ,临床上用于扩血管及降血压。当使用血管紧张素转化酶抑制药过量时,必然会发生立位性低血压。

②醛固酮。作用于远曲小管及集合管,使之加强对钠的回吸收,促进钾的排泄,称为"保钠排钾"作用,钠回吸量增多,也带着水分回吸,增加血容量。血管紧张素能促进肾上腺皮质球状带分泌醛固酮,此外血钾升高或血钠降低可直接刺激肾上腺球状带分泌醛固酮。ACTH对醛固酮分泌也有一些作用。临床上若长期用利尿药对抗醛固酮,可引起血压下降。

(3)激肽-前列腺素系统

①激肽(kinin)。激肽是由激肽释放酶(kallikrem)作用于激肽原(kininogen)而解脱出来的一种扩血管物质。

激肽原是由肝脏合成的一种酸性糖蛋白,电泳分析处于α_2球蛋白的部位。其有两种存在形式,一种存在于组织内,所以也叫组织激肽原,激肽片断接在唾液酸的羧基上,叫激肽原Ⅰ,易被羧基肽酶β灭活;另一种存在于血浆中,也叫血浆激肽原,激肽片段不接在唾液酸的羧基

第十三章 休克及低血压的鉴别诊断

上的,叫激肽原Ⅱ,不容易被羧基肽酶灭活。激肽原被激肽释放酶激活为激肽。

激肽释放酶是一种蛋白酶,它是由前激肽释放酶被凝血因子Ⅻa激活而来的。凝血因子Ⅻa是Ⅻ因子接触创面胶原物质而被激活形成的。

血液中含有强力水解激肽的酶叫激肽酶,激肽酶使激肽灭活。在正常情况下,一方面由于不存在以激肽原释放出激肽的一系列机制,形成不了激肽,另一方面即使放出了一点激肽也被激肽酶破坏而不起作用。但在局部创伤及发炎时,由于胶原的暴露而触发凝血因子Ⅻ变为Ⅻa,Ⅻa启动了连锁反应,使激肽原转化为激肽。激肽引起小动脉的强烈舒张,增加局部的血液供应,引起充血。

长期患肝病,肝功能受损,蛋白合成障碍,激肽原生成减少,以上机制受到损害,也会引起低血压。

肾内生成的激肽酶主要决定于肾内肾激肽释放酶活性,它可能受神经体液因素的影响。实验证明,当肾动脉压升高时,肾激肽释放酶分泌增加。经肾动脉灌注血管紧张素Ⅱ时,也可使肾激肽释放酶排出增加,可能由于血管紧张素Ⅱ引起肾动脉血压升高的刺激。盐皮质激素(醛固酮)可增加肾激肽释放酶的分泌及排出,使激肽分泌增多,血管扩张,临床上在给予充足的盐摄入后,服用盐皮质激素(氟氢可的松)能扩充血容量,治疗立位性低血压。

肾激肽可激活磷脂酶A,此酶可催化磷脂水解生成花生四烯酸。花生四烯酸在前列腺素合成酶的作用下生成前列腺素。所以,肾激肽的水平影响肾内生成前列腺素的数量。

②前列腺素(prostaglandin,PG)。是一种不饱和的20碳脂肪酸,首先在动物精液中发现而定名为前列腺素,其实PG在人体组织内分布很广。PG有A~H型8种类型,其中E、F、A型比较重要。PG的生理作用是多方面的。从肾脏可分离出3种前列腺素,即PGE_2、PGF_2、及PGA_2。肾合成的一部分PG可经肾静脉进入体循环,但血液中的PGF_2及PGE_2极易被肺组织破坏,动脉血内的含量很少,故称为局部激素。PGA_2在体循环中含量较多,故为循环激素。

③激肽与前列腺素。激肽的水平关系到前列腺素的合成,激肽与前列腺素有密切的关系。PGA及PGE有扩张血管的作用,特别PGA不但有局部作用而且有全身作用。肾PGE_2及PGA_2使小动脉扩张,引起肾血流量增加;还能抑制肾小管对水、钠的吸收,促进水和钠的排泄,可引起循环血量的减少。血容量减少再加上PGA_2全身扩血管作用,故激肽与前列腺素对血压的调节亦具有重要的作用。血压升高的原因主要为交感神经兴奋、肾素分泌增多或醛固酮分泌增多,三者都增加肾脏激肽释放酶活性,从而增加肾脏前列腺素的合成及释放。PG通过促进肾脏水钠排泄,减少血容量,通过扩张小动脉减少外周血管阻力,所以有引发低血压的作用。

许多非甾体类抗炎药物(如吲哚美辛)可以引起钠潴留和抑制前列腺素的合成,临床上也可用来治疗立位性低血压。

3. 局部调节血管的物质

(1)组胺(histamine):在毛细血管的入口附近有肥大细胞,当组织缺氧时它分泌组胺,使毛细血管开放。在组织供氧充分之后,肥大细胞停止分泌组胺,且局部的组胺被分解及冲走,因而毛细血管闭合。这样使毛细血管时开时闭,按需对组织细胞供血。此外,皮肤、脑、肠黏膜等组织的体细胞含有大量的组胺。当损伤时,特别当大面积损伤时,可释放出大量的组胺进入血液,引起全身小动脉扩张,是导致末梢循环衰竭的一个因素。有些过敏体质的人发生变态反应时,组胺分泌过多,也会发生低血压。

(2) 5-羟色胺(5-HT)：5-羟色胺是一种色胺酸的分解产物,大量存于肠黏膜细胞、脑组织内。血小板在通过这些组织时吸附大量 5-羟色胺。在血管损伤出血时,血小板黏附于创面上,继之血小板破坏释放出所储存的 5-羟色胺,使局部血管收缩,有助于自然止血。

如果组胺或 5-羟色胺的产生及分解平衡失调,也会发生低血压,而使用一些皮质激素或非甾体类抗炎药物,可以减轻机体的组胺分泌反应,从而预防立位性低血压的发生。

4. 血管流体力学 体循环从主动脉开始一级一级的往下分支,直到形成毛细血管网,再由小静脉一级一级的向上汇拢,形成腔静脉。排列形式是在上下级血管串联的基础上有许多同级血管并联。对各个器官供血的基本形式是动脉→小动脉→微动脉→后微动脉→毛细血管网→微静脉→小静脉→静脉。微动脉→毛细血管网→微静脉,称为微循环。在毛细血管分支处有毛细血管前括约肌,为毛细血管的起始。整个体循环系统是由许许多多此种形式的管腔并联所组成。流体力学的基本规律与电学的欧姆定律(电流=电压/电阻)相一致,即流量(F)=压差(P_1-P_2)/阻力(r),并联减小阻力$(1/R=1/R_1+1/R_2+1/R_3……)$,从而能减轻心脏的负担。并联管腔总流量等于各分流量的和$(I=I_1+I_2+I_3)$,此种并联形式便于调整各个器官血流量的分配。通过神经反射及体液的调节,改变各器官的动脉口径,常能达到血液的按需供应。根据 Poiseuille 定律$[Q=\pi(\Delta P)r4/8L\eta$,(Q. 流量、P. 压降、r. 管腔半径、L. 管腔长度、η. 体液黏稠度)]。液体在管内流动中的压降与 r4 成反比,压降与阻力成正比,所以管腔半径减半,则阻力或压降将增加 16 倍。由于动脉愈分支,管径愈细,则压降曲线越来越陡,从小动脉起始端到毛细血管的压降更加显著,到毛细血管动脉端的血压只有 3.3～4.7kPa(25～35mmHg),当血压进入静脉系统,静脉管径愈来愈粗,阻力愈来愈小,则能促进静脉血的回流。

大的动脉及静脉壁厚,可以耐受数千 mmHg(1mmHg=0.133kPa)的压力。要保证毛细血管有迅速弥散作用,就必须管壁很薄,但又要承受得住血液水位压对血管壁的压力。动脉及毛细血管的平均压力分别为 13.3kPa 及 2.7kPa(100mmHg 及 20mmHg),两者相差只有 10.7kPa(80mmHg),而毛细血管壁只有一层内皮细胞。薄薄的毛细血管壁之所以不被血压冲破,是靠其管径很细。根据 Laplace 公式,管壁的张力(T)等于内压(P)乘管腔半径(r),大动脉管腔为 1.3cm,毛细血管为 4μm,而主动脉壁的张力比毛细血管约大 1 600 倍,所以毛细血管虽有相当高的压力,但管壁的张力很小,从而使毛细血管既有很好的通透作用,借以保证物质交换,且不因为壁很薄而被毛细血管的内压所冲破。

流速即单位时间(s)血流的毫米数=流量/面积,流速与流量呈正比,与血管断面呈反比。在并联管腔中血管断面等于各脏器同水平血管断面的总合。各类血管总断面以主动脉为 1,小动脉为 8,微动脉为 15,毛细血管为 700,微静脉为 150,小静脉为 30,腔静脉为 4。主动脉内血液的平均流速为每秒 33cm。随着血管的变细,而总面积加大,流速愈来愈慢,静脉内的血液流速仅有同样大小动脉的 1/4。毛细血管的流速最慢,只有 0.5～0.7mm/s,血液通过慢,需 1～2s,从而保证了血管内外的物质交换。

从以上机制可看出,扩张微循环药物的降血压作用更加明显,而外周神经病变引起的微血管功能障碍,血管的舒缩不平衡,则更易引起低血压。

5. 心脏泵血功能 心脏作为循环的动力,要随时保证各器官有适当的血液供应,而各器官的血液需要量经常在不断发生变化,心血管系统通过神经、体液的调节进行血液重新分配和(或)调整心排血量,以满足各器官的要求。心脏每收缩 1 次的排血量叫每搏排血量(stroke volume,SV),正常成人静息状态为 60～70ml。每搏排血量乘以心率为每分排血量,统称为心排血量(cardiac output,CO),正常成人静息状态为 5 000～6 000ml。心排血量反映心脏的泵血功能,它与人体的大小成正比,为了便于判断及比较,以体表面积平方米数除心排血量,即每 $1m^2$ 体表面积的心排血量,称为心排血指数(cardiac index,IC)正常男性静息状态为 3.0 ± 0.5 $(L/s)/m^2$,女性较男性低 10%。每搏排血量指数(stroke index,SI),即体表面积(m^2)除每搏排血量。

决定心排血量多少主要有 5 个因素:①心室收缩力。②前负荷,即心室舒张末容积或压力。③后负荷,即主动脉内压力及外周血管阻力。④心率。⑤协同作用。当老年人患有冠心病时,缺血或梗死心肌收缩无力,病态窦房结综合征病人的心率减慢,长期利尿、血容量不足等情况下,引起心排血量下降,也是立位性低血压的原因之一。

进食后低血压的机制被认为与消化时内脏血液积聚的压力反射代偿受到损害有关。自主神经功能失调并进食后低血压者,进餐后有前臂血管收缩功能受损、体循环血管阻力降低和心率的交感神经系统抑制异常。因此,自主神经系统控制心率和血管阻力的变异可能是本病的基本病因。

三、低血压的临床表现

老年人立位性低血压有两种临床表现:生理性(正常的老化过程)和病理性(疾病所致)。

1. 生理性立位性低血压 此型低血压,在老年人每日血压有明显的变化,与老年人血压增高及血浆去甲肾上腺素水平受体位改变的影响有关。它常为一般的低血压应激所诱发,如血容量减低、服用降血压药物,或排尿时所做的 Valsalva 动作。生理性立位性低血压虽一般无症状,但足以降低脑血流,引起头晕或晕厥。长期卧床休息可进一步降低血压的内环境稳定,产生严重的立位性低血压。

2. 病理性立位性低血压 此型低血压常伴有体位性头昏或晕厥。急性立位性低血压常由急性病引起脱水所诱发。在年轻病人中,立位时心率明显增快提示由于低血容量引起,而非自主神经功能失调引起的立位性低血压。但在老年人中,心率增快常不明显,因此在低血容量引起的立位性低血压中可能不出现心率增快。急性立位性低血压的一个更少见的原因是肾上腺皮质功能不全伴有低钠血症和高钾血症。

慢性立位性低血压病人常伴有自主神经系统功能失调,如心率固定不变、尿失禁、便秘、不出汗、不能耐热、阳痿和易疲乏等。

Shy-Drager 综合征的病人血液循环中去的甲肾上腺素水平正常,对输注去甲肾上腺素和酪胺的反应也正常,但站立时血浆去甲肾上腺素水平不增高。此综合征伴有中枢神经系统若干部位的神经元退行性变,包括延髓皮质、脊髓皮质、锥体束外和小脑系统,以及脊髓的中间外侧柱。因此,Shy-Drager 综合征为交感神经血压控制方面的中枢神经系统疾病,常伴有锥体束外和小脑症状。除了小动脉和静脉血管收缩的衰竭外,常常存在广泛的自主神经功能异常:不出汗,肠管、膀胱和胃张力缺乏,阳痿,唾液和泪水减少,瞳孔扩大和视力调节损害。因为交感神经和副交感神经对心血管系统的调节功能丧失,有严重的立位性低血压,但是病人仰卧时血压反而升高。

周围自主神经系统疾病也可引起病理性立位性低血压。包括 1 型糖尿病,严重周围神经病变和其他终末器官损害。较不常见的还有淀粉样变性,维生素缺乏,伴发于恶性肿瘤,尤其是肺癌和胰腺癌的神经病变。

四、低血压的诊断与鉴别诊断

1. 立位性低血压 立位时收缩期血压下降≥2.7kPa(20mmHg)。立位性低血压是内环境稳定受损的常见临床表现,见于15%～20%的一般老年人。其患病率随年龄、患心血管疾病和基础血压的增高而增多。许多老年人其体位变化时血压有大范围的变化,并与其基础卧位收缩期血压的高低密切相关。即当基础卧位收缩期血压最高时,立位性的收缩期血压下降最大。

立位性低血压是老年人晕厥和晕倒的重要危险因素,即使在无其他自主神经系统功能失调者也是如此。及时地诊断、治疗,是防止严重并发症的首要条件。

老年人如自诉体位性头昏和轻度神志模糊,不能认为他就是立位性低血压。应先让病人平卧至少5min后测血压和脉率,然后安静站立1min后测血压和脉率,继续站立3min后再测血压和脉率。低血压反应可能在站立后立即或延迟出现。为了发现延迟的低血压反应可能要延长站立时间或做倾斜试验。在开始治疗之前,应多次测量血压以确认立位性低血压的持续存在。在确定低血压时要明确区分由于主动脉弓的分支受累以致上肢缺血,桡动脉搏动消失,导致的测定血压值偏低,甚至测不出来的情况。

2. 进食后低血压 进餐后收缩期血压下降≥2.7kPa(20mmHg)。进餐后血压降低见于老年人血压内环境稳定机制异常的人。早餐和午餐后血压显著降低,此种血压降低在年轻人或未进餐的老年人中不出现。老年人进餐后75min内发生餐后血压降低≥2.7kPa(20mmHg)者达1/3。如在餐前服过降血压药物,餐后血压降低可能更显著。在老年高血压病人和有进食后晕厥或自主神经系统功能失调者中,进食后低血压的发病率最高。进食后低血压可能是老年人晕厥或跌倒的常见原因,一组住院老年人的研究显示其占晕厥发作的8%。

进食后低血压有两种临床类型:①生理性与年龄相关的现象,除非为其他低血压因素所加重,否则极少有症状。②病理性与自主神经功能不全有关,晕厥时伴有更显著的低血压。

老年病人有进食后头晕、摔倒、晕厥,其他脑或心脏缺血症状者,进餐后应测量其血压,以检出进食后低血压,使其得到及时治疗。

五、低血压的预后及治疗

预后取决于原发疾病,当立位性低血压是由于血容量不足或药物过量引起时,停用药物后即可使其很快恢复正常,长期卧床病人发生的立位性低血压可以通过每天使病人坐起一段时间而得以减轻。

患有原发性疾病的病人预后,取决于对原发病的治疗结果,当病因不能改变时,治疗的目的在于使周围血管收缩和增加心排血量。这样,往往可以使病人的血压维持在立位时没有症状的水平,但在Shy-Drager综合征或是原发性立位性低血压的晚期阶段,药物治疗往往是不够的,可能需要某种抗压或反排装置,如果立位性低血压与腿部静脉淤血有关,合适的弹力长筒袜可以增加立位时的心排血量和血压。

对于轻微的立位性低血压,当病人清醒时,口服周围交感神经能药物麻黄碱25～50mg,每3～4h 1次,可将血压维持在合适的范围。

一种替代或共同采用的治疗是扩充血容量,如增加盐的摄入,开始时增加盐的摄入,随后投给盐皮质激素,投给含盐丰富的食物或氯化钠,使摄入的钠比平时饮食增加5～10g往往就足够了,然后每日口服氟氢可的松 0.1~0.5mg,但是只有同时摄入足量的食盐,并有证据表明由于盐的潴留使体重增加 1.3~2.2kg 和扩充了细胞外液容量才有效,这种治疗可使心功能受损的病人发生充血性心力衰竭。仅仅出现水肿但没有充血性心力衰竭,则不是继续这种治疗的禁忌证,一种重要的并发症是低钠血症,这是由于摄入高钠同时投给盐皮质激素的钾消耗效应引起的,可能需要补充钾。有报道认为,普萘洛尔(心得安)可以增强盐和盐皮质激素的疗效。

许多非甾体类抗炎药可以引起盐潴留和抑制前列腺素的合成,口服吲哚美辛(消炎痛) 25~50mg,每日 3 次,是有益的,但是,这类药物可引起胃肠道症状和不应有的增压反应(发生于同时使用吲哚美辛和拟交感神经药物治疗的病人)。

对自主神经功能不全病人的研究提示,吲哚美辛 50mg,每 6h 1 次,咖啡因 250mg,加或不加双氢麦角胺 6~10μg/kg,皮下注射,生长抑素 12~16μg,皮下注射,餐前用可改善进食后低血压。咖啡因应仅在晨间给予,使其在晚间消失,以免影响病人睡眠和产生药物耐受性。

对于老年人伴有低血压状态,体质消瘦的病人,临床上可用中药"脑灵素",每次 4 片,每日 3 次,但对有高血压病史的病人要慎重。

进食后有低血压的病人不宜于餐前服降血压药,餐后宜平卧。减少降血压药物的剂量和用少食多餐法进食可能有帮助。最近的资料提示,某些病人进餐后步行,可有助于恢复正常循环,但这种疗法只能在严密监测下进行。

(解放军总医院　朱平)

第十四章 心力衰竭的鉴别诊断

第一节 急性左心衰竭

急性左心衰竭指由于某种因素，左心室在短时间内发生心肌收缩力明显减低，或左心室负荷加重而导致的急性心排出量减低的临床综合征。

心源性肺水肿是急性左心衰竭的最严重的表现，是指血浆渗入到肺间质，随后渗入到肺泡内，影响气体交换而引起的呼吸困难、咳嗽、咳泡沫痰等症状。正常人肺毛细血管平均压为 $0.5\sim0.93kPa(4\sim7mmHg)(1mmHg=0.133kPa)$，而将组织间隙液回收至血管的毛细血管胶体渗透压为 $3.3\sim4.0kPa(25\sim30mmHg)$，故血管内液体不会渗入肺组织间隙。急性左心衰竭时，左心室舒张末压迅速升高，导致左心房、肺静脉和肺毛细血管内压力相继升高，当肺毛细血管内静水压超过胶体渗透压时，血清开始渗入肺组织间隙，若渗入的液体迅速增多，则可进一步从组织间隙经肺泡上皮渗入肺泡，从而引起肺水肿。

急性左心衰竭常见的病因为急性心肌梗死、乳头肌断裂、恶性高血压、风湿性心瓣膜病、急性心肌炎、肥厚性心肌病伴左心室流出道梗阻、先天性主动脉瓣下狭窄、严重的快速性心律失常等。急性左心衰竭大多是诱发的，最常见的诱因有感染、心律失常、妊娠和分娩、体力活动和情绪激动、输血输液过多或过快、出血与贫血、电解质紊乱和酸碱平衡失调等。急性左心衰竭发病急骤，是一种严重危及生命的心血管急症，必须及时治疗。

一、诊断

根据既往心脏病史，突发严重呼吸困难、剧烈咳嗽和咳粉红色泡沫样痰，典型心源性肺水肿的诊断并不困难。心脏杂音、舒张期奔马律、肺部湿啰音和发绀等体征，以及胸部 X 线检查对确诊肺水肿可提供重要佐证。

（一）临床表现

一般说来，凡能使左心室舒张末压和左心房压力增加并使肺毛细血管压力升高 $4.0kPa$ $(30mmHg)$ 以上，即可发生急性肺水肿。

1. 发病早期 症状不典型，病人呼吸短促，有时表现为焦虑不安。体检可见皮肤苍白湿冷，心率加快。

2. 间质性肺水肿期 有呼吸困难，但无泡沫痰。有端坐呼吸、皮肤苍白，常有发绀，部分病人可见颈静脉怒张，肺部可闻及哮鸣音，有时伴有细湿啰音。

3. 肺泡内肺水肿期 有频繁咳嗽，极度呼吸困难、咳粉红色泡沫样痰等症状，体检发现双肺布满大、中湿啰音，伴哮鸣音，并有奔马律、颈静脉怒张、发绀等表现。

4. 休克期 病情严重的病人可进入此期，表现为血压下降、脉搏细数、皮肤苍白、发绀加重，冷汗淋漓、意识模糊等。此期肺部啰音可减少，但预后很恶劣。

5. 临终期 心律及呼吸均严重失常，濒于死亡。根据心排血量的不同，临床上将急性肺水肿分为两型。

(1) Ⅰ型:高输出量性肺水肿。临床上较为多见,病人血压常高于发病前,并有循环加速、心排血量增多、肺动脉压及肺毛细血管压显著升高等表现。此型多由高血压性心脏病、风湿性心脏病(主动脉瓣或二尖瓣关闭不全)、梅毒性心脏病、输血输液过多或过快等引起。采用减轻心脏前负荷的治疗方法有效。

(2) Ⅱ型:低排出量性肺水肿。血压不变或降低,并有心排血量减少、脉搏细弱、肺动脉压升高等表现。多见于广泛急性心肌梗死、弥漫性心肌炎、风湿性心脏病严重二尖瓣狭窄或主动脉瓣狭窄等疾病。用降低静脉回流的方法治疗,可有暂时效果,但易引起休克。

(二) 体征

除原有心脏病的体征外,以下是左心衰竭后引起的体征变化。

1. 左心室扩大 除二尖瓣狭窄左心房大而左心室不大外,病人多左心室不同程度扩大,心尖搏动向左下方移位。

2. 心脏听诊 心率增快,第一心音减弱。左心室明显扩张时可发生相对性二尖瓣关闭不全而出现心尖部收缩期杂音,肺动脉瓣听诊区第二心音亢进,第二心音逆分裂。

3. 心律失常 除原有心房颤动者外,尚可出现其他心律失常,如室上性心动过速、室性心动过速、窦性心动过缓伴交界区性逸搏和不同程度的房室传导阻滞等。

4. 舒张期奔马律 心尖部舒张期奔马律常为左心衰竭的早期表现之一。一般认为其产生机制系左心室舒张末期压(LVEDP)和左心房压(LAP)升高,心房强烈收缩使心室快速充盈所致。

5. 交替脉 系左心衰竭的另一早期表现。以心室收缩强弱交替而致脉搏有节律的强弱交替为特点。交替脉是由于左心室每搏量的改变造成的,多见于继发左心室射血阻抗增加的心力衰竭,如体循环高压、主动脉瓣狭窄、冠心病及扩张型心肌病等。它通常与舒张早期奔马律同时存在,标志着心肌疾患的严重性,并常随着心力衰竭的好转而消失。

6. 肺部啰音和胸水 湿啰音的分布部位随体位而变化。左心衰竭病人喜取半坐位,故湿啰音多分布在两肺底部。病情加重时湿啰音可波及全肺,并伴有干啰音或哮鸣音。在间质性肺水肿时,肺部无干湿性啰音,仅有肺呼吸音减弱。约1/4病人可出现胸水。

7. 发绀 轻者劳累或平卧久后可出现发绀。发绀随病情加重而趋明显。

(三) 辅助检查

1. X线检查 胸部X线检查对左心衰竭的诊断有一定帮助。除原有心脏病的心脏形态改变之外,主要为肺部改变。

(1) 间质性肺水肿:产生于肺泡性肺水肿之前。部分病例未出现明显临床症状时,已先出现下述一种或多种X线征象。

①肺间质淤血,肺透光度下降,可呈云雾状阴影。

②由于肺底间质水肿较重,肺底微血管受压而将血流较多地分布至肺尖,产生肺血流重新分配,使肺尖血管管径等于甚至大于肺底血管管径,肺尖纹理增多、变粗,尤显模糊不清。

③上部肺野内静脉淤血可致肺门阴影模糊、增大。

④叶间隙水肿可在两肺下野周围形成水平位的Kerley B线。

⑤上部肺野小叶间隔水肿形成直而无分支的细线,常指向肺门,即 Kerley A 线。

(2)肺泡性肺水肿:两侧肺门可见向肺野呈放射状分布的蝶状大片阴影;小片状、粟粒状、大小不一结节状的边缘模糊阴影,可广泛分布于两肺,可局限于一侧或某些部位,如肺底、外周或肺门处;重度肺水肿可见大片绒毛状阴影,常涉及肺野面积的50%以上;亦有表现为全肺野均匀模糊阴影者。

2. 心脏超声　为了更好地诊断心力衰竭,应常规进行心脏超声检查心脏超声可以评价瓣膜、心腔结构、心室肥厚及收缩和舒张功能等心脏完整功能参数。其对心室容积的测定、收缩功能和局部室壁运动异常的检出结果可靠。目前,多普勒超声技术为有经验的操作者测定跨瓣压差和右心室收缩压提供了定量化手段,如果三尖瓣关闭不全存在,可经超声计算出肺动脉压而做出肺动脉高压的诊断。若病人经胸超声显像较差或有机械二尖瓣,或者为了更详细地了解心房、肺静脉及二尖瓣,可以使用经食管超声评价其结构和功能。心房颤动的存在降低了上述检查的可靠性。

3. 动脉血气分析　左心衰竭可引起不同程度的呼吸功能障碍,病情越重,动脉血氧分压(PaO_2)越低。动脉血氧饱和度低于85%时可出现发绀。多数病人二氧化碳分压($PaCO_2$)中度降低,系 PaO_2 降低后引起的过度换气所致。老年人、衰弱或神志模糊病人,$PaCO_2$ 可能升高,引起呼吸性酸中毒。酸中毒致心肌收缩力下降,且心电活动不稳定,易诱发心律失常,加重左心衰竭。如肺水肿引起 CO_2 明显降低,可出现代谢性酸中毒。动脉血气分析对早期肺水肿诊断帮助不大,但据所得结论对观察疗效则有一定意义。

4. 血流动力学监护　在左心衰竭的早期即应积极诊治,加强监护,尤其血流动力学监护,对早期发现和治疗至关重要。

应用 Swan-Ganz 导管在床边即可监测肺动脉压(pulmonary arterial pressure,PAP)、肺毛细血管楔压(PCWP)和 CO 等,并推算出 CI、肺总血管阻力(total pulmonary resistance,TPR)和外周血管阻力(systemic vascular resistance,SVR)。其中间接反映 LAP 和 LVEDP 的 PCWP 是监测左心功能的一个重要指标。在血浆胶体渗透压正常时,心源性肺充血和肺水肿是否出现取决于 PCWP 水平。当 PCWP 高于 2.40~2.67kPa(18~20mmHg),出现肺充血,PCWP 高于 2.80~3.33kPa(21~25mmHg),出现轻度至中度肺充血;PCWP 高于 4.0kPa(30mmHg),出现肺水肿。

肺循环中血浆胶体渗透压为发生肺水肿的另一重要因素,若与 PCWP 同时监测则价值更大。即使 PCWP 在正常范围内,若其与血浆胶体渗透压之差小于 0.533kPa(4mmHg),亦可出现肺水肿。若 PCWP 与血浆胶体渗透压均正常,出现肺水肿则应考虑肺毛细管通透性增高。左心衰竭病人的血流动力学变化先于临床和 X 线改变,PCWP 升高先于肺充血。

5. 心电图　可发现心房、心室肥厚,心律失常,心肌梗死等基础心脏病变。心电图上 V_1 导联 P 波终末向量($PTE-V_1$)是反映左心功能减退的良好指标。研究表明,$PTE-V_1$ 与肺动脉楔压有一定关系,可间接反映左心房及左心室的负荷及功能状态。在无二尖瓣狭窄时,若 $PTE-V_1$ 小于 -0.03mm/s,提示早期左心衰竭的存在。

第十四章 心力衰竭的鉴别诊断

二、鉴别诊断

(一)支气管哮喘

心源性哮喘者多有明确的冠心病、高血压或瓣膜病等既往史,发作时病人可咳泡沫血痰,除心脏体征外,双肺底可闻及湿啰音;胸部X线检查可发现肺水肿征。支气管哮喘以年轻者居多,常有多年哮喘史。查体:心脏正常,双肺野可闻哮鸣音,胸部X线检查心脏正常,肺部清晰。结合以上诸点,常可确立诊断。若一时难以鉴别,可先静脉注射氨茶碱,待症状缓解后再行有关鉴别检查。此前不宜使用吗啡,以确保安全。具体鉴别要点见表14-1。

表14-1 心源性哮喘与支气管哮喘的鉴别

项目	心源性哮喘	支气管哮喘
病因	有引起急性肺水肿的基础心脏病。无过敏史,病程较短	部分病例有家族或个人过敏史,过去有长期反复发作史,病程长
诱因	劳力、情绪激动、感染、心律失常、妊娠	春季、花粉、羽毛等为过敏原
症状	多见于中年或老年病人,常出现夜间阵发性呼吸困难,每次持续时间短,常在1h内,痰为泡沫状,无色或粉红色	多从青少年起病,以冬春季多见,每次持续时间长达数小时或数日。发作前有咳嗽、胸闷、喷嚏等先兆
体征	有基础心脏病体征,常有奔马律,肺内可闻及干、湿性啰音和哮鸣音,但以湿啰音为主,无肺气肿征	无心脏病体征,双肺布满哮鸣音,呈呼气性呼吸困难,可有肺气肿体征
X线检查	左心增大,肺淤血,急性心肌梗死时心脏可无明显增大	心脏正常,肺野清晰或有肺气肿体征
其他检查	臂至舌循环时间延长,心电图可有左心房、左心室肥大或心肌梗死等改变,电轴左偏。肺功能试验为限制性通气功能障碍	臂至舌循环时间正常,心电图正常或右心室肥大,电轴右偏,血中嗜酸性粒细胞计数升高。肺功能试验为阻塞性通气功能障碍
治疗反应	洋地黄、快速利尿药、血管扩张药、吗啡等有效	用氨茶碱、肾上腺皮质激素有效
病理机制	肺淤血,支气管黏膜充血	过敏机制,支气管痉挛

(二)心源性肺水肿与非心源性肺水肿的鉴别

心源性肺水肿为高压性,而非心源性肺水肿多为高通透性,详见表14-2。

表14-2 心源性肺水肿与非心源性肺水肿的鉴别

	心源性肺水肿	非心源性肺水肿
病史	有心血管病变	无心血管病变
发病情况	多因左心疾病或二尖瓣狭窄引起,急性心肌梗死引起者发病突然,其他疾病引起者常先有劳力性呼吸困难或心源性哮喘	常见于中枢神经系统病变,初到或重返高原,恶性肿瘤化疗,阿托品过量,输液过多过快,急性肾炎等
末梢灌注	不足(冷)	过多(温暖)
S_3奔马律	有	无

续表

	心源性肺水肿	非心源性肺水肿
肺湿性啰音	明显	早期无
颈静脉怒张	有	无,脉搏洪大
肺毛细血管楔压	≥2.4kPa(18mmHg)	<2.4kPa(18mmHg)
肺内分流	+	+++
水肿液血清蛋白	<0.5	>0.7
X线检查	心脏扩大,肺上叶血管扩张,可见Kerley线,支气管充气征不常见	心脏大小正常,无Kerley线,常见支气管充气征

1. 肺血管和肺泡壁通透性增加性肺水肿 肺部弥漫性感染、脓毒血症、感染性休克等均可损害肺毛细血管内皮和肺上皮细胞,增加肺通透性造成肺水肿,引起ARDS。有严重低氧血症,但常安静平卧,两肺有细湿性啰音。经强心、利尿、扩血管等救治,疗效不佳。

2. 血浆胶体渗透压降低性肺水肿 肝肾疾病有低蛋白血症,胶体渗透压下降,但因同时伴有微血管周围胶体渗透压下降,故很少发生肺水肿,一旦因心功能不全、输液过多过快使肺毛细血管静水压升高,可诱发肺水肿,此时病人突然烦躁不安、呼吸困难、两肺有湿啰音等。

3. 肺淋巴回流障碍性肺水肿 成人淋巴流量稳定时可达成200ml/h,是阻止肺水肿发生的重要因素。当急性肺毛细血管静水压或通透性增高时,肺淋巴流量可增加10倍以上,减缓肺水肿形成速度。肺淋巴引流不畅或淤滞可诱发肺间质血肿甚至肺泡水肿,但此类肺水肿临床较少见。

4. 肺复张性肺水肿 胸腔穿刺排气或抽液过快、过多时,胸腔负压骤然加大,降低肺毛细血管周围静水压,增加滤过压差,使肺毛细血管开放的数量增多和流入血量加大,滤过面积增加,而此时肺处于萎缩状态,其表面活性物质生成减少,易诱发肺泡水肿。临床表现为胸腔抽液抽气后呼吸困难不但不改善,反而在几分钟至3h突然发病,且可有休克,而且肺部出现湿啰音,有泡沫样痰。

5. 神经源性肺水肿 当存在颅脑外伤、脑血管意外、脑手术等情况时,虽无心肺疾患,但可突然发生急性肺水肿。此与下丘脑功能紊乱,交感神经兴奋性增高,肾上腺素能递质大量释放,导致外周血管一时强烈收缩,血液从体循环大量转移至肺循环,同时左心顺应性减低、左心房压和肺静脉压升高,毛细血管通透性增高,加剧急性肺水肿发生。临床肺水肿发生突然、进展快、表现重、病死率高。

6. 淹溺性肺水肿 机体淹溺在海水或淡水时,均可发生肺水肿。海水淹溺是将机体大量水分,由组织经血循环进入肺泡,引起肺水肿。淡水淹溺因进入肺的低渗液体很快通过肺泡-毛细血管进入血液循环,使血容量增多,压力增高,心脏负荷加大,造成高压性水肿,常在淹溺后6～24h发生,也称"迟发性肺水肿",处理棘手。淹溺时,水分进入肺组织可破坏肺泡表面活性物质,损害肺毛细血管内皮细胞,通透性加大,使肺水肿更难救治。

7. 尿毒症性肺水肿 肾功能衰竭时,由于高血压动脉硬化致左心衰竭,尿少而输液过多使血容量增加、白蛋白减少,胶体渗透压降低,易造成肺水肿。同时因代谢产物不能排出和水电解质失衡,肺毛细血管通透性增高,肺泡内水肿液和蛋白质含量高,纤维蛋白沉积,可有出血和透明膜形成，有类似 ARDS 临床表现，过去称尿毒症性肺炎。

8. 高原性肺水肿 多发生海拔 3 000m 以上高原，过量运动和体力劳动为诱发因素。因缺氧反射性引起肺小动脉和肺静脉收缩，出现高压性肺水肿。长期在平原工作的人，突然移到高原生活，在劳动、运动中更易诱发高原性肺水肿。临床表现为头昏、倦怠、心悸、气急及持续性干咳，随后端坐呼吸、发绀、咳粉红泡沫痰和咯血。

9. 中毒性肺水肿 长时间吸入高浓度（>60%）氧，在常压下吸纯氧 12~24h 或在高压下吸氧 3~4h 即可发生氧中毒，机体产生大量氧自由基以致肺毛细血管肺间质与肺泡上皮细胞损伤，发生通透性肺水肿。此外，氧中毒损伤 Ⅱ 型肺泡细胞，使肺泡表面活性物质减少，表面张力增高，肺毛细血管内液外渗而加剧肺水肿。吸入刺激性气体可引起急性肺水肿，其中以二氧化硫、氯、光气、硫化氢等较常见。轻者可出现呼吸道刺激症状，重者可引起肺水肿。肺水肿可突然发生，无前驱症状，但也可缓慢出现。

10. 误吸性肺水肿 病人以高锰酸钾液洗胃或呕吐物误吸入气管和肺组织内可造成窒息而死亡；也可因误吸物高锰酸钾、盐酸等破坏肺泡表面活性物质，损伤肺毛细血管膜，使其通透性增高而引起肺水肿，如果合并混有肠液，更加重肺水肿和肺部感染，表现为发病急骤、凶险，不及时救治即可死亡。

11. 放射性肺水肿 胸内和胸壁恶性肿瘤放疗或核事故受大剂量射线照射，均可引起肺毛细血管内皮细胞损伤，溶酶体释放，通透性增高，导致肺间质和肺泡水肿，临床上呈较缓慢过程。

12. 器官移植后性肺水肿 肾、肝、心、肺等脏器移植后，长期使用环孢菌素、环磷酰胺、糖皮质激素等免疫抑制药，可诱发肺间质通透性增高、纤维化等，同时肺容易发生细菌、真菌、病毒等感染，继而出现 ARDS、肺水肿。出现呼吸困难、窘迫、两肺底湿啰音、难以纠正的低氧血症、心率快，但病人可以安静平卧，呈进行性加重，表现为缓慢过程。

13. 妊娠性肺水肿 部分妊娠毒血症的发生肺水肿机制与胎盘分泌生化因子，引起周围动脉广泛收缩、高血压、左心衰竭和肺静脉压增高，血管加压素与醛固酮分泌增加、钠水潴留等有关。

14. 其他 麻醉药过量也可造成肺水肿，可能与呼吸中枢极度抑制、严重缺氧，导致周围血管收缩、血液重新分布、肺毛细血管通透性增高有关。二醋吗啡（海洛因）中毒多先出现神志不清，然后出现肺水肿。电击复律治疗心律失常后 1~3h 内少数病人发生肺水肿，与电击抑制左心房功能有关。肺梗死者其未阻塞的肺组织血流量明显增多，肺毛细血管静水压显著增高，而肺梗死缺血区发生低氧血症，以及血凝块中释放血管活性物质可使肺静脉收缩，肺毛细血管通透性增高，易发生肺水肿。

（三）气管癌与支气管肺癌

其癌病史多较短，无明显气急发作，哮鸣音多局限于某一部位，呼气时较明显。无心脏病的病史和体征。X 线可发现肺部癌灶征象。

（四）喘息性支气管炎急性加重

一般此病病程较长，有长期的慢性咳嗽咳痰及喘息史，急性发作时气急呈进行性加重，而无夜间阵发性发作的特点。两肺满布哮鸣音及干湿啰音，肺部体征很似肺气肿，痰液为白黏痰或黄脓痰，不会出现泡沫痰。虽可有右心室增大，但无左心室增大和病理性杂音。X 线检查有肺气肿征象和肺纹理粗乱等。

(五)急性呼吸窘迫综合征(ARDS)

是一种由各种应激因素所继发的急性且难以纠正的呼吸衰竭,突出的症状为进行性呼吸困难,至晚期则出现典型肺水肿。其呼吸困难是渐进性的,不似心源性肺水肿突然发生,且无心脏病的体征。心源性肺水肿经给氧、利尿等积极治疗后可很快好转,但 ARDS 是多器官功能衰竭的一个重要启动点,积极治疗也很难阻止病程的发展(表 14-3)。

表 14-3 ARDS 与心源性肺水肿的鉴别

	ARDS	心源性肺水肿
起病	慢	快
呼吸窘迫	极度	较快
发绀	明显	轻至中度
精神状况	精神状态安静,能平卧	不安,焦虑,不能平卧
咳痰	血样泡沫	白色或粉红色泡沫
啰音	湿啰音少,呈爆裂性	多,为小、中等湿啰音肺底多见
X线改变	比体征出现早,且重于体征,周边部明显	与体征同时出现,近肺门部明显,治疗后吸收快
血气	低氧血症明显,吸氧改善慢	轻度低氧血症,吸氧改善快
肺楔压	<2.4kPa(18mmHg)	>2.4kPa(18mmHg),如 3.3kPa(22.5mmHg)以上可肯定
气道分泌物蛋白浓度	高	低
气道分泌物蛋白含量/血浆蛋白	>0.7	<0.5
对强心药、利尿药、扩血管药的即刻疗效	不明显	反应好

(六)急性心脏压塞(心包填塞)

急性心脏压塞有明显的呼吸困难、胸痛、咳嗽,甚至出现声音嘶哑、吞咽困难等症状。体征有心浊音界扩大,心音减弱或消失,心率增快,收缩压下降,脉压差缩小,奇脉,颈静脉充盈等。心电图可正常,或有非特异性 ST-T 变化,肢体导联呈低电压,有时可出现电交替。超声心动图检查有重要价值。除心包腔有积液外,另外两个重要征象是右心房受压和右心室舒张期萎陷。

(七)大量胸腔积液

大量胸腔积液压迫肺组织产生压迫性肺不张,使肺呼吸面积减少,同时使纵隔向健侧移位,以致发生呼吸困难。呼吸困难一般发生较缓慢,其严重程度取决于积液增多的速度及其量的大小。查体可见呼吸音消失、叩诊实音等体征,X 线检查可明确,无心脏病史和体征。

(八)神经性呼吸困难

多为神经症病人,以女性多见,呈叹气样呼吸,每做 1 次深呼吸后,自觉胸部不适感缓解,呼吸频率不增加，无心脏病史和体征。

（九）代谢性酸中毒呼吸

各种原因所致的代谢性酸中毒，均可使血液中 CO_2 含量增高，pH 值降低，刺激颈动脉窦和主动脉弓的化学感受器或直接兴奋呼吸中枢，表现为深而大的呼吸，但病人无呼吸困难感觉，能平卧。有引起代谢性酸中毒的原发病（尿毒症、糖尿病等），呼出气体有特殊气味，无心脏病的证据。血液检查示 CO_2 结合力明显降低，血气分析示 pH 值降低，CO_2 分压升高。

（十）吸入性肺炎

尤其对衰弱、卧床和原有心脏病者应注意与吸入性肺炎的鉴别。吸入性肺炎常突发呛咳，多伴发热，且经治疗后肺部阴影消失速度远不及肺水肿迅速。

（十一）其他

老年人及衰弱、肥胖及严重贫血者可产生劳力性呼吸困难，但无左心衰竭的其他征象。大量腹水、胃肠道疾病引起的严重腹胀、妊娠后期、巨大卵巢囊肿等，可引起端坐呼吸，但这些均病因明确，且无心脏病证据。

第二节 右心衰竭

右心衰竭常继发于左心衰竭，但部分病例如慢性肺源性心脏病，急性肺栓塞，某些先天性心脏病（如单纯性肺动脉瓣狭窄、原发性肺动脉高压）等，起始只有右心衰竭。右心衰竭主要为体静脉压升高，体循环淤血引起各脏器的功能障碍和异常表现，而出现一系列症状和体征，其体征明显，症状相对较少。

一、诊断

（一）症状

1. 上腹部胀满 是右心衰竭较早的症状。常伴有食欲缺乏、恶心、呕吐、厌油、腹胀、便秘及上腹部胀痛，此多由于肝、脾及胃肠道充血所引起。在心力衰竭加重时，厌油可导致心源性恶病质，这是一种预后不良的征象，通常提示疾病的终末期。

2. 肝区疼痛 肝脏淤血肿大及肝包膜发胀刺激内脏神经引起疼痛，早期主要有右上腹饱胀不适或沉重感，随着慢性淤血加重，渐感肝区隐痛不适。急性右心衰竭肝脏急性淤血肿大者，上腹胀痛急剧，可被误诊为急腹症。长期慢性肝淤血缺氧，可引起肝细胞变性、坏死，最终发展为心源性肝硬化，肝功能不正常或出现黄疸。个别严重右心衰竭可发生失蛋白性肠病。若有三尖瓣关闭不全并存，触诊肝脏可感到有扩张性搏动。

3. 颈静脉怒张 是右心衰竭的一个较明显征象。其出现常较皮下水肿或肝肿大为早，同时可见舌下、手臂等浅表静脉异常充盈，压迫充血肿大的肝脏时，颈静脉怒张更加明显，此称肝-颈静脉回流征阳性。

4. 水肿 右心衰竭早期，由于体内先有钠、水潴留，故在水肿出现前先有体重增加，体液潴留达 5kg 以上时才出现水肿。心力衰竭性水肿多先见于下肢,卧床病人常于腰、背及骶部等低垂部位明显,呈凹陷性水肿,重症者可波及全身,下肢水肿多于傍晚出现或加重,休息一夜后可减轻或消失,常伴有夜间尿量的增加,此因夜间休息时的回心血量较白天活动时为少,心脏尚能泵出静脉回流的血量,心室收缩末期残留血量明显减少,静脉和毛细血管压力的增高均有所减轻,因而水肿减轻或消退。

5. 胸水和腹水　少数病人可有胸水和腹水。胸水可同时见于左、右两侧胸腔,但以右侧较多,其原因可能为:右肺的平均静脉压较左侧高,同时右肺的容量较左肺大,右肺的表面滤出面积也比左肺大。由于壁层胸膜静脉回流至腔静脉,脏层胸膜静脉回流至肺静脉,因而胸水多见于全心衰竭者。腹水大多发生于晚期,多由于心源性肝硬化所引起。

6. 发绀　右心衰竭者多有不同程度的发绀,最早见于指端、口唇和耳郭,较左心衰竭者为明显。其原因除血液中血红蛋白在肺部氧合不全外,常因血流缓慢,组织从毛细血管中摄取较多的氧而使血液中还原血红蛋白增加有关(周围型发绀)。严重贫血者发绀可不明显。

7. 肾脏症状　肾脏淤血引起肾功能减退,可有夜尿增多。多数病人的尿含有少量蛋白、少数透明或颗粒管型和少数红细胞。血浆尿素氮可升高。心力衰竭纠正后,上述改变可恢复正常。

8. 神经系统症状　可有神经过敏、失眠、嗜睡等症状。重者可发生精神错乱,此可能由于脑淤血,缺氧或电解质紊乱等原因引起。

9. 呼吸困难　在左心衰竭的基础上发生右心衰竭,因为肺淤血减轻,故呼吸困难较左心衰竭时有所减轻。

(二)体征

1. 心脏体征　主要为原有心脏病的表现,由于右心衰竭常继发于左心衰竭,因而左、右心均可扩大。右心室扩大引起三尖瓣关闭不全时,在三尖瓣听诊可听到吹风性收缩期杂音。由左心衰竭引起的肺淤血症状和肺动脉瓣区第二心音亢进,可因右心衰竭的出现而减轻。当右心室肥大显著时,可在胸骨下部左缘有收缩期强而有力的搏动。剑突下可见明显的搏动。

2. 颈静脉充盈与搏动　右心衰竭时,因上、下腔静脉压升高,使颈外静脉、手背静脉及舌下静脉等浅表静脉异常充盈,并出现颈静脉明显搏动。颈外静脉充盈的出现较肝脏肿大或皮下水肿早,为右心衰竭的早期征象。

3. 肝肿大与压痛　肝脏肿大与压痛是右心衰竭最重要和较早出现的体征之一。肝颈静脉回流征阳性是右心衰竭的重要征象之一,亦可见于渗出性或狭窄性心包炎。右心衰竭在短时间内迅速加重者,肝脏急剧增大,疼痛明显,并出现黄疸。发生心源性肝硬化时,肝脏质地较硬、边缘较锐利,压痛不明显。

4. 水肿　水肿先出现于身体的下垂部位,水肿在足、踝及胫骨前较明显,以下午为著。随着病情的加重而呈上行性发展。卧床病人则以骶部和大腿内侧水肿较显著。严重右心衰竭者呈全身持续性水肿。

5. 发绀　单纯右心衰竭所致者,发绀多为周围性,出现在肢体的下垂部分及身体的周围部位。

6. 心包积液　严重而持久的右心衰竭,心包腔内可有较多的液体漏出,发生心包积液。

7. 心脏恶病质　长期严重的充血性心力衰竭,特别是右心衰竭,常导致厌食、肝肠道淤血及洋地黄中毒。偶有肠道吸收脂肪的功能丧失和蛋白丢失性肠病。心力衰竭病人总的代谢率增高,热能摄取降低和消耗的增加,严重的病例出现心脏恶病质。

(三)辅助检查

1. X线检查 继发于左心衰竭者,X线检查显示心脏向两侧扩大;单纯右心衰竭者,可见右心房及右心室扩大,肺野清晰。上腔静脉阴影增宽,可伴有两侧或单侧胸腔积液。由慢性肺心病引起的右心衰竭,有肺气肿、肺纹理粗乱及支气管感染征象。

2. 心电图 可有右心房、右心室肥厚等表现。

3. 肺功能测定 单纯右心衰竭常由慢性肺心病引起,故肺功能减退很明显。

4. 静脉压 升高,>1.38kPa,臂肺循环时间延长>8s,中心静脉压升高,>1.18kPa。

5. 实验室检查

(1)水、电解质紊乱及酸碱平衡失调,可有低钾、低镁、低钠血症,低氯性代谢性碱中毒、代谢性酸中毒等表现。

(2)心钠素(ANF)的血浆浓度增高,且与心力衰竭程度呈正相关。

(3)尿常规检查,有少量蛋白、红细胞、透明管型或颗粒管型等。

(4)血清胆红素、丙氨酸氨基转移酶可增高。

(5)可有轻度氮质血症。

二、鉴别诊断

(一)心包积液或狭窄性心包炎

有静脉压增高、颈静脉充盈或怒张、肝大、水肿和腹水等表现,与右心衰竭相似。但既往无心脏病史,心脏搏动弱,心音遥远。心包积液病人心浊音界向两侧明显扩大,心尖搏动在心浊音界之内侧,心影随体位改变而变化,如站立或坐位时心影呈烧瓶状,卧位时心底部增宽,并有奇脉,静脉压显著升高。胸部X线示肺野清晰,无淤血现象。心电图示低电压及ST-T改变。超声心动图可显示心包积液的液性暗区。如为缩窄性心包炎,X线摄片可见蛋壳样钙化影,计数摄影亦有助于鉴别诊断。

(二)心源性水肿与肾源性水肿的鉴别

肾源性水肿发生迅速,从眼睑、颜面开始而遍及全身,有的开始即有全身水肿。水肿性质软而易移动,伴有其他肾病的征象,如高血压、蛋白尿、血尿、管型尿等,而心源性水肿多见于身体下垂部位,水肿比较坚实,移动性较小,且伴有心力衰竭的其他征象,可鉴别。

(三)门脉性肝硬化

虽可有腹水、水肿,但无心脏病史,无心脏病体征,肺内无湿啰音,无颈静脉怒张,肝颈静脉回流征阴性。有肝炎病史,可见腹壁静脉曲张及蜘蛛痣,腹水量较多,常有明显脾大,外周水肿不如心脏病显著,肝功能多有明显改变。但右心衰竭晚期,亦可发生心源性肝硬化。

(四)双下肢静脉曲张

水肿多较轻,两侧水肿程度多数有差别,并可见明显的静脉曲张,多发生在小腿,晚期局部皮肤可有萎缩、色素沉着及慢性溃疡形成。

(五)极度肥胖综合征

有嗜睡、发绀且周期性加重,低血氧、继发性红细胞增多、右心室肥大及心力衰竭,但无心、肺疾病的既往史。

(六)腔静脉综合征

当上、下腔静脉受肿瘤、肿大淋巴结压迫或血栓阻塞时,可使血液回流受阻,出现颈静脉怒张、上肢或下肢水肿、肝大等表现,与心力衰竭相似,但病人心界不大,心脏无病理性杂音,亦无肺淤血的症状与体征。X线检查有助于鉴别。

(七)营养不良性水肿

慢性消耗性疾病,严重的胃肠道疾病及其他疾病因营养不足所引起的全身性水肿称为营养不良性水肿。蛋白质合成、摄入、吸收及代谢障碍或蛋白质的大量丢失,可导致低蛋白血症及血浆胶体渗透压下降,从而引起全身水肿。低蛋白血症及血浆胶体渗透压下降曾一直被认为是营养不良性水肿的主要成因,但有研究资料显示,营养不良性水肿不一定都有低蛋白血症,另一个重要的因素为肌肉和脂肪分解消耗后留下空隙,促使组织液增多。临床上,营养不良性水肿先从组织疏松部位开始,当水肿发展到一定程度时,由于重力的作用,水肿液在身体下垂部位明显,并扩展至全身。

(八)特发性水肿

特发性水肿是一种原因不明的水肿,可能与内分泌功能失调和神经功能(特别是自主神经功能)紊乱有关,还可能与起立体位的反应异常有关。多见于20~40岁女性,其临床特点为早晨颜面水肿较明显,下肢皮肤可有凹陷性水肿或仅有紧张感,立卧位水试验有助于诊断。

(九)淋巴回流受阻所致的水肿

淋巴回流受阻可引起该处淋巴系统收纳区域的局限性水肿,其中以丝虫病所致的慢性淋巴管炎最常见,并可演变成象皮肿。水肿以下肢最常见,其次为阴囊、阴唇、上肢等。患处皮肤粗糙、增厚,如皮革样,皮下组织也显著增厚。根据临床表现、血液中检出微丝蚴可鉴别。

(十)感染性肝大

病毒性肝炎、细菌性肝脓肿、阿米巴肝病等均可引起肝大及压痛,后两者可出现持续性发热,无心脏病的病史,相应的血清学检查及肝脏诊断性穿刺可鉴别。

第三节 难治性心力衰竭

难治性心力衰竭又称为顽固性心力衰竭,是指由于心脏本身和(或)心外因素所致的充血性心力衰竭,经各种治疗(如休息、限盐、洋地黄、利尿药和血管扩张药)无效甚至心力衰竭仍进行性恶化,并且顽固持续存在者,称难治性心力衰竭(refractory heart failure)。此定义有两重含义:一是指病人的心肌已严重损伤,构型已严重重塑,功能已严重丧失,病程已进入不可逆阶

第十四章 心力衰竭的鉴别诊断

段。虽经各种方法治疗,病情仍然不能控制甚而恶化,这类病人应属于真正"难治"的心力衰竭病人。另一含义是,病人的"难治"是由于其他因素,如病人自身的原因、其他疾病的存在、医疗条件、疾病病程的变化及治疗措施的影响等,使病人未能得到较好的治疗效果,若这些不利因素得到改善,这类心力衰竭病人就可能得到缓解和控制。

一、诊断

难治性心力衰竭具有能引起心脏泵血功能减退的明确病因,在临床上具有严重、顽固的心力衰竭症状与体征,其症状持续,对常规治疗反应差,存在血流动力学缺陷的证据。

(一)症状

1. 肺循环淤血和(或)肺水肿的表现 呼吸困难、咳嗽咳痰、咯血、发绀。在休息时或稍活动即出现呼吸困难,严重者有端坐呼吸或夜间阵发性呼吸困难。

2. 体循环淤血表现 右上腹疼痛、腹胀、食欲缺乏、恶心、少尿、肝大、颈静脉怒张、顽固性水肿等。

3. 体循环灌注不良表现 倦怠、乏力、运动耐量降低、四肢厥冷、脉搏细速、尿量减少等。

(二)体征

1. 左心衰竭 常有心动过速、心脏扩大伴 EF 降低、交替脉等。心尖区可闻及病理性第三心音或奔马律,心室扩张引起二尖瓣反流,可在心尖区闻及收缩期杂音。肺部有湿啰音。

2. 右心衰竭 颈静脉充盈和搏动,肝大与压痛,严重者可见肝脏搏动征,此体征多见于难治性心力衰竭病人的终末期。另外还有水肿、腹水、发绀等体征。

3. 全心衰竭 同时具有左心衰竭和右心衰竭的体征。

(三)辅助检查

左心衰竭或右心衰竭各有相应的 X 线、心电图和实验室检查结果的改变。

二、鉴别诊断

对于难治性心力衰竭,主要是明确是否为真正的难治性心力衰竭,有无影响心力衰竭治疗的其他因素存在。

(一)病人自身的因素影响治疗

1. 病人自己停止限盐 没有严格按医嘱用药,如减少或增加地高辛用量,致使有效剂量不足或者过量中毒。

2. 体力活动过多 增加心脏做功和心肌氧耗,使心力衰竭难以控制或加重。

3. 未能控制酒精的摄入 酒精是一强大的心肌抑制剂,可加重心力衰竭。

(二)存在其他疾病

1. 肺部感染 肺部感染是心力衰竭常见的并发症,常加重心力衰竭。往往仅表现为低热,X 线胸片仅有间质纹理增粗,而不出现片状浸润阴影,肺部啰音易与心力衰竭的啰音混淆。

可进行痰培养,并根据培养结果选择有效的抗生素治疗。

2. 感染性心内膜炎(SBE) 是临床常见的难治性心力衰竭的重要原因。由草绿色链球菌引起的 SBE 是使风湿性心脏病所致的心力衰竭不易控制的主要原因之一。主动脉瓣心内膜炎常呈暴发性,经常破坏瓣膜。此类病例进行超声心动图检查很易确诊,必要时行血培养,诊断确定后应积极手术治疗。

3. 须行外科矫正的心脏疾病 某些可以手术治疗的心脏疾病,如左心室室壁瘤、房室间隔缺损和畸形引流、严重的瓣膜病等不能用内科方法取得满意疗效的,应积极适时进行手术治疗。

4. 甲状腺功能亢进 甲状腺功能亢进有时在心力衰竭病人中很难发现,可能被心力衰竭症状掩盖。老年人甲状腺功能亢进可能不表现为典型的高代谢状态,仅出现心房颤动和心功能失代偿。如果出现心力衰竭仅用常规治疗方法难以控制,必须应用抗甲状腺药物治疗。对怀疑合并甲状腺功能亢进的病人应进行 T_3、T_4 检查。

5. 贫血 贫血不仅可以引起高排血量心力衰竭,还能加重冠状动脉功能不全。如有贫血应同时积极予以纠正。

6. 肺栓塞 心力衰竭病人常发生肺栓塞。不典型肺栓塞在临床上仅表现为心动过速,焦虑,呼吸加快,或有血痰。反复发生的小栓塞会引起肺动脉高压,进而出现右心衰竭、全心衰竭,为心力衰竭不易控制的原因。确立诊断后,应行抗凝治疗。

7. 心肌病 除了已知的几种原发性心肌病外,有一些新认识的心肌病可以严重影响心脏功能。如败血症性心肌病,与脓毒血症和全身炎症反应综合征密切相关,其特征为严重泵衰竭,由于其发病是一种异常免疫反应,故无特殊治疗方法,预后较差。

8. 结缔组织病 结缔组织病如系统性红斑狼疮可引起心肌病伴心力衰竭,这类病人除治疗心力衰竭外,还应积极治疗原发病,否则心力衰竭难以控制。

9. 肾脏疾病 肾脏疾病由于通过血容量增加、贫血、电解质紊乱等因素影响心力衰竭的治疗,应尽可能纠正这些不利因素。

10. 肝脏疾病 心力衰竭病人合并病毒性肝炎、肝硬化等肝病时,蛋白合成减少,对醛固酮、抗利尿激素的灭活能力降低,不利于心力衰竭的治疗。此外,慢性心力衰竭也可形成心源性肝硬化,使心力衰竭难以治疗。

11. 心律失常

(1)快速型心律失常:最常见心房颤动,因减少心室的有效充盈时间,使已有充盈损害的心脏(如二尖瓣狭窄)进一步降低心排血量。此外,快速心室收缩使心肌氧耗增加,加强冠心病的心肌缺血,损伤其心肌舒张功能,使左心房压(LAP)和肺毛细血管楔压(PCWP)升高,加重肺充血,临床症状恶化。

(2)严重缓慢型心律失常:因已存在的心力衰竭使每搏量处于最大代偿状态,过缓的心率已不能使其增加代偿,心排血量进一步下降。对存在病态窦房结综合征或房室传导阻滞所致的心动过缓,可安装心脏起搏器,尤其应考虑应用房室顺序起搏,以增加心室每搏排血量。

(3)房室收缩脱节:心律失常可使房室之间收缩脱节,因为丧失了心房收缩所产生的增强泵的机制,减低了心室的充盈能力,降低了心排血量。这种变化对充盈已受损伤的疾病(高血压病、主动脉狭窄、肥厚型心肌病)特别有害。

(4)室内异常传导:因心室收缩丧失了正常的同步性,所以心肌功能受到损伤。

12. 其他 注意风湿活动、糖尿病、高血压控制不满意等情况。

(三)治疗措施的影响

1. 应用有储钠、储水作用的药物 如皮质激素、雌激素及非激素类抗炎药,或应用具有负性肌力作用的抗心律失常药、钙拮抗药等。

2. 应用某些血管扩张药治疗后 可加重水肿,如硝苯地平(心痛定)。长期应用 α_1 受体阻滞药、硝酸酯类药物可产生耐受性,使作用减弱。

3. 过度限盐 使用利尿药所致的电解质紊乱,出现低钠血症、低钾血症、低氯血症,并引发碱中毒等变化,使心肌收缩力降低,易于发生心律失常。

(解放军总医院　李小鹰)

第十五章 心律失常的鉴别诊断

心律失常是指心脏活动节律不正常。正常心脏的激动起源于窦房结,经结间束激动双侧心房肌,再经房室结、希氏束、左右束支、浦肯野纤维丛传导至双侧心室,使心房和心室按顺序协调地收缩和舒张,在心电图上产生 P-QRS-T 波形。在心脏收缩和舒张发生的电活动过程中,无论是激动起源异常、传导异常,还是两者并存引起心脏节律、速率及传导时间顺序的改变统称为心律失常。心律失常主要分为:①激动起源异常。激动起源于窦房结者,称为窦性心律失常,如窦性心动过速、窦性心动过缓、窦性心律不齐等;激动起源于心房、房室结或心室者称为非窦性心律失常,有逸搏、停搏、过早搏动、心动过速、扑动、颤动等。②激动传导障碍。有干扰及干扰性房室脱节、心脏传导阻滞等。③激动起源异常合并激动传导障碍。如并行心律、反复心律、折返性心律失常等。

第一节 心动过缓型心律失常

一、窦性心动过缓

窦房结自主性降低引起的心动过缓称为窦性心动过缓。它是常见的窦性心律失常,多见于中老年人,在青年人以运动员居多。其产生机制是由于窦房结起搏细胞 4 相自动除极上升速度减慢,坡度变小,最大舒张期膜电位水平下移和阈电位水平上移,从而引起窦性心动周期延长,发生窦性心动过缓。轻度的窦性心动过缓多属于生理现象,通常在白天卧床休息及夜间睡眠时出现,少数持续的显著窦性心动过缓伴发窦房阻滞或室性停搏者是由窦房结器质性病变引起的。

(一)诊断

1. 临床表现 一般无症状。如心动过缓显著且伴器质性心脏病可有头晕、乏力或晕厥。
2. 心电图特点
(1)窦性 P 波在 Ⅰ、Ⅱ、aVF、$V_3 \sim V_6$ 导联直立,aVR 导联倒置。
(2)P 波频率<60 次/min,生理性窦性心动过缓的频率多在 50 次/min 左右,低于 40 次/min 者多为器质性病变所致,应进一步检查,以明确诊断,如阿托品试验等。
(3)窦性心动过缓常伴有不同程度的窦性心律不齐(图 15-1)。

(二)鉴别诊断

1. 窦性心动过缓与 2∶1 及 3∶1 窦房阻滞的鉴别
(1)2∶1 窦房阻滞是指 2 次窦性激动有 1 次下传心房,1 次受阻于窦房交界区,长间歇恰好是窦律周期的 2 倍,酷似窦性心动过缓。2∶1 窦房阻滞消失以后,窦性心率成倍增加。活动可使 2∶1 窦房阻滞暂时消失或转为高度窦房阻滞(图 15-2,图 15-3)。
(2)3∶1 窦房阻滞又可酷似显著的窦性心动过缓。例如,基本窦性心率 90 次/min,发生

第十五章 心律失常的鉴别诊断

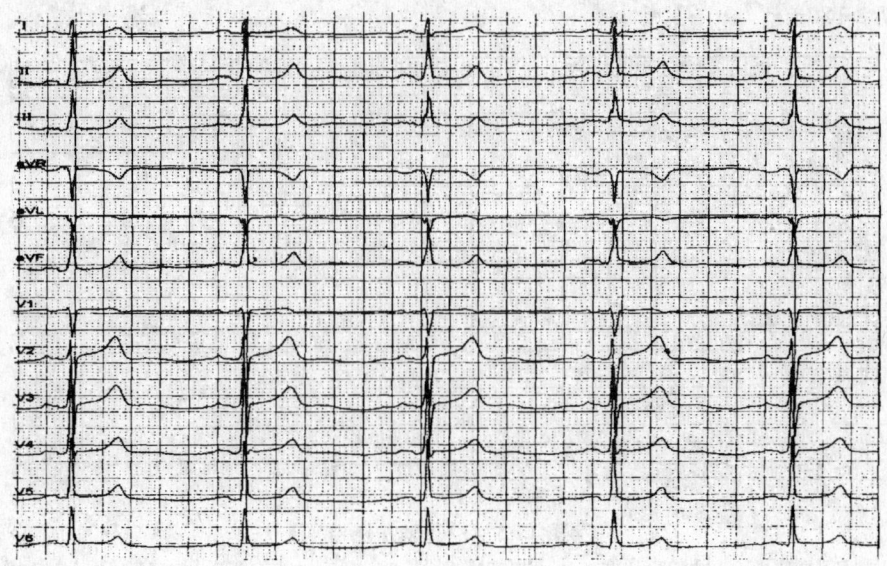

图 15-1 窦性心动过缓

注：窦性 P 波规律出现，频率 48 次/min，P 波于 Ⅰ、Ⅱ、Ⅲ、aVL、aVF、$V_2 \sim V_6$ 导联直立，aVR 导联倒置，P-R 间期 180ms，QRS 时间 110ms，Q-T 间期 440ms，窦性心动过缓

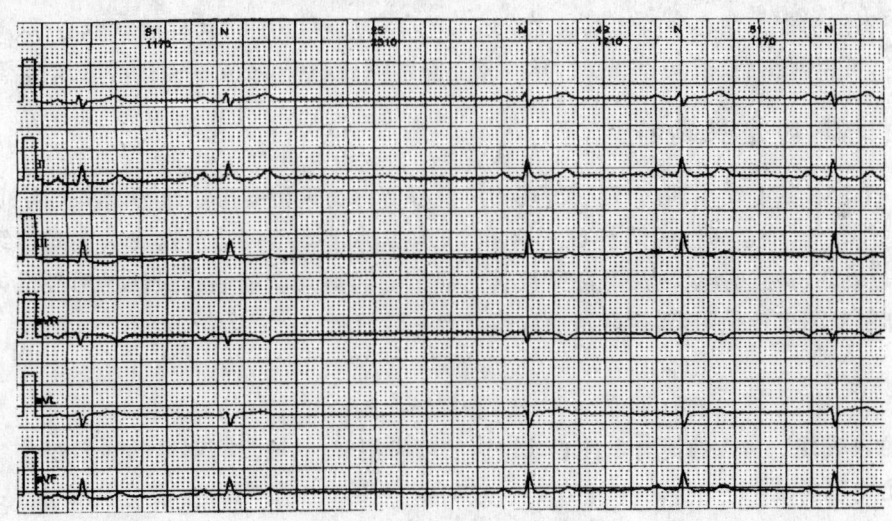

图 15-2 2∶1 窦房阻滞

注：正常 P-P 间隔 1170~1210ms，$P_2 \sim P_3$ 间隔突然延长至 2310ms，约为正常 P-P 间隔的 2 倍，提示窦房传出阻滞 1 次，为窦房阻滞 Ⅱ 度 Ⅱ 型（2∶1 传导）

窦房阻滞时心率只有 30 次/min，3∶1 窦房阻滞消失以后，窦性 P 波频率增加 3 倍。而窦性心动过缓的频率是逐渐变化的，常伴有窦性心律不齐。

2. 窦性心动过缓与房性逸搏心律的鉴别 窦性心动过缓的 P 波在 Ⅰ、Ⅱ、aVF、$V_3 \sim V_5$ 导联直立，aVR 导联倒置。P 波形态与正常窦性心律的 P 波相同。右心房上部逸搏心律的 P′ 波方向与窦性 P 波一致，但形态不同。右心房下部逸搏心律的 P′ 波在 Ⅱ、Ⅲ、aVF 导联倒置，$V_4 \sim V_5$ 导联直立，P′-R 间期≥120ms。左心房逸搏心律的特征是 Ⅰ、$V_4 \sim V_5$ 导联 P′ 倒置，

P'-R 间期≥120ms。

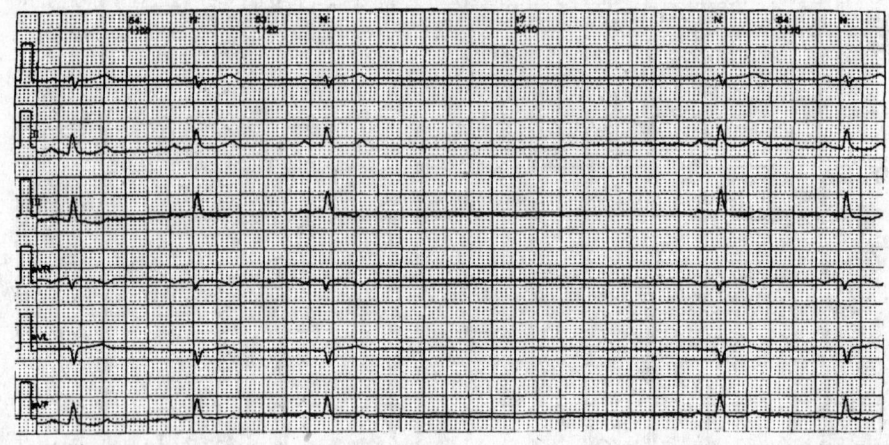

图15-3 3∶1窦房阻滞

注：正常P-P间隔1100～1120ms，P_3～P_4间隔突然延长至3410ms，约为正常P-P间隔的3倍，提示窦房传出阻滞2次，为窦房阻滞Ⅱ度Ⅱ型（3∶1传导）

（三）治疗

一般不需治疗。如心率持续＜40次/min，伴有器质性心脏病且有活动后心悸、头晕或晕厥表现者，可用阿托品、茶碱、麻黄碱、异丙肾上腺素提高心率，或安装人工心脏起搏器。

二、过缓的房性逸搏

在一个较长的心动周期内，延长出现的房性心搏称为过缓的房性逸搏。其产生机制是：窦房结自主性降低，低于房性逸搏点自主性强度时，房性起搏点被动性发放1次或连续2次激动，产生过缓的房性逸搏。之后心脏又被其他部位的起搏点所控制。过缓的房性逸搏说明窦房结受抑制或窦房传导阻滞，同时房性起搏点自主性降低。

（一）诊断

1. 临床表现 房性逸搏与窦性心动过缓的频率相似，一般没有明显的临床症状。

2. 心电图特点

(1)延迟出现的P-QRS-T波群为房性。

(2)P'-R间期≥0.12s。

(4)逸搏周期＞1.2s（图15-4）。

（二）鉴别诊断

主要应与2∶1窦房传导阻滞相鉴别，后者R-R间期与窦律周期呈倍数关系。

三、过缓的房性逸搏心律

过缓的房性逸搏连续出现3次或3次以上，称为过缓的房性逸搏心律。在较长时间的窦性停搏或窦房结自主性降低时，房性起搏点连续发放激动，但激动频率过缓，形成过缓的房性逸搏心律,如持续时间较长而又有头晕、目眩发作者,可考虑植入永久型人工心脏起搏器。

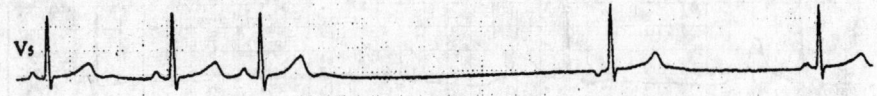

图 15-4　房性早搏引窦性搏,过缓的房性逸搏

注:窦性心率 57 次/min,第三个 P'-QRS-T 波群提前发生为 1 次房性早搏,之后 2 880ms 可见 1 次 P 波,P-R 间期 120ms,为 1 次过缓性房性逸搏,以后恢复窦性心搏

（一）诊断

1. 房性逸搏连续出现 3 次或 3 次以上。
2. 心房率＜50 次/min。

只要房性 P'波连续出现 3 次或 3 次以上,不论 P'波是否因干扰或阻滞未下传心室,只要具备上述两条,即可诊断为过缓型房性逸搏心律。

（二）鉴别诊断

与窦性心动过缓之间的鉴别主要是两者的 P 波形态不同。

（三）治疗

逸搏和逸搏心律具有生理保护作用,治疗主要针对病因,可采用增快窦性心律的措施,给予阿托品、麻黄碱或异丙肾上腺素。

四、过缓的交界性逸搏

房室交界区起搏点被动性地发放 1 次激动所形成的缓慢的交界性波动,称为过缓的交界性逸搏。在较长的心室长间歇后,自主性强度已经降低的房室交界区起搏点出现缓慢自动除极化,形成过缓的交界性逸搏,以后交界区起搏点又被其他起搏点所控制。

（一）诊断

临床表现以交界性逸搏较房性逸搏和室性逸搏常见,短暂发作常与迷走神经张力增高有关,多发生于夜间,一般无明显临床症状。如持久存在,多提示有器质性心脏病或药物中毒。

（二）辅助检查

心电图特点为延迟出现的交界性逸搏周期≥1.5s。频率＜40 次/min(图 15-5)。

五、过缓的交界性逸搏心律

过缓的交界性逸搏连续出现 3 次或 3 次以上,称为过缓的交界性逸搏心律。出现这种心律失常须同时具备以下两条:①窦性停搏、窦房阻滞及房性起搏点抑制时,出现长间歇。②交界区起搏点自主性降低,被动性地发放一系列频率过缓的交界性激动,形成过缓的交界性逸搏心律,单一的过缓的交界性逸搏心律应行心房抑制起搏(AAI 起搏),出现于三度房室传导阻滞基础上的过缓的交界性逸搏心律应行心室抑制起搏(VVI)或 DDDR 起搏。

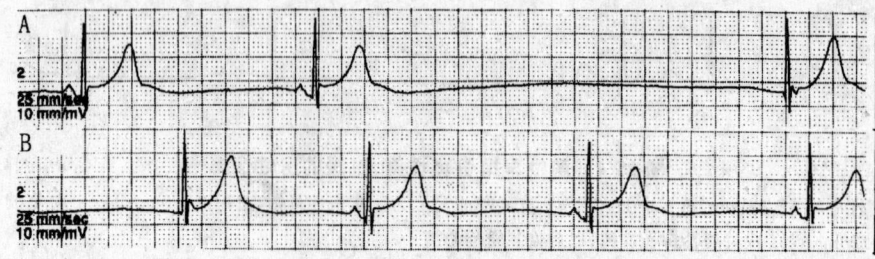

图 15-5　窦性停搏伴过缓的交界性逸搏

注：图中 A 与 B 连续记录窦性心动过缓伴不齐。A 中第二个窦性心搏后发生了窦性停搏，延迟出现 2 个过缓的交界性逸搏，第二个交界性逸搏的 QRS 之中有一个未下传的窦性 P 波

（一）诊断

交界性 QRS 波群连续出现 3 次或 3 次以上。交界性心率<40 次/min。

交界性 R-R 周期不匀齐（图 15-6）。

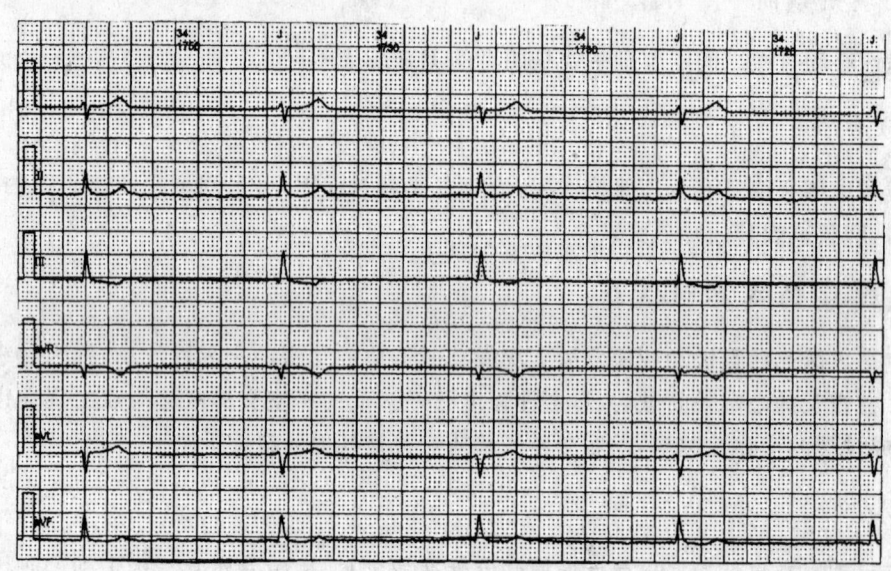

图 15-6　过缓的交界性逸搏心律

注：交界性逸搏连续出现，心室率缓慢，约 35 次/min，低于交界区的正常频率，为过缓的交界性逸搏心律

（二）治疗

同房性逸搏及房性逸搏心律。

六、过缓的室性逸搏

心室内起搏点被动性地发放 1 次或 2 次激动所形成的缓慢的室性搏动称为过缓的室性逸搏。出现过缓的室性逸搏表明窦房结、心房与交界区起搏点均受到了抑制或出现了房室传导阻滞。因室性逸搏周期较长，可引起头晕、记忆力减退等症状，应植入起搏器。

过缓的室性逸搏心电图表现为延迟出现的QRS为室性,时间>0.12s。逸搏周期>3.0s(图15-7)。

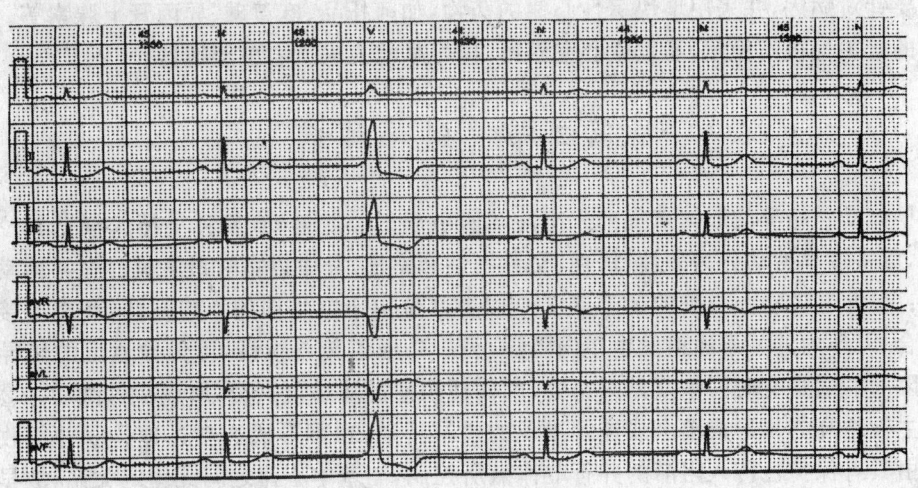

图15-7 室性逸搏

注:窦性心动过缓,心室率45次/min,第3个QRS波群宽大畸形,出现较晚,落在P波上,为室性逸搏

七、过缓的室性逸搏心律

过缓的室性逸搏连续出现3次或3次以上,称为过缓的室性逸搏心律。它是因为窦房结、心房、心室内起搏点受到严重抑制以后或出现高度阻滞时,心室异位起搏点发放一系列缓慢的激动,形成过缓的室性逸搏心律,常为临终前的心电图改变(图15-8)。

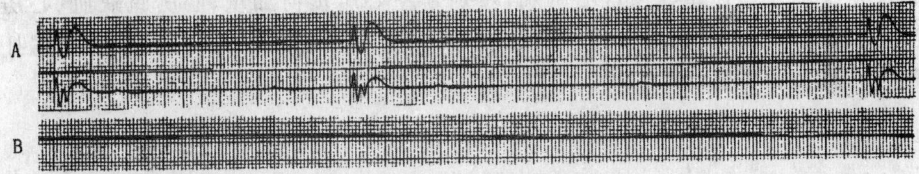

图15-8 过缓的室性逸搏心律

注:男性,45岁。上消化道出血,心电图记录于临终前。A. 可见3次宽大畸形的QRS-T波群,频率平均14次/min,为过缓的室性逸搏心律 B. 全心停搏

(一)诊断

临床表现为由于室性逸搏心律,心率很慢,容易出现头晕、心悸等供血不足的表现,甚至出现晕厥。

(二)辅助检查

心电图表现为过缓的室性逸搏连续出现3次或3次以上。心室率<20次/min。一般为临终时的心电图改变。

(三)治疗

主要针对病因,并采用增快窦性心律的药物,如阿托品、麻黄碱、异丙肾上腺素等。室性逸搏心律的自主性极不稳定,易发生心室停搏,应尽早植入人工心脏起搏器。

第二节 过早搏动

过早搏动是指异位起搏点提前发出冲动所引起的心脏搏动,简称早搏。根据异位起搏点的不同,可将过早搏动分为窦性、房性、交界区性和室性,其中以室性最常见。过早搏动的产生机制有:①折返激动。心脏的2个或2个以上部位由于电生理的不均一性,互相连接形成潜在的闭合环,环内的一条通道发生单向阻滞,另一条通道传导减慢,可传导通道的传导减慢使得单向阻滞的通道有时间恢复其兴奋性,因而使阻滞的通道再兴奋,形成折返激动。②异位起搏点自主性增高。可形成单个或连续出现的过早搏动,也可形成心动过速。③并行收缩。过早搏动由具有保护性传入阻滞的并行节律点所控制,与基本心律之间无固定关系,故早搏的联律间期不等,如并行收缩连续发放,可形成阵发性心动过速。④触发活动。指早期后除极和延迟后除极所致的过早搏动和心动过速。

一、房性过早搏动

起源于左、右心房(包括房间隔)的早搏称为房性早搏。在正常人群中,50%以上有房性早搏;器质性心脏病病人中,房性早搏发生率为70%~80%。风湿性心脏病在窦性心律的情况下,房性早搏的发生率几乎100%。大多数非器质性心脏病引起的房性早搏为偶发,24h房性早搏总数小于100个。严重器质性心脏病,特别是左心房负荷加重、心房肌缺血、心房内传导异常、电解质紊乱等发生的房性早搏可为频发,常诱发房性心动过速,甚至成为心房扑动或心房颤动的先兆性心律失常。

(一)诊断

1. 临床表现 房性早搏一般无明显症状,当房性早搏频发时,可有心悸感,若出现多个房早未下传,可导致心动过缓及供血不足的表现。听诊发现正常节律间有提早搏动,其后有一较长间歇,早搏呈二联律或三联律时,可听到每2~3次心搏后有1次间歇。

2. 心电图
(1)提早出现的P′波形态与窦性P波不同。提早的P′波形态相同为单源性房性早搏。提早的P′波形态有两种以上,联律间期不固定,又能除外房性融合波者,为多源性房性早搏。
(2)P′-R间期短于同导联上窦性R-R间期,或R-R间期明显延长。
(3)房性早搏出现过早可以不下传心室,下传的QRS波群可以正常也可伴差异传导、3相束支阻滞、预激综合征而畸形。
(4)多数伴有不完全性代偿间歇(图15-9)。

(二)鉴别诊断

1. 未下传的房性早搏二联律与显著窦性心动过缓 未下传的房性早搏二联律可酷似显

著的窦性心动过缓,仔细辨认 T 波,可以看到有未下传的 P′波,活动可以使房性早搏容易下传或房性早搏消失(图 15-10)。

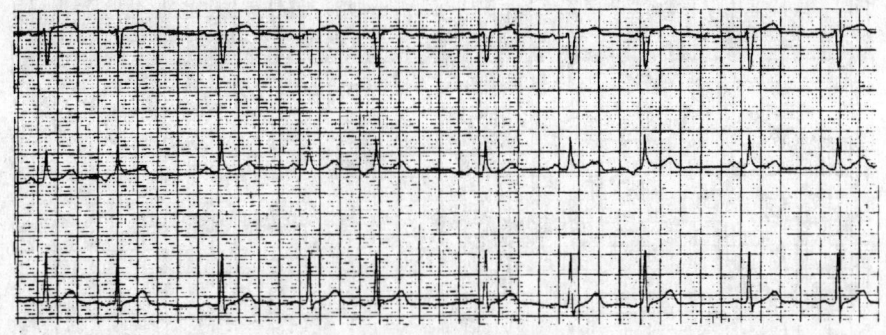

图 15-9 房性早搏

注:窦性心律,频率 71 次/min。提前发生的 P 波在 Ⅱ、V_5 导联倒置,P-R 间期 140ms,QRS 形态与正常窦性 QRS 形态相同,代偿间歇完全,为起自左心房下部的房性早搏

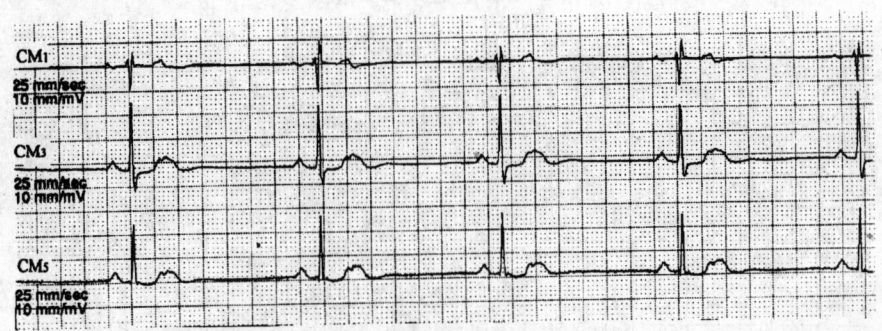

图 15-10 未下传的房性早搏二联律

注:男性,72 岁。病态窦房结综合征。窦性心律,频率 39 次/min,酷似窦性心动过缓,但仔细辨认可以看到每个 T 波升支均可见到 1 次 P 波,由于落入心室绝对不应期而未下传心室,为未下传的房性早搏二联律

2. 房性早搏二联律与 3∶2 窦房阻滞 前者的 P′波形态与窦性 P 波不同,后者 P 波形态相同(图 15-11)。

3. 房性早搏与窦性早搏 后者 P 波形态与窦性 P 波形同,有等周期代偿间歇。

4. 房性早搏与窦房交界性早搏 后者可酷似右心房上部早搏,不同点是 P′波与窦性 P 波相同或基本相同,代偿间歇比一个窦律周期略长,比房性早搏代偿间歇短。比房性早搏更为少见。

5. 房性早搏与交界性早搏 后者 P 波位于交界性 QRS 之前时,P-R 间期小于 120ms,且多伴有完全性代偿间歇,交界性早搏比房性早搏少见(图 15-12,图 15-13)。

(三)治疗

1. 去除诱因 多数房性早搏无症状,不需特殊治疗,应积极去除诱因。

2. 给予镇静药 有明显症状的房性早搏可给予镇静药,如氯美扎酮(芬那露)0.2g,1~2 次/d。

3. β受体阻断药 如阿替洛尔(氨酰心安)6.25~25mg,2 次/d,美托洛尔(倍他乐克)12.5~25mg,2~3 次/d。

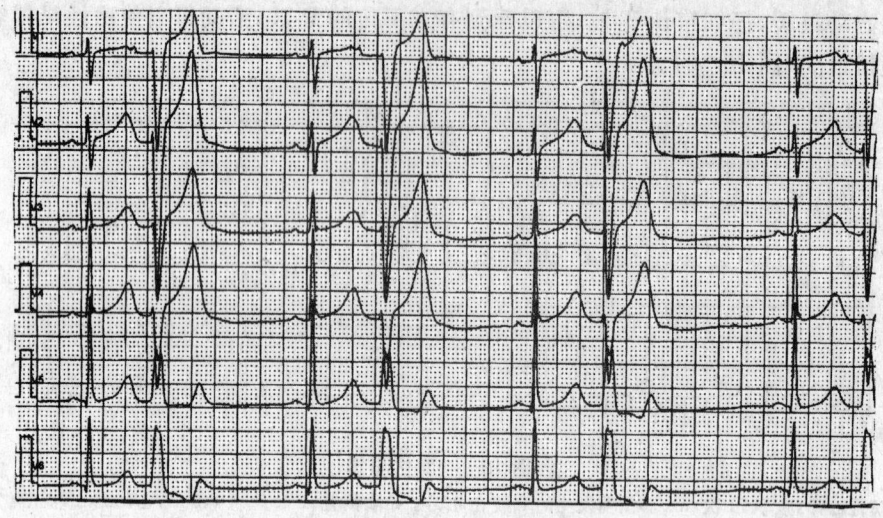

图 15-11 房性早搏二联律

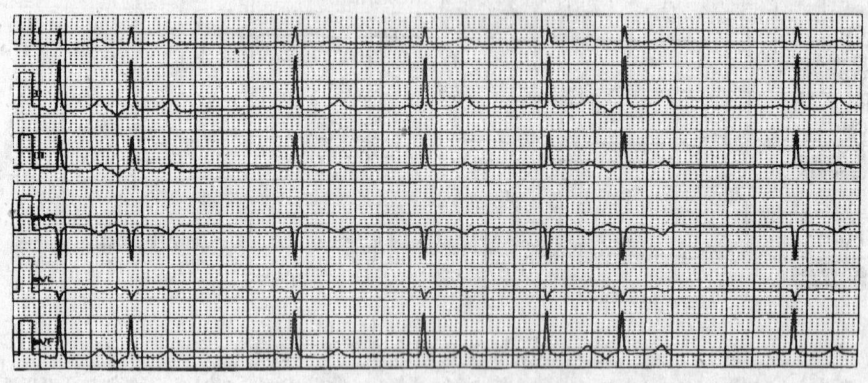

图 15-12 交界性早搏

注：图中短周期和长间歇交替出现，短周期为正常的 P-P 间隔，时间 1 070～1 140ms，长间歇约为相邻短周期的 2 倍，提示有窦房传出阻滞（3∶2 传导）

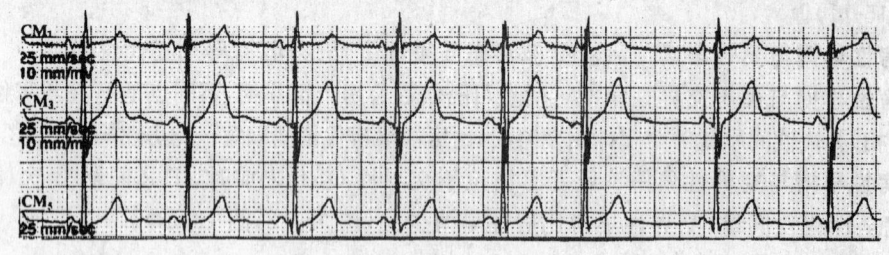

图 15-13 交界性早搏

注：窦性心律，心率 72 次/min，第 6 个 P-QRS-T 提前发生，P 波在 CM_3、CM_5 导联倒置，在 CM_1 导联负正双向，P-R 间期 110ms，代偿间歇完全，为交界性早搏

4. 钙拮抗药 如维拉帕米（异搏定）40～80mg，2～3 次/d。

5. Ⅰc、Ⅰb 类药物 Ⅰc 类药物，普罗帕酮（心律平）0.15g，3 次/d；或Ⅰb 类药物，乙吗噻嗪 0.15g，3 次/d；早搏控制后可逐渐减量至停药。

6. Ⅲ类药物 胺碘酮0.2g,3次/d;1周后减量至0.2g,2次/d;2周后减量至0.2g,1次/d。症状控制后可停药。

二、房室交界性过早搏动

发自房室交界区的激动形成的早搏称为房室交界性早搏,简称交界性早搏。

(一)诊断

1. 临床表现 交界区性早搏一般无症状,如早搏频发或连续出现时可伴有心悸,听诊发现基本节律间有提早搏动,其后有一较长间歇。

2. 心电图
(1)提早出现的P'、R或P'与R(P'-R<120ms)、R-P'<160ms为交界性。
(2)多数伴有完全性代偿间歇。

(二)鉴别诊断

1. 交界性早搏与隐匿性交界性早搏 后者表现为交界性激动一方面逆传与窦性激动在房室结上部发生绝对干扰,另一方面下传中断,表现为假性二度房室传导阻滞,隐匿性交界性早搏还可引起间歇性P-R间期延长。

2. 交界性早搏伴时相性室内差异传导、交界性早搏伴非时相性室内差异传导与高位室间隔早搏的鉴别诊断 见表15-1。

表15-1 交界性早搏伴时相性室内差异传导、伴非时相性室内差异传导与高位室间隔早搏的鉴别

	交界性早搏伴时相性室内差异传导	交界性早搏伴非时相性室内差异传导	高位室间隔早搏
配对前周期	相对延长	不一定	不一定,继发性室早可相对较长
配对时间	大多较短(可在T峰上)	不一定,较短	
有关的P	可有,P-R<120ms,R-P<160ms	可有,P-R<120ms,R-P<160ms	不一定,较短少有,在QRS后R-P一般<120ms
异位QRS波与窦性QRS波主波方向的关系	常不一致	可不一致	多一致
V_1的QRS波波形	多呈三相右束支阻滞图形	仅轻度畸形	常接近窦性QRS波
QRS时间	多数较宽可达120~140ms	多≤110ms	多≤110ms
QRS波易变性	大	小	小(除非多源)
室性融合波	无	无或少	可有
希氏束电图	V前有H,H-V间期不短	V前有H,H-V间期不短	肌性室早时,V前无H,为分支性室早时,V前有H,H-V间期短

(三)治疗

交界性过早搏动的治疗同房性过早搏动,如无效可试用治疗室性过早搏动的药物。

三、室性过早搏动

室性过早搏动(室性早搏,室早)又称室性期前收缩,其定义是希氏束部位以下提早出现的单个或成对的无保护机制的心搏。室性早搏的 QRS 之前无相关的心房波。希氏束图示 V 前无 H 波,为肌性室性早搏;V 前有 H 波,H-V 间期缩短者为分支性室性早搏。其发生机制是心室内异位起搏点自主性增高、折返现象和触发活动所引起。它所引起的症状有"心悸"、"胸壁撞击"、"漏搏"或感觉心脏好像跳到喉咙里似的。上述症状往往影响病人的休息、睡眠或工作。若室性早搏的发生率<30 次/h 为偶发,反之为频发。具有下列特点的室性早搏为病理性:①室性早搏 QRS 振幅<1.0mV。②时间>140ms。③QRS 多有明显切迹。④有明显的 ST 段。⑤T 波对称变尖。

(一)诊断

1. 临床表现 室早可引起心悸和颈静脉搏动增强,频发的室早二联律可发生晕厥。听诊发现基本节律间有提早搏动,其后有一较长间歇,可闻及第一心音或第二心音分裂。

2. 心电图

(1)室性早搏的基本特征:①提早的 QRS 波群宽大畸形,QRS 时间≥0.12s。②其前无相关的心房波。③希氏束电图示肌性室性早搏 V 前无 H 波,分支性室性早搏 V 前有 H 波,H-V 间期缩短。④多数有完全性代偿间歇。

(2)单形性室性早搏:在各个导联上,室性早搏的 QRS-ST-T 完全相同(图 15-14)。

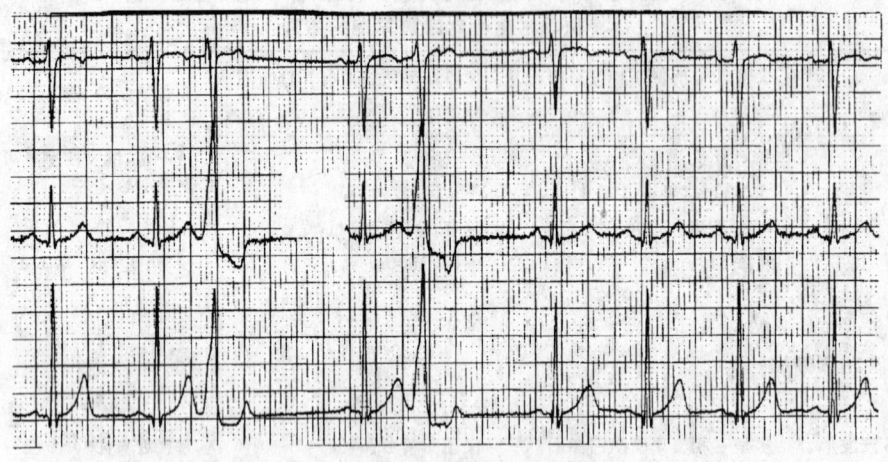

图 15-14 室性早搏

注:窦性心律,频率 81 次/min,P-P 间隔差别>120ms,窦性心律不齐。2 次宽大畸形的 QRS 波提前发生,其前未见 P 波,代偿间歇完全,为室性早搏

(3)多形性室性早搏:室性早搏的形态不同,而联律间期固定(图 15-15)。

(4)多源性室性早搏:室性早搏的形态和时间不同,联律间期也不固定(图 15-16)。

(5)室性早搏的定位诊断

早搏起自心室间隔,波形与窦性 QRS-T 大同小异。

早搏起自右束支,波形呈左束支阻滞。

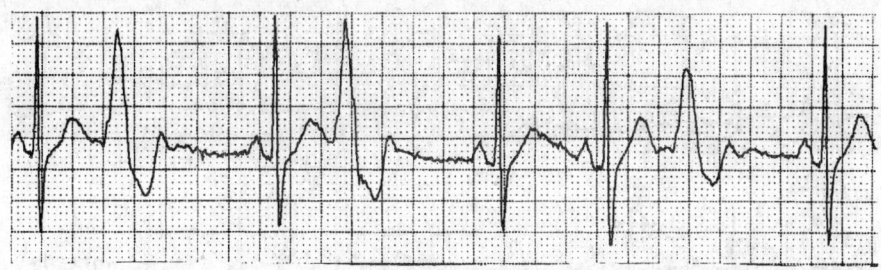

图 15-15 多形性室性早搏

注:3 次宽 QRS 波群为 3 次室性早搏,联律间期基本相同,但形态不同为多形性室性早搏

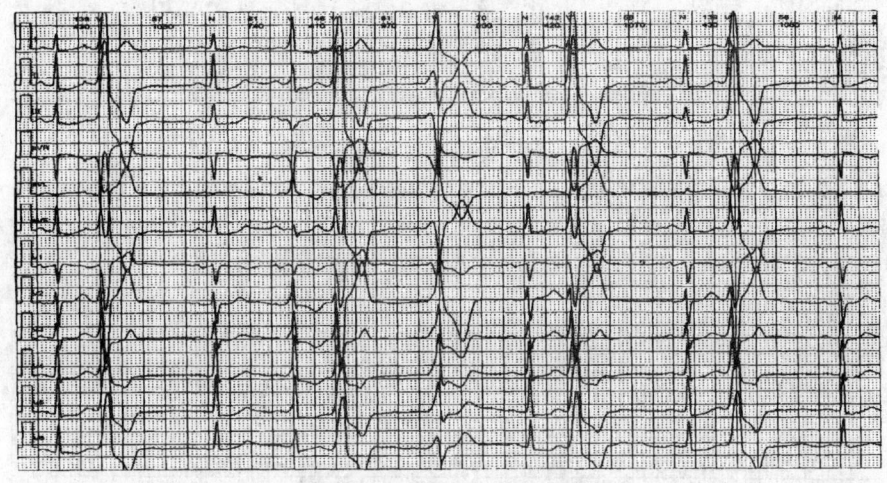

图 15-16 多源性室性早搏

早搏起自右心室,波形类似左束支阻滞。

早搏起自左束支主干,波形类似右束支阻滞。

(6)隐匿性室性早搏二联律、三联律

①隐匿性室性早搏二联律。室性早搏频发时形成显性二联律,间歇性出现时,2个室性早搏之间夹有奇数个窦性心搏,如 1、3、5、7、9、11……其数目为 2X+1。它实际上是一种持续的联律间期固定型的室性早搏二联律伴有间歇性的传出阻滞。

②隐匿性室性早搏三联律。室性早搏频繁出现时形成显性三联律,间歇性出现时,2个室性早搏之间夹有 2、5、8、11、14……个窦性心搏,其数目为 3X+2,一般须做较长时间的记录,才能被发现,其机制是显性室性早搏三联律伴有间歇性传出阻滞的缘故。

(7)R on P 现象室性早搏:舒张晚期的室性早搏可出现于 P 波顶峰上形成 R on P 现象室性早搏。一般认为 R on P 现象室性早搏不直接引起心室颤动(图 15-17)。

(8)R on T 现象室性早搏:室性早搏出现于 T 波顶峰上,称为 R on T 现象。其重要性早已为广大学者所重视。无器质性心脏病的病人发生的 R on T 现象室性早搏,一般不易诱发室性心动过速。在严重器质性心脏病基础上发生的 R on T 现象室性早搏,易诱发室性心动过速或心室颤动(图 15-18)。

(9)从室性早搏中诊断心肌梗死:室性早搏可因心肌梗死而变形,在某些病例中,心肌梗

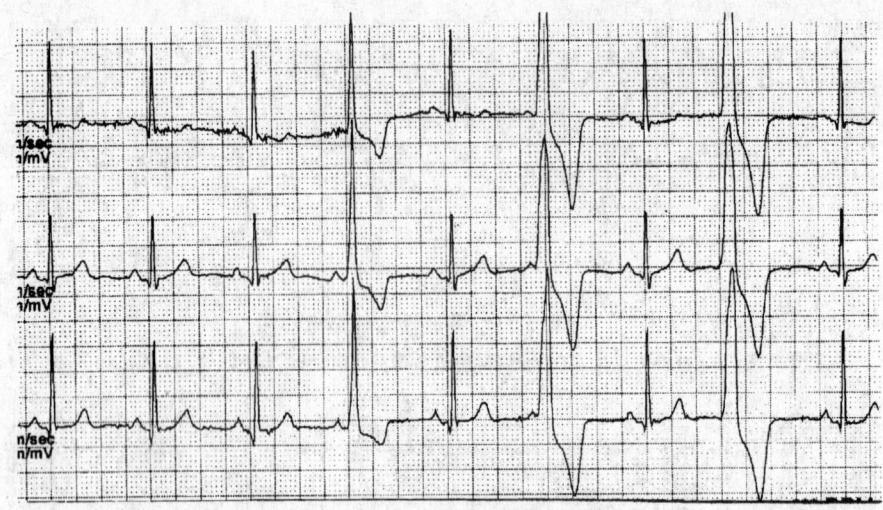

图 15-17　R on P 现象室性早搏

注:窦性心率 71 次/min,P-R 间期 160ms,3 次提前发生的宽大畸形 QRS 波群联律间期分别为 800ms、720ms、640ms。以第 3 次提前最多,畸形程度最重,第 1 次于 P 波出现后出现,为舒张晚期室性早搏,畸形程度最轻,第 2 次宽 QRS 落于 P 波降支,形成 R on P 现象室性早搏,畸形程度介于其他 2 次室性早搏之间

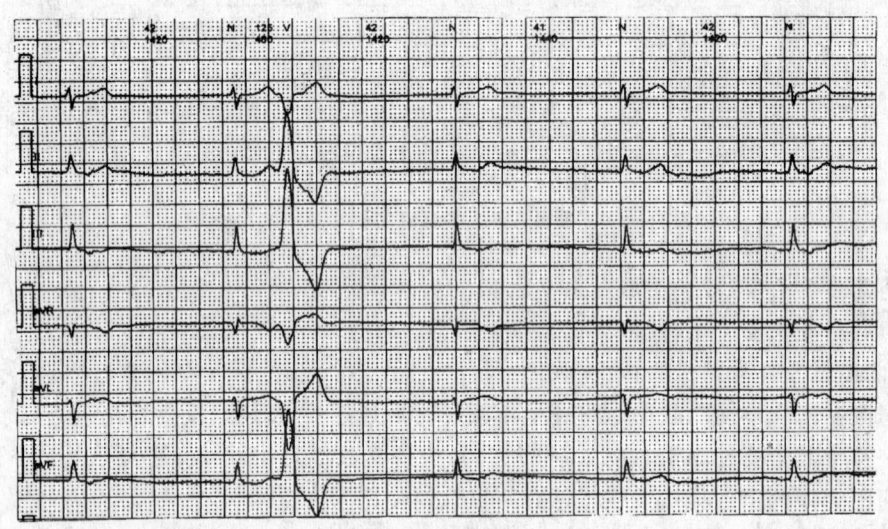

图 15-18　R on T 现象室性早搏

注:上述导联的第 3 个 QRS 波形为室性早搏,落在前一搏动的 T 波降支,为 R on T 现象

死波形在室性早搏中比室上性早搏中更明显,甚至更能明确诊断。Shamroth 等认为,从室性早搏中诊断心肌梗死必须符合以下先决条件:

①必须是室性 QRS 主波向上,如主波向下呈 rS 或 QS 型则不能做出诊断;

②必须是从反映心外膜的导联($V_4 \sim V_6$)上来做出诊断。

(10)从室性早搏中诊断心肌梗死的标准是

①室性早搏 QRS 呈 QR、QRs、qR、qRs 或 qR′型,无论 q 波如何微小,均提示心肌梗死的诊断。近年来发现呈上述特征的室性早搏也可见于心肌病,因此应密切结合临床做出诊断。

②急性期心肌梗死,室性早搏的 ST 段还会呈损伤型抬高伴 T 波倒置变尖。另有学者指出也可通过 V_1 导联中的室性早搏诊断心肌梗死,V_1 导联的室性早搏呈 QR 型,其 Q≥0.04s。Q/R=2.0 时,敏感性为 24%,特异性达 93%(图 15-19)。

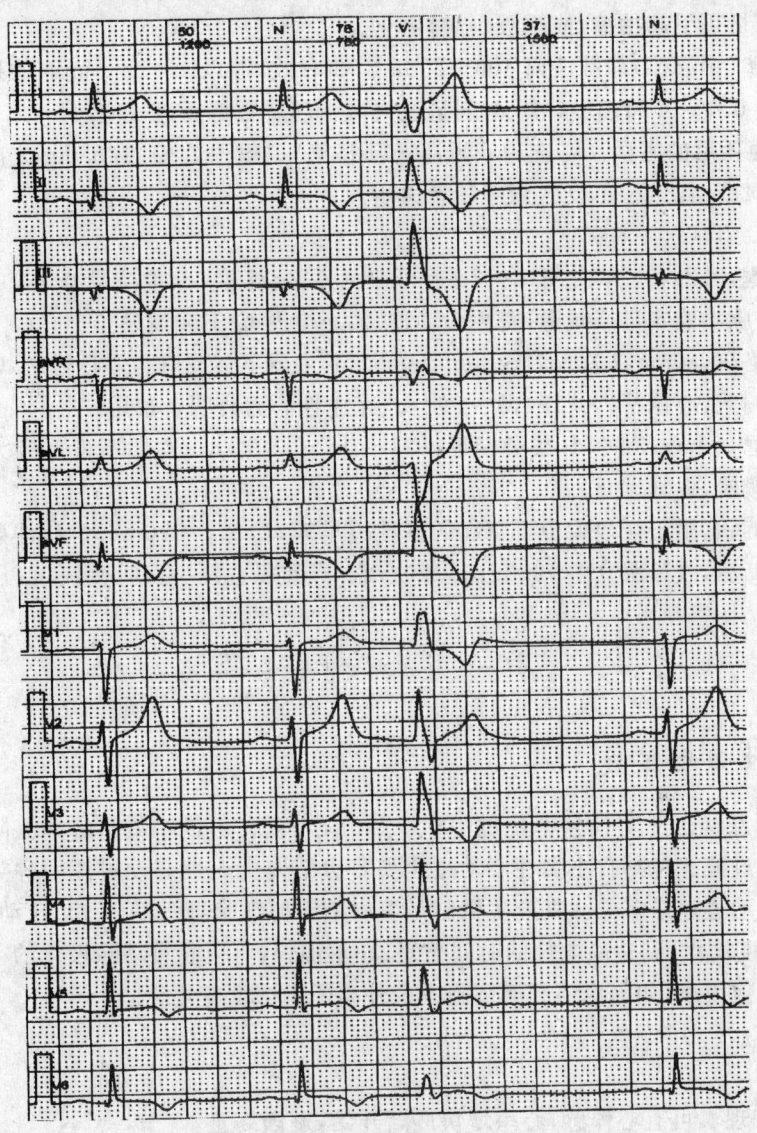

图 15-19 室性早搏图形中诊断心肌梗死

注:男性,52 岁。急性心肌梗死。窦性心律,QRS 时间 130ms,V_1 导联呈 QR 型,为完全性右束支传导阻滞。

(11)室性早搏诱发心律失常:①室性早搏诱发室性反复搏动。②室性早搏诱发房室结折返型心动过速。③室性早搏诱发房室反复性心动过速。④室性早搏诱发室性心动过速。

(二)治疗

1. **良性室性过早搏动** 即无器质性心脏病的室性早搏,如无症状可不用抗心律失常药物。
2. **器质性心脏病的室性过早搏动** 治疗应首先针对基础心脏病,注意纠正病因和诱因。

3. 须紧急处理的室早

(1)可静脉注射 50～100mg 利多卡因,以后每 5～10min 追加 50mg,直至早搏消失或第 1 小时总量达 300mg 为止,心律失常纠正后,可按需要滴入 1～4mg/min,稳定后改其他口服药物维持。大剂量可引起抽搐,或呼吸、心搏停止。

(2)美西律(慢心律)静脉注射 100～200mg,如有效,继以 1～2mg/min 的速度维持静滴,稳定后改口服 0.1～0.2g,3～4 次/d,剂量过大可引起严重胃肠道反应。

4. 心肌梗死后的室早 可选用 β 阻滞药阿替洛尔(氨酰心安)12.5mg,2 次/d,或美托洛尔(倍他乐克)25mg,2 次/d,支气管哮喘者慎用。

5. 其他

(1)胺碘酮,0.2g,3～4 次/d,5～7d 后可改为 0.2g,2 次/d,维持量 0.1～0.3g/d,长期服用可引起甲状腺功能亢进或减退,窦性心动过缓,心电图 Q-T 间期延长。

(2)索他洛尔,80mg,2 次/d,或 160mg,1 次/d,主要不良反应为心动过缓,Q-T 间期延长。

(3)普罗帕酮(心律平),0.15g,3～4 次/d,充血性心力衰竭者禁用。

(4)恩卡尼,50mg,3 次/d;或劳卡尼,0.1～0.2g,2 次/d。主要不良反应为头晕、金属口味,心脏传导减慢,失眠。

(5)苯妥英钠,用于洋地黄中毒引起的室性过早搏动,每 5～10min 静脉注射 100mg,有疗效或总量达 1g 后,改口服 0.1～0.3g,3～4 次/d。严重低血压、心动过缓和心力衰竭者禁用。

第三节 心动过速

一、窦性心动过速

成年人静息状态下窦性频率超过 100 次/min,儿童大于该年龄组心率上限的心动过速,称为窦性心动过速。包括自主窦性心动过速和窦房结内折返性心动过速两种类型,临床上以自主性窦性心动过速最多见。其产生机制是窦房结起搏细胞舒张期(4 相)自动除极化的上升速度加快,坡度增大,到达阈电位的时间缩短,心率加快,可引起自动除极化的上升速度加快。当然也包括其他因素,如窦房结起搏细胞膜内外离子的浓度变化等。

(一)诊断

1. 临床表现 可有心悸感,心率增快逐渐开始,逐渐终止。

2. 心电图 窦性 P 波:Ⅰ、Ⅱ、aVF、V_3～V_6 导联 P 波直立,aVR 导联 P 波倒置。P 波频率:P 波顺序发生,P-P 周期<600ms,P 波频率>100 次/min,婴幼儿大于各年龄组心率的上限频率。窦性心动过速伴窦房阻滞时,可使部分窦性 P 波消失,可利用梯形图助诊。伴二度以上房室阻滞者,部分 P 波未下传心室。诊断窦性心动过速时应注意观察是否合并有其他心律失常、心肌缺血等(15-20)。

(二)鉴别诊断

1. 窦性心动过速与阵发性房性心动过速的鉴别

(1)心动过速的 P 波:前者与窦性 P 波相同;后者与窦性 P 波不同。

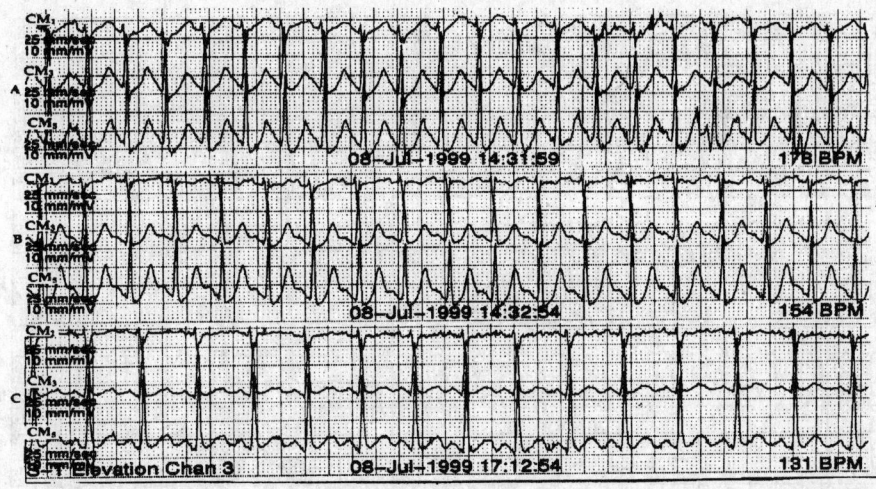

图 15-20 窦性心动过速

注:图 A、B、C 为同一病人心电图,由于运动引起窦性心动过速,图 A 酷似室上性心动过速,随着运动停止,从图 A~C 可见窦性频率逐渐减慢,窦性 P 波也逐渐清楚

(2)心房率:前者多为 101~160 次/min;后者多为 100~250 次/min。

(3)起始与终止情况:前者是逐步加速,逐步减慢,后者是突发突止。

(4)对刺激迷走神经的反应:对刺激前者可使心率减慢,后者不能终止,但可引起房室传导阻滞而使心室率减慢。

(5)引起心动过速的原因:前者常于发热、运动、情绪激动时发生;后者多见于冠心病、风湿性心脏病、心肌病等(15-21)。

2. 窦性心动过速与心房扑动的鉴别 Ⅱ、Ⅲ、aVF 导联 F 波大多倒置,有时 2∶1 下传的心房扑动又很像窦性心动过速,当房室传导比例发生变化时,可以在 Ⅱ、Ⅲ、aVF、V_1 导联上辨认出 F 波(图 15-22)。

3. 窦性心动过速与阵发性交界性心动过速的鉴别 阵发性交界性心动过速的特点是发作起止突然,刺激迷走神经可使心动过速终止。心动过速常由早搏诱发,心脏电生理检查可区分心动过速的类型。

(三)治疗

一过性窦性心动过速不需治疗,持续性窦性心动过速主要针对病因治疗,必要时可应用镇静药或 β 受体阻滞药阿替洛尔(氨酰心安),或美托洛尔(倍他乐克)。

二、房性心动过速

起源于心房的心动过速称为房性心动过速。在各种心律失常中,房性心动过速的发生率仅次于窦性心律失常、早搏而居第三位。其大多呈偶发或短阵反复发作,持续时间几秒至数分钟不等,多由 3~10 个房性心搏构成。少数病人发生的房性心动过速可持续数小时或数日,持续数月至数年者少见。药物不能控制房性心动过速者,可采用射频消融术。房性心动过速可分为房内折返性心房过速、自主性心动过速、触发引起的心动过速及多源性房性心动过速等。

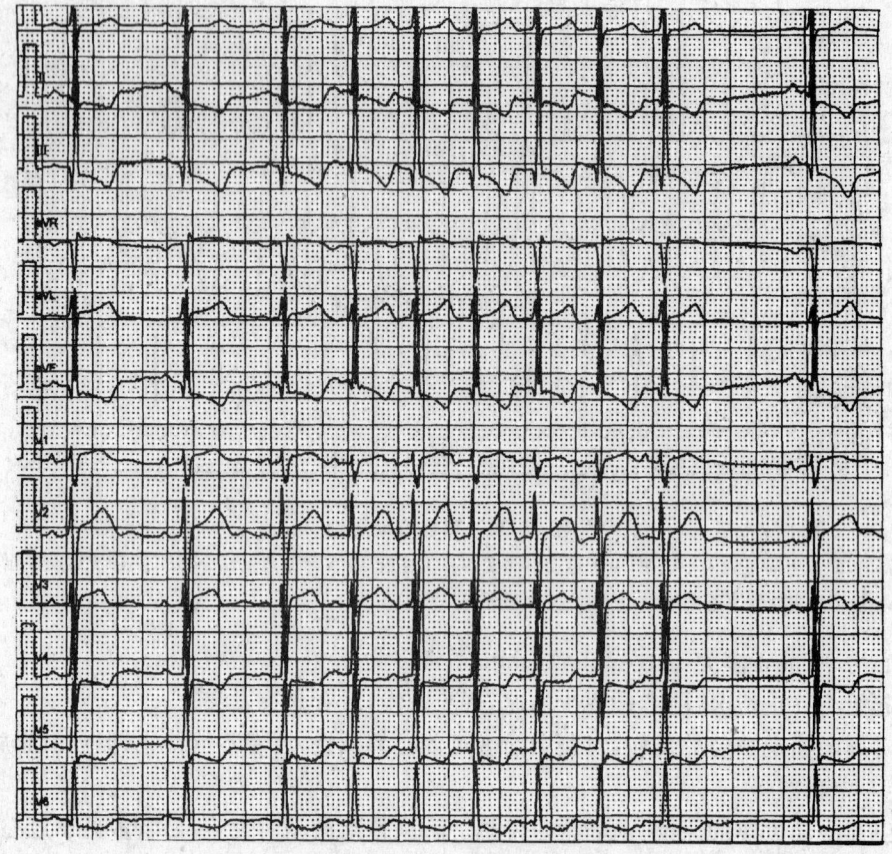

图 15-21 阵发性房性心动过速

注：第3个心搏是房性早搏，之后出现一系列短阵房性心动过速，频率131次/min，P'波形态与正常P波不同

（一）诊断

1. 临床表现 突然发作，可持续数秒、数小时或数日。根据发作时的心率，持续时间、基础心脏病的不同，可表现为头晕、心悸、心前区不适、心绞痛，严重者出现急性肺水肿、低血压或晕厥。听诊时心率较快，但心律绝对规则，第一心音强度一致。

2. 心电图

(1)心动过速的P波形态与窦性P波不同。

(2)心动过速的频率100～250次/min。

(3)P'-R间期≥0.12s。

(4)房性心动过速开始以房性早搏形式出现，联律间期较短，终止时，有一较长的代偿间歇。

(5)房室传导比例可以是1：1、2：1、3：1、4：1，或3：2、4：3、5：4不等。

(6)心率快速者可伴时相性室内差异传导或束支传导阻滞。

（二）鉴别诊断

1. 窦性心动过速伴发多源性房性早搏 窦性心动过速伴发多源性房性早搏的心电图特征。

(1)仔细分析可以发现心动过速的基本节律为窦性心动过速，窦性P波形态一致。

第十五章 心律失常的鉴别诊断

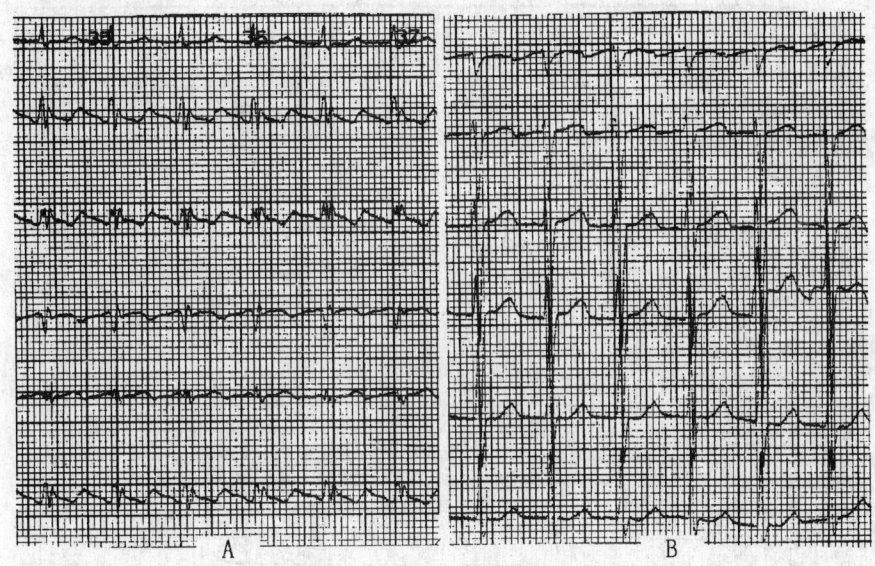

图 15-22 2∶1 下传的心房扑动

注：男性，71 岁，心律失常

A 为心室率较快时，频率 150 次/min，似房性心动过速，但当心室率降至 81 次/min 左右时，可清楚见到锯齿状 F 波呈 2∶1～4∶1 下传心室，为心房扑动，可以肯定图 A 并不是房性心动过速，而是 2∶1 心房扑动

(2) 多源房性早搏的 P′波穿插在窦性心动周期之中，同种形态的房性早搏联律间期固定，房性早搏呈几种固定的类型，其代偿间歇长于一个基本窦性 P-P 周期。

2. 多源性房性心动过速频率与心房颤动的鉴别 心房颤动具有心房率和心室率极度不规则等特点，而酷似多源房性心动过速。心电图鉴别要点：

(1) 多源性房性心动过速频率 100～250 次/min，而房颤 f 波频率为 350～600 次/min。

(2) 多源性房性心动过速的 P′-P′之间有等电位线，而心房颤动的 f 波之间无等电位线（图 15-23）。

3. 多源性房性心动过速伴时相性室内差异传导与室性心动过速的鉴别

(1) 前者有多种形态的 P′波，P′-P′周期不规则；后者宽大畸形的 QRS 波群前后有因干扰未下传的 P 波，其节律是规则或基本规则的。

(2) 前者 P′固定于 QRS 之前，P′与 R 有关系；而后者 P 与 QRS 脱离时间关系。

(3) 前者 QRS 多在 120ms 以内，多呈右束支传导阻滞图形；后者 QRS 时间大于 120ms，可达 140ms 以上。

（三）治疗

1. 刺激迷走神经 如按压颈动脉窦，压迫眼球，或做瓦氏动作。刺激迷走神经可使房性折返性心动过速的心室率减慢或终止发作，但不能使自主性增强的房性心动过速终止发作。

2. 维拉帕米（异搏定） 可作为首选，每次 5mg，加 10～20ml 液体缓慢静脉注射，15min 后可重复应用，总量不超过 20mg。病态窦房结综合征和房室传导阻滞者禁用。

3. 毛花苷 C（西地兰） 适用于伴心功能不全者，每次 0.4mg 加入 10～20ml 液体中缓慢静脉注射，如无效，1～2h 后再静脉注射 0.2mg，24h 总量不超过 1.2mg，预激综合征者禁用。

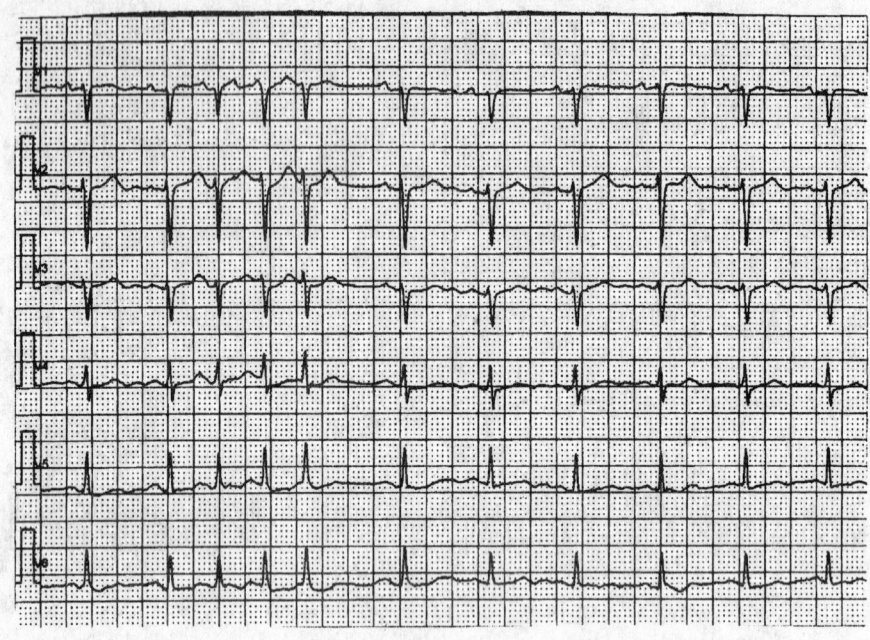

图 15-23　多源性房性心动过速

注：第 3～5 个搏动是短阵房性心动过速，P′波形态及 P′-R 间期互异，为多源性房性心动过速

4. 普罗帕酮（心律平）　每次 70mg 静脉注射，如无效可在 15min 后再静脉注射 70mg，总量可达 280mg。心力衰竭、休克、窦房结病变者禁用。

5. 胺碘酮　每次 150mg 加入 10～20ml 液体中静脉注射，如无效，可在 15min 后再次静脉注射 150mg，或在 250ml 液体中加入 300mg，以 1～1.5mg/min 的速度静滴，转复窦律后停止输入，24h 总量不超过 1500mg。剂量过大可引起低血压和心动过缓。

6. 升压药　适用于伴有低血压者，通过升高血压反射性兴奋迷走神经达到终止阵发性房性心动过速的目的。可选用去氧肾上腺素 0.5～1.0mg 或甲氧明（甲氧胺）10～20mg 加入 1000ml 液体中快速滴注，以收缩压不超过 21.3～24.0kPa（160～180mmHg）为度，心动过速终止后停药，有器质性心脏病或高血压者不宜使用。

7. 其他

（1）各种药物无效或不能耐受药物者，可经食管或心房内超速或配对起搏终止心动过速发作。

（2）同步直流电复律常用于紧急情况，如伴休克、急性肺水肿、急性心肌梗死等须紧急复律者，洋地黄中毒者不宜应用电复律。

（3）顽固性房性心动过速反复发作而药物治疗无效者，可做射频消融治疗。

三、房室结内折返性心动过速

（一）病因

激动在房室结内快速折返形成的心动过速，称为房室结内折返性心动过速（AVNRT），它的发生须具备以下几个基本条件：①双径路。②双径路不应期与传导速度不一致。③单向阻滞。④可激性空隙。⑤由前一心搏所引发。多数房室结内折返性心动过速病因不明，可因情绪激动、恐惧、体力过劳、吸烟、饮酒过多引起。多无器质性心脏病,少数见于风湿性心脏病、冠心病、甲状腺功能亢进性心脏病等。冠心病发作房室结内折返性心动过速时,可诱发或加重心绞痛乃至急性心肌梗死。

（二）诊断

1. 临床表现 心动过速突然发作,可持续数秒、数小时或数日。发作时有心悸感,其他症状取决于有无器质性心脏病、心室率的快慢和发作持续的时间,有器质性心脏病尤其是心室率较快、持续时间较长者,可伴血压下降、头晕、恶心、呕吐、晕厥或心力衰竭。听诊发现心率快而不规则,频率大多 160～250 次/min,但伴有传出阻滞时,心率可减慢或不规则。各种刺激迷走神经的方法常可终止发作。

2. 心电图

(1)慢-快型

①诱发心搏。心动过速常由窦性、房性、交界性早搏诱发,诱发心搏 P'-R 间期突然延长。由室性早搏诱发者 R-P'间期短,P'-R 间期长。

②心动过速形态。心动过速呈室上性,多数 QRS 时间正常。少数伴时相性室内差异传导、束支传导阻滞。

③心率。R-R 周期匀齐,心室率 160～240 次/min。

④P'与 QRS 关系。心动过速时心房与心室几乎同时除极。P'波位于 QRS 之中无法辨认;少数情况下,P'波位于 QRS 波群之后,R-P'间期<0.08s,R-P'< P'-R 间期。心动过速可发生心房或心室漏搏。

⑤刺激迷走神经可使它终止。

⑥如有早搏可使心动过速终止。

(2)快-慢型

①诱发心搏。心动过速可由早搏诱发,心率加快时也可发生。诱发心搏无 P'-R 间期延长。

②心动过速形态。一系列 QRS-T 波群为室上型,多数情况下,QRS-T 波形正常,少数伴有束支传导阻滞、预激综合征。

③心率在 100～150 次/min 之间。

④节律匀齐或基本匀齐,可伴房室传导阻滞,出现心室漏搏,也可伴房室阻滞,发生心房漏搏。

⑤P'与 QRS 关系。P'波位于 QRS 波群之前,R-P'> P'-R 间期。

⑥刺激迷走神经可使心动过速终止。

⑦如有早搏发生可终止心动过速。

四、自主性交界性心动过速

自主性交界性心动过速是一种少见的阵发性室上性心动过速。它是由房室交界区起搏点自主性增高所引起的一种快速自主性交界性心动过速。

（一）诊断

1. 心动过速的频率在 100～150 次/min。

2. 一系列快速的 P'-QRS-T 波群为交界性,逆行 P'可位于 QRS 波群之前或之后。

3. 心动过速开始有频率逐渐加快的起步现象。
4. 如有早搏插入,不能使心动过速终止。
5. 心动过速发作前后,常有单个及成对交界性早搏。

(二)治疗

自主性交界性心动过速的治疗与阵发性房性心动过速相同。

1. 三磷酸腺苷(ATP) 对房室交界区折返性心动过速有效,常用20mg,5s内静脉注射完毕,若无效,可在3～5min内重复静脉注射。常见不良反应有颜面潮红、头痛、恶心、呕吐、胸闷、胸痛、咳嗽、窦性心动过缓、房室传导阻滞,恢复窦性心律时常发生几秒钟的窦性停搏,但均在数分钟内消失。老年人、病态窦房结综合征禁用。

2. 腺苷 首次用量3～6mg,2s内静脉注射完毕,若2min内不能终止,可再重复静脉注射6～12mg,2s内推注。适应证、禁忌证及不良反应同三磷酸腺苷。

五、室性心动过速

起源于希氏束分叉处以下,连续3个或3个以上(程序刺激引起6个以上),频率大于100次/min以上的心动过速称为室性心动过速(VT)。

VT的基本特征是QRS波群宽大畸形,肌性VT,V前无H波。分支性VT,H-V间期缩短。宽大畸形的QRS-T波群的心动过速不一定都是VT,心电图对宽QRS心动过速的诊断极为重要,伴有以下几点有利于VT的诊断:房室脱节、室性融合波、心室夺获、QRS时间显著增宽、呈右束支传导阻滞图形者QRS时间等于或大于140ms、呈左束支传导阻滞图形者QRS时间等于或大于160ms、胸壁导联QRS全部向上或全部向下、呈束支传导阻滞图形合并电轴显著左偏等。VT的常见病因有变异性心绞痛、急性心肌梗死、心肌病等。约有10%的室性心动过速无明显器质性心脏病的病因,称为特发性室性心动过速。

(一)诊断

1. 临床表现 阵发性室性心动过速突然发作,可持续数分钟、数小时或数日。发作时心率不过快,又无器质性心脏病者症状轻微,可仅有心悸。有器质性心脏病且心室率较快者,由于心排血量降低,常有心悸、气短、胸闷、头晕,严重时可出现晕厥、心力衰竭、心绞痛、休克,少数可发展为心室扑动或心室颤动。听诊发现心率快,150～260次/min,心律规则或有轻度失常,心尖部第一心音响度改变及大炮音,可有第一心音宽分裂,刺激迷走神经不能终止发作。

2. 心电图

(1)单形性室性心动过速

①室性心动过速QRS时间≥0.12s,多在0.14s以上,合并束支传导阻滞及广泛室内传导病变者QRS更宽。

②心动过速的频率>100次/min,多在150次/min。

③常由室性早搏所诱发,特别是成对室性早搏更易诱发。

④单源、成对室性早搏的QRS-T波群与室性心动过速QRS-T形态相同,说明室性早搏与室性心动过速均起源于心室同一起搏点,室性心动过速与室上性心动过速伴束支蝉联现象应注意鉴别诊断(表15-2,图15-24)。

表 15-2 根据 QRS 波形态鉴别室性心动过速与室上速伴束支蝉联现象

	室性心动过速	室上速伴束支蝉联现象
QRS 时限		
RBBB 型	>0.14s	<0.14s
LBBB 型	>0.16s	<0.16s
QRS 电轴		
LBBB 型	$-90°\sim\pm180°$	正常范围
RBBB 型	$+90°\sim\pm180°$	正常范围
QRS 波型		
RBBB 型		
V_1 导联	R 型 qR 型 RR′型（R′<R）	rsR′型
V_6 导联	rS 型、QS 型	qRs 型
LBBB 型		
V_1 导联	r 波>0.03s，S 波降支出现切迹。r 波起点至 S 波底端>0.07s	r 波<窦性心律时的 r 波 S 波升支可能出现切迹
V_6 导联	qRQR	Rs 型
胸前导联 QRS 波形一致性	可有	无

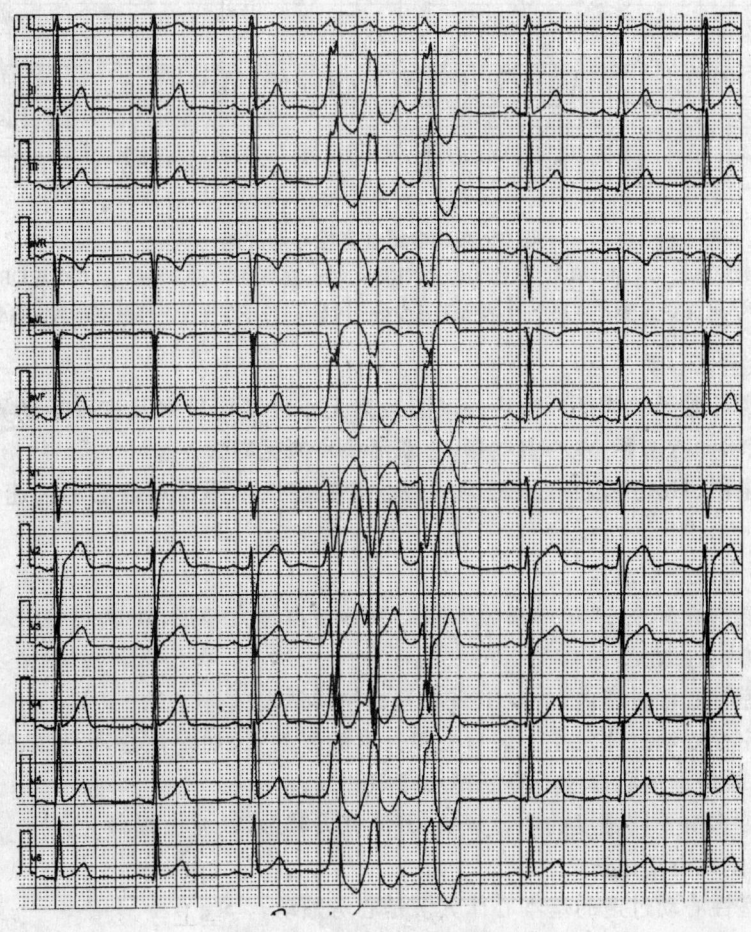

图 15-24 单形性室性心动过速

(2) 多形性室性心动过速

①心动过速常由 500～700ms 联律间期的室性早搏所诱发，室性 R-R 周期可不规则，心室率 200～250 次/min。

②心动过速的 QRS-T 波群形态逐渐发生改变，如有极性扭转者，称为尖端扭转性室性心动过速。

③室性心动过速可自行发作，自行终止。

④可恶化转为心室颤动。

⑤基本心律的 Q-T 间期正常或延长。

(3) 多源性室性心动过速

①室性心动过速由多源室性早搏构成，室性 QRS 波群呈两种以上固定的形态。

②心室率＞100 次/min。

③室性 R-R 间距不等，不同形态的室性 QRS 波群的时间可不相同。

④心动过速发作前后可有多源室性早搏及多源成对室性早搏。

⑤临床上多见于陈旧性心肌梗死、心肌病、风湿性心脏病、心力衰竭、心导管检查及洋地黄中毒（图 15-25）。

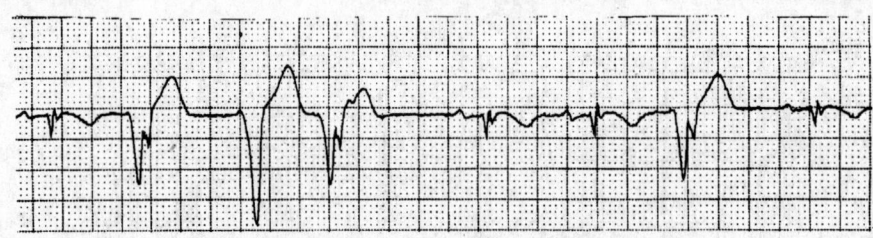

图 15-25 多源性室性心动过速

注：窦性心律，频率 83 次/min，第 2、4、7 个 QRS 波群宽大畸形，联律间期、形态相同，第 3 个宽 QRS 波群与其他 3 次宽 QRS 波群形态、联律间期不同，两者来自心室不同部位，为多源室性早搏及多源室性心动过速

(4) 特发性室性心动过速

①查体未见心脏异常体征。超声心动图检查无心脏结构异常及室壁运动异常；X 线心脏三位像正常；冠状动脉造影、左心室造影、心肌活检均未见异常。

②常规心电图、Holter 监测、平板运动试验除有室性早搏及室性心动过速外无其他异常（图 15-26）。

(5) 扭转型室性心动过速

①心动过速的频率在 160～280 次/min，QRS 波群宽大畸形，快速的 QRS 波群主波方向围绕基线发生方向性改变。

②扭转型室性心动过速由 R on T 现象室性早搏诱发。

③扭转型室性心动过速发生于缓慢心律失常的基础上，如窦性心动过缓、窦房传导阻滞、房室传导阻滞、缓慢逸搏心律及心室起搏心律等。

④Q-T 间期多有不同程度的明显延长，T 波宽大畸形，U 波振幅增大。

(6) 双向性室性心动过速

①双向性室性心动过速的基本心律大多是心房颤动。

②发作时，QRS 波群方向交替改变，心室率 150～250 次/min，因心室率较快，往往见不到

心房波,如能看到心房波则多为心房颤动。

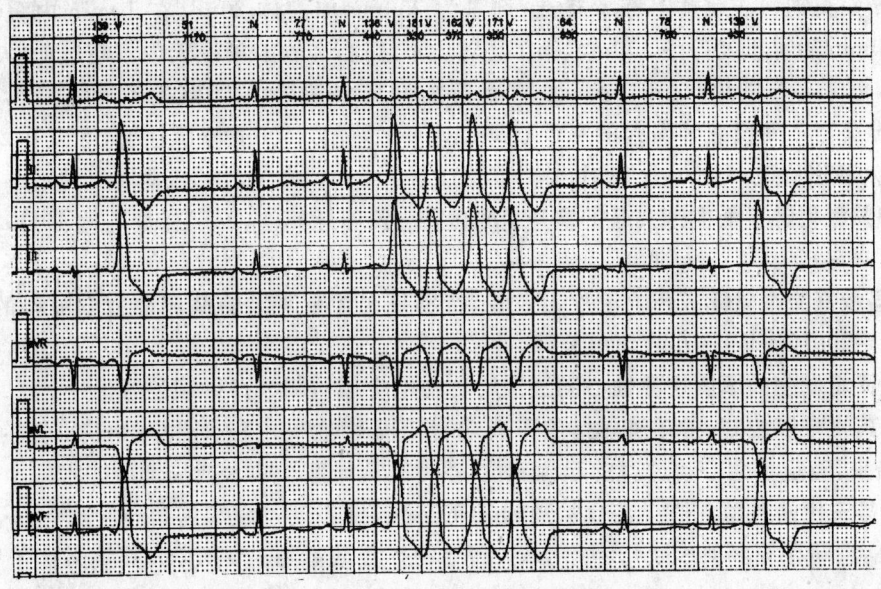

图 15-26 特发性室性心动过速
注:第 5~8 个搏动是室性心动过速,同一导联上宽大畸形的 QRS 波型相同

③宽大畸形的 QRS 波群主波向上、向下交替,R-R 间隔匀齐。

(7)并行心律性室性心动过速

①室性心动过速的频率 100~240 次/min。

②多次插入的窦性心搏或主导节律为异位心律的激动不能改变心动过速周期。这些基本心律的激动是指落入并行心律性室性心动过速周期的反应期内。

③常有室性融合波。

(二)治疗

1. 利多卡因 可作为首选药物。首次 50~100mg 静脉注射,以后每 5~10min 追加 50mg,直至发作终止,或第 1 小时总量达 300mg 为止。有效后以 1~4mg/min 静脉维持 24~48h,稳定后改口服药物,大剂量可致心脏传导阻滞。

2. 美西律(慢心律) 首次 100mg 静脉注射,如无效 15min 后再注射 100mg,有效后以 1~2mg/min 静滴维持,稳定后改口服 0.15~0.2g,3 次/d,主要不良反应为胃肠道反应。

3. 普罗帕酮(心律平) 首次 70mg 静脉注射,如无效 15min 后再注射 70mg,总量可达 280mg,室速终止后以 0.3mg/min 静滴维持,稳定后改口服,0.1~0.15g,4 次/d。严重心功能不全、休克、窦房结病变禁用。

4. 胺碘酮 首次 150mg 加 10ml 液体或按 3~5mg/kg 稀释后 10min 内静脉注入,10~15min 后可重复,30min 内不超过 10mg/kg,随后以 1~1.5mg/min 的速度静滴 6h,以后根据病情逐渐减量至 0.5mg/min。24h 总量一般不超过 1.2g,最大可达 2.2g,室速终止后改口服维持。不良反应有窦性心动过缓,Q-T 间期延长,甲状腺功能减退或亢进主要见于长期口服者。

5. 索他洛尔 按每次 1~1.5mg/kg 静脉注射,推注时间>10min,室速终止后改口服

80mg，2次/d。严重心功能不全者禁用。

6. 苯妥英钠 洋地黄中毒者首选，剂量为250mg加液体20ml，在10min内缓慢静脉注射，5～10min后可重复静注100mg，第1小时内不超过500mg，第一天内不超过1000mg，有效后改为口服苯妥英钠片0.1g，3次/d。严重低血压、心动过缓、心力衰竭者禁用。

7. 吡美诺 对低血钾引起的室性心动过速有效，先以50mg静脉注射，继以0.25mg/min静滴维持，稳定后改口服0.1g，3次/d。

8. 3%氯化钾 低血钾引起的室速以3%氯化钾静脉滴注，24h总量可达10g，应同时补充镁盐。

9. 同步直流电复律 药物治疗无效者，特别是在伴有明显的血流动力学障碍的情况下，可用100～200J（焦耳）同步直流电复律。

10. 反复发生的顽固性室性心动过速 可在电生理监测下行射频消融治疗。

11. 药物难以控制，射频消融措施不成功者 可考虑外科手术治疗。根据心内膜或心外膜监测结果，确定室性心动过速的起源部位，然后采用局部切除术或局部冷冻术。

12. 第三代植入型 心律转复除颤器（ICD）具有抗心动过缓起搏，低能量转复，高能量除颤，以及信息储存等多项诊断与治疗功能，药物治疗无效者可选用ICD，其效果优于射频消融和外科手术。

第四节 心房扑动与心房颤动

自发性异位搏动的频率超过了阵发性心动过速的范围时，就形成了扑动和颤动。心房扑动与心房颤动是发生在心房内的、冲动频率较房性心动过速更快的心律失常。

一、心房扑动

心房扑动是介于房性心动过速和心房颤动之间的快速规则的房性心律失常，是房性快速心律失常中最为少见的一种。大多数心房扑动由器质性心脏病所引起，一般持续数秒钟至数小时，常为心房颤动的过渡阶段，持续数月乃至数年者少见。心房扑动容易恢复窦性心律或转为心房颤动。各种原因引起的心房扩大、心房内传导阻滞、心房肌结构损害是发生心房扑动的重要条件，年龄增长也是心房扑动的重要易发因素，多见于中年及老年人，儿童及青少年少见。临床电生理刺激心房或心导管尖端、刺激心房肌也可诱发一过性心房扑动。它的产生机制目前相继提出了环形折返学说、单点快速激动学说、后除极学说等，还有待于进一步观察研究。目前，治疗心房扑动的方法有电击复律、射频导管消融术及药物转复。

（一）诊断

1. 临床表现 临床症状取决于心室率的快慢及原有心脏病的轻重。心房扑动时房室传导多为2∶1，心室率常在150次/min左右，规则；如房室传导为1∶1心率过快时，病人常有头晕、心悸、乏力，可出现心绞痛，心力衰竭或晕厥；当房室传导比例为4∶1或3∶1时，听诊心率慢而规则，病人可无明显症状。房室传导比例不固定时心律不规则，这时因心室收缩间隔时间有变动，可出现第一心音强弱不等。压迫颈动脉窦或眼球可加重房室传导阻滞，心率可突然减半，仔细听诊可闻及心房音。颈静脉处可见到频数的心房收缩波，快于心室率或为其倍数。

2. 心电图 心房扑动房室传导比例为1∶1或2∶1时,应与阵发性房性心动过速相鉴别(表15-3)。

表15-3 阵发性房性心动过速与心房扑动的鉴别

鉴别要点	阵发性房性心动过速	心房扑动
病因	多年轻而无器质性心脏病	多年龄较大而有器质性心脏病
发作起止时间	多为阵发性,起始与终止突然	阵发性
发作持续时间	一般数秒钟至数小时,数天以上者少见	持续数小时或数天
临床症状	频率与室率一致(150~250次/min)	频率与室率不一致(250~400次/min)
	因起止突然,心室率较快,症状较为突出	因心室率不是很快,症状不突出
刺激迷走神经等方法	心动过速可突然中止或无效	①室率减半由2∶1变为4∶1
		②室率从规则转为不规则
		③F波可清楚显示出来
心率	150~250次/min,多<220次/min	250~400次/min,多在300次/min左右
心房波形状、方向	多规则	绝对规则
	房性P′波,大多直立	为锯齿状F波,大多倒置
房波之间的等电位线	有	无
房室传导比例	①大多为1∶1	①多为2∶1
	②很少为2∶1以上	②传导比例固定
	③很少突然由2∶1转为4∶1者	③可突然由2∶1变为4∶1或相反变化
心室率及节律	①因多呈1∶1,心室率快速匀齐,150~250次/min	①因多为2∶1,心室率常在100次/min左右
	②少数为2∶1,3∶1或3∶2,心室率较慢而不规则	②如房室传导比例不固定,则心室率不规则
发作起止的心电图	开始时以提早的房性P波出现	开始时可以F波出现或由房早诱发
	终止时有较长的代偿间歇	终止时可转为房速、房颤,也可转为窦律,此时可伴有较长代偿间歇

(1)心电图上出现快速绝对规则的锯齿状F波,心房率为250~400次/min,不论心室节律是否匀齐,即可诊断心房扑动。

(2)F波持续时间从数秒到数日,少数病人长达数年之久。起止突然,可由房性早搏诱发,也可由自行发作的房性心动过速转变而来,终止时有较长的代偿间歇,甚至出现短暂的全心停搏而发生阿-斯综合征(图15-27)。

(二)治疗

1. 洋地黄类治疗 发作时心室率快者先给予洋地黄治疗,毛花苷C 0.4mg稀释后静脉注射,如无效1~2h后再静脉注射0.2mg,以控制心室率。在此过程中,心律可能转为窦性,也可能转为心房颤动,在改用维持量洋地黄后转为窦性。

2. 同步直流电复律 是心房扑动最有效的治疗方法,成功率为90%以上。在轻度镇静的状态下,用低能量(10~50J)就可使心房扑动转为窦性心律,比较安全。

3. 维拉帕米(异搏定)或胺碘酮静脉注射或奎尼丁口服 可终止发作,反复发作者需长期口服奎尼丁或胺碘酮预防。

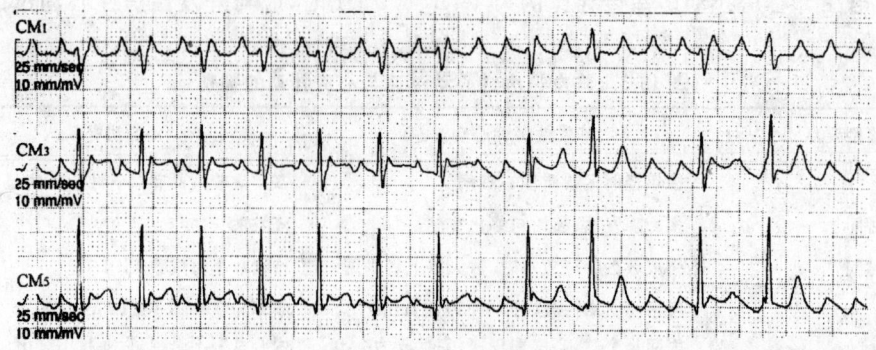

图 15-27 心房扑动

注：P 波消失，代之以锯齿状 F 波呈 2:1~4:1 下传心室，心房率 250 次/min，为心房扑动

4. 射频消融术 反复发作，药物疗效差的心房扑动，可选择射频消融术。

二、心房颤动

心房颤动是一种极速型房性快速心律失常，其发生率仅次于窦性心律失常、早搏、房性心动过速而居第四位，是慢性心律失常中最常见而具有严重危害的异位心律。大多数心房颤动病人有器质性心脏病，如风湿性心脏病、冠心病、高血压性心脏病、心肌病、肺源性心脏病等。它的发生机制尚未完全阐明，以下四种学说最为流行：①环形运动学说。②多发性折返学说。③单源快速激动学说。④多源快速激动学说。

另外，心房颤动从以下几个方面严重影响着病人的生活质量及寿命。因心律失常引起心悸、胸闷等症状，限制了病人的活动；心房丧失了有效收缩，使心室充盈减少；加重或诱发心绞痛或心力衰竭等；易于引起心房内血栓，发生体循环栓塞，约 75% 血栓栓塞源于心房颤动。

（一）诊断

1. 临床表现 症状与原有心脏病的轻重和心室率快慢有关。轻者可仅有心悸、气短、胸闷、乏力，重者可出现急性肺水肿、心绞痛、心源性休克。阵发性心房颤动者自觉症状较明显，心房颤动伴心房内附壁血栓者，可引起体循环栓塞。心房颤动的典型体征是第一心音强弱不等，心律绝对不齐，有脱落脉。此外，病人还有颈静脉搏动的 a 波消失和颈动脉搏动的脉压不等，超声心动图检查常显示左心房增大。

2. 心电图
(1) P 波消失，代之以一系列节律绝对不齐，频率 350~600 次/min 的 f 波。
(2) f 波振幅一般比心房扑动（F）小，振幅 0.05~0.50mV 之间。
(3) f 波振幅在 V_1 导联振幅最大，其次是 Ⅱ、Ⅲ、aVF 导联，心房颤动的心室率一般在 60~180 次/min（图 15-28）。

（二）鉴别诊断

1. 快速型心房颤动与阵发性室上性心动过速的鉴别
(1) 快速型心房颤动的 R-R 周期差别虽小，但几乎找不到相等的数个 R-R 周期，而阵发性

第十五章 心律失常的鉴别诊断

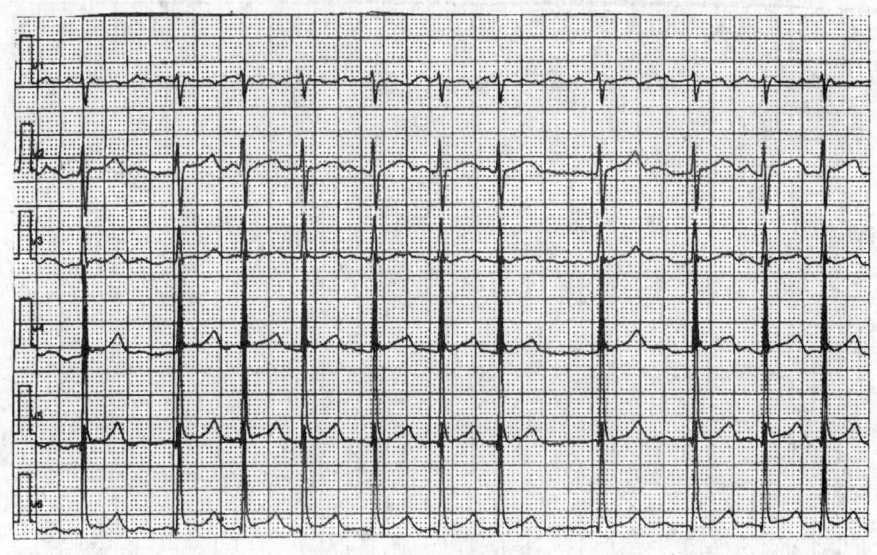

图 15-28 心房颤动

室上性心动过速的 R-R 周期匀齐。

(2) Holter 监测有助于鉴别诊断,卧床休息或睡眠时心室率减慢以后,f 波可清晰地显现出来。

2. 不纯性心房颤动与不纯性心房扑动的鉴别　不纯性心房颤动的特点是心房波形以 f 波为主,其间夹杂少量 F 波;而不纯性心房扑动的心房波形以 F 波为主,其间夹有少量 f 波。

3. 心房颤动伴时相性室内差异传导与心房颤动伴室性早搏的鉴别诊断　室内差异传导与室性早搏并存者不少见,两者的鉴别诊断有着极其重要的临床意义。在临床上,如果将时相性室内差异传导误认为室性早搏停用洋地黄,病人可能死于心力衰竭;反之若将后者误认为前者,继续应用洋地黄治疗,则可能引起洋地黄中毒的心电图表现(图 15-29,图 15-30)。

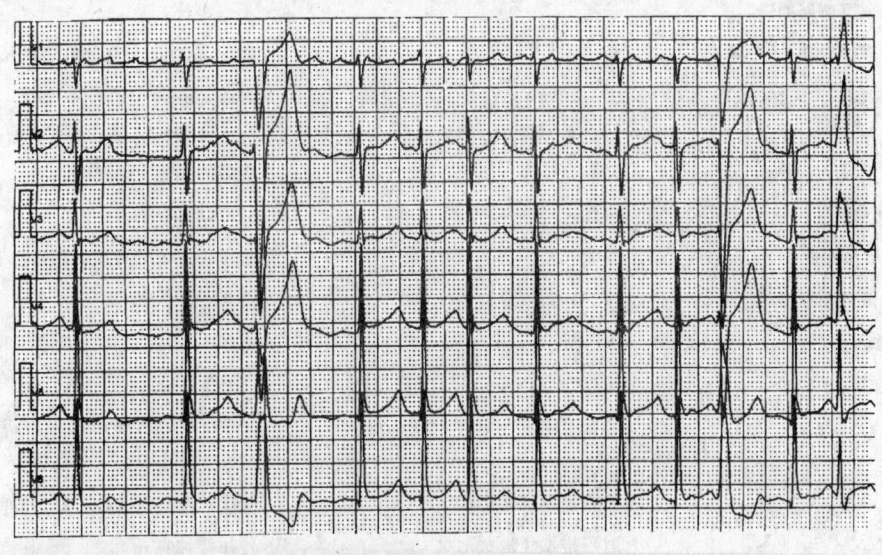

图 15-29 心房颤动伴时相性室内差异传导

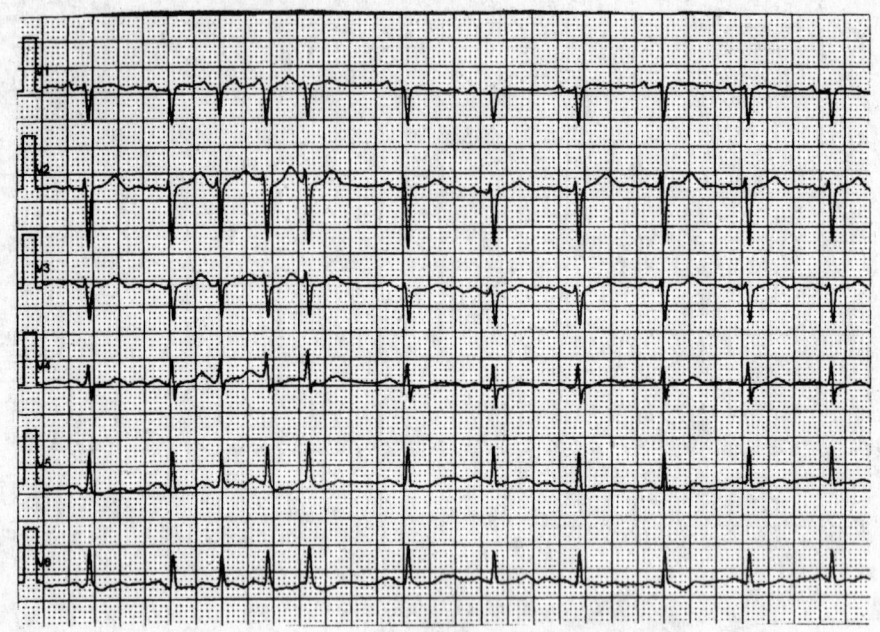

图 15-30　心房颤动伴室性早搏

注：P 波消失，代之以大小、形态各不相同的 f 波，宽大畸形 QRS 波与正常形态 QRS 波交替出现，第 1、2、4 个宽 QRS 波联形态、联律间期相同，说明来自同一部位，且均伴有类代偿间歇，为心房颤动伴多源性室性早搏形成二联律

4. 心房颤动伴蝉联现象与心房颤动伴室性心动过速的鉴别诊断　见表 15-4。

表 15-4　心房颤动伴蝉联现象与心房颤动伴室性心动过速的鉴别

鉴别要点	心房颤动伴蝉联现象	心房颤动伴室性心动过速
基础心室率	快速	较慢
畸形 QRS 波群前周期	长	不一定长
畸形 QRS 联律周期	短	较短，起始于舒张晚期者较长
畸形 QRS 时间	多≤120ms	多≥120ms
畸形 QRS 形态	呈束支及其分支阻滞图形	分支性室性心动过速呈对侧束支及其分支阻滞图形
$V_1 \sim V_5$ 呈 QR 型	少见	如有则可以确诊
QRS-T 波群易变性	较大	呈单种或者几种固定图形
畸形 QRS 波群频率	多>160 次/min	多在 100～160 次/min 之间
类代偿间歇	无	有
室性融合波	无	可有
希氏束电图	V 前有 H 波，H-V 间期不短	V 前无 H 波，如有 H 波者，H-V 间期缩短
病因	由心室率加速引起	见于严重的器质性心脏病、洋地黄中毒
鉴别诊断意义	适当增加洋地黄剂量	停用洋地黄

(四)治疗

1. 不明原因的心房颤动 尤其发生于老年人时,应注意除外甲状腺功能亢进,不宜推理诊断为冠心病,如甲状腺功能亢进或急性心肌炎未能控制,心房颤动也难以消除。偶发的心房颤动,如心室率不过快,可先给予适量镇静药并嘱休息。

2. 阵发性心房颤动发作期心率较快时 应选用减慢心率的药物,如洋地黄,或转复心房颤动的药物如奎尼丁、胺碘酮;发作间歇期应选用减少心房颤动复发的药物 I_A、I_C 和 III 类抗心律失常药物,但奎尼丁可能增加死亡风险,临床上已较少使用。

3. 心肌梗死后的阵发性心房颤动 首选胺碘酮或索他洛尔,不使用 I_C 类药物。

4. 伴有心力衰竭的阵发性心房颤动 首选胺碘酮。

5. 孤立性阵发性心房颤动 首选 I_C 类药物普罗帕酮(心律平)或莫雷西嗪,第二选择索他洛尔,第三选用小剂量胺碘酮,迷走性心房颤动可选吡二丙胺。

6. 持续性心房颤动 可选择电击复律或药物复律(奎尼丁或胺碘酮),复律后长期口服抗心律失常药物防止复发。如复律不成功或心房颤动复发,可选择洋地黄、β受体阻滞剂或非二氢吡啶类钙拮抗剂,或洋地黄加β受体阻滞剂来控制心室率,同时注意预防血栓栓塞并发症。可长期口服小剂量阿司匹林或华法林,保持 INR 在 2.0~3.0。

7. 永久性心房颤动 治疗目的是减慢心室率,可选用洋地黄类、β受体阻滞剂或钙拮抗剂(维拉帕米或硫氮䓬酮),或洋地黄与后两种药物中的一种联合应用,注意预防血栓栓塞并发症。

8. 预激综合征合并的心房颤动 禁用洋地黄、钙拮抗剂,不用β受体阻滞剂,应选用延长房室旁路不应期的药物,如静脉注射普罗帕酮或胺碘酮。

9. 其他 可采用迷宫手术或射频消融术治疗持续性心房颤动。

第五节 心室扑动与心室颤动

一、心室扑动

心室扑动是心室快速而微弱的无效收缩,丧失泵血功能,易转为心室颤动,是一种严重的致命性心律失常,自主性强度为5级。

心室扑动的产生机制可能与心房扑动相类似,但心室扑动比心房扑动更少见,有以下几种学说:①心室内起搏点快速发放激动引起心室扑动。②激动在左心室内快速折返形成心室扑动。

(一)诊断

1. 临床表现 心室扑动一旦发生,病人迅速出现阿-斯综合征,表现为意识丧失、全身抽搐、瞳孔散大、心音消失、触不到大动脉搏动。

2. 心电图

(1) QRS 波群与 T 波相连,两者难以区别。

(2) 心室波形规律、连续、幅度大,呈"正弦曲线样"波形,其形状与心房扑动相似,但比心房扑动 F 波振幅更大,时间更宽,其间不再有 QRS-T 波群。

(3) 心室率 200~250 次/min,也可低于 180 次/min。(图 15-31)

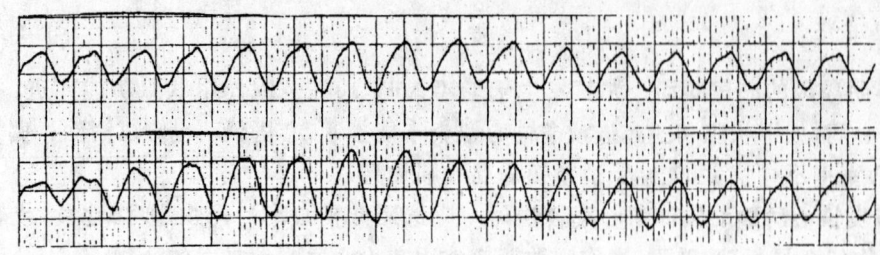

图 15-31 心室扑动

注：女性，30 岁。白血病。心电图记录于患者临终前。P-QRS-T 波群消失，代之以正弦波，频率 150 次/min

（二）鉴别诊断

1. 心室扑动与室性心动过速的鉴别 见表 15-5。

表 15-5 心室扑动与室性心动过速的鉴别

	心室扑动	室性心动过速
发生率	少见	相对多见
病因	急性心肌梗死、心肌病、各种疾病晚期	急性心肌梗死、心肌缺血、心肌病、风湿性心脏病及病因不明的特发性室性心动过速
心室率	180～250 次/min	100～250 次/min
心室波形	不能分辨出 QRS 波群和 T 波	能分辨出 QRS 波群和 T 波
心室节律	规则	规则或不规则
心室波形一致性	一致	单源性一致，多源性不一致
心室波幅	一致	一致
心室波宽度	最宽	较宽，≥120ms
基线	无	有
心房波	无，被遮盖	有，能辨认出来
持续时间	短，很快转为心室颤动	可长，可短
预后	恶劣	相对较好
治疗	立即电击，心脏按压、吸氧	药物治疗为主，必要时点击或行射频消融术

2. 心室扑动与心室颤动的鉴别 见表 15-6。

表 15-6 心室扑动与心室颤动的鉴别

	心室扑动	心室颤动
发生率	少见	相对多见
阿-斯综合征	有	有
心室率	180～250 次/min，也可低于 180 次/min	150～500 次/min，多在 250 次/min 以上
心室节律	规则	不规则
波形一致性	一致	不一致
波形振幅	相同，最大	不同，较小

续表

	心室扑动	心室颤动
波形间距	相等	不等
波形宽度	最宽	相对较窄
心室波形	呈大的正弦样曲线	QRS-T消失,代之以大小不等的心室颤动波
基线	无	无
窦性P波	多被掩盖,偶可正常	被掩盖
持续时间	最短,不是转为室性心动过速就是转为心室颤动	比较短,电击复律或转为全心停搏
预后	恶劣	很恶劣
治疗	立即电击复律	立即电击复律、心脏按压、给氧

(三)治疗

1. 立即进行非同步电击复律 立即以200~300焦耳进行非同步电击复律,如复律后心室率过慢可给予阿托品或行人工心脏起搏。如复律后出现频发室性早搏,给予利多卡因、胺碘酮等。如无除颤设备可试用药物除颤,利多卡因100~200mg静脉注射。

2. 进行心肺复苏 在抢救现场无除颤设备和药物时,可让病人取头低位,以掌根在胸骨中、下1/3交界处捶击2~3次,继以胸外心脏按压,使胸骨下陷3~5cm,速率为80~100次/min,同时进行口对口或口对鼻的人工呼吸,两人进行心肺复苏时,每5s使肺扩张1次,单人进行心肺复苏时,每15s使肺扩张2次。

3. 尽快建立有效的呼吸通道 气管插管,给予人工呼吸机辅助呼吸。

4. 其他 复苏后注意纠正酸中毒和水电解质平衡失调,保护肝、肾功能,防治脑水肿。

二、心室颤动

心室内多个异位起搏点自主性强度极高(自主性强度为6级)或多发性折返引起的心室颤动是引起心脏性猝死最常见的严重心律失常,必须立即电击除颤或紧急处理。引起心室颤动最常见的病因是冠心病急性心肌缺血,特别是急性心肌梗死、心肌病、触电或各种疾病晚期等。临床表现为急性循环中断引起的各种症状:①听不到心音。②扪及不到动脉搏动。③血压下降到0/0kPa。④呼吸不规则或停止。⑤意识丧失。⑥全身抽搐、瞳孔散大等。其发生机制包括:①单源快速激动学说;②多源快速激动学说;③多源多发折返学说;④环形运动学说。

(一)诊断

1. 临床表现 同心室扑动。

2. 心电图 发生心室颤动是心电图上P-QRS-T波群消失,呈现快速的波形振幅、时距完全不相等的心室纤颤波,频率180~500次/min(图15-32)。

(二)治疗

心室颤动的治疗同心室扑动。

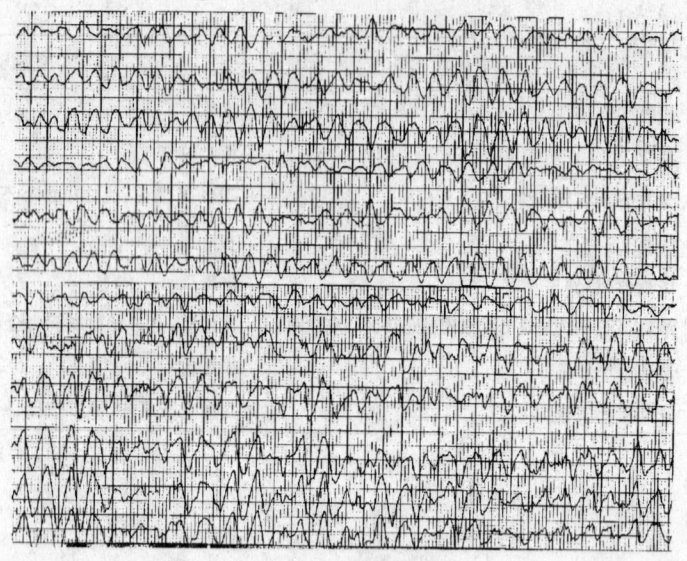

图 15-32　心室颤动

注：男性，70 岁。冠心病，突发性心室颤动，抢救无效死亡。P-QRS-T 波群消失，代之以快速不规则的心室颤动波，频率约 280 次/min

第六节　窦房传导阻滞与窦性停搏

一、窦房传导阻滞

窦性激动在窦房交界区发生阻滞性传导延缓或阻滞性传导中断的现象称为窦房传导阻滞。窦性激动通过窦房交界区传导到心房，产生窦性 P 波，通过顺序发生的窦性 P 波推测出窦房结的电活动情况，当窦房交界区相对不应期病理性延长，并占据整个窦律周期时，每次窦性激动均落入窦房交界区病理性延长的相对不应期，使窦性激动传导时间延长，产生一度窦房传导阻滞。窦房交界区绝对不应期和相对不应期同时延长，以相对不应期延长占优势，产生二度Ⅰ型窦房传导阻滞。绝对不应期突然延长产生二度Ⅱ型窦房传导阻滞。

（一）诊断

1. 临床表现　轻者多无症状，心室停顿时间长者可出现头晕，甚至晕厥，听诊心率缓慢而不整齐，可有较长间歇。

2. 心电图

(1) 典型二度Ⅰ型窦房传导阻滞

①窦房传导时间逐渐延长，P-P 周期逐渐缩短，继之 1 次窦性激动受阻于窦房交界区，出现 1 个长的窦性 P-P 周期。

②长 P-P 周期小于 2 个短的窦性 P-P 周期之和。

③文氏周期开始的第一个 P-P 周期是所有短的 P-P 周期中的最长者，文氏周期中最后 1 个短 P-P 周期是所有短 P-P 周期中的最短者。

④上述现象周而复始重复出现。

(2)非典型二度Ⅰ型窦房传导阻滞

①阻滞发生于窦性心律不齐的慢相,长 P-P 周期大于 2 个短 P-P 周期之和。

②有窦性心律不齐时,P-P 周期不是逐渐缩短,而是短 P-P 周期后突然出现 1 次长度 P-P 周期。

③文氏周期中的第一个 P-P 周期不是所有短 P-P 周期中的最长者。

④伴窦性停搏时,文氏周期的规律被打乱。

⑤房性早搏二联律可以掩盖二度Ⅰ型窦房传导阻滞。

在二度Ⅰ型窦房传导阻滞产生的长 P-P 间歇内,可有交界性逸搏或室性逸搏。不伴有交界性逸搏的长 P-P 周期之后,可出现继发于心室长周期之后的早搏。

(3)二度Ⅱ型窦房传导阻滞:一系列规律的窦性 P-P 周期之中,突然出现 1 次 P 波漏搏,产生长的 P-P 周期,此长间歇恰好等于 2 个窦律周期之和。二度Ⅱ型窦房传导阻滞可为频发,也可为偶发,表现为以下几种形式(图 15-33)。

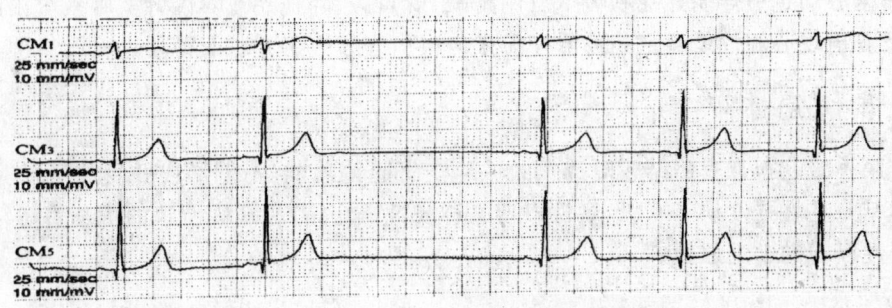

图 15-33 二度Ⅱ型窦房传导阻滞

注:窦性心率 60 次/min,P-R 间期 130ms,QRS 时间 84ms,Q-T 间期 430ms,ST-T 正常,长 P-P 周期恰好是正常 P-P 周期的 2 倍,二度Ⅱ型窦房传导阻滞

①2∶1 窦房传导阻滞。每 2 次窦性激动受阻 1 次,传入心房 1 次,表现为规律的"窦性心动过缓"。活动或使用阿托品后,变为 1∶1 窦房传导,窦性 P 波频率突然增加 1 倍。

②窦房传导比例 3∶2。每 3 次窦性激动传出 2 次,1 次受阻于窦房交界区,心电图表现为成对出现的窦性心律,长 P-P 周期等于 2 个短的 P-P 周期。

③窦房传导比例 4∶3、5∶4、6∶5、7∶6 等。

④窦房传导比例不固定。不固定的二度Ⅱ型窦房传导阻滞的窦房传导比例可以是 2∶1、3∶2、4∶3 或 5∶4 不等。

(二)鉴别诊断

1. 2∶1 窦房传导阻滞 固定的 2∶1 窦房传导阻滞少数是二度Ⅰ型,多数是二度Ⅱ型。当窦房传导比例改变为 3∶2 时,就可以区别开来。如长的 P-P 周期短于 2 倍短 P-P 周期,为二度Ⅰ型窦房传导阻滞。若长 P-P 周期恰好是 2 倍窦律周期,则为二度Ⅰ型窦房传导阻滞。

2. 房性早搏二联律与 3∶2 窦房传导阻滞 窦性心律与房性早搏交替形成二联律,有时酷似 3∶2 窦房传导阻滞,不同之处在于房性早搏二联律时提早的 P′形态与窦性 P 波不同,连续出现 2 个正常的窦性 P-P 周期时,房性早搏的代偿间歇大多是不完全的。

3. 呼吸性窦性心律不齐 显著的呼吸性窦性心律不齐酷似二度Ⅰ型窦房传导阻滞。一般来说，呼吸性窦性心律不齐出现长P-P周期不止1个，往往是连续数个长P-P周期，暂停呼吸，心律转为规律。而二度Ⅰ型窦房传导阻滞中，1个文氏周期只有1次长P-P周期，暂停呼吸，心律不齐仍然存在。

4. 窦性停搏 短暂窦性停搏貌似二度窦房传导阻滞。不同点在于窦性停搏引起的长P-P周期不是正常窦性P-P周期的倍数，而二度窦房传导阻滞产生的长P-P周期是短P-P周期的简单倍数。

5. 隐匿性窦房交界性早搏 窦房交界区发放的早搏前传阻滞，逆传的激动与窦性激动有发生绝对干扰，表面看来是二度窦房传导阻滞。当心电图上同时有显性窦房交界性早搏，隐匿性窦房交界性早搏才能得以诊断。

（三）治疗

治疗主要针对病因，病情轻者无须治疗。

1. 严重心动过缓伴明显症状者 可用茶碱、麻黄碱、阿托品或异丙肾上腺素等治疗。

2. 反复出现心源性晕厥且药物治疗无效者 应安装人工心脏起搏器。

二、窦性停搏

心脏第一级起搏点窦房结暂时或永久性地丧失起搏功能，不能形成并发放激动为窦性停搏。窦房结自主性强度属于0级，窦性停搏又称窦性静止，各种病因所致的病态窦房结综合征是引起窦性停搏的常见原因。

（一）诊断

1. 临床表现 窦性停搏时间短者可无症状或有轻度头晕，停搏时间长者可出现晕厥或抽搐，即阿-斯（Adams-Stokes）综合征。

2. 心电图

(1)短暂窦性停搏：窦性停搏引起的长P-P间歇不是基本P-P周期的倍数（图15-34）。

(2)永久性窦性停搏：窦性心律永久性丧失（图15-35）。

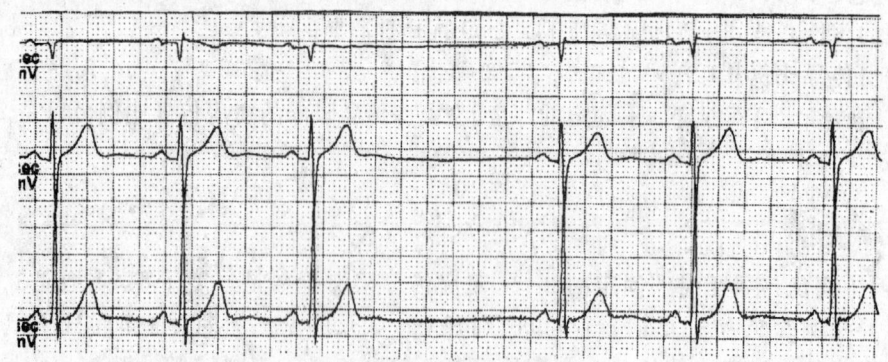

图15-34 短暂窦性停搏

注：窦性心率60次/min，P-R间期160ms，1次长间歇不是基本窦性P-P周期的整倍数，考虑为短暂窦性停搏

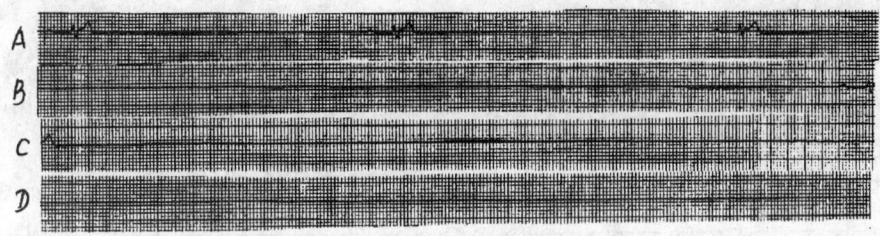

图 15-35 永久性窦性停搏

注：女性，55岁。胃癌晚期，心电图记录于临终前。图 A～D 连续记录，显著窦性心动过缓伴不齐，P-R 间期延长，Q-T 间期缩短，图 D 全心停搏

（二）鉴别诊断

1. 二度窦房传导阻滞 短暂窦性停搏所致的长窦性 P-P 间歇不是基本窦性 P-P 周期是简单倍数，长 P-P 之间的时距互不相等；二度窦房传导阻滞的长 P-P 间歇是基本窦性 P-P 周期的简单倍数，出现多个长 P-P 周期时，它们之间的时距基本相等或有一个公约数。

2. 三度窦房传导阻滞 三度窦房传导阻滞常伴有房性逸搏及房性逸搏心律；永久性窦性停搏伴发房性逸搏心律的机会较少，其机制可能是窦性停搏多发生于严重的器质性心脏病，心房内起搏点也同样受抑制。

3. 未下传的房性早搏 短暂窦性停搏应与房性早搏相鉴别，后者有提早的 P′波，多位于T 波上，可使 T 波形态发生变化；未下传的房性早搏产生的长间歇一般小于 2 个窦律周期。

（三）治疗

首先针对病因，如立即停用有关药物，纠正高血钾。频繁出现且症状明显者，可给予阿托品、麻黄碱或异丙肾上腺素。如疗效差或窦性停搏时间长又无逸搏者，应植入人工心脏起搏器。

第七节 房室传导阻滞

一、一度房室传导阻滞

每次激动都能下传心室，房室传导时间延长者，称为一度房室传导阻滞，又称房室传导延迟。阻滞部位多在房室结或希氏束远端，表现为 A-H 延长，其发生机制是房室结存在病理变化，使其相对不应期病理性延长，室上性激动通过相对不应期出现阻滞性传导延迟，表现为 P-R 间期延长。一度房室传导阻滞见于冠心病、心肌梗死、房间隔缺损等。卧位性一度房室传导阻滞可能与迷走神经张力增高有关。主要是针对病因进行治疗，持续性一度房室传导阻滞无其他临床表现者，无须特殊治疗。

（一）诊断

1. 临床表现 病人常无症状。听诊可有第一心音减弱，原因为 P-R 间期延长，心室开始收缩时房室瓣已接近关闭。

2. 心电图 每个 P 波之后均有下传的 QRS 波群，同时具有下列情况之一者：

(1) P-R 间期≥0.21s(成人)或 0.18s(儿童)。
(2) P-R 间期大于心率上限。
(3) 同一病人在心率无明显变化时,P-R 间期动态变化大于 0.04s。
(4) 交界性 P-R 间期≥0.12s。
(5) 心房率<180 次/min 的心房扑动,F-R 间期≥0.21s(图 15-36)。

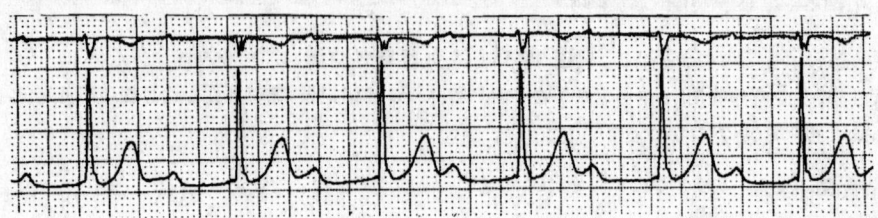

图 15-36 一度房室传导阻滞

注:窦性心律,频率 52 次/min,P-R 间期 480ms,为一度房室传导阻滞

(二)鉴别诊断

1. 与干扰性一度房室传导阻滞的鉴别 心房率在 150 次/min 以上时 P'-P' 周期明显短于房室结生理性不应期,室上性激动必然落在房室结相对不应期内,发生干扰性 P-R 间期延长,这是一种正常的电生理现象。在 Q-T 间期正常情况下,发生于 T 波降支的 P' 波,下传的 P-R 间期延长也是一种生理性干扰现象。而病理性一度房室传导阻滞表现为:心房率在 150 次/min 以内,P-R 间期延长。发生于 T 波或 U 波之后的房性早搏,窦性夺获心搏伴有 P-R 间期延长,也是一度房室传导阻滞。

2. 隐匿性交界性早搏致伪性一度房室传导阻滞
(1) 心电图上有显性交界性早搏。
(2) P-R 间期延长仅发生于个别心搏上。
(3) 交界性早搏及室性早搏伴隐匿性房室传导引起干扰性 P-R 间期延长。
(4) 交界性并行心律,交界性并行心律的激动可与窦性激动在交界区发生干扰,并行心律的激动伴前向阻滞时,可引起干扰性 P-R 间期延长。
(5) 交界区内隐匿性折返,交界区内发生隐匿性折返时,也可产生 P-R 间期延长。

(三)治疗

房室传导阻滞的治疗主要以治疗病因为主。

二、二度房室传导阻滞

由于房室结不应期病理性延长,导致部分室上性激动不能下传心室引起的 QRS 波群漏搏者,称为二度房室传导阻滞。分为二度Ⅰ型与二度Ⅱ型。

(一)二度Ⅰ型房室传导阻滞

房室传导系统的不应期病理性延长,但以相对不应期延长为主,室上性激动开始落入心动周期的反应期,以后逐渐落入相对不应期的晚、中、早期,表现为传导时间逐渐延长,终因落入绝对不应期而出现传导中断,结束1次文氏周期。二度Ⅰ型房室传导阻滞发生的部位大多在房室结或希氏束远端,主要见于各种类型的器质性心脏病病人,少数病人无明显病因。卧位性二度Ⅰ型房室传导阻滞与迷走神经张力增高有关。阻滞部位高,预后良好,仅有部分病人发展成为高度或三度房室传导阻滞。

1. 临床表现 心搏脱漏偶尔出现时,病人多无症状或偶有心悸,如脱漏频繁,造成心动过缓时,可有头晕、乏力、胸闷,重者可有心源性晕厥,体检发现心音和脉搏脱漏。二度Ⅰ型表现为心率逐渐增快,最后出现1次脱漏,可有第一心音强弱不等。二度Ⅱ型呈2∶1、3∶1或4∶1阻滞时心率缓慢而规则。

2. 心电图

(1)典型文氏现象的诊断标准

①P-R间期逐渐延长加QRS漏搏,结束1次文氏周期。

②文氏周期重复出现。

③P-R间期增量递减。

④此长R-R间隔小于任何2个短R-R间隔之和。

⑤长间隔之后的第1个R-R间期是所有短R-R间隔之和。

⑥长R-R间期之前的第1个R-R间期是所有短R-R间期中最短者(图15-37)。

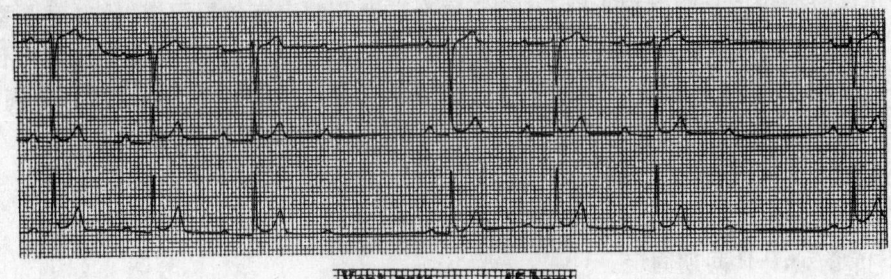

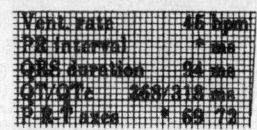

图15-37 二度Ⅰ型房室传导阻滞

注:窦性P波规律出现,频率63次/min,P-R间期逐渐延长,直至脱落1次QRS波结束1次文氏周期,以后又重复出现

(2)非典型文氏现象的诊断标准:不论非典型文氏现象或变异文氏现象的心电图如何变化,其基本特征是QRS漏搏后的第一个P-R间期总是有或多或少的缩短,漏搏前的P-R间期总有或多或少的延长,这两点是二度Ⅰ型房室传导阻滞的最基本特征。

3. 鉴别诊断

(1)干扰性文氏现象:心率在200次/min以上的房性心动过速、心房扑动、交界性心动过速时,因心房周期明显短于房室结有效不应期,致使部分室上性激动未下传心室。QRS漏搏前,P-R间期逐渐延长,这是生理性房室传导的文氏现象。快速心房调搏试验时,也可看到这一现象。

(2)隐匿性交界性早搏致伪性二度Ⅰ型房室传导阻滞:连续插入型隐匿性交界性早搏可致干扰性P-R间期逐渐延长后心室漏搏,酷似二度Ⅰ型房室传导阻滞。根据显性交界性早搏的分布特点可推测出隐匿性交界性早搏的存在。

(3)二度Ⅱ型房室传导阻滞与二度Ⅰ型房室传导阻滞的鉴别:见表 15-7。

表 15-7 二度Ⅱ型房室传导阻滞与二度Ⅰ型房室传导阻滞的鉴别

鉴别要点	二度Ⅰ型	二度Ⅱ型
阻滞部位	多在房室结	多在希氏束以下
QRS 波群	正常	宽,呈束支阻滞图形
心率加快时	阻滞程度减轻	阻滞程度加重
希氏束电图	多为结性阻滞,A-H 间期逐渐延长,直至 A 波后无 H 波及 V 波。希氏束阻滞,H-H 间期逐渐延长。希氏束远端阻滞,H-V 间期逐渐延长	多为希氏束远端阻滞,A-H 间期正常,H 后无 V 波
转为三度房室传导阻滞	少	多
病因	各种类型心脏病,如 AMI、心肌炎等	冠心病
晕厥	少见	多见
预后	较好	加重者较差

(二)二度Ⅱ型房室传导阻滞

房室传导时间固定加阻滞型心室漏搏者,称为二度Ⅱ型房室传导阻滞,比二度Ⅰ型房室传导阻滞少见,又比高度房室传导阻滞多见。其发生机制主要是房室传导系统的绝对不应期病理性延长,而相对不应期不延长。二度Ⅱ型房室传导阻滞几乎全部见于器质性心脏病,因阻滞部位多在希氏束远端,易发展成为高度、几乎完全或完全性房室传导阻滞。

1. 心电图

(1)心房率小于 150 次/min,有部分未下传心室。

(2)下传心室,P-R 间期固定。

(3)房室传导比例可为 2∶1、3∶1、4∶1、3∶2 或 4∶3 等。

(4)ST-T 改变(图 15-38~40)。

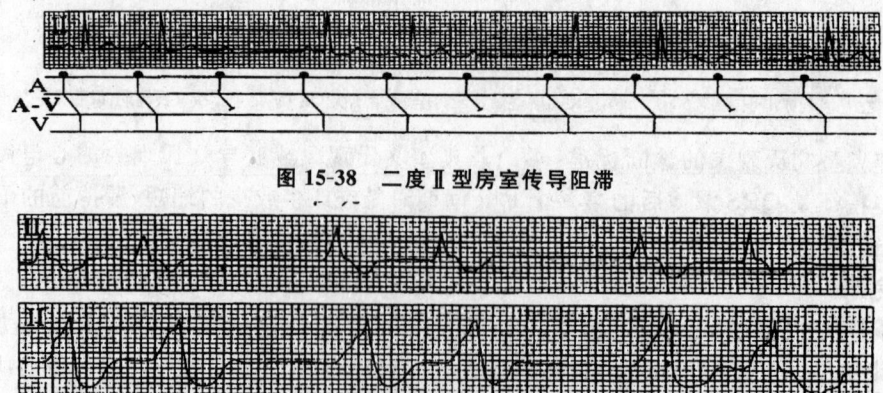

图 15-38 二度Ⅱ型房室传导阻滞

图 15-39 结性、室性节律 3∶2 传导阻滞

2. 鉴别诊断

(1)窦性心动过缓 2∶1 房室传导阻滞:未下传的 P 波隐藏在 T 波中,酷似窦性心动过缓。

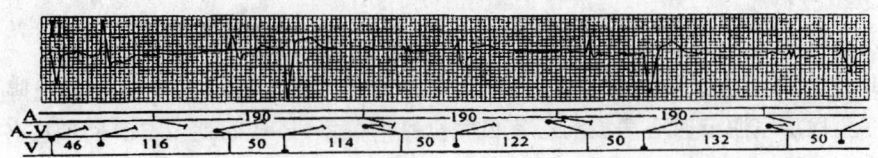

图 15-40 多形性逸搏、早搏二联律

注:窦性 P 波规律出现,频率 100 次/min,2 次正常的 P-QRS-T 波群后 1 次 QRS-T 波群脱落,规律出现,P-R 间期固定为 160ms,二度Ⅱ型房室传导阻滞

与窦性心动过缓的鉴别要点是:①2:1 房室传导阻滞的节律规则;而窦性心动过缓常伴有显著的节律不齐。②在 T 波低平的导联上,可以看到未下传的 P 波。③应用阿托品或刺激迷走神经使心率改变以后可以得到明确诊断。④希氏束电图、食管导联心电图可以帮助确诊。

(2)未下传的房性早搏二联律:2:1 房室传导阻滞常伴有室相性窦性心律不齐,很像未下传的房性早搏二联律。鉴别要点是未下传的房性早搏的 P′波是明显提前出现的,其 P′波形态与窦性 P 波不同。

(3)隐匿性交界性早搏:隐匿性交界性早搏可引起个别 P 波未下传,表面看来像二度Ⅱ型房室传导阻滞,实际上是交界性早搏产生的绝对干扰,希氏束电图可鉴别。隐匿性交界性早搏见于健康人或非器质性心脏病晚期者,二度Ⅱ型房室传导阻滞多为器质性心脏病所致。

3. 治疗

(1)治疗病因如控制感染,用阿托品解除迷走神经张力,纠正高血钾或低血钾,以及停用和避免应用抑制房室传导的药物。

(2)二度Ⅰ型心率缓慢者,可给予阿托品、麻黄碱治疗,但由于阿托品可加快心房率,加重二度Ⅱ型房室传导阻滞,故二度Ⅱ型房室传导阻滞不宜应用。

(3)二度Ⅱ型及高度房室传导阻滞伴明显症状者,应植入人工心脏起搏器。

三、三度房室传导阻滞

三度房室传导阻滞又称完全性房室传导阻滞。其特点是全部室上性激动均因阻滞而不能下传至心室。控制心室的心律是交界性逸搏心律、室性逸搏心律及心室起搏心律。它的发生机制是房室传导系统的绝对不应期病理性延长,占据了整个心动周期,不论 P 波发生于心动周期的哪个时相均不能通过阻滞区下传心室,位于阻滞区部位以下的起搏点发出激动控制着心室的活动。一过性完全性房室传导阻滞可在病因去除后消失。持续性完全性房室传导阻滞伴逸搏功能低下者,都是安装心脏起搏器的适应证。

(一)诊断

1. 临床表现 病人常有头晕、心悸、胸闷、乏力,严重者可出现心绞痛,心力衰竭及心源性晕厥。听诊心率慢而不规则,第一心音强弱不等,有时呈大炮音,偶可闻及心房音。由于心室舒张期充盈量和每搏量增大,可有收缩压增高,脉压大,甚至有水冲脉。

2. 心电图

(1)有一系列的心房波,心房波可以是窦性 P 波,也可以是房性 P 波、F 波。

(2) QRS 波群

①形态、时限正常者,多为交界性逸搏心律。频率多在 40~60 次/min 之间。

②QRS 波群形态宽大畸形,时限>0.12s,频率在 20~40 次/min 之间者,为室性逸搏心律。

(3) 完全性房室脱节时心房波与心室波完全脱离关系,R-R 间期及 P-P 间期按各自的规律出现,P 波与 QRS 波群无固定关系。

(4) 心房率大于心室率(图 15-41)。

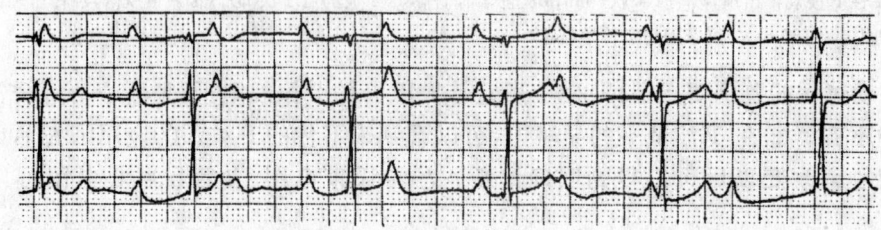

图 15-41 三度房室传导阻滞

注:窦性 P 波规律出现,频率 100 次/min,QRS 形态正常,规律出现,频率 51 次/min,P 与 QRS 无固定关系,为三度房室传导阻滞伴交界性逸搏心律

(二) 鉴别诊断

1. 完全性干扰性房室脱节 窦性心律与加速的交界性逸搏心律并存,窦性心动过速、房性心动过速、心房扑动或心房颤动与交界性心动过速、室性心动过速并存,可形成干扰性房室脱节。心室率较快,可达 100 次/min 以上。

2. 完全性房室脱节—干扰与阻滞并存 心室率在 60~100 次/min 之间,发生于舒张中期的 P 波不能夺获心室者,可考虑两种因素并存引起的完全性房室脱节。

(三) 治疗

1. 治疗病因 主要控制急性病变。

2. 药物治疗 可给予阿托品、茶碱、麻黄碱或异丙肾上腺素提高心室率。急性心肌炎、心脏直视手术损伤引起者可试用肾上腺皮质激素治疗。

3. 安装人工心脏起搏器 心室率缓慢<40 次/min,且伴有明显症状者,应尽早植入永久性人工心脏起搏器。

第八节 室内传导阻滞

一、右束支传导阻滞

右束支传导系统内的阻滞性传导延缓或中断,称为右束支传导阻滞。右束支传导阻滞比左束支传导阻滞多见,其原因与右束支细长,分支少,不应期长,单一血管供血等病理生理因素的影响有关。当右束支激动较左束支延迟 0.025~0.04s 时,便可出现不完全性右束支传导阻滞图形,若右束支除极较左束支迟 0.04s 以上,则可出现完全性右束支传导阻滞图形。右束支传导阻滞见于少数正常人,多数见于器质性心脏病如冠心病,心肌梗死,原发性高血压等。

(一)诊断

1. 临床表现 一般无症状,听诊可闻及第一、第二心音宽分裂。
2. 心电图
(1)完全性右束支传导阻滞:见图 15-42。
①V₁、V₂ 导联 R 波呈 rsR′,V₅、V₆ 导联呈 Rs 或 qRs,V₅、V₆ 导联 S 波增宽,但不加深。
②V₁ 导联 VAT 大于 0.03s。
③V₁、V₂ 导联 ST 段下降,V₅、V₆ 导联 ST 段抬高。
④V₁、V₂ 导联 T 波倒置,V₅、V₆ 导联 T 波直立。
⑤肢体导联Ⅰ、Ⅱ、aVL 与胸前导联 V₅、V₆ 图形相似,Ⅲ、aVR 与 V₁ 导联图形相似。
⑥QRS 时限>0.12s,多在 0.14s 左右。

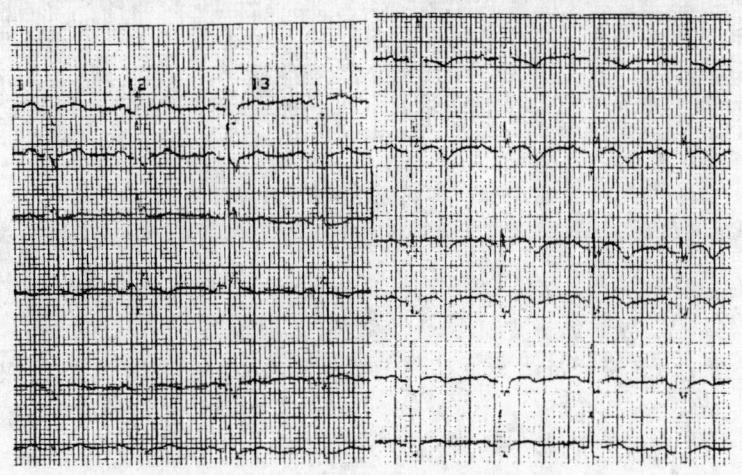

图 15-42 完全性右束支传导阻滞
注:女性,75 岁。急性心肌梗死衍变过程。窦性心律 83 次/min,P-R 间期 150ms,QRS 时间 124ms,V₁、V₂ 导联呈 qR 型,V₃、V₄ 导联呈 qRs 型,其余各导联 S 波粗钝,V₁~V₄ 导联 ST 段呈弓背型抬高伴 T 波倒置,为急性前间壁心肌梗死衍变过程伴完全性右束支传导阻滞

(2)不完全性右束支传导阻滞:不完全性右束支传导阻滞的心电图特征与完全性右束支传导阻滞图形相同,但 QRS 时限<0.11s,多在 0.10s 左右(图 15-43)。

(二)鉴别诊断

1. 假性右束支传导阻滞 心电图表现为:V₁ 导联呈 RR′型,但其他导联无右束支传导阻滞表现;QRS 时间正常,与真正的右束支传导阻滞的不同点在于Ⅰ、aVL 导联无 S 波。
2. A 型预激综合征 A 型预激综合征的心电图表现为:V₁ 导联呈 R 或 RS 型,V₅、V₆ 导联无 S 波;P-R 间期<0.12s;QRS 起始部有预激波(图 15-44)。
3. 右心室肥厚 右心室肥厚时的心电图表现为:①QRS 时限<0.11s。②电轴右偏>+95°。③V₁ 导联呈 R、Rs、qR 型,少数呈 rsR′,其 R′>1.0~1.5mV。④V₅、V₆ 导联 R/S<1.0(图 15-45)。
4. 右束支传导阻滞合并右心室肥厚 其心电图表现具有上述两者的特点:完全性右束支

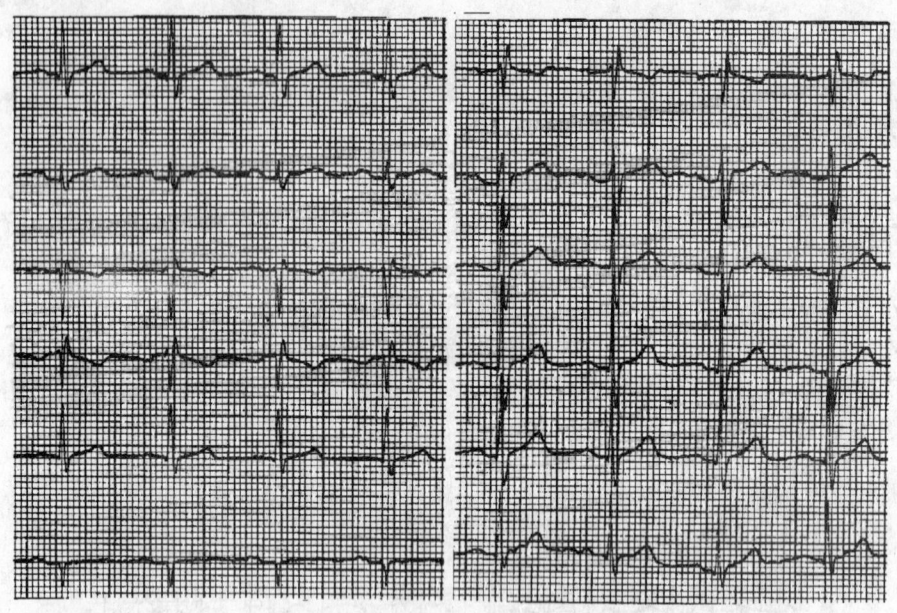

图 15-43 不完全性右束支传导阻滞

注：窦性心律，心率 81 次/min，P-R 间期 172ms，QRS 时间 106ms，V_1 导联呈 rSR′型，其余各导联 S 波略宽钝

传导阻滞合并右心室肥厚，V_1 导联 QRS 波群呈 rsR′，V_5 导联 S 波明显增深，V_1 导联 R 波或 R′波＞1.5mV，V_5、V_6 导联的 r 波细小，S 波宽钝，其深度＞0.5mV，R/S＜1，心电轴明显右偏，QRS 时限＞0.12s，不完全性右束支传导阻滞合并右心室肥厚除 QRS 时限＜0.11s 以外，其余同上。

（三）治疗

右束支传导阻滞本身不需要治疗，主要治疗原发病。

二、左束支传导阻滞

发生于左束支传导系统内的阻滞性传导延缓或中断，称为左束支传导阻滞。临床上左束支比右束支传导阻滞少见。左束支不应期病理性延长，室上性激动抵达希氏束后，左束支出现传导延长或阻滞性传导中断，当左束支激动迟于右束支 0.025～0.04s 时，就可出现完全性左束支传导阻滞图形。左束支传导阻滞的常见病因有冠心病、原发性高血压、扩张性心肌病等。

（一）诊断

1. 临床表现 一般无症状，听诊可有第二心音反常分裂（即吸气时分裂减轻，而呼气时分裂明显），有时可闻及收缩期前奔马律，诊断依靠心电图。

2. 心电图

(1) QRS 时间≥120ms。

(2) P-R 间期固定大于 120ms。

(3) Ⅰ、V_5、V_6 呈宽大、切迹的单向 R 波，左心室壁时间（V_5 或 V_6）≥50ms，V_1、V_2 呈 rS 或 QS 型。

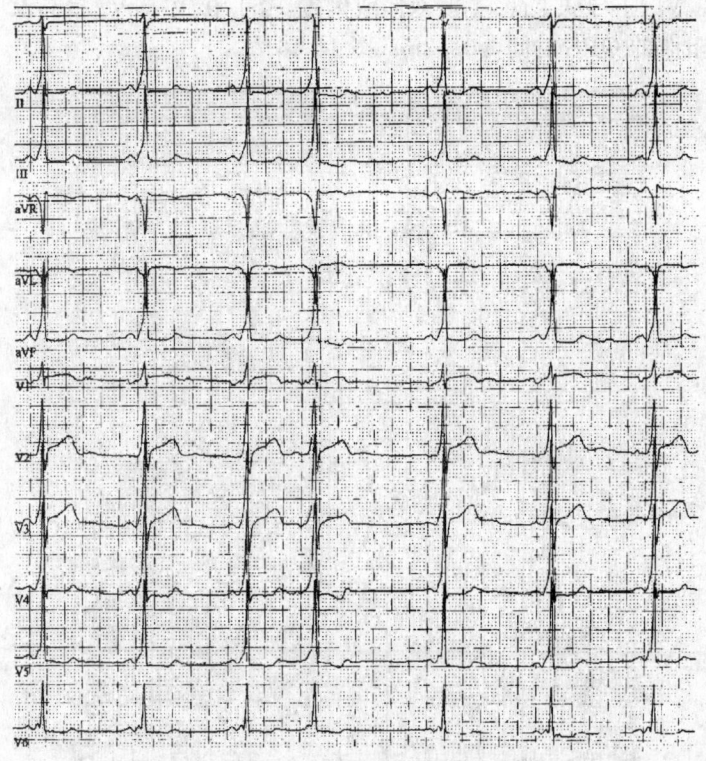

图 15-44　A 型预激综合征

注：窦性心率 52 次/min，P-R 间期 120ms，QRS 时间 140ms，在各导联上均可见到 QRS 起始部有预激波，Ⅱ、Ⅲ、aVF、V_1～V_6 导联预激波和主波方向均向上，旁道位于左前壁，为 A 型预激综合征。第 3 个 P-QRS-T 波群为 1 次房性早搏

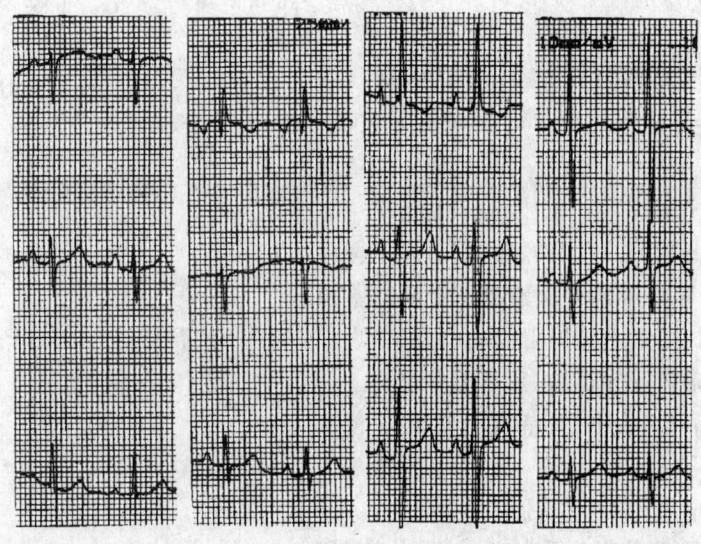

图 15-45　右心室肥厚

注：男性，9 岁，法洛四联症。窦性 P 波高尖，规律出现，右心房扩大。V_1 导联呈 R 型，振幅 1.7mV，系右心室肥厚表现

(4)ST 在 V_5、V_6、I 导联下降，T 波双向或倒置。ST 在 $V_1 \sim V_3$ 抬高及 T 波直立。不完全性左束支传导阻滞的 QRS 时间≤0.12ms(图 15-46)。

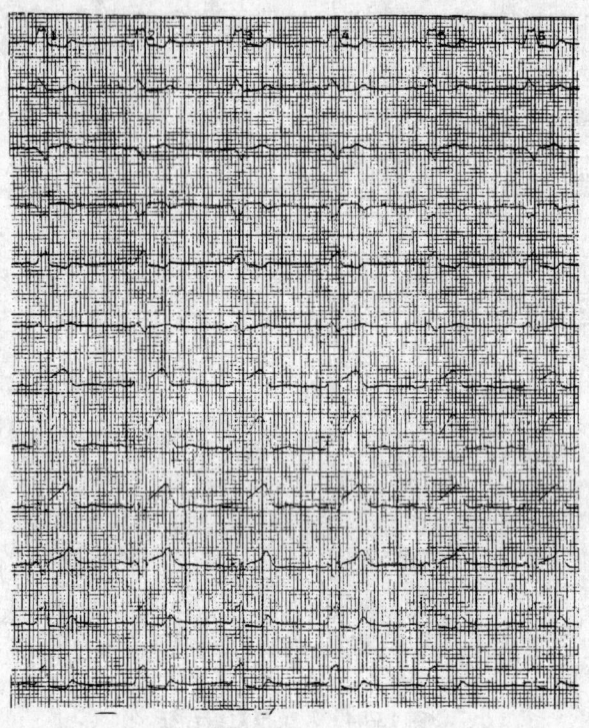

图 15-46 完全性左束支传导阻滞

注：窦性心率 60 次/min，QRS 时间 160ms，I、aVL、V_5、V_6 导联呈单向 R 波，$V_1 \sim V_4$ 导联呈 rS 型为完全性左束支传导阻滞

(二)鉴别诊断

1. 左束支传导阻滞与左心室肥厚的鉴别

(1)左束支传导阻滞时 V_5、V_6 导联无 q 波及 S 波，左心室肥厚时 V_5、V_6 导联 q 波往往较为明显。

(2)前者 V_5、V_6 呈单向 R 波；后者呈 qR、qRs 型。

(3)前者 QRS 时限＞0.12s，后者 QRS 时限＜0.11s。

2. 左束支传导阻滞与 B 型预激综合征的鉴别

(1)P-R 间期：左束支传导阻滞的 P-R 间期＞0.12s；B 型预激综合征的 P-R 间期＜0.12s。

(2)预激波：前者无预激波，后者有预激波。

(3)P-J 间期：前者延长，后者在正常范围。

(三)治疗

左束支传导阻滞本身无须治疗，主要治疗病因。

三、左前分支传导阻滞

在左束支的左前分支、左后分支和中隔支三支传导系统中，以左前分支阻滞最常见。其原因可能与左前分支又细又长,位于左心室内压力较高的血液流出道,易遭受损伤;为单一的血管供血,易受到缺血性损害;不应期较长,易发生传导延缓等因素有关,多数左前分支阻滞是由冠心病引起,其他病因有高血压、先天性心脏病等。冠状动脉造影可引起一过性左前分支阻滞,少数无器质性心脏病的证据。

(一) 诊断

1. 临床表现 多无症状,无特殊体征,诊断依靠心电图。

2. 心电图

(1) QRS 电轴 $-30°\sim-90°$。

(2) Ⅱ、Ⅲ、aVF 导联呈 rS 型,$S_Ⅲ>S_{Ⅱ,aVF}$,呈 qR 型,$R_{aVL}>R_{Ⅰ,aVR}$。

(3) 胸前导联呈顺钟向转位图形。

(4) QRS 时间 <110ms(图 15-47)。

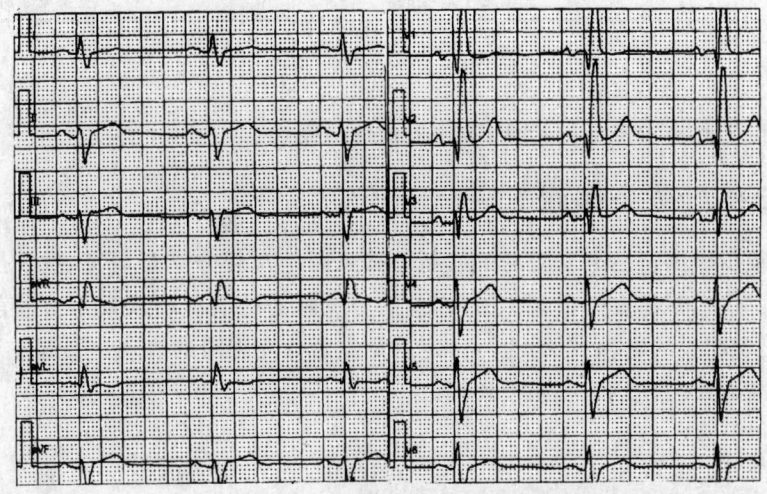

图 15-47 左前分支阻滞,完全性右束支传导阻滞

注:P 波消失,代之以大小、形态各不相同的 f 波,R-R 间期绝对不齐,心室率 71 次/min,心房颤动。QRS 时间 104ms,QRS 电轴-52°,Ⅱ、Ⅲ、aVF 呈 rS 型,$S_Ⅲ>S_Ⅱ$,Ⅰ、aVL 呈 qR 型,为左前分支阻滞

(二) 鉴别诊断

1. 左前分支阻滞与左心室肥厚伴电轴左偏的鉴别 详见表 15-8。

表 15-8 左前分支阻滞与左心室肥厚伴电轴左偏的鉴别

鉴别要点	左前分支阻滞	左心室肥厚伴电轴左偏
QRS 电轴	$-30°\sim-90°$	$<-30°$
Ⅱ、aVF 导联 QRS 形态	呈 rS 型	Ⅱ导联呈 Rs,aVF 导联呈 RS 型
V_5、V_6 导联 R 波	<2.5mV	>2.5mV
左心室肥厚的证据	无	有

2. 左前分支阻滞与单纯电轴左偏的鉴别 部分肥胖体型或孕妇及正常人可出现电轴左

偏,但 QRS 电轴<-30°,胸前导联无明显顺钟向转位图形,无器质性心脏病依据。

3. 左前分支阻滞与肺气肿所致的假性电轴左偏的鉴别 详见表15-9。

表15-9 左前分支阻滞与假性电轴左偏的鉴别

鉴别要点	左前分支阻滞	假性电轴左偏
QRS电轴	$-30°\sim-90°$	$-90°$以上
$S_{I\sim III}$	无	有
aVL 导联 q 波	有	无
II、III 导联 S 波	$S_{III}>S_{II}$	$S_{II}>S_{III}$
aVL、aVF 导联 R 波	$R_{aVL}>R_{aVR}$	$R_{aVR}>R_{aVL}$
低电压	无	有
aVL 导联 P 波	直立	倒置
病因	多见于冠心病	主要见于肺气肿

（三）治疗

左前分支传导阻滞本身无须治疗,应积极治疗原发病。

四、左后分支传导阻滞

心电图上很少做出左后分支阻滞的诊断。其原因是左后分支短而宽,位于压力较低的流入道,接受双重血供,不易发生损害。另外,左后分支阻滞的心电图表现不像左前分支阻滞那样醒目,即使出现明显的电轴右偏,也不一定就是左后分支阻滞的表现。引起左后分支阻滞的病因有原发性高血压、冠心病、心肌梗死等。

（一）诊断

1. 临床表现 左后分支阻滞本身不引起明显症状,听诊无特殊发现。诊断依靠心电图。

2. 心电图

(1) QRS 电轴右偏 $+90°\sim+120°$。

(2) I、aVL 导联呈 rS 型,II、III、aVF 导联呈 qR 型。

(3) QRS 时限 0.12s。

(4) 必须除外垂位心、右心室肥大、肺气肿等。

（二）鉴别诊断

1. 左后分支阻滞与垂位心的鉴别 垂位心见于瘦长体形者,QRS 电轴多<95°,I 导联 S 波较深,II 导联可见 q 波。

2. 左后分支阻滞与右心室肥厚的鉴别 右心室肥厚者,电轴多显著右偏>120°。I 导联 S 波很深,aVR、V_1、V_2 导联 R 波增大,V_5、V_6 导联的 S 波增深,临床上有右心室肥厚的疾病。

3. 左后分支阻滞与广泛前壁心肌梗死的鉴别 广泛前壁心肌梗死也可以引起电轴右偏,QRS 波群形态与左后分支阻滞不同,I、aVL 导联呈 QS、Qr、QR 型,II、III、aVF 导联不一定有小 q 波。

（三）治疗

左后分支传导阻滞本身无须特殊治疗，应积极治疗原发病。

五、双束支传导阻滞

（一）病因

左束支传导阻滞加右束支传导阻滞称为双束支传导阻滞。双束支传导阻滞的程度均为三度者，称为完全性双束支传导阻滞或完全性左加右束支传导阻滞。其余双束支传导阻滞的不同组合统称为不完全性双束支传导阻滞。它的发生机制包括以下几种因素：①左与右束支传导延缓或传导中断。②3 相或 4 相左束支加右束支传导阻滞。③束支的蝉联现象。④双束支的不应期不一致。

（二）诊断

双束支的传导阻滞因阻滞的程度不同及是否同步等因素，而组成数十种形式的双束支阻滞，在此就不一一讲述（图 15-48）。

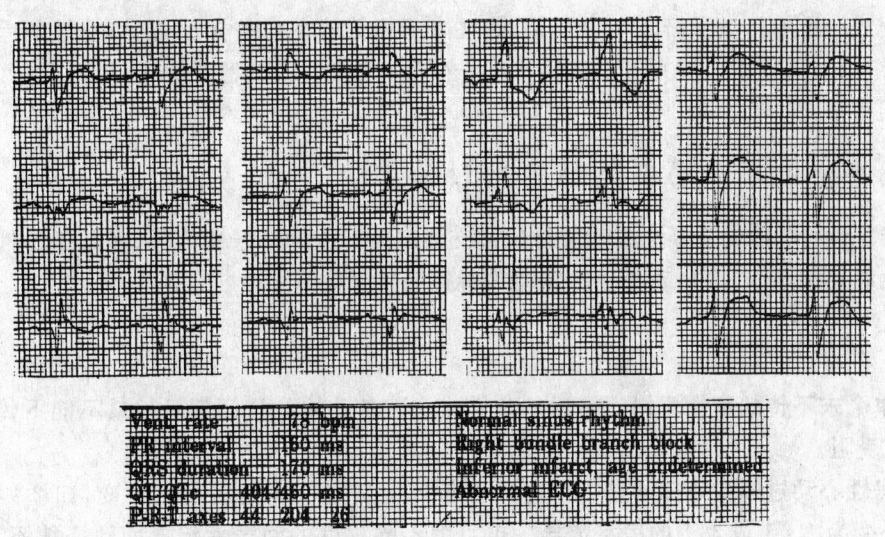

图 15-48 双束支的传导阻滞

注：男性，41 岁。冠状动脉分流移植术后，陈旧性心肌梗死。窦性心率 78 次/min，Ⅱ 导联呈 QS 型，Ⅲ、aVF 导联呈 QR 型，陈旧性下壁心肌梗死。V_1 导联呈 R 型，Ⅰ、aVL 导联呈 rS 型，V_5、V_6 导联 S 波粗钝，QRS 电轴 204°，QRS 时间 170ms，为完全性右束支合并左后分支阻滞

六、三分支传导阻滞

三支阻滞是指右束支传导阻滞加上左束支的左前分支和左后分支阻滞。发生于心室内的弥漫性心肌和传导系统受损害的病人，易发展为完全性房室传导阻滞伴频率极慢的室性逸搏心律，严重者发生阻滞性心室停搏。三支阻滞的心电图表现多种类型。三支阻滞的定义还应

包括以下内容：①右束支传导阻滞加左前分支阻滞加中隔支阻滞。②右束支传导阻滞加左后分支阻滞加中隔支阻滞。③左前分支阻滞加左后分支阻滞加中隔支阻滞。

双束支Ⅱ度和Ⅲ度以上传导阻滞及三分支阻滞均应植入永久性人工心脏起搏器。

七、不定型室内传导阻滞

正常情况下室上性激动下传的 QRS 波群时间在 110ms 以内。病理情况下，室上性激动下传的 QRS 波群宽大畸形，时间≥110ms，QRS-T 波形不像左束支传导阻滞图形，也不像右束支传导阻滞图形者，称为不定型室内传导阻滞，属于室内传导阻滞的一种特殊类型，传导阻滞发生的部位广泛分布在束支的远端，即浦肯野纤维系统或心室肌细胞与浦肯野纤维交界处。

第九节 隐匿性传导

隐匿性传导是指窦性或异位激动在传导组织传导时未能使心房或心室除极，心电图上未产生 P 波或 QRS 波群，但传导组织已被隐匿地除极，产生了一个不应期，因而影响了下一个激动或下一级起搏点激动的形成或传导。隐匿性传导最易发生在心动周期的有效不应期向相对不应期过渡的极短时间内。隐匿性传导的本质是传导阻滞，属递减传导。隐匿性传导可发生在各种心律失常中，可使原本规则的自主性被打乱，心律失常变的更加复杂，轻度的传导阻滞突然变成严重的传导阻滞，产生与不应期规律不相符的室内差异性传导，持续的差异传导，超长传导，以及造成不典型文氏现象和并行心律等。因此，认识隐匿性传导，对分析复杂的心律失常很有帮助。

一、房室交界区的下行性隐匿性传导

是指窦性、房性或交界性激动通过房室交界区时形成的隐匿性传导，多见于房性早搏、阵发性房性心动过速、心房扑动及心房颤动等所致的同源性传导中断或延缓。

（一）心电图诊断

1. 单个未下传的房性早搏 其后的窦性或房性激动的 P-R 间期延长或不能下传，即连续 2 个 P 波受阻。

2. 房性心动过速或心房扑动 因隐匿性传导使房室传导比例发生改变，如 2∶1 房室传导的房扑变为 3∶1 或 4∶1 的房室传导。也可因不同程度的隐匿性传导而致心律不齐或 F-R 间期意外延长。

3. 心房颤动 经常有顺向性隐匿性房室传导，心房率愈快，隐匿传导的机会也愈多，其表现有：

（1）心室律完全不规则：心房颤动的激动波在房室交界区遇到十分频繁而且程度不同的隐匿性传导，阻止了绝大部分激动的下传，使心室律完全不规整。

（2）出现意外延长的逸搏周期：心房颤动的激动发生隐匿性传导使次级起搏点被动除极，以致不能及时释放逸搏激动，逸搏周期延长。

（3）心房颤动转为心房扑动时：心房率减慢而心室率增快，其机制为激动在房室交界区内发生隐匿性传导的机会较心房颤动少，故心室率增快。

(4)出现特别长的 R-R 间期:房性激动如在房室交界区连续发生隐匿性传导,可形成特别长的 R-R 间期,甚至发生阿-斯综合征。

4. 房室传导阻滞 其中的隐匿传导在房室传导阻滞时,室上性激动隐匿性传导至房室交界区,产生新的不应期,使下一个激动意料不到地受阻,产生一些复杂的心电图表现。

(1)二度Ⅰ型房室传导阻滞文氏周期中的第一个 P-R 间期意外地延长。二度Ⅰ型房室传导阻滞时第一个 P-R 间期通常是正常的,如发现 P-R 间期意外地延长,说明其前的传导阻滞 P 波在房室交界区发生了隐匿性传导。

(2)3∶2 文氏型房室传导阻滞貌似 3∶1 房室传导阻滞。由于隐匿性传导,3∶2 文氏型房室传导阻滞的第一个 P 波(F 波)未下传是由于隐匿传导所致,第二个 P 波(或 F 波)未下传是由于传导阻滞房室传导中断而引起。

(3)2∶1 房室传导阻滞变为 3∶1 房室传导。真正的 3∶1 房室传导阻滞较少见,由于隐匿性传导,使顿挫型 2∶1 房室传导阻滞变为 3∶1 房室传导。

(4)高度房室传导阻滞时,交界性逸搏延迟出现或出现室性逸搏或心室静止。

(二)治疗

隐匿性传导可起到生理性保护作用,也可加重原有的心律失常,治疗上主要是针对原发病和病因。

二、房室交界区的逆行性隐匿性传导

本病是指室性或交界性激动在房室交界区内逆向隐匿性传导。

(一)心电图诊断

1. 早搏伴完全性代偿间歇 室性激动沿房室传导途径逆向上传,虽未能到达心房产生逆行 P 波,但在房室交界区产生 1 次新的不应期,随后下传的窦性激动若遇到上次早搏的绝对不应期,则不能下传,即形成完全性代偿间期。

2. 插入性早搏后的 P-R 间期延长 插入性室性异位激动逆行上传,在房室交界区产生不应期,随后下传的窦性激动恰遇此早搏所形成的相对不应期,造成传导延缓,而出现 P-R 间期延长。

3. 心房颤动时室性早搏产生的类代偿间歇 由于室性早搏逆行性隐匿传导,在房室交界区形成了不应期,干扰了心房激动下传而产生了类代偿间歇。

4. 室性早搏加重房室传导阻滞的程度 室性异位激动逆传入房室交界区组织的上部,产生隐匿性传导,使本应下传的窦性激动(第 2 个 P 波)落在由室性异位激动造成的绝对不应期而未下传,暂时加重了房室传导阻滞的程度,如使 2∶1 变为 3∶1 房室传导阻滞。

5. 室性早搏使窦性心律呈类似文氏型传导阻滞现象 由于室性早搏的逆行性隐匿性传导,使室性早搏后第一、第二个 P 波的 P-R 间期延长,第三个 P 波由于 P-R 间期太短,P 波落在前一次心搏房室交界区的绝对不应期内而未下传,形成类似文氏型传导阻滞。

6. 室性反复心搏 室性早搏伴逆行性隐匿性传导,可在房室交界区内折返回来,形成室性反复心搏。表现为室性早搏后无逆行 P 波,称为折返性隐匿性传导。此种折返性隐匿性传导还可继续隐匿性传导。

7. 房室分离时,室性早搏使随后的房室交界区激动延迟发生　房室分离时,室性早搏隐匿性逆行传导,提前释放交界区兴奋,使随后的房室交界区激动延迟发生。交界性心动过速伴逆行性隐匿性传导,可使心房节律不规则;同样,在双重性房室交界性心动过速时,低位起搏点的激动也可以隐匿性逆传,而打乱高位起搏点的节律性。

(二)治疗

房室交界区的逆行性隐匿性传导治疗同房室交接区前向性隐匿性传导。

三、房室交界区以外的隐匿性传导

(一)心电图诊断

1. 窦房交界区隐匿传导

(1)房性早搏有完全性代偿间歇:房性早搏代偿间歇多半是不完全的,发生于舒张晚期的房性早搏,可在窦房交界区发生隐匿性传导,而不侵入窦房结引起窦性节律重整,但可以使窦房交界区内产生新的不应期,在下一次窦性激动下传时,恰遇其不应期,发生了干扰性传出中断,故产生完全性代偿间歇。

(2)短阵性房性心动过速伴完全性代偿间歇:其产生原理同上。

(3)逸搏-夺获二联律:房室交界性逸搏的异位激动沿结间束向上逆传至窦房交界区内,并隐匿性传到窦房结,使之发生节律重整促使窦房结自主性增高,频率加速,节律提前,而发生心室夺获。由于异位激动由结间束向上逆传,未经心房肌,故见不到逆行P波。

2. 束支传导阻滞中的隐匿性传导　束支内的隐匿性传导主要表现为蝉联现象。

(1)室上性心动过速引起持续性室内差异性传导:正常情况下,右束支的不应期比左束支长,当快速的室上性激动下传到双束支时,左束支已恢复传导功能,而右束支仍处在绝对不应期,激动只能沿左束支下传,然后再从左束支逆行传至右束支,此时右束支正脱离不应期而发生除极,形成右束支传导阻滞图形。接着,第二个乃至一连串室上性激动传来时,右束支内除极已过,处于绝对不应期,从而形成一连串的室内差异性传导(图15-49)。

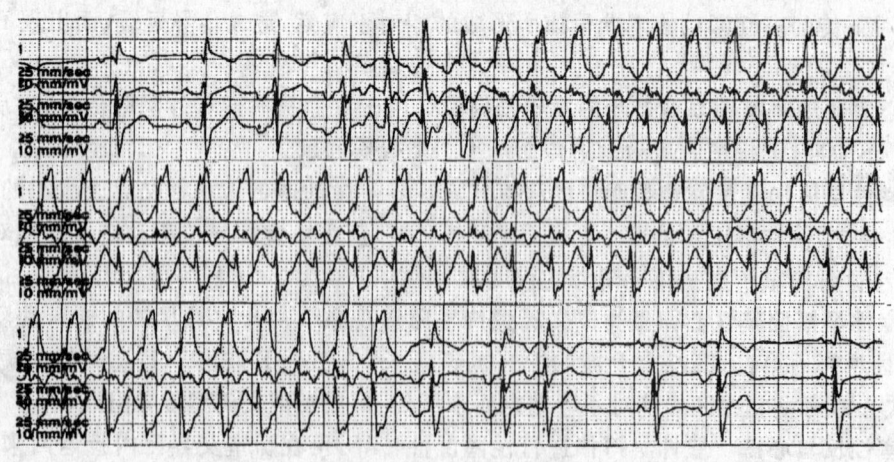

图15-49　室上性心动过速引起持续性室内差异性传导

(2)交替性房性早搏伴交替性左、右束支传导阻滞。

(3)双束支二度传导阻滞可表现为单侧束支完全性传导阻滞。

(4)插入性室性早搏后由于引起束支内蝉联现象,表现为持续性功能性束支传导阻滞,同时,室性早搏亦可终止束支内的蝉联现象。较早的室性早搏在室上性激动下传之前,提前隐匿性逆传至双侧束支,由于双侧束支反应性不同,进入健侧束支的深度比对侧大,结果使双侧束支的不应期趋向一致,当室上性激动下传时,即可发生双侧束支传导阻滞。

(二)治疗

主要针对病因治疗。

第十节 心房内传导阻滞

心房内传导阻滞是指冲动在心房内传导延迟或中断,可分为不完全性心房内传导阻滞和完全性心房内传导阻滞两种。完全性心房内传导阻滞又分为弥漫性心房内传导阻滞和局限性心房内传导阻滞,可见于左、右心房肥厚和扩大;心房肌群的纤维化和退行性变;心房肌的炎症、缺血或梗死,如冠心病、心肌梗死、高血压病、心肌炎、心肌病、先天性心脏病、二尖瓣狭窄等。其发生机制为:不完全性心房内传导阻滞是由于心房内压力增高使心房内传导束受损,导致房间束产生不完全性传导阻滞或传导延缓;局限性完全性心房内传导阻滞是由于心房肌的局部区域受异位起搏点的控制,这一区域周围存在着双相阻滞圈,心房的其他激动不能进入该圈,圈内心房肌除极而产生的 P′波或 f 波又因存在传出阻滞而不能干扰心房内主导心律,也不能下传心室形成 QRS 波。弥漫性完全性心房内传导阻滞主要见于高钾血症,高钾时心房肌兴奋性受到抑制,窦性激动沿结间束下传心室,引起窦室传导节律。

一、诊断

(一)临床表现

常无自觉症状,超声心动图可见到左、右心室肥厚和扩大。

(二)心电图

1. 不完全性心房内传导阻滞 P 波增宽,时间>0.11s,可有明显切迹,呈双峰,峰间距>0.04s,或 P 波电压增高>0.25mV。

2. 局限性完全性心房内传导阻滞 同一导联上有两组节律、速率及形态不同的心房波,一组 P 波后有 QRS 波群,另一组 P 波后无 QRS 波群,且 P 波多为异位房性 P′波,频率较慢,30~50 次/min,房性异位 P′-P′间隔不规则,较窦性 P 波小而畸形。此种心电图临床上较少见,患者病死率高,预后差。

3. 弥漫性完全性心房内传导阻滞 P 波消失,QRS 波群宽大畸形,T 波对称而高耸,室率较慢,在 60 次/min 左右。

二、鉴别诊断

（一）左心房肥大

不完全性心房内传导阻滞与左心房肥大心电图表现相似，可通过 X 线、超声心动图检查确定有无左心房肥大，将两者区分开来。

（二）心房内并行心律

局限性完全性心房内传导阻滞的 P′波形态较小，有时 P′波表现为 f 波或 F 波与窦性 P 波不同，P′波后无下传的 QRS 波群，P′-P′间距有较大差异，无房性融合波；而心房内并行心律的 P′波与窦性 P 波相似或高尖，P′波后有下传的 QRS 波群，P′-P′间距固定相等或成倍数，有房性融合波。

三、治疗

心房内传导阻滞主要针对病因进行治疗。

第十一节 二联律

一、窦性过早搏动二联律

除正常的窦性搏动外，窦房结内另外的起搏细胞提早发出冲动而激动心脏称为窦性早搏，也称为窦房结内折返性早搏，每隔 1 个正常的窦性搏动发生 1 次窦性早搏，连续 3 次及以上称为窦性早搏二联律。

（一）诊断

1. 临床表现　一般无临床症状。
2. 心电图
(1)提前的 P′波形态与窦性 P 波一致。
(2)P′-P 间期等于窦性 P-P 间期，即等周期代偿。
(3)有固定的联律间期。

（二）鉴别诊断

1. 窦性心律不齐　窦性心律不齐时心动周期的变化逐渐发生；而窦性早搏的心动周期表现为突然缩短或窦性心律不齐与呼吸时相有密切关系，心动周期随呼吸而逐渐延长或缩短，吸气时频率增快，呼气时频率减慢；而窦性早搏与呼吸无关。
2. 房性过早搏动　房性早搏的 P 波形态与窦性早搏的 P 波形态不同，房性早搏的不完全性代偿间歇不等于 1 个窦性心动周期，即不呈等周期代偿间歇，比 1 个窦性心动周期稍长；而窦性早搏的 P 波与窦性 P 波完全相同，并有等周期代偿间歇。
3. 3∶2 窦房传导阻滞　3∶2 窦房传导阻滞时的长 P-P 间期是短 P-P 间期的 2 倍；而窦

性早搏二联律长 P-P 间期不是短 P-P 间期的 2 倍。3∶2 窦房传导阻滞呈文氏现象时长 P-P 间期小于正常 P-P 间期的 2 倍,此时鉴别比较困难,若有记录到的正常窦性心律,窦性心律的 P-P 间期与成对出现的窦性早搏二联律中的长 P-P 间期相等,可诊断为窦性早搏二联律;如与窦性早搏二联律中的短 P-P 间期相等,则可诊断为文氏型 3∶2 窦房阻滞。

(三)治疗

窦性早搏二联律无须治疗。

二、房性过早搏动二联律

房性过早搏动简称房性早搏或房早,房早在临床上很常见,是起源于心房异位节律点提前出现的心脏搏动。每个窦性搏动后出现 1 个房性早搏,如此规律出现连续 3 次及以上,即可称为房性过早搏动二联律。

(一)诊断

1. 窦性节律后提前出现的 P' 波,其形态与窦性 P 波不同。
2. P'-R 间期>0.12s。
3. QRS 波群的形态、时限与基本窦性心律相同。
4. 有不完全性代偿间歇。
5. 窦性节律-房性早搏规律性连续出现 3 次及以上。

(二)鉴别诊断

1. 窦性过早搏动二联律 见本节窦性早搏的鉴别诊断。

2. 窦性心律不齐 窦性心律不齐的 P 波形态相同、P-P 间期不等>0.12s,无代偿性间歇,房性早搏的 P' 波与窦性 P 波不同,P-P' 间期基本固定,有不完全性代偿间歇。

3. 房室交接区性早搏二联律 房性早搏的 P' 波直立,交接区性早搏的 P' 波呈逆行性,且 P-R 间期<0.12s。

4. 窦性停搏 房性早搏未下传应与窦性停搏相鉴别。当出现 1 个短于 2 个窦性搏动的长 P-P 间期,应仔细寻找前一心搏的 T 波上是否有 P' 波,如 T 波有挫折、切迹等应诊断为房性早搏未下传。

(三)治疗

同本节房性早搏。

三、房室传导阻滞二联律

一度房室传导阻滞(P-R 间期递增型)伴二度窦房传导阻滞,以及二度房室传导阻滞呈 3∶2 房室传导连续出现者可呈二联律形式。

(一)诊断

1. 二度房室传导阻滞 P-R 间期逐渐延长 但无心室漏搏或同时伴二度窦房传导阻滞,因心房漏搏使心室漏搏未显示。此时窦房阻滞呈3∶2传导,逐渐延长的2个窦性节律后出现1个长间歇,此现象连续出现3次以上则呈二联律形式。

2. 二度房室传导阻滞呈3∶2房室传导 形成短-长周期交替出现的二联律,可以是二度Ⅰ型也可以是二度Ⅱ型。

(二)鉴别诊断

房室传导阻滞的二联律应与窦性早搏及房性早搏二联律进行鉴别。注意P波形态,仔细测量P-R间期或做希氏束电图有助于鉴别诊断。

(三)治疗

治疗同本节房室传导阻滞。

四、室性过早搏动二联律

室性期前收缩二联律分为单源性室性过早搏动二联律,慢频率室性过早搏动二联律,并行心律室性过早搏动二联律。

(一)诊断

1. 单源性室性过早搏动二联律 提前出现的宽大畸形的QRS波群,时限>0.12s,联律间期固定,代偿间歇完全,每次窦性搏动后出现,此规律连续达3次以上。

2. 慢频率室性过早搏动二联律 多出现在长R-R间歇后,即基础心率较慢的继发性室性过早搏动,可随代偿间歇逐渐缩短至一定程度,基本心率增快至一定频率时室性过早搏动随之消失。

3. 并行心律型室性过早搏动二联律 早搏的联律间期不固定,室性过早搏动中长的联律间期是短的联律间期的整倍数,窦性搏动与室性过早搏动交替出现时形成二联律。

(二)鉴别诊断

需鉴别单源性室性过早搏动二联律与并行心律型室性过早搏动二联律,早搏的联律间期不固定,长间歇是短间歇的整倍数为并行心律型室性过早搏动二联律。

五、室性反复搏动二联律

反复心律也称为回头心律,是一次冲动使心室激动的同时,由另一传导途径折返再一次激动心室的现象。单次的折返称为反复搏动,连续的折返形成反复性心动过速,单次折返连续发生3次及以上,称为反复搏动二联律。反复搏动产生的条件是有两条传导速度不等的传导通路,并存在功能性纵向分离,其中一条呈单向阻滞,另一条传导缓慢以致有足够长的时间使单向阻滞通路恢复其传导性并再次应激折返。前一次激动如室性早搏或室性逸搏的传导延缓是形成反复搏动折返激动的重要条件。

(一)诊断

1. 临床表现 同本节室性过早搏动。

2. 心电图

(1) 在室性早搏或室性逸搏宽大畸形的 QRS 波群后出现逆行的 P′-QRS 波群或 QRS 波群(QRS-P′-QRS 或 QRS-QRS),第二个 QRS 波群为心室反复搏动,其形态与窦性 QRS 相同,伴室内差异性传导时例外,如此规律反复 3 次及以上,形成二联律。

(2) R-P′ 间期可延长,R-R 间距一般 ≥0.50s,如伴前相传导阻滞,R-R 间距可 >0.50s。

(二) 鉴别诊断

室性反复搏动二联律应与室性伪反复搏动即逸搏-夺获二联律相鉴别。逸搏是基本心律延迟发生,因而出现异位心律,异位心律发生在心室为室性逸搏心律;心室夺获是心脏的窦房结起搏点重新获得控制整个心脏激动的现象。室性逸搏后,窦房结下传的激动传抵心房,恰逢心房已渡过不应期,出现一个正常的窦性 P 波,当此窦性 P 波到达交界区和心室时,它们也都脱离了有效不应期,因而又能产生一个 QRS 波群,逸搏-夺获与反复搏动真正的区别在于夹在两个 QRS 波群之间的 P 波并非逆行性的,而是由窦房结下传的,而在反复搏动中,两个 QRS 波群中间的 P′ 波是逆行性的或没有 P′ 波。

六、预激综合征合并二度房室传导阻滞二联律

预激综合征合并 2∶1 或 3∶1 二度房室传导阻滞时正常 QRS 与预激 QRS 交替出现,形成特殊的二联律。

(一) 诊断

1. 二联律 当房室旁路相对不应期延长,室上性激动仅沿房室交接区正路前传,QRS 波正常,无预激波出现;当室上性激动同时沿正路和旁路前传,或仅沿房室旁路前传时心电图上则表现出预激波;若旁路呈 2∶1 传导时,正常的 QRS 波群与预激波群(P-R 间期延长、QRS 波起始部粗钝、QRS 时间增宽)交替出现,则形成二联律。

2. P-R 间期改变 当房室正路和旁路同时呈 3∶1 房室传导阻滞时,心电图上正常的 QRS 波群与预激波交替出现,此时窦律 P-R 间期长短交替,长 P-R 间期 >0.12s,短 P-R 间期 <0.12s,且长短 P-R 间期各自固定。

(二) 鉴别诊断

预激综合征呈二联律应与室性早搏二联律鉴别,鉴别要点有:

1. 预激综合征的畸形 QRS 波前有窦性 P 波,短 P-R 间期固定,而室性早搏的 QRS 波前没有相关的窦性 P 波。

2. 室性早搏宽大畸形的 QRS 波前无预激波,预激综合征的 QRS 波起始部粗钝且有预激波。

3. 刺激迷走神经使窦性频率减慢,窦性 P 波逐渐重叠于 QRS 波,房室分离更为明显者为室性早搏,预激综合征的窦律减慢时窦性 P 波与 QRS 波的关系不变。

4. 食管心房调搏可使间歇性预激表现为持续性预激。

(三)治疗

见本章预激综合征一节。

第十二节　预激综合征与心律失常

一、预激综合征

心房与心室之间有异常传导通道(也称为旁道),使室上性激动提前到达心室的某一部分,并使之提早激动,称为预激综合征。预激综合征引起心电图异常和阵发性心动过速。旁道主要有三条:①房室旁道即 Kent 束型。②James 束型,又称 L-G-L 综合征,是一种不典型预激综合征,是构成短 P-R 间期综合征的主要原因,但有些电生理工作者否认它的存在。③Mahaim 型。预激综合征多数无器质性心脏病,少数伴发于三尖瓣下移畸形、室间隔缺损、主动脉瓣下狭窄、二尖瓣脱垂等,可能为胚胎时期房室纤维组织互相分开时发育缺陷所致。

Kent 束由心房肌样肌束组成,是经房室环直接连接心房和心室的附加传导束,也称房室旁道,此旁道可出现在环绕房室环的任何部位,根据其抵达心室的位置不同,分为三型,A 型起始于心房,终止于心室后侧基底部,使此处心室肌提前激动,形成 δ 波,心室除极方向由后向前;B 型起始于右心房,终止于右心室前侧壁,心室除极方向由右向左;C 型起始于心房,终止于左心室侧壁,心室除极方向由左向右。James 束是后结间束绕过房室结上、中部,终止于结下部或希氏束形成的房室传导短路,室上性冲动绕过具有生理性延迟的房室结造成 P-R 间期缩短,但 James 束不与心室肌直接相连,不预先激动心室肌,因此无 δ 波,QRS 波形态与时限均正常。Mahaim 纤维起自房室结终止于心室肌者称为结室旁道,起自希氏束或分支而终止于心室肌者称为束室旁道,室上性激动经过具有生理性延迟功能的房室结,再进入 Mahaim 纤维使部分心室肌提前激动,因此 P-R 间期正常,有 δ 波,QRS 波增宽。

(一)诊断

1. 临床表现　预激综合征本身无特殊临床表现,但容易发生室上性心动过速,发作时多呈快速型,频率 180~260 次/min,是心房冲动经正常房室交界区前传至心室,再经旁道逆传至心房不断折返而引起。也可由旁道前传至心室,再从正常房室交界区逆传至心房所致,如逆传至心房的冲动恰好落在心房易激期内,可引起心房颤动或扑动。发作常与交感神经兴奋有关。心动过速发作时的症状,取决于心动过速的频率和病人的耐受性,轻者仅有头晕、心悸、胸闷,重者血压下降,意识丧失。猝死多发生在心房颤动时,房性冲动过快下传,落在心室易激期,触发心室颤动所造成。

2. 心电图检查

(1)Kent 束预激综合征:P-R 间期缩短<0.12s,QRS 波群增宽≥0.12s,QRS 波起始部粗钝被称为 δ 波,以 R 波为主导联 S-T 段下降,T 波低平、双相、倒置,S 波为主导联则相反。A 型预激表现为 V_1~V_6 导联的 QRS 波主波均向上;B 型预激为 V_1~V_3 导联 QRS 波主波向下,V_5~V_6 导联 QRS 波主波则向上;C 型预激为 V_1~V_3 导联 QRS 波主波向上,而 V_5~V_6 导联 QRS 波主波向下。

(2) James束预激综合征:P-R间期缩短<0.12s,无δ波,QRS波形态、时限正常,ST段及T波无异常。

(3) Mahaim预激综合征:P-R间期正常,有δ波。QRS波增宽。

(4) 间歇性预激综合征:由于旁道前向传导不应期延长或前传阻滞,使δ波时有时无,有时δ波由小逐渐变大,或由不典型逐渐变为典型,也是一种文氏现象。

(5) 隐匿性预激综合征:由于旁道前向传导不应期延长,旁道内单向传导阻滞,前向房室传导速度缓慢与心房肌不同步,心室肌电位高于心房肌等因素,使室上性冲动不能下传心室,而只能逆向传导。窦性心律时心电图正常,无预激综合征,但可反复发作室上性心动过速,电生理检查可证实旁道的存在。

(6) 预激综合征合并房室反复性心动过速:根据折返方向的不同分为两型。

①前传型房室反复性心动过速。即室上性激动沿房室结下传,经旁道逆传,心电图R-R间隔匀齐,QRS时间、形态正常,逆行P′波,位于QRS波后,R-P′>0.08s,P′-R>R-P′间期。

②逆传型房室反复性心动过速。室上性激动从旁道前传,沿正常房室经路逆传,心电图有δ波,QRS波宽大畸形≥0.12s,逆行P′波位于QRS波前,两者关系恒定,P′-R<0.12s,R-P′>P′-R。

(7) 预激综合征合并心房扑动和心房颤动:心室提前激动并经旁道逆传至心房,恰遇心房易损期,可引起心房扑动和颤动。发作时心室率极快,常在180~360次/min,QRS波时而正常时而宽大畸形。

(二)鉴别诊断

1. 室性心动过速 预激综合征合并心房颤动时心室率多>180次/min,可见f波和δ波,QRS波形态多变,R-R极不规则,无房室分离;而室性心动过速室率一般在140~180次/min,无f波,无δ波,QRS形态基本一致,R-R较规则,可见到房室分离。

2. 束支传导阻滞 A型预激要与右束支传导阻滞相鉴别,右束支阻滞P-R间期≥0.12s,无δ波,V_1导联QRS波呈rSR′型,时限增宽>0.12s,很少并发室上性心动过速(室上速)。左束支传导阻滞与A型和B型预激相同点为V_5、V_6导联QRS波主波向上,时限增宽,但左束支阻滞P-R间期≥0.12s,无δ波,P-J间期>0.27s等特点,可助鉴别。

3. 心肌梗死 正后壁心肌梗死时,V_7~V_9的对应导联V_1~V_3的QRS波主波向上呈R或Rs,与A型预激相似,可根据P-R间期、δ波和QRS波宽度进行鉴别。前间壁心肌梗死与B型预激相似,V_1~V_3导联有QS波,同样根据P-R间期、δ波的有无和QRS波宽度进行鉴别。高侧壁和下壁心肌梗死分别在Ⅰ、aVL和Ⅲ、aVF导联出现Q波,预激也会在这些导联出现Q波,但心肌梗死时无P-R间期缩短,无δ波,无Q波宽大畸形,有心肌酶的升高。

(三)治疗

1. 药物治疗 预激综合征不发生室上性心动过速时无须治疗,如发生室上速应及时终止。治疗同一般室上速,但前向折返宜选用延长房室结不应期的药物,如维拉帕米、β受体阻滞剂、胺碘酮、ATP等;逆向折返及预激综合征合并心房颤动,应选用延长旁道不应期的药物,如利多卡因、奎尼丁、普罗帕酮(心律平)、胺碘酮等。由于洋地黄缩短旁道不应期,增加心室肌应激性,可诱发心室颤动,故禁用。

2. 同步直流电击复律 对于有药物禁忌，或病情危重者须紧急复律，尤其合并心房颤动、心房扑动者，可考虑同步电击复律。

3. 导管射频消融和外科迷宫手术 可根治预激综合征，疗效好。

二、手风琴效应

手风琴效应最早是指预激综合征时，QRS波群发生由窄逐渐增宽以后又变窄的周期性改变。实际上是预激波发生由小到大的周期性改变，犹如手风琴的音箱拉开与闭合的一种现象。其产生机制为以下几点：①旁道传导速度不变，正常房室传导系统发生文氏现象，文氏周期开始，激动沿正常传导系统下传心室，引起心室除极所占比例较大，而从旁道下传引起心室除极所占比例较小，预激波较小。在以后的心搏中，房室传导速度递减，激动沿旁道下传心室，所占比例逐渐增大，预激波逐渐增大，QRS逐渐增宽，由不完全性预激综合征过渡到完全性预激综合征图形。直至房室传导中断1次，结束1次文氏周期。②旁道发生了文氏现象而正常房室传导系统传导速度正常，预激综合征的QRS波群发生由宽变窄，再由窄变宽的预激综合征图形。③旁道与正常房室传导系统发生同步文氏现象。④存在多条旁道，因前传不应期与传导速度不一样，产生了不同形态的预激综合征。⑤预激综合征合并一侧束支传导阻滞呈文氏现象。

手风琴效应可以发生于心率增快、心率减慢或心率不变的情况下，基本心律可以是窦性心律、窦性心动过速、房性逸搏心律、加速的房性逸搏心律、房性心动过速、心房扑动或心房颤动。

第十三节 心脏电交替现象

心脏电交替现象也称心电交替，是指来自同一起搏点的心脏搏动，其心电图波形和（或）振幅每搏呈交替性变化。心电交替大多数呈2：1电交替现象，少数呈3：1或4：1电交替，即第3或第4个心搏发生变化，更为复杂者呈5：2电交替。心脏电交替可单独出现也可同时伴有心肌机械性活动交替。任何导联只要波幅相差≥1mm即可诊断为电交替现象。心电交替可出现在心电图的各个波或波段。单独出现在1个波或波段，称为单纯性电交替；同时出现在2个或2个以上波或波段，称为复合性电交替，也称完全性电交替。临床上以单纯QRS波电交替最常见，而以单纯P波电交替最少见。

一、单纯P波电交替

同一导联规则的P波出现形态或时限的交替改变，称为P波电交替。P波电交替多见于器质性心脏病，由于心房肌严重缺血，导致心房内传导系统交替性传导障碍所致。

（一）诊断

主要为心电图诊断。

1. P波形态交替性变化。
2. 两种P波形态都是窦性。
3. 两种P波形态无明显差异，振幅的变化与呼吸无关。
4. 两种形态P波的额面电轴都指向左下。

5. 两种 P 波的 P-P 间距固定,如有差异可能为房性早搏或房性逸搏引起的假性电交替。
6. 两种 P 波的 P-R 间期固定。

(二) 鉴别诊断

1. 房性早搏和房性逸搏　房性早搏和房性逸搏可引起假性电交替,但其 P-P 间距有显著差异,而 P 波电交替有固定的 P-P 间距。

2. 窦性心律不齐　可引起 P 波形态轻度变化,但其 P-P 间距不固定;而 P 波电交替时 P 波形态相同,P-P 间距固定。

(三) 治疗

P 波电交替提示心房肌有严重缺血,必须积极治疗原发病和去除诱因。

二、单纯 QRS 波电交替

由于心肌缺血病变使缺血区不应期延长,冲动经过该部位时发生 2:1 传导阻滞而引起 QRS 波电交替。

(一) 诊断

1. QRS 波时限正常,振幅高低交替出现。
2. 不伴 P 波或 ST-T 的改变。
3. P-R 间期正常且固定。
4. QRS 波电交替与呼吸无关。

(二) 鉴别诊断

应与房性早搏相鉴别,QRS 波电交替虽有两种形态的 QRS 波形,但 P-QRS-T 不提前出现,R-R 间距相等;而房性早搏的 P-QRS-T 提前出现,R-R 间距不等。

(三) 治疗

应积极治疗原发病。

三、单纯 ST 段电交替

单纯 ST 段电交替见于变异型心绞痛,经皮冠状动脉成形术气囊充气过程中,平板运动实验诱发心绞痛时可出现 ST 段抬高型电交替,也可出现 ST 段压低型电交替。

(一) 诊断

1. 两种形态的 ST 段或 ST-T 交替出现。
2. ST 段电交替持续时间较短,多为一过性出现,通常仅持续数秒至数分钟,消失后也可不再出现。
3. 多见于胸前导联,往往提示左前降支有严重病变。
4. ST 段抬高型电交替随 ST 段抬高而愈加明显,有时早搏后的 ST 段电交替更明显。

5. 偶见 ST 段压低型电交替。
6. T 段电交替常伴有各种室性心律失常,且多在 ST 段电交替最高峰时出现。

(二)鉴别诊断

ST 段电交替常标志着严重心肌缺血,并且是室性心律失常的前奏,应注意识别,以便及时采取有效措施,避免病情进一步加重。

(三)治疗

积极治疗原发病,改善心肌缺血。

四、单纯 T 波电交替

单纯 T 波电交替指 T 波或 TU 的振幅、形态交替性变化而不伴 QRS 形态和心动周期的明显改变。T 波电交替可能与低钙、低镁、低钾、心肌缺血有关,有时也受心率、体位、呼吸等因素的影响,提示自主神经系统可能起了一定的作用。

(一)诊断

1. 左胸前导联有巨大倒置 T 波电交替。
2. 深呼吸、体位改变、心率突然增快或按摩颈动脉窦等,会使 T 波电交替更为明显或暂时消失。
3. T 波电交替常伴有 Q-T 间期延长,可达 0.62~1.09s,Q-T 间期长短交替的变化范围为 0.05~0.28s。
4. T 波电交替可增加心电不稳定倾向,易导致各种室性心律失常。

(二)鉴别诊断

显著性 T 波电交替多提示心肌电活动不稳定,是心室复极不一致的表现,可导致严重室性心律失常,甚至猝死,因此要注意及时识别。

(三)治疗

积极治疗原发病。

五、单纯 U 波电交替

单纯 U 波电交替指 U 波的形态、振幅交替性变化而不伴 QRS 形态的变化,见于低钾、低钙、低镁和低氯性碱中毒,以及急性左心功能不全。

(一)诊断

1. 心率缓慢或长间歇之后 U 波增大,易发生电交替。
2. U 波电交替常合并交替脉,提示存在左心功能不全。
3. U 波电交替常伴 Q-T 间期延长,表示心室复极延迟。
4. 早搏之后或室性心动过速之前 U 波往往增大伴电交替,U 波越大越易诱发室性心律失常。

(二) 鉴别诊断

U波电交替与室性心律失常的发生密切相关,因此要认真识别U波电交替的室性早搏,并给予妥善处理。

(三) 治疗

去除诱因,纠正心功能不全,积极抗心律失常。

六、心电全交替现象

2个或2个以上波形或波段同时出现电交替的现象称为完全性电交替,主要见于大量心包积液,其次见于严重心肌病变,如心肌梗死等。

(一) 诊断

1. 2个或2个以上的波形、波段同时出现电交替,其中以QRS-T电交替最常见。
2. 完全性电交替多见于胸前导联,尤以双极胸导联(Lewis导联)更易显示。
3. 全电交替与呼吸无关,与呼吸有关的QRS变化是其波幅随呼吸而逐渐增大,随后又逐渐减小,但QRS波形无明显变化。
4. 心动过速心率>100次/min时,尤其是阵发性心动过速时,尤易出现完全性电交替。

(二) 鉴别诊断

当发现完全性电交替现象时,应注意区别其病因是大量心包积液还是严重心肌病变,超声心动检查有助于鉴别。

(三) 治疗

去除诱因,如解除心脏压塞,改善心肌缺血。

七、心动过速性电交替

心动过速性电交替出现于心率过快时,此时心室舒张期明显缩短,引起心肌或传导系统不同程度缺血导致不应期显著延长。当激动经过该处时,发生2:1传导阻滞或不完全除极和(或)复极而发生电交替。心动过速性电交替常随心率减慢而消失,病人心脏多无严重病变。

(一) 诊断

1. 心动过速性电交替大多表现为QRS波和T波电交替。
2. 电交替常见于胸导联,发生率约为肢体导联的2倍,尤以V_2、V_3导联最常见。
3. 电交替与心率显著相关,为快心率依赖性电交替。
4. 电交替的出现与QRS形态和电轴变化无关,但宽QRS心动过速更易发生电交替。

(二) 鉴别诊断

心动过速性电交替应与室性心动过速伴2:1房室传导相鉴别,后者因逆行P波重叠在

QRS波上酷似2∶1电交替,实际为假性QRS电交替。

(三)治疗

治疗心动过速,减慢心率。

(解放军总医院　卢喜烈,北京安贞医院　李艳芳)

第十六章 心脏瓣膜病的鉴别诊断

心脏瓣膜病是指由于各种原因(炎症、纤维化、缺血或先天发育畸形等)导致的单个或多个瓣膜在结构上急性或慢性的狭窄或关闭不全,从而导致血流动力学的改变,引起一系列临床症状。最易受累的瓣膜是二尖瓣,其次是主动脉瓣。心脏瓣膜病是我国最常见的心脏病之一。

一、二尖瓣狭窄

二尖瓣狭窄多见于 20～40 岁的中、青年,其中 2/3 为女性,有风湿热史,发生狭窄病变时间多在风湿热首发后 2 年以上,基本病变是瓣膜炎症粘连,开放受限,造成狭窄。少见的有二尖瓣瓣环及环下区钙化,多发生于老年人,由于瓣环或环下部分的瓣膜有大量钙化粥样瘤隆起,造成瓣口狭窄。其他罕见的病因还有结缔组织疾病、肠源性脂代谢障碍、恶性类癌、多发性骨髓瘤。二尖瓣狭窄按病变程度可分为隔膜型和漏斗型两类,前者主瓣体无病变或病变较轻,活动尚可;后者的整个瓣膜变硬呈漏斗状,活动明显受限,常伴有不同程度的关闭不全。

(一)诊断

1. 临床表现 二尖瓣狭窄者舒张期血流由左心房流入左心室受限,左心房压力异常增高,导致肺循环和肺毛细血管压力的升高,从而引起血管扩张和淤血,这是二尖瓣狭窄的病理生理基础。由于左心房功能具有一定的代偿能力,从初次风湿性心脏炎到出现二尖瓣狭窄的临床症状可长达 10 年。此后,随着病情的进展,才出现一系列的临床症状。

(1)呼吸困难:肺淤血导致肺顺应性降低,可出现劳力性呼吸困难、端坐呼吸,甚至夜间阵发性呼吸困难,当患者出现用力、劳累、情绪激动、呼吸道感染、发热、快速心房纤颤及妊娠等诱因时,可促使左心房及肺静脉压力升高而发生急性肺水肿。

(2)咳嗽:症状多发生在夜间睡眠及劳累后,多为干咳,当并发支气管炎或肺部感染时,可有咳嗽,咳黏液或脓性痰。咳嗽亦可发生在左心房扩大而压迫支气管时。

(3)咯血

①痰中带血或血痰出现在支气管炎、肺部感染和肺充血或毛细血管破裂时,当二尖瓣狭窄伴有肺梗死时,亦可出现血痰。

②大量咯血出现在左心房压力骤然升高导致支气管静脉破裂时,此种情况多见于二尖瓣狭窄的早期,仅有轻度或中度肺动脉压升高的病人。

③二尖瓣狭窄病人出现急性肺水肿时,可出现特征性的粉红色泡沫痰。

(4)胸痛:大约 15% 的二尖瓣狭窄病人可出现胸痛,可能与右心室壁张力增高及心排血量降低导致心肌供血下降有关,原有冠心病或发生肺梗死者亦可出现胸痛症状。

(5)血栓栓塞:大约 20% 的二尖瓣狭窄病人可发生血栓栓塞,多与心房颤动(房颤)有关。栓塞可发生在冠状动脉、脑动脉及肾动脉,继而出现相应器官的缺血症状。

(6)心悸:二尖瓣狭窄患者并发房颤时,可出现心悸症状。

(7)声音嘶哑:增大的左心房和扩张的左肺动脉均可压迫喉返神经而出现声音嘶哑。

(8)其他症状:左心房增大压迫食管时可出现吞咽困难,右心受累者可出现体循环淤血,肝大而有压痛,颈静脉怒张,水肿,腹水,尿少等症状。

2. 体征

(1)心脏听诊

①心音。心尖部可闻及第一心音(S_1)亢进,呈拍击样,清脆则提示瓣膜狭窄属于边缘粘连型和瓣膜增厚型。如瓣膜呈隔膜漏斗型狭窄则 S_1 亢进但不清脆,这时可伴轻度的瓣膜关闭不全。漏斗型狭窄病人 S_1 减弱或消失,伴明显的瓣膜关闭不全。由于肺动脉高压,肺动脉瓣区可闻及第二心音亢进、分裂。

②杂音。在二尖瓣区可闻及隆隆样(或滚筒样)舒张期杂音,呈递增型,局限性,左侧卧位或运动后明显,可伴有舒张期震颤。严重肺动脉高压时,由于肺动脉及其瓣环的扩张,造成相对的肺动脉瓣关闭不全,因而可在肺动脉瓣区闻及一高调、递减型的舒张早期吹风样杂音(Graham-steell 杂音)。严重的二尖瓣狭窄可引起右心室扩大,导致三尖瓣瓣环扩大,从而引起三尖瓣相对性关闭不全,此时可在三尖瓣区闻及全收缩期吹风样杂音。

③额外心音。80%~85%的病人可于胸骨左缘第三四肋间或心尖区内侧闻及二尖瓣开放拍击音,此音紧随第二心音后,高调,短促,呼气时明显,为隔膜型瓣膜口的主瓣(二尖瓣前叶)在开放时发生震颤所致,二尖瓣开放拍击音和拍击样第一心音的存在高度提示瓣膜仍有一定程度的柔顺性和活动度,有助于隔膜型二尖瓣狭窄的诊断。

(2)其他体征:二尖瓣面容(颧赤唇绀)可见于严重的二尖瓣狭窄患者,表现为两颧紫红,口唇发绀,四肢末梢亦发绀。在心尖区可触及舒张期震颤,胸骨左缘可见收缩期抬举样搏动。颈静脉搏动明显,常提示严重肺动脉高压。

(二)辅助检查

1. X 线检查

(1)二尖瓣狭窄的心影绝大多数呈二尖瓣型,即扩大的肺动脉主干、左心房和右心室使得后前位的心影呈梨形,少部分心影呈二尖瓣普大型或正常的中间型。

(2)心胸比例轻至中度增大,其增大程度大致反映病情的轻重。

(3)部分二尖瓣狭窄可有右心房轻度增大,常提示有三尖瓣相对关闭不全或右心衰竭。

(4)二尖瓣狭窄的发展过程中,大多数患者会出现肺循环高压,这是判断病变程度的重要指标,重度肺淤血时,可于右肺中下野垂直于胸膜方向出现 Kerley B 线。

(5)长期的肺淤血导致肺泡出血,从而产生含铁血黄素沉积,在双下肺野可出现散在的点状阴影。

2. 心电图检查 最典型的表现是"二尖瓣型 P 波",即 P 波增宽且呈双峰型,提示左心房增大;右心室肥厚伴劳损,常见 $P_{aVL}>1.0mV$,$R_{aVR}>0.5mV$,电轴右偏;病变晚期常出现心房纤颤。

3. 超声心动图检查 超声心动图对二尖瓣狭窄的定性、定量及病因学诊断具有很大的价值。

(1)二维超声心动图:典型的二尖瓣狭窄的二维超声心动图表现,可见舒张期二尖瓣开放受限,瓣叶增厚、钙化,呈圆顶状,瓣下结构损害表现为显著的腱索增粗、短缩和融合,二尖瓣口短轴切面可见二尖瓣口面积明显缩小,呈"鱼嘴样改变"。

(2)M 型超声心动图:二尖瓣前叶呈墙垛样改变,EF 斜率明显减低,二尖瓣后叶与前叶呈同向运动即平行上移,此征象是诊断二尖瓣狭窄的重要条件。

(3)负荷多普勒超声:可应用于轻度二尖瓣狭窄的诊断,使静息状态下存在轻度瓣口狭窄而无血流动力学异常者出现典型的二尖瓣狭窄征象,从而明确诊断。

(4)经食管超声心动图(TEE)技术:是诊断心脏瓣膜病的重要进展之一,TEE可确定有无左心房及心耳部血栓,二尖瓣狭窄左心房内常可见浓密的"烟雾状"自发性回声影像,这是左心房内血栓形成前的表现之一。此外,TEE还可定性、定量二尖瓣反流。

4. 心脏导管检查 轻度的二尖瓣关闭不全及无特殊治疗指征的患者不需行心导管检查。左心室造影能证实二尖瓣反流及估计左心室功能,冠状动脉造影可了解冠状动脉解剖及病变情况。右心室导管检查可测量肺毛细血管楔压,可见到左心房内有大的V波。

5. 放射性核素检查 可见左心房扩大,显像剂浓集,通过时间延长,左心室不大。出现肺动脉高压时,可见肺动脉主干和右心室扩大。

(三)鉴别诊断

1. 与左心房黏液瘤的鉴别 心房黏液瘤是心脏原发性肿瘤中最常见的一种,为良性肿瘤。瘤体多起源于房间隔卵圆孔部位,常有蒂附着于房间隔,当心室收缩时瘤体在左心房,心室舒张时瘤体移至二尖瓣附近,可阻塞二尖瓣口,引起二尖瓣口的狭窄。其临床症状和体征如杂音变化、呼吸困难、眩晕等与二尖瓣狭窄相似,但多为间歇性,与体位改变有关。超声心动图可发现左心房内有云雾样光团,回声均匀,强度中等。心血管造影显示左心房充盈缺损。另外,黏液瘤可引起发热,血沉快,贫血等,应注意与风湿热鉴别,超声心动图和心血管造影有助于鉴别,二维超声心动图还可描绘出肿瘤的形态和活动过程。

2. 与相对性二尖瓣狭窄的鉴别 各种原因导致的左心室扩大,通过二尖瓣口的血流量及流速增加(有较大量左至右分流的先天性心脏病,如动脉导管未闭,室间隔缺损等)或主动脉瓣舒张期反流血液冲击二尖瓣叶,可在心尖部听到舒张期杂音,称Austin-Flint杂音。功能性二尖瓣狭窄杂音较轻,无细震颤,也无第一心音亢进及开瓣音,历时较短。用亚硝酸异戊酯后杂音减轻或消失,应用升血压药后杂音增强。

3. 与风湿性瓣膜炎的鉴别 风湿性瓣膜炎常由急性风湿热引起,最常累及二尖瓣,主动脉瓣次之,由于二尖瓣瓣叶充血、水肿,或由于左心室扩大或二尖瓣口血流速度过快,可在心尖区闻及柔和、短促的低调舒张期杂音,又称Garey-Coombs杂音。每天变化较大,风湿活动控制后,杂音可完全消失。

4. 与缩窄性心包炎的鉴别 缩窄性心包炎时,由于心室舒张中晚期突然受到心包限制,血液充盈受阻,心室内压力迅速上升,流入心室而突然受到限制的血液冲击心室壁,形成涡流而产生振动,从而听诊时可在胸骨左缘第三四肋间闻及第二心音后0.1s的舒张早期额外音即心包叩击音。超声心动图显示瓣膜结构正常,相应心包缩窄部位回声浓密,在两层心包间可出现杂乱回声。

5. 与先天性二尖瓣狭窄的鉴别 较少见,二尖瓣呈降落伞样畸形,亦可位于腱索及乳头肌平面,多在幼儿期出现,较早出现临床症状,多伴有其他心血管畸形,如主动脉缩窄和动脉导管未闭等,常早期死亡。多数病例在心尖部可闻及舒张期隆隆样杂音。

6. 与慢性肺源性心脏病的鉴别 慢性肺源性心脏病时右心室扩大,可产生三尖瓣相对狭窄,如右心室极度扩大,心脏顺钟向转位,可在心尖部内侧闻及舒张期隆隆样杂音,患者有明显的慢性肺疾病史,有慢性肺源性心脏病的临床表现和体征,胸部X线和超声心动图亦可作出鉴别。

7. 与原发性肺动脉高压的鉴别 多发于女性,无心尖区舒张期杂音和开瓣音,左心房不扩大,肺动脉楔压和左心房压力正常。

(四)治疗原则

1. 内科治疗

(1)积极预防及治疗风湿活动,并防治心律失常、肺部感染和心力衰竭。

(2)二尖瓣狭窄出现心房颤动时,易诱发心力衰竭,可先用洋地黄制剂控制心室率,必要时亦可用药物或电复律。

(3)出现栓塞情况时,除一般治疗外,可用抗凝治疗或血栓溶解疗法。

(4)出现心力衰竭时,应用强心利尿药,并加用血管扩张药。若病人对洋地黄耐受量减低,并出现中毒症状,可能并存有潜在风湿活动。

(5)经皮穿刺导管球囊扩张成形术,对于单纯二尖瓣或主动脉瓣狭窄者,可用带球囊的右心导管经房间隔穿刺到达二尖瓣行瓣膜扩张成形术。由于不需开胸,创伤小,恢复快,痛苦小,易为病人接受。其适应证为:①心功能Ⅱ~Ⅲ级。②以瓣膜狭窄为主,且以瓣叶间粘连、融合,瓣叶无(或)轻度增厚,无钙化。③瓣膜附属结构腱索、乳头肌无明显病变。④年龄25~40岁,25岁以下易有或诱发风湿活动,年龄较大者,瓣膜易有纤维化或钙化。⑤二尖瓣狭窄口面积在1~1.5cm^{2}为宜。⑥左心房内径<50mm,房内无血栓。其禁忌证为:①近期有风湿活动,或感染性心内膜炎未完全控制。②二尖瓣口面积<0.8cm^2。③肺动脉高压,反复右心衰竭不能完全控制,心功能Ⅳ级。④腱索或乳头肌有病变存在。⑤有动脉栓塞的病史。

2. 外科治疗 手术的目的在于扩张瓣口,改善瓣膜功能,但应注意掌握适应证、手术方式及手术时机,根据瓣膜病变的性质、严重程度,病人年龄、心功能状态及有无风湿活动或并发症而综合考虑。症状进行性加重,无风湿活动的病例应列入手术重点选择对象,手术有分离术和置换术两类。

(1)分离术适应证

①二尖瓣病变为隔膜型,无明显二尖瓣关闭不全。

②无风湿活动并存,或风湿活动控制后6个月。

③心功能Ⅱ~Ⅲ级。

④年龄20~50岁。

⑤有心房颤动及动脉栓塞,但无新鲜血栓时均非禁忌。

⑥合并妊娠后,若反复发生肺水肿,内科治疗效果不佳时,可考虑在妊娠4~6个月期间行紧急手术。

(2)置换术适应证

①心功能Ⅲ级(Ⅳ级者手术死亡率较高)。

②隔膜型二尖瓣狭窄伴有明显关闭不全、漏斗型二尖瓣狭窄或者瓣膜及瓣膜下有严重粘连、钙化或缩短者,但应注意若有出血性疾病或溃疡病出血,不能进行抗凝治疗时,不宜置换机械瓣,生物瓣经济价廉,不需长期抗凝,但有瓣膜老化问题存在。

二、二尖瓣关闭不全

二尖瓣包括瓣叶、瓣环、腱索和乳头肌,其中任何一个结构发生异常或功能失调,均可导致二尖瓣关闭不全(mitral insufficiency)。二尖瓣关闭不全可引起左心室收缩时二尖瓣关闭不严,左心室血液反流入左心房。长期慢性二尖瓣关闭不全,可使左心室排血量减少,大循环缺血,出现乏力、头昏等症状。左心房扩大,压力升高,肺静脉血回流障碍,压力升高,进而发生肺动脉高压。左心室先肥厚,心脏逐渐扩大,逐渐出现左心功能不全。症状有心悸、气急、无力,生活质量逐渐下降,严重者可危及生命。急性二尖瓣关闭不全(手术、外伤、机械瓣故障、生物瓣毁损)可致急性左心衰竭,病人很快出现心悸、气急、胸闷甚至神志不清或死亡。二尖瓣关闭不全较二尖瓣狭窄病情重,发展快,预后不良。二尖瓣关闭不全的主要病理生理改变是二尖瓣反流使得左心房负荷和左心室舒张期负荷加重。左心室收缩时,血流由左心室注入主动脉和阻力较小的左心房,流入左心房的反流量可达左心室排血量的50%以上。左心房除接受肺静脉回流的血液外,还接受左心室反流的血液,因此左心房压力的升高可引起肺静脉和肺毛细血管压力的升高,继而扩张和淤血。同时左心室舒张期容量负荷增加,左心室扩大。慢性者早期通过代偿,心搏量和射血分数增加,左心室舒张末期容量和压力可不增加,此时可无临床症状;失代偿时,心搏量和射血分数下降,左心室舒张期末容量和压力明显增加,临床上出现肺淤血和体循环灌注低下等左心衰竭的表现。晚期可出现肺动脉高压和全心衰竭。急性二尖瓣关闭不全时,左心房突然增加大量反流的血液,可使左心房和肺静脉压力急剧上升,引起急性肺水肿。慢性二尖瓣关闭不全使左心房、左心室逐渐扩大,肺静脉、肺动脉压力升高,产生左心衰竭和肺动脉高压,尤其左心室扩大到一定程度(左室舒张末内径LVEDD>6.5cm),手术风险增加。一般认为LVEDD>7.0cm手术死亡率明显增加,LVEDD>8.0cm,死亡率达80%~90%。终末期只有进行心脏移植手术才能挽救生命。因此,二尖瓣关闭不全病人一定要在LVEDD达6.0cm以前手术,手术最佳时机为LVEDD<5.5cm时。

(一)诊断

1. 症状 通常情况下,从初次风湿性心脏病到出现明显二尖瓣关闭不全的症状可长达20年;一旦发生心力衰竭,则进展迅速。轻度二尖瓣关闭不全者可无明显症状或仅有轻度不适感。严重二尖瓣关闭不全的常见症状有:劳力性呼吸困难、疲乏、端坐呼吸等,活动耐力显著下降,咯血和栓塞较少见。晚期右心衰竭时可出现肝脏淤血、肿大,有触痛,踝部水肿,胸水或腹水。急性者可很快发生急性左心衰竭或肺水肿。

2. 体征

(1)心脏听诊:心尖区收缩期吹风样杂音,响度在3/6级以上,多向左腋下传导,吸气时减弱,反流量小时音调高,瓣膜增厚者杂音粗糙。前叶损害为主者,杂音向左腋下或左肩胛下传导;后叶损害为主者,杂音向心底部传导。可伴有收缩期震颤。心尖区第一心音减弱,或被杂音掩盖。由于左心室射血期缩短,主动脉瓣关闭提前,导致第二心音分裂。严重二尖瓣关闭不全者可出现低调的第三心音。闻及二尖瓣开瓣音提示合并二尖瓣狭窄,但不能除外二尖瓣关闭不全。严重的二尖瓣关闭不全者,由于舒张期大量血液通过,导致相对性二尖瓣狭窄,故心尖区可闻及低调、短促的舒张中期杂音。肺动脉高压时,肺动脉瓣区第二心音亢进。

(2)其他体征:动脉血压正常而脉搏较细小。心界向左下扩大,心尖区可触及局限性收缩期抬举样搏动,说明左心室肥厚和扩大。肺动脉高压和右心衰竭时,可有颈静脉怒张,肝大,下肢水肿。

(二)辅助检查

临床诊断主要根据心尖区典型的收缩期吹风样杂音并有左心房和左心室扩大,超声心动图检查可明确诊断。

1. X线检查
(1)轻度二尖瓣关闭不全者,可无明显异常发现或仅有轻度肺淤血改变。
(2)严重者左心房和左心室明显增大,增大的左心房可推移和压迫食管。肺动脉高压或右心衰竭时,右心室增大。可见肺静脉淤血,肺间质水肿和 kerley B 线。常有二尖瓣叶和瓣环的钙化。
(3)左心房和左心室搏动增强,透视或记波摄影左心房段出现收缩期扩张波,有助于二尖瓣关闭不全的定性诊断,但无助于关闭不全的程度估计。

2. 心电图检查 轻度二尖瓣关闭不全者心电图可正常。严重者可有左心室肥大和劳损;肺动脉高压时可出现左、右心室肥大的表现。慢性二尖瓣关闭不全伴左心房增大者多有心房颤动。窦性心律者 P 波增宽且呈双峰形,提示左心房增大。

3. 超声心动图检查 是检测和定量二尖瓣反流的最准确的无创性诊断方法。二维超声心动图可见二尖瓣前后叶反射增强、变厚,瓣口在收缩期关闭对合不佳;腱索断裂时,二尖瓣可呈连枷样改变,在左心室长轴面上可见瓣叶在收缩期呈鹅颈样钩向左心房,舒张期如挥鞭样漂向左心室。M 型超声可见舒张期二尖瓣前叶 EF 斜率增大,瓣叶活动幅度增大;左心房扩大,收缩期过度扩张;左心房扩大及室间隔活动过度。多普勒超声显示左心房收缩期反流。

4. 放射性核素检查 放射性核素血池显像示左心房和左心室扩大,左心室舒张末期容积增加。肺动脉高压时,可见肺动脉主干和右心室扩大。

5. 右心导管检查 右心室、肺动脉及肺毛细血管压力增高,肺循环阻力增大,左心导管检查左心房压力增高,压力曲线 V 波显著,而心排血量减低。

(三)鉴别诊断

二尖瓣关闭不全的杂音应与下列情况的心尖区收缩期杂音鉴别。

1. 相对性二尖瓣关闭不全 先天性心血管病如大的心室间隔缺损、动脉导管未闭、主动脉窦瘤破入右心室等,以及后天性心脏病如高血压性心脏病、扩张型心肌病及贫血性心脏病等,均可导致左心室扩大和二尖瓣环扩大,从而引起二尖瓣相对性关闭不全,可出现心尖区收缩期杂音,其特点是柔和、短促,响度在 2 级以下,随着先天性心血管病的纠正和原发性心脏病的治疗及心功能的改善,杂音可以减轻或消失。当重度肺动脉高压引起右心室扩大,导致三尖瓣关闭不全、右心室顺钟向转位到胸骨左缘下部与心尖区之间时,可出现酷似二尖瓣关闭不全的收缩期杂音,此杂音随吸气的增强而增强。另外,还有右心衰竭的症状和体征。

2. 功能性心尖区收缩期杂音 半数左右的正常儿童和青少年可听到心前区收缩期杂音,响度在 1~2/6 级,短促,性质柔和,不掩盖第一心音,无心房和心室扩大。亦可见于发热、贫血、甲状腺功能亢进症等高动力循环状态,原因消除后杂音即消失。

3. 室间隔缺损 可在胸骨左缘第三四肋间闻及粗糙的全收缩期杂音,常伴有收缩期震颤,杂音向左侧心前区传导。室上嵴上方缺损,杂音在第二三肋间最响;室上嵴下方缺损在第三肋间最响,并伴明显收缩期震颤,是最常见的类型;隔膜后缺损在第三四肋间最响,震颤不明显。心尖搏动呈抬举样。肺动脉第二心音亢进伴分裂。心电图及 X 线检查表现为左、右心室增大。超声心动图显示心室间隔连续中断,声学造影可证实心室水平左向右分流存在。

4. 三尖瓣关闭不全 胸骨左缘下端闻及局限性吹风样的全收缩期杂音,吸气时因回心血量增加可使杂音增强,呼气时减弱。肺动脉高压时,肺动脉瓣第二心音亢进,颈静脉 V 波增大。可有肝脏搏动、肿大。心电图和 X 线检查可见右心室肥大。超声心动图可明确诊断。

5. 主动脉瓣狭窄 心底部主动脉瓣区或心尖区可听到响亮粗糙的收缩期喷射型或递增-递减型杂音,向颈部传导,与吸气无关,伴有收缩期震颤。可有收缩早期喀喇音,心尖搏动呈抬举样。心电图和 X 线检查可见左心室肥厚和扩大。超声心动图可明确诊断。

6. 二尖瓣脱垂综合征 是导致二尖瓣关闭不全的重要原因,典型者可闻及收缩中期喀喇音,其产生机制为过长的腱索在收缩期突然绷紧而产生的振动。伴有反流者,则在喀喇音之后出现收缩晚期杂音,超声心动图可明确诊断。

7. 肥厚性心肌病 特发性肥厚性主动脉瓣下狭窄(IHSS)或称不对称性肥厚型心肌病的病人,在胸骨左下缘与心尖区内侧之间可听到收缩期喷射性杂音,IHSS的杂音出现在收缩早期或晚期,不出现在全收缩期。

8. 乳头肌功能不全 乳头肌由于缺血、坏死、纤维化,使其收缩期功能障碍,附于其上并连接瓣叶的腱索也就不能行使其正常的牵拉功能,在收缩期瓣膜不能紧闭而形成反流。这种情况多为冠心病所致,支配乳头肌的冠状动脉分支狭窄或闭塞使乳头肌发生相应病变,也常见于感染性心内膜炎、浸润性病变或外伤等。由于病变的性质、程度不一,产生的后果也不尽相同,如乳头肌坏死断裂,则相应的瓣叶在收缩期可以脱垂到心房;如果仅是缺血而致收缩期功能减退,则瓣叶仅略高于瓣环水平;如果乳头肌纤维化挛缩则可使瓣叶低于瓣环水平。乳头肌功能障碍所导致的杂音多为收缩中、晚期杂音,强度大多不超过3级。由于支配二尖瓣后叶的乳头肌功能不全较常见,故杂音多向胸骨左、下缘传导。心绞痛发作时杂音增强,缓解后减弱,常提示乳头肌缺血。

(四)治疗

1. 内科治疗 适当避免过度的体力劳动及剧烈运动,限制钠盐摄入,保护心功能;积极预防链球菌感染与风湿活动及感染性心内膜炎;适当使用利尿药;血管扩张药,特别是减轻后负荷的血管扩张药,通过降低左心室射血阻力,可减少反流量,增加心排血量,从而产生有益的血流动力学作用。慢性病人可用血管紧张素转换酶抑制剂。急性者可用硝普钠,或硝酸甘油,或酚妥拉明静脉滴注。洋地黄类药物宜用于出现心力衰竭者,对伴有心房颤动者更有效。晚期的心力衰竭病人可用抗凝药物防止血栓栓塞。

2. 手术治疗 长期随访研究表明,手术治疗后二尖瓣关闭不全病人心功能的改善明显优于药物治疗;即使在合并心力衰竭或心房颤动的病人中,手术治疗的疗效亦明显优于药物治疗。瓣膜修复术比人工瓣膜置换术的病死率低,长期存活率较高,血栓栓塞发生率较小。

(1)术前准备:手术治疗前,应行左、右心导管检查和左心室造影。这些检查对确诊二尖瓣反流,明确原发性心肌病变或功能性二尖瓣关闭不全均有很大的帮助;血流动力学检查有助于评估受累瓣叶的病变严重程度;冠状动脉造影可确定病人是否需要同时行冠状动脉旁路移植术,因为合并冠心病者,手术的死亡率高,并发症多。

(2)手术指征

①急性二尖瓣关闭不全。

②心功能Ⅲ～Ⅳ级,经内科积极治疗后。

③无明显临床症状或心功能在Ⅱ级或Ⅱ级以下,辅助检查表明心脏进行性增大,左心室射血分数下降。超声心动图检查左心室收缩期末内径达50mm或舒张期末内径达70mm,射血分数≤50%时即应尽早手术治疗。

(3)手术种类

①瓣膜修复术。能最大限度地保存自体瓣膜。适用于二尖瓣松弛所致的脱垂;腱索过长或断裂;风湿性二尖瓣病变局限,前叶柔软无皱缩且腱索虽有纤维化或钙化但无挛缩;感染性心内膜炎二尖瓣赘生物或穿孔病变局限,前叶无或仅有轻微损害者。

②人工瓣膜置换术。置换的瓣膜有机械瓣和生物瓣。机械瓣包括球瓣、浮动碟瓣和倾斜碟瓣,其优点为耐磨损性强,但血栓栓塞的发生率高,须终身抗凝治疗,术后10年因抗凝不足致血栓栓塞或抗凝过度发生出血所致的病死和病残率可高达50%;其次,机械瓣的偏心性血流,对血流阻力较大者跨瓣压力阶差较高。生物瓣包括猪主动脉瓣、牛心包瓣和同种硬脑膜瓣,其优点为发生血栓栓塞率低,不需要终身抗凝和具有与自体瓣相仿的中心血流,但不如机械瓣牢固。3～5年后可发生退行性钙化性变而破损,10年后约50%须再次换瓣。

年轻病人和有心房颤动或血栓栓塞高危须抗凝治疗者,宜选用机械瓣;若瓣环小,则宜选用血流动力学效果较好的人工瓣;如有出血倾向或抗凝禁忌者,以及年轻女性,换瓣术后拟妊娠生育,宜用生物瓣。

三、主动脉瓣狭窄

正常主动脉瓣口面积超过$3.0cm^2$。当瓣口面积减小为$1.5cm^2$时为轻度狭窄;$1.0cm^2$时为中度狭窄;小于$1.0cm^2$时为重度狭窄。主动脉瓣狭窄(aortic stenosis)可由风湿热的后遗症、先天性狭窄或老年性主动脉瓣钙化所造成。主动脉瓣狭窄80%为男性。单纯风湿性主动脉瓣狭窄罕见,常常与主动脉瓣关闭不全及二尖瓣病变合并存在。病理变化为瓣膜交界处粘连和纤维化,瓣膜的变形加重了瓣膜的损害,导致钙质沉着和进一步狭窄。先天性主动脉瓣狭窄可为单叶式、二叶式或三叶式。单叶式出生时即已存在狭窄,以后瓣口纤维化和钙化进行性加重,引起严重的左心室流出道梗阻,患儿多在1年内死亡。50%的先天性主动脉瓣狭窄为二叶式,30%为三叶式。此两种瓣叶畸形在儿童期瓣口可无明显狭窄,但异常的瓣叶结构由于涡流冲击发生退行性变,引起瓣叶增厚、钙化、僵硬,最终导致瓣口狭窄,还可合并关闭不全。主动脉根部受涡流冲击可出现狭窄后扩张。老年性主动脉瓣钙化是一种退行性的改变,占老年病人的18%。瓣膜发生退行性变、纤维化和钙化,瓣叶融合。瓣口狭窄相对较轻,部分病人可伴有关闭不全。主动脉瓣狭窄后的主要病理生理改变是收缩期左心室阻力增大,使得左心室收缩力增强以提高跨瓣压力阶差,维持静息时正常的心排血量。如此逐渐引起左心室肥厚,导致左心室舒张期顺应性下降,舒张末期压力升高;虽然静息心排血量尚正常,但运动时心排血量增加不足。此后瓣口严重狭窄时,跨瓣压力阶差降低,左心房压、肺动脉压、肺毛细血管嵌楔压及右心室压均可上升,心排血量减少。心排血量减少可引起心肌供氧不足,低血压和心律失常,脑供血不足可引起头昏、晕厥等脑缺氧的表现。左心室肥大,收缩力加强,明显增加心肌氧耗,进一步加重心肌缺血。

(一)诊断

由于左心室代偿能力较大,即使存在较明显的主动脉瓣狭窄,相当长的时间内可无明显症状,直至瓣口面积小于 $1cm^2$ 才出现临床症状。

1. 症状

(1)劳力性呼吸困难:此乃因左心室顺应性降低和左心室扩大,左心室舒张期末压力和左心房压力上升,引起肺毛细血管嵌楔压增高和肺动脉高压所致。随着病程发展,日常活动即可出现呼吸困难及端坐呼吸,当有劳累、情绪激动、呼吸道感染等诱因时,可诱发急性肺水肿。

(2)心绞痛:1/3 的病人可有劳力性心绞痛,其机制可能为:肥厚心肌收缩时,左心室内压和收缩期末室壁张力增加,射血时间延长,导致心肌氧耗量增加;心肌收缩使增加的室内压力挤压室壁内的冠状动脉小分支,使冠状动脉流量下降;左心室舒张期顺应性下降,舒张期末压力升高,增加冠状动脉灌注阻力,导致冠状动脉灌注减少,心内膜下心肌缺血尤甚;瓣口严重狭窄,心排血量下降,平均动脉压降低,可致冠状动脉血流量减少。心绞痛多在夜间睡眠时及劳动后发生。可有咳嗽,多为干咳;并发支气管炎或肺部感染时,咳黏液样或脓痰。左心房明显扩大压迫支气管亦可引起咳嗽。

(3)劳力性晕厥:轻者为黑矇,可为首发症状。多在体力活动中或其后立即发作。机制可能为:运动时外周血管阻力下降而心排血量不能相应增加;运动停止后回心血量减少,左心室充盈量及心排血量下降,运动使心肌缺血加重,导致心肌收缩力突然减弱,引起心排血量下降;运动时可出现各种心律失常,导致心排血量的突然减少。以上心排血量的突然降低,造成脑供血明显不足,即可发生晕厥。

(4)胃肠道出血:见于严重主动脉瓣狭窄者,原因不明,部分可能是由于血管发育不良、血管畸形所致,较常见于老年主动脉瓣钙化。

(5)血栓栓塞:多见于老年钙化性主动脉瓣狭窄者。栓塞可发生在脑血管、视网膜动脉、冠状动脉和肾动脉。

(6)其他症状:主动脉瓣狭窄晚期可出现心排血量降低的各种表现,如明显的疲乏、虚弱、周围性发绀。亦可出现左心衰竭的表现,如端坐呼吸,夜间阵发性呼吸困难和肺水肿。严重肺动脉高压后右心衰竭可有体静脉高压,肝大,心房颤动,三尖瓣反流等。

2. 体征

(1)心脏听诊:胸骨右缘第二肋间可听到粗糙、响亮的喷射性收缩期杂音,呈先递增后递减的菱形,第一心音后出现,收缩中期达到最响,以后渐减弱,主动脉瓣关闭(第二心音)前终止,常伴有收缩期震颤。吸入亚硝酸异戊酯后杂音可增强。杂音向颈动脉及锁骨下动脉传导,有时向胸骨下端或心尖区传导。通常杂音越长、越响,主动脉瓣狭窄越严重。但合并心力衰竭时,通过瓣口的血流速度减慢,杂音变轻而短促。可闻及收缩早期喷射音,尤其在先天性非钙化性主动脉瓣狭窄多见,瓣膜钙化僵硬后此音消失。瓣膜活动受限或钙化明显时,主动脉瓣第二心音减弱或消失,亦可出现第二心音逆分裂。常可在心尖区闻及第四心音,提示左心室肥厚和舒张期末压力升高。左心室扩大和衰竭时,可听到第三心音(舒张期奔马律)。

(2)其他体征:脉搏弱,严重狭窄时由于心排血量减低,收缩压降低,脉压差减小。老年病人常伴主动脉粥样硬化,故收缩压降低不明显。心脏浊音界可正常,心力衰竭时向左扩大。心尖区可触及收缩期抬举样搏动,左侧卧位时可呈双重搏动,第一次为心房收缩以增加左心室充盈,第二次为心室收缩,持续而有力。心底部、锁骨上窝和颈动脉可触到收缩期震颤。

(二)辅助检查

1. X线检查 左心缘圆隆,心影不大。常见主动脉狭窄后扩张和主动脉钙化。在成年人主动脉瓣无钙化时,一般无严重主动脉瓣狭窄。心力衰竭时左心室明显扩大,还可见左心房增大,肺动脉主干突出,肺静脉增宽及肺淤血的征象。

2. 心电图检查 轻度主动脉瓣狭窄者心电图可正常。严重者心电图见左心室肥厚与劳损。ST段压低和T波倒置的加重提示心室肥厚在进展。左心房增大的表现多见。主动脉瓣钙化严重时,可见左前分支阻滞和其他各种程度的房室或束支传导阻滞。

3. 超声心动图检查 M型超声可见主动脉瓣变厚,活动幅度减小,开放幅度小于18mm,瓣叶反射光点增强提示瓣膜钙化。主动脉根部扩张,左心室后壁和室间隔对称性肥厚。二维超声心动图上可见主动脉瓣收缩期呈向心性弯形运动,并能明确先天性瓣膜畸形。多普勒超声显示缓慢而渐减的血流通过主动脉瓣,并可计算最大跨瓣压力阶差。

4. 左心导管检查 可直接测定左心房、左心室和主动脉的压力。左心室收缩压增高,主动脉收缩压降低,随着主动脉瓣狭窄病情加重,此压力阶差增大。左心房收缩时压力曲线呈高大的a波。在下列情况时应考虑施行:年轻的先天性主动脉瓣狭窄者,虽无症状但须了解左心室流出道梗阻程度;疑有左心室流出道梗阻而非瓣膜原因者;欲区别主动脉瓣狭窄是否合并存在冠状动脉病变者,应同时行冠状动脉造影;多瓣膜病变手术治疗前。

(三)鉴别诊断

1. 不同解剖类型主动脉狭窄的鉴别

(1)主动脉瓣膜部狭窄:瓣膜性主动脉狭窄是流出道梗阻的最常见原因,所有获得性主动脉狭窄和70%先天性主动脉狭窄均为瓣膜性。

①获得性瓣膜性主动脉狭窄。主要病因是风湿性的,但多伴有二尖瓣狭窄或关闭不全。通常孤立性的瓣膜性主动脉狭窄较为少见,主要是由于瓣膜的炎症、瓣叶融合粘连、钙化、纤维化等引起。严重狭窄时在主动脉瓣区可听到喷射性粗糙的收缩期杂音,向右颈部传导,伴有收缩期震颤,少数杂音向心尖区传导。严重狭窄的病例,杂音短促、柔和;如出现心力衰竭,杂音则很轻,甚至听不到。不严重狭窄的病例可听到收缩期喀喇音。严重瓣膜钙化时,主动脉瓣区第二心音减弱甚至消失。老年人主动脉环的钙化可蔓延到主动脉瓣,收缩期杂音比风湿性瓣膜狭窄轻且柔和;心脏侧位X线可显示瓣膜的钙化,超声心动图可显示瓣膜钙化、瓣膜狭窄的形态及严重程度。

②先天性瓣膜性主动脉瓣狭窄。最常见的是二叶式主动脉瓣,但常常伴有其他方面异常,是最常见的主动脉狭窄。二叶式主动脉瓣本身并不出现明显的临床症状和体征,一旦发生并发症,如钙化、纤维化、狭窄、关闭不全和感染性心内膜炎等时,就出现症状和体征,因为畸形的瓣膜容易磨损和撕裂。在新生儿期和婴儿期即呈现临床症状者,瓣口往往高度狭小,左心室重度肥厚,左心室腔很小,心室内膜下广泛纤维化。临床上呈现左心衰竭、呼吸急促、出汗、喂食困难等症状,有时出现休克和发绀。瓣口狭窄程度较重的病例可呈现乏力、劳累后心悸、气急、活动后可引发心绞痛或昏厥,有的病例可发生猝死。少数先天性畸形有单叶式主动脉瓣、三个

第十六章 心脏瓣膜病的鉴别诊断

瓣叶融合粘连和主动脉瓣环发育不全等。婴幼儿病例常呈现肤色苍白、气急、脉搏较弱、血压低和发绀。由于心排血量减少，心脏收缩期杂音及左心室主动脉跨瓣压力阶差均不显著。儿童及青少年病例则颈动脉搏动强烈，心浊音区不扩大，心尖搏动强并可能向左、向下移位。主动脉瓣区有响亮的收缩期吹风样喷射型杂音，并可听到收缩早期喀喇音。常伴有震颤且传导到颈动脉及心尖区，少数病人尚可听到主动脉瓣关闭不全产生的舒张期吹风样杂音，主动脉区第二心音延迟、减弱和分裂。收缩期杂音在心音图上呈现菱形图形。

胸部X线检查：瓣口狭窄程度轻者，胸部X线检查可无异常征象。有的病例可显示升主动脉扩大和左心室肥大，出现心力衰竭时则可见到心脏扩大、肺野淤血。25岁以上病例可能显示瓣膜钙化。心电图检查：在病程早期和狭窄程度较轻的病例可无异常征象。重度狭窄病例则可显示左心室肥大、劳损和左心房肥大。心导管检查：左心室腔压力增高，主动脉压减低。左心室收缩压与主动脉收缩压之间出现压力阶差。轻度狭窄病例静息时压力阶差不超过 $5.3kPa(40mmHg)$；中等度狭窄者压力阶差为 $5.3\sim10kPa(40\sim75mmHg)$；超过 $10kPa(75mmHg)$ 者为重度狭窄。测定心排血量可以计算瓣口面积，重度狭窄病例瓣口面积小于 $0.5cm^2$。选择性左心室造影和逆行主动脉造影可显示左心室壁肥厚，左心室腔小，瓣膜增厚，呈圆顶形。造影剂通过狭窄的瓣口喷射入主动脉。升主动脉呈现梭形扩大。此外尚可显示瓣膜活动情况、瓣环大小，以及有无主动脉瓣关闭不全。超声心动图检查：切面超声心动图可显示心室间隔与左心室后壁呈对称性肥厚。主动脉瓣叶增厚。舒张期主动脉瓣闭合线增宽，与主动脉壁呈垂直方向。收缩期瓣叶开放的活动度减小，从圆顶形瓣膜和瓣膜开口的直径尚可判定狭窄的轻重程度。

(2) 非瓣膜部主动脉口狭窄：包括瓣上和瓣下狭窄，其临床表现与瓣膜性主动脉狭窄类似，但有以下不同：除非共存瓣膜病变，一般不发生钙化；不伴有喷射性杂音（喀喇音）；心肌缺血的表现较少见；很少见到升主动脉扩张；在固定瓣膜性狭窄时，过早搏动后的长间歇期间脉压差增加，而肌性瓣下狭窄时脉压差减小。

①主动脉瓣上狭窄。主动脉瓣上狭窄在先天性主动脉出口狭窄中最为少见，占5%～10%。男女发病率相近。瓣上狭窄病例可伴有智力发育迟钝。狭窄病变位于冠状动脉开口的上方。主动脉瓣上狭窄病变以局限型较为多见，约占90%。最常见的病变是在冠状动脉瓣窦上方隔膜样狭窄。隔膜中央部位有一小孔，有时隔膜与左冠瓣连接，并对左冠状动脉血流造成梗阻，主动脉瓣叶可能增厚。升主动脉外观正常，也不伴有狭窄后扩大。另一种类型的局限型瓣上狭窄，则升主动脉在狭窄部位外径狭小，呈沙漏状或"8"字形，该处主动脉壁纤维化增厚，内膜也增厚，组织学检查病变与主动脉缩窄相似。广泛型主动脉瓣上狭窄较少见，狭窄范围从冠状动脉瓣窦上方沿升主动脉延伸及无名动脉起点部，甚至侵及主动脉弓部。主动脉瓣上狭窄病例常伴有冠状动脉纡曲扩大和冠状动脉瓣窦扩大，可兼有周围肺动脉多处狭窄，如肺动脉瓣狭窄、肺总动脉发育不全、主动脉弓分支狭窄、主动脉缩窄或心室间隔缺损。大多数病例在童年期才呈现主动脉出口狭窄症状。由于冠状动脉粥样硬化病变发生较早，心绞痛较为多见。有的病人有家族史。主动脉瓣上狭窄，特别是并有智力发育迟缓、特殊面容和肺动脉广泛狭窄的病例，常在幼年因左心室流出道严重梗阻和冠状动脉病变而发生猝死。未经手术治疗的病例，很少能存活到成年期。体征与其他种类的主动脉出口狭窄相似，但听不到收缩期喀喇音。心脏杂音及震颤的部位较瓣膜部狭窄为高，主动脉舒张期杂音很少见。一部分病人生长发育差、体态矮小、智力低、多言，并具有特殊面容，如下颌后缩、鼻孔前倾、鼻梁低、唇厚、前额宽、眼

距大、牙齿咬合不良。约5%病人血钙增高。如2岁以内的婴儿同时伴特发性高钙血症称之为 Williams 综合征。

X线检查与心电图检查显示的征象与其他类型的主动脉出口狭窄相似。心导管检查：左心导管检查并连续记录压力曲线可能发现压力波形改变的部位在主动脉上方。选择性左心室造影可显示瓣上狭窄的部位、长度和程度，同时尚可查看主动脉瓣的形态及功能是否正常，以及冠状动脉瓣窦和冠状动脉的情况。右心造影则可显示肺总动脉及其分支是否也有病变。切面超声心动图：可直接显示瓣上狭窄的部位和长度。

②先天性主动脉瓣下狭窄。主动脉瓣下狭窄病例，主动脉瓣大多正常，呈三瓣叶型。有的病例瓣叶稍增厚，或并有轻度关闭不全。少数病人可兼有双瓣型主动脉瓣狭窄。左心室心肌呈现高度向心性肥厚。心内膜下血供不足可引致心肌纤维化。有时心室间隔心肌肥厚程度较左心室后壁更为显著，易与阻塞性肥厚型心肌病相混淆。主动脉瓣下纤维狭窄约有1/3病例伴有其他先天性心脏血管畸形，常见者有心室间隔缺损、主动脉弓中断、动脉导管未闭、法洛四联症、心房间隔缺损、肺动脉瓣狭窄或右心室流出道狭窄等。主动脉瓣下狭窄在先天性主动脉口狭窄中约占25%，常见的纤维隔膜型，主动脉瓣环下方约1cm处有薄膜环状纤维组织，部分或全部环绕左心室流出道血流必须通过隔膜中央或偏向一侧的小孔而进入主动脉，引致血流梗阻。少数病例纤维隔膜与主动脉瓣叶之间或与二尖瓣前瓣叶之间有纤维粘连。主动脉瓣下纤维隧道型狭窄，此型较少见，在主动脉瓣下狭窄中约占20%。纤维组织呈管道状，从主动脉瓣环下方1~2.5cm起向下延伸入左心室流出道的远段。纤维管道一般内径约为1cm，长度1~3cm。管道长者往往主动脉瓣环狭小，血流梗阻程度重。主动脉瓣下纤维狭窄的临床表现、X线、心电图、心导管检查结果均与主动脉瓣膜狭窄相似，但极少听到收缩早期喀喇音，且杂音和震颤在胸骨左缘最明显，同时杂音向心尖而不是颈部传导。二尖瓣前瓣叶活动度受纤维狭窄限制的病例，在心尖区可闻及因二尖瓣关闭不全产生的舒张中期杂音。

胸部X线摄影升主动脉一般不呈现狭窄后扩大，主动脉瓣叶无钙化征象。少数病例左心导管检查时连续记录左心室流出道和主动脉压力曲线，可能在左心室流出道记录到收缩压与主动脉相同，舒张压与左心室相同，介于左心室和主动脉之间的第三种压力曲线。选择性左心室造影可显示左心室流出道局限性很短的环状隔膜型狭窄，或较长的隧道型狭窄。二维超声心动图检查：在左心室长轴切面可直接显示主动脉瓣下方距主动脉瓣环约1cm处的纤维隔膜，和其中央部位小孔或在左心室流出道显示较长的纤维管状狭窄，狭窄段后壁即为二尖瓣前瓣叶。

2. 与肥厚型心肌病的鉴别 本病特征为心室肌肥厚，典型者在左心室，以室间隔为甚，偶尔可呈同心性肥厚。左心室腔容积正常或减小。偶尔病变发生于右心室。通常为常染色体显性遗传。有以下各种名称：肌性主动脉瓣下狭窄、特发性肥厚型主动脉瓣下狭窄、非对称性室间隔肥厚、梗阻性肥厚型心肌病、偏心性心肌肥厚和家族性左心室肥厚等。按流出道是否梗阻，又可分为梗阻性肥厚型和非梗阻性肥厚型心肌病。临床上最常见的梗阻性肥厚型心肌病称为特发性肥厚型主动脉瓣下狭窄(IHSS)，须与主动脉瓣狭窄相鉴别。

(1)临床症状：本病起病多缓慢。约1/3有家族史。症状多出现于30岁以前。男女发病率相近。

①呼吸困难。多在劳累后出现，是由于左心室顺应性减低，舒张末期压升高，继而肺静脉压升高，肺淤血之故。与室间隔肥厚伴存的二尖瓣关闭不全可加重肺淤血。

②心前区痛。多在劳累后出现，似心绞痛，但可不典型，是由于肥厚的心肌需氧增加而冠状动脉供血相对不足所致。

③乏力、头晕与昏厥。多在活动时发生，是由于心率加快，使充盈欠佳的左心室舒张期进一步缩短，加重充盈不足，心排血量减低。活动或情绪激动时，由于交感神经作用使肥厚的心肌收缩加强，加重流出道梗阻，心排血量骤减而引起症状。

④心悸。由于心功能减退或心律失常所致。

⑤心力衰竭。多见于晚期病人，由于心肌顺应性减低，心室舒张末期压显著增高，继而心房压升高，且常合并心房颤动。晚期心肌纤维化广泛，心室收缩功能减弱，易发生心力衰竭与猝死。

(2)体征：本病特点是心浊音界向左扩大。心尖搏动向左下移位，有抬举性冲动，或有心尖双搏动，此为心房向顺应性降低的心室排血时产生的搏动在心尖搏动之前被触及。在胸骨左缘第三四肋间听到喷射性收缩中期吹风样杂音伴收缩期震颤。在收缩中期由于肥厚的二尖瓣前乳头肌收缩，使二尖瓣前叶向前运动造成二尖瓣关闭不全，故在心尖部听到收缩期杂音并向左腋下传导。杂音是功能性的，体位的改变和药物的作用可使杂音的强度发生一定的变化，增加心脏后负荷（用升血压药等）、抑制心肌收缩力并扩张流出道（β阻滞剂普萘洛尔）、增加左心室血容量（下蹲，由直立到卧位或抬腿及 Valsalva 动作松弛期）等措施，可使收缩期杂音减轻。相反，减少左心室血容量（立位，Valsalva 动作用力期），减少后负荷（吸入亚硝酸异戊酯或舌下含硝酸甘油），增加心肌收缩力使流出道梗阻加重（用异丙肾上腺素、洋地黄制剂）等措施，可使收缩期杂音增强。很少听到喷射音（喀喇音），第二心音是单一的或反常分裂，其强度往往正常或偶然减轻，是由于左心室喷血受阻，主动脉瓣延迟关闭所致。第三心音常见于伴有二尖瓣关闭不全的病人。反流性舒张期杂音罕见。有流出道梗阻者，颈动脉波呈现双峰脉。

(3)心电图检查

①ST-T 改变见于 80% 以上病人，大多数冠状动脉正常，少数心尖区局限性心肌肥厚的病人，由于冠状动脉异常而有巨大倒置的 T 波。

②左心室肥大征象见于 60% 的病人，其存在与心肌肥大的程度与部位有关。

③异常 Q 波的存在。V_6、V_5、aVL、I 导联上有深而不宽的 Q 波，反映不对称性室间隔肥厚，不要误认为心肌梗死。有时在 II、III、aVF、V_1、V_2 导联上也可有 Q 波，其发生可能是左心室肥厚后心内膜下与室壁内心肌冲动不规则和延迟传导所致。

④左心房波形异常，可见于 1/4 病例。

⑤部分病人合并预激综合征，I、aVL、V_4、V_5、V_6 导联均有异常 Q 波，是由于肥厚的室间隔引起较大的向右的心室起始除极向量所致，V_1、V_2 为 RS 波型，R 波较高，为上述各导联 Q 波的相应变化。本病超声心动图检查示心室间隔肥厚。

(4)超声心动图表现

①不对称性室间隔肥厚，室间隔厚度与左心室后壁厚度之比大于 1.3：1，也可见于其他疾病如高血压、主动脉瓣狭窄等。用二维法测左心室增厚的程度更为有用。

②二尖瓣前叶在收缩期前移。

③左心室腔缩小，流出道狭窄。

④左心室舒张功能障碍，包括顺应性减低，快速充盈时间延长，等容舒张时间延长。运用多普勒法可以了解杂音的起源和计算梗阻前后的压力差。X 线胸片可能见左心室增大，也可

能在正常范围。X线或放射性核素心血管造影可显示室间隔增厚,左心室腔缩小。放射性核素心肌扫描则可显示心肌肥厚的部位和程度。心导管检查示心室舒张末期压增高。有左心室流出道梗阻者在心室腔与流出道间收缩期压力差超过2.6kPa。

3. 与室间隔缺损的鉴别 心室间隔缺损是常见的一种先天性心脏畸形。大多数是单一畸形,占先天性心脏病的20%左右;也可为复合心脏畸形的一个组成部分,常见于法洛四联症、完全性房室通道等。本节所述限于单纯性室间隔缺损。

(1)临床表现:缺损口径较小、分流量较少者,一般无明显症状。缺损较大、分流量较多者,可有发育障碍,活动后心悸、气急,反复出现肺部感染,严重时可出现呼吸窘迫和左心衰竭等症状。当产生轻度至中度肺动脉高压、左至右分流量相应减少时,肺部感染等情况可减轻,但心悸、气急和活动受限等症状仍存在,或更加明显。重度肺动脉高压、产生双向或反向(右至左)分流时,出现发绀,即所谓艾森门格综合征,体力活动和肺部感染时发绀加重。最终发生右心衰竭。

(2)体征:体检时,缺损口径较大者一般发育较差,较瘦小。晚期病例可见唇、指发绀,严重时可有杵状指(趾),以及肝大、下肢水肿等右心衰竭表现。分流量较大的病人可见心前区搏动增强,该处胸壁前隆,叩诊时心浊音界扩大。心脏听诊:在胸骨左缘第三四肋间(依缺损所处位置的高低而异)可闻及3~4级全收缩期喷射性杂音,同一部位可扪及震颤。肺动脉压升高者,在肺动脉瓣区可听到第二心音亢进。有时因缺损表面被腱索、乳头肌或异常膜状物覆盖,致使杂音强度较弱,震颤亦不明显,但根据其喷射性杂音的性质,仍可加以判断。分流量较大者,在心尖部尚可听到因流经二尖瓣瓣口血量增多而产生的舒张期隆隆样杂音。严重肺动脉高压、左、右心室压力相近者,收缩期杂音减轻以至消失,而代之以响亮的肺动脉瓣区第二心音或肺动脉瓣关闭不全的舒张期杂音(Graham-steell杂音)。高位室间隔缺损伴有主动脉瓣脱垂、关闭不全者,除收缩期杂音外,尚可听到向心尖传导的舒张期递减性杂音,由于两杂音之间的间隔时间甚短,易误为持续性杂音,测血压可见脉压差增大,并有股动脉"枪击声"等周围血管体征。

(3)心电图检查:视室间隔缺损口径的大小和病期的早晚而异。小口径的缺损心电图可正常,较大的缺损,初期阶段示左心室高压、左心室肥大;随着肺血管阻力增加和肺动脉压力升高,逐步出现左、右心室合并肥大;最终主要是右心室肥大,并可出现不完全性右束支传导阻滞和心肌劳损等表现。

(4)超声心动图检查:可发现室间隔缺损处回声中断和心室、心房和肺动脉主干扩大。高位较大缺损合并主动脉瓣关闭不全者,可见舒张期瓣膜脱垂。彩色多普勒检查:可见经缺损处血液分流情况和并发主动脉瓣脱垂者舒张期血液倒流情况。超声检查尚有助于发现临床漏诊的并发畸形,如左心室流出道狭窄、动脉导管未闭等。近年来,二维超声心动和彩色多普勒检查已成为诊断先天性心血管畸形的主要手段,在很大程度上已取代心导管检查和心血管造影。

(5)胸部X线检查:小口径缺损、左向右分流量较少者,常无明显的心、肺和大血管影像改变,或仅示肺动脉段较饱满或肺血管纹理增粗。口径较大的缺损,当肺血管阻力增加不著,呈大量左至右分流者,则示左心室和右心室扩大,如左心室明显扩大,提示可能为巨大高位缺损合并主动脉瓣关闭不全;肺动脉段膨隆,肺门和肺内血管影增粗,主动脉影相对较小。晚期病例,肺血管阻力明显增高、肺动脉高压严重者,心影反见变小,主要示右心室增大,或合并右心房扩大,突出的表现是肺动脉段明显膨大,肺门血管影亦扩大,而肺野血管影接近正常或反较细小。

(6)右心导管检查:测定和对比右侧心腔的血氧含量,如右心室较右心房高出1.0容积%,说明心室水平有左至右分流;分流量较少的小口径缺损,或缺损口径虽不小,但已有明显的肺动脉高压致使左向右分流量减少者,右心室与右心房血氧差常不足1.0容积%,疑有此种情况时,应加做吸氧试验,对比观察右侧心腔各处氧离子曲线出现的时间,如右心室较右心房明显超前出现,说明心室水平有左至右分流;严重肺动脉高压、心室水平呈双向或反向分流者,右心室、右心房间已无血氧差,可从同期测定的体动脉血氧饱和度不同程度的下降而加以验证。测定右侧心腔(特别是连续测定肺动脉和右心室)压力,若右心室压力明显超出肺动脉压,根据其压力曲线特征,可辨明其合并右心室流出道或(和)肺动脉瓣狭窄的情况。一般按肺动脉压与体动脉压的比值判定肺动脉压升高的程度,<40%者为轻度,40%~70%者为中度,>70%者为重度。根据肺动脉压力与心排血指数,换算出肺血管阻力,有助于手术时机的选择和手术适应证及禁忌证的确定。测算肺循环与体循环血流量及两者的比值,一般以<1.3为低分流量,1.3~2.0为中分流量,>2.0为高分流量。心血管造影:逆行性插管至主动脉根部,加压注入造影剂,可判断是否伴有主动脉瓣脱垂(关闭不全);导管插入左心室进行造影,可判明室间隔缺损的部位、口径以及是否合并左心室流出道狭窄等。

4. 与单纯肺动脉口狭窄的鉴别 肺动脉口狭窄是指右心室和肺动脉之间先天性狭窄性畸形,而室间隔完整。狭窄部位可在肺动脉瓣膜部、右心室漏斗部,或肺动脉主干及其分支,以在瓣膜部狭窄最为常见。本病占先天性心肌病的10%~18%,男性多于女性。

(1)临床表现:轻度和中度狭窄病人多无症状,重度狭窄的病人可出现劳累性心悸、气促、胸闷,胸痛、晕厥、症状常随年龄增长而加重。晚期常有右心衰竭征象,如颈静脉充盈、肝大、下肢水肿等。

(2)体征:漏斗部狭窄的收缩期杂音以胸骨左缘第三四甚至第五肋间最响,吸气时杂音增强,无肺动脉收缩早期喀喇音,肺动脉第二心音正常。

(3)心电图检查:根据狭窄程度可示正常、电轴可偏、不完全性右束支传导阻滞、右心室肥大,T波倒置和P波高尖等。

(4)X线检查:示右心室扩大,心尖圆钝,漏斗部狭窄肺动脉段突出不明显,肺野清亮。

(5)超声心动图检查:可见右心室肥大,漏斗型肺动脉呈全收缩期震颤,a凹可消失。二维超声可示漏斗部室壁肥厚,腔小或第三心室。右心导管及右心室选择性造影检查能明确诊断,并判定狭窄的程度和部位。右心室与肺动脉收缩期压力阶差在1.3kPa(10mmHg)以上,即可确立诊断。收缩期压力阶差在5.3kPa(40mmHg)以下为轻度狭窄,压力阶差在5.3~13.3kPa(40~100mmHg)为中度狭窄,压力阶差在13.3kPa(100mmHg)以上为重度狭窄。磁共振检查可了解合并的主动脉畸形,肺动脉发育情况及心腔内复杂畸形等。

5. 与主动脉缩窄的鉴别 主动脉缩窄在各类先天性心脏病中占5%~8%。本病多见于男性,男女之比为3~5:1。主动脉缩窄最常见于动脉导管或动脉韧带与主动脉连接部位。缩窄段主动脉外表轮廓向内凹陷,但动脉韧带附着处主动脉壁凹陷不明显,甚或略为突出。缩窄段及其相邻部位界限明显,长度一般均在1cm以内。与缩窄段近端相连接的主动脉弓远段渐渐变细,呈圆锥状。与缩窄段远端相连接的降主动脉外径可能扩大,血管壁增厚。缩窄段主动脉内径往往比外观更为细小,主动脉壁中层增厚,突入主动脉管腔,形成隔板或隔膜。主动脉壁内膜层也肥厚。主动脉管腔细小,仅能通过探针或内径仅数毫米,位于隔膜的中心部位或偏向一侧。缩窄段远端主动脉壁由于血流冲击常引致内膜层增厚。心脏往往增大,左心室肥大很常见。冠状动脉中层常增厚,管腔减小,可较早呈现冠状循环血供不足的症状。25%～40%的病例主动脉瓣呈双瓣叶型。肋间动脉明显增粗,胸壁侧支循环丰富。少数病例主动脉弓分支亦可呈现异常,如左锁骨下动脉狭窄,右锁骨下动脉狭窄或右锁骨下动脉异位起源于缩窄段主动脉的近端或远端等。由于缩窄段近端血压升高,丰富的侧支循环及动脉扩大纡曲,颅内动脉、缩窄段近远端主动脉及肋间动脉等血管易发生动脉瘤,它的发生率随年龄增大而升高。动脉瘤破裂可以致死。大多数不呈现临床症状,仅在体格检查时发现上肢高血压,股动脉搏动减弱或消失,心脏杂音或胸部 X 线片异常等,经进一步检查而明确诊断。

(1)临床表现:1岁以上病人中约5%出现头痛、劳累后气急、心悸、易倦、头颈部血管搏动强烈,鼻出血等症状,少数病例由于躯体下半部血供减少,可呈现下肢怕冷、行走乏力,甚或间歇性跛行。颅内血管动脉瘤破裂,可引致蛛网膜下腔出血。扩大的肋间动脉压迫脊髓前动脉,可造成下肢瘫痪。进入成年期的病例则常有高血压、心力衰竭等症状,并可因并发细菌性心内膜炎或血管内膜炎和主动脉破裂而致死。

(2)体征:体格检查一般生长发育正常,桡动脉搏动强,股动脉搏动减弱或消失。下肢动脉搏动比上肢动脉延迟出现,上肢血压显著高于下肢。缩窄段病变累及左锁骨下动脉的病例,则右上肢血压比左上肢高。侧支循环发达的病例,在胸骨切迹上方及肩胛间区,可以见到和扪到侧支循环血管搏动,胸骨左缘第二肋间常可听到2～4级收缩期杂音,并传导到背部。眼底检查可发现视网膜动脉呈现高血压病变征象。

(3)胸部 X 线检查:随年龄增大而异常征象增多。儿童期时可无异常改变,但10岁以上病人常显示心影增大,左心室更为明显。主动脉弓阴影减少,在主动脉结处可呈现扩大的左锁下动脉和缩窄段下端胸降主动脉狭窄后扩大所形成的"3"字征。扩大纡曲的肋间动脉侵蚀肋骨后段下缘而形成的切迹是主动脉缩窄病例的特殊 X 线征象。肋骨切迹仅见于5岁以上的病例,最常见于第4～9肋骨,一般累及双侧肋骨。但如缩窄病变累及锁骨下动脉,则受累的一侧不显现肋骨切迹。

(4)食管钡餐检查:常显示在主动脉缩窄区,狭窄后扩大的胸降主动脉或扩大的右侧肋间动脉,在食管左壁形成的压迹,称为"E"字征。

(5)主动脉造影:可明确缩窄段的部位、长度,主动脉腔狭窄程度,升主动脉及主动脉弓分支的分布情况和是否受累,侧支循环血管情况,有时尚可显示未闭的动脉导管。对于典型的主动脉缩窄病例不必要常规行主动脉造影检查,但对缩窄段病变部位异常及长段主动脉缩窄病例,如下背部可听到杂音,肋骨切迹仅限于一侧或位置较低者,则主动脉造影术提供的资料有助于手术方案的制订。

(6)心电图检查:心电图改变取决于缩窄病变和高血压的轻重程度和病程的长短。童年期病例心电图检查可无异常发现,年龄较大者则常显示左心室肥大和劳损。合并其他心脏血管病变者,则可显示双心室肥大或右心室肥大。成年病例,如心电图检查显示心肌损害或束支传导阻滞,应慎重考虑病人能否耐受手术治疗。

(7)心导管检查:经股动脉插入导管向上送入降主动脉,如能通过缩窄段可测定缩窄段近端主动脉压力。然后,缓慢地拉出导管,同时连续记录主动脉压力。导管通过缩窄段时,压力突然降低。缩窄段上下端主动脉压力存在显著压差不但可以明确诊断,而且还可以判断缩窄病变的轻重程度。合并其他心脏血管病变者,心导管检查及心血管造影可提供重要的诊断资料。二维超声心动图检查亦可显示主动脉缩窄病变。

(四)治疗原则

1. 内科治疗 适当避免过度的体力劳动及剧烈运动,预防感染性心内膜炎,定期随访和复查超声心动图。洋地黄类药物可用于心力衰竭病人,使用利尿药时应注意防止容量不足;硝酸酯类可缓解心绞痛症状。

2. 手术治疗 治疗的关键是解除主动脉瓣狭窄,降低跨瓣压力阶差。

(1)经皮穿刺主动脉瓣球囊分离术。能即刻减小跨瓣压力阶差,增加心排血量和改善症状。适应证为儿童和青年的先天性主动脉瓣狭窄,不能耐受手术者,重度狭窄危及生命,明显狭窄伴严重左心功能不全的手术前过渡。

(2)直视下主动脉瓣交界分离术。可有效改善血流动力学,手术死亡率低于2%,但10~20年后可继发瓣膜钙化和再狭窄,须再次手术。适用于儿童和青少年先天性主动脉瓣狭窄且无钙化已出现症状,或虽无症状但左心室流出道狭窄明显,心排血量正常但最大收缩压力阶差超过6.7kPa(50mmHg),或瓣口面积小于1.0cm^2。

(3)人工瓣膜置换术。指征为:重度主动脉瓣狭窄,钙化性主动脉瓣狭窄,主动脉瓣狭窄合并关闭不全。在出现临床症状前施行手术远期疗效较好,手术死亡率较低。即使出现临床症状如心绞痛、晕厥或左心室功能失代偿,亦应尽早施行人工瓣膜置换术。虽然手术危险相对较高,但症状改善和远期效果均比非手术治疗好。明显主动脉瓣狭窄合并冠状动脉病变时,宜同时施行主动脉瓣人工瓣膜置换术和冠状动脉旁路移植术。

四、主动脉瓣关闭不全

主动脉瓣关闭不全(aortic insufficiency)可由主动脉瓣和瓣环,以及升主动脉的病变引起,男性约占75%;女性病人多同时伴有二尖瓣病变。慢性发病者中,由于风湿热造成的瓣叶损害所引起者最多见,占全部主动脉瓣关闭不全病人的2/3。急性主动脉瓣关闭不全多见于感染性心内膜炎,因感染毁损了瓣膜,造成瓣叶穿孔,或由于赘生物使瓣叶不能完全合拢,或炎症愈合后形成瘢痕和挛缩,或瓣叶变性和脱垂,均可导致主动脉瓣反流。外伤引起主动脉瓣关闭不全较少见,可发生于主动脉瓣狭窄分离术或瓣膜置换术后,亦可由外伤造成非穿通性升主动脉撕裂所致。逆向性主动脉夹层累及主动脉瓣环亦可引起急性或慢性主动脉瓣关闭不全。主动脉瓣关闭不全的主要病理生理改变是由于舒张期左心室内压力大大低于主动脉,大量血液反流回左心室,使左心室舒张期负荷加重(正常左心房回流和异常主动脉反流),左心室舒张末期容积逐渐增大,舒张末期压力可正常;由于血液反流主动脉内阻力下降,故早期收缩期左心室心搏量增加,射血分数正常。随着病情的进展,反流量增多,可达心搏量的80%,左心室进一步扩张,心肌肥厚,左心室舒张末期容积和压力显著增加,收缩压亦明显上升。当左心室收缩减弱时,心搏量减小。早期静息时轻度降低,运动时不能增加;晚期左心室舒张末期压力升高,并导致左心房,肺静脉和肺毛细血管压力的升高,继而扩张和淤血。由于主动脉瓣反流明显时,主动脉舒张压明显下降,冠状动脉灌注压降低。心肌血供减小,进一步使心肌收缩力减弱。急性主动脉瓣关闭不全时,左心室突然增加大量反流的血液,而心搏量不能相应增加,左心室舒张末期压力迅速而显著上升,可引起急性左心功能不全;左心室舒张末期压力升高,使冠状动脉灌注压与左心室腔内压之间的压力阶差降低,引起心内膜下心肌缺血,心肌收缩力减弱。上述因素可使心搏量急剧下降,左心房和肺静脉压力急剧上升,引起急性肺水肿。此时交感神经兴奋性明显增高,使心率加快,外周血管阻力增加,舒张压降低可不显著,脉压差不大。

(一)诊断

临床诊断主要根据典型的舒张期杂音和左心室扩大,超声心动图检查可明确诊断。根据病史和其他发现可作出病因诊断。

1. 临床表现 通常情况下,主动脉瓣关闭不全病人在较长时间内无症状,即使明显主动脉瓣关闭不全者到出现明显的症状可长达10~15年;一旦发生心力衰竭,则进展迅速。

(1)心悸:心脏搏动的不适感可能是最早的主诉,由于左心室明显增大,心尖搏动增强所致,尤以左侧卧位或俯卧位时明显。情绪激动或体力活动引起心动过速,或室性早搏可使心悸更为明显。由于脉压差显著增大,常感身体各部有强烈的搏动感,尤以头颈部为甚。

(2)呼吸困难:劳力性呼吸困难最早出现,表示心脏储备能力已经降低,随着病情的进展,可出现端坐呼吸和夜间阵发性呼吸困难。

(3)胸痛:心绞痛比主动脉瓣狭窄少见。胸痛的发生可能是由于左心室射血时升主动脉过分牵张或心脏明显增大所致,亦有心肌缺血的因素。心绞痛可在活动时或静息时发生,持续时间较长,对硝酸甘油反应不佳;夜间心绞痛的发作,可能是由于休息时心率减慢致舒张压进一步下降,使冠状动脉血流减小之故;亦有诉腹痛者,推测可能与内脏缺血有关。

(4)晕厥:当快速改变体位时,可出现头晕或眩晕,昏厥较少见。

(5)其他症状:疲乏,活动耐力显著下降。过度出汗,尤其是在出现夜间阵发性呼吸困难或夜间心绞痛发作时。咯血和栓塞较少见。晚期右心衰竭时可出现肝脏淤血肿大,有触痛,踝部水肿,胸水或腹水。

急性主动脉瓣关闭不全时,由于突然的左心室容量负荷加大,室壁张力增加,左心室扩张,可很快发生急性左心衰竭或出现肺水肿。

2. 体征

(1)心脏听诊:主动脉瓣区舒张期杂音,为一高调递减型哈气样杂音,坐位前倾、呼气末时明显。最响区域取决于有无显著的升主动脉扩张;风湿性者主动脉扩张较轻,在胸骨左缘第三肋间最响,可沿胸骨缘下传至心尖区;马方综合征或梅毒性心脏所致者,由于升主动脉或主动脉瓣环可有高度扩张,故杂音在胸骨右缘第二肋间最响。一般主动脉瓣关闭不全越严重,杂音所占的时间越长,响度越大。轻度关闭不全者,此杂音柔和,仅出现于舒张早期,只在病人取坐位前倾、呼气末才能听到;较重的关闭不全,杂音可为全舒张期且粗糙;在重度或急性主动脉瓣关闭不全时,由于左心室舒张末期压力增高至与主动脉舒张压相等,故杂音持续时间反而缩短。如杂音带音乐性质,常提示瓣膜的一部分翻转、撕裂或穿孔。主动脉夹层有时也出现音乐性杂音,可能是由于舒张期近端主动脉内膜通过主动脉瓣向心室脱垂,或中层主动脉管腔内血液流动之故。明显主动脉瓣关闭不全时,在心底部主动脉瓣区常可听到收缩中期喷射性、较柔和、短促的高调杂音,向颈部及胸骨上窝传导,为极大的心搏量通过畸形的主动脉瓣膜所致,并非由器质性主动脉瓣狭窄引起。心尖区常可闻及一柔和、低调的隆隆样舒张中期或收缩期前杂音,即Austin-Flint杂音。此乃由于主动脉瓣大量反流,冲击二尖瓣前叶,妨碍其开启并使其震动,引起相对性二尖瓣狭窄;同时,主动脉瓣反流血与左心房回流血发生冲击,混合,产生

第十六章 心脏瓣膜病的鉴别诊断

涡流所致。此杂音在用力握掌时增强,吸入亚硝酸异戊酯时减弱。当左心室明显扩大时,由于乳头肌外移引起功能性二尖瓣反流,可在心尖区闻及全收缩期吹风样杂音,向左腋下传导。

瓣膜活动很差或反流严重时主动脉瓣第二心音减弱或消失;常可闻及第三心音,提示左心功能不全;左心房代偿性收缩增强时闻及第四心音。由于收缩期心搏量大量增加,主动脉突然扩张,可造成响亮的收缩早期喷射音。

急性严重主动脉关闭不全时,舒张期杂音柔和、短促,第一心音减弱或消失,可闻及第三心音,脉压差可近于正常。

(2)其他体征:颜面苍白,心尖搏动向左下移位,范围较广,且可见有力的抬举性冲动。心浊音界向左下扩大。主动脉瓣区可触到收缩期震颤,并向颈部传导;胸骨左下缘可触到舒张期震颤。颈动脉搏动明显增强,并呈双重搏动。收缩压正常或稍高,舒张压明显降低,脉压差明显增大。可出现周围血管体征:水冲脉(corrigan's pulse)、毛细血管搏动征(Quincke's sign)、股动脉枪击音(Traube's sign)、股动脉收缩期和舒张期双重杂音(Duroziez's sign),以及头部随心搏频率的上下摆动(de-Musset's sign)。肺动脉高压和右心衰竭时,可见颈静脉怒张、肝大、下肢水肿。

(二)辅助检查

1. X线检查 左心室明显扩大,升主动脉和主动脉结扩张,呈"主动脉型心脏"。透视下主动脉搏动明显增强,与左心室搏动配合呈"摇椅样"摆动。左心房可增大。肺动脉高压或右心衰竭时,右心室增大。可见肺静脉充血,肺间质水肿。常有主动脉瓣叶和升主动脉的钙化。主动脉根部造影可估计主动脉瓣关闭不全的程度。如造影剂反流至左心室的密度较主动脉明显,则说明重度关闭不全;如造影剂反流仅限于瓣膜下或呈线状反流,则为轻度反流。

2. 心电图检查 轻度主动脉瓣关闭不全者心电图可正常。严重者可有左心室肥大和劳损,电轴左偏。I,avL,$V_{5\sim6}$导联q波加深,ST段压低和T波倒置;晚期左心房增大。亦可见束支传导阻滞。

3. 超声心动图检查 左心室腔及其流出道和升主动脉根部内径扩大,心肌收缩功能代偿时,左心室后壁收缩期移动幅度增加;室壁活动速率和幅度正常或增大。舒张期二尖瓣前叶快速高频的振动是主动脉瓣关闭不全的特征表现。二维超声心动图上可见主动脉瓣增厚,舒张期关闭对合不佳;多普勒超声显示主动脉瓣下方舒张期涡流,对检测主动脉瓣反流非常敏感,并可判定其严重程度。超声心动图对主动脉瓣关闭不全时左心室功能的评价亦很有价值;还有助于病因的判断,可显示二叶式主动脉瓣,瓣膜脱垂、破裂或赘生物形成,升主动脉夹层等。

4. 放射性核素检查 放射性核素血池显像,示左心室扩大,舒张末期容积增大。左心房亦可扩大。可测定左心室收缩功能,用于随访有一定价值。

(三)鉴别诊断

1. 急性风湿热 急性风湿热可引起单纯性主动脉瓣关闭不全或合并某种程度上的主动脉瓣狭窄,此时不仅有风湿热心脏炎的表现,还有风湿热引起的其他一系列临床表现。风湿热引起的急性主动脉炎,通过抗风湿治疗后杂音可消失。如转为慢性过程并造成瓣膜永久性损害,即为慢性风湿性主动脉瓣关闭不全。

2. 感染性心内膜炎 严重的急性主动脉瓣关闭不全最常见的病因是感染性心内膜炎。

急性感染性心内膜炎常因化脓性细菌侵入心内膜引起,多由毒力较强的病原体感染所致。主动脉瓣关闭不全时常见的感染部位为主动脉瓣的左心室面和二尖瓣腱索。常发生于正常的心脏,在静脉注射麻醉药物成瘾者发生的右侧心脏的心内膜炎也多倾向于急性。病原菌通常是高毒力的细菌,如金黄色葡萄球菌或真菌。

(1)临床表现:起病突然,伴高热、寒战,毒血症症状明显,常是全身严重感染的一部分,病程多急骤凶险,易掩盖急性感染性心内膜炎的临床症状,由于心脏瓣膜和腱索的急剧损害,在短期内出现高调的杂音或原有的杂音性质迅速改变。常可迅速地发展为急性充血性心力衰竭导致死亡。在受累的心内膜上,尤其是真菌性的感染,可附着大而脆的赘生物,脱落的带菌栓子可引起多发性栓塞和转移性脓肿,包括心肌脓肿、脑脓肿和化脓性脑膜炎。若栓子来自感染的右侧心腔,则可出现肺炎、肺动脉栓塞和单个或多个肺脓肿。皮肤可有多形红斑和紫癜样出血性损害。少数病人可有脾大。

(2)体征:主要是可听到原有心脏病的杂音或原来正常的心脏出现杂音。在病程中杂音性质的改变往往是由于贫血、心动过速或其他血流动力学改变所致。约有15%病人开始时没有心脏杂音,而在治疗期间出现杂音,少数病人直至治愈后2~3个月才出现杂音,偶见治愈后多年一直无杂音出现者。在亚急性感染性心内膜炎中,右侧心瓣膜损害不常见,2/3的右侧心脏的心内膜炎病人,特别是侵犯三尖瓣者,赘生物增殖于心室壁的心内膜及主动脉粥样硬化斑块上时,也可无杂音,但后者罕见。

(3)辅助检查

①血培养。75%~85%血培养阳性。阳性血培养是诊断本病的最直接的证据,而且还可以随访菌血症是否持续。病原体从赘生物不断地播散到血中,且是连续性的,数量不一,急性病人应在应用抗生素前1~2h内抽取2~3个血标本,亚急性者在应用抗生素前24h采集3~4个血标本。先前应用过抗生素的病人应至少每天抽取血培养共3d,以期提高血培养的阳性率。取血时间以寒战或体温骤升时为佳,每次取血应更换静脉穿刺的部位,皮肤应严格消毒。每次取血10~15ml,对用过抗生素治疗的病人,取血量不宜过多,培养液与血液之比至少在10:1左右。因为血液中过多的抗生素不能被培养基稀释,影响细菌的生长。常规应做需氧和厌氧菌培养,在人造瓣膜置换、较长时间留置静脉插管、导尿管或有药瘾者,应加做真菌培养。观察时间至少2周,当培养结果阴性时应保持到3周,确诊必须2次以上血培养阳性。一般做静脉血培养,动脉血培养阳性率并不高于静脉血。罕见情况下,血培养阴性者骨髓培养可阳性。培养阳性者应做各种抗生素单独或联合的药物敏感试验,以便指导治疗。

②一般化验检查。一般化验检查可有红细胞和血红蛋白降低。偶有溶血现象。白细胞计数在无并发症的病人可正常或轻度增高,有时可见到核左移。红细胞沉降率大多增快。半数以上病人可出现蛋白尿和镜下血尿。在并发急性肾小球肾炎、间质性肾炎或大面积肾梗死时,可出现肉眼血尿、脓尿,以及血尿素氮和肌酐的增高。肠球菌性心内膜炎常可导致肠球菌菌尿,金黄色葡萄球菌性心内膜炎亦然,因此做尿培养也有助于诊断。

③心电图检查。一般无特异性。在并发栓塞性心肌梗死、心包炎时可显示特征性改变。在伴有室间隔脓肿或瓣环脓肿时可出现不完全性或完全性房室传导阻滞,或束支传导阻滞和室性早搏。颅内细菌性动脉瘤破裂,可出现"神经源性"的T波改变。

④胸部X线检查。仅对并发症如心力衰竭、肺梗死的诊断有帮助,当置换人造瓣膜者发现瓣膜有异常摇动或移位时,提示可能合并感染性心内膜炎。

⑤CT 或 MRI。对怀疑有较大的主动脉瓣周脓肿时有一定的诊断作用。但人造瓣膜的假影及心脏的搏动影响了其对瓣膜形态的估测,且依赖于造影剂和有限的横断面使其临床应用受限。磁共振成像(MRI)检查因不受人造瓣膜假影的影响,当二维超声心动图检查不能除外主动脉根部脓肿时,可起辅助作用。

⑥超声心动图检查。可见瓣膜上的赘生物,尤在血培养阳性的感染性心内膜炎中起着特别重要的作用,能探测到赘生物所在部位、大小、数目和形态。经胸壁二维超声心动图对早期诊断生物瓣感染后心内膜炎很有价值,对机械瓣感染后心内膜炎则略差。因为它能将前者的瓣膜形态很好显示出来,易于检出生物瓣上的赘生物(尤其猪瓣),而对机械瓣的赘生物则因其超声回声表现为多条且多变反射而难以确定。且未能检出直径小于 2～3mm 的赘生物。对瓣膜上稀松的钙化或假性赘生物有时较难鉴别。近来发展的经食管二维超声心动图,显著的优于经胸壁二维超声心动图,90% 的病例可发现赘生物,能检出更小的直径在 1～1.5mm 的赘生物,不受机械瓣造成的回声的影响,更适用于肺气肿、肥胖、胸廓畸形,大大地提高了诊断率。还能探测瓣膜破坏的程度或穿孔,腱索的断裂,连枷的二尖瓣或三尖瓣,感染性的主动脉瘤和因感染的主动脉瓣反流引起二尖瓣前叶心室面内膜损害所致的二尖瓣瘤,以及各种化脓性心内并发症、主动脉根部或瓣环脓肿、室间隔脓肿、心肌脓肿、化脓性心包炎等。并有助于判定原来的心脏病变,对瓣膜反流的严重程度和左心室功能的评估,可作为判断预后和确定是否需要手术的参考。

⑦心导管检查和心血管造影。除了能够诊断原有的心脏病变,尤其是合并有冠心病,尚可评估瓣膜的功能。有人通过心导管在瓣膜的近、远端取血标本,测定细菌计数的差别,认为可确定本病感染的部位。但心导管检查和心血管造影可能使赘生物脱落引起栓塞,或引起严重的心律失常,加重心力衰竭,须慎重考虑,严格掌握适应证。放射性核素 ^{67}Ga(镓)心脏扫描对心内膜炎的炎症部位和心肌脓肿的诊断有帮助,但须 72h 后才能显示阳性,且敏感性、特异性明显不如二维超声心动图,且有较多的假阴性,故临床应用价值不大。血清免疫学检查亚急性感染性心内膜炎病程长达 6 周者,50% 类风湿因子呈阳性,经抗生素治疗后,其效价可迅速下降。有时可出现高 γ 球蛋白血症或低补体血症,常见于并发肾小球肾炎的病人,其下降水平常与肾功能不良保持一致。约有 90% 病人的循环免疫复合物(CIC)阳性,且比无心内膜炎的败血症病人高,具有鉴别诊断的价值,血培养阴性者犹然。但要注意系统性红斑狼疮、乙型肝炎表面抗原阳性者及其他免疫性疾病中 CIC 血清水平也可阳性。其他检查尚有真菌感染时的沉淀抗体测定、凝集素反应和补体结合试验、金黄色葡萄球菌的胞壁酸抗体测定等。

3. 主动脉夹层 升主动脉夹层可造成急性主动脉瓣关闭不全。主动脉夹层的基本病变为囊性中层坏死。动脉中层弹性纤维有局部断裂或坏死,基质有黏液样和囊肿形成。夹层常发生于升主动脉,此处经受血流冲击力最大,而主动脉弓的远端则病变少而渐轻。主动脉壁分裂为两层,其间积有血液和血块,该处主动脉明显扩大,呈梭形或囊状。病变如涉及主动脉瓣环,则环扩大而引起主动脉瓣关闭不全。病变可从主动脉根部向远处扩延,最远可达髂动脉及股动脉,亦可累及主动脉各分支,如无名动脉、颈总动脉、锁骨下动脉、肾动脉等。冠状动脉一般不受影响,但主动脉根部夹层血块对冠状动脉开口处可有压迫作用。多数夹层的起源有内膜的横行裂口,常位于主动脉瓣的上方,裂口也可有两处,夹层与主动脉腔相通。少数夹层的内膜完整无裂口。部分病例外膜破裂而引起大出血,破裂处都在升主动脉,出血容易进入心包腔内,破裂部位较低者亦可进入纵隔、胸腔或腹膜后间隙。慢性裂开的夹层可以形成一双腔主动脉,一个管道套于另一个管道之中,此种情况见于胸主动脉或主动脉弓的降支。

(1)临床表现:视病变部位而不同。

①疼痛。夹层分离突然发生时多数病人突感胸部疼痛,向胸前及背部放射,随夹层涉及范围而可以延至腹部、下肢及颈部。疼痛剧烈难以忍受,起病后即达高峰,呈刀割或撕裂样。少数起病缓慢者疼痛可以不著。

②高血压。病人因剧痛而有休克外貌,如焦虑不安、大汗淋漓、面色苍白、心率加速,但血压常不低或者增高,如外膜破裂出血则血压降低。不少病人原有高血压,起病后剧痛使血压进一步增高。

③心血管症状。为主动脉瓣关闭不全。夹层血肿涉及主动脉瓣环或影响心瓣叶的支撑时发生,故可突然在主动脉瓣区出现舒张期吹风样杂音,脉压差增大,急性主动脉瓣反流可以引起心力衰竭。脉搏改变,一般见于颈、肱或股动脉,一侧脉搏减弱或消失,反映主动脉的分支受压迫或内膜裂片堵塞其起源。胸锁关节处出现搏动或在胸骨上窝可触到搏动性肿块。可有心包摩擦音,夹层破入心包腔可引起心脏压塞。胸腔积液,夹层破裂入胸膜腔内引起。

④神经症状。主动脉夹层延伸至主动脉分支颈动脉或肋间动脉,可造成脑或脊髓缺血,引起偏瘫、昏迷、神志模糊、截瘫、肢体麻木、反射异常、视力与大小便障碍。

(2)辅助检查

①心电图可示左心室肥大,非特异性 ST-T 改变。病变累及冠状动脉时,可出现心肌急性缺血甚至急性心肌梗死改变。心包积血时可出现急性心包炎的心电图改变。

②X 线胸部平片见上纵隔或主动脉弓影增大,主动脉外形不规则,有局部隆起。如见主动脉内膜钙化影,可准确测量主动脉壁的厚度。正常为 2~3mm,增到 10mm 时则提示夹层分离可能性,若超过 10mm 则可肯定为本病。主动脉造影可以显示裂口的部位,明确分支和主动脉瓣受累情况,估测主动脉瓣关闭不全的严重程度。

③CT 可显示病变的主动脉扩张。发现主动脉内膜钙化优于 X 线平片,如果钙化内膜向中央移位则提示主动脉夹层,如向外围移位提示单纯主动脉瘤。此外 CT 还可显示由于主动脉内膜撕裂所致内膜瓣,此瓣将主动脉夹层分为真腔和假腔。CT 对降主动脉夹层准确性高,主动脉升段、弓段由于动脉扭曲,可产生假阳性或假阴性。但 CT 对确定裂口部位及主动脉分支血管的情况有困难,且不能估测主动脉瓣关闭不全的存在。

④超声心动图对诊断升主动脉夹层具有重要意义,且易识别并发症(如心包积血、主动脉瓣关闭不全和胸腔积血等)。M 型超声可见主动脉根部扩大,夹层处主动脉壁由正常的单条回声带变成两条分离的回声带。二维超声可见主动脉内分离的内膜片呈内膜摆动征,主动脉夹层形成主动脉真假双腔征。有时可见心包或胸腔积液。多普勒超声不仅能检出主动脉夹层管壁双重回声之间的异常血流,而且对主动脉夹层的分型、破口定位及主动脉瓣反流的定量分析都具有重要的诊断价值。应用食管超声心动图结合实时彩色血流显像技术观察升主动脉夹层分离病变较可靠。对降主动脉夹层也有较高的特异性及敏感性。

⑤磁共振成像(MRI)能直接显示主动脉夹层的真假腔,清楚显示内膜撕裂的位置和剥离的内膜片或血栓。能确定夹层的范围和分型,以及与主动脉分支的关系。但不能直接检测主动脉瓣关闭不全,不能用于装有起搏器和带有人工关节、钢针等金属物的病人。

⑥数字减影血管造影(DSA)无创伤性,DSA 对 B 型主动脉夹层的诊断较准确,可发现夹层的位置及范围,有时还可见撕裂的内膜片,但对 A 型病变诊断价值较小。DSA 还能显示主

动脉的血流动力学和主要分支的灌注情况。易于发现血管造影不能检测到的钙化。血、尿检查，白细胞计数常迅速增高。可出现溶血性贫血和黄疸。尿中可有红细胞，甚至肉眼血尿。

4. 外伤性主动脉瓣关闭不全 外伤引起主动脉瓣关闭不全较少见，可由外伤造成非穿通性升主动脉撕裂所致。主动脉关闭不全的杂音及心脏失代偿表现可延迟到闭合性外伤出现以后的几天中发生。严重程度不一，轻者可较好地代偿，重者则可威胁生命。

5. 自发性主动脉瓣关闭不全 黏液性变性引起的主动脉瓣叶断裂或脱垂，马方综合征导致的主动脉瓣关闭不全，瓣膜穿孔造成一个或多个瓣叶脱垂引起的瓣膜关闭不全，先天性二叶式主动脉瓣引起的关闭不全都可以是自发形成的，正常三叶式主动脉瓣和无黏液变性的主动脉瓣偶尔也可发生自发性瓣叶断裂或脱垂。

6. 术后主动脉瓣关闭不全 可发生于主动脉瓣狭窄分离术或瓣膜置换术后，可立即导致急性严重主动脉瓣关闭不全。此外，人工瓣膜置换术后，由于瓣膜损坏（生物瓣膜的钙化或退行性变等），可导致瓣叶破坏或撕裂，造成急性主动脉瓣关闭不全。超声心动图可助诊断。

（四）治疗原则

1. 内科治疗 避免过度的体力劳动及剧烈运动，限制钠盐摄入，使用洋地黄类药物，利尿药及血管扩张药，特别是血管紧张素转化酶抑制剂，有助于防止心功能的恶化。洋地黄类药物亦可用于虽无心力衰竭症状，但主动脉瓣反流严重且左心室扩大明显者。应积极预防和治疗心律失常和感染。梅毒性主动脉炎应给予全疗程的青霉素治疗，风湿性心脏病应积极预防链球菌感染与风湿活动及感染性心内膜炎。

2. 手术治疗 人工瓣膜置换术是治疗主动脉瓣关闭不全的主要手段，应在心力衰竭症状出现前施行。但因病人在心肌收缩功能失代偿前通常无明显症状，故在病人无明显症状，左心室功能正常期间不必急于手术；可密切随访，至少每6个月复查超声心动图1次。一旦出现症状或左心室功能不全或心脏明显增大时即应手术治疗。

（1）瓣膜修复术：较少用，通常不能完全消除主动脉瓣反流。仅适用于感染性心内膜炎主动脉瓣赘生物或穿孔；主动脉瓣与其瓣环撕裂。由于升主动脉动脉瘤使瓣环扩张所致的主动脉瓣关闭不全，可行瓣环紧缩成形术。

（2）人工瓣膜置换术：风湿性和绝大多数其他病因引起的主动脉瓣关闭不全均宜施行瓣膜置换术。机械瓣和生物瓣均可使用。手术危险性和后期病死率取决于主动脉瓣关闭不全的发展阶段，以及手术时的心功能状态。心脏明显扩大，长期左心功能不全的病人，手术死亡率约10%，后期病死率约达每年5%。尽管如此，由于药物治疗的预后较差，即使有左心功能衰竭亦应考虑手术治疗。

3. 急性主动脉瓣关闭不全的治疗 严重的急性主动脉瓣关闭不全可迅速发生急性左心功能不全、肺水肿和低血压，极易导致死亡，故应在积极内科治疗的同时，及早采用手术治疗，以挽救生命。术前应静脉滴注正性肌力药物，如多巴胺或多巴酚丁胺和血管扩张药如硝普钠，以维持心功能和血压。

五、肺动脉瓣狭窄

肺动脉口狭窄指右心室漏斗部、肺动脉瓣或肺动脉总干及其分支等处的狭窄，它可单独存在或作为其他心脏畸形的组成部分，如法洛四联症等。其发病率约占先天性心脏病的10%，肺动脉口狭窄以肺动脉瓣狭窄最为常见,约占90%,其次为漏斗部狭窄,肺动脉干及其分支狭窄则很少见。

各类肺动脉口狭窄其胚胎发育障碍原因不一,在胚胎发育第6周,动脉干开始分隔成为主动脉与肺动脉,在肺动脉腔内膜开始形成3个瓣膜的原始结节,并向腔内生长,继而吸收变薄形成3个肺动脉瓣,如瓣膜在成长过程发生障碍,3个瓣叶交界融合成为1个圆顶状突起的嘴状口,即形成肺动脉瓣狭窄。在肺动脉瓣发育的同时,心球的圆锥部被吸收成为右心室流出道(即漏斗部),如发育障碍形成流出道环状肌肉肥厚,或肥大肌束横跨室壁与间隔,即形成右心室流出道漏斗型狭窄。另外胚胎发育过程中,第6对动脉弓发育成为左、右肺动脉,其远端与肺小动脉相连接,近端与肺动脉干相连,如发育障碍即形成肺动脉分支或肺动脉干狭窄。

不论哪种类型的肺动脉口狭窄,均使右心室排血受阻,右心室腔内压力增高,增高幅度与肺动脉口狭窄程度成正比。肺动脉内压力则保持正常或稍有下降,因而右心室腔与肺动脉内存在跨瓣压力阶差,其压力阶差随着肺动脉口狭窄程度而增大,跨瓣压力阶差在5.34kPa(40mmHg)以下为轻度肺动脉口狭窄,对右心排血影响不大;跨瓣压力阶差达5.34~13.33kPa(40~100mmHg),属于中等度肺动脉口狭窄,右心室排血开始受到影响,尤其运动时右心排血量降低,当跨瓣压阶差大于13.33kPa(100mmHg),则右心室排血明显受阻,甚至在静息时,右心室排血量亦见减少,右心室负荷明显增加,将促使右心室肥大,以致右心室心肌劳损,右心室腔扩大导致三尖瓣环扩大,产生三尖瓣相对性关闭不全,继而右心房压力增高,右心房肥大,当右心房压力高于左心房压力时,在伴有房间隔卵圆孔未闭者,即可引起血液从右心房分流入左心房,在临床上出现中心性发绀,长期右心室负荷增加,最终可导致右心衰竭,出现颈静脉怒张、肝大、腹水和下肢水肿等症状。

漏斗部狭窄呈现两个类型,第一类为隔膜型狭窄,在圆锥部下方,右心室流出道形成一个室上嵴与壁束间的纤维肌肉隔膜,把右心室分隔成为大小不一的两个心腔,其上方壁薄稍为膨大的漏斗部称为第三心室,下方为肌肉肥厚的右心室,两者间隔膜中心有一个狭窄的孔道,大小为3~15mm,这类隔膜型狭窄常与肺动脉瓣膜狭窄共存,称为混合型狭窄。第二类为管道型狭窄,主要表现为右心室流出道壁层弥漫性肌肉肥厚,形成一个较长的狭窄心腔通道,这类型狭窄常伴有肺动脉瓣环和肺动脉总干发育不良,故无肺动脉狭窄后扩大。

(一)诊断

1. 临床表现 本病男女发病率之比约为3:2,发病年龄大多在10~20岁之间,症状与肺动脉狭窄程度密切相关,轻度肺动脉狭窄病人一般无症状,但随着年龄的增大症状逐渐显现,主要表现为劳动耐力下降、乏力和劳累后胸痛、心悸、气急等症状。重度狭窄者可有头晕、昏厥发作甚至猝死,晚期病例出现颈静脉怒张、肝大和下肢水肿等右心衰竭的症状,如并存房间隔缺损或卵圆孔未闭,可见口唇或指(趾)末梢发绀和杵状指(趾)。

2. 体征 多数病人发育良好,主要体征是在胸骨左缘第二肋间处可听到3~4级响亮粗糙的喷射性吹风样收缩期杂音,向左颈部或左锁骨下区传导,杂音最响亮处可触及收缩期震颤,杂音强度因狭窄程度、血流流速、血流量和胸壁厚度而异。肺动脉瓣区第二心音常减弱、分裂。漏斗部狭窄的病人,杂音与震颤部位一般在胸骨左缘第三肋或第四肋间处,强度较轻,肺动脉瓣区第二心音可能不减轻,有时甚至呈现分裂。

重度肺动脉口狭窄病人,因右心室肥厚可见胸骨左缘向前隆起,在心前区可扪及抬举样冲动,三尖瓣区因三尖瓣相对性关闭不全,可听到吹风样收缩期杂音,当心房内血流出现右向左分流时,病人的口唇及指(趾)端可出现发绀和杵状指(趾)。

(二)辅助检查

1. X线检查 肺动脉狭窄者右心室肥大,肺动脉总干呈狭窄后扩张,肺血管影稀疏。轻度肺动脉口狭窄者胸部X线可无异常表现,中、重度狭窄病例则显示心影轻度或中度扩大,以右心室和右心房肥大为主,心尖因右心室肥大呈球形向上抬起。肺动脉瓣狭窄病例扩大的肺动脉段呈圆隆状向外突出,而漏斗部狭窄病人该段则呈平坦甚至凹陷,肺门血管阴影减少,肺野血管细小,尤以肺野外围1/3区域为甚,故肺野清晰。

2. 心电图 提示右心室肥厚劳损、右心房增大。右束支阻滞常见。心电图改变视狭窄程度而异,轻度肺动脉口狭窄病人心电图在正常范围;中度狭窄以上则示电轴右偏、右心室肥大、劳损和T波倒置等改变;重度狭窄病例可出现心房肥大的高而尖的P波。一部分病例显示不完全性右束支传导阻滞。

3. 超声心动图 可见瓣膜狭窄程度,多普勒可证实存在反流。肺动脉瓣狭窄病例超声心动图检查可显示瓣叶开放受限制,瓣叶呈圆顶形突起瓣口狭小,并可查明右心室流出道肌肉肥厚和右心室、右心房扩大的程度。

4. 心导管检查和选择性右心室造影 正常右心室收缩压为2.0~4.0kPa(15~30mmHg),舒张压为0~0.7kPa(0~5mmHg),肺动脉收缩压与右心室收缩压相一致,如右心室收缩压高于4.0kPa(30mmHg),且右心室与肺动脉收缩压阶差超过1.3kPa(10mmHg)即提示存在肺动脉口狭窄。跨瓣压力阶差的大小可反映肺动脉口狭窄的程度,如跨瓣压力阶差在5.3kPa(40mmHg)以下为轻度狭窄,肺动脉瓣孔在1.5~2.0cm;如压力阶差在5.3~13.3kPa(40~100mmHg)为中度狭窄,瓣孔在1.0~1.5cm;压力阶差在13.3kPa(100mmHg)以上为重度狭窄,估计瓣孔为0.5~1.0cm。右心导管从肺动脉拉出至右心室过程中,进行连续记录压力,根据压力曲线图形变化和有无出现第三种类型曲线,可判断肺动脉口狭窄系单纯肺动脉瓣狭窄或漏斗部狭窄,或两者兼有的混合型狭窄。

某些疑难病例为明确诊断和鉴别诊断需要,了解狭窄部位和程度,可结合右心导管检查行右心室造影术。于右心室内注入造影剂,在肺动脉瓣部位造影剂排出受阻,瓣膜融合呈圆顶状突入肺动脉腔内,造影剂经狭小的瓣口喷射入肺动脉后呈扇状散开,漏斗部狭窄则可在右心室流出道呈现狭长的造影剂影像。

(三)鉴别诊断

1. 与功能性肺动脉瓣区收缩期杂音的鉴别 功能性肺动脉瓣区收缩期杂音又称生理性杂音,多出现在儿童和青年人,局限在肺动脉瓣区或胸骨左缘第二三肋间,不传导,杂音短促、柔和,无震颤,在仰卧位及吸气时清晰。心电图、X线及超声心动图检查均正常。

2. 肺动脉狭窄

(1)临床表现:是肺动脉总干或左、右肺动脉的狭窄,可累及肺总动脉干的一部分或全部,亦可伸展到左、右分支,常有狭窄段前后扩张。而瓣膜本身无损害。在肺动脉瓣区听到喷射性收缩期杂音,可传导至腋下、肩胛区和背部。由于肺动脉压力减低或正常,右心室搏动并不明显。肺动脉瓣区第二心音分裂,但不增强。

(2)辅助检查

①心电图。大部分病人的心电图正常,长期右心室负荷过重者可有右心室肥厚表现。

②胸部X线。轻度狭窄的患者其胸片X线可正常,中度到重度狭窄者可见肺血管阴影缩小,肺野清晰,右心室增大。

③超声心动图。可见肺动脉狭窄。

④右心导管检查。无跨瓣压力阶差存在,右心室压力正常或升高,远端狭窄时压力可下降,通过肺毛细血管楔压力测定可证实末端血管压力。

⑤肺动脉造影可确诊。

3. 肺动脉瓣膜部狭窄 右心室抬举样搏动明显,可闻及收缩期粗糙的喷射性杂音,响度多大于4级,最响部位在胸骨左缘第二肋间,也可以沿胸骨左缘、左颈部或左锁骨下区传导,杂音最响亮处可触及收缩期震颤,杂音强度因狭窄程度、血流流速、血流量和胸壁厚度而异。肺动脉瓣区第二心音常减弱、分裂。胸部X线示肺动脉总干明显扩张。右心导管检查可见明显的跨壁压差,但瓣下压差较小。超声心动图和肺动脉造影可证实瓣膜狭窄。

4. 漏斗部(瓣下)狭窄 杂音与震颤部位一般在胸骨左缘第三或第四肋间处,强度较轻,肺动脉瓣区第二心音可能不减轻,有时甚至呈现分裂,无喷射音,不向颈部传导。右心室抬举样搏动很轻。胸部X线提示肺动脉主干不凸出。心导管检查无肺动脉瓣跨瓣压,但瓣下压差明显,超声心动图可见漏斗部狭窄的形态和程度。

5. 房间隔缺损 房间隔缺损(房缺)分为原发孔房缺和继发孔房缺,其中以继发孔房缺为多见,临床上如果不特别指出,则是指继发孔房缺。继发孔房缺是由于继发房间隔发育障碍,或原始房间隔吸收过多,造成上下边缘不能接触而遗留的缺口。临床上分为中央型缺损、下腔型缺损、上腔型缺损及混合型缺损四种。原发孔房缺系原始房间隔在与心内膜垫融合前停止生长而致,可以伴有二尖瓣发育异常。中医认为,本病多因先天不足,心失所养,而出现的先天性心脏疾病。

(1)临床表现

①症状。出现症状的迟早和轻重取决于缺损的大小,小缺损可以终身无症状。中等量分流者儿时可无症状,成年后可有心悸、气促、乏力、频发呼吸系统感染、心律失常等。病情发展到重度肺高压时有发绀,原发孔房缺症状出现较早,甚至婴幼儿期即有症状。

②体征。胸骨左缘第二三肋间可闻及收缩期柔和杂音,肺动脉第二心音亢进,固定分裂。原发孔房缺还可以听到心尖区收缩期杂音。

(2)辅助检查

①X线检查。提示右心房、右心室、肺动脉干扩大,肺充血,透视下可见"肺门舞蹈",主动脉结变小,原发孔房缺可见左心缘饱满和心尖向下。

②心电图。提示继发孔房缺多呈不完全性右束支传导阻滞,右心房、右心室大。原发孔房缺表现还有电轴左偏,aVF主波向下。

③超声心动图。可以准确显示缺损的部位和大小,有无二、三尖瓣的病变,各房室内径的大小,多普勒还可以估算分流量和推算右心室及肺动脉压力。

④心导管及心血管造影。可明确缺损存在和部位,分流量大小,有无合并畸形及肺动脉压高低,区分原发孔房缺和继发孔房缺。

⑤磁共振成像。可以显示缺损的部位,伴发畸形及有无肺动脉高压等。

6. 室间隔缺损 室间隔缺损（室缺）是室间隔上的异常孔隙，构成左、右心室相通。室间隔缺损有先天性和后天性两种。后天性者可由外伤或急性心肌梗死所致。先天性者系胚胎期原始室间隔发育不全而形成的，是最常见的先天性心脏畸形，可占总数的 25%～50%，根据缺损的部位，可分为嵴上型，嵴下型（即膜局部室缺），隔瓣后型和肌部室缺。中医认为，本病多因先天失濡，后天失养而出现的先天性心脏疾病。

（1）临床表现

①小的室间隔缺损者可无明显症状，常在体检中发现。

②较大的室间隔缺损者可有心悸、气促、乏力，易伴发呼吸系统感染，重者可发生心力衰竭，合并有阻塞性肺动脉高压后可有发绀。

③典型室缺可在胸骨左缘第三四肋间闻及全收缩期粗糙杂音，伴有震颤，肺动脉第二心音亢进。

（2）辅助诊断

①胸部 X 线检查。显示心影扩大，肺动脉段突出，肺充血，肺门血管搏动明显。

②心电图检查。通常为左心室肥大，合并肺动脉高压者可有双室肥大或右心室大。

③超声心动图。可将缺损的位置显示出来，还可查明缺口旁有无提供自动关闭的组织，如三尖瓣的瘤突或赘片。多普勒可显示缺损位置的血流动力学改变。彩超可将小缺损的分流显示出来。

④单纯室缺不需要磁共振检查，但复杂畸形中并有室缺或超声不易查出的室缺，磁共振可揭示诊断。

⑤在婴幼儿有左心衰竭或分流量大者，心导管除可证实室缺存在外，还可检查有无伴发其他畸形。对年长儿心导管检查，用于估算分流量和肺血管阻力，以便考虑手术指征。

7. 先天性特发性肺动脉扩张 指肺动脉总干扩大而无其他畸形，可能是胚胎发育期动脉干的分化不均，以致肺动脉较大而主动脉较小所致。病人多无症状或有神经衰弱症状。体检示心浊音界不增大，肺动脉瓣区有 3 级以下的收缩期吹风样杂音和收缩喷射音、第二心音分裂并略亢进。X 线示肺动脉段凸出，心影不大，肺血管阴影正常。心电图正常，超声心动图示肺动脉总干增宽，心导管检查无异常，心血管造影示肺动脉总干扩张。诊断依靠于摒除可以引起肺动脉扩张的各种先天和后天性心脏血管病。本病预后良好，无须特殊治疗。

8. 动脉导管未闭 动脉导管系胎儿时期肺动脉与主动脉间的正常血流通道。由于此期肺尚无呼吸功能，来自右心室的肺动脉血经导管进入降主动脉，而左心室的血液则进入升主动脉，故动脉导管为胚胎时期特殊循环方式所必须。出生后，肺膨胀并承担气体交换功能，肺循环和体循环各司其职，不久导管因失用即自行闭合。如持续不闭合则构成病态，称为动脉导管未闭（症）。应施行手术，中断其血流。动脉导管未闭并存于肺血流减少的发绀型心脏病时，导管是其赖以存活的重要条件，当作别论。动脉导管未闭是一种较常见的先天性心血管畸形，占先天性心脏病总数的 12%～15%，女性约 2 倍于男性。约 10% 的病例并存其他心血管畸形。动脉导管为位于左肺动脉基部与降主动脉起始部之间的管道。胎儿时期，肺呈萎陷状态，肺血管的阻力较高，由右心室排至肺动脉的血液绝大多数通过动脉导管进入降主动脉。出生后，肺膨胀并随着呼吸而舒缩，肺循环阻力随之下降，右心室排出的血液乃进入两侧肺内进行气体交换。当肺动脉压力与主动脉压力持平时，动脉导管即呈功能上的闭合。进而由于生理上的弃用、肺膨胀后导管所处位置角度的改变和某些尚未阐明的因素，导管逐渐产生组织学上的闭合,形成动脉韧带。据统计,88%的婴儿在出生后2个月内导管即闭合,98%在8个月内已闭合。如果在1周岁时导管仍开放,以后自行闭合的机会较少,即形成导管未闭(症)。未闭动脉导管的直径与长度一般自数毫米至2cm不等,有时粗如其邻近的降主动脉,短至几无长度可测,为主动脉与肺动脉壁之间直接沟通。动脉导管未闭产生主动脉向肺动脉(左向右)血液分流,分流量的多寡取决于导管口径的粗细及主动脉和肺动脉之间的压力阶差。出生后不久,肺动脉的阻力仍较大、压力较高,因此左至右分流量较少,或仅在收缩期有分流。此后肺动脉阻力逐渐变小,压力明显低于主动脉,分流量亦随之增加。由于肺动脉同时接受右心室排出的和经导管分流来的血液,从肺静脉回至左心室的血量增加,加重左心室负荷,导致左心室扩大、肥厚以至功能衰竭。流经二尖瓣孔的血量过多时,会出现二尖瓣相对性狭窄。肺静脉血液排流受阻、压力增高,可导致肺间质性水肿。由于流经升主动脉和主动脉弓的血量增多而使其管腔扩大;肺动脉血量增加亦呈同样反应。长期的肺血流量增加,可引起肺小动脉反射性痉挛,后期可发生肺小动脉管壁增厚、硬化,管腔变细,肺循环阻力增加,使原先由于肺血流量增加引起的肺动脉压力升高更加严重,进一步加重右心室负担,出现左、右心室肥大,晚期出现右心衰竭。随着肺循环阻力的增加和肺动脉高压的发展,左至右分流量逐渐减少,最终出现反向(右至左)分流,身体下半部动脉血氧含量降低,趾端出现发绀。长期的血流冲撞,可使导管壁变薄、变脆,以至发生动脉瘤或钙化,并易招至感染,发生动脉内膜炎。近端肺动脉可因腔内压力增高呈现动脉瘤样扩大。

(1)临床表现:动脉导管未闭的临床表现主要取决于主动脉至肺动脉分流血量的多寡,以及是否产生继发肺动脉高压和其程度,轻者可无明显症状,重者可发生心力衰竭。常见的症状有劳累后心悸、气急、乏力,易患呼吸道感染和发育不良。抗生素广泛应用以来,细菌性动脉内膜炎已少见。晚期肺动脉高压严重,产生逆向分流时,出现下半身发绀。

(2)体征:典型的体征是胸骨左缘第二肋间听到响亮的连续性机器样杂音,伴有震颤。肺动脉第二心音亢进,但常被响亮的杂音所掩盖。分流量较大者,在心尖区尚可听到因二尖瓣相对性狭窄产生的舒张期杂音。测血压示收缩压多在正常范围,而舒张压降低,因而脉压差增大,四肢血管有水冲脉和枪击声。婴幼儿可仅听到收缩期杂音。晚期出现肺动脉高压时,杂音变异较大,可仅有收缩期杂音,或收缩期杂音亦消失而代之以肺动脉瓣关闭不全的舒张期杂音(Graham-steell杂音)。

(3)心电图检查:轻者可无明显异常变化,典型表现示电轴电偏、左心室高电压或左心室肥大。肺动脉高压明显者,示左、右心室均肥大。晚期则以右心室肥大为主,并有心肌损害表现。超声显像检查,可见动脉导管与主动脉、肺动脉沟通的情况。

9. 法洛四联症 指肺动脉口狭窄、室间隔缺损、主动脉骑跨和右心室肥厚等联合心脏畸形,简称四联症。其室间隔缺损和肺动脉狭窄两种畸形是具有特征性的。室间隔缺损大,约等于主动脉口,多位于主动脉瓣下,较常见的单纯室间隔缺损靠前。肺动脉狭窄则完全或部分由漏斗部狭窄所构成。法洛四联症是一种常见的先天性心脏病,在先天性心脏病中占12%~14%,并在发绀性先天性心脏病中居首位。由于法洛四联症的室间隔缺损大并肺动脉狭窄而致左、右心室收缩压峰值相等。

(1)临床表现:新生儿即可出现发绀,尤以哭闹时显著,并逐年加重。开始步行时易有气促,喜蹲踞,严重时可出现缺氧性昏厥、抽搐。体检见发育不良、全身性发绀、杵状指(趾),胸骨左缘第二三四肋间可闻及收缩期喷射性杂音,有时可能触及震颤,肺动脉瓣区第二心音常减弱。

(2)辅助检查

①血常规见红细胞增多,可达 $5.8×10^{12}/L$,血红蛋白增至 $15～20g/L$,血细胞比容明显增加。

②血气分析见动脉血氧饱和度降至 90%～40%。

③心电图电轴右偏,右心房室肥大,但极少伴劳损,右心房扩大。

④X 线检查见心影正常或稍大,心尖抬高,后前位示"靴状心",主动脉影增宽,约 25%病例示右位主动脉弓,肺动脉段凹陷,肺野清亮。

⑤超声心动图见右心室流出道狭窄,肺动脉及瓣膜狭窄,主动脉右跨,室间隔连续性中断;多普勒示右向左分流。

⑥右心室造影及右心导管检查。肺动脉狭窄(包括瓣膜和右心室流出道狭窄),主动脉与肺动脉同时显影。主动脉增粗,位置偏右,示骑跨;左心室提前影示室间隔缺损。右心室压力升高等于或高于主动脉压,肺动脉压力低,血氧饱和度减低。

⑦磁共振检查可了解合并的主动脉畸形,肺动脉发育情况及心脏内复杂畸形等。

(四)治疗原则

轻度肺动脉狭窄病人临床上无症状,可正常生长发育并适应正常的生活,不需手术治疗;中等度肺动脉狭窄病人一般在 20 岁左右出现活动后心悸、气急症状,如不采取手术治疗,随着年龄的增长必然会导致右心室负荷过重,出现右心衰竭症状,从而丧失生活和劳动能力,对极重度肺动脉狭窄病人常在幼儿期出现明显症状,如不及时治疗常在幼儿期死亡。

1. 手术指征

(1)病人虽无症状,心电图也无明显异常改变,但右心导管检查示右心室收缩压在 8.0kPa(60mmHg)以上,或跨瓣压力阶差大于 5.3kPa(40mmHg),或超声心动图检查示瓣孔在 1.0～1.5cm 属中度狭窄者应考虑手术。

(2)无症状,但心电图示右心室肥大或伴有劳损,X 线片示心脏有中度增大者。

(3)有症状,心电图及 X 线均有异常改变者,以学龄前施行手术为佳。

(4)症状明显有昏厥发作史属极度狭窄者,应在婴幼儿期施行手术以减轻右心室负荷。

2. 手术方法 肺动脉瓣狭窄过去多在中度低于体温下(30℃～32℃)施行直视瓣膜交界切开术,低温方法简便,对体内生理功能的扰乱较少,术后恢复顺利,但由于低温仅能提供安全循环阻断时限 6～8min,心内操作必须快速完成,且无充裕时间对心内畸形进行探查和纠治。近年来体外循环日臻完善,心肌保护和手术技巧的进展使心内直视手术更为安全,因而肺动脉口狭窄手术一般均采用体外循环下心内直视矫治术。

(1)低温下肺动脉瓣直视切开术:仅适于单纯性肺动脉瓣狭窄,且病情较轻而无继发性漏斗部狭窄和其他伴发心内畸形者。

气管插管麻醉后,将病人泡入冰水中行体表降温,待鼻咽温度降至 35℃时出水,擦干身体,体温将继续下降至 32℃～30℃。

病人取仰卧位,胸骨正中切口纵向锯开胸骨,切开心包后进行心外扪诊。在肺动脉根部可触及收缩期震颤,按压该部可扪及增厚发硬融合的瓣膜,右心室呈明显肥厚增大。检查完毕后,分别游离上、下腔静脉并套绕阻断带,于肺动脉前壁上、下端及两侧置 4 针牵引缝线,钳夹部分肺动脉前壁纵向切开肺动脉前壁。麻醉师行几次过度换气后，分别束紧上、下腔静脉绕带，阻断腔静脉血流。经6～8次心搏将心腔余血排空后放开肺动脉钳，吸净肺动脉内血液，用拉钩牵开肺动脉切口，显露肺动脉瓣及瓣环，认清瓣膜的融合脊，用剪刀或小刀从瓣孔沿融合脊向瓣环处逐步剪开，到达肺动脉壁，用示指经切开的瓣孔探查右心室有无肌肉肥厚和狭窄。心内操作完成后提起肺动脉壁的牵引线，开放上腔静脉阻断带，恢复辅助呼吸，待血液由肺动脉切口涌出，排尽右心室内残留空气后，钳夹肺动脉切口，用细线缝合切口，待半分钟后再放松下腔静腔阻断带，手术即全部完成。术后可能出现一过性反应性高血压，待血压及心率恢复正常后缝合心包切口，心包内及胸骨后置多孔引流管。如术中发生心室颤动应迅速切开狭窄瓣膜后，做心脏按摩和电击除颤。

(2) 体外循环下直视矫治术：适合于各类肺动脉口狭窄的治疗。病人体位、胸部切口和心脏大血管解剖步骤均同低温下直视手术，经 3mg/kg 肝素化后，于升主动脉插入动脉灌注管，经右心耳和右心房分别插入上、下腔静脉引流管，建立体外循环后开始血液降温。根据心功能状况和病变复杂程度，将病人鼻咽温度降至 32℃～28℃，主动脉阻断后在升主动脉根部快速注入冷心停搏液，心包腔用冰水浇注，心脏表面用小冰袋局部降温以保护心肌，然后阻断上、下腔静脉绕带，切开肺动脉或右心室，施行肺动脉瓣直视下交界切开术和（或）漏斗部肥厚肌肉切除术或流出道扩大补片术。

漏斗部肥厚肌肉切除应包括隔束、间束和部分室上嵴的肥厚肌肉，心内肥厚肉柱亦应予以切除，以疏通流出道，但应避免切断邻近乳头肌、圆锥肌和调节束。疏通后的流出道直径，成人应大于 1.7cm，儿童应大于 1.4cm，否则应用心包片裁剪成一个梭形补片以扩大流出道，狭小的肺动脉瓣环亦应切开直至右心室流出道，然后用织片或心包片予以扩大。跨瓣环补片会产生肺动脉瓣关闭不全，术后可能产生右心室衰竭。为避免产生严重肺动脉瓣关闭不全，安全渡过术后危险期，可采用带瓣叶补片扩大肺动脉瓣环，避免因瓣环扩大而导致肺动脉瓣关闭不全。术毕右心室和主动脉根部分别插针排气，开放主动脉阻断钳，必要时电击除颤使心脏复跳。待复温至 35℃，心搏有力和血压稳定后停止体外循环，先后拔除上、下腔静脉插管和动脉灌注管，按每千克体重鱼精蛋白 4.5mg 静脉滴注以中和肝素。

六、肺动脉瓣关闭不全

单纯先天性肺动脉瓣关闭不全罕见，最常见病因为继发于肺动脉高压所致肺动脉干的根部扩张引起的瓣环扩大，如风湿性二尖瓣损害、艾生门格综合征等；少见为特发性或马方综合征的肺动脉扩张。肺动脉瓣原发性损害所致者较少见，如感染性心内膜炎、肺动脉瓣狭窄或法洛四联症术后、类癌综合征和风湿性心脏病。肺动脉瓣关闭不全（pulmonary incompetence）引起右心室容量过度负荷，如无肺动脉高压，可耐受多年；如有肺动脉高压，则加速右心室衰竭发生。临床上大多数肺动脉瓣关闭不全是功能性的。

(一) 诊断

1. 临床表现 多数病例由于原发病的临床表现突出，掩盖肺动脉瓣关闭不全的表现，仅偶然于听诊时发现。

2. 体征

(1) 血管和心脏搏动：胸骨左缘第二肋间扪及扩大的肺动脉收缩期搏动，有时可伴收缩期或舒张期震颤。胸骨左下缘扪及右心室高动力性收缩期搏动。

(2) 心音：肺动脉高压者，第二心音中肺动脉瓣音增强。由于右心室心搏量增多，射血时间延长，第二心音呈宽分裂。有心搏量增多致已扩大的肺动脉突然扩张产生收缩期喷射音，在胸骨左缘第二肋间最明显。胸骨左缘第四肋间常有右心室第三和第四心音，吸气时增强。

(3) 心脏杂音：继发于肺动脉高压者，在胸骨左缘第2～4肋间有随第二心音后立即开始的舒张早期叹气样高调递减型杂音，吸气时增强，称为Graham-steell杂音。无肺动脉高压者，舒张期杂音在第二心音后开始稍后，短促并可呈隆隆样，吸气时增强。由于肺动脉扩大和右心搏出量增加，在胸骨左缘第二肋间紧随喷射音后有收缩期喷射性杂音。

(二) 辅助检查

1. X线检查 右心室和肺动脉干扩大，肺门血管影搏动明显，肺动脉高压时外周肺血管影减少。

2. 心电图检查 继发于肺动脉高压者有右心室肥厚征，电轴右偏或右束支传导阻滞。

3. 超声心动图检查 多普勒对确诊肺动脉瓣关闭不全甚为敏感，可半定量反流的严重程度。M型超声心电图可见大的a波，提示合并瓣膜狭窄，肺动脉缺如时无瓣膜回声，a波缺如，肺动脉高压时可见EF斜率低平及肺动脉瓣后叶收缩期切迹出现。

4. 右心导管检查 可见肺动脉收缩压正常或增高，舒张压则减低。

5. 选择性肺动脉造影 可见造影剂在舒张期反流到右心室。

(三) 鉴别诊断

1. 与主动脉瓣关闭不全的鉴别 Graham-steell杂音有时难以与主动脉瓣关闭不全的舒张早期杂音区别，须靠超声心动图确诊（参见本章主动脉瓣关闭不全）。主动脉瓣区舒张期杂音，为一高调递减型哈气样杂音，坐位前倾呼气末时明显。最响区域取决于有无显著的升主动脉扩张；风湿性者主动脉扩张较轻，在胸骨左缘第三肋间最响，可沿胸骨缘下传至心尖区；马方综合征或梅毒性心脏病所致者，由于升主动脉或主动脉瓣环可有高度扩张，故杂音在胸骨右缘第二肋间最响。一般主动脉瓣关闭不全越严重，杂音所占的时间越长，响度越大。轻度关闭不全者，此杂音柔和，仅出现于舒张早期，只在病人取坐位前倾、呼气末才能听到；较重关闭不全时，杂音可为全舒张期且粗糙；在重度或急性主动脉瓣关闭不全时，由于左心室舒张末期压力增高至与主动脉舒张压相等，故杂音持续时间反而缩短。如杂音呈音乐性质，常提示瓣膜的一部分翻转、撕裂或穿孔。主动脉夹层有时也出现音乐性杂音，可能是由于舒张期近端主动脉内膜通过主动脉瓣向心室脱垂或中层主动脉管腔内血液流动之故。明显主动脉瓣关闭不全时，在心底部主动脉瓣区常可听到收缩中期喷射性、较柔和、短促的高调杂音，向颈部及胸骨上凹传导，为极大的心搏量通过畸形的主动脉瓣膜所致，并非由器质性主动脉瓣狭窄引起。心尖区常可闻及柔和、低调的隆隆样舒张中期或收缩期前杂音，即Austin-Flint杂音。此乃由于主动脉瓣大量反流，冲击二尖瓣前叶，妨碍其开启并使其震动，引起相对性二尖瓣狭窄；同时主动脉瓣反流血与左心房回流血发生冲击，混合，产生涡流所致。此杂音在用力握掌时增强，吸入亚硝酸异戊酯时减弱。当左心室明显扩大时，由于乳头肌外移引起功能性二尖瓣反流，可在心尖区闻及全收缩期吹风样杂音，向左腋下传导。瓣膜活动很差或反流严重时主动脉瓣第二心音减弱或消失；常可闻及第三心音，提示左心功能不全；左心房代偿性收缩增强时闻及第四心音。

由于收缩期心搏量大量增加,主动脉突然扩张,可造成响亮的收缩早期喷射音。急性严重主动脉关闭不全时,舒张期杂音柔和、短促;第一心音减弱或消失,可闻及第三心音;脉压差可近于正常。病人颜面较苍白,心尖搏动向左下移位,范围较广,且可见有力的抬举性搏动。心浊音界向左下扩大。主动脉瓣区可触到收缩期震颤,并向颈部传导;胸骨左下缘可触到舒张期震颤。颈动脉搏动明显增强,并呈双重搏动。收缩压正常或稍高,舒张压明显降低,脉压差明显增大。可出现周围血管体征:水冲脉(Corrigan's pulse)、毛细血管搏动征(Quincke's sign)、股动脉枪击音(Traube's sign)、股动脉收缩期和舒张期双重杂音(Duroziez's sign),以及头部随心搏频率的上下摆动(de-Musset's sign)。肺动脉高压和右心衰竭时,可见颈静脉怒张,肝大,下肢水肿。

2. 与器质性肺动脉瓣关闭不全病因的鉴别

(1)先天性肺动脉瓣发育畸形:包括瓣膜缺如,二叶或四叶式瓣膜及特发性肺动脉扩张,可通过病史、临床症状和体征、超声心动图及心血管造影进行鉴别。

(2)风湿性肺动脉瓣关闭不全:临床少见,病史及超声心动图有助于鉴别。

(3)感染性心内膜炎导致的肺动脉瓣关闭不全:孤立性感染性心内膜炎较少侵犯肺动脉瓣,多有感染性心内膜炎的全身表现,超声心动图可见到瓣膜上有细菌性赘生物或瓣膜穿孔造成的反流,此时可以确诊。

3. 与相对性肺动脉瓣关闭不全的鉴别 相对性肺动脉瓣关闭不全即肺动脉瓣没有损害,多继发于肺动脉高压,任何引起肺动脉高压的病变都可以导致肺动脉扩张、右心室扩大而引起相对性肺动脉瓣关闭不全,最常见的原因有二尖瓣瓣膜病变(尤其是风湿性二尖瓣狭窄)、先天性心脏病如室间隔缺损、房间隔缺损、动脉导管未闭、原发性肺动脉高压和急性肺源性心脏病等。杂音在胸骨左缘第二肋间最清晰,于吸气时增强,沿胸骨左缘传导,但不向心尖传导,第二心音亢进伴分裂,脉压差正常,不伴有周围血管体征,超声心动图检查可协助鉴别。

(四)治疗原则

1. 内科治疗 单纯肺动脉瓣反流预后良好,无须治疗,但应预防感染性心内膜炎。原发性肺动脉高压病人预后较差。主要治疗肺动脉高压导致的右心衰竭,以治疗导致肺动脉高压的原发性疾病为主,如缓解二尖瓣狭窄的梗阻,纠正房间隔和室间隔缺损等,然后治疗肺动脉高压,减轻右心室负荷,可用利尿药、血管扩张剂、钙拮抗剂及吸氧,但疗效均较差。

2. 外科治疗 仅在严重的肺动脉瓣反流致顽固性右心室衰竭时,才对该瓣膜进行手术治疗。

七、二尖瓣脱垂综合征

二尖瓣脱垂综合征(mitral valve prolapse syndrome)是指各种原因致二尖瓣叶在心脏收缩时向左心房脱垂,导致二尖瓣关闭不全的一系列临床表现,曾被称为收缩期喀喇音-杂音综合征,Barlow综合征,瓣膜松弛综合征等。正常情况下,心室收缩,乳头肌立即收缩,在腱索的牵引下,二尖瓣瓣叶相互靠近;左心室继续收缩时室内压上升,瓣叶向左心房内膨出,乳头肌协同收缩,是腱索拉紧以防瓣叶外翻入左心房,瓣叶紧贴,瓣口关闭;此时瓣叶不超过瓣环水平。当二尖瓣的瓣叶或腱索,或乳头肌,或瓣环发生病变时,松弛的瓣叶在瓣口关闭后进一步脱向左心房,导致二尖瓣关闭不全。二尖瓣脱垂还可见于左心室收缩功能异常,即节段性收缩,可

第十六章 心脏瓣膜病的鉴别诊断

使腱索和瓣叶处于松弛关闭,引起和加重其过长,使二尖瓣收缩晚期发生脱垂。二尖瓣脱垂可造成左心室收缩时二尖瓣反流,使左心房负荷和左心室舒张期负荷加重。原发性二尖瓣脱垂是一种先天性结缔组织病,其确切病因尚未明了,可见于系统性红斑狼疮、结节性多动脉炎,亦可见于风湿或病毒感染、冠心病、心肌病、先天性心脏病、甲状腺功能亢进症等病人。

(一)诊断

1. 临床表现 多数病人无明显症状,如症状出现,可有间歇性、反复性和一过性的特点。

(1)胸痛:发生率60%~70%,位于心前区,可呈钝痛、锐痛或刀割样痛,通常程度较轻,持续时间数分钟至数小时,与劳累或精神因素无关,含服硝酸甘油不能使之缓解。

(2)心悸:出现在50%的病人,原因不明。可能与心律失常如频发室性早搏、阵发性室上性心动过速或室性心动过速有关,但动态心电图监测和房室束电图检查发现,部分病人心悸与心律失常的相关性不高。

(3)呼吸困难和疲乏感:40%的病人主诉气短、乏力,常为初发症状。部分病人无心力衰竭的情况下,运动耐力降低。严重二尖瓣反流者可出现左心功能不全的表现。

(4)其他:可有头晕、昏厥、血管性偏头痛、一过性脑缺血,以及焦虑不安,紧张易激动,恐惧和过度换气等神经精神症状。

2. 体征

(1)心脏听诊:心尖区或其内侧可闻及收缩中晚期非喷射样喀喇音,此音在第一心音后0.14s以上出现,为腱索被突然拉紧或瓣叶的脱垂突然终止所致。紧接喀喇音可听到收缩晚期吹风样杂音,常为递增型,少数可为全收缩期杂音,并掩盖喀喇音。有时在心尖区可听到高调响亮音乐性收缩晚期杂音,类似百日咳或雁鸣样。收缩期杂音出现越早,出现的时间越长,表明二尖瓣反流越严重。凡能降低左心室排血阻力,减少静脉回流,增强心肌收缩力而使左心室舒张期末容量减少的生理或药物措施,如立位、屏气、心动过速、吸入亚硝酸异戊酯等,均可使收缩期喀喇音和杂音提前;反之,凡能增加左心室排血阻力,增加静脉回流,减弱心肌收缩力而使左心室舒张期末容量增加的生理或药物因素,如下蹲、心动过缓、β受体阻滞剂、升血压药等,均可使收缩期喀喇音和杂音延迟。

(2)其他:心脏搏动呈双重性,在收缩中期与喀喇音出现的同时,心脏突然退缩使心脏向外的搏动突然中止。病人体形多属无力型,可伴直背,脊柱侧凸或前凸,漏斗胸等。

(二)辅助检查

1. X线检查 多数病人心影无明显异常。严重二尖瓣关闭不全者左心房和左心室明显增大。胸部骨骼异常最为常见。左心室造影显示二尖瓣脱垂和反流,右前斜位投照见收缩期二尖瓣后瓣呈唇样突入左心房;左心室收缩不对称,心室后基底或中部强烈收缩,呈向内凹陷的"芭蕾足"样改变。

2. 心电图 多数心电图可正常。部分表现为Ⅱ,Ⅲ,aVF导联T波双相或倒置,以及非特异性ST段的改变,此改变在吸入亚硝酸异戊酯或运动后更明显。ST-T波改变可能与乳头肌缺血,或瓣膜脱垂后左心室张力增高,以及交感神经功能亢进有关。可见Q-T间期延长。常见各种心律失常,包括房性早搏、室性早搏、室上性或室性心动过速、窦房结功能低下及各种不同程度的房室传导阻滞,亦可见预激综合征。

3. 超声心动图 对二尖瓣脱垂具有特别的诊断意义。二维超声心动图胸骨旁长轴切面上可见收缩期二尖瓣前、后叶突向左心房，并超过瓣环水平。此外，可见二尖瓣呈明显气球样改变，瓣叶变厚、冗长，瓣环扩大，左心房和左心室扩大，腱索变细延长或断裂。M型超声可见收缩晚期二尖瓣叶关闭线（cd段）弓形后移超声2mm和全收缩期后移超声3mm。同时，收缩期一段瓣叶或前后瓣叶均呈吊床样改变。

（三）鉴别诊断

1. 原发性二尖瓣脱垂综合征 是一种先天性结缔组织病，病因未明，部分病人有家族史，可能为常染色体显性遗传性疾患。可发生于各年龄组，女性多见，尤以14～30岁女性最多，1/3病人无其他器质性心脏病而仅以二尖瓣脱垂为临床表现，后叶脱垂多见。其病理解剖主要为二尖瓣组织黏液样变性，伴有瓣膜过长和松弛。可见于马方综合征。

2. 继发性二尖瓣脱垂综合征 继发性二尖瓣脱垂可见于冠心病、先天性心脏病（继发孔型房间隔缺血）、系统性红斑狼疮、结节性多动脉炎、风湿或病毒感染、心肌病、甲状腺功能亢进症等。除了二尖瓣脱垂的表现以外，上述疾病均有各自相应的症状、体征及辅助检查阳性表现，均可予以鉴别。

3. 风湿性二尖瓣关闭不全 通常情况下，从初次风湿性心脏病到出现明显二尖瓣关闭不全的症状可长达20年；一旦发生心力衰竭，则进展迅速。

（1）临床表现：轻度二尖瓣关闭不全可无明显症状或仅有轻度不适感。严重二尖瓣关闭不全的常见症状有：劳力性呼吸困难、疲乏、端坐呼吸等，活动耐力显著下降。咯血和栓塞较少见。晚期右心衰竭时可出现肝脏淤血、肿大、有触痛，踝部水肿，胸水或腹水。急性者可很快发生急性左心衰竭或肺水肿。心脏听诊可闻及心尖区收缩期吹风样杂音，响度在3/6级以上，多向左腋下传导，吸气时减弱，反流量小时音调高，瓣膜增厚者杂音粗糙。前叶损害为主时，杂音向左腋下或左肩胛下传导；后叶损害为主者，杂音向心底部传导。可伴有收缩期震颤。心尖区第一心音减弱，或被杂音掩盖。由于左心室射血期缩短，主动脉瓣关闭提前，导致第二心音分裂。严重二尖瓣关闭不全者可出现低调的第三心音。闻及二尖瓣开瓣音提示合并二尖瓣狭窄，但不能除外二尖瓣关闭不全。严重的二尖瓣关闭不全病人，由于舒张期大量血液通过，导致相对性二尖瓣狭窄，故心尖区可闻及低调、短促的舒张中期杂音。肺动脉高压时，肺动脉瓣区第二心音亢进。其他体征有动脉血压正常而脉搏较细小。心界向左下扩大，心尖区触及局限性收缩期抬举样搏动，说明左心室肥厚和扩大。肺动脉高压和右心衰竭时，可有颈静脉怒张，肝大，下肢水肿。

（2）辅助检查

①X线检查。轻度二尖瓣关闭不全者，可无明显异常发现或仅有轻度肺淤血改变。严重者左心房和左心室明显增大，增大的左心房可推移和压迫食管。肺动脉高压或右心衰竭时，右心室增大。可见肺静脉淤血，肺间质水肿和Kerley B线。常有二尖瓣叶和瓣环的钙化；左心房和左心室搏动增强，透视或记波摄影左心房段出现收缩期扩张波，有助于二尖瓣关闭不全的定性诊断，但无助于关闭不全的程度估计。

②心电图检查。轻度二尖瓣关闭不全者心电图可正常。严重者可有左心室肥大和劳损；肺动脉高压时可出现左、右心室肥大的表现。慢性二尖瓣关闭不全伴左心房增大者多有心房颤动。窦性心律者P波增宽且呈双峰形，提示左心房增大。

第十六章 心脏瓣膜病的鉴别诊断

③超声心动图检查。是检测和定量二尖瓣反流的最准确的无创性诊断方法,二维超声心动图上可见二尖瓣前后叶反射增强、增厚,瓣口在收缩期关闭对合不佳;腱索断裂时,二尖瓣可呈连枷样改变,在左心室长轴面上可见瓣叶在收缩期呈鹅颈样钩向左心房,舒张期呈挥鞭样漂向左心室。M型超声可见舒张期二尖瓣前叶EF斜率增大,瓣叶活动幅度增大;左心房扩大,收缩期过度扩张;左心房扩大及室间隔活动过度。多普勒超声显示左心房收缩期反流。

④放射性核素检查。放射性核素血池显像示左心房和左心室扩大,左心室舒张末期容积增加。肺动脉高压时,可见肺动脉主干和右心室扩大。

⑤右心导管检查。右心室、肺动脉及肺毛细血管压力增高,肺循环阻力增大,左心导管检查见左心房压力增高,压力曲线V波显著,而心排血量减低。

4. 相对性二尖瓣关闭不全 先天性心血管病,如大的心室间隔缺损、动脉导管未闭、主动脉窦瘤破入右心室等,以及后天性心脏病,如高血压性心脏病、扩张型心肌病及贫血性心脏病等,均可导致左心室扩大和二尖瓣环扩大,从而引起二尖瓣相对性关闭不全,可出现心尖区收缩期杂音,其特点是柔和、短促,响度在2级以下,随着先天性心血管病的纠正和原发性心脏病的治疗及心功能的改善,杂音可以减轻或消失。当重度肺动脉高压引起右心室扩大,导致三尖瓣关闭不全、右心室顺钟向转位到胸骨左缘下部与心尖区之间时,可出现酷似二尖瓣关闭不全的收缩期杂音,此杂音随吸气的增强而增强,还可有右心衰竭的症状和体征。

5. 室间隔缺损 可在胸骨左缘第三四肋间闻及粗糙的全收缩期杂音,常伴有收缩期震颤,杂音向左侧心前区传导,室上嵴上方缺损杂音在第三四肋间最响,室上嵴下方缺损杂音在第三肋间最响,并伴明显收缩期震颤,是最常见的类型,隔膜后缺损在第四五肋间最响,震颤不明显。心尖搏动呈抬举样。肺动脉第二心音亢进伴分裂。心电图及X线检查表现为左、右心室增大。超声心动图显示心室间隔连续中断,声学造影可证实心室水平左向右分流存在。

6. 三尖瓣关闭不全 胸骨左缘下端闻及局限性吹风样的全收缩期杂音,吸气时因回心血量增加可使杂音增强,呼气时减弱。肺动脉高压时,肺动脉瓣区第二心音亢进,颈静脉V波增大。可有肝脏搏动,肿大。心电图和X线检查可见右心室肥大。超声心动图可明确诊断。

7. 主动脉瓣狭窄 心底部主动脉瓣区或心尖区可听到响亮粗糙的收缩期喷射型或递增-递减型杂音,向颈部传导,与吸气无关,伴有收缩期震颤。可有收缩早期喀喇音,心尖搏动呈抬举样。心电图和X线检查可见左心室肥厚和扩大。超声心动图可明确诊断。

8. 肥厚型心肌病 特发性肥厚性主动脉瓣下狭窄(IHSS)或称不对称性肥厚型心肌病的病人,在胸骨左下缘与心尖区内侧之间可听到喷射性收缩期杂音,IHSS的杂音出现在收缩早期或晚期,不出现在全收缩期。

9. 乳头肌功能不全 乳头肌由于缺血、坏死、纤维化,使其收缩期功能障碍,附于其上并连接瓣叶的腱索也就不能行使其正常的牵拉功能,在收缩期瓣膜不能紧闭而形成反流。这种情况多为冠心病所致,支配乳头肌的冠状动脉分支狭窄或闭塞使乳头肌发生相应病变,也常见于感染性心内膜炎、浸润性病变或外伤等。由于病变的性质、程度不一,产生的后果也不尽相同,如乳头肌坏死断裂,则相应的瓣叶在收缩期可以脱垂到心房;如果仅是缺血而致收缩期功能减退,则瓣叶仅略高于瓣环水平;如果乳头肌纤维化挛缩则可使瓣叶低于瓣环水平。乳头肌功能障碍所致的杂音多为收缩中、晚期杂音,强度一般不超过3级。由于支配二尖瓣后叶的乳头肌功能不全较常见,故杂音多向胸骨左下缘传导。心绞痛发作时杂音增强,疼痛缓解后杂音减弱,常提示乳头肌缺血。

10. 功能性心尖区收缩期杂音 半数左右的正常儿童和青少年可听到心前区收缩期杂音,响度在1~2/6级,短促,性质柔和,不掩盖第一心音,无心房和心室扩大。亦可见于发热、贫血、甲状腺功能亢进症等高动力循环状态,原因消除后杂音即消失。

(四)治疗原则

无症状或症状轻微者不需治疗,可正常工作、生活,定期随访。有昏厥史、猝死家族史、复杂室性心律失常、马方综合征者,应避免过度的体力劳动及剧烈运动。胸痛者可用β受体阻滞剂,减少心肌氧耗和室壁张力,减慢心率,减弱心肌收缩力,改善二尖瓣脱垂的程度,从而缓解胸痛。硝酸酯类药物可加重二尖瓣脱垂,应慎用。对伴有二尖瓣关闭不全者,在手术、拔牙、分娩或侵入性检查前后,应预防性应用抗生素,以防止感染性心内膜炎。对心律失常伴心悸、头昏、眩晕或昏厥史者,可用β受体阻滞剂,无效时可用苯妥英钠、奎尼丁等,必要时可联合用药。出现一过性脑缺血者,应使用阿司匹林等抗血小板聚集药物,如无效,可用抗凝药物,以防脑栓塞发生。严重二尖瓣关闭不全合并充血性心力衰竭者常须手术治疗。对于腱索延长或断裂、瓣环扩大、二尖瓣增厚但运动良好无钙化者,宜行瓣膜修补术;不适合瓣膜修补者,行人工瓣膜置换术。

八、三尖瓣狭窄

风湿性单独三尖瓣狭窄极为少见。三尖瓣狭窄多见于女性,几乎都伴有二尖瓣和(或)主动脉瓣病变,而且兼有三尖瓣关闭不全。作为风湿热的后遗症,其病理变化和二尖瓣狭窄相似,即瓣膜纤维化增厚,边缘有赘生物生长,三个瓣膜相互粘连或融合,形成三角形狭窄瓣孔。病变也可延及腱索和乳头肌。但三尖瓣病变的程度和范围较二尖瓣为轻,瓣膜下融合很少见,且很少有钙质沉积。狭窄形成后,血流从右心房流入右心室时发生障碍,因而右心房扩大,压力升高,可出现肝、脾大等严重内脏淤血的征象,右心室则因血流量减少而萎缩。伴有二尖瓣病变时,右心室可肥厚。

(一)诊断

根据典型杂音、右心房扩大及体循环淤血的症状和体征,一般即可做出诊断,对诊断有困难者可行右心导管检查,若三尖瓣平均跨瓣舒张压差在0.27kPa(2mmHg)以上,即可诊断为三尖瓣狭窄。应注意与右心房黏液瘤、缩窄性心包炎等疾病相鉴别。

1. 临床表现 三尖瓣狭窄所致低心排血量引起疲乏,体静脉淤血可引起顽固性水肿、肝大、腹水等消化道症状及全身不适,由于颈静脉搏动的巨大"a"波,使病人感到颈部有搏动感。虽然病人常同时合并有二尖瓣狭窄,但二尖瓣狭窄的临床症状如咯血、阵发性夜间呼吸困难和急性肺水肿却很少见。若病人有明显的二尖瓣狭窄的体征而无肺充血的临床表现时,应考虑可能同时合并有三尖瓣狭窄。

2. 体征

(1)心脏听诊:胸骨左下缘低调隆隆样舒张中晚期杂音,收缩期前增强。直立位吸气时杂音增强,呼气时或Valsalva动作屏气期杂音减弱。可伴舒张期震颤,可有开瓣拍击音。肺动脉瓣区第二心音正常或减弱。风湿性者常伴二尖瓣狭窄,后者常掩盖本病体征。

(2)其他:三尖瓣狭窄常有明显右心淤血体征,如颈静脉充盈、有明显"a"波,呼气时增强。

第十六章 心脏瓣膜病的鉴别诊断

晚期病例可有肝脾大、黄疸、严重营养不良、全身水肿和腹水。肿大的肝脏可呈明显的收缩期前搏动。

(二) 辅助检查

1. X 线检查 右心房明显扩大,下腔静脉和奇静脉扩张,但无肺动脉扩张。

2. 心电图检查 右心房肥大,Ⅱ 及 V_1 导联 P 波高尖;由于多数三尖瓣狭窄病人同时合并有二尖瓣狭窄,故心电图亦常示双心房肥大。无右心室肥大的表现。

3. 超声心动图检查 三尖瓣的变化与二尖瓣狭窄时观察到的相似,M 型超声心动图常显示瓣叶增厚,前叶的 EF 斜率减慢,舒张期与隔瓣呈矛盾运动、三尖瓣钙化和增厚;二维超声心动图对诊断三尖瓣狭窄较有帮助,其特征为舒张瓣叶呈圆顶状增厚,瓣叶活动受限。多普勒超声可估测跨瓣压力阶差。

(三) 鉴别诊断

1. 与功能性三尖瓣狭窄的鉴别 较器质性三尖瓣狭窄常见,多见于左至右分流的先天性心脏病,如心房间隔缺损、肺静脉畸形引流等,或由于三尖瓣反流引起右心室扩大而造成相对三尖瓣狭窄所致。其杂音的特点是柔和的隆隆样舒张期杂音,响度小,通常在 1~2 级,局限在三尖瓣区,短促,于吸气时增强,不伴震颤,可有第三心音,杂音可随原发病变的纠正而减弱或消失。二维超声心动图:可显示三尖瓣叶、腱索及乳头肌无增厚、纤维化、钙化等回声增强和增宽,瓣膜活动不受限及右心室腔扩大。右心导管检查:提示右心房压力增高,右心室舒张期时右心房与右心室之间存在压力差,体循环静脉压力升高。右心房造影也可有助于鉴别。

2. 与缩窄性心包炎的鉴别 患心包炎后,心脏被坚厚、僵硬、纤维化的心包所包围,影响心室正常充盈,回心血量减少,引起心排血量降低和静脉压增高等一系列循环障碍的临床表现,发病率约占心脏病总数的 1.6%。部分由结核性、化脓性和非特异性心包炎引起,也见于心包外伤后或类风湿关节炎的病人。有许多缩窄性心包炎病人虽经心包病理组织检查也不能确定其病因。心包肿瘤和放射治疗也偶可引起本病。缩窄性心包炎中,心包脏层和壁层广泛粘连、增厚和钙化,可厚达 0.5cm,心包腔闭塞成为一个纤维瘢痕组织的外壳,紧紧包住和压迫整个心脏和大血管出口处。有时病变在某一部位特别严重,如房室沟、上腔静脉入口或与胸壁、横膈发生广泛粘连。有些病人的心包组织中可找到结核性、化脓性感染后的肉芽组织,坚硬、增厚和缩窄的心包瘢痕压迫心脏,限制了心室在舒张期的扩张,进入心室的血液减少,因而心排血量减少。心排血量减少又可导致肾脏对盐和水的潴留,使血容量增加。同时,缩窄的心包使舒张期血液回流入心脏时发生困难,出现静脉压升高,静脉怒张,肝大、腹水、胸水、下肢水肿等体征。左心特别是左心房受到缩窄的影响,可引起肺充血,出现呼吸困难。

(1)临床表现:本病起病隐匿,常于急性心包炎数月至数年才发生心包缩窄。病人有不同程度的呼吸困难、腹部膨胀、乏力、头晕、胃纳减退、咳嗽、体重减轻和肝区疼痛等。常见的体征为心尖搏动不易触及,心浊音界正常或轻度增大,第一心音减弱,有时在胸骨左缘第三四肋间听到舒张早期额外音,响度变化大,有时呈拍击性,称心包叩击音。主要由于心室不能充分舒张,心房血液在心室舒张早期迅速进入心室,尔后突然停止所引起的振动而产生的声音。心率较快,可有过早搏动、心房扑动或心房纤颤等。心脏受压和静脉回流受阻可出现颈静脉怒张,且在吸气时怒张更为明显,只有舒张早期可见塌陷(Friedreich 征)。肝大、腹水、下肢水肿,腹水较下肢水肿出现早且明显,动脉收缩压降低,脉压差小,有奇脉等。静脉压显著增高,常超过2.45kPa(250mmH$_2$O)。

(2)辅助检查

①X线检查。心脏阴影大小正常或稍大,可能由于心包增厚或伴有心包积液,左右心缘正常弧弓消失,呈平直僵硬,心脏搏动减弱,上腔静脉明显增宽,部分病人心包有钙化呈蛋壳状。此外,可见心房增大。

②心电图检查。多数有低电压,窦性心动过速,少数可有心房颤动,多个导联T波平坦或倒置。有时P波增宽或增高呈"二尖瓣型P波"或"肺型P波"表现左、右心房扩大,也可有右心室肥厚。

③超声心动图。可见右心室前壁或左心室后壁振幅变小,如同时有心包积液,可发现心包壁层增厚程度。

④心导管检查。右心房平均压升高,压力曲线呈"M"形或"W"形,右心室压力升高,压力曲线呈舒张早期低垂及舒张晚期高起的图形,肺毛细血管楔压也升高。

3. 与右心房黏液瘤的鉴别

(1)临床表现:右心房黏液瘤的瘤体阻塞瓣孔时,亦可引起三尖瓣狭窄的临床表现,但病史短,病程进展迅速,起病急骤,超声心动图有独特的云雾状图像,可资鉴别。年龄(从婴儿至老年均有发现)、病程(自数日至20余年)、症状等可作为参考,但无特异性。症状随体位改变而出现或消失,可高度疑为心脏黏液瘤,应予注意。体征同风湿性瓣膜病或某些先天性心脏病,不足以作为鉴别依据。杂音强度随体位改变曾被认为是心脏黏液瘤的特征性体征,虽有极强的诊断意义,但出现率低(约1/3)。如未引出体位性杂音,亦不足以否定心脏黏液瘤。肿瘤扑落音强烈提示左心房黏液瘤。

(2)辅助检查

①心电图。不是诊断依据,虽然可有各种改变如右束支传导阻滞、一度房室传导阻滞、期前收缩、心房纤颤、心房扩大、ST或T波改变、心室高电压、心室肥大等。

②X线检查。胸部平片可显示肺淤血及心脏形态的某些改变。若肺淤血及心影改变较轻而症状较重,体征又较明显者,提示心脏黏液瘤之可能,但只能作为重要参考,不能据之确诊。

③心导管检查。可显示心肺功能改变,但无助于心脏黏液瘤之诊断,且为有创检查,有使肿瘤破溃、碎片脱落而引致栓塞的危险,尤其是左心房穿刺应列为禁忌。

④选择性或数字减影心腔造影。亦为有创检查,虽有可能显示充盈缺损,提示心腔内占位性病变,但对有活动性较大的心内黏液瘤(如左心房),一般速度的造影系列片难有十分清晰的影像,不如无创的超声心动图的动态图像明确。

⑤放射性核素血池扫描成像。可清晰显示心腔内肿瘤负影,也不如超声心动图的无创、简便。

⑥电子计算机X线断层扫描(CT)、磁共振成像(MRI)。均为无创检查,可清晰显示心腔内占位性病变,但费用昂贵,不用于常规检查心脏黏液瘤。

⑦实验室检查。心脏黏液瘤特别是全身反应严重的病例,多有贫血(血红蛋白可低达40～50g/L),血沉增快(可>120mm/h),免疫球蛋白IgM、IgG、IgA等改变,但无特异性。这些改变只可作为了解全身情况的参考而不能作为确诊依据。

⑧超声心动图诊断。M型超声可作出定性诊断,但二维超声心动为首选方法,为定量诊

断,可反映下述特征:肿瘤的形态和轮廓;瘤体大小;区别局限性与弥漫性肿瘤;肿瘤边缘的回声是否清楚,有无包膜回声;鉴别心腔内、心肌、心壁及心外肿瘤;侵及范围是单心腔或多心腔;显示蒂的附着部位、长度或其他形式的起始点;肿瘤运动过程中的形态变异程度;瘤体数目;瘤体回声程度及分布特征;心脏扩大变形、瓣膜功能异常、心包积液等继发性改变。右心房黏液瘤异常回声团在右心腔内,收缩期在右心房,舒张期随三尖瓣向右心室方向移动达三尖瓣口,或通过三尖瓣口入右心室腔,甚至突入右心室流出道(均可在肋下探查得到清晰之肿瘤回声图形,下腔静脉长轴图可观察位于下腔静脉入口处的右心房黏液瘤)。

4. 与三尖瓣下移畸形的鉴别 三尖瓣下移畸形是一种罕见的先天性心脏畸形。1866年Ebstein首先报道,故亦称为Ebstein畸形。其发病率在先天性心脏病中占0.5%~1%。三尖瓣下移的血流动力学改变决定于三尖瓣关闭不全的轻重程度,是否合并有心房间隔缺损,以及缺损的大小和右心室功能受影响的程度。由于房室环和右心室扩大,以及瓣叶变形等不同程度的三尖瓣关闭不全很常见,在右心房收缩时右心室舒张,房化心室部分也舒张扩大,致使右心房血液未能全部进入右心室。右心房舒张时右心室收缩,房化的右心室也收缩,于是右心房同时接收来自腔静脉、心房化右心室和经三尖瓣反流的血液,致使右心房血容量增多,使房腔扩大,右心房压力升高,引致心力衰竭。合并有卵圆孔未闭或心房间隔缺损的病例,右心房压力高于左心房时则产生右至左分流,体循环动脉血氧含量下降,呈现发绀和杵状指(趾)。房间隔完整,右心室收缩时,进入肺内进行气体交换血量减少,动静脉血氧差变小,可产生面颊潮红,指端轻度发绀。Ebstein畸形的病理改变颇多差异,基本病变是三尖瓣瓣叶和右心室发育异常并伴有隔瓣叶和后瓣叶向右心室下移,通过腱索乳头肌附着于三尖瓣瓣环下方的右心室壁上。三尖瓣瓣叶增大或缩小,往往增厚变形缩短。病变最常累及隔瓣叶,次之为后瓣叶,隔瓣叶和后瓣叶可部分缺失,病变累及前瓣叶则很少见。前瓣叶起源于正常三尖瓣瓣环,可增大如船帆,有时可有许多小孔,通过缩短和发育不全的腱索及乳头肌附着于心室壁。下移的瓣叶使右心室分成两个部分,瓣叶上方扩大的心室称为房化心室,其功能与右心房相似;瓣叶下方为功能右心室。右心房扩大,房壁纤维化增厚。右心房和高度扩大薄壁的房化右心室连成一个大心腔,起贮积血液的作用,而瓣叶下方的功能右心室则起排出血液的功能。三尖瓣下移病例由于三尖瓣瓣环和右心室高度扩大及瓣叶畸形往往呈现关闭不全。若瓣叶游离缘部分黏着,则增大的前瓣叶可在房化心室,与功能右心室之间造成血流梗阻,产生不同程度的三尖瓣狭窄。房室结及房室束解剖位置正常,但右束支可能被增厚的心内膜压迫产生右束支传导阻滞,约5%病例有异常Kent传导束,呈现预激综合征。三尖瓣下移病例中50%~60%伴有卵圆孔未闭或心房间隔缺损,心房水平呈现右至左分流,动脉血氧饱和度降低,临床上出现发绀。其他合并畸形尚有肺动脉狭窄、室间隔缺损、动脉导管未闭、法洛四联症、大动脉错位、主动脉缩窄和先天性二尖瓣狭窄等。

(1)临床症状:少数病人在出生后1周内即可呈现呼吸困难、发绀和充血性心力衰竭。但大多数病人进入童年期后才逐渐出现劳累后气急乏力、心悸、发绀和心力衰竭。各年龄组病人均可呈现室上性心动过速,一部分病人则有预激综合征。

(2)体征:多数病人生长发育差,体格瘦小,约1/3病人颧颊潮红类似二尖瓣面容,常有不同程度的发绀。心脏扩大的病例左前胸隆起,心浊音界扩大,胸骨左缘可扪到三尖瓣关闭不全产生的收缩期震颤。心尖区下部和心尖区搏动正常或减弱。由于右心房和房化右心室高度扩大,颈静脉搏动不明显。心脏听诊心音轻,胸骨左缘可听到三尖瓣关闭不全产生的收缩期杂音,有时还可听到三尖瓣狭窄产生的舒张期杂音,吸气时杂音响度增强。由于增大的三尖瓣前叶延迟闭合,第一心音分裂,且延迟出现的成分增强。第二心音亦常分裂而肺动脉瓣关闭音较轻,有的病例可呈现奔马律。腹部检查可能扪到肿大的肝脏但极少出现肝搏动。童年病人发绀严重者可出现杵状指(趾)。

(3)辅助检查

①X线检查。典型病例可见右心房增大和右心室流出道移向上外方,上纵隔变窄,肺血管纹理正常或减少。少数病例心影可无异常征象。

②心电图。典型表现为右心房肥大,P波高尖,不完全性或完全性右束支传导阻滞。电轴右偏,胸导联R波电压变低,P-R间隔延长,常有室上性心律失常,约5%病人显示B型预激综合征。

③切面超声心动图和多普勒。显示三尖瓣前瓣叶增大,活动幅度大。隔瓣叶和后瓣叶明显下移,发育不良,活动度差。三尖瓣关闭延迟,瓣膜位置左移,室间隔动作反常。右心房及房化右心室共同显示巨大的右心房腔,功能性右心室腔纵径缩短。多普勒检查可显示心房水平右向左分流和三尖瓣反流。

④右心导管和选择性造影。右心房腔巨大,压力增高,压力曲线a波和V波均高大。房化右心室呈房性压力曲线,腔内心电图则为右心室型,合并有心房间隔缺损者心导管可从右心房进入左心房。心房水平可呈现右至左分流,右心室收缩压正常,舒张末压升高,有的病例可测到三尖瓣跨瓣压差。右心造影显示右心房明显扩大,占据左心室位置,功能右心室位于右心室流出道。瓣膜口移至脊柱左缘,右心室下缘可显示三尖瓣瓣环切迹和房化心室与功能心室之间的另一个切迹。肺动脉总干及分支细小,心房水平有右至左分流者则左心房提前显影。

5. 与三尖瓣闭锁的鉴别 三尖瓣闭锁是一种发绀型先天性心脏病,发病率占先天性心脏病的1%~5%。在发绀型先天性心脏病中,继法洛四联症和大动脉错位后居第三位。主要病理改变是三尖瓣闭锁或三尖瓣口缺失,卵圆孔未闭或房间隔缺损,二尖瓣和左心室肥大,右心室发育不良。胚胎在正常发育情况下,心内膜垫融合,将房室管平均分成左右两个管口并参与形成膜部心室间隔和闭合心房间隔第一孔。一般认为胚胎期前后心内膜垫融合部位偏向右侧,心室间隔右移造成房室口分隔不均等,右侧房室管口闭塞则日后形成三尖瓣闭锁。三尖瓣闭锁病人生存期长短与肺血流量有密切关系。肺血流量接近正常者,生存期最长可达8年以上;肺血流量很多者,出生后仅能生存3个月;肺血流少于正常者则出生后生存期居于前述两种情况之间。Keith等报道三尖瓣闭锁病人50%可生存到6个月,33%生存到1岁,仅10%可生存至10岁。

(1)临床表现:房间隔通道小的病例,呈现体循环静脉充血,颈静脉怒张,肝大和周围型水肿。由于肺循环血量少,大多数病例从新生儿期起即可呈现发绀,劳累后气急,并可采取蹲踞体位或发生缺氧性昏厥。2岁以上病人常出现杵状指(趾)。肺血流量增多的病例,发绀程度较轻,但常有气急、呼吸快速,易发作肺部感染,常呈现充血性心力衰竭。

(2)体征:胸骨左缘常可听到肺动脉瓣狭窄或室间隔缺损产生的收缩期吹风样杂音,合并有动脉导管未闭者可听到连续性机器样杂音。肺血流量增多者可听到舒张中期滚筒样杂音。此外,还可能有肝大、水肿、颈静脉怒张和肺水肿等征象。

(3)辅助检查

①心电图。90%的病例为电轴左偏,大动脉错位。肺动脉增粗者电轴正常或右偏。心前

导联均显示左心室肥大,T 波倒置改变。80%病例示 P 波高或增宽并有切迹。

②X 线检查。胸部 X 线表现颇多变异。肺血流减少者心影正常或轻度扩大,肺血流量增多者心影显著扩大。典型的胸部 X 线征象为心脏右缘平直,左心缘圆钝,心尖抬高,心腰部凹陷,有时心影与法洛四联症相似。大动脉错位者心影可呈鸡蛋形。肺血流少的病例肺纹理显著减少,肺充血者可见肺纹理增多。

③心导管和心血管造影术。右心导管可经房缺进入左心房,右心房压力高于左心房。压差大小和房缺直径成反比。动脉血氧含量减少,左心房、左心室、肺动脉及主动脉的血氧含量相同。选择性右心房造影显示造影剂从右心房进入左心房、左心室,再进入肺动脉和主动脉,心影下方可见未显影的三角区即右心室窗,位于右心房、左心室与膈肌之间。有时造影检查可显示心室间隔缺损,右心室腔及流出道和肺动脉。此外尚可显示两根大动脉的互相关系及位置,左心室造影可判定有无二尖瓣关闭不全。

④M 型超声心动图。显示三尖瓣双峰曲线消失,四腔切面检查未能见到三尖瓣回声反射,房间隔回声中断,并有心室间隔上部回声中断。超声心动图和多普勒检查并可见血流自右心房至左心房再进入左心室。二尖瓣活动幅度增大,右心房、左心房、左心室腔均增大,右心室小或消失。

(四)治疗原则

三尖瓣狭窄的治疗,原则上与二尖瓣狭窄相同,但闭式扩张分离术容易撕破瓣膜,造成严重关闭不全,目前已不主张应用。

1. 内科治疗 严格限制钠盐摄入,应用利尿剂,可改善体循环淤血的症状和体征,尤其是减轻肝脏淤血,改善肝功能。

2. 外科治疗 如症状明显,右心室平均舒张压达 0.53~0.67kPa(4~5mmHg),和三尖瓣口面积小于 1.5~2.0cm^2 时,可做三尖瓣分离术或经皮球囊扩张瓣膜成形术,亦可行人工瓣膜置换术,最好用生物瓣。

(1)三尖瓣交界切开术:适用于单纯交界融合、瓣膜组织良好的病例。经右心房切口,直视下用刀分别切开前瓣和隔瓣及后瓣和隔瓣的融合交界,使之分离成两个瓣叶。切开前瓣和后瓣的交界融合容易产生严重的关闭不全,故应慎重。

(2)三尖瓣置换术:适用于瓣膜严重毁损畸形或合并关闭不全者。手术经右心房切口,切除瓣膜,放置缝线和置入人工瓣膜的步骤基本上与二尖瓣置换术相同。但应注意:①三尖瓣瓣环结构不够坚韧,穿缝瓣环的褥式缝线均须带垫片以防撕裂。②在隔瓣叶部位缝线不可穿过瓣环,以防损伤传导束。③鉴于三尖瓣容易发生术后血栓,而且瓣膜承受的压力较主动脉瓣和二尖瓣部位小,置换人工生物瓣较为合适。

九、三尖瓣关闭不全

三尖瓣关闭不全可有相对性和器质性两种。相对性指瓣膜本身并无病变,而系右心室肥大,房室环相应扩张,引起三尖瓣瓣叶对合不良,造成关闭不全。重度风湿性心脏病二尖瓣狭窄或关闭不全、慢性肺心病病人常伴有相对性三尖瓣关闭不全。器质性三尖瓣关闭不全是风湿热的后遗症,临床上不多见,大都同时伴有二尖瓣和主动脉瓣病变。病理变化为瓣膜纤维增厚、卷缩,腱索缩短,瓣环扩大,心脏收缩时瓣膜不能完全对合。往往合并瓣膜交界的融合,因而兼有狭窄。

(一)诊断

根据典型杂音,右心室和右心房增大及体循环淤血的症状和体征,一般不难作出诊断。超声心动图声学造影及多普勒超声检查可确诊,并可帮助作出病因诊断。

三尖瓣关闭不全引起右侧心脏的病理生理变化与二尖瓣关闭不全对左侧心脏的影响相似,但代偿期较长;病情若逐渐进展,最终可导致右心室和右心房肥大,右心衰竭。显著肺动脉高压引起者,病情发展较快。

1. 临床表现 三尖瓣关闭不全的症状和体征与瓣膜关闭不全的程度有关。轻度关闭不全者临床上不易觉察。较严重者可有疲乏、胃纳不佳、肝区胀痛、腹部膨胀和下肢水肿等。三尖瓣关闭不全合并肺动脉高压时,可出现心排血量减少和体循环淤血的症状。三尖瓣关闭不全合并二尖瓣疾病者,肺淤血的症状可由于三尖瓣关闭不全的发展而减轻,但乏力和其他心排血量减少的症状更重。

2. 体征 主要体征为胸骨左下缘第四肋间的全收缩期吹风样杂音,杂音在深吸气末增强(Carvallo征)。吸气及压迫肝脏后杂音可增强,但如衰竭的右心室不能增加心搏量,杂音难以增强。仅在流量很大时,有第三心音及三尖瓣区低调舒张中期杂音。颈静脉怒张伴搏动,颈静脉脉波图V波(又称回流波,为右心室收缩时,血液回流到右心房大静脉所致)增大;肝大并可扪及肝脏搏动,如肝脏长期淤血而致硬化,反而不再有搏动,右心容量负荷达到极点后,杂音不再随吸气而增强,故 Carvallo 征可为阴性。瓣膜脱垂时,在三尖瓣区可闻及非喷射性喀喇音。其淤血体征与右心衰竭相同。

(二)辅助检查

1. X线检查 可见右心室、右心房增大。右心房压升高者可见奇静脉扩张和胸腔积液,有腹水者横膈上抬。透视时可看到右心房收缩期搏动。

2. 心电图检查 可示右心室肥厚、劳损,右心房肥大,右束支传导阻滞或右心室肥大。P波高宽,并常有心房颤动。

3. 超声心动图检查 可见右心室、右心房增大,上、下腔静脉增宽及搏动,连枷样三尖瓣。二维超声心动图声学造影可见微泡往返于三尖瓣,从而证实反流。多普勒超声检查可判断反流程度和肺动脉高压,直接监测到右心室至右心房的异常信号,并可估计反流的程度。切面超声可探测三尖瓣环的大小,了解瓣膜的增厚情况,有助于分辨相对性和器质性病变。

4. 心导管检查 表现为右心房压力波形的V波突出,Y降支变陡,在吸气时更为明显。右心房压力波形与右心室压力波形相似,仅振幅较小,称为右心室化的右心房压,是重度三尖瓣反流的表现。

5. 心血管造影检查 右心室造影、右前斜位电影摄影可显示三尖瓣反流及其程度,但由于心导管跨过三尖瓣,有潜在性假阳性。

(三)鉴别诊断

1. 与二尖瓣关闭不全的鉴别 严重的三尖瓣关闭不全时右心室扩大,心脏顺钟向转位,在心尖区内侧闻及的收缩期杂音易与二尖瓣关闭不全相混淆,但三尖瓣关闭不全的杂音较柔

第十六章 心脏瓣膜病的鉴别诊断

和,随吸气而增强。二尖瓣关闭不全时 Valsalva 动作杂音没有变化;而三尖瓣关闭不全时 Valsalva 动作杂音减弱。二尖瓣关闭不全的杂音随心功能失代偿的纠正而增强;三尖瓣关闭不全者则相反。三尖瓣关闭不全的杂音不向腋下传导,心尖搏动正常或减弱;而二尖瓣杂音向左腋下传导,心尖搏动呈高动力性。三尖瓣关闭不全时颈静脉压力升高,有明显的 V 波,肝脏搏动等,心电图示右心室肥厚,右心房也可扩大,胸部 X 线示右心室扩大;而二尖瓣关闭不全其心电图表现为左心室肥厚,左心房扩大,胸部 X 线示左心室、左心房扩大。三尖瓣关闭不全的超声心动图可表现为功能性右心室扩张,三尖瓣环亦扩张,如为风湿性三尖瓣关闭不全则多伴有狭窄性病变,三尖瓣叶有增厚、钙化表现,一般较轻,反流也较轻。收缩期三尖瓣不能合拢,多普勒可在右心房探测到收缩期反流血流;二尖瓣关闭不全时瓣膜可有不同程度的增厚、腱索增厚及缩短,严重时可有纤维化、钙化的瓣膜回声增强,收缩期瓣膜不能合拢,超声多普勒在左心房内探测到反流血流。

2. 与相对性三尖瓣关闭不全的鉴别 临床症状与器质性三尖瓣关闭不全相似,但较之更为常见,所有能够引起右心室肥大的病变均可导致相对性三尖瓣关闭不全,常见的有严重风湿性二尖瓣狭窄伴肺动脉高压,原发性肺动脉高压和慢性肺源性心脏病引起的右心室肥大和心力衰竭等。可在三尖瓣区听到收缩期杂音,强度在 1~3 级,吸气时增强而呼气时减弱,控制心脏失代偿后可使杂音减弱或消失。病史、查体均可发现原发病,超声心动图及心导管检查有助鉴别。

3. 与三尖瓣脱垂的鉴别 类似于二尖瓣脱垂,可伴有房间隔缺损,在三尖瓣区听到收缩期非喷射性喀喇音,同时伴有多变的收缩期杂音。有些病人可同时伴有二尖瓣脱垂,即为多瓣膜脱垂综合征,超声心动图显示脱垂瓣膜类似于二尖瓣脱垂。

4. 与先天性三尖瓣关闭不全的鉴别 包括三尖瓣下移畸形和单纯三尖瓣关闭不全。单纯三尖瓣关闭不全,其瓣膜位置正常,可有发绀而右心室发育正常,有右心室抬举样搏动,三尖瓣区可闻及全收缩期杂音,但无多杂音存在,右心房、右心室扩大,超声心动图有助于诊断,并能与三尖瓣下移畸形鉴别。大部分单纯三尖瓣关闭不全病例死于婴儿早期。

5. 与右心房肿瘤的鉴别 右心房黏液瘤的瘤体阻塞瓣孔时,亦可出现三尖瓣关闭不全,但病史短,病程进展迅速,起病急骤,超声心动图有独特的云雾状图像,可资鉴别。年龄(从婴儿至老年均有发现)、病程(自数日至 20 余年)、症状等可作为参考,但无特异性,不足以作为鉴别依据。症状随体位改变而出现或消失,可高度疑为心脏黏液瘤,应予注意。体征雷同于风湿性瓣膜病或某些先天性心脏病,也不足以作为鉴别依据。杂音随体位改变其强度、出现或消失曾被认为是心脏黏液瘤的特征性体征,虽有极强的诊断意义,但出现率低(约 1/3)。如未引出体位性杂音,亦不足以否定心脏黏液瘤。辅助检查同心脏黏液瘤。

6. 与三尖瓣感染性心内膜炎的鉴别 见于左向右分流的先天性心脏病和人造三尖瓣置换术后、尿路感染和感染性流产。行心脏起搏、右心导管检查者和正常分娩也可引起。近年来有些国家由于静脉注射麻醉药成瘾者增多,右心心内膜炎的发病率明显增高,占药瘾者的 5%~10%。药瘾者大多原无心脏病,可能与药物被污染、不遵守无菌操作规范和静脉注射材料中的特殊物质损害三尖瓣有关。细菌多为金黄色葡萄球菌,其次为真菌、酵母菌、铜绿假单胞菌(绿脓杆菌)、肺炎球菌等,革兰阴性杆菌也可引起。右心感染性心内膜炎多累及三尖瓣,少数累及肺动脉瓣。赘生物多位于三尖瓣、右心室壁或肺动脉瓣。赘生物碎落造成肺部炎症、肺动脉分支败血症性动脉炎和细菌性肺梗死。金黄色葡萄球菌引起者,梗死部位可转变为肺脓肿。

因为临床表现主要在肺部,故脾大、血尿和皮肤病损少见。病人可有咳嗽、咳痰、咯血、胸膜炎性胸痛和气急。可有三尖瓣关闭不全的杂音,由于右心房和右心室间的压力阶差很小(除有器质性心脏病伴肺动脉高压者外),三尖瓣收缩期杂音短促且很轻,很柔和,易与呼吸性噪声混合,或误认为血流性杂音,但深吸气时杂音强度增加则高度提示有三尖瓣反流存在。累及肺动脉瓣者可听到肺动脉瓣反流所致的舒张中期杂音。心脏扩大或右心衰竭不常见。胸部 X 线表现为两肺多发性结节状或片段状炎症浸润,可引起胸腔积液。肺脓肿或坏死性肺炎还可导致脓气胸。右心心内膜炎最常见的死因是肺动脉瓣关闭不全和由反复发作的败血症性肺动脉栓塞引起的呼吸窘迫综合征。不能控制的败血症、严重右心衰竭和左侧瓣膜同时受累是少见的死亡原因。若及早诊断,早期应用抗生素或手术治疗,及时处理并发症,单纯右心感染性心内膜炎的预后良好。

7. 与外伤性三尖瓣关闭不全的鉴别 继发于胸部外伤的三尖瓣关闭不全少见,多为严重的闭合性胸部外伤引起的三尖瓣及其瓣下组织损伤所致。常表现为瓣膜支架组织撕裂,如三尖瓣乳头肌完全断裂、腱索和瓣叶撕裂,可迅速出现临床症状,严重者可迅速发生急性右心衰竭,也有症状在外伤后 3 年或更长时间才出现者,可有收缩期杂音,吸气时增强。心电图可有右束支传导阻滞,少数可有左前分支或左后分支阻滞及室上性心律失常。胸部 X 线示右心房大,少数可有右心室增大。右心导管检查可见右心房压力高,有明显的 V 波,仅约半数病人出现右心室舒张末压增高,肺毛细血管压力正常。病史、临床症状及超声心动图有助鉴别。

(四)治疗原则

轻度的相对性三尖瓣关闭不全在原发其他瓣膜病变矫治后,经过一段时间的恢复,由于右心室压力下降,右心缩小,其关闭不全的程度大多减轻,甚至消失。但部分重症风湿性心脏病患者,术后数日内三尖瓣反流所造成的血流动力学障碍是促成低心排血量,进而导致手术死亡的因素之一。还有部分肺动脉高压病人则得不到预期效果,术后长期处于右心衰竭状态。故近年来主张对中等度以上的三尖瓣关闭不全,在其他瓣膜手术完成后,同期施行三尖瓣瓣环成形术,以期得到较满意的效果。

器质性三尖瓣关闭不全,一般都需要手术治疗。病变轻者,可先直视切开融合的交界,再行瓣环成形术;病变较重者,应行瓣膜置换术。

三尖瓣成形术常用方法有三种:①瓣环缝缩术。沿前瓣和后瓣交界处及后瓣瓣环用双头无创伤缝线行 1~2 针褥式缝合,两侧都衬垫片,结扎后短缩瓣环。②De-Vega 术。用带双头针的无创伤缝线沿前瓣和后瓣瓣环做双层交叉连续缝合,两端进出针处各带一垫片,收紧缝线结扎,以缩短扩大的后瓣和前瓣基部瓣环。③Carpentier 环固定术。Carpentier 环是仿照三尖瓣环形态,用不锈钢制成的椭圆形半圆环,外用涤纶布包裹,有不同的型号。手术时沿三尖瓣环放置褥式缝线,再缝于适合号码的 Carpentier 环上。结扎固定后即可将扩大的前瓣和后瓣基部瓣环缩小,而使三尖瓣对合良好。经改良的 Carpentier 环,采用弹性材料制环,能适应心脏周期房室环的活动,减少缝合圈上的应力,从而减少撕脱的可能性。

十、联合瓣膜疾病

当两个或两个以上的瓣膜合并受累时,即称联合瓣膜病。其病因绝大部分为风湿性心脏病。多以二尖瓣病变为主,其他瓣膜联合发生。其中二尖瓣狭窄与主动脉瓣关闭不全或狭窄

第十六章 心脏瓣膜病的鉴别诊断

共存者最常见,少数为二尖瓣狭窄和三尖瓣狭窄的联合病变,同时四个瓣膜联合病变的情况罕见。各种病变类型,均改变心脏正常血液回路,出现左心室单纯容量负荷增加、单纯压力负荷增加或两者并存。致左心室肌肥厚、顺应性降低。出现劳力性心悸、气促、心绞痛等症状。

(一)诊断

1. 病因 风湿性心脏病是联合瓣膜病最常见的原因。其他还有结缔组织病,可同时累及主动脉瓣和二尖瓣。马方综合征可累及二尖瓣、主动脉瓣和升主动脉。老年人可发生主动脉瓣环和二尖瓣环钙化。感染性心内膜炎可同时累及主动脉瓣和二尖瓣及其邻近瓣膜装置。

2. 临床表现及体征 联合瓣膜病的临床症状取决于受累的瓣膜。
(1)劳力性心悸、气促。
(2)主动脉瓣和二尖瓣关闭不全的联合病变者多有心绞痛。
(3)二尖瓣和主动脉瓣联合病变常见呼吸困难。
(4)二尖瓣膜听诊区可闻及舒张期隆隆样杂音或收缩期吹风样杂音,主动脉听诊区可闻及收缩期或舒张期杂音。
(5)肝大、肝颈静脉回流征阳性、腹水等。心脏听诊区可闻杂音。前述两种瓣膜病损的症状均可出现。前述两瓣膜病损的体征均可出现,但听诊时两个瓣膜的舒张期杂音的性质不同。

(二)辅助检查

心电图、胸部 X 线、超声心动图和心导管检查的表现,取决于联合瓣膜的组合,累及瓣膜的范围等。

(三)鉴别诊断

1. 主动脉瓣关闭不全伴二尖瓣狭窄 这种类型的联合瓣膜病是风湿性瓣膜病最常见的一种组合。当明显的主动脉瓣关闭不全而出现早期的呼吸困难、肺水肿、咯血或体循环栓塞现象时,应怀疑合并二尖瓣狭窄。典型的体征是在主动脉瓣区闻及舒张期粗糙的吹风样杂音,在二尖瓣区闻及舒张期隆隆样杂音伴 S_1 增强,有时可听到开放拍击音。严重的主动脉瓣关闭不全伴严重的二尖瓣狭窄的病例,在胸骨左缘听到舒张早期吹风样杂音,往往被误认为肺动脉瓣关闭不全的 Graham-steell 杂音,实际上是主动脉瓣关闭不全的杂音(有宽的脉压差和其他周围血管体征,下蹲时杂音增强,以及吸入亚硝酸异戊酯后杂音减弱等特点,诊断可以确立)。二尖瓣器质性狭窄的杂音应与 Austin-Flint 杂音相鉴别,后者除有上述杂音特点外,还有当下蹲、握拳或吸入亚硝酸异戊酯后杂音增强。严重主动脉瓣反流伴严重二尖瓣狭窄有时缺乏宽的脉压差和周围血管体征,心电图示左心室肥厚、左心房异常。在主动脉瓣关闭不全的早期阶段出现心房颤动,提示合并二尖瓣狭窄,如有右心室肥大更支持此诊断。胸部 X 线示有典型二尖瓣狭窄的表现,左心室肥大,主动脉瓣钙化和主动脉近端扩张。二维超声心动图显示主动脉瓣关闭不全和二尖瓣狭窄,扩大的左、右心室腔及瓣膜钙化。超声多普勒心动图显示瓣膜关闭不全和狭窄的严重程度(瓣膜口面积大小),可精确估计瓣膜斜率、跨瓣压力阶差等。心脏导管检查可测定出左心室舒张末期压力异常,动脉舒张压小于 9.3kPa(70mmHg),在休息时跨二尖瓣压差变小。主动脉瓣上造影对判断主动脉瓣反流的严重程度有确诊价值。

2. 主动脉瓣关闭不全伴二尖瓣关闭不全 这两个瓣膜同时关闭不全是风湿性瓣膜联合

病常见的类型。可由结缔组织异常伴黏液样瓣膜组织变性，以及感染性心内膜炎引起的腱索断裂，瓣膜穿孔破坏等引起。在以二尖瓣关闭不全为主时，心脏对轻度的主动脉瓣关闭不全有很好的耐受性。相反，当以主动脉瓣关闭不全为主时，二尖瓣关闭不全病变将加重（由于左心室过度扩张、变形会影响乳头肌功能，使其不能耐受长期严重的主动脉关闭不全引起的大量反流）。两种瓣膜同时存在反流情况下，肺部出现症状要早而且明显。典型体征是在主动脉瓣区闻及舒张期粗糙的吹风样杂音，在二尖瓣区听到全收缩期粗糙的吹风样杂音。当主动脉瓣反流占优势时，杂音在舒张早期明显；当二尖瓣反流占优势时，主动脉瓣反流性杂音减轻，听到 S_3 再听到 S_4 则提示，主动脉瓣关闭不全占优势或新近发生的二尖瓣关闭不全。应该指出，严重主动脉瓣关闭不全引起左心室扩大、变形所致的轻度二尖瓣关闭不全，心尖部也可听到收缩期杂音，但不是二尖瓣本身病变所致。尽管存在严重主动脉瓣关闭不全，两瓣同时反流病例中约40%其舒张压仍大于9.3kPa(70mmHg)，因为二尖瓣反流可以减轻主动脉瓣的反流。心电图示左心室肥厚，左心房异常，心房颤动，右心室肥厚不存在（除非有明显的二尖瓣狭窄）。胸部X线显示左心室扩大，明显左心房扩大，两个瓣膜钙化（风湿性瓣膜病时），在荧光屏上见到左心房在收缩期扩张。二维超声心动图显示二尖瓣和主动脉瓣关闭不全，多普勒超声技术显示反流量及关闭不全的严重程度，能识别是风湿性还是黏液样变性。核素扫描显示阶段性心室壁运动，估计冠心病是否存在，并可测定右心室射血分数和功能。心脏导管检查大多数病例左心室舒张末期压力升高，可记录到二尖瓣反流的V波，肺毛细血管嵌楔压和肺动脉压异常升高。主动脉和左心室造影能精确判断关闭不全的程度。

3. 主动脉瓣狭窄伴二尖瓣关闭不全　在风湿性联合瓣膜病中这种组合最少见。主动脉瓣狭窄使左心室收缩压急剧升高将加重二尖瓣反流，同时二尖瓣关闭不全减少收缩末期容量，这些因素将导致心排血量减低及合并严重肺静脉高压。如该两瓣病变均严重，病人早期就出现呼吸困难和肺部充血，并可能发生体循环栓塞。病人可有心绞痛、晕厥、易疲劳等症状，两瓣病变产生的杂音有时很难鉴别。但主动脉瓣狭窄的收缩期吹风样杂音是在胸骨右缘第二肋间最响，也能在心尖部听到高调的收缩期杂音，往往 S_2 减弱。严重的二尖瓣关闭不全的收缩期吹风样杂音向心底部传导和向背部放射。另外，运动或吸入亚硝酸异戊酯将增强主动脉瓣狭窄的杂音，同时减轻二尖瓣反流的杂音，酷似特发性肥厚性主动脉瓣下狭窄（IHSS）杂音的性质。但Valsalva动作能减轻主动脉瓣狭窄的杂音，而增强IHSS杂音。明显二尖瓣反流或左心衰竭时可闻及 S_3，心尖搏动弥散，心电图示左心室肥厚，左心房扩大，在病程后期或有严重的心力衰竭时发生心房颤动，单纯主动脉瓣狭窄很少发生左心室扩大（除非系病程后期）。胸部X线显示左心室扩大，左心房扩大，升主动脉狭窄后扩张，主动脉瓣和二尖瓣钙化。二维超声心动图显示主动脉瓣狭窄和二尖瓣反流，多普勒超声可测定瓣膜大小，二尖瓣反流的程度，左心室肥厚等。心脏导管检查，左心室舒张末期压和肺动脉压升高，二尖瓣明显关闭不全时前向性心排血量下降，可测定跨主动脉瓣压力阶差。左心室造影可了解二尖瓣反流的程度。

4. 主动脉瓣狭窄伴二尖瓣狭窄　两瓣同时狭窄最常见的病因是风湿病，而单纯主动脉瓣狭窄由风湿所致者很少。单纯主动脉瓣狭窄在左心衰竭之前的心排血量仍保持正常或轻微增加，当合并二尖瓣狭窄时，心排血量减少（这归因于左心室充盈时左心房收缩无力）。临床表现以二尖瓣狭窄的症状占优势，如呼吸困难、咳嗽、咯血和肺水肿等，以及肺动脉高压导致右心衰竭的症状，心绞痛和晕厥多见于主动脉瓣狭窄；两种病变同存时，各自的临床表现可能减轻，主动脉瓣狭窄比二尖瓣狭窄更易被忽视。典型体征是在二尖瓣区闻及舒张期隆隆样杂音，1~3

级,主动脉瓣区闻及收缩期喷射性杂音,当二尖瓣狭窄严重时,偶有主动脉瓣收缩期杂音减轻,二尖瓣区听不到开放拍击音,有少数病例二尖瓣区听不到舒张期隆隆样杂音。心尖搏动无明显移位,但可触及右心室抬举样搏动。心电图示左心房扩大,心房颤动,右心室肥厚或正常。胸部 X 线示有典型单纯二尖瓣狭窄的表现,左心室扩大少见,二尖瓣和主动脉瓣钙化;主动脉近端扩张,但不如单一的主动脉瓣狭窄时明显。二维超声心动图示二尖瓣和主动脉瓣狭窄的形态,主动脉呈狭窄后扩张,瓣膜钙化及心腔大小等。多普勒超声技术能精确估计瓣膜狭窄的严重程度。心导管检查示跨二尖瓣压力阶差小,低心排血量时跨主动脉瓣压力阶差明显减小。主动脉和左心室造影有助于确诊。

5. 主动脉瓣狭窄伴关闭不全 约 2/3 钙化性主动脉瓣狭窄的病例伴不同程度的反流,约 30% 先天性主动脉狭窄病例伴有关闭不全(瓣膜部、瓣上和瓣下狭窄的发生率基本相等),风湿性主动脉瓣狭窄大都同时合并主动脉瓣关闭不全或二尖瓣病变,单纯的风湿性主动脉瓣狭窄很少见。在单纯主动脉瓣关闭不全的病例常有轻微的跨瓣压力阶差存在。狭窄伴轻度关闭不全时,主要临床表现类似于单纯狭窄的症状。如狭窄严重,除非做动脉造影,否则轻微的反流往往被遗漏,但在下蹲或剧烈运动时,可闻及一短促、高调的舒张早期杂音。主动脉瓣明显关闭不全伴轻微狭窄的病例,其病因可能是二叶式主动脉瓣。而先天性畸形的瓣膜容易伴有感染性心内膜炎,加重瓣膜的关闭不全。典型体征是在主动脉瓣区闻及收缩期粗糙的喷射性杂音,向颈部传导伴震颤,在心尖部听到 Austin-Flint 杂音,而主动脉瓣反流性舒张期杂音却听不到,这时收缩期喷射性杂音是高调的,峰值出现较晚,占有更长的收缩期,杂音放射的范围比孤立的主动脉瓣狭窄更广泛。在年轻病人的先天性主动脉损害时,在收缩期杂音之前有喷射性喀喇音,S_2 反常分裂。在严重狭窄和关闭不全的病例常听到第四心音(S_4)。在单纯狭窄的病例除非存严重心力衰竭,一般听不到第三心音(S_3),如果听到 S_3,可考虑伴有关闭不全的存在。颈动脉搏动相对正常,如颈动脉有快速冲击样搏动,伴有宽的脉压差往往提示有严重的关闭不全。在主动脉瓣狭窄占优势时,心尖搏动也可向左下移位,心电图示左心室肥厚,伴有 ST-T 移位,左心房扩大。胸部 X 线示左心室比单纯主动脉瓣狭窄要大,主动脉瓣钙化比单纯主动脉瓣病变明显,在单纯主动脉瓣关闭不全者钙化不常见,主动脉近端扩张引起的纵隔特征性向右突出的阴影。二维超声心动图能显示瓣膜钙化,识别出二叶式主动脉瓣,显示瓣膜部瓣上和瓣下狭窄及瓣膜口面积的大小。收缩期瓣膜口大于 $1.0cm^2$ 可排除严重的狭窄,提示关闭不全占优势。二尖瓣早期关闭是重度主动脉瓣关闭不全的标志。多普勒超声可帮助测出狭窄和关闭不全的严重程度。放射性核素测定射血分数,显示容量负荷过重或心功能不全引起的左心衰竭。心导管检查当主动脉跨瓣压差达 3.3kPa(25mmHg)或更高情况,常作为主动脉瓣狭窄的标志。主动脉和左心室造影能确诊主动脉瓣狭窄和关闭不全的存在。

6. 二尖瓣狭窄伴关闭不全 最常见的病因是风湿性瓣膜病。左心房黏液瘤应列为鉴别疾病之一。感染性心内膜炎可引起单纯的二尖瓣反流在联合病变中加剧二尖瓣关闭不全,单纯的二尖瓣狭窄的病例感染性心内膜炎不常见。临床上有明显的二尖瓣狭窄合并二尖瓣反流表现时,应考虑左心房黏液瘤的可能。在联合瓣膜病例中,当二尖瓣瓣口小于 $1.5\ cm^2$ 时,狭窄占优势,临床上以狭窄症状为主。瓣口大于 $2\ cm^2$ 时,关闭不全占优势,临床上以左心室容量负荷过重为主。二尖瓣狭窄伴关闭不全产生的临床症状与肺静脉高压和心排血量降低有关。临床上早期出现咳嗽、咯血和肺水肿(在狭窄为主的病例);相反,在慢性二尖瓣反流的病例表现为衰弱、容易疲劳等。典型体征为在心尖部听到全收缩期吹风样杂音和舒张期隆隆样杂音。轻度二尖瓣关闭不全收缩期杂音一般在3级以下,严重二尖瓣关闭不全杂音在3级或3级以上。二尖瓣狭窄的病例应与三尖瓣狭窄鉴别,前者呼气时杂音增强;而后者在吸气时杂音增强。单纯二尖瓣关闭不全也可能听到舒张期杂音,但仅在舒张早期或中期,除非存在心动过速,一般不会延续到舒张晚期,而器质性二尖瓣明显狭窄病例,则舒张期隆隆样杂音持续时限很长,S_1增强,伴开放拍击音。如伴明显二尖瓣关闭不全,则S_1减弱,无开放拍击音,但不排除明显狭窄时瓣膜钙化、变硬、固定所致。隆隆样舒张期杂音伴有S_3,可排除明显二尖瓣狭窄。左心室扩大的体征说明二尖瓣关闭不全占优势,心尖弥散性搏动,胸骨左缘抬举样搏动(应排除主动脉病变、心肌病及高血压等),其峰值在收缩末期。心前区抬举样搏动峰值在收缩早期,表明右心室扩大继发于二尖瓣狭窄肺动脉高压。心电图示左心房异常,心房颤动,左心室肥厚(单纯狭窄不引起),右心室肥厚(强烈提示二尖瓣狭窄的存在);如后两者均衡,心室往往缺乏肥厚的表现,或表现为左、右心室肥厚,或表现其中一种占优势。胸部X线示明显狭窄伴轻度关闭不全时,轻度左心房扩大,无左心室扩大,但右心室扩大。当伴有明显关闭不全时,左心室扩大,巨大左心房,肺部充血,心脏呈"梨状",二尖瓣钙化常提示风湿所引起。二维超声心动图能显示二尖瓣狭窄和关闭不全,心房及心室腔的大小,瓣膜钙化情况,瓣口面积。超声多普勒技术能测出狭窄和反流的严重程度。放射性核素心室造影能帮助估计心室负荷大小。跨二尖瓣压力阶差贯穿整个舒张期。在二尖瓣关闭不全占优势时,跨瓣压力阶差在舒张早期最明显,舒张中期到晚期消失。如持续压差贯穿整个舒张期,提示联合病变的存在。左心室造影可确定二尖瓣反流的严重程度。

7. 联合瓣膜病和三尖瓣狭窄 孤立的三尖瓣狭窄罕见,往往是先天性损害或是心房黏液瘤堵住瓣膜口,其他如类癌综合征、心内膜纤维化、弹力纤维增生症和感染性心内膜炎更为罕见。最常见的病因仍为风湿,但往往伴有二尖瓣和主动脉瓣病变。临床上风湿性三尖瓣狭窄几乎总是与二尖瓣狭窄并存,但极少数伴有明显的二尖瓣关闭不全。当主动脉瓣明显受累时,三尖瓣可以狭窄或关闭不全。女性发病率高,常伴有二尖瓣狭窄,病人劳累、用力以后出现呼吸困难和端坐呼吸,罕有夜间阵发性呼吸困难,严重肺水肿或突然大咯血。三尖瓣狭窄病人容易疲劳,不能胜任劳动强度较大的工作(由于低心排血量所致),颈静脉搏动、肝大及右季肋区疼痛,外周水肿和腹水提示病情已到晚期。

最典型的体征是三尖瓣区闻及舒张期隆隆样杂音,在胸骨左下缘最明显;而二尖瓣舒张期隆隆样杂音在心尖部最清楚。前者吸气时增强;后者呼气时增强。三尖瓣的开放拍击音很难与二尖瓣开放拍击音相鉴别。当二尖瓣和三尖瓣同时狭窄时,二尖瓣狭窄的杂音可消失,在三尖瓣区内侧与胸骨左下缘之间的三尖瓣狭窄的杂音则更响、音调更高。如三尖瓣狭窄伴有关闭不全,舒张期杂音吸气时增强、而收缩期杂音减弱,这提示明显的病变是三尖瓣狭窄,S_1分裂、S_2吸气时分裂在三尖瓣狭窄时并不常见。心电图示P波高尖("肺型"P波),P-R间期延长,可有心房内传导阻滞,多数病人有心房颤动,有些病例右心室肥厚,在V_1和V_2导联有低振幅的RSR'综合波伴P波,振幅大于QRS综合波。胸部X线显示三尖瓣与二尖瓣同时狭窄的病例有右心房扩大,无明显肺动脉扩张。超声心动图示器质性三尖瓣病变时三尖瓣增厚、舒张期速度受限,并能证实合并二尖瓣狭窄。右心室腔大小正常,能识别右心房、右心室肿瘤的存在和阻塞三尖瓣口。二维超声心动图能描绘出三尖瓣、右心房和右心室与瓣膜狭窄的形态。多普勒超声技术可测定狭窄的严重程度。心导管检查,舒张期跨三尖瓣压力阶差超过0.4kPa(3mmHg)可证实狭窄的存在,运动或吸入亚硝酸异戊酯可使舒张期压差增大。右心房造影证实右心房扩大、排空延迟,并能鉴别出右心房肿瘤阻塞瓣膜口。

8. 联合瓣膜病和三尖瓣关闭不全 三尖瓣关闭不全可以是器质性的,也可以是功能性的。前者以风湿性为主,后者继发于肺动脉高压导致的右心室扩张,前者少见,后者多见。然而孤立的风湿性三尖瓣关闭不全少见,多伴有二尖瓣和主动脉瓣病变。因此,临床上孤立的三尖瓣反流最可能是非风湿性的,包括心内膜垫缺损、Ebstein畸形或类癌综合征,感染性心内膜炎,黏液样变性、缺血、梗死和外伤等。功能性三尖瓣关闭不全病人的临床症状取决于原发的病变。

(1)临床表现:联合瓣膜病中的三尖瓣关闭不全的临床症状比孤立的三尖瓣反流要轻些。典型体征是在三尖瓣区闻及全收缩期吹风样杂音,随吸气而增强,但缺乏吸气性杂音增强也不能排除三尖瓣关闭不全。当合并两个瓣膜同时关闭不全时,闻及两个瓣膜区的收缩期杂音,其范围比单纯二尖瓣关闭不全要广泛。当三尖瓣关闭不全与三尖瓣狭窄共存时,收缩期杂音在吸气时增强提示关闭不全占优势。

(2)辅助检查

①心电图。示80%~90%病例有心房颤动,如果左心室肥厚提示明显的二尖瓣关闭不全或主动脉瓣病变。

②胸部X线。显示右心房、右心室均扩大,左心房扩大,二尖瓣狭窄。合并二尖瓣关闭不全会引起全心扩大。二尖瓣和主动脉瓣钙化,三尖瓣病变部位并无钙化。继发于肺部病变或原发性肺动脉高压的三尖瓣相对关闭不全,显示出肺部实质性病变或肺部末梢血管近端明显扩张。二尖瓣狭窄引起的功能性三尖瓣关闭不全导致肺部血管重新分布等表现。

③超声心动图。能显示左、右心室的大小,三尖瓣的畸形情况(先天性或风湿性),超声多普勒技术可测定反流的严重程度。心导管检查做左、右心室造影能证实三尖瓣反流的严重程度。

9. 联合瓣膜病和肺动脉瓣狭窄 孤立性肺动脉瓣狭窄往往是先天性的,获得性的很少。风湿累及肺动脉瓣极为少见。恶性类癌引起的瘢痕常见于右心室流出道和肺动脉瓣,引起瓣膜狭窄和反流,或两种损害同时存在。感染性心内膜炎可以侵犯肺动脉瓣和其他瓣膜,结核杆菌和淋球菌对肺动脉瓣有特殊亲和力(尽管不多见)。在联合瓣膜病中肺动脉瓣损害引起的症状很难与其他瓣膜病变产生的症状相区别。严重肺动脉瓣狭窄引起的晕厥或右心衰竭症状,而器质性肺动脉瓣关闭不全能很好地耐受(除非合并肺动脉高压或三尖瓣关闭不全)。

(1)临床表现:典型体征是在肺动脉瓣区闻及典型喷射性收缩期粗糙的杂音(其强度可以超过主动脉瓣关闭音)。在轻度至中度先天性狭窄中可以听到喷射性喀喇音,吸气时减弱,杂音向左颈部传导伴有收缩期震颤,P2减弱。当合并主动脉瓣狭窄时,肺动脉瓣狭窄的杂音减轻或听不到。如有大的颈静脉a波存在,这可能合并三尖瓣狭窄而不是肺动脉瓣狭窄。在主动脉瓣或二尖瓣联合病变中,很难识别出肺动脉瓣关闭不全,容易与三尖瓣或二尖瓣及Austin Flint舒张期隆隆样杂音相混淆。但器质性肺动脉瓣关闭不全的舒张期中频的杂音,在胸骨左下缘第四五肋间听得最清楚。肺动脉高压的病人此杂音是高频的,因受主动脉瓣狭窄和关闭不全的影响,颈动脉搏动减弱。

(2)辅助检查

①心电图提示严重肺动脉狭窄时右心室肥厚,其他方面的表现取决于联合瓣膜病的类型和严重程度。

②联合瓣膜病中肺动脉瓣狭窄在X线上的表现对诊断帮助不大,可见到肺动脉瓣钙化。

③二维超声心动图显示肺动脉瓣的狭窄及严重程度,也可显示其他瓣膜的病变。右心导管检查有明显的跨肺动脉瓣压力阶差。右心室造影可证实肺动脉瓣狭窄的存在。

(四)治疗原则

1. 内科治疗

(1)青霉素预防风湿活动直到35岁为止,所有联合瓣膜病病人在手术之前(如拔牙术、泌尿生殖系统及腹部手术)须用青霉素或加用对革兰阴性杆菌敏感的抗生素进行预防性治疗。

(2)心房颤动的病例可有10%~20%发生全身多处的栓塞,应在抗凝治疗后进行心脏复律(药物和直流电复律相结合)治疗。对慢性心房颤动伴心室率快的病例,可用洋地黄控制心室率。

2. 外科治疗 风湿性心脏病病人一般病史较长,全身状况较差。因此,改善病人全身状况,调整心肺功能,改善凝血机制和纠正水电解质失衡是术前准备的四个重要环节。首先减低心脏前后负荷,使用强心、利尿、血管活性药物和吸氧以改善心肺功能。由于肝脏淤血,凝血因子合成障碍,术前应补充维生素K以增加凝血因子的合成。长期服用利尿药者应适当补充钾和镁,以防止心律失常和术后复跳困难,如合并感染性心内膜炎,应在积极术前准备的同时,力争早期手术。多瓣膜联合病变的外科治疗是一项高风险、高难度、多环节的复杂手术,目前实施双瓣人工瓣膜置换术的病死率为5%~10%,而三瓣膜人工瓣膜置换术的病死率为10.26%~21%。如主动脉瓣和二尖瓣病变同时存在,可采用主动脉瓣置换二尖瓣修补术,能减低早期病死率和改善长期生存率,主动脉瓣病变往往需要人工瓣膜置换术。如三尖瓣同时有病变,宜采用三尖瓣环成形术而不是人工瓣膜置换术,这样可以明显改善病人的病况和延长生存时间。大多数病人术后早期循环处于低排高阻状态,应常规给予扩血管药,适当补充血容量,利尿以减轻心脏负担,增加心排血量。

十一、人工瓣膜疾病

人工瓣膜疾病是指瓣膜置换术后由人工瓣膜装置带来的各种异常,如人工瓣膜功能失调、血栓形成、感染、纤维化及钙化等。临床上常表现为瓣周瘘(指人造瓣膜与病人自身瓣环组织之间的不正常交通,可能与术后感染、缝合技术有关)、人造瓣膜血栓及血栓栓塞(与抗凝治疗不当有关),溶血及溶血性贫血,人造瓣膜感染性心内膜炎,脑损害(指体外循环心内直视手术后并发大脑器质性损害所致的神经或精神障碍),心包切开综合征,术后继发性出血与心脏压塞(多发生在开始抗凝治疗的早期),低心排出量综合征,急性呼吸衰竭,肝功能不全及衰竭,多脏器功能衰竭,纵隔感染等。

(一)诊断

1. 临床表现 早期人工瓣膜功能失调常无症状,后期由于人工瓣膜口的阻塞和关闭不全而在临床上出现一系列相应症状,如容易疲劳、呼吸困难、周围水肿等心力衰竭症状。这些症状可突然发生,如有感染存在,可出现发热及类似感染性心内膜炎时所见到的栓塞现象。如有瓣膜血栓形成,可加剧心力衰竭。如有瓣周瘘存在,可产生溶血症状。早期感染后心内膜炎(术后2个月以内)病死率高于后期感染后心内膜炎(术后2个月后)。前者病原体主要为葡萄球菌,占40%～50%,包括表皮葡萄球菌、金黄色葡萄球菌、类白喉杆菌及其他革兰阴性杆菌,真菌也较常见。后期感染后心内膜炎与自然瓣心内膜炎相似,主要由各种链球菌(以草绿色链球菌为主)、肠球菌、金黄色葡萄球菌引起,其中表皮葡萄球菌比早期感染后心内膜炎的表皮葡萄球菌对抗生素敏感。真菌(最常见为白色念珠菌,其次为曲霉菌)、革兰阴性杆菌、类白喉杆菌也非少见。人造瓣膜心内膜炎的临床表现与天然瓣膜心内膜炎相似,但作为诊断依据的敏感性和特异性不高。因为术后的菌血症、留置各种插管、胸部手术创口、心包切开综合征、灌注后综合征和抗凝治疗等均可引起发热、出血点、血尿等表现。95%以上病人有发热,白细胞计数增高约50%,贫血常见,但在早期感染后心内膜炎中皮肤病损很少发生。脾大多见于后期感染后心内膜炎中。有时血清免疫复合物滴定度可增高,类风湿因子可阳性,但血清学检查阴性者不能除外感染后心内膜炎的存在。体循环栓塞可发生于任何部位,在真菌性感染后心内膜炎中(尤其是曲霉菌引起者),栓塞可能是惟一的临床发现。皮肤片状出血在早期感染后心内膜炎中不具有诊断意义,因为手术时经过人工心肺机转流后亦可见到。感染后心内膜炎的其他并发症与天然瓣心内膜炎一样,也可有心功能不全、栓塞、心肌脓肿、细菌性动脉瘤等。

2. 体征 如有人工瓣膜口的梗阻或关闭不全,可在相应的听诊区闻及收缩期和舒张期杂音(杂音的性质和强度取决于瓣膜损害的严重程度),伴随心力衰竭的全身表现,常有发热或神经系统方面的异常,心动过速和肺部啰音等。还应指出,杂音(如人工主动脉瓣和二尖瓣的狭窄及关闭不全的杂音)可以很轻或与血流动力学上损害严重程度不呈正相关,甚至在某些情况下(如重度心力衰竭时)可以听不到杂音。在病变早期阶段,瓣膜的感染或血栓形成可以不产生新的杂音,原有杂音性质或强度上也可无变化。但随着病情进展,最终导致人工瓣膜狭窄和关闭不全而产生新的杂音,或原有杂音性质和强度变化。约50%病人出现反流性杂音。人造生物瓣心内膜炎主要引起瓣叶的破坏,产生关闭不全的杂音。而机械瓣的感染主要在瓣环附着处,引起瓣环和瓣膜缝着处的缝线脱落裂开,形成瓣周瘘而出现新的关闭不全杂音及溶血,使贫血加重,瓣环的弥漫性感染甚至使人造瓣膜完全撕脱。当形成瓣环脓肿时,容易扩展至邻近心脏组织,出现与自然瓣心内膜炎相似的并发症。在感染后心内膜炎的早期,瓣膜尚无明显破坏时可无杂音,因而不能因未闻及新杂音而延误诊断。当赘生物堵塞瓣膜口时可引起瓣膜狭窄的杂音。体征方面还有肺水肿、心力衰竭、周围水肿、淤点、栓塞现象和神经系统异常等。

(二)辅助检查

1. 实验室检查 溶血时有贫血貌,外周血化验有红细胞碎片、血红蛋白异常,如有感染存在,白细胞计数升高,血培养阳性。凝血酶原时间测定可作为人工瓣膜抗凝治疗依据。若多次血培养阴性,须警惕真菌或立克次体感染及生长缓慢的类白喉杆菌感染的可能。

2. 心电图 提示有传导异常,ST-T改变,心室肥厚(人工瓣膜置换术前原发病的表现)。如有冠状动脉栓塞时,可有急性心肌梗死的表现。

3. 胸部X线 显示人工瓣膜的位置和形态的异常,角度大于7°～10°及瓣环裂开所致的双影征(stinson's sign),在荧光屏上显示人工瓣膜活动情况,心脏扩大情况,肺部充血等均支持人工瓣膜异常导致心力衰竭的诊断。

4. 超声心动图 可显示人工瓣膜形态结构,功能和活动的情况。显示出瓣膜上赘生物和血栓形成的情况。超声多普勒技术可测量瓣膜斜率、瓣膜阻塞和关闭不全的严重程度,测出心腔大小、主动脉结构和心包病变等。

5. 心导管检查和心血管造影 能精确估计损害瓣膜跨瓣压力阶差或瓣膜反流；冠状动脉造影帮助了解冠状动脉病变。

（三）治疗原则

1. 内科治疗 按心力衰竭常规处理选用洋地黄、利尿药和血管扩张药等。如上述治疗无效，因人工瓣膜机械功能障碍所致者，待病情稳定后施行手术纠正。人工瓣膜的感染应及时用足量有效的抗生素治疗，最好进行血培养，选用敏感性强的抗生素。有栓塞现象应及时抗凝治疗，人工二尖瓣所致栓塞现象大大超过人工主动脉瓣，所以应积极坚持抗凝治疗，往往能减低血栓形成的复发率。对过度溶血的病例要重新换瓣。

2. 手术治疗 适用于以下情况：由于人工瓣膜功能失调（机械瓣或生物瓣装置障碍，血栓形成，生物瓣的钙化、退行性变）引起的心力衰竭，药物无法控制时。人工瓣膜感染性心内膜炎，细菌往往有很强的抗药性，是手术的主要指征。急诊手术指征是血栓形成，机械瓣的部分脱离，或瓣叶断裂等引起的急性人工瓣膜功能不全。

（解放军总医院　曹　剑　郝卫军　李小鹰）

参考文献

1　心血管病鉴别诊断学.陈灏珠主编.安徽：安徽科学技术出版社
2　实用内科学(第11版).陈灏珠主编.北京：人民卫生出版社

第十七章 心肌疾病的鉴别诊断

心肌疾病包括心肌炎和心肌病两大类。心肌炎(myocarditis)是指心肌的炎性病变,可分为感染性和非感染性两大类。前者由细菌、病毒、螺旋体、立克次体、真菌、原虫、蠕虫等感染所致;后者包括变态反应性心肌炎,如风湿病及理化因素或药物所致的心肌炎等。由病毒感染所致心肌炎,病程在3个月以内者称急性病毒性心肌炎。心肌病(cardiomyopathies)以前定义为"原因不明的心肌疾病",以便与已知原因的特异性心肌疾病相鉴别。随着对病因学和发病机制认识的深化,心肌病与特异性心肌疾病的差别已变得不十分明确。现在,WHO/ISFC工作组关于心肌病定义和分类是以病理生理学,及病因学发病机制为基础进行的。

心肌病是指伴有心功能障碍的心肌疾病。可分为扩张型心肌病、肥厚型心肌病、限制型心肌病和致心律失常性右心室心肌病及未分类的心肌病。

扩张型心肌病以左心室或双心室扩张并伴收缩功能受损为特征。可以是特发性、家族性(遗传性)、病毒性和(或)免疫性、酒精性(中毒性),或虽伴有已知的心血管疾病但其心肌功能失调程度不能用异常负荷状况或心肌缺血损伤程度来解释者,组织学检查无特异性。常表现为进行性心力衰竭、心律失常、血栓栓塞、猝死,且可发生于任何阶段。

肥厚型心肌病以左心室和(或)右心室肥厚为特征,常为不对称肥厚并累及室间隔。典型者左心室容量正常或下降,常有收缩期压力阶差。有家族史者多为常染色体显性遗传,细肌丝收缩蛋白基因突变可致病。典型的形态学变化包括心肌细胞肥大和排列紊乱,周围区域疏松结缔组织增多。常发生心律失常和早发猝死。

限制型心肌病以单侧或双侧心室充盈受限和舒张容量下降为特征,但收缩功能和室壁厚度正常或接近正常。可有间质纤维化。可为特发性,也可伴有其他疾病(淀粉样变、伴或不伴嗜伊红细胞增多的心内膜心肌疾病等)。

致心律失常性右心室心肌病指右心室正常心肌逐渐进行性被纤维脂肪组织所取代。早期呈典型的区域性,晚期可累及整个右心室甚至部分左心室,累及室间隔者相对较少。家族性发病常见,为常染色体显性遗传,不完全外显,隐性型也有报道。心律失常、猝死常见,尤其在青年病人。

不定型的心肌病包括一些不完全符合上述任何一组的心肌病(如纤维弹性组织增生症、非致密性心肌病、收缩功能不全但心室仅略扩张者、线粒体疾病等)。一些病人可能表现为不止一种心肌病的临床表现(如淀粉样变、系统性高血压)。现已认识到心律失常和传导系统疾病可能是原发的心肌异常,然而目前尚未将之列入心肌病的范畴。

特异性心肌病指伴有特异性心脏病或特异性系统性疾病的心肌疾病。过去被定义为特异性心肌疾病。包括:缺血性心肌病,其表现类似扩张型心肌病,出现不能用冠状动脉病变或缺血损伤的程度来解释的收缩功能受损。瓣膜性心肌病表现为与异常负荷状态不符的心室功能障碍。高血压性心肌病表现为左心室肥厚,伴有扩张型或限制型心肌病的表现,并有心力衰竭。

炎症性心肌病伴有心脏功能不全的心肌炎。心肌炎是心肌的一种炎症性病变,已有组织学、免疫学、免疫组化的诊断标准。可由特发性、自身免疫性、感染性引起。炎症性心肌疾病也与扩张型心肌病及其他心肌病,如南美洲锥虫病(Chagas病)、艾滋病病毒、肠道病毒、腺病毒、巨细胞病毒、感染性心肌病的发病机制有关。

代谢性心肌病包括①内分泌性。毒性甲状腺肿、甲状腺功能减低症、肾上腺皮质功能不全、嗜铬细胞瘤、肢端肥大症、糖尿病。②家族性贮积性或浸润性疾病。如血色病、糖原贮积症、Hurler 综合征、Refsum 综合征、Niemann-Pick 病、Han D-Schuller-Christian 病、Fabry-Anderson 病、Morquio-Ullrich 病。③营养物质缺乏。如钾代谢异常、镁缺乏、营养异常(如 Kwashiorkor 病、贫血、脚气病、硒缺乏)。④淀粉样变。原发性、继发性、家族性、遗传性心脏淀粉样变,家族性地中海热、老年淀粉样变性等。

全身系统疾病包括①结缔组织疾病,如系统性红斑狼疮、结节性多动脉炎、风湿性关节炎、硬皮病、皮肌炎。②浸润性和肉芽肿性疾病包括结节病和白血病。③肌萎缩,包括 Duchenne、Becker 型和强直性肌萎缩。

神经肌肉性疾病包括 Friedreich 共济失调,Noonan 综合征和着色斑病。

过敏性和中毒性反应包括对乙醇、儿茶酚胺、蒽环类、辐射和其他损害的反应。酒精性心肌病可有大量的饮酒史,目前对于乙醇的作用是致病性的或仅是条件致病性的尚不能明确。

围生期心肌病指首次发病在围生期的心肌病,可能是一组综合的疾病。

总体上,我国可以采纳 WHO/ISFC 关于心肌病的定义及分类,但结合我国目前情况,在特异性心肌病中高血压性心肌病和炎症性心肌病的命名暂不予采用。近年来,快速心律失常引发的心肌病即"心动过速性心肌病"已引起重视,但未包括在该分类之中,临床上亦应予以注意。

一、病毒性心肌炎

心肌炎(myocarditis)是心肌有局限性或弥漫性的急性、亚急性或慢性炎性病变。心肌炎常为各种全身性疾病的一部分。轻度心肌炎的临床表现较少,诊断较难,故病理诊断发病率远比临床发病率高。近年来,由于对心肌炎的病原学进一步了解和诊断方法的改进,心肌炎已成为常见的心脏病之一。

心肌炎可分为感染性和非感染性两大类。前者由细菌、病毒、螺旋体、立克次体、真菌、原虫、蠕虫等感染所致,后者包括变态反应性心肌炎如风湿病,以及理化因素或药物所致的心肌炎等。由病毒感染所致心肌炎,病程在 3 个月以内者称急性病毒性心肌炎。

各种病毒都可引起心肌炎,其中以引起肠道和上呼吸道感染的病毒感染最多见。肠道病毒为微小核糖核酸病毒,其中柯萨奇、埃可(ECHO)、脊髓灰质炎病毒为致心肌炎的主要病毒;黏病毒如流感、副流感、呼吸道合胞病毒等引起的心肌炎也不少见;腺病毒也可引起心肌炎。此外,麻疹病毒、腮腺炎病毒、乙型脑炎病毒、肝炎病毒、巨细胞病毒等也可引起心肌炎。临床上绝大多数病毒性心肌炎由柯萨奇病毒和埃可病毒引起。柯萨奇病毒的 B 组为人体心肌炎的首位病原体,按其分型以 2、4 二型最多见,5、3、1 型次之;A 组的 1、4、9、16、23 型易侵犯婴儿,偶尔侵犯成人心肌。

(一)病因分类

按病因,心肌炎可分为三类。

1. 感染性疾病病程中发生的心肌炎　其致病病原体可为细菌、病毒、真菌、立克次体、螺

第十七章 心肌疾病的鉴别诊断

旋体或寄生虫。细菌感染以白喉为著，心肌炎是该病最严重的并发症之一；伤寒并发心肌炎不少见，细菌感染时心肌受细菌毒素的损害。细菌性心内膜炎或心肌炎可以延及心肌，伴发心肌炎，致病菌以葡萄球菌、链球菌或肺炎球菌为主，脑膜炎球菌菌血症、脓毒血症等偶尔可侵犯心肌而引起炎症。多种真菌如放线菌、白色念珠菌、曲菌、组织胞浆菌、隐球菌等都可引起心肌炎症，但均少见。原虫性心肌炎主要见于南美洲锥虫病与弓形体病。立克次体病如斑疹伤寒也可有心肌炎症。螺旋体感染中钩端螺旋体病的心肌炎不少见；梅毒性心肌中可发生树胶样肿。近年来，病毒性心肌炎的发病率显著增多，受到高度重视，是当前我国最常见的心肌炎，真菌、寄生虫、立克次体或螺旋体感染引起的心肌炎则远比病毒性和细菌性心肌炎少见。

2. 变态反应所致的心肌炎 就目前所知，风湿热的发病以变态反应引起的最多见，风湿性心肌炎属于此类。

3. 化学、物理或药物所致的心肌炎 化学品或药物，如依米丁（吐根素）、三价锑、多柔比星（阿霉素）等，或电解质平衡失调，缺钾或钾过多时，均可造成心肌损害，病理上有炎性变化。心脏受到过度射线照射，也可引起类似的炎性变化。

无论在国内、国外，心肌炎大多是由病毒感染所引起的。本节仅就病毒性心肌炎的诊断和鉴别诊断进行讨论。

（二）诊断

1. 诊断标准 病毒性心肌炎的确诊相当困难。原因是病毒性心肌炎临床表现及多数辅助检查均缺乏特异性。如何结合临床表现与实验室检查确诊病毒性心肌炎，国际上尚无统一标准。仅有病毒感染或心肌炎本身的症状都不足以确诊病毒感染心肌。目前我国对急性病毒性心肌炎的诊断多偏宽，有过病毒感染史及心电图发现早搏，或仅有胸闷、心悸等非特异性症状加上某些外周血病毒病原学依据，就诊断为急性病毒性心肌炎，给病人造成一定的精神和经济负担。为了进一步加深临床医师对急性病毒性心肌炎的认识，根据1999年中华心血管病杂志编委会心肌炎心肌病对策专题组拟定的成人急性病毒性心肌炎诊断标准如下：

（1）病史与体征：一般在上呼吸道感染、腹泻等病毒感染后3周内出现心脏表现，如不能用一般原因解释的感染后出现重度乏力、胸闷、头昏（心排血量降低所致）、心尖部第一心音明显减弱、舒张期奔马律、心包摩擦音、心脏扩大、充血性心力衰竭或阿-斯综合征等。

（2）上述感染后3周内新出现下列心律失常或心电图改变

①窦性心动过速、房室传导阻滞、窦房阻滞或束支阻滞。

②多源、成对室性早搏，自主性房性或交界性心动过速，阵发性或非阵发性室性心动过速，心房扑动、颤动或心室扑动、颤动。

③2个以上导联ST段呈水平型或下斜型下移≥0.01 mV或ST段异常抬高或出现异常Q波。

（3）心肌损伤的参考指标：病程中血清心肌肌钙蛋白Ⅰ或肌钙蛋白T（强调定量测定）、肌酸激酶同工酶（CK-MB）明显增高。超声心动图示心腔扩大或室壁活动异常和（或）核素心功能检查证实左心室收缩或舒张功能减弱。

（4）病原学依据

①病毒检查。在急性期从心内膜、心肌、心包或心包穿刺液中检测出病毒、病毒基因片段或病毒蛋白抗原。

②病毒抗体。第二份血清中同型病毒抗体(如柯萨奇 B 组病毒中和抗体或流行性感冒病毒血凝抑制抗体等)滴度较第一份血清升高 4 倍(2 份血清应相隔 2 周以上)或 1 次抗体效价 ≥640 者为阳性,320 者为可疑阳性(如以 1：32 为基础者则宜以≥256 为阳性,128 为可疑阳性,根据不同实验室标准作决定)。

③病毒特异性 IgM。以≥1：320 者为阳性(按各实验室诊断标准,需在严格质控条件下)。如同时有血中肠道病毒核酸阳性者更支持有近期病毒感染。

对同时具有上述(1)、(2)中任何 1 项,(3)中任何 2 项,在排除其他心肌疾病后,临床上可诊断急性病毒性心肌炎。具有(4)中第①项者,可从病原学上确诊急性病毒性心肌炎;如仅具有(4)中②、③项者,在病原学上只能拟诊为急性病毒性心肌炎。如病人有阿-斯综合征发作、充血性心力衰竭伴或不伴心肌梗死样心电图改变、心源性休克、急性肾功能衰竭、持续性室性心动过速伴低血压或心肌心包炎等一项或多项表现,可诊断为重症病毒性心肌炎。如仅在病毒感染后 3 周内出现少数早搏或轻度 T 波改变,不宜轻易诊断为急性病毒性心肌炎。对难以明确诊断者,可进行长期随访,有条件时可做心内膜心肌活检进行病毒基因检测及病理学检查。

在考虑病毒性心肌炎诊断时,应除外 β 受体功能亢进、甲状腺功能亢进症、二尖瓣脱垂综合征及影响心肌的其他疾患,如风湿性心肌炎、中毒性心肌炎、冠心病、结缔组织病、代谢性疾病及克山病(克山病地区)等。

2. 临床表现 取决于心肌病变的广泛程度与部位。重者可猝死,轻者无症状。老幼均可发病,但以年轻人较易发病,男性多于女性。

(1)症状:心肌炎的症状可能出现于原发病的症状期或恢复期。如在原发病的症状期出现,其表现可被原发病掩盖。多数病人在发病前有发热、全身酸痛、咽痛、腹泻等症状,反映全身性病毒感染,但也有部分病人原发症状轻而不显著,须仔细追问方被注意到,而心肌炎症状则比较显著。心肌炎病人常诉胸闷、心前区隐痛、心悸、乏力、恶心、头晕。临床上诊断的心肌炎中,90％左右以心律失常为主诉或首发症状,其中少数病人可由此而发生昏厥或阿-斯综合征。极少数病人起病后发展迅速,出现心力衰竭或心源性休克。

(2)体征

①心脏扩大。轻者心脏不扩大,一般有暂时性扩大,不久即恢复。心脏扩大显著反映心肌炎广泛而严重。

②心率改变。心率增速与体温不相称,或心率异常缓慢,均为心肌炎的可疑征象。

③心音改变。心尖区第一心音可减低或分裂。心音可呈胎心样。心包摩擦音的出现提示有心包炎存在。

④杂音。心尖区可能有收缩期吹风样杂音或舒张期杂音,前者为发热、贫血、心腔扩大所致,后者因左心室扩大造成的相对性二尖瓣狭窄。杂音响度都不超过 3 级。心肌炎好转后即消失。

⑤心律失常。极常见,各种心律失常都可出现,以房性与室性早搏最常见,其次为房室传导阻滞。此外,心房颤动、病态窦房结综合征均可出现。心律失常是造成猝死的原因之一。

⑥心力衰竭。重症弥漫性心肌炎可出现急性心力衰竭,属于心肌泵血功能衰竭,左右心同时发生衰竭,引起心排血量过低,故除一般心力衰竭表现外,易合并心源性休克。

(三)辅助检查

1. 实验室检查 白细胞计数可升高,急性期血沉可增速,部分病人血清转氨酶、肌酸磷酸激酶增高,反映心肌坏死。

2. 心电图

(1)ST-T 变化:T 波倒置或减低常见,有时可呈缺血型 T 波变化;ST 段可有轻度移位。

(2)心律失常:除窦性心动过速与窦性心动过缓外,异位心律与传导阻滞常见。房性、室性、房室交接处性早搏均可出现,约 2/3 病人以室性早搏为主要表现。早搏可有固定的联律间距,但大多数无固定的联律间距,部分符合并行收缩,这种无固定联律间距的早搏可能反映异位兴奋性。病人除早搏外无其他发现者,可能来自局灶性病变。早搏可为单源性或多源性。室上性或室性心动过速比较少见,但室性心动过速有可能引起昏厥。心房颤动与扑动也可见到,心房扑动相对较少见。上述各种快速心律可以短阵屡发,也可持续不止。心室颤动较少见,但为猝死的原因。一至三度窦房、房室、束支或分支传导阻滞都可出现,约 1/3 病人起病后迅速发展为三度房室传导阻滞,成为猝死的另一原因。上述各种心律失常可以合并出现。心律失常可见于急性期,在恢复期消失;亦可随瘢痕形成而造成持久的心律失常。瘢痕灶是引起早搏反复出现的基础之一。

3. X 线检查 局灶性心肌炎无异常变化。弥漫性心肌炎或合并心包炎者心影扩大,心搏减弱,严重者可见肺充血或肺水肿。

4. 超声心动图 可有左心室收缩或舒张功能异常,节段性及区域性室壁运动异常,室壁厚度增加,心肌回声反射增强和不均匀,右心室扩张及运动异常。

5. 核素心肌显像 ^{111}In 单克隆抗肌球蛋白抗体心肌显像,对心肌坏死检测敏感性较高(100%),但特异性较差。核素心肌显像属无创伤,易被病人接受,是一种可靠的筛选心肌炎的方法。

6. 病毒学检查 包括从咽拭子、粪便或心肌组织中分离病毒,血清特异性抗病毒抗体滴定度,从心肌活检标本中用免疫荧光法找到特异抗原或在电镜下发现病毒颗粒,以及用聚合酶链反应从粪便、血清、心肌组织中检测病毒 RNA。

1973 年,Lerner 提出病毒学检查与心肌炎相关的分级:①从病人心肌、心内膜或心包液中分离出病毒,或用免疫荧光法在病变部位检出病毒抗原,为高度相关。②从咽或粪便中分离出病毒,并伴有血清相应抗体效价 4 倍升高或 1∶32 的特异性 IgM 抗体,为中度相关。③单纯自咽或粪便中分离出病毒,或仅有血清抗体效价上升 4 倍,或仅有 1∶32 特异性 IgM 抗体,为低度相关。

二、扩张型心肌病

扩张型心肌病(dilated cardiomyopathy,DCM)的特征为左心室或右心室或双侧心室扩大,并伴有心肌肥厚。心室收缩功能减退,伴或不伴充血性心力衰竭。室性或房性心律失常多见。病情呈进行性加重,死亡可发生于疾病的任何阶段。

近 10 年来,扩张型心肌病的发病率呈增长趋势,据报道,美国中部 Olmsted 地区年发病率在 1975～1979 年为 3.9/10 万,1980～1984 年则上升到 7.9/10 万,1985 年达 36.5/10 万。欧洲年发病率为 5.4～8.3/10 万。1978 年,广西南宁地区患病率为 84.04/10 万,广州市患病率为19.67/10万。男性多于女性,平均年龄43岁。年病死率25%~45%,其中猝死者占30%。

（一）病因

本病的病因迄今未明,目前已发现本病与下列因素有关:

1. 病毒感染　动物实验中柯萨奇病毒、脊髓灰质炎病毒不仅可以引起病毒性心肌炎,且可以引起类似扩张型心肌病的病变,临床上对急性病毒性心肌炎病人的长期随访中发现,转变为扩张型心肌病的机会显著大于一般人群,本病病人心肌活体标本病毒检查有炎性表现,不少本病病人血中的柯萨奇病毒B中和抗体滴定度比正常人高;近年来用分子生物学技术在本病病人的心肌活检标本中发现有肠道病毒或巨细胞病毒的RNA,以上均说明本病与病毒性心肌炎关系密切。

2. 基因及自身免疫　研究发现本病与组织相容抗原有关,与非本病病人相比,本病中HLA B27、HLA A2、HLA DR4、HLA DQ4各位点增加,而HLA DRw6位点则减少,HLA的变化与常染色体隐性遗传有关,可以解释部分本病病人的家族性倾向。另一方面,可以有免疫反应的改变,免疫反应增高对病毒感染的易感性,导致心肌自身免疫的损伤。

3. 细胞免疫　本病病人自然杀伤细胞活性减低,减弱机体的防御能力,抑制性T淋巴细胞数量及功能减低,由此发生细胞介导的免疫反应,引起血管和心肌损伤。

综上所述,本病的发病机制可能是先有柯萨奇病毒侵蚀心肌,在心肌内增殖并引起心肌细胞坏死,第二阶段在心肌内不能找到病毒,但有淋巴细胞增多,此种细胞对心肌细胞致敏,引起免疫反应并致心肌细胞坏死,后期炎性细胞浸润减少或消失,组织纤维化,与肥大或减少的心肌细胞相互交织,构成扩张型心肌病的病变。病毒感染、免疫反应学说虽是目前主要发病学说,但还有许多问题未弄清,有待进一步研究。

病理改变可见心脏重量增加,约为正常人的2倍;各心腔扩大,心肌灰白而松弛;心室壁心肌虽肥大,但因室腔扩大而室壁厚度仍近乎正常。心内膜可有增厚。心腔内附壁血栓形成不少见。心肌纤维化常见,呈灶性分布于室壁的内缘,也可发生心室壁成片受损,心脏的起搏传导系统均可受侵犯。

心肌病变使心脏收缩力减弱。早期左心室等容收缩期左心室内压力上升速度减慢,喷血速度也减慢。此时心搏量的减少可通过加速心率来代偿,心排血量尚可维持。以后左心室排空不完全,残余血量增多,舒张末期压增高,逐步发展为左心衰竭。晚期由于肺部动脉反复血栓,继发肺动脉高压,最后出现右心衰竭。少数病例病变以右心室为主,则发展为右心衰竭,引起静脉系统淤血。心室的扩张使房室瓣环扩大,造成二尖瓣或三尖瓣关闭不全。心腔扩张,心室壁内张力增大,氧耗增多,心肌肥厚、心率加速引起心肌相对缺血,而心肌摄氧的能力已达极限,因而可引起心绞痛。心肌纤维化病变累及传导系统,加上心力衰竭时神经体液机制紊乱,常合并各类心律失常。

（二）诊断

1. 诊断标准　1980年世界卫生组织指出,本病为不明原因的左心室或双心室扩大,心室收缩功能受损,伴或不伴充血性心力衰竭和心律失常,须排除其他原因后方能作出本病的诊断。

1995年中华心血管病学会组织专题研讨会,提出本病的诊断参考标准如下:

(1)临床表现:心脏扩大、心室收缩功能减低伴或不伴有充血性心力衰竭,常有心律失常,可发生栓塞和猝死等并发症。

(2) 心脏扩大：X线检查心胸比≥0.5，超声心动图示全心扩大，尤以左心室扩大为甚，左心室舒张期末内径≥2.7cm/m² 体表面积，心脏可呈球型。

(3) 心室收缩功能减低：超声心动图检测室壁运动弥漫性减弱，射血分数小于正常值。

(4) 必须排除其他特异性(继发性)心肌病和其他心肌病：如地方性心肌病(克山病)、缺血性心肌病、围生期心肌病、酒精性心肌病，还有代谢性和内分泌性疾病，如甲状腺功能亢进症、甲状腺功能减退症、淀粉样变性、糖尿病等所致的心肌病，遗传家族性神经肌肉障碍所致的心肌病，全身系统性疾病如系统性红斑狼疮、类风湿关节炎等所致的心肌病，中毒性心肌病等才可诊断为特发性扩张型心肌病。

有条件者可检测血清中抗心肌肽类抗体，如抗心肌线粒体 ADP/ATP 载体抗体、抗肌球蛋白抗体、抗 β_1 受体抗体、抗 M_2 胆碱能受体抗体，作为本病的辅助诊断。临床上难与冠心病鉴别者应做冠状动脉造影。

(5) 心内膜心肌活检：病理检查对本病诊断无特异性，但有助于与特异性心肌病和急性心肌炎的鉴别诊断。用心内膜心肌活检标本进行聚合酶链反应(PCR)或原位杂交，有助于感染病原体诊断；或进行特异性细胞异常的基因分析。

2. 临床表现 各年龄段均可发病，但以中年居多。起病多缓慢，最初可能在体格检查时发现心脏扩大，有时左心已扩大几个月甚至几年，病人因心功能代偿而无自觉不适，经过一段时间后症状逐渐出现。另有一些病人因心律失常而就诊。症状以充血性心力衰竭为主，其中以气急和水肿为最常见。最初在劳动或劳累后气急，以后在轻度活动或休息时也有气急，或有夜间阵发性呼吸困难。由于心排血量低，病人常感乏力。

该病主要症状来自进行性左心室扩张、收缩功能下降而致的左心功能不全。疾病早期由于心排血量减少，病人感到疲倦、乏力，尤其是活动后，这常是最早出现的症状。随后，体力及脑力活动耐量进行性下降，心悸，因肺淤血渐渐出现不同程度的呼吸困难、端坐呼吸、夜间阵发性呼吸困难甚至肺水肿。通常左心功能不全的严重程度和病程与左心室扩张程度成正比。偶见病程已至后期而仅有轻度心室扩张，且其血流动力学表现和病理改变与典型扩张型心肌病相同。出现右心衰竭症状时多已进入病程后期，但也有人指出多数扩张型心肌病的病变侵及双侧心腔，右心衰竭症状多伴发于左心衰竭，而非继发于左心衰竭之后。因此在早期单一的左心功能不全的肺淤血症状和体征可以不明显或延迟出现，所以最早有右心衰竭或左心衰竭的表现，如 S_3 和 S_4 奔马律，右心室和(或)左心室抬举感，以及超声心动图和心室造影等影像学改变，而肺部淤血征象不明显。随着病情发展，逐渐出现肝大、有压痛，下肢水肿及多浆液腔积液等症状。

约半数病人诉胸部不适，可为胸膜性胸痛，可能与心脏扩大致心包伸张、心肌缺氧缺血，或与心包本身病变、心动过速、异位心律、呼吸肌灌注不足及疲劳有关。也可因肺栓塞所致，周围部肺栓塞常致胸膜疼痛并伴咯血。有时出现心绞痛症状，其冠状动脉造影可正常，但由于冠状动脉微循环的血管扩张储备力下降，故提示心绞痛可能由内膜下心肌缺血所致。胸部不适及胸痛易发生在心前区及心尖部，与体位有关，尤其在左侧卧位时易发生。部分病人可发生晕厥，与心律失常有关，有时也与药物所致的直立性低血压，或因过度利尿所致的血容量不足有关。

栓塞症状可发生在病程后期，由于心腔扩大、心房颤动及低心排血量，两侧心房、心室及下肢静脉内均可有血栓形成,不少肺循环或体循环栓塞并无症状,或症状不典型而临床未予注意。如发生肺、脑、肾及冠状动脉、末梢血管栓塞,则出现相应症状及体征。栓塞可以是病人首次出现的症状,也可以使病人突然发生猝死,与心律失常及栓塞有关。

1/3病人有心律失常症状,20%为心房颤动。心律失常的出现使心功能进一步减退。

3. 体征 病程早期很少有症状,病人可在体检时发现心动过速,心尖搏动向左下移位,或有抬举性搏动,心浊音界向左扩大,常可听得第三心音(S_3)或第四心音(S_4),心率快时呈奔马律。由于心腔扩大,可有相对性二尖瓣或三尖瓣关闭不全所致的收缩期吹风样杂音,此种杂音在心功能改善后减轻。血压多数正常,但晚期病例血压降低,脉压差小,常有肢体发冷、灰白或发绀现象,为毛细血管再充盈延迟及末梢静脉收缩等周围灌注不良的表现,显示已有严重心排血量减少,出现心力衰竭时舒张压可轻度升高。交替脉的出现提示左心衰竭。脉搏常较弱。肺淤血者可出现心动过速、气短、肺部湿性啰音、哮鸣音及胸腔积液体征。右心压力增高时,颈静脉充盈或怒张。在肺动脉高压时,可见明显颈静脉a波,有三尖瓣关闭不全,可见明显V波。当发展至右心衰竭时肝大,Kussmaul征阳性,水肿从下肢开始,胸水和腹水在晚期不少见。各种心律失常都可出现,为首发或主要的表现,并有多种心律失常合并存在而构成比较复杂的心律,可以反复发生,有时较顽固。高度房室传导阻滞、心室颤动、窦房阻滞或窦暂停可导致阿-斯综合征,成为致死原因之一。此外,尚可有脑、肾、肺等处的栓塞。

心脏扩大尤其左心扩大时,心尖向左向下移位,触诊有抬举性冲动。如有右心扩大,在胸骨旁可触到抬举感,通常左心比右心扩大更明显。有心功能不全后心音低钝,P_2亢进,于心率增快同时,在心尖部或三尖瓣区有舒张期奔马律或重叠型奔马律。左心室显著扩张时由于二尖瓣环扩大及活动异常,伴功能性瓣下结构的解剖异常和乳头肌功能不全,多数病人可听到二尖瓣关闭不全引起的心尖区收缩期杂音,少数病人有严重关闭不全或伴二尖瓣脱垂。出现三尖瓣关闭不全时在三尖瓣区听到收缩期杂音,心力衰竭明显时此杂音常为全收缩期杂音,伴吸气时增强。在二尖瓣反流明显时可听到低调短促的舒张中期杂音。在肺动脉瓣区也可听到收缩期杂音,少数病人在主动脉瓣区也能听到收缩期杂音。

(三)辅助检查

1. X线检查 病程早期可无变化,随着病情发展,表现出不同程度的心房、心室腔扩张及心功能不全的表现。早期的X线表现为:①某一心腔增大,特别是右心室流入道增大,表现为右2号外突和(或)心膈面延长。②心脏轻度增大,心胸比率0.51~0.55,心脏表面积15%~35%,心脏容积指数500~650ml/m²。③记波摄影显示左、右心室搏动振幅相等,或右大于左。④上肺野血流重新分布。在除外其他心脏病的情况下,有上述①或②项中一项和③或④项中一项,共两项以上改变者可疑为早期心肌病。

有明显临床症状的病人,X线平片均有不同程度的心影扩大,多为普遍性扩大,尤以左心室为主,其次为左心房、右心室,晚期外观如球形,说明各心腔均增大,外形颇似心包积液。少数以左心室、左心房或右心室增大为主,外观类似二尖瓣病变。透视或记波摄影见心脏及大血管搏动较正常为弱,是由于心肌张力减退造成的。主动脉一般不扩大。病程较长者常有肺淤血和肺间质水肿,两侧肋膈角处可有间隔线,肺静脉和肺动脉影可扩大。有右心功能不全或体静脉高压时,上腔静脉和(或)奇静脉扩张,胸腔积液不少见。

曾行德等(1994年)对65例扩张型心肌病做了超声及X线检查对照研究,将X线表现分

第十七章 心肌疾病的鉴别诊断

为：①左心型。心影中度至重度扩大，左心房、左心室增大，尤以左心室明显，有肺淤血，肺动脉段多数凸出或平直。出现心力衰竭时可见肺间质水肿，上腔静脉增宽，心影呈水囊状或无力状。记波摄影示左心室及主动脉波幅变浅，心尖部几乎消失，波峰圆钝而常有分叉，收缩期与舒张期相似，左心室波段延长。②右心型。肺血正常，心影中度至重度增大，右心房及右心室增大，尤以右心室明显。肺动脉段平直或凸出，上腔静脉增宽。③双心型。肺淤血，心影普大型，重度增大，各房室均增大，以左心室增大为主。肺动脉段凸出，多数上腔静脉增宽，少有心力衰竭表现。记波摄影见心脏及大血管搏动减弱，波峰圆钝，收缩期与舒张期时相似，左心室及右心房波段延长，部分病例波峰有分叉和波数增多。

扩张型心肌病X线平片征象的敏感性较高，特异性较差，诊断须结合临床。在难以确诊的情况下，尤其是年龄较大者，有时很难与缺血性心肌病鉴别，可加做造影检查。本病造影检查的主要征象为心腔扩张，室壁舒缩运动减弱，室间隔正常，可有不同程度的二尖瓣关闭不全，有时心腔内有附壁血栓，冠状动脉及其分支无狭窄等病灶，病变区冠状动脉牵直、分散、运动减弱，无病变区冠状动脉正常。

2. CT检查 扩张型心肌病的左心室、室间隔和游离壁均很薄，左心腔明显扩张，致使室间隔凸向右心室流出道而表现出右心室梗阻，即Bernheim综合征。少数以左心房或右心室增大为主者，CT片中可显示。有时也可见心腔内有附壁血栓的充盈缺损，如左心室腔局部轮廓清楚，伴有细小陷窝状造影剂时，常表示心腔内有血栓存在。通过CT检查尚可测量出扩张型心肌病心肌重量增加，可测量出左心室容量，故CT检查可作为对病人随访心腔大小及心肌重量变化的动态观察方法。

3. 磁共振成像检查 提示本病除左、右心室扩大外，左心室壁厚度通常正常且均匀一致，左心室的重量增加。此项检查可对心室容量、心室壁厚度及重量进行准确定量，而不受操作者的影响，所以可用于评价治疗效果。

4. 心电图检查 有症状的病人心电图几乎都不正常，无症状者不少已有心电图改变，改变以心脏肥大、心肌损害和心律失常为主，表现出多样性、复杂性而又缺乏特异性的特征，但因为心电图的改变出现在疾病早期，故可作为早期诊断的重要线索。左心室肥大多见，常合并心肌劳损，晚期常有右心室肥大，也可有左或右心房肥大。心肌损害常见，以ST段压低、T波平坦、双相或倒置为主要表现，有时T波呈缺血型改变。少数病人可有病理性Q波，类似心肌梗死，其部位多在前间隔（V_1、V_2导联），可能为间隔纤维化的结果。心室内传导阻滞常见，左、右束支或左束支分支的传导阻滞都可出现。心律失常常见，后期犹然，以异位心律和传导阻滞为主。异位心律可来自心房、房室交界处或心室，由早搏逐步演变为心动过速，以至扑动或颤动，亦可有窦房病变、房室交界处逸搏或逸搏心律，或心室自身心律等。一至三度房室传导阻滞均可发生。

5. 超声心动图 扩张型心肌病的超声心动图的基本特征为左、右心室腔明显扩大，以左心室腔扩大为主，心室壁运动普遍减弱。早期超声心动图即可见到心腔轻度扩大，尤其左心室内径扩大显著。二维超声在胸骨旁长轴和心尖四腔切面观察最为理想。M型超声测量左心室内径大小和左心室内径随心室收缩和舒张的动态变化可得到准确的参数。本病成人左心室内径一般都在60mm以上，最大可达80mm。由于左心室内径明显扩大，室间隔位置向右心室膨出，左心室后壁向后膨出，二尖瓣舒张期开启幅度小，使二尖瓣E点距离室间隔的垂直距离变大，形成超声心动图的"大心腔、小开口"的特征性改变。

室壁厚度正常或变薄,室壁运动弥漫性减弱,后期各心腔均扩大,室间隔与左心室后壁运动也减弱。反映左心室收缩功能的一系列指标,如室间隔及左心室后壁收缩幅度、收缩期增厚率、左心室平均周径缩短率、射血分数、每搏输出量等都明显降低,左心室射血前时间(PEP)延长,左心室射血时间(LVET)缩短,PEP/LVET 明显延长。普遍的室壁运动减弱必须与其他原因引起的左心室功能不全相鉴别,应排除其他原因引起的左心室扩大及左心室功能不全。其他原因引起的左心室容量负荷过重,如室间隔缺损、动脉导管未闭、主动脉瓣关闭不全、二尖瓣关闭不全等,往往同时伴有室间隔与左心室后壁搏动增强;而冠状动脉粥样硬化性心脏病引起的左心室功能不全的室壁运动减弱呈节段性分布的特点,且非缺血区的室壁搏动往往呈代偿性增强。本病的心室扩大、室壁运动减弱是一种慢性过程,心脏收缩功能呈进行性减退,有时动态观察才能确诊。

附壁血栓多发生在左心室心尖部,由于二尖瓣、三尖瓣瓣环扩张,多合并有二尖瓣和三尖瓣反流,二尖瓣前叶双峰可消失而前后叶呈反向活动,导致左心室流出道内径增宽,由于舒张期进入左心室血流量减少,舒张期二尖瓣前后叶开放幅度小。与二尖瓣狭窄不同的是,本病二尖瓣回声无大的改变,二尖瓣前后叶交界处无粘连,前叶无圆顶样隆起,后叶与前叶仍呈镜像运动。

在进行多普勒超声心动图检查时,常取心尖四腔切面或五腔切面,或胸骨上窝切面,分别观察连续脉冲多普勒、脉冲波多普勒及彩色多普勒征象,取样容积置于心脏四个瓣膜的近端和远端,记录各瓣膜的血流频谱和探查有无反流信号。扩张型心肌病,脉冲波多普勒在记录二尖瓣、三尖瓣血流频谱时,由于心房在舒张期进入心室内的血流明显减少,心室内舒张压增高,可记录到 E 峰速度降低、A 峰速度升高,心室充盈时间缩短。在记录主、肺动脉瓣血流频谱时,可见到主动脉瓣血流频谱的加速支上升缓慢,形成几乎对称的频谱曲线,说明左心室收缩功能减退,收缩期左心室内压力上升速率减低。由于肺动脉内压力升高,肺动脉的血流频谱加速支上升加快,形成近于三角形的频谱曲线。

扩张型心肌病的超声检查影像有时须与伴有心功能不全的冠心病和高血压心脏病相鉴别。一般来说,心肌梗死或严重心肌缺血的冠心病病人,可见心室壁节段性运动失常。但也有报道,扩张型心肌病病人,经冠状动脉造影已排除了冠心病,亦可表现为普遍性室壁运动减弱。因此,超声检查是非特异性的。在心尖四腔切面,左、右心室都扩大支持扩张型心肌病诊断,左心室壁搏动减弱伴左心室扩大,同时右心室搏动增强提示为冠心病,但右心室梗死或重度右心衰竭伴肺动脉高压者可见到右心室扩大。高血压病人表现为左心室的向心性肥厚,一般病变限于左心室。而其他病因引起的心功能不全,如病毒性心肌炎、药物中毒引起的心肌损害、酒精性心肌损害、放射性心肌损害等,仅凭超声检查进行鉴别诊断是不够的,特别是在疾病早期。

另外扩张型心肌病超声检查可能见到少量心包积液。

6. 核素心室造影 心血池动态造影可以观察室壁运动状态,通过心室容积曲线计算心脏的收缩及舒张功能及时相分析,可以更精细地了解心肌局部功能和观察激动传导状况。心肌血流灌注显像可获得心肌平面图像及断层图像,以观察心肌局部血流灌注状况和缺血程度。

扩张型心肌病属于低动力型心肌病,心肌收缩力减弱,心室中血液不能充分排出,舒张期残留血量增多,心室明显扩大,心功能低下,故放射性核素心血池显像主要特征为:心腔明显扩大,尤以左心室腔扩大为著;心腔容量增加,心脏扩张呈舒张状态,形成球形或椭圆形;室壁运动普遍减弱,左心室射血分数(LVEF)明显减低,可以降至20%,甚至更低;最初 1/3 射血分数

(EF)、高峰射血率(PER)、高峰充盈率(PFR)、1/3充盈分数均降低;高峰射血时间(TPER)及高峰充盈时间(TPFR)明显延长,显示病人左心室收缩及舒张功能都受到损害,但以收缩功能受损更为明显。对此种病人的相位分析结果,显示左心室相位直方图半高宽及相角程明显增加,反映其心室运动的协调性明显下降。

心肌断层显像能对心腔及心肌容量的增大进行定量分析,有多节段心肌斑块状改变。

7. 心导管检查 创伤和非创伤性检查均证实扩张型心肌病心肌收缩、舒张功能下降,以收缩功能下降为著。泵血功能衰竭的早期表现仅为每搏量下降,收缩末心室残余血量增加。为维持正常心排出量,舒张末期容积代偿性增加,使射血分数呈轻度至重度下降。舒张末容积增加使心室壁肌肉代偿性增厚和心室腔扩大,导致室壁应力不恰当的升高。加之病变本身形成局灶性心肌纤维化和扩大的左心室呈球形改变,使心室收缩功能进一步下降,形成一种恶性循环。所有代表心肌收缩功能的指标在扩张型心肌病中均下降,表现为射血分数下降、心肌纤维力和力的发生速率均下降,心肌纤维缩短速度减慢,收缩末期压力-容积曲线向右下移位,该曲线斜率(Emax)下降,Emax改变与心脏前、后负荷无关,是代表心肌收缩功能的良好指标。

扩张型心肌病左心室舒张功能有不同程度下降。-dp/dt值降低,舒张早期左心室周边纤维伸长速度减慢,标志左心室松弛和舒张期心室腔可扩性收缩。心肌硬度增加,心腔硬度正常或减低。心肌硬度增加与心肌钙负荷过重有关。心腔硬度与心肌重量/心腔容积比值有关。扩张型心肌病左心室壁肌肉重量增加,但左心室腔扩大明显,因此心腔硬度可正常或降低。

扩张型心肌病病人尽管心肌收缩功能减退,但通过加快心率,增加心室舒张末期容量,在代偿期心排出量和体循环动、静脉压均能维持正常,运动耐量亦接近正常,但组织摄氧增加,动静脉氧差增大。随着疾病进展,多数病人心排出量低于正常,肺动脉嵌楔压升高,若体循环阻力能代偿性升高,血压可维持正常。重症扩张型心肌病病人安静时心率加快,肺动脉压和肺动脉嵌楔压升高,体循环静脉压升高,每搏输出量和每搏功下降,血压下降,脉压差减少,可出现交替脉,表现出一系列心力衰竭的症状和体征。

8. 心内膜心肌活检 病理检查对扩张型心肌病诊断无特异性,但有助于与特异性心肌病和急性心肌炎鉴别诊断。用心内膜活检标本进行聚合酶链反应或原位杂交,有助于感染病原体诊断,或进行特异性细胞异常的基因分析。

9. 免疫学检查 以分离的心肌天然蛋白或合成肽作抗原,用ELISA法检测抗心肌自身抗体对扩张型心肌病的诊断具有较高的特异性和敏感性。检测T淋巴细胞亚群和细胞因子,如IL-1、IL-2、IL-6、INF-r、TNF,了解病人免疫调节功能。Th/Ts比值上升,提示易患自身免疫病。检测淋巴细胞HLA表型,了解病人的免疫基因及遗传易感性。

(四)鉴别诊断

1. 缺血性心脏病 最容易与扩张型心肌病相混淆,尤其是具有冠心病危险因素的男性病人。两者均为非瓣膜病,均易发生在中年男性,有胸部不适、胸闷、胸痛、心律失常、传导阻滞、心力衰竭,因此鉴别有时很困难。一般情况下扩张型心肌病不出现典型的心绞痛,且其相关的症状出现于疲劳以后,而不是劳累当时,可持续30～60min,用硝酸甘油制剂后多不能缓解,这些症状几乎均见于心肌广泛被侵犯导致心脏明显扩大、心力衰竭及有严重心律失常的病人,但三支血管均有病变的冠心病病人可无胸痛而心脏呈球形扩大,左心室功能低下。虽然扩张型心肌病因有广泛心肌变性及纤维化,心电图及核素检查可以出现类似陈旧性心肌梗死的表现,但在临床上如有急性或陈旧性心肌梗死图形,则强烈提示为缺血性心肌病。如有较长期心力衰竭病史而无确实的心肌梗死临床表现和心电图改变,则有利于扩张型心肌病的诊断。无心功能不全而又有冠状循环功能不全的临床症状,心脏仅轻度扩大而非肥厚型心肌病,则有利于冠心病的诊断。有冠心病危险因素——高血压、糖尿病、高脂血症及有关家族史,则有利于冠心病的诊断。扩张型心肌病在心力衰竭时血压升高,经心力衰竭的有关治疗后,血压下降甚至正常,这种情况也易误诊为高血压病。

反复发生的单侧左心衰竭,或以左心衰竭为主的病人少见于扩张型心肌病,因扩张型心肌病多为双侧心室受累,因此如X线胸片上为心脏扩大而肺野很清晰,则强烈提示为扩张型心肌病,必须注意的是慢性缺血性心脏病,特别是弥散性三支冠状动脉病变者,可以表现为双侧心力衰竭而过去并未出现心绞痛或心肌梗死,甚至以右心衰竭为主者,其肺野仍清晰。

总结扩张型心肌病与缺血性心肌病的鉴别见表17-1

表17-1 扩张型与缺血型心肌病的鉴别

	扩张型心肌病	缺血型心肌病
年龄	可发生于任何年龄,常小于40岁	偏大,常大于40岁
性别	男女相似,男性稍偏多	男性多
病史	常有心肌炎病史,基本上无典型心绞痛病史,或有心绞痛,也不伴心力衰竭史,可有家族史	有冠心病危险因素,经常有心绞痛,或有急性心肌梗死史,尤其是有心力衰竭的病人
血压	偏低	偏高
听诊	A_2偏低,经常有S_3、S_4,心尖部收缩期杂音可随心力衰竭的好转减轻或消失	A_2偏高,S_3、S_4少见,收缩期杂音较恒定
心电图	偶有心肌梗死图形,很少演变,有也很慢	常有心肌梗死图形,并有演变
X线检查	多为普遍性明显增大,以左心为主,心力衰竭好转后心界可缩小,主动脉常无变化或见缩小,心脏搏动弥散性弱	主动脉型,心力衰竭好转心影无变化,多有主动脉的增宽延长,可有冠状动脉钙化
超声心动图	少见冠状动脉病变,常为四个心腔均扩大,室壁厚度均匀变薄,室壁弥漫性运动减弱,少数病人有心室内血栓,大多数有二尖瓣、三尖瓣反流,程度较重均有左心室流出道增宽,以收缩功能降低为主	有冠状动脉病变,多累及左心室,以左心室扩大为主,室壁节段性变薄,有节段性运动减弱,部分病人有室壁瘤,少数有二尖瓣、三尖瓣反流,程度轻,仅少数有左心室流出道增宽,以舒张功能障碍为特征
核素检查	心肌显像有不规则心肌扫描缺损,或心肌放射性核素分布大致均匀	沿冠状动脉分布缺损,或呈节段性放射性核素分布稀疏
冠状动脉造影	正常	多支病变

2. 心包积液 心肌病时心脏扩大、心搏减弱,须与心包积液区别。心肌病时心尖搏动向左下方移位,与心浊音界的左外缘相符,心包积液时心尖搏动常不明显或处于心浊音界左外缘之内侧。二尖瓣或三尖瓣区收缩期杂音,心电图上心室肥大、异常Q波、各种复杂的心律失常,均提示心肌病。超声检查不难将两者区别,心包内多量液体平段或暗区说明心包积液,心脏扩大则为心肌病。必须注意到心肌病时也可有少量心包积液,但既不足以引起心脏压塞,也不至于影响心脏功能,仅是超声的发现。收缩时间间期在心肌病时明显异常,心包病则正常。

3. 高血压性心脏病 扩张型心肌病可有暂时性高血压,而高血压病经一定时间后左心室肥厚,终致心室扩张、心功能不全,所以两者应予鉴别。前者舒张压多不超过 14.67kPa(110mmHg),且出现于急性心力衰竭时,心力衰竭好转后血压下降。与高血压性心脏病不同,高血压心脏病应有的高血压病史,或血压很高,或呈急性病程,心力衰竭被控制后血压常呈持续升高,且多有高血压期眼底病变,可伴有肾功能损害,主动脉延长及扩张明显,多需应用降血压药。而扩张型心肌病者无高血压病史,血压轻至中度升高,多以舒张压稍高为主,伴有脉压差减低,眼底、尿常规、肾功能正常。两病可同时存在,扩张型心肌病以左心室扩张为主,肥厚较轻,如心脏扩大和心功能不全的程度不能以具体病人高血压的负荷程度来解释时,应考虑有扩张型心肌病的可能。

4. 甲状腺功能亢进性心脏病 对于年龄较大的病人,出现快速型心房颤动伴心力衰竭,而不出现明显的甲状腺功能亢进的其他症状和体征时容易误诊。鉴别的重点为该病呈高心排血量,其肢体温暖,血管扩张;扩张型心肌病的病人为低心排血量,肢体血管收缩,肢体发凉呈灰白。对可疑病人应及时做甲状腺功能检查。偶有甲状腺功能减退的病人出现心界扩大,但甲状腺功能减低时心率慢,常有明显而持久的心包积液,大多数病人心电图的 P 波、QRS 波及 T 波均呈低电压。

5. 风湿性心脏病 扩张型心肌病由于心室扩大,亦可有二尖瓣或三尖瓣区收缩期杂音,但一般不伴舒张期杂音,且在心力衰竭时较响,心力衰竭控制后减轻或消失。而风湿性心脏病则与此相反,此病心力衰竭的病人,心功能不全经纠正后,由于左心室扩大减轻,左心室收缩压增高,二尖瓣反流增加,致使杂音反而增强。扩张型心肌病时常有多个心腔同时扩大,不像风湿性心脏病那样,以左心房、左心室或右心室为主。超声检查有助于区别。

6. 先天性心脏病 多数具有明显的体征,不难区别。三尖瓣下移畸形有三尖瓣区杂音,并可有奔马律、心搏减弱、右心扩大与衰竭,须与心肌病区别,但此病症状出现于早年,左心室不大,发绀较著。超声心动图检查可明确诊断。

7. 继发性心肌病 全身性疾病如系统性红斑狼疮、硬皮病、血色病、淀粉样变性、糖原贮积症、神经肌肉疾病等都有其原发病的表现可资区别。较重要的是与心肌炎的区分。急性心肌炎常发生于病毒感染的当时或不久以后,区别不很困难。慢性心肌炎若无明确的急性心肌炎史则与心肌病难以鉴别,实际上不少扩张型心肌病是从心肌炎发展而来的,即所谓"心肌炎后心肌病"。

近年来,临床上开展心内膜心肌活组织检查,用带活组织钳的心导管采取标本,进行病理与病毒检查,可以发现有否心肌炎症的证据,但目前对病理组织学的诊断标准和去除伪迹方面还有些问题待解决。

三、肥厚型心肌病

肥厚型心肌病(hypertrophic cardiomyopathy,HCM)的特征为心室肌肥厚,典型者在左心室,以室间隔为甚,偶尔可呈同心性肥厚,左心室容量正常或降低。肥厚型心肌病最具特征性的病理生理异常是舒张功能不全,常以左心室异常僵硬并使心室充盈受损为特征。尽管左心室收缩功能呈高动力性,但这种舒张期弛缓异常仍可引起左心室舒张末压升高,从而导致肺淤血和呼吸困难。该病约半数为常染色体显性遗传,其致病位点在至少 4 对不同染色体上(即第 1,11,14 和 15 对染色体中的任何 1 对)。

(一)病因

导致肥厚型心肌病心肌肥厚的发生机制未明,可能与心肌钙动力学异常有关,钙流量异常引起的细胞内钙浓度升高似乎是钙通道数量增加的结果,这样也许通过某种未明的过程引起心肌肥厚及细胞排列紊乱,尤其与心肌舒张功能异常紧密联系。家族性病例以常染色体显性遗传形式传递,发病的形式可有无症状的心肌不对称性肥厚,也可有典型的梗阻症状。病理改变的典型表现为心肌肥厚,心腔狭小,心脏重量增加。心肌肥厚可见于室间隔和游离壁,以前者为甚,常呈不对称(非同心)性肥厚,即心室壁各处肥厚程度不等,以左心室为常见,右心室少见。室间隔高度肥厚并向左心室腔内突出,收缩时引起左心室流出道梗阻者,称为"肥厚型梗阻性心肌病",旧称"特发性肥厚性主动脉瓣下狭窄";室间隔肥厚程度较轻,收缩期未引起左心室流出道明显梗阻者,称为"肥厚型非梗阻性心肌病"。前乳头肌也可肥厚,常移位而影响正常的瓣膜功能。心肌高度肥厚时,左心室腔减小。不成比例的心肌肥厚常使室间隔的厚度与左心室后壁厚度之比≥1.3,少数可达3。有一种变异型肥厚型心肌病,以心尖区的心肌肥厚较著。此型的心包下冠状动脉正常,但心室壁内冠状动脉数增多而管腔狭窄。各年龄均可发生本病,但心肌肥厚在40岁以下者比40岁以上者严重,此种肥厚与年龄关系的原因未明。随病程发展,心肌纤维化增多,心室壁肥厚减少,心腔狭小程度也减轻,呈晚期表现。

1. 收缩期左心室流出道梗阻 在收缩期,肥厚的心肌使心室流出道狭窄。在非梗阻型,此种影响尚不明显,在梗阻型则比较突出。心室收缩时,肥厚的室间隔肌凸入心室腔,在左心室,使处于流出道的二尖瓣前叶与室间隔靠近而向前移位,引起左心室流出道狭窄与二尖瓣关闭不全,此作用在收缩中、后期较明显。左心室喷血早期,流出道梗阻轻,喷出约30%心搏量,其余70%在梗阻明显时喷出。因此,颈动脉波示迅速上升的升支,下降后再度向上成一切迹,然后缓慢下降。流出道梗阻在收缩期造成左心室腔与流出道之间压力差,流出道与主动脉间无压力差。有些病人在静息时流出道梗阻不明显,运动后变为明显。

2. 舒张功能异常 肥厚的心肌顺应性减低,扩张能力差,使心室舒张期充盈发生障碍,舒张末期压可以升高。舒张期心腔僵硬度增高,左心室扩张度减低,致使心搏出量减少,充盈增高且压迫心室壁内冠状动脉。快速充盈期延长,充盈速率与充盈量均减小。

3. 心肌缺血 心肌缺血是多因素的,主要原因是血管舒张储备力受损。由于心肌需氧超过冠状动脉血供,室壁内冠状动脉狭窄,舒张期过长,心室壁内张力增高等均可引起心肌缺血。

(二)诊断

1. 临床分型

(1)梗阻性肥厚型心肌病:根据病人的心脏杂音特点,劳力性胸痛和呼吸困难,晕厥等症状,结合典型的超声心动图改变和彩色多普勒测定左心室流出道压力阶差,可以确诊梗阻性肥厚型心肌病。

(2)非梗阻性肥厚型心肌病:约半数病人有心悸,不明原因的室性心律失常或晕厥,少数病人可有劳力性胸痛和呼吸困难,体检无明显心脏杂音。多数病人通过超声心动图检查可发现左心室壁肥厚。对于高度怀疑肥厚型心肌病而超声心动图不能诊断的病例,磁共振心肌显像更有诊断价值。左心室对称性肥厚型心肌病须与高血压病、冠心病鉴别。

(3)心尖肥厚型心肌病:具有特征性的心电图改变:①左心室高电压伴左胸导联($V_{4\sim6}$)ST

段压低。②以 V_3、V_4 导联为轴心的胸前导联 T 波倒置。③80% 病人室间隔除极波消失,半数病人可呈二尖瓣型 P 波。二维超声心动图特征性改变是,左心室长轴切面可见室间隔和左心室后下壁明显肥厚,最厚处可达 20~30mm,心尖部心室腔狭小。心室造影显示左心室腔呈香蕉状、舌状或纺锤状,可以确诊。

有心室流出道梗阻者因具有特征性临床表现,诊断并不困难。超声心动图检查是极为重要的无创性诊断方法,无论对梗阻性与非梗阻性的病例都有帮助,室间隔厚度≥18mm 并有二尖瓣收缩期前移,足以区分梗阻性与非梗阻性病例。心导管检查显示左心室流出道压力阶差可以确立诊断。心室造影对诊断也有价值。胸骨下段左缘有收缩期杂音应考虑本病,用生理动作或药物作用影响血流动力学而观察杂音改变有助于诊断。

基因诊断不仅可以早期明确肥厚型心肌病的诊断,并且可以发现致病基因携带者,对于病人及其家系成员进行风险预测和预后估计。Watkins 建议,对肥厚型心肌病病人家族成员进行基因检查,对基因突变者进行随访和预防性治疗,可以降低猝死发生率。由于家族性肥厚型心肌病致病基因及突变类型复杂多变,影响了基因检查在临床的广泛应用。

2. 临床表现   起病多缓慢,症状轻微,往往在筛选肥厚型心肌病病人家属时才发现。约 1/3 有家族史。症状大多开始于 30 岁以前。男女患病率相仿。由于病理解剖不同,病理生理改变多样,临床症状轻重不一,症状与体征的严重程度与血流动力学分型密切相关,非梗阻性症状最轻,隐匿性梗阻较重,梗阻性者症状最重。但也有不同的报道。

(1)呼吸困难:可见于 90% 以上的病人,未必与血流动力学或超声心动图测量的左心室流出道压力阶差或左心室收缩功能有关。多在劳累后出现,是由于左心室顺应性减低,舒张末期压升高,继而肺静脉压升高,肺淤血之故。与室间隔肥厚并存的二尖瓣关闭不全可加重肺淤血。

(2)心前区痛:见于 3/4 有症状的病人,多在劳累后出现,似心绞痛,但不典型,疼痛持续时间长,含化硝酸甘油片后反会加重,是由于肥厚的心肌需氧增加而冠状动脉供血相对不足所致。

(3)乏力、头晕与昏厥:多在活动或情绪激动时发生,许多研究表明昏厥的发生与左心室流出道压力阶差无关,也常在休息时发生,无或只有轻度压力阶差者。多数学者认为与心律失常有关,病人动态心电图常显示有复杂型室性早搏,20%~40% 有室性心动过速。电生理及心电图的研究显示病人的室性心动过速与折返有关,因排列紊乱的心肌细胞可能导致异常电除极、异常复极及电传导障碍而产生微折返,心肌组织纤维化和瘢痕形成、心肌缺血可成为室性心律失常的异位节律点,心肌细胞间的结缔组织使心肌细胞相互分离,减弱闰盘的联结,心肌细胞间的传导阻力增加,容易引起折返。此外,由于心率加快,使原已舒张期充盈欠佳的左心室舒张期进一步缩短,加重充盈不足,心排血量减低。活动或情绪激动时由于交感神经作用使肥厚的心肌收缩加强,加重流出道梗阻,心排血量骤减而引起症状。还有学者认为晕厥的发生与左心室压力反射激活有关。

(4)心悸:不多见,由于心功能减退或心律失常所致。

(5)心力衰竭:少见,为晚期表现,由于心肌顺应性减低,心室舒张末期压显著增高,继而心房压升高,且常合并心房颤动。晚期心肌纤维化广泛,心室收缩功能减弱,易发生心力衰竭或猝死。在儿童和青少年,先兆晕厥和晕厥则表明病人发生猝死的危险性升高。部分病人可有血压升高,或合并有高血压病。老年人肥厚型心肌病有逐渐增多的趋势,其特征是临床症状出现较晚、较轻,首发症状可为心力衰竭,较少发生猝死,除胸痛、心力衰竭外,1/3左右的病人可有阵发性或慢性心房颤动。另有左心室肥厚程度轻而局限,左心室流出道面积较小,二尖瓣位置指数增大及二尖瓣环钙化等一些与年龄相关的特点。

(6)心尖肥厚型心肌病:以男性居多。占全部肥厚型心肌病的比例,日本为25%~51%,美国为2.4%,中国为8.1%~8.82%。常见症状为胸闷、心悸及心功能减退,也会有心绞痛、眩晕、易疲劳、心前区撞击感及肩胛区钝痛等,猝死少见。

3. 体征 临床上因绝大多数为左心病变,症状和体征与病理解剖及血流动力学变化密切相关,部分轻症病人可无特异体征,随着病情发展逐渐出现症状:①心浊音界向左扩大,心尖搏动向左下移位,心尖搏动有力,有抬举性冲动。可有心尖双搏动,此系心房向顺应性降低的心室排血时产生的搏动在心尖搏动之前被触及。②胸骨左缘下段心尖内侧可听到收缩中期或晚期喷射性杂音,向心尖而不向心底传导,可伴有收缩期震颤,见于有心室流出道梗阻者。凡增加心肌收缩力或减轻心脏负荷的措施,如给洋地黄类、异丙肾上腺素(2μg/min)、亚硝酸异戊酯、硝酸甘油、做Valsalva动作、体力劳动后或过早搏动后均可使杂音增强;凡减弱心肌收缩力或增加心脏负荷的措施,如给予血管收缩药、β受体阻滞药、下蹲、紧握拳头均可使杂音减弱,这些变化除可作为本病分型的根据外,也是临床上诊断本病的重要体征。③约半数病人同时可听到二尖瓣关闭不全产生的心尖部全收缩期杂音,向左腋下传导,心尖S_1减弱,反流多者经二尖瓣血流多,二尖瓣区可有舒张期杂音,常可闻及S_1、S_4、S_2呈单一心音或逆分裂,偶有因二尖瓣触及室间隔产生的附加心音。可有重搏脉。④第二心音可呈反常分裂,是由于左心室喷血受阻,主动脉瓣延迟关闭所致。⑤右心受累时颈静脉a波明显,为右心室顺应性降低所致,胸骨左下缘有喷射样收缩期杂音,偶有右心S_4。双心室肥厚型心肌病则根据双心室受累具体情况而有不同体征。⑥部分病人晚期出现左心室及右心室功能不全的体征,在疾病的各阶段,都可查出心律失常。⑦心尖肥厚型心肌病病人,多可触及左前胸抬举性搏动。常在胸骨左缘有(1~2)/6级收缩期杂音,带有喷射性,以胸骨左缘下部或心尖部最响,大多数有S_4,偶可听见S_3。

(三)辅助检查

1. 心电图表现 大多数病人心电图有异常,尤其是有症状的梗阻性病人,可在超声心动图尚无左心室肥厚表现时即可出现心电图异常,但无特异诊断价值。主要表现有:

(1)ST-T改变:见于80%以上病人,大多数冠状动脉正常。ST段压低是本病最常见的心电图改变之一,大多呈水平型压低,少数为下垂型,几乎没有上斜型,ST段呈抬高者少见,仅个别病人可出现ST段明显抬高,甚至与T波融合形成单一曲线,常被误诊为急性心肌缺血,但无急性心肌缺血时的短期内动态变化的特点。更多病人出现T波变化,多为T波倒置,少数心尖区局限性心肌肥厚的病人由于冠状动脉异常而有巨大倒置T波,T波>1.0mV。

(2)左心室肥大征象:见于60%病人,其存在与心肌肥大的程度及部位有关。$R_{V5}+S_{V1} \geqslant 4.0mV$和(或)$R_{V5} \geqslant 2.5mV$,QRS波波幅最高见于中部胸前导联,在室间隔及左心室游离壁均有较广泛肥厚的病人,在心电图上有较多的肥厚表现。

(3)异常Q波的存在:V_6、V_5、aVL、Ⅰ导联上有深而不宽的Q波,反映不对称性室间隔肥厚,不应误认为心肌梗死。有时在Ⅱ、Ⅲ、aVF、V_1、V_2导联上也可有Q波,其发生可能与左心室肥厚后心内膜下与室壁内心肌中冲动不规则和延迟传导所致。凡异常Q波分布导联离散,出现窄而无顿挫的 Q 波（Q 波≤0.04s），尤其是窄而深的 Q 波（Q 波≤0.04s，≥0.3mV）和（或）R_{V2} 电压≥1.0mV 者应考虑本病的可能。

(4) 左心房波形异常：可能见于 1/4 病人，与左心房增大有关。P 波增宽，10% 的病人 P 波时限≥0.11s，但 P 波增宽并不代表解剖学上的左心房扩大，而可能是房内传导阻滞的表现。P 波电压增高（＞0.22mV）类似"肺型 P 波"者少见，仅见于右心室流出道梗阻或非梗阻性肥厚型心肌病伴全心衰竭或有肺梗死的病人。

(5) 部分病人合并预激综合征：易致心律失常，有时可见缩短的 P-R 及 QRS 起始部模糊，而 QRS 时间不宽，R 波虽高，但并非预激综合征。

心电图具有一定敏感性，在肥厚型心肌病病人的家族中是有用的筛选试验，可作为初步筛选，异常者再做超声心动图检查，可以提高本病诊断的特异性。

2. 动态心电图检查 有助于发现室性早搏、阵发性室性心动过速、阵发性室上性心动过速和心房颤动等心律失常。约 50% 病人检查出室性心律失常，19%～36% 检出无症状性阵发性室性心动过速。

3. 颈动脉波图 是在颈总动脉搏动处描记的颈动脉波（CPW）。正常颈动脉波由冲击波（P 波）、潮汐波（T 波）和重搏波（D 波）三个主要波峰组成。P 波为左心快速射血期颈动脉内血液充盈所形成，T 波为缓慢射血期血压开始下降血管回缩形成的轻度圆形隆起，重搏波重迹在降支上 1/3 处，由主动脉瓣关闭引起。梗阻性肥厚型心肌病颈动脉波呈双峰形，P 波快速上升，继而收缩中期凹陷，T 波延迟出现且呈较慢波形。收缩早期的波幅下降伴随于主动脉瓣的提早关闭，与二尖瓣前向运动一致，后一峰为二尖瓣回到原来位置使左心室流出道压力阶差消失所形成。此种图形也有称之为尖顶圆锥（spike-dome）形。左心室流出道有压力阶差的病人中 60%～70% 有此种双峰形，而非梗阻性病人则无。由于病人有高动力性收缩功能，上升支出现时间比正常人快。因明显的心室肥厚使射血时间延长，此种图形可供与主动脉狭窄的鉴别。梗阻性病人有完全代偿期的室性早搏后的颈动脉波幅下降，此与膜部狭窄不同，其振幅增高，而肥厚型心肌病之室性期外收缩后心室收缩力增强，使流出道压力阶差增大，故脉搏振幅降低。所以，颈动脉波对梗阻性肥厚型心肌病是一特异性较高的非介入性检查，有诊断及鉴别诊断的意义。

4. 颈静脉波图 正常时有 a、c、v 三个正波及 x、y 两个下倾斜所组成，a 波与心房收缩相一致，对诊断肥厚型心肌病的价值较小，在右心室有病变时颈静脉波中 a 波增大，表示右心室顺应性减退。

5. 心尖搏动图（ACG） 正常由房缩波（A 波）、心室收缩波（S 波）、快速充盈波（RF 波）、缓慢充盈波（SF 波）四个波，及 C、E、P、O 和 F 共 5 个点组成，可用于估计心室功能。肥厚型心肌病由于左心室肥厚，心尖搏动呈抬举性且持续时间长，心尖搏动图中，由于左心室肥厚及顺应性下降、舒张功能减弱，左心房收缩力加强，使 A 波明显增高，E 点尖锐、清晰可见，心室收缩波呈中期回缩，后期隆起。

6. 超声心动图检查 ①不对称性室间隔肥厚。典型的肥厚型心肌病声像图特点是室间隔非对称性增厚，厚度大于 15mm，室间隔厚度与左心室后壁厚度之比大于 1.3:1，在左心室长轴切面上可见室间隔呈纺锤形或瘤样增厚，增厚的室间隔心肌回声增强，并呈毛玻璃样或粗细不均斑点状回声。此征过去比较重视，但现在发现也可见于其他疾病，如高血压、主动脉瓣狭窄等。用二维法测左心室增厚的程度更为有用。Maron 等（1981 年）根据心肌肥厚部位不同分为四型：Ⅰ型前部室间隔明显增厚，二尖瓣水平前部室间隔增厚更为多见，但也累及乳头肌水平以下之前部室间隔，而后部室间隔多数在正常范围；Ⅱ型前部室间隔和后部室间隔均增厚，左心室游离壁一般不受影响；Ⅲ型室间隔及左心室壁均增厚，以室间隔增厚更明显；Ⅳ型主要是乳头肌以下室间隔和左心室前、侧壁增厚。②二尖瓣前叶在收缩期前向运动（SAM）。为肥厚型心肌病较为特征性的征象之一，M型超声心动图上可见CD段出现向上弧形隆起的驼峰样改变的波形。二维超声心动图左心室长轴切面可见到二尖瓣前叶于收缩期迅速前移而接近增厚的室间隔。根据二尖瓣前叶与室间隔靠近的程度不同，M型超声心动图将SAM分成三度：Ⅰ度为二尖瓣前叶与室间隔的距离＞10mm为轻度；Ⅱ度为二尖瓣前叶与室间隔的距离≤10mm，或短暂的与室间隔相接触为中度；Ⅲ度为二尖瓣前叶与室间隔的接触时间占到总收缩时间的30%以上，且主动脉瓣收缩中期部分关闭或主动脉瓣的提前关闭为重度。③左心室腔缩小，流出道狭窄。正常人左心室流出道的宽度为20～35mm，肥厚型梗阻性心肌病的室间隔向左心室流出道膨出，加之二尖瓣前叶收缩期向前运动，致使左心室流出道变窄，一般小于20mm。④左心室舒张功能障碍。包括顺应性减低，快速充盈时间延长，等容舒张时间延长，因而向后漂浮二尖瓣的能力减低，M型超声心动图表现为二尖瓣前叶EF斜率明显减慢。舒张早期血流峰值速度（E）减低，舒张晚期血流峰值速度（A）增大，E/A比值＜1。另外，运用多普勒法可以了解杂音的起源和计算梗阻前后的压力差。

7. X线胸片 可能见左心室增大，也可能在正常范围。X线或核素心血管造影可显示室间隔增厚，左心室腔缩小。核素心肌扫描则可显示心肌肥厚的部位和程度。

8. 心导管检查 根据血流动力学改变将肥厚型心肌病分为梗阻性和非梗阻性两大类。前者按其梗阻部位又分为主动脉瓣下梗阻和左心室中部梗阻；后者表现为向心性肥厚或室间隔、心尖部非对称性肥厚。由于解剖结构不同，左心室收缩期，左心室各部位和心室与主动脉之间可出现下列四种不同形式的压力阶差：

（1）主动脉瓣下梗阻性肥厚型心肌病：收缩期早期左心室快速向主动脉射血，75%～80%每搏输出量在心室收缩期前1/2时间内完成。继因二尖瓣前叶前移与室间隔接近或接触形成主动脉瓣下梗阻，造成收缩中、后期向主动脉射血减少，主动脉压力呈尖顶-圆锥形态；左心室流入道、左心室中部压力高于左心室流出道和主动脉内压力。本病与主动脉瓣狭窄不同，压差存在于左心室腔与流出道之间，而主动脉瓣狭窄压差存在于主动脉瓣前后。

（2）心室中部梗阻性肥厚型心肌病：左心室收缩时心室中部乳头肌水平处发生梗阻，心尖部形成封闭的高压区，其压力高于左心室流入道和流出道。

（3）心尖肥厚型心肌病：属非梗阻性肥厚型心肌病，心室收缩时左心室心尖部闭塞或消失。心尖部压力高于左心室流入道和流出道，右前斜位左心室造影成黑桃形。

（4）跨主动脉瓣压力阶差：正常人在左心室收缩早期，由于左心室向主动脉根部射血速度快，在主动脉瓣上下方可有一个小的压差。肥厚型心肌病病人在病程早、中期因心室功能正常后高于正常，加上流出道狭窄，导致收缩早期左心室向主动脉根部射血速度高于正常人，在主动脉瓣上下方形成明显压差，该压差在收缩中期之前消失。

肥厚型心肌病因心室松弛受损和心室腔硬度增高使心室舒张充盈减少。超声心动图证实左心室等容舒张期延长，二尖瓣开放延迟，快速充盈期延长，快速充盈速度减慢和充盈量下降，表现为左心室舒张期前1/2时间内左心室压力偏低。但由于肥厚型心肌病舒张功能低下，尽管心室充盈量不多，左心室舒张末压仍高于正常，平均达2.4kPa（18mmHg）。因肥厚型心肌病心室被动充盈量少,心房对心室主动充盈、心排血量的影响大于正常人,一旦发生快速心房颤动,病人往往迅速发生心力衰竭甚至猝死。

9. 磁共振心肌成像 磁共振成像因具多方位成像特点,能更直接、更清楚、更准确地显示肥厚型心肌病心室壁继室间隔异常的病理解剖变化,肥厚的部位和程度,房室腔径的形态、大小,左心室流出道的狭窄,并观察心室功能,病变部位心肌收缩增厚比和信号强度变化,对于特殊部位心肌壁肥厚和对称性肥厚更具诊断价值。主要表现为室间隔和(或)室壁肌局限性或普遍性增厚、僵硬,使心室腔变形、缩小和(或)流出道狭窄。左心室以狭长形多见,并常见左心房增大、左心室舒张不良,偶可见收缩功能不良。目前对肥厚型心肌病的诊断标准尚无统一看法,庞志显(1995年)提出的诊断标准为:①室间隔和(或)室壁肌局限性或普遍性肥厚,收缩末期厚度在15.0mm以上,与其同层面左心室后壁或正常心肌厚度的比值为1.5∶1。②肥厚室间隔和室壁肌与正常心肌磁共振信号相同,呈均匀一致的中等信号强度。③肥厚心肌块向左心室腔内突出,致室腔缩小、变形和(或)流出道狭窄。④肥厚心肌收缩期增厚率下降(T<30%)。⑤须与造成心肌肥厚的其他心脏疾病,如高血压、甲状腺功能亢进症和主动脉瓣狭窄等加以鉴别。该检查与超声心动图相比,超声检查具有设备和技术普及、可易重复检查、价格低廉的优点,故超声检查仍为首选影像学诊断方法。磁共振成像具有更多优越性,也不受操作者技术和经验的限制,空间分辨率更高,可直接在任意平面多层面成像,可直观立体地显示病变,对本病检出率高于超声心动图。磁共振成像可取代左心室造影,对超声心动图不能测得的肥厚处,如心尖肥厚型心肌病病人有特殊诊断价值。

10. 心室造影 为生前主要确诊方法之一,对部分疑难病例可以明确诊断。有左心室流出道压力阶差者,收缩期二尖瓣前叶向前运动进入流出道,同时出现二尖瓣反流,左心室腔缩小呈香蕉状改变,心肌收缩功能增强,乳头肌肥厚,在收缩后期填满心腔。如在做左心室造影同时做右心室造影,在头位左前斜位可见到心室腔大小、形态尤其是室间隔情况,室间隔中部或下部变平或向左心室腔内隆起,不同于正常的是室间隔向右心室腔内形成曲线。左心室中部梗阻型者左心室腔呈葫芦状。心尖肥厚型心肌病病人左右心室造影,可见室间隔基部肥厚不明显,左心室流出道不狭窄,而心室壁从中部开始到心尖部明显肥厚,乳头肌增厚,心腔狭小,右前斜位左心室造影见舒张末期左心室心尖腔缩小而心底部扩张,呈黑桃样改变。收缩末期左心室腔从心尖到中部,有强力的对称性收缩,几乎完全闭塞。左前斜位可见室间隔下部明显增厚,呈三角状改变。有一种亚型,病人心前导联T波中等度倒置,深度在5~10mm,左心室造影无黑桃样改变,称之为非黑桃型。

本检查临床上只在少数难以确诊及需做手术治疗的病人,或了解终末期病人心脏移植的可行性时才进行。

(四)鉴别诊断

本病应与因左心室收缩或舒张期负荷过重引起的左心室肥厚性疾病,以及导致心绞痛及晕厥的疾病进行鉴别,还应注意非对称性室间隔肥厚是诊断肥厚型心肌病的重要条件之一,但并不具有特异性,在主动脉瓣狭窄、高血压性心脏病、心肌梗死,以及引起右心负荷增加的先天性心脏病也可出现。

1. 运动员心脏 轻型病人常应与运动员心脏进行鉴别,所谓"运动员心脏"是指运动员心脏增大,此种增大是运动员经训练的生理适应的结果,或认为是病理性征象,也有认为是介于生理和病理之间，有人称之为运动员心脏综合征。运动员心脏增大与运动强度有关，运动训练时间长者心脏增大的可能性大，但也有报道并不是呈正相关。因运动员心室肥厚也可能很严重，加之运动员心脏可表现有窦性心动过缓、房室传导阻滞、ST-T 改变，并可出现 S_3 及 S_4，故有时难以鉴别。运动员的房室传导阻滞虽多为一度、二度，个别还可出现三度，若无病理现象，可能与迷走神经张力增高有关，在运动后常消失。ST-T 改变的确切原因尚不明确，一般认为与运动训练后迷走神经张力增高及早期复极化有关。Lewis 等提出以下鉴别要点：

(1) 如运动员有肥厚型心肌病的家族史则强烈提示肥厚型心肌病，但肥厚型心肌病约 45% 属非家族性，故如无家族史，不能排除肥厚型心肌病。

(2) 如运动员的左心室肥厚在训练结束后数周有所消减，则支持为生理性肥厚，但这种小的改变测量对比困难。

(3) 测量舒张末左心室腔的绝对值，如 <45mm 则强烈提示为肥厚型心肌病，而 >55mm 则为运动员心脏。

(4) 有左心室肥厚的运动员经多普勒超声心动图检查，如有舒张期功能异常波形，强烈提示为肥厚型心肌病，如多普勒超声心动图示正常心室充盈波形，不能排除为肥厚型心肌病的可能。如鉴别仍有困难，可用基因分析法鉴别。

2. 主动脉瓣狭窄 症状和杂音性质与本病相似，但杂音部位较高，并常有主动脉瓣区收缩期喷射音，第二心音减弱，还可能有舒张早期杂音。X 线显示升主动脉扩张。生理动作或药物作用对杂音影响不大。左心导管检查显示收缩期压力阶差存在于主动脉瓣前后。超声心动图可以明确病变部位。具体鉴别见表 17-2。

表 17-2 主动脉瓣狭窄与梗阻性肥厚型心肌病的鉴别

	梗阻性肥厚型心肌病	主动脉瓣狭窄
病变部位	在主动脉瓣下	在主动脉瓣
家族史	常有	无
心音及附加音	常有收缩期前奔马律，少有单一性第二心音，而第二心音逆分裂常见，罕有出现收缩期喷射音	少有收缩期前奔马律，常有单一性第二心音，第二心音逆分裂少见，瓣膜无钙化及严重狭窄时常有收缩期喷射音
收缩期震颤	少见	常有
收缩期杂音	杂音最响处较低，在胸骨左缘第三四肋间或心尖部，不向颈部传导，心尖部常有二尖瓣关闭不全的收缩期杂音	杂音在胸骨右缘第二肋间及左缘第二三肋间最响，向颈部及心尖部放射，杂音开始较早，持续时间长
颈动脉波	上升快，下降也快，重搏波切迹正常，呈尖顶圆锥形	收缩期主波延迟出现，有震颤波，下降缓慢，波形细小
心电图	左心肥大，常见异常 Q 波，有时有预激综合征	可有左心室肥大
超声心动图	室间隔非对称性肥厚，有二尖瓣前叶收缩期前向运动	左心室对称性肥厚为主
X 线平片	主动脉不扩张，主动脉瓣多无钙化	主动脉有扩张，主动脉瓣常有钙化
心导管检查	左心室与流出道间有压力阶差	左心室与主动脉间有压力阶差

3. 高血压性心脏病 高血压性心脏病有长期或较长期高血压史，有全身其他脏器受损的

第十七章 心肌疾病的鉴别诊断

表现。其心脏多为对称性肥厚,但也可呈非对称性肥厚。部分肥厚性心肌病病人可有血压升高的表现,也可合并有高血压病,特别是中年或中年以上的病人。因此两者鉴别困难,主要参考各自的病史、家族史并结合其他检查。梗阻性肥厚型心肌病与高血压性左心室肥厚的鉴别见表17-3。

表 17-3 高血压性左心室肥厚与梗阻性肥厚型心肌病的鉴别

	高血压性左心室肥厚	梗阻性肥厚型心肌病
年龄	中年以上多	中青年多
高血压史	有	无
家族性肥厚型心肌病史及猝死史	无	可有
肥厚型	多为左心室对称性	多为不对称性
左心室腔	正常或轻度缩小	缩小,呈新月形
二尖瓣收缩期向前方运动	很少见	多见
左心室收缩功能	正常,早期偏高,晚期正常	高动力性
左心室舒张功能	减退	明显减退

张文海(1998年)等对19例有非对称性室间隔肥厚的高血压病和21例家族性肥厚型心肌病进行超声心动图、心机械图和心电图的比较研究,认为:①高血压病的非对称性室间隔肥厚,多数是高血压本身引起的。②有非对称性室间隔肥厚的高血压病,如果在超声心动图上有典型的收缩期二尖瓣前叶向前运动现象(SAM),则很可能合并肥厚型心肌病。③如无SAM而颈动脉波图为叩波上升迅速,幅度大于潮波,尤其≥40岁者,心电图上有异常Q波,R_{V_1,V_2}增高,超声心动图上左心室腔狭小应考虑合并肥厚型心肌病的可能性。也有人提出室间隔≥25mm,室间隔/左心室后壁比值≥2.0,几乎仅见于肥厚型心肌病或高血压合并肥厚型心肌病,或认为二维超声心动图上若有毛玻璃样改变则有助于肥厚型心肌病的诊断。

因高血压及肥厚型心肌病均有心肌肥厚,很早就有人提出肥厚型心肌病的病因与高血压有关。至今仍存在争议。

4. 冠心病 心电图上ST-T改变与异常Q波为两者共有,但冠心病无特征性杂音,主动脉多增宽或有钙化,高血压及高血脂多见;超声心动图上室间隔不增厚,但可能有节段性室壁运动异常。年轻病人有心绞痛,如伴有杂音,短时间内心电图无动态变化,含服硝酸甘油后症状不减轻甚或加重,应考虑为肥厚型心肌病。肥厚型心肌病出现上述异常心电图改变,但无发热等全身表现,无心肌酶谱改变,短时间心电图也无动态变化,其Q波窄而深呈柳叶状,异常Q波的分布较离散,均与心肌梗死不同,出现Q波的导联T波多直立(Q波与T波方向不一致)。

5. 风湿性二尖瓣关闭不全 杂音相似,但多为全收缩期,血管收缩药或下蹲可使杂音加强,常伴有心房颤动和左心房增大,超声心动图不显示室间隔缺损。

6. 先天性心脏病 本病年轻病人胸骨左缘的收缩期杂音及震颤,可误诊为室间隔缺损,但室间隔缺损的杂音为全收缩期,可向心尖及胸骨右缘传导,心电图正常,左心室和(或)右心室肥大。无病理性Q波,脉搏无变化,增加血管阻力时杂音增强,降低周围血管阻力时杂音减弱,多普勒超声心动图可见到分流。

四、限制型心肌病

限制型心肌病（restrictive cardiomyopathy,RCM）是病因未明,以原发性心肌和(或)心内膜纤维化,或心肌的浸润型病变,引起心脏充盈受阻的舒张功能障碍为特征,而无心室明显肥厚或扩张的心肌疾病。

限制型心肌病在原因未明的心肌疾病中,远较扩张型心肌病（DCM）和肥厚型心肌病（HCM）少见。其确切的发病率未明。根据流行病学资料,本病呈世界性分布,大多为散发性。但在热带地区,如乌干达及中、南美洲呈地方性发病。在温带地区如亚洲、欧洲及北美洲有散在发生。

根据 WHO 专家委员会的意见,RCM 可分为两类,即嗜酸细胞性心内膜疾病和原发性 RCM。这样有助于与其他可产生限制性病理生理变化的特殊心肌病相区别,如心肌淀粉样变性、心肌血红蛋白沉着病等。

病理改变在浸润性病变所致的限制型心肌病中,有淀粉样变性（间质中淀粉样物质积累）、类肉瘤（心肌内肉瘤样物质浸润）、血色病（心肌内含铁血黄素沉积）、糖原贮积症（心肌内糖原过度积累）等种类。在非浸润性限制型心肌病中,有心肌心内膜纤维化与 Löffler 心内膜炎两种,前者见于热带,后者见于温带,实际相似。

限制型心肌病的病理生理过程与缩窄性心包炎相似,主要是心内膜与心肌纤维化使心室舒张发生障碍,还可伴有不同程度的收缩功能障碍。心室腔减少,使心室的充盈受限制;心室的顺应性降低,回心血流有障碍,随之心排血量也减小,造成类似缩窄性心包炎时的病理生理变化。房室瓣受累时可以出现二尖瓣或三尖瓣关闭不全。

限制型心肌病的心脏于舒张早期开始时松弛尚较正常,心室早期充盈速率可正常或增快,血液迅速充盈,但心室充盈在舒张期的前 1/3 至前 1/2 的快速充盈期末突然终止;随后,在舒张中、晚期（缓慢充盈期和房缩期）心室容量仅有小量增加或无增加。实际上,心室的全部充盈在舒张早期就近乎完成,舒张压在所有心腔大致相等。这些改变在心导管的心室压力曲线上表现为明显的舒张期下陷和高原波型。其中舒张期压力曲线早期下陷相当于早期快速充盈,高原期相当于因充盈受阻而压力均衡的等容期。颈静脉和右心房压力曲线与正常不同,a、V 波等高,呈特异性的 M 或 W 型,伴有明显的 Y 下陷和 X 下陷,使收缩期静脉回流呈双峰形态,提示两侧心室收缩期均势射血和舒张期静脉血流从腔静脉加速进入右心房。

在本病早期阶段,心肌收缩功能不受影响,但心排出量可能有所减低,主要是由于有效的心室前负荷减低所致。在本病严重阶段,可发生心肌收缩功能损害,引起心室射血分数下降,心排出量降低,并伴有动-静脉氧分压差增加。由于左心室受累更为常见和广泛,故左心室功能紊乱的血流动力学损害占主要地位。此外,常有左心房和肺静脉压增高,可有显著的肺动脉高压。

（一）诊断

由于本型的临床表现早期不明显,诊断较困难。临床症状出现后则依靠各项检查可以确诊,超声心动图为无创而有效的检查方法。心肌心内膜活组织检查,如有阳性的特异性发现,有助于诊断,也可能发现浸润性病变。在临床上须与缩窄性心包炎鉴别,尤其右心室病变为主的限制型心肌病,两者临床表现相似。有急性心包炎史、X 线示心包钙化,胸部 CT 或磁共振

第十七章 心肌疾病的鉴别诊断

检查示心包增厚,支持心包炎;心电图上心房或心室肥大、束支传导阻滞,支持心肌病。超声心动图对两者的鉴别有较大帮助,心尖部心腔闭塞及心内膜增厚可确立心肌病的诊断。对于疑难病例可做心室造影和心内膜心肌活检。

病人起病比较缓慢,在早期纤维化形成前,可因无症状或症状轻微而难以识别。随着病情发展,早期可有发热,逐渐出现乏力、头晕、气急,症状加重者可出现胸痛。病变以左心室为主者有左心衰竭和肺动脉高压的表现,如气急、咳嗽、咯血、肺基底部啰音,肺动脉瓣区第二心音亢进等;病变以右心室为主者有左心室回血受阻的表现如颈静脉怒张、肝大、下肢水肿、腹水等。心脏搏动常减弱,浊音界轻度增大,心音轻,心率快,可有舒张期奔马律及心律失常。当二尖瓣或三尖瓣受累时,在心尖区或三尖瓣区可出现收缩期反流性杂音。心房常因压力增高和扩张而致心房颤动。心包积液也可出现。内脏栓塞不少见。

(二)辅助检查

1. X线检查 示心影正常或轻中、度扩大,可有肺淤血表现,可见到心内膜心肌钙化的阴影。

2. 心电图检查 示低电压,常见ST段及T波的非特异性改变,偶有左心室或右心室肥厚改变。部分病人可见QRS波群低电压,心房或心室肥大,束支传导阻滞,ST-T改变,心房颤动,也可在V_1、V_2导联上出现异常Q波。

3. 超声心动图 可见心内膜增厚,心尖部心室腔闭塞,心肌心内膜结构超声回声密度异常,室壁运动减弱。原发性者心室壁不增厚,有浸润性病变者心室壁可增厚,舒张早期充盈快,中、后期则极慢。心包膜一般不增厚。Doppler超声心动图的典型表现为舒张期快速充盈后突然终止。

4. 心导管检查 示心室的舒张末期压逐渐上升,造成下陷后平台波型,以左心室为主者肺动脉压可增高;以右心室为主者右心房压高,右心房压力曲线中显著的V波取代a波。收缩时间间期测定不正常。

5. 心室造影 见心室壁增厚和心室腔缩小,多数病人可见房室瓣关闭不全,有时可见附壁血栓。

6. 心内膜心肌活检 可证实嗜酸性细胞增多症病人的心内膜损害,对诊断和鉴别诊断具有重要价值,能发现病程中各阶段的病理变化,如早期阶段心内膜和心肌有嗜酸性细胞浸润和内皮损害,继之有附壁血栓、血栓机化和内膜增厚,最后出现心肌细胞损害和纤维化。此外,对心内膜弹力纤维增生症和原发性限制型心肌病的组织学诊断也很关键。

(三)鉴别诊断

限制型心肌病诊断较困难,临床表现类似于心脏压塞(心包填塞),本病应与以下几种疾病相鉴别。

1. 缩窄性心包炎 常有急性心包炎或心包积液病史,出现肝大、腹水和水肿者更为多见;心脏可闻及心包叩击音;X线胸片可见心包钙化和肺血管纹理减少。心导管检查对鉴别诊断具有重要价值:限制型心肌病的右心室舒张压力曲线均呈平方根形状,但缩窄性心包炎的右心室舒张压增高明显,至少是右心室收缩压的1/3,而限制型心肌病的右心室舒张压增高常不太明显。缩窄性心包炎的左、右心室舒张压更加均衡,两者的差异小于0.65kPa(5mmHg);而限制型心肌病的左心室舒张压高于右心室,常大于1.3kPa(10mmHg)。缩窄性心包炎心内膜心肌活检心肌正常,而限制型心肌病则可见心肌异常。

2. 心脏淀粉样变性　淀粉样变性是机体免疫细胞代谢失调的后果,引起淀粉样变性蛋白大量沉积于组织细胞间,导致器官功能障碍。最常累及心脏的是原发性淀粉样变性,系由浆细胞产生的免疫球蛋白(IgG)轻链所引起,常与多发性骨髓瘤有关。继发性淀粉样变性是由其他蛋白(前白蛋白、A蛋白等)沉积而成,包括家族性、老年性,以及慢性感染或炎症过程所致。发病年龄在40岁以后,尤其是60岁以上多见。除心脏外,其他器官(肾、肝、脾等)也可累及。心脏淀粉样变性在国内少见。

心肌因淀粉样变性而变硬,呈橡皮样,顺应性降低。心室腔可正常、缩小或轻度扩张,心耳处常有血栓。组织学检查可见整个心脏的心肌纤维之间有不溶性淀粉样原纤维沉积,可能是导致室壁肥厚而无心腔扩张的原因。心包、心瓣膜和冠状动脉也可有淀粉样沉积,冠状动脉受累时可引起局部心肌缺血和坏死。病变广泛时可累及窦房结、房室结及束支,引起多种心律失常。心脏淀粉样变性的血流动力学障碍与限制型心肌病相同,主要是心肌舒张功能和顺应性受损,充盈受限,并有心肌收缩功能不全。可有轻度二尖瓣反流。左心室舒张末期容量一般正常或仅轻度增加,但舒张末期压力明显增高。

(1)临床表现:心脏淀粉样变性的临床表现主要有充血性心力衰竭、心律失常、胸痛和猝死。可单独发生或同时出现。心力衰竭属难治性,通常对药物反应不佳,大多数病人在出现症状后2年内死亡。心力衰竭的严重程度与淀粉样物质在心肌和冠状动脉中浸润的程度有直接关系。此时,其他器官不一定有大量浸润。心律和传导失常常见,是本病的显著表现,如窦房结功能失常和病态窦房结综合征等,不同程度的房室传导阻滞或心室内阻滞约占50%,猝死发生率为15%~35%。

(2)体征:可有颈静脉怒张、肝大、周围性水肿。心尖搏动不明显,心尖区可闻及舒张早期奔马律及收缩期吹风样杂音。常有血压偏低和脉压差小。

(3)辅助检查

①胸部X线检查。心影常有某种程度增大,可见肺充血和胸腔积液。

②心电图检查可见上述心律失常和传导异常,可合并有其他改变,最常见的是QRS低电压,约1/3有酷似心肌梗死的Q波。

③超声心动图.对本病的诊断具有重要价值。典型者有室壁厚度增加,心室腔缩小,心房扩张,可有心包积液征,但无心脏压塞征象。二维超声可见心尖有颗粒状光点,可能是含淀粉样胶原纤维所致。室壁增厚越明显,颗粒状光点越明显。左心室缩短分数越低,左心房增大和心力衰竭的发生率越高。颈静脉和右心房压力曲线与心房缩窄和心肌限制者相似。

(3)鉴别诊断:心脏淀粉样变性的诊断存在一定困难。如年龄较大(>60岁),伴有难治性心力衰竭,有类似于限制型心肌病的临床表现,血压正常,一般无胸痛,X线胸片示心影正常或稍大,心电图示QRS波低电压、传导阻滞或异常Q波,应考虑心脏淀粉样变性的可能。结合超声检查有室壁增厚,且有颗粒状光点存在,则更有助于本病的诊断。有报道认为,超声所测的室壁增厚与心电图QRS波低电压同时存在是心脏淀粉样变性的常见异常改变,以室壁厚度及QRS波振幅确定心肌重量-电压比,对鉴别淀粉样变性与限制型心肌病、缩窄性心包炎等具有一定的价值。组织活检可明确诊断,证实有淀粉样物质沉积,活检部位常选择骨髓和直肠。后者的阳性率可达70%以上。必要时行内膜心肌活检,结果更可靠。心肌活检标本结合免疫组化检查可对本病作出病理分型。

3. 血红蛋白沉着症 血红蛋白沉着症系铁储存障碍疾病,其特点是过多的铁沉积在体内,引起组织损害和器官功能紊乱。本病分为原发性和继发性两类。原发性者有遗传倾向,为常染色体显性和隐性遗传病。由胃肠道黏膜吸收大量铁所致。好发年龄为40~70岁,男女比例为9:1。其中隐性型易于早期发生心力衰竭。继发性者与慢性外源性供铁过多有关,如对贫血病人反复输血,长期摄铁过多等。铁的沉积可发生在许多器官,在心肌中铁沉积过多则形成血红蛋白沉着性心肌病,表现为心功能不全或限制型心肌病。

病理学检查可见肝细胞、胆管上皮、结缔组织及胰腺有多量铁沉积,随之在心肌内沉积。心功能不全的程度与铁在心肌沉积的量和分布有关。心室壁增厚,心肌中铁呈团样沉积,多在心外膜下区,以及心内膜下和乳头肌,心肌中层较少;传导系统和窦房结则很少有沉积,这与心脏淀粉样变性或肉样瘤病有所不同。晚期在整个心肌细胞及核周围均有铁沉积,线粒体遭受破坏,而心肌纤维化并不严重。

临床表现取决于心肌受累的程度,且常与糖尿病、肝脏疾病和皮肤色素沉着同时出现。有些病人可无症状,仅在超声心动图检查时才发现心肌浸润和室壁增厚。病情明显者主要表现为心脏增大和充血性心力衰竭,是死亡的主要原因。有时病情发展迅速,尤其是年轻病人。有少数病人临床表现近似于限制型心肌病,可发生心律失常,如室上性心动过速或室性快速心律失常。约1/4的病人有复极异常的QT间期延长,易引起心力衰竭恶化。

总之,对具有以上征象的可疑病人,尤其有糖耐量改变或有糖尿病、皮肤色素沉着、肝大和肝功能损害及性腺功能减退者应首先考虑本病。血清铁含量和血清总铁结合力(TIBC)等实验室检查有助于确定诊断:如血清铁水平增高($\geqslant 180\mu g/dl$,正常为$50\sim 160\mu g/dl$);血清总铁结合力饱和度绝大多数偏低(正常为$250\sim 400\mu g/dl$);血清铁蛋白(ferritin)含量增高($\geqslant 900\mu g/dl$)。肝脏活检是诊断本病最可靠的方法。极少数情况下,可做心内膜心肌活检。

五、右心室心肌病

右心室心肌病(right ventricular cardiomyopathy)也称为致心律失常性右心室心肌病(arrhythmogenic right ventricular cardiomyopathy,ARVC)。本病以右心室心肌被纤维、脂肪组织进行性替代为特征,家族性发病常见。多为常染色体显性遗传,心律失常和猝死多见,尤其是年轻病人。临床表现为右心室进行性扩大、难治性右心衰竭和(或)室性心动过速。

家族性发病多见,多为常染色体显性遗传。曾认为本病属先天性右心室发育异常,但本病不发生在新生儿和婴儿,部分尸检中发现心肌有单核细胞浸润,故本病的病因未明。主要病理特点为右心室局部或全部心肌被纤维或脂肪组织替代,肌小梁变平,偶有少量单核细胞或炎性细胞浸润,心内膜可贴近心外膜,病变区心室壁变薄可伴瘤样扩张,部分病例亦可累及心房和左心室。

(一)诊断

1. 病史 病人常以症状性心律失常特别是室性心动过速(左束支传导阻滞型)就诊,部分病人可在常规心电图检查中发现室性早搏,室性早搏常起源于右心室游离壁,并呈左束支传导阻滞图形。部分儿童或青年病人首发症状为晕厥、猝死,常发生在体力活动时。故凡心脏无明显异常而有室性心律失常和(或)晕厥的病人,特别是青年男性,应怀疑本病的可能。

2. 体征 大多无明显异常发现,少数可有 S_4 或 S_3 心音。亦可闻及 S_2 心音分裂,此系右心室心肌收缩减弱致使射血时间延长所致。

(二)辅助检查

1. X 线检查 约半数病人心脏可呈球形增大。

2. 心电图检查

(1) V_1 导联的 QRS 波群时限>110ms,诊断本病特异性达100%,敏感性为55%。通常 V_1 导联 QRS 波群时限宽于Ⅰ、V_6 导联的 QRS 波群,这反映右心室激动延迟。

(2)可有不完全或完全性右束支传导阻滞。

(3)30%的病人在 QRS 波群终末部分(常见于 V_1 导联)可见一个直立的尖波(epsilon 波),系因右心室的一部分激动延迟所产生。将心电图记录的灵敏度提高2~3倍时易发现该波。

(4)半数病人右胸导联 T 波倒置,胸前导联 T 波倒置范围与右心室增大程度呈正比。

(5)有室性心动过速(室速)发作的病人晚电位常呈阳性。

(6)给予异丙肾上腺素(8~30μg/min)静脉滴注3min,88%的病人可诱发短阵性室速或持续性室速,且85%呈多形性室性心律失常。

(7)心悸或晕厥发作时记录的心电图可发现有左束支传导阻滞图形的室性心动过速或室性纤维颤动。

3. 超声心动图与放射性核素心室造影 此为诊断本病的两项最主要的无创伤性检查方法。前者的诊断依据是右心室与左心室的舒张末期内径比>0.5(特异性93%,敏感性86%,阳性预测值86%,阴性预测值93%);后者显示右心室收缩异常的诊断特异性与阳性预测值均为100%,但敏感性仅为80%。若上述两项检查结果均显示右心室与左心室的收缩末期容量比>1.8或运动时右心室射血分数<0.50或运动时右心室壁运动计分>1,几乎可以肯定本病的诊断。对可疑病人进行超声心动图检查时,应采取多个不同切面进行仔细观察,并选用5MHz 频率探头。特别要注意分析紧邻胸壁的右心室节段有无异常收缩,并测右心室内径大小。仅做常规性超声心动图检查极易漏诊。

4. 磁共振成像(MRI) 本检查对识别心室肌内局限性脂肪组织增多特别有用,如应用电影磁共振成像技术,可精确测定右心室容量。本病的特征性改变是右心室容量增大。

5. 心内膜心肌活检 由于活检大部分取材于室间隔,多数病人右心室病变局限,室间隔一般不受累,且正常人右心室心肌细胞间亦常有小岛状脂肪组织,因此除非发现典型的心肌细胞被纤维脂肪所取代,否则心肌活检发现缺乏特异性,不易确立本病的诊断。

(三)诊断标准

鉴于本病临床表现复杂,特别是早期诊断困难,欧洲心脏病协会(1994)制定了本病的诊断标准,介绍如下:

1. 普遍性和(或)局限性功能障碍与结构改变

(1)主要标准

①右心室明显扩张,射血分数降低,无或仅有轻度左心室异常。

②右心室局限性室壁瘤(运动丧失或运动障碍呈舒张期膨出)。

③右心室严重节段性扩张。

(2) 次要标准

①右心室轻度普遍性扩张和(或)射血分数降低,左心室正常。

②右心室轻度节段性扩张。

③右心室节段性活动减弱。

2. 组织特征 为主要标准,心内膜活检显示心肌被纤维脂肪组织取代。

3. 复极异常 为次要标准,右胸导联(V_1、V_2)T波倒置(年龄12岁以上,且无右束支传导阻滞)。

4. 除极及传导异常

(1) 主要标准:右胸导联($V_1 \sim V_3$)的QRS波群终末部分出现Epsilon波,或QRS波群局部性延长(>110ms)。

(2) 次要标准:晚电位阳性。

5. 心律失常 为次要标准。左束支传导阻滞型室速(持续性或非持续性)。频发性室性早搏(>1 000次/24h)。

6. 家族史

(1) 主要标准:外科或尸检证实为家族性疾病。

(2) 次要标准

①临床疑有右心室发育不良,且家族中有早年(<35岁)猝死者。

②家族史(按本标准作出临床诊断)。

按上述标准,如病人有2项主要标准,或1项主要加2项次要标准,或4项次要标准即可诊断本病。

(四) 鉴别诊断

1. Uhl畸形 本症右心室肌纤维丧失,薄如羊皮纸,两者鉴别要点见表17-4。

表17-4 Uhl畸形与ARVC鉴别要点

	Uhl畸形	ARVC
家族史	无	部分病人有
性别(男:女)	1.3:1	2.9:1
发病年龄	婴儿、儿童	中青年
临床发现	充血性心力衰竭	心律失常、晕厥、猝死
运动诱发的死亡	罕见	可能
病理	右心室游离壁心肌完全缺如,心内膜与心外膜层直接相对	右心室游离壁散在性被纤维脂肪组织取代

2. 主要侵犯右心室的弥散性心肌病 ARVC病人虽偶可合并左心室受累,但程度较轻,亦不呈现进行性左心衰竭。而弥散性心肌病常有左心收缩功能不全,且常呈现进行性加重。

3. 特发性右心室室性心动过速 属原因不明的良性室性心动过速。特点是室性心动过速不易诱发,且晚电位阴性,各种检查显示右心室无异常。该病与不典型致心律失常性右心室心肌病有时不易鉴别,但特发性右心室室性心动过速多发生在年轻人,年龄一般小于35岁,无家族史;而 ARVC 多发生在35岁以后,且可有遗传性。

六、酒精性心肌病

酒精性心肌病(alcoholic cardiomyopathy)是因大量饮酒,乙醇及其代谢产物乙醛毒性作用所致的心脏病,表现为心脏扩大、心律失常和心力衰竭。

在国外,酗酒是继发性非缺血性扩张型心肌病的主要原因,在所有扩张型心肌病中,1/3以上的病人与此有关。在酒精性心肌病病程早期就终止乙醇摄入可制止疾病进展,甚至可使左心室收缩功能障得以逆转,此与非酒精性心肌病不同,后者常以进行性恶化为特征。

乙醇为亲神经物质,对中枢神经系统有抑制作用,对心脏有直接的毒性作用。乙醇损害心肌细胞,在细胞膜水平对心肌细胞产生毒性作用,破坏细胞膜的完整性,从而导致细胞屏障功能丧失,维持膜电压的离子平衡紊乱,心肌细胞通透性增加,细胞内 K^+ 外流,心肌细胞电机械活动异常,引起心律失常。同时,乙醇可使心肌细胞内三酰甘油(甘油三酯)含量增加,线粒体和肌浆网钙离子转运活动降低,线粒体呼吸活动减弱,与心肌代谢有关的氧化酶系统活性降低,从而使心肌细胞氧耗量剧增,导致心肌收缩力下降,出现心功能不全等临床表现。另外,乙醇可改变糖类物质在肝内代谢,导致营养失调,维生素 B_1 及烟酸缺乏,神经系统变性。

(一)诊断

1. 诊断标准 参照 Donald 等提出的诊断条件,拟定以下诊断标准:①有长期过量饮酒史或反复大量酗酒史。长期大量饮酒一般指纯乙醇 125ml/d,或白酒约 150ml/d 或啤酒约 4 瓶/d 以上,持续 6~10 年或以上。②出现心脏扩大和心力衰竭的临床表现,辅助检查示心室扩大、心功能降低、肺淤血征。③既往无其他心脏病病史。④酒精性心肌病的早期病人戒酒后(6 个月以上),心肌病的临床表现可逆转。

2. 临床表现 酒精性心肌病起病隐匿,多见于大量饮烈性酒 10 年以上者,一般发病年龄在 40 岁以上,男性多于女性。症状各不相同,主要与心功能不全及心律失常有关。

长期嗜酒者常可能存在心功能轻度受损,这在出现明显心功能不全的临床症状前可能就已存在。症状的发展可以是隐匿性的,但有些病人表现为急性左心充血性心力衰竭。最早出现的征象以阵发性心房颤动较为常见,严重的可出现双侧心室衰竭的表现,以左心室功能不全为主,常可出现端坐呼吸及夜间阵发性呼吸困难等症状,偶可因快速性心律失常(多为室上性快速性心律失常)而导致心悸及晕厥。

长期饮酒有致高血压作用,可能与儿茶酚胺的分泌增加有关。慢性持续饮酒者血压可一直高于正常,戒断一定时间后血压可降为正常,大约有 10% 的病人戒酒后血压仍可高于正常,与原发性高血压的人群发病率一致。

长期大量饮酒也可对骨骼肌产生损伤,从而发生酒精性肌病。酒精性肝硬化也是常见的并发症之一。

3. 体格检查 心脏体征与特发性扩张型心肌病相似,常表现为脉压变窄,往往因周围血管过度收缩而继发舒张压过高。心脏增大常闻及舒张早期奔马律(S_3)及收缩前期奔马律(S_4),心尖区常存在二尖瓣反流引起的收缩期杂音。右心衰竭的严重程度不一,但颈静脉怒张及周围性水肿常见。病人往往伴发骨骼肌肌病,常累及肩韧带及骨盆韧带,肌软弱的程度与骨骼肌内的组织学异常及心脏的变化相平行。

（二）辅助检查

1. X线检查　X线胸片常提示心影扩大,心胸比例>0.55:1,肺淤血及胸腔积液。CT和磁共振成像无特殊发现。

2. 心电图　可有ST-T改变及左心室肥厚等非特异性表现,常有房性和室性心律失常,以房性心律失常多见,其中又以心房颤动最常见。

3. 超声心动图　运动时射血分数不能相应提高,舒张期顺应性下降,以及左心室肥厚可在亚临床期就表现出来。临床症状出现后,超声心动图检查可发现各房室腔扩大,主要是左心房、左心室和右心室,有时右心房也扩大;左心室肥厚;弥散性室壁运动减弱;二尖瓣及三尖瓣关闭不全。还可伴有心输出量下降、射血分数下降及左心室舒张末压增高。

4. 心血管造影　左心室造影可发现室壁运动减弱及二尖瓣关闭不全。

5. 放射性核素检查　用 ^{111} 铟标记的单克隆抗心肌抗体检测受试者,做该检查发现,扩张性心肌病和酒精性心肌病病人在心功能恶化时摄取量增加,而临床症状改善后摄取量减少,这对诊断酒精性心肌病虽无特异性,但摄取多少与饮酒量直接相关,可根据摄取的多少来判断预后。

6. 心肌心内膜活检　活检标本很难发现与酒精性心肌病有关的特异性改变,但其线粒体与冠状动脉内壁的水肿出现率高,对诊断有一定帮助。

（四）鉴别诊断

根据长期大量饮酒史,结合临床常可作出诊断,但必须排除其他继发性心肌病的致病因素。因大量饮酒者可同时发生高血压与心肌肥厚,有时易将其误诊为高血压性心肌病,两者鉴别主要依靠病史,但如超声心动图检查有右心扩大时,应考虑为酒精性心脏病,在诊断困难时应同时行戒酒及降血压治疗。酒精性心肌病还可与冠心病同时存在,如冠状动脉造影时血管的病变范围及程度与心肌病变的范围与程度不平行时要考虑两者并存,治疗时应两者兼顾。由于酒精性心肌病常合并酒精性肝硬化,当病人出现腹水难以控制时,除了考虑心力衰竭伴发心源性肝硬化外,还要注意酒精性肝硬化。

七、围生期心肌病

围生期心肌病(peripartum cardiomyopathy, PPCM)即围产期心肌病,是指既往没有心脏病史,与妊娠后期或分娩后(妊娠最后1~3个月至分娩后5~6个月)首次发生的以累及心肌为主的疾病,临床表现为心力衰竭或扩张型心肌病样症状,是一种特发性、非缺血性阻塞性心肌病。

围生期心肌病发病率还不清楚,在不同地区发病率不同,发病率占分娩者1/15 000,但也有人提出发病率可能低于1/15 000。

病理可见围生期心肌病病人的心脏扩大,扩张部分心肌变薄,心肌呈苍白色,常见心室腔附壁血栓,心脏没有明显结构损坏,心内膜增厚和心包积液不常见。显微镜检查见心肌纤维肥大,肌纤维变性,纤维化,心肌间质水肿,偶见淋巴细胞浸润。

(一)诊断

本病的诊断首先要仔细排除原有的心脏病,如风湿性及先天性心脏病、心肌炎、其他类型的原发性或继发性心肌病及血栓性疾病。由于本病的症状、体征及各项检查无特异性,通常用排除法作出诊断。

1. 诊断标准 Cemakis等(1971年)制定的诊断标准为:①妊娠最后1个月(也有认为是末3个月)至分娩后5个月内发生心力衰竭。②未有其他可确定的心力衰竭原因。③在妊娠最后1个月之前未证明有心脏病。④Lampert等(1995年)鉴于超声心动图检查对本病的重要性加了一条诊断标准:超声心动图检查证明有左心室收缩功能减退。

2. 临床表现 妊娠时由于心血管扩张、代谢增强、相对贫血、心室轻度扩张、心排血量增多、周围动脉阻力降低,因此心脏前负荷增加而后负荷下降,心率增快。因横膈逐渐抬高,心脏向上向左移而呈横位,心尖搏动区比正常左移,心浊音界比正常略大。由于心搏增强,血流加速,肺动脉瓣区和心尖区常有2~3级收缩期吹风样杂音,肺动脉瓣第二心音可增强,心尖部常可听到第三心音。正常孕妇可发生水肿、平卧位晕厥、过度换气,少数孕妇可出现肺动脉瓣区的轻度舒张期杂音(肺动脉的生理性扩张)、颈静脉处增强的莹莹音和连续性的乳房杂音。以上情况一方面会导致对孕妇合并心脏病的漏诊,另一方面会把生理现象诊为病理情况。由于生理性妊娠或并有心脏病的病人在妊娠第8个月时症状会减轻,产后有关症状会减轻或消失,因此在近分娩前或分娩后出现有关的心脏病症状或原有的症状反而加重时,应考虑围生期心肌病的诊断,因为此时与围生期心肌病的发病时间相吻合。

本病起病缓急不一,发病距分娩时间越近,表现越急骤;距离分娩的时间越远,起病越缓和。主要症状为左心功能不全的表现,呼吸困难最为常见,可伴有咳嗽、端坐呼吸、阵发性呼吸困难,有时出现急性左心衰竭的症状,另有疲劳、心悸、咯血、胸痛和腹痛,病程较长者有右心功能不全的症状。因妊娠时溶纤维蛋白活性降低及全身淤血,易于发生各器官栓塞,以肺栓塞为多见。体检时可见动脉搏动较弱,血压有时升高,但也可正常或减低,心界扩大,以左心扩大为主,有心动过速或各种心律失常——房性早搏、室性早搏和快速型室上性心动过速,而缓慢型心律失常少见,90%病人心尖部有奔马律。有静脉压增高的体征,如颈静脉怒张、肝淤血及水肿,心尖部常可听到收缩期杂音,心前区可出现功能性三尖瓣关闭不全的杂音。肺部可出现不同程度的啰音。

(二)辅助检查

1. 血常规及血生化 可见贫血,为低血红蛋白小细胞贫血,白细胞多无变化,偶见低蛋白血症,肝肾功能可有轻度改变,有时血钾较低。

2. 心电图 经常有改变,呈多样性,但为非特异性。如左心室肥大,ST段、T波异常,有时胸前导联前间隔部出现异常Q波,常见低电压。P波常有切迹或双相。偶见P-R间期延长,有时出现室内传导阻滞图形,左束支传导阻滞多于右束支传导阻滞,可见各种心律失常。与其他类型的扩张性心肌病相比,心房颤动的发生率较低。有Q-T延长者预后不良。心电图改变恢复慢,常在病后6个月尚未完全恢复,甚至有遗留终身的改变。

3. X线检查 显示心脏普遍性增大,以左心室为主,心搏减弱,常有肺淤血。可伴肺间质或实质水肿及少量胸腔积液,合并肺栓塞时X线胸片有相应改变。

4. 超声心动图检查 有助于本病的诊断,并能排除瓣膜病,可见心腔扩大,收缩功能减退,左心室腔尤为明显,左心室游离壁和室间隔运动减弱,左心室流出道增宽,有左心室舒张末压增高的表现。二尖瓣及主动脉瓣开放幅度变小,心肌纤维缩短率减慢,有时见附壁血栓及少量至中等量心包积液,以及因心腔扩张所致瓣膜相对性关闭不全引起的二尖瓣、三尖瓣轻度反流。

5. 血流动力学检查 常有左、右心室充盈压增高,心输出量降低,但有报道表现为高输出型心力衰竭的变化。

6. 心内膜心肌活检 必要时才做心内膜心肌活检,特别是高度疑为心肌炎时,但只有在病程早期才易得到心肌炎的阳性结果。

(四)鉴别诊断

本病应与下列易在围生期出现症状的疾病鉴别:

1. 高血压性心脏病 围生期心肌病血压多正常,但在血压增高时则需要鉴别。本病增高程度不大,血压高的时间也短暂。随着病情好转血压趋于正常。妊娠前无高血压病史,妊娠期系列检查的血压情况有助于两者鉴别。本病孕妇以青年为主,壮年期不多;高血压病则好发于年龄偏大的妇女。

2. 贫血性心脏病 由于妊娠期有轻度贫血,如再有营养不良因素或合并有寄生虫病,则应与贫血性心脏病鉴别。后者有长期贫血,且贫血程度重,血红蛋白多在 $50\sim60g/L$ 以下,贫血纠正后症状即可好转。围生期心肌病只有轻度贫血,血红蛋白多在 $80g/L$ 以上。

3. 妊娠高血压综合征(妊高征) 两者均可发生在妊娠后期,有营养不良,特别是伴有显著性贫血者,双胎者易发生,两者的鉴别如表17-5。

表17-5 妊娠高血压综合征与围生期心肌病的鉴别

	妊娠高血压综合征	围生期心肌病
病史	易发生在年轻初产妇及高龄初产妇	多在30岁以后,好发于多次妊娠者
病理改变	心脏呈点状出血、局灶坏死,特征性变化为冠状动脉小支弹力膜增厚	心肌纤维断裂、变性,心肌纤维化,无坏死,无血管改变
临床表现	可发生心力衰竭,有显著高血压;有明显蛋白尿;心脏无明显扩大,也无严重心律失常	可发生心力衰竭,血压不明显增高;无明显蛋白尿,且多为一过性,随心力衰竭好转蛋白尿可消失;心脏显著扩大,常有严重心律失常

偶有在妊娠高血压综合征基础上发生围生期心肌病,或第一次妊娠时发生妊娠高血压综合征者,并遗有高血压及蛋白尿,再次妊娠时发生围生期心肌病,此时应注意病史,围生期心肌病在病史上是这次或上次妊娠24周以后出现高血压、蛋白尿或子痫,这次在围生期又出现心力衰竭、心脏扩大或严重心律失常。

4. 维生素 B_1 缺乏性心脏病 为维生素 B_1 长期缺乏所致,已少见。如能及时诊断并给予特异治疗,本病可以治愈。本病病理变化为心肌纤维断裂、变性水肿,临床上有心脏扩大,心力衰竭,如发生在围生期则需要鉴别。本病有3个月以上的维生素 B_1 缺乏史,有周围神经炎征象,如心脏扩大,但心律失常少见。起病急,可发生高排出量型心力衰竭,及时给予维生素 B_1

治疗可使病情显著好转。围生期心肌病无营养缺乏史或周围神经炎,常有明显心律失常,如发生心力衰竭则为低心排血量心力衰竭,以维生素 B_1 治疗不能使其病情好转。

八、缺血性心肌病

缺血性心肌病(ischemic cardiomyopathy,ICM)是指由于长期心肌缺血导致心肌局限性或弥漫性纤维化,从而产生心脏收缩和(或)舒张功能受损,引起心脏扩大或僵硬、充血性心力衰竭、心律失常等一系列表现的临床综合征。它的临床表现与原发性充血型心肌病表现相似,但在本质上缺血性心肌病是一种由冠状动脉供血减少引起的严重心肌功能失常。Burch 等在 1970 年描述了在某些冠状动脉性心脏病病人中,由于心肌缺血引起心肌弥散性纤维化,产生了一些类似于扩张性心肌病样的表现,并将这一系列临床综合征命名为缺血性心肌病。1984 年 Pantely 等将缺血性心肌病定义为在排除了如室壁瘤、室间隔穿孔、二尖瓣反流等结构性异常后,由收缩功能降低和(或)舒张功能改变引起的急性或慢性心室功能损害。Dash 于 1986 年提出,缺血性心肌病主要是指由冠状动脉疾病引起的,表现为充血性心力衰竭的综合征,也称为充血性缺血性心肌病。1995 年 WHO/ISCF 对缺血性心肌病的定义为:表现为扩张型心肌病,伴收缩功能损害,其临床表现不能完全用冠状动脉病变和缺血的严重程度来解释的。从缺血性心肌病的定义可以看出,该病是由于心肌长期缺血引起的,故其发病与冠心病有着密切联系,临床资料也显示大多数病人既往有明确的冠心病史,如典型心绞痛或心肌梗死,尤其是陈旧性心肌梗死病史。

(一)诊断

缺血性心肌病必须有引起长期心肌缺血的致病原因,由于引起心肌缺血的最常见病因为冠心病,所以既往有心绞痛或心肌梗死病史是重要的诊断线索。但部分病人可以表现为无痛性心肌缺血或心肌梗死,对于这部分病人应给予高度重视,以免漏诊。

1. 临床表现 根据临床查体及各种辅助检查发现有下列表现:
(1)心脏有明显扩大,但限制型缺血性心肌病的心脏可无明显扩大。
(2)有心功能不全的征象和(或)实验室依据。
(3)冠状动脉造影发现多支冠状动脉普遍性狭窄。应除外冠心病的并发症,如室间隔穿孔、心室室壁瘤和乳头肌功能不全等原因导致的心脏血流动力学紊乱引起的心功能不全和心脏扩大,它们并不是心肌长期缺氧、缺血和心肌纤维化的直接结果。其射血分数虽有下降,但很少<0.35。

缺血型心肌病表现各有不同,大部分病人可有充血性心肌病或限制型心肌病的表现,而少部分病人可以没有明显临床症状。

2. 体征
(1)充血型缺血性心肌病:充血型心肌病占缺血型心肌病的绝大部分。常见于中、老年人,以男性居多,男:女为 5~7∶1。

①心绞痛。缺血性心肌病多有明确的冠心病病史,并绝大多数有 1 次以上心肌梗死病史。心绞痛是缺血性心肌病常见的症状之一。但是,心绞痛不是心肌缺血的必备的症状,一些病人也可仅表现为无症状性心肌缺血,始终无心绞痛或心肌梗死的表现。这种反复发生和经常存在的无症状性心肌缺血或心肌梗死可以逐步引起充血型缺血性心肌病。没有出现心绞痛的症

状可能是由于其痛阈较高,缺乏心绞痛这一保护性报警系统。有心绞痛者可能随着病情的进展,充血性心力衰竭的逐渐恶化,心绞痛发作逐渐减轻甚至消失,仅表现为胸闷、乏力、眩晕或呼吸困难等症状。

②心力衰竭。心力衰竭往往是缺血性心肌病发展到一定阶段必然出现的表现,早期进展缓慢,一旦发生心力衰竭,进展迅速。多数病人在胸痛发作或心肌梗死早期即有心力衰竭表现,这是由于急性心肌缺血引起舒张功能和收缩功能障碍所致。目前的研究表明,短暂心肌缺血引起明显的晚期舒张功能异常,即左心室顺应性降低、僵硬度升高。大面积心肌梗死使心肌间质网络遭到破坏,引起急性心室扩张,使心腔的顺应性升高;而小灶性心肌梗死或纤维化可引起心腔僵硬度增高,顺应性降低。病人常表现为劳力性呼吸困难,严重时可发展为端坐呼吸和夜间阵发性呼吸困难等左心室功能不全表现,伴有疲乏、虚弱症状。心脏听诊第一心音减弱,可闻及舒张中晚期奔马律。两肺底可闻及散在湿啰音。晚期如果合并有右心室功能衰竭,病人出现食欲缺乏、周围性水肿和右上腹闷胀感等症状。体检可见颈静脉充盈或怒张,心界扩大,肝大、压痛,肝颈静脉回流征阳性。这种周围性水肿发展缓慢而隐匿,为凹陷性水肿,往往从下垂部位开始,逐渐向上发展。

③心律失常。长期慢性心肌缺血导致心肌坏死、心肌顿抑、心肌冬眠,以及局灶性或弥漫性纤维化直至瘢痕形成,导致心肌电活动障碍,包括冲动的形成、发放及传导均异常。在充血型缺血性心肌病的病程中可以出现各种类型的心律失常,尤以室性期前收缩、心房颤动和束支传导阻滞多见。在同一个缺血性心肌病病人身上,心律失常表现复杂多变。主要原因为心律失常形成原因复杂,如心肌坏死、纤维化、缺血或其他原因对心肌的损伤;心律失常形成的机制复杂,包括折返机制、自律性增高或触发机制;心律失常的类型复杂,同一个病人不仅可以发生室上性和室性心律失常,还可以发生传导阻滞;病变晚期心律失常类型瞬息多变,约半数的缺血性心肌病死于各种严重的心律失常。

④血栓和栓塞。心脏腔室内形成血栓和栓塞多见于心脏腔室明显扩大者,心房颤动而未抗凝治疗者,心排出量明显降低者。长期卧床而未进行肢体活动的病人易并发下肢静脉血栓形成,脱落后可发生肺栓塞。

应当指出,虽然充血型缺血性心肌病常见的临床表现是充血性心力衰竭,但是也有一些病人的严重症状与左心室功能损害的程度与心肌异常改变之间常不成比例。这可能和心肌梗死范围的大小及部位的多少有关。有的心肌梗死发生在多个部位,并且分布在两支以上的冠状动脉支配范围内,各个部位坏死的范围可能并不很大,但多个部位发生心肌梗死对心室功能的影响远比同样大小心肌坏死而局限在心肌的一个部位的损害要大得多。另外,缺血性心肌病患者心脏的平均室壁厚度要比虽有反复心肌梗死但无充血型缺血性心肌病者、充血型扩张性心肌病者或心脏瓣膜病者的心室壁要薄,这可能是因为广泛的冠状动脉病变,严重限制了血供,使未坏死的心肌不能适度肥大或者心肌暂时性肥大后终因缺血复又萎缩。

(2)限制型缺血性心肌病:尽管大多数缺血性心肌病病人表现类似于扩张性心肌病,少数病人的临床表现却主要以左心室舒张功能异常为主,而心肌收缩功能正常或仅轻度异常,类似于限制型心肌病的症状和体征,故被称为限制型缺血性心肌病或硬心综合征(stiff heart syndrome)。病人常有劳力性呼吸困难和(或)心绞痛,因此活动受限。这些病人往往因反复发生肺水肿而就诊,病人可以无心肌梗死的病史,心脏常不扩大。左心室舒张末压升高、舒张末期容量增加而射血分数仅轻度减少,即使在发生急性心肌梗死时,有一部分病人虽然发生了肺淤血甚至肺水肿,却可以有接近正常的左心室射血分数,充分说明心功能异常是以舒张功能失常为主的。该型缺血性心肌病常有异常的压力-容量曲线,静息状态下的左心室舒张末压也高于正常,当急性缺血发作时,心室的顺应性进一步下降(即心脏僵硬度的进一步增加)使得左心室舒张末压增高到产生肺水肿,而收缩功能可以正常或仅轻度受损。

(二)辅助检查

1. X线检查 充血型缺血性心肌病胸部X线检查显示有全心或左心扩大征象,而限制型缺血性心肌病X线检查心脏多不大,亦无心腔扩张。可有肺淤血、肺间质水肿及胸腔积液等征象。有时可见冠状动脉和主动脉钙化。

2. 心电图 可表现为各种类型的心律失常,以窦性心动过速、频发多源性室性期前收缩和心房纤颤及左束支传导阻滞为主要表现。可有病理性Q波及缺血性ST-T改变。

3. 超声心动图 充血型缺血性心肌病提示心脏普遍性扩大,常以左心室扩大为主,并有舒张末期和收缩末期心室腔内径增大,以及左心室射血分数下降,室壁常呈多节段性运动减弱、消失或僵硬,有别于扩张型心肌病的是,室壁运动常呈普遍性减弱改变,有时可见到心腔内附壁血栓形成。限制型缺血性心肌病常表现为舒张受限,心室肌呈普遍性轻度收缩力减弱,射血分数仅有轻度下降,一般见不到室壁瘤、局部室壁运动障碍。

4. 核素心室造影 显示心腔扩大、室壁运动障碍和心功能不全,可见多节段心肌放射性核素灌注异常区域。

5. 心导管检查 充血型缺血性心肌病左心室舒张末压、左心房压和肺动脉嵌楔压增高,心室造影可见左心室射血分数显著降低,左心室腔扩大和多节段、多区域性室壁运动障碍及二尖瓣反流。限制型缺血性心肌病即使在肺水肿消退后仍表现为左心室舒张末压轻度增高、舒张末期容量增加和射血分数轻度减少,可有二尖瓣反流等。

6. 冠状动脉造影 常发现多支血管狭窄,有人统计2支或2支以上冠状动脉病变的病例占98%以上,并且均有左前降支受累。冠状动脉造影检查常有2支以上的血管弥漫性病变,心室造影示心室呈普遍性轻度收缩力减弱,无室壁瘤、局部室壁运动障碍和二尖瓣反流。

(三)鉴别诊断

1. 充血型缺血性心肌病的鉴别诊断

(1)扩张型心肌病:充血型缺血性心肌病的发病基础是冠心病等缺血性疾病,与病因未明的原发性扩张型心肌病截然不同。扩张型心肌病发病年龄多为中、青年,既往无心绞痛、心肌梗死或与缺血性心肌病有关的其他表现,也无动脉粥样硬化的易患因素,胸部X线检查多无冠状动脉或者主动脉硬化征象。可有全心脏增大、心力衰竭及各种类型心律失常的表现,心、脑、肾等脏器可发生栓塞。心脏增大常以左心室增大为主,心肌活检可见心肌灶性坏死和纤维化,无炎症细胞浸润。选择性冠状动脉造影显示冠状动脉无阻塞性病变。此外,在超声心动图或放射性核素的左心室功能检查中,虽然原发性扩张型心肌病和扩张型缺血性心肌病都有弥漫性室壁运动异常,但缺血性心肌病常有多节段性室壁运动障碍。

原发性心肌病是一种弥漫性心肌病变,而缺血性心肌病主要累及左心室,所以测定右心室功能有助于两者的鉴别。此外,缺血性心肌病的右心室舒张末期容量与左心室舒张末期容量的比值为0.57,与原发性心肌病二者的比值1.07相比差异有显著性意义($P<0.05$)。因此,

检测右心室功能有助于两者的鉴别。

(2) 心肌炎：以病毒引起的心肌炎为多见。常为全身性感染的一部分。多发生在急性病毒感染以后，病人常先有呼吸道炎症或消化道炎症的表现。临床表现轻重不一。轻者仅有胸闷、心前区隐痛、心悸和乏力等症状；重者心脏增大、发生心力衰竭或严重心律失常，如完全性房室传导阻滞、室性心动过速，甚至心室颤动而致死。少数病人在急性期后心脏逐渐增大，发生进行性心力衰竭。其心电图、超声心动图及核素心肌显像改变与缺血性心肌病病人相应改变类似。但心肌炎病人多属青少年或中年，血清中病毒相关抗体增高，咽拭子或粪便中分离出病毒有助于鉴别。心内膜或心肌组织活检可见心肌细胞坏死、炎性细胞浸润，从心肌中分离出致病病毒可有助于本病的鉴别。冠状动脉造影一般无冠状动脉狭窄。

(3) 甲状腺功能减低性心脏病：甲状腺功能减低性心脏病病人心脏增大而心肌张力减弱。心肌细胞内有黏蛋白和黏多糖沉积，呈假性肥大，严重时心肌纤维断裂、坏死，间质有明显水肿，水肿液中含多量的黏液素。临床上多有明显的甲状腺功能减低的表现，如怕冷、表情淡漠、动作迟缓、毛发稀疏并有黏液性水肿，可有劳累后呼吸困难，乏力和心绞痛。一般都有明显的黏液性水肿体征。心脏浊音界增大，心尖冲动弥散而微弱，心音低弱。心电图示窦性心动过缓，P 波和 QRS 波群低电压，T 波在多数导联中低平或倒置，若心脏病变累及传导系统，可引起束支传导阻滞或房室传导阻滞。超声心动图提示心脏扩大、搏动减弱，常可见到心包积液。但老年病人黏液性水肿的表现可不典型，若偶有心绞痛症状而心脏扩大并发生心力衰竭和心律失常，易被误诊为缺血性心肌病。但这些病人通常有表情淡漠、动作迟缓并有黏液性水肿的临床体征，在有心力衰竭情况下心率仍不增快，并且很少发生异位性快速性心律失常。T_4 和 T_3 降低，血清促甲状腺激素含量增高，血浆蛋白结合碘低于正常，甲状腺摄 ^{131}I 率低于正常，而尿中 ^{131}I 排泄率则增多，血红蛋白含量和红细胞计数减少，基础代谢率降低。超声心动图检查可见大量心包积液，由于其发生较缓慢，故心脏压塞症状多不明显，静脉压也多属正常，积液内富含胆固醇和蛋白质。

另外，应注意与因后负荷失衡引起的心肌病变，以及由于冠心病的并发症等原因而导致的心力衰竭相鉴别，如高血压性心脏病、主动脉瓣狭窄及室间隔穿孔、乳头肌功能不全等。

2. 限制型缺血性心肌病的鉴别诊断 限制型缺血性心肌病的心脏无扩大或肥厚，可以有扩张功能受损为主的心功能不全，它的诊断应与其他引起类似表现的疾病相鉴别。

(1) 原发性限制型心肌病：原发性限制型心肌病是心内膜及心肌纤维化引起的舒张期心室难以舒展及充盈所致。发病原因未明，可能与感染引起的嗜酸性粒细胞增多症有关。嗜酸性粒细胞常分泌一种蛋白质，引起心内膜及心肌纤维化，病变以左心室为主；纤维化在心尖部最明显，心室内壁的纤维化使心室的顺应性减弱甚至丧失，在舒张早期心室快速充盈后血液的进一步充盈受到限制。根据两心室内膜和心肌纤维化的程度及临床表现，可分为右心室型、左心室型及混合型，以左心室型最多见。右心室型和混合型以右心衰竭为主，左心室型则以呼吸困难、咳嗽及两肺底湿啰音为主。与限制型缺血性心肌病的鉴别有时非常困难，在某些情况下甚至无法鉴别。一般情况下两者还是有明显不同的。限制型心肌病有两型，一型见于热带地区，发病年龄较早，且多为青少年。另一型常见于温带地区，均为成年人，多数在 30 岁左右，男性居多，在该型的早期，约半数发病时有发热，嗜酸性粒细胞增多，全身淋巴结肿大，脾大。这些病人往往无冠心病病史，心绞痛少见，冠状动脉造影无阻塞性病变。

(2) 缩窄性心包炎：常继发于反复的心包积液，有结核性或化脓性心包炎病史。心包脏层和壁层广泛粘连、增厚和钙化,心包腔闭塞,形成一个纤维组织的外壳。病变常引起腔静脉的入口处及右心房处心包膜明显纤维化,因而主要导致腔静脉系统淤血。影响心室正常的充盈,使回心血量减少,引起心排血量降低和静脉压增高的临床表现:可出现不同程度的呼吸困难、腹部膨隆、乏力和肝区疼痛。有颈静脉怒张、肝大、腹腔积液,以及下肢凹陷性水肿,心尖冲动不易触及,心浊音界正常或轻度增大,心音低,有时可闻及心包叩击音,血压偏低,脉压差小。X线检查示心影正常或稍大,搏动微弱或消失,心缘僵直而不规则,正常弧度消失,多数病人可见心包钙化影。心电图示低电压及ST-T异常改变。超声心动图示心室容量减小,心房扩大,室间隔矛盾运动,心室壁增厚及活动消失,心包钙化者可见反光增强。心导管检查可见右心室压力曲线呈舒张早期下陷而在后期呈高原波。

(3)心脏淀粉样变性:心脏淀粉样变性是由于淀粉样物质沉积于血管壁和其他组织引起的全身性或局限性疾病,主要累及心、肾、肝、脾、肌肉、皮肤和胃肠道等组织器官,多见于中老年人。心脏淀粉样变性的主要特点为蛋白-多糖复合物沉积,此复合物有可以与γ球蛋白、纤维蛋白原、清蛋白及补体结合的特殊位点。沉积可分为局限性或弥漫性,弥漫性者淀粉样病变广泛沉积于心室肌纤维周围,引起心室壁僵硬,收缩和舒张功能都受到限制,病变可累及心脏传导系统及冠状动脉,常有劳力性呼吸困难、进行性夜间呼吸困难、心绞痛、乏力及水肿。超声心动图类似限制型心肌病改变,可表现为右心房和右心室增大,右心室心尖闭塞,而左心室常不增大,室间隔和室壁呈对称性增厚,心肌中可见散在不规则反射回声,乳头肌肥大增粗,可有二尖瓣、三尖瓣关闭不全征象,半数以上病例可有轻度至中度心包积液。此外,可有肺动脉高压征象。X线检查可有心脏增大,心脏冲动减弱,以及肺淤血征象。心电图示QRS波低电压,有房性心律失常或传导阻滞。明确诊断常须做心内膜活检。

(解放军总医院　武　强　范　利)

第十八章 心包炎的鉴别诊断

第一节 感染性心包炎

一、结核性心包炎

结核性心包炎是我国最常见的心包炎之一。常发生于30~50岁的男性，通常由气管、肺门、纵隔淋巴结结核直接扩散或原发性肺结核及肠结核血行扩散所致。急性期为纤维素性或血性心包炎，随后出现心包积液，心包渐增厚，部分发展为缩窄性心包炎。亚急性或渗出期心包显示肉芽肿性炎症，有典型类上皮组织细胞及郎汉斯巨细胞，常伴有干酪样坏死。慢性或粘连期纤维组织增生，心包显著增厚，壁层与脏层心包粘连，瘢痕收缩，引起心包缩窄，或心包钙化。

(一) 诊断与鉴别诊断

1. 临床表现 多为年轻人，男性多见，起病缓。常出现倦怠、体重减轻、食欲缺乏、低热盗汗、呼吸困难等症状，胸痛轻微或缺如。如合并肺结核可有咳嗽及咯血。结核性心包炎的体征主要有心动过速、颈静脉怒张、肝大、心包摩擦音及胸腹水。

2. 诊断 临床表现有上述特点，同时合并下列任何一项者可确诊心包炎：
(1) 心包积液检查和培养发现结核杆菌。
(2) 胸膜或心包活检发现结核性病变。
(3) 肺部或其他部位存在活动性结核灶。
(4) 痰发现结核杆菌，结核菌素试验阳性和心包积液腺苷脱氨酶活性升高有助于诊断。
临床高度怀疑本病而无确诊证据时，可行诊断性治疗。

3. 鉴别诊断 应与慢性风湿性心包炎和肿瘤性心包炎相鉴别(见下述相应章节)。

(二) 辅助检查

1. X线胸片 常显示心影扩大，约半数病人有胸腔积液，晚期还可见心包钙化。部分病人还可发现肺内原发病灶。

2. 结核菌素试验 结核菌素试验(OT试验)或结核菌素纯蛋白衍化物(PPD)试验阳性。

3. 心包液检查 抽取心包渗液查找结核杆菌、结核杆菌培养或动物接种证实结核杆菌存在，可明确诊断。心包渗液的生化检查发现蛋白含量、腺苷脱氨酶活力及白细胞数均增高，可支持结核性心包积液。心包液腺苷脱氨酶活性≥30U/L，对诊断结核性心包炎有高度特异性。

4. 心包活检 标本的PCR检查也可推断结核性心包炎。

(三) 治疗原则

1. 抗结核治疗。

2. 早期应用小剂量皮质激素,预防心包积液。

3. 如有心包积液应开窗引流,预防心包缩窄,形成缩窄者,应在结核感染控制稳定后手术治疗。

二、细菌性心包炎

细菌性心包炎过去较常见,发病率和病死率均较高,因抗生素的广泛应用,目前细菌性心包炎已明显减少。引起细菌性心包炎的细菌种类很多,包括革兰阴性杆菌、布氏杆菌、沙门菌属、淋球菌、流感嗜血杆菌、厌氧菌和其他不常见的病原菌。细菌性心包炎的常见发生途径为胸部外伤感染、感染性心内膜炎、广泛心肌脓肿、感染性心肌梗死等。心包渗出液最初为浆液纤维蛋白性的,其后转为化脓性,炎症可机化导致心包粘连,使心包增厚或钙化,心包间隙消失,极易发展成缩窄性心包炎。

(一)诊断与鉴别诊断

1. 临床表现
(1)细菌性心包炎常为急性,通常有高热、寒战、全身中毒症状及呼吸困难,多数病人没有典型的胸痛。
(2)绝大多数病人有心动过速,部分有心包摩擦音。
(3)化脓性心包炎可发展为心脏压塞和心包狭窄。

2. 诊断　凡有脓毒血症症状及不能解释的呼吸困难、颈静脉怒张、心动过速,应考虑到细菌性心包炎的可能,结合实验室检查及ST-T改变,X线及B超检查结果可确诊。

3. 鉴别诊断　应与急性风湿性心包炎相鉴别。

(二)辅助检查

1. 血常规　有明显的白细胞增多伴核左移。

2. 胸部X线　示心影增大,纵隔增宽,大部分病例可证实有基本病变,如肺炎、脓胸或纵隔炎。

3. 心电图　示心包炎特征性ST段和T波变化。

4. 心包液检查　心包渗液中多形核细胞增多,葡萄糖含量降低,蛋白含量增高,乳酸脱氢酶可明显增高。心包液细菌学检查可发现致病菌。

(三)治疗原则

1. 积极抗感染。
2. 对症治疗。
3. 如有心包缩窄,可行手术治疗。

三、病毒性心包炎

引起急性病毒性心包炎最常见的病毒为柯萨奇病毒和埃可病毒,其他引起心包炎的还有流行性腮腺炎病毒、流感病毒、感染性单核细胞增多症病毒、脊髓灰质炎病毒、水痘病毒及乙肝病毒等。病毒性心包炎引起脏层与壁层心包膜的炎症,开始为多形核白细胞浸润,继之淋巴细胞围绕小血管浸润,纤维蛋白沉积在心包间隙,使心包表面粗糙充血。柯萨奇病毒和埃可病毒均可导致化脓性渗液,随着渗液的吸收和机化,最后导致缩窄性心包炎。

（一）诊断与鉴别诊断

1. 临床表现 病毒性心包炎起病前数日至数周常有上呼吸道感染的前驱症状。约半数以上病人起病急,心前区或胸骨后疼痛为其突出症状,可为刀割样痛、压榨性疼痛或闷痛。多数病人疼痛在短时间内达到高峰,极少数病人无疼痛。发热是本病的主要症状,可持续数日至数周。还有呼吸困难、咳嗽、无力、食欲缺乏等伴随症状。

心包摩擦音是心包炎最重要的体征,约70%以上的病人可以听到,常在起病第1天出现,可持续数日至数周。此病心包渗液多为中小量,很少出现心包填塞症状。

2. 诊断 有上呼吸道感染的前驱症状和急性胸痛的成年人伴心包炎的临床表现、心电图特征性改变及心肌酶升高可拟诊为病毒性心包炎。如病人发病3周内血清病毒抗体效价升高4倍是病毒性心包炎的有力佐证。

3. 鉴别诊断 病毒性心包炎应与外伤性、化脓性、感染性及系统性红斑狼疮引起的心包炎相鉴别。老年病人还应与急性心肌梗死、主动脉夹层、类风湿病、结核及肿瘤等相鉴别。

（二）辅助检查

1. 心电图检查 可见多导联ST段凸形上抬。

2. 实验室检查 包括血沉加快、白细胞增高,心肌同工酶异常升高。发病3周内血清病毒中和抗体滴度呈4倍增长则强烈支持病毒感染。

3. 心包液检查 心包积液和组织培养采用PCR和DNA探针可作为病因诊断依据。

4. 心包镜和直视下心包及心外膜活检 其发展为运用分子技术、原位杂交和PCR来诊断病毒性心包炎提供了可能。

（三）治疗原则

1. 对症治疗。
2. 重症者可选用肾上腺皮质激素。

四、真菌性心包炎

组织胞浆菌病是引起真菌性心包炎最常见的病因。其他还包括曲霉菌、芽生菌、白色念珠菌和热带假丝酵母菌引起的疾病等。因播散性感染导致真菌性心包炎发生的高危人群包括应用皮质激素、免疫抑制药、强力广谱抗生素治疗的病人、吸毒成瘾者和接受开胸手术者。

组织胞浆菌病病人的心包积液产生极为迅速,且量极大,积液为浆液性或血性。而其他病原体引起的真菌性心包炎中,心包渗液发展速度较缓慢。心包渗液偶尔可产生机化、心包增厚、肉芽肿形成和多形核巨细胞浸润,以及心包缩窄、钙化。

（一）诊断与鉴别诊断

1. 临床表现 一般都有前驱性呼吸道病变,发病时有典型的心前区疼痛和心电图改变。可发生血流动力学紊乱或有明显的心脏压塞症状。

2. 诊断 有心包炎证据且有应用皮质激素、免疫抑制药、强力广谱抗生素治疗者,应高度怀疑真菌性心包炎。实验室检查有助于确诊。

3. 鉴别诊断 应与结核性心包炎相鉴别。

(二)辅助检查

1. X线胸片 可见心影增大、胸腔积液及胸腔内淋巴结肿大。

2. 心电图 有典型心包炎ST-T特征变化。

3. 实验室检查 补体结合滴度升高超过1:32。

4. 心包积液检查 可发现真菌感染依据。

(三)治疗原则

1. 积极抗真菌治疗。
2. 对症治疗。

第二节 非感染性心包炎

一、肿瘤性心包炎

由于近年来肿瘤的发病率升高,肿瘤性心包炎有增长趋势,也成为心包炎最常见原因之一。原发性心包肿瘤很少见,最典型的是心包间皮瘤、恶性纤维肉瘤、血管肉瘤,以及良、恶性畸胎瘤,所以肿瘤性心包炎大多由继发性心包肿瘤引起,如肺癌、乳腺癌、白血病、恶性淋巴瘤、胃肠道恶性肿瘤、卵巢癌等,转移至心包的恶性肿瘤很少累及心肌。肿瘤性心包炎产生血性心包积液,发展迅速,引起急性或亚急性心脏压塞综合征。

(一)诊断与鉴别诊断

1. 临床表现 肿瘤性心包炎无特异性症状,呼吸困难是最突出的症状,多伴有胸痛、咳嗽、肝大等。此外还有心音遥远、颈静脉怒张、奇脉及低血压等。

2. 诊断 如已确诊有恶性肿瘤而出现心包炎,有大量心包积液且增长迅速或为血性渗液,应怀疑肿瘤性心包炎的可能。心包液的细胞学检查、心包活检有助于诊断。

3. 鉴别诊断 应与结核性心包炎相鉴别。

(二)辅助检查

1. X线胸片 90%以上恶性心包炎有异常,可示胸腔积液、心影增大、纵隔增宽、肺门块影或较少见的心脏轮廓呈不规则结节状。

2. 心电图 表现为心动过速、ST及T波改变、QRS低电压及偶发心房颤动。

3. 超声心动图 可提示心包积液的有无和数量,心包的厚度和形态,还能提示由于心脏受压所致的舒张期的异常充盈等信息。二维超声心动图有助于探查突向心包腔且局限于心包腔内的占位性病灶的不规则结节状肿块。

4. CT和MRI 也可探查出心包积液的存在,还可提供邻近的纵隔和肺及心包内占位性肿块的存在部位等信息。

5. 心包液细胞学和心包组织学检查 是明确诊断的决定性手段。

(三) 治疗原则

1. 积极抗肿瘤治疗。
2. 对症治疗。
3. 有心包填塞者予以心包穿刺引流。

二、尿毒性心包炎

尿毒性心包炎是指在透析前或刚开始透析时发生的心包炎,是慢性肾功能不全的严重并发症,发生率超过50%。心包炎与代谢异常、毒性物质积聚、尿酸沉积、容量负荷过度、感染、抗体形成、甲状旁腺素分泌增多等多种因素有关。其病理为纤维素性心包炎,有炎性细胞浸润、纤维素渗出、出血,心包壁层与脏层变粗糙,可发展为亚急性或慢性缩窄性心包炎。

(一) 诊断与鉴别诊断

1. 临床表现 常有胸痛,卧位或深呼吸时胸痛加剧。可听到心包摩擦音,有时可有不同程度的心包积液体征。

2. 诊断 尿毒症病人伴有心包炎的临床表现和体征可确诊。

3. 鉴别诊断 尿毒性心包炎主要与透析相关的心包炎相鉴别。前者发生在透析前或开始透析时,心包积液一般为无菌性浆液纤维蛋白或血性渗液;后者发生在透析过程中,心包渗液常为浆液血性。

(二) 辅助检查

1. 胸部 X 线片 肺纤维素沉着及纤维化。
2. 心电图 表现为心动过速、ST 及 T 波等改变。
3. 超声心动图 心包常增厚,纤维素沉着明显。
4. 实验室检查 血尿素氮、肌酐异常升高。心包穿刺液多为浆液纤维蛋白或血性渗液。

(三) 治疗原则

1. 强化透析治疗,无效时可用皮质激素治疗。
2. 发生心包填塞时,采取心包穿刺引流。

三、风湿性心包炎

急性风湿热通常认为是风湿性心包炎的发病原因。风湿性心包炎为全心炎的一部分。随着风湿热发病率的降低,风湿性心包炎也日趋少见。风湿性心包炎的病理变化为纤维蛋白沉积和伴有心包渗液。

(一) 诊断与鉴别诊断

1. 临床表现 多数起病急,发病前常有急性扁桃体炎或咽峡炎史。除风湿热全身症状外,心脏炎表现突出,常有心前区疼痛和心包摩擦音。可有中少量心包积液,痊愈后可留有心包粘连或增厚,但很少引起心包狭窄。

2. 诊断 有急性风湿热的临床表现及血清学诊断依据,有心前区疼痛及心包摩擦音,或超声心动图提示心包积液,心包积液检查为浆液纤维蛋白性,可诊断为风湿性心包炎。

3. 鉴别诊断 应与细菌性心包炎、肿瘤性心包炎等相鉴别。

(二)辅助检查

1. 胸部 X 线片 可示有胸腔积液、心影增大等表现。
2. 心电图 表现为心动过速、ST-T 广泛改变、QRS 低电压。
3. 超声心动图 多数心腔增大,可有少量的心包积液。
4. 实验室检查 血沉增快,抗"O"抗体阳性,C 反应蛋白阳性。

(三)治疗原则

1. 对症治疗。
2. 免疫强化治疗。

四、心肌梗死后心包炎

心肌梗死后心包炎又名 Dressler 综合征,常发生在急性心肌梗死后 2~12 周,常伴发热、心包炎和胸膜炎。病因尚不明确,可能与自身免疫机制有关。组织学常显示非特异性炎症伴纤维素沉着。

(一)诊断与鉴别诊断

1. 临床表现 常有发热、剧烈的胸痛。体格检查可闻及心包摩擦音和胸膜摩擦音。
2. 诊断 有心肌梗死病史,又出现胸痛且可闻及心包摩擦音可确诊。
3. 鉴别诊断 心肌梗死后心包炎应与心肌梗死复发及梗死后心绞痛相鉴别。
(1)心肌梗死复发:胸痛剧烈,但可以用硝酸甘油类药物来改善;心电图可有新的 Q 波,而心包炎无此改变;CK-MB 显著升高,心包炎只有在损及心外膜时才出现轻度升高。
(2)梗死后心绞痛:胸痛也可用硝酸甘油缓解,而且有新出现的区域性 ST 段和 T 波改变,为心肌缺血的特征性表现。

(二)辅助检查

1. 实验室检查 可有血沉增快,外周血白细胞增多。
2. 胸部 X 线 可见心影扩大伴胸膜渗液。
3. 心电图 可有 ST 段及 T 波改变。

(三)治疗原则

1. 症状轻者,无需治疗。
2. 心肌梗死已愈合,心包炎症状仍存在,可短程应用皮质激素。

五、放射性心包炎

在乳腺癌、霍奇金病及非霍奇金淋巴瘤的放射治疗中，射线对心包的损害，可导致放射性心包炎。病理表现为纤维蛋白沉着及心包的纤维化。心包渗液可为浆液性、浆液血性或血性，且富含蛋白和淋巴细胞。可发展为致密的纤维素性粘连，心包增厚，以致心包缩窄。

（一）诊断与鉴别诊断

1. 临床表现　发热、心前区疼痛、厌食、不适感、心包摩擦音，以及心电图异常等构成急性心包炎的综合征。放疗期间出现的急性心包炎可很快消退。在迟发的心包损害中，症状常在放疗后若干年后出现。可表现为急性特发性心包炎综合征或无症状性的心包积液与胸片可见的胸膜积液并存。还可出现呼吸困难、颈静脉怒张及奇脉。

2. 诊断　有明确接触放射线病史且有心包炎临床表现可确诊。

3. 鉴别诊断　放射性心包炎应与肿瘤性心包炎相鉴别。心包积液的细胞学检查可鉴别85%起源于恶性的病例。如在乳腺癌、霍奇金病或淋巴瘤放射治疗成功数年后发生的与心包相关的症状，则该心包炎很可能与放射线损害有关。必要时可对心包或心包液进行组织学检查来鉴别。

（二）治疗原则

1. 与一般心包炎治疗相同。
2. 顽固者可应用皮质激素。

六、代谢性心包炎

黏液性水肿病人的超声心动图常可发现少量或大量的心包积液，估计可能与水钠潴留、缓慢的淋巴引流及毛细血管渗透性增高伴蛋白外渗联合作用有关。另外少数痛风病人、严重的糖尿病酮症酸中毒病人也可出现心包炎。

（一）诊断与鉴别诊断

1. 临床表现　黏液水肿性心包炎由于心包渗液积聚缓慢，常不引起症状，在X线胸片上发现明显增大的心脏时才引起注意。当出现不明原因的心包积液时，应考虑该病因而予以排除。病人可出现面部、下肢、足背非凹陷性水肿，反应迟钝。

痛风病人可反复发生急性心包炎，心包积液中尿酸浓度甚高，可达15mg/100ml，超过尿酸盐生理最高溶解度。

2. 鉴别诊断　应与肿瘤性心包炎、结核性心包炎相鉴别。

（二）辅助检查

实验室检查可见甲状腺功能低下，基础代谢率降低。心电图显示非特异性异常，包括QRS低电压和T波低平或倒置。心包渗液常是透明或草绿色，伴蛋白和胆固醇浓度升高，比重较高，有少量白细胞和红细胞。

（三）治疗原则

1. 与一般心包炎治疗相同。
2. 积极纠正代谢异常。

（解放军总医院　高文谦）

第十九章 先天性心脏病的鉴别诊断

第一节 单纯交通型

一、房间隔缺损

房间隔缺损(房缺)为先天性心脏病最常见的一种病变。根据单纯性先天性心脏病的尸体解剖调查,房间隔缺损居首位,占37.4%。但因临床表现多不明显,常被忽视,因而临床发病率较上述数字为低。房间隔缺损多发生于女性,与男性发病率之比约为2:1。根据解剖和胚胎学特点,可分为原发孔房缺和继发孔房缺两大类,后者较前者远为多见。

原发孔房缺是部分房间隔缺损的一种。其特征为低位原发孔房缺无房室瓣畸形。缺损形状呈半圆形,大小不等,占房间隔的1/2~1/3,其直缘为二、三尖瓣附着在室上嵴上的瓣环,上缘为半圆形的弧状缘,无房室瓣关闭不全。其病理生理变化完全取决于房缺大小。因仅限于心房水平的分流,则仅有心室容量超负荷,其心搏量增加。合并畸形者占10%~15%,最多见的为继发孔房缺、肺动脉狭窄和腔静脉引流异常。在完全性房间隔缺损中,10%合并法洛四联症,2%合并右心室双出口。

继发孔房缺(ASD)是最常见的先天性心脏病之一。一般根据其部位将继发孔房缺分为中央型、上腔型、下腔型及混合型。由于多数房缺并无症状,通常在查体时才被发现。该病自然病程缓慢,其中约1/4的成年病人合并明显的肺动脉高压,而且一旦出现肺阻力升高并出现右向左分流,病情即加速恶化,因此对ASD应引起重视,明确的继发孔房缺应在儿童期加以修复。

(一)诊断

房间隔缺损的诊断一般不难。根据临床症状、听诊发现、X线胸片、心电图和超声心动图检查,往往可以得出诊断。如在心导管检查中,心导管从右心房到达左心房,同时右心房血氧含量比上腔静脉高2容积%时,可进一步明确诊断。

1. 症状 房间隔缺损的症状多不一致,与缺损的大小和分流量多少有密切关系。缺损大者,症状出现较早;缺损小者,可长期没有症状。主要症状为劳动后气急、心悸或呼吸道感染和心力衰竭等。

2. 体征 大多发育正常。右心室扩大,随着年龄的增长,可使邻近的胸骨和左侧肋骨轮廓显示膨隆饱满。触诊可发现抬举性搏动增强。叩诊时,心界可扩大,特别是在胸骨左缘第二三肋间。听诊主要发现为肺动脉瓣区收缩期杂音和第二心音亢进、分裂,对诊断有重要意义。收缩期杂音通常出现较迟,多在3~4岁才能听到。杂音的响度多为2~3级,呈喷射性,以左侧第二三肋间靠近胸骨处最响亮,有时可伴有震颤。

（二）辅助检查

1. 放射线检查　主要征象为：①心脏扩大，尤以右心房和右心室最为明显，在右前斜位照片中更为清晰。②肺动脉段突出，肺门阴影增深，肺野充血，在透视下有时可见到肺门舞蹈，晚期可有钙化形成。③主动脉弓缩小。

2. 心电图检查　典型的房间隔缺损常显示 P 波增高，电轴右偏，常在 $+60°\sim+180°$ 之间。大部分病例可有不完全性或完全性右束支传导阻滞和右心室肥大，伴有肺动脉高压者可有右心室劳损。

3. 超声心动图检查　右心房和右心室内径增大，室间隔活动与左心室后壁同向，三尖瓣活动幅度增大。在主动脉-房间隔的波群上波形间断。在继发孔缺损时，主动脉至缺损之间的残端较长，心房后壁与缺损之间也有残端可见。

4. 心导管检查　施行导管检查时，要注意心导管的行程有无异常，如果心导管由右心房直接插入左心房时，即可明确诊断；同时还要测定各部位的压力和收集各部位的血液，检查其血氧含量，从而推算有无分流存在、分流量多少，以及肺循环阻力的情况，并注意心导管在缺损内上下活动范围，以估计缺损的大小。只有这样才能作出正确的诊断。一般房间隔缺损的病例，右心房血氧含量常较上腔静脉高出 2 容积％。

（三）鉴别诊断

1. 右心室双出口　属于发绀型先天性心脏病，由于静脉血大量向主动脉分流引起。解剖上根据室缺位置分为主动脉瓣下型与肺动脉瓣下型，根据有无肺动脉狭窄分为肺动脉狭窄型与无肺动脉狭窄型。病理生理决定于左向右分流量及造成肺血管病变程度。查体杂音位于胸骨左或右缘第三四肋间；超声心动图可显示缺损位置及主动脉与肺动脉的关系，心导管检查也有助于确诊。

2. 肺动脉瓣狭窄　杂音呈喷射性，但 P_2 减弱或消失，心电图电轴右偏，右心室肥厚，X 线可见心脏轻度增大，肺动脉段可有狭窄后扩张，肺血减少，超声心动图可见肺动脉瓣处血流明显增快，瓣膜增厚、开放受限。

3. 法洛四联症　多在出生后 6 个月出现发绀、呼吸困难、乏力，喜蹲踞。杵状趾明显，胸骨左缘第 2～4 肋间可闻及收缩期杂音。胸部 X 线片示肺少血，肺动脉段凹陷，心尖钝而上翘，心影小，也有非发绀性法洛四联症，超声心动图可明确诊断。

4. 部分型房室通道　与房缺的鉴别特点是，在心前区常听到二尖瓣反流的收缩期杂音，心电轴左偏，P-R 间期延长和 QRS 主波向下的心电图改变，及超声心动图示原发孔处回声脱失，常伴有二尖瓣前叶裂隙。

5. 室间隔缺损　解剖上分为嵴上、嵴下、肌内等类型，病理生理决定于左向右分流量及造成肺血管病变程度。查体杂音粗糙响亮；胸部 X 线片示肺多血，肺动脉突出，主动脉结小；心电图常出现束支传导阻滞，超声心动图可显示缺损位置的血流动力学改变。

6. 动脉导管未闭　于胸骨左缘第二三肋间摸到连续性震颤，收缩期较强。连续性杂音为本病的特征性体征，P_2 增强或亢进。心电图正常或双心室大，胸片肺动脉干突出、主动脉结大，超声心动图自胸骨上凹探查可见降主动脉与肺动脉之间异常血流的存在。

二、卢特伯格综合征

卢特伯格(Lutembacher)综合征指二尖瓣狭窄合并房间隔缺损。当二尖瓣狭窄程度加重时,左向右分流增加。此外,由于左心房向右心房分流引起压力差迅速降低,导致跨二尖瓣压力梯度和压力降半时间不准确。

(一)诊断

有 Lutembacher 综合征的病例,除有房间隔缺损的体征外,在心尖区可听到明显的第一心音亢进、舒张期杂音和开放拍击声;X线胸片可显示左心房增大。

(二)鉴别诊断

1. 房间隔缺损　根据临床症状、听诊发现、X线胸片、心电图和超声心动图检查,往往可以得出结论。查体杂音位于胸骨左缘第二三肋间;X线胸片示肺多血,肺动脉突出,主动脉结小,心电图常出现不完全右束支传导阻滞,超声心动图可显示缺损位置的血流动力学改变。在心导管检查中,心导管从右心房通达左心房,同时右心房血氧含量超过上腔静脉 2 容积％时,可明确诊断。

2. 部分型房室通道　与 Lutembacher 综合征的鉴别特点是,在病人心前区常听到二尖瓣反流的收缩期杂音;心电轴左偏,P-R 间期延长和 QRS 主波向下的心电图改变;超声心动图示原发孔处回声脱失,常伴有二尖瓣前叶裂隙。

3. 室间隔缺损　解剖上分为嵴上、嵴下、瓣下、肌部等类型,病理生理决定于左向右分流量及造成肺血管病变程度。查体杂音位于胸骨左缘第三四肋间或第二三肋间(干下型);X线胸片示肺多血,肺动脉突出,主动脉结小;心电图常见左心室高电压,超声心动图可显示缺损的形态及血流动力学改变。

三、部分肺静脉畸形引流

部分肺静脉异位回流,是指两侧肺的一部分肺静脉与右心房和(或)上腔静脉相连通。常见的病变是右肺的一支静脉或全部静脉发生异位回流,涉及左肺静脉的病变很少发现。单独与上腔静脉相接的,多系右上叶肺静脉,或右上、中叶肺静脉;与下腔静脉相接的罕见。有时发现左肺一支静脉直接或通过冠状窦与右心房相通。几乎所有病例都伴有房间隔缺损或卵圆孔未闭。肺静脉异位回流到上腔静脉的,多伴有上腔型房间隔缺损。

房间隔缺损常合并肺静脉异位引流,因此在房间隔缺损修补时,应注意探查有无肺静脉异位引流及其与房间隔缺损的比邻关系,最常见部分肺静脉畸形引流的类型是合并上腔型房间隔缺损,发自右肺的肺静脉引流可全部引流至右心房。各肺静脉的开口可分别引流,左肺静脉的畸形引流可通过异常的垂直静脉引流至左无名静脉或引流至冠状静脉窦。

(一)诊断

在大多数病例中,如果房间隔缺损不大,可无症状,诊断很困难。

1. 主要症状　心悸和气急。由于其是房间隔缺损所引起的症状,故常被误诊为单纯性房间隔缺损。本病的特点是因为同时具有两种病变,分流量较大,故症状出现较早,而且显著。

2. 体格检查 在肺动脉瓣区都能听到收缩中期杂音,第二心音亢进、分裂。

(二)辅助检查

1. 右心导管检查 行右心导管检查时,务必仔细测定上腔静脉和右心房各部位的血氧含量,血氧含量较单纯的房间隔缺损为高,一般比上腔静脉高 3 容积‰左右,如果导管能直接插入右肺静脉内,一般可显示肺静脉异位引流,但不绝对准确。因为有些房间隔缺损的右边缘缺如,导管可经过缺损而插入右肺静脉,但当拔出导管时,导管头由肺静脉退回左心房后,即突然改变方向,朝向后方或左后方。这与异位肺静脉的导管始终保持在朝向右方者完全不同,可作鉴别。

2. X 线检查 除显示与房间隔缺损的同样征象外,特别是断层照片可见到异位肺静脉阴影。肺静脉引流入上腔静脉者的 X 线照片具有两个特点:①特别是上一半的上腔静脉阴影缺如。②在上腔静脉入口处阴影宽大,有时可见异位肺静脉,横跨肺动脉而进入上腔静脉。这与手术发现相符。上腔静脉部明显细窄,但在进入右心房以前却扩大增宽,形成前庭,接纳异位的肺静脉。奇静脉也细小,入口位置较正常人高而偏后。心血管造影时,有时可见在上腔静脉内的造影剂显示弧形残缺阴影。

(三)鉴别诊断

1. 室间隔缺损 解剖上分为嵴上、嵴下、肌内等类型,病理生理决定于左向右分流量及造成肺血管病变程度。查体杂音位于胸骨左缘等二三肋间(干下型);X 线胸片示肺多血,肺动脉突出,主动脉结小,心电图常出现束支传导阻滞,超声心动图可显示缺损位置及室缺所致的左心室增大等改变。

2. 房间隔缺损 解剖上分为原发孔型与继发孔型,病理生理决定于左向右分流量及造成肺血管病变程度。查体杂音位于胸骨左缘第二三肋间;X 线胸片示肺多血,肺动脉突出,主动脉结小,心电图常出现不完全右束支传导阻滞,超声心动图可显示缺损位置的血流动力学改变。

3. 肺动脉瓣狭窄 杂音呈喷射状,但 P_2 减弱或消失,心电图电轴右偏,右心室肥厚,X 线可见心脏轻度增大,肺动脉段呈狭窄后扩张,肺血减少,超声心动图可见肺动脉瓣处血流明显增快,瓣膜增厚、开放受限。

4. 动脉导管未闭 于胸骨左缘第二三肋间触及连续性震颤,收缩期较强。P_2 亢进,心电图示正常或右心室大,X 线胸片示肺动脉干突出,主动脉结大,肺充血改变,超声心动图自胸骨上凹探查可见降主动脉与肺之间异常血流的存在。

四、完全型肺静脉异位引流

完全型肺静脉异位引流是一种较常见的先天性心脏畸形,约占出生婴儿先天性心脏病的 1.5%。该种疾病是新生儿期必须进行治疗的最常见先天性心脏病之一。完全型肺静脉异位引流为全部肺静脉未与左心房连接或间接经体静脉异位引流至右心房。各肺静脉紧贴于左心房后壁汇合成肺静脉共同腔后,通过一通道(集合管)在横膈上方或下方与体静脉汇合。心房水平必定有房间隔缺损或卵圆孔未闭通道,左侧心腔相对较小,右心房、右心室扩大。根据完全性肺静脉异位引流的解剖分型,该疾病分为①心上型。肺静脉总干通过垂直静脉引流至左无名静脉或直接引流入上腔静脉,入口常常靠近奇静脉开口。②心内型。肺静脉血引流至右心房或冠状静脉窦。③心下型。肺静脉血通过垂直静脉引流至门静脉或下腔静脉。④混合型。包括上述两种或两种以上的合并畸形。

(一)诊断

1. 症状 主要表现是呼吸急促、发绀、右心扩大和充血性右心衰竭等。这些症状的轻重,取决于:①肺静脉有无梗阻。②心房间通道的大小。一般说来,肺静脉有梗阻者,症状出现早而严重;肺静脉无梗阻者,症状出现迟而轻微。心房间通道小者,可早期发生肺动脉高压,症状进展较快而明显;心房间通道大者,可不引起早期肺动脉高压,除发绀明显外,症状多较轻,发展也较慢。

全部肺静脉异位回流伴有肺动脉梗阻者,多见于心下型,也可发生于心上型,约占病例总数的65%。一般出生后即有呼吸急促,喂奶困难,常并发肺部感染。几个月内就发生右心衰竭。发育差,发绀严重。全部肺静脉异位回流而没有肺动脉高压者,多见于心内型和心上型,约占病例总数的20%。除有轻度发绀外,一般与房间隔继发孔缺损的症状相似,但症状出现早。如活动后气急、发绀加重和乏力等。肺部感染比正常婴儿多见。全部肺静脉异位回流伴有肺动脉高压者,多见于心内型,也可发生于心上型,约占病例总数的15%。一般出生后没有症状,体重较轻,发育也慢。首先出现的症状,是喂奶时有呼吸急促。发绀不明显。随着婴儿的长大,呼吸急促可加重,6个月时可出现右心衰竭。

2. 体征 伴有肺动脉梗阻者,体检时周围脉搏弱,血压灌注低,可引起代谢性酸中毒。心脏大小正常或稍大。肺动脉瓣区第二心音亢进,但收缩期杂音不明显。没有肺动脉高压者,体检时可有杵状指、趾。心脏扩大,肺动脉瓣区第二心音亢进不明显,收缩期杂音也低。伴有肺动脉高压者,可发现右心衰竭的症状,如肝大、颈静脉怒张和下肢水肿等。心脏明显扩大,特别是右心房和右心室。肺动脉瓣区第二心音亢进、分裂,收缩期杂音明显。三尖瓣区可听到狭窄的舒张期杂音和关闭不全的收缩期杂音。

(二)辅助检查

1. 心电图 示右心房扩大,右心室肥厚,电轴右偏。

2. X线胸片 伴肺动脉梗阻者心脏不大,呈肺淤血征。其他病例心脏明显扩大,肺动脉段突出,主动脉弓缩小。心上型由于左上腔静脉的存在,可显示8字形心脏阴影或称葫芦形心脏。有肺动脉高压者,肺血管纹理明显增粗。

3. 心导管检查 对诊断有重要意义。心导管最好从左贵要静脉插入,观察心导管所经途径,有时可插入左上腔静脉、冠状窦或肺静脉总干,并测定各部位血氧含量和压力,以明确诊断。

(1)血氧含量:全部肺静脉异位回流的血液,都直接或间接进入右心房,使右心房血氧含量较腔静脉增高。右心房的血氧含量和其他房室腔内及肺动脉内氧含量都相同。若周围动脉血氧饱和度低于80%,而与肺动脉血氧饱和度相等或相差不到3容积%时,则应拟诊为全部肺静脉异位回流。

肺静脉的氧合血和体静脉的未氧合血相遇形成混合血的部位,是异位肺静脉与体静脉相连接处。如心上型病变的在左无名静脉或(右)上腔静脉近心段处可发现混合血;心内型病变的在右心房内才能出现混合血;心下型病变的在下腔静脉近心段处可发现混合血。应当指出,由于解剖关系,上腔静脉血液进入右心房后,多向右心室灌注,而下腔静脉血液多朝向房间通道灌注。故心上型病变的右心室血氧含量可比左心室稍高,而心下型病变的左心房血氧含量可比右心室偏高。

(2)压力:右心房压力比正常值高,也比左心房高,相差 0.26～0.40kPa(2～3mmHg)。房间隔缺损小者,阶差小,几乎相等。右心室和肺动脉的压力基本在正常范围。但在肺静脉梗阻时,右心室和肺动脉的压力明显增高,与周围血压相等,甚至超过,肺毛细血管嵌楔压差也大,约为 2.0kPa(15mmHg)。在肺动脉高压病例,多在第一年就可测出肺小动脉阻力增高,肺毛细血管嵌楔压差小于 2.0kPa(15mmHg)。

4. 心血管造影检查 通过心导管,于肺动脉内注入造影剂,观察显影情况。心上型病变能显示出肺静脉总干、左上腔静脉和左无名静脉等阴影;心内型病变可显示出肺静脉总干和右心房阴影;心下型病变显示出肺静脉总干向下进入腹腔的阴影等。如心导管插入心内冠状窦或心后肺静脉总干时,注射造影剂少许,可看到血液异位回流径路,对诊断很有帮助。

(三)鉴别诊断

1. 法洛四联症 患儿自幼发现心脏杂音,生后数月出现发绀,喜蹲踞,有晕厥。皮肤黏膜发绀,胸骨左缘第三四肋间可闻及收缩期杂音,肺动脉瓣听诊区第二心音减弱或消失,有杵状指(趾)。X 线胸片示肺少血,心影呈靴型。心电图示右心室肥厚。超声心动图示主动脉骑跨,室间隔缺损,肺动脉瓣狭窄,右心室肥厚。

2. 房缺合并肺动脉瓣狭窄 患儿自幼发现心脏杂音,晚期可有发绀。胸骨左缘第二肋间可闻及收缩期 3/6～4/6 级杂音,杂音呈喷射性。超声心动图示房缺合并肺动脉瓣狭窄。X 线可见肺少血,肺动脉段可有狭窄后扩张。

3. 三房心 两者在症状、体征、心电图及 X 线胸片等方面相似,术前鉴别诊断主要根据超声心动图检查结果。

4. 共同动脉干 出生后即有发绀,且进行性加重,发育障碍,有充血性心力衰竭。胸骨左缘可闻及收缩期和舒张期杂音,超声心动图示单一动脉干骑跨在室间隔上方。

五、三房心

三房心是左心房因发育障碍,被分隔成一个真正的左心房和另一个副心房,副心房位于真心房的后上方,两者经狭孔通道相连,血流因受阻,产生类似二尖瓣狭窄的血流动力学变化。三房心是一种罕见的先天性心脏病,发病率仅占先天性心脏病的 0.1%。

(一)诊断

凡病人出现不同程度的肺静脉压增高、肺淤血和右心负荷增高,如呼吸困难、心力衰竭、反复肺部感染等,并在胸骨左缘第二肋间扪到震颤和闻及收缩期杂音,肺动脉瓣区第二心音亢进,X 线胸片示肺野呈毛玻璃状改变,而肺野淤血和左心房扩大不符合正常比例。心电图示右心房、右心室肥大。应考虑有三房心的可能性,超声心动图检查可以明确诊断。

1. 症状 出现时间视真心房和副心房之间通道的狭窄程度而不同。通道越小,症状出现越早。多数病例于出生时尚正常,但数月后出现呼吸困难,有时表现为持续性干咳,喂食困难,也可有咯血。最终出现心力衰竭,患儿在短期内死亡。副心房与真心房通道较大者,一般症状出现较晚。半数病人病变较轻,可至青年期才出现症状。

2. 体征 病变较重的婴儿,可呈现发育不良,常有肝大和肺底部啰音,也可出现面部和双下肢水肿。一般无中央性发绀,病情严重者才出现发绀。胸骨左缘第二肋间有明显的收缩期杂音,并可触及震颤,这是肺动脉血流量增多所致。肺动脉瓣区第二心音亢进。由于肺动脉高压,有心室扩大后产生功能性三尖瓣关闭不全,常可在三尖瓣听诊区闻及收缩期杂音。

(二)辅助检查

1. X线检查 心脏有不同程度的扩大,以右心房、右心室扩大为主。肺门血管阴影增多。肺野中可见不同程度的淤血现象。肺静脉淤血,肺野密度增深,呈现典型的网状雾状阴影,即所谓的毛玻璃状,是三房心的X线片特征。病程较长者肺淤血程度与左心房增大不成比例。

2. 心电图检查 典型表现是电轴右偏,顺钟向转位,并有右心房、右心室肥大。病情严重者可出现心肌劳损,P波高大尖峰状。

3. 超声心动图检查 可见到左心房内出现畸形隔膜的多重回声波,二尖瓣瓣叶活动正常,可以明确诊断。

4. 心导管检查和右心选择性造影 有确立诊断的价值。导管在右心房时,可试行通过卵圆孔进入左心房内测压。在婴幼儿病例容易获得成功。心导管插入肺动脉后,可测得肺动脉和肺毛细血管嵌楔压明显增高。如肺毛细血管嵌楔压增高,而左心房压力正常,即可作出三房心的诊断。

(三)鉴别诊断

1. 常见的"左向右分流"的先天性心脏病 如房间隔缺损、室间隔缺损等,都可伴有肺动脉高压,并有相似的症状和体征。肺毛细血管嵌楔压仅轻度增高或正常者,可排除三房心。超声心动图对鉴别诊断更有重要意义

2. 几种肺毛细血管楔压增高的心血管疾病

(1)完全性肺静脉异位连接伴有肺静脉狭窄:鉴别要点是三房心肺动脉压虽增高,动脉血氧含量仍正常。在合并部分肺静脉异位连接时,鉴别有较大的困难,必须依赖心导管检查。

(2)一支或几支肺静脉狭窄:病人常有发绀,心电图有右心室肥厚,X线示肺淤血表现,能生存至1年以上者少见。肺静脉狭窄多在进入左心房处。心血管造影可提供确切诊断。

(3)肺总静脉闭锁:出生后即有发绀、心动过速、呼吸困难。一般在1周以内死亡。只有心血管造影可明确诊断。

(4)左心房肿瘤:借助超声或造影可明确诊断。

(5)左心萎缩性病变:如先天性二尖瓣闭锁和主动脉瓣闭锁伴有或不伴有二尖瓣闭锁,临床表现可与三房心相似,但三房心存活时间较此两种情况为长,可通过超声心动图、心导管和造影等检查进行鉴别。

3. 成年期的三房心 常有收缩期和舒张期杂音,而难与二尖瓣狭窄鉴别。二尖瓣狭窄超声心动图所示城墙样的改变,有很大的鉴别诊断价值。

六、共同心房

共同心房是一种少见的心脏畸形,其房间隔组织完全缺如,心房下缘为心脏房室瓣组织。生理学改变类似于巨大的房间隔缺损和无梗阻的完全性肺静脉异位连接。单心房常于婴儿期

出现症状而就诊,但由于合并较严重的心脏其他畸形或其他器官的畸形,早期确诊比较难。来自腔静脉和肺静脉的动、静脉血在单心房内相互混合,由于右心室充盈阻力小,大部分血液进入左心室,肺静脉回至心房的血流,只有一部分经二尖瓣进入左心室再入体循环,故临床上可出现发绀。在心房两侧、心室、主动脉和肺动脉内的血氧饱和度几乎相等。单心房合并腔静脉异位引流较为常见,如左上腔静脉引流入冠状静脉窦或共同心房的左侧,其次为下腔静脉经奇静脉或半奇静脉引流和肝静脉直接进入共同心房的右侧,形成心房内的混合血。

（一）诊断

1. 症状 大多数病人易出现疲倦及活动后心慌,通常发育迟缓且伴有慢性心力衰竭。单纯单心房者其临床表现类似于巨大房间隔缺损,当肺动脉压力增高明显时,症状加重,类似完全性房室管畸形。早期出现活动后发绀,这是区别单纯单心房及巨大房间隔缺损的重要线索。若伴有心脏瓣膜畸形,症状出现较早,严重者婴儿期便出现心力衰竭。

2. 体征 可见心脏搏动加强,第二心音分裂,胸骨左缘可闻及喷射性收缩期杂音。若合并二尖瓣裂,可于心尖部闻及收缩期杂音且向腋下传导。

（二）辅助检查

1. 心电图 类似于房室管畸形的心电图改变,右心房和右心室扩大肥厚,大多数病例有明显心电轴左偏。

2. X线胸片 可见心影增大,肺动脉段突出,肺血增多,类似于部分型房室管畸形。

3. 超声心动图 类似于巨大房间隔缺损,对发现其他合并畸形十分重要,可同时了解室间隔及房室瓣情况。

4. 心导管检查 发现肺静脉血与体静脉血完全混合是诊断单心房的重要依据;除非合并肺动脉高压,可发现左向右分流,肺循环血量增加。同时要注意体静脉及肺静脉开口的定位。

5. 心血管造影 造影可见巨大的圆形的单心房影。心室造影可明确二尖瓣位置及是否存在房室瓣反流,部分病人可见"鹅颈征"。

（三）鉴别诊断

单心房应与室间隔缺损、完全性肺静脉异常回流、完全性大动脉错位、三尖瓣闭锁和完全性房室管畸形等鉴别。单心房临床症状和体征类似大型房间隔缺损或房室管畸形,但症状出现早而重,有发绀,但肺血流量增多,心房水平有大量左向右分流,但无明显肺动脉高压的证据为其特征。

1. 室间隔缺损 解剖上分为嵴上、嵴下、肌内类型,病理生理决定于左向右分流量及造成肺血管病变程度。查体杂音粗糙响亮;X线胸片示肺多血,肺动脉突出,主动脉结小;心电图常出现束支传导阻滞;超声心动图可显示缺损位置的血流动力学改变。

2. 完全型房室通道 与共同心房的鉴别点是,在心前区常听到二尖瓣反流的收缩期杂音,心电轴左偏,P-R间期延长和QRS主波向下的心电图改变,以及超声心动图示原发孔处回声脱失,常伴有二尖瓣前叶裂隙。

3. 完全性肺静脉异常回流 都可伴有肺动脉高压,并有相似的症状和体征。超声心动图对鉴别诊断更有重要意义。

4. 完全性大动脉错位 主动脉源自右心室,肺动脉源自左心室,常伴有房、室间隔缺损或动脉导管未闭,本病发绀出现早,症状明显,X线示心脏增大,肺血管影增多,心导管显示导管自右心室进入升主动脉。血氧测定有左到右分流,右心造影显示右心室显影,主动脉提前显影,肺动脉则显影在后。

七、室间隔缺损

先天性室间隔缺损是由于胚胎发育不全造成室间隔的异常交通,并在心室水平出现血液分流的先天性心血管畸形。占先天性心血管畸形的12%～20%。室间隔缺损通常单独存在,也可以合并其他畸形或是某种复杂心脏畸形的组成部分。根据胚胎发育情况及分布部位,室间隔缺损可分为膜部缺损、漏斗部缺损及肌部缺损三大类型。其中膜部缺损最多见,漏斗部缺损次之,肌部缺损少见。

(一) 诊 断

根据病史、查体及辅助检查,诊断室间隔缺损是不困难的,但室间隔缺损常合并其他心脏畸形,也可能是复杂的先天性心脏病的组成部分,因而需要明确是否存在其他畸形。

1. 症状 缺损直径在0.6cm以下,分流量较少者,一般无明显症状。缺损较大,分流量较大者,常有劳累后气急和心悸,反复出现肺部感染与淤血性心力衰竭症状。大型缺损者,肺部感染和淤血性心力衰竭尤为显著,两者互为因果,病情发展快。当肺动脉阻力增高,分流量减小以后,肺部感染致淤血性心力衰竭的发生次数逐渐减少,但气急、心悸甚为明显。可有咯血症状。

2. 体征 一般发育中等,四肢无发绀。大型缺损者脉搏较细小。艾森门格综合征病人出现中央性发绀,逐渐加重,伴有杵状指(趾)。分流量较大的病人胸骨向前突出,呈鸡胸样,这是由于扩大的右心室将胸骨推向前方所致。约25%病人在胸骨左缘第二肋间可看到肺动脉的搏动。心尖搏动区能触到强有力的左心室冲击。肺动脉高压和右心室肥大者,尚可在胸骨左缘摸到右心室的翘动。根据室间隔缺损的类型,在心基底部和心前区的不同部位能触到收缩期震颤,听到最响的杂音。如漏斗部缺损,以胸骨左缘第三四肋间最明显;左心室-右心房缺损,则以胸骨左缘第四五肋间最响,且向胸骨后方传导。典型室间隔缺损常为全收缩期,3～4级杂音;但缺损小、分流量少者,仅在收缩期可听到杂音,震颤很轻或摸不到。杂音通常向心前区传导,亦可在左肩胛骨与脊柱间闻及。据统计,95%病人有响亮的杂音,其中4/5伴有震颤,3%杂音软弱;2%可无杂音和震颤。杂音多于出生后1周内出现,少数于出生2～3周才出现。分流量多者,尚可在心尖部听到机械性舒张期充盈杂音。这是由于舒张期大量血流通过二尖瓣孔,形成相对性的狭窄所致。故分流量愈多,听到的机会愈多。在大量分流者的90%、中度分流者的60%、小量分流者的10%,均可听到此种杂音。肺动脉压升高者,在肺动脉瓣区可听到第二心音亢进、分裂,有时尚可听到舒张期吹风样杂音。值得注意的是,在肺动脉高压的病人,尤其是艾森门格综合征病人,由于分流量的减少,触诊时摸不到扩大左心室的活跃冲击,但右心室的抬举更加明显,胸骨左缘的粗糙收缩期杂音变得柔和而短,震颤也减轻,甚至两者均消失,肺动脉瓣区第二心音亢进、分裂显著。

(二)辅助检查

1. X线检查 缺损小、分流量少者,心脏和大血管的形态正常。缺损小、分流量稍多或缺损中等、分流量多者,左心室轻度到显著扩大,主动脉较小,肺动脉圆锥突出。缺损较大、分流量大者,则肺动脉段明显扩张,肺动脉分支粗大,呈充血状态,且见肺门舞蹈,左、右心室均可扩大,左心房亦有轻度扩大。左心室-右心房型缺损者,心脏呈球形。这是左、右心房均扩大,左、右心室均肥厚和肺动脉干扩张所引起。

艾森门格综合征X线片可见肺动脉显著扩大,但心脏阴影扩大不明显者占45%,如有扩大则为左、右心室均扩大。肺门血管虽扩大,但周围纹理减少呈少血状态。此外,约12%病人伴有右位主动脉弓。

2. 心电图检查 把心电图的改变与体征和胸片所见结合,可判断出缺损大小和心室的负荷,尤其左心室的负荷。小型室间隔缺损(Roger病),心电图无特殊变化,但可有左侧心前导联R波电压增高,T波高耸,表达左心室负荷轻度增加,右心室有轻度负荷时,则V_1示缺损较大,肺血管阻力轻度升高者,右侧心前导联显示高R波,当左、右心室峰压相等时,R波的上升支有切迹,左侧心前导联所示与前同,S波可能加深,同时P波增宽、有切迹,表示左心房肥大。艾森门格综合征病人心电图以右心室肥大和劳损为主,右侧心前导联R波高大、有切迹,左侧心前导联没有过度负荷,相反R波低于正常,Q波消失,而S波特深。此外,可有右束支传导阻滞、房室传导阻滞等变化。

3. 超声心动图 绝大多数病人由于缺损小只能显示左心室容量负荷增大,如左心室腔扩大,室间隔和左心室后壁运动幅度增大,二尖瓣开放幅度和舒张关闭斜率增大等。但如缺损稍大即可发现室间隔中断现象。彩色多普勒还可显示分流及分流量的大小。食管超声多普勒心动图检查,其灵敏度更高。超声心动图检查的优点除有畸形的解剖诊断外,还可对心腔大小、室壁厚薄、收缩功能,以及各瓣启闭情况与血流动力学作出诊断。但对心外畸形的诊断有其局限性,特别是对肺血管的情况。因此,它不能代替心导管检查与心血管造影。

4. 心导管检查 心导管检查应包括右心室和左心室,后者主要是做心血管造影。右心导管检查和心血管选择性造影是诊断缺损部位、直径、分流量和其方向,以及测量各心脏的压力、含氧量和计算肺血管阻力的必要手段。所获得资料可作为选择病例和术中操作的参考和依据。

右心室血含氧量的增加至少超过右心房1容积%以上,或右心室内3个标本的血含氧量差异在0.6容积%以上,诊断方可成立。但小型缺损或肌部缺损,由于分流量小,右心室血含氧量的增加,可能达不到上述的标准。伴有肺动脉高压的大型缺损和双向分流或自右向左分流为主,心室内分流很少,血含氧量无明显差异。缺损部位显然对分流水平有决定性的影响,如缺损位于肺动脉瓣膜下,分流血液直接喷射到右心室流出道或肺动脉主干内,导管检查结果颇似动脉导管未闭。又如左心室向右心房分流型的分流部位主要在右心房,但心脏杂音似室间隔缺损。故诊断时应把血氧增高的部位与体征结合,方能得出比较正确的结论。

5. 心血管选择性造影检查 室间隔缺损一般不需要心血管造影,但对可疑病例,将心导管经周围动脉、主动脉逆行插管入左心室,气管加压后,快速注入造影剂,连续摄片,能显示右心室和肺动脉早期显影,证明室内有自左向右分流的存在。有时尚可显示造影剂由室间隔缺损喷射入右心室内的部位和缺损大小。心血管造影对小型缺损、轻度二尖瓣关闭不全和一些临床诊断不明的心前区收缩期杂音,具有很大的鉴别价值。

(三)鉴别诊断

1. 肺动脉口狭窄 室间隔小缺损,尤其位于室上嵴和肺动脉瓣之间或肺动脉干下者,很易与肺动脉狭窄混淆,特别是瓣膜型狭窄,但后者的震颤和杂音的部位较高,肺动脉瓣区第二心音减弱,X线片显示肺动脉狭窄后扩张和肺纹理减少。

2. 房间隔缺损

(1)原发孔缺损:与室间隔大缺损不容易鉴别,尤其伴有肺动脉高压者。原发孔缺损的杂音较柔和,常是右心室肥大,伴有二尖瓣分裂者可出现左心室肥大。心电图常有P-R间期延长,心向量图额面QRS环逆钟向运行,最大向量左偏,环的主体部移向上向左,有鉴别价值。但最可靠的是心导管检查,应用超声心动图检查也有鉴别诊断意义,对左心室、右心房缺损的鉴别诊断应予注意。

(2)继发孔缺损:收缩期吹风样杂音较柔软,部位在胸骨左缘第2肋间,多半无震颤,心电图示不完全右束支传导阻滞或右心室肥大,而无左心室肥大,额面QRS环多为顺钟向运行,主体部向右向下。

3. 动脉导管未闭 有两种情况不容易鉴别。一是高位室间隔缺损合并主动脉瓣脱垂和关闭不全者,易与典型动脉导管未闭混淆。前者杂音为双期,后者为连续性。前者主动脉结不明显,后者增大。二是动脉导管未闭伴有肺动脉高压,仅有收缩期震颤和杂音者,与高位室间隔缺损鉴别较为困难。前者脉压差较大,杂音位置较高,主动脉结显著。较可靠的方法是左心室造影或逆行性主动脉造影。

4. 主动脉-肺动脉间隔缺损 室间隔缺损伴有主动脉瓣关闭不全者的杂音与本病高位缺损伴主动脉瓣关闭不全的很容易混淆,可用逆行主动脉造影加以区别。

5. 其他 晚期伴有发绀者,应与其他发绀型心脏病如法洛四联症、大动脉错位伴有室间隔缺损等先天性畸形相鉴别。主要靠病史、肺动脉瓣区第二心音的高低、肺纹理多少和心电图变化等鉴别,必要时做右心导管检查和心血管造影检查。

八、动脉导管未闭

动脉导管未闭(PDA)为常见的先天性心脏血管病之一,每出生2 500~5 000名婴儿中可见1例,是第一种可用外科手术完全治愈的先天性心脏血管病。其在先天性心脏血管病中占21.2%,女性显著多于男性,男女比例约为1:3。动脉导管未闭的发病率约占足月活产婴儿的1/2 000,高原居民发病率较高,但世居高原的藏民发病率远较移居汉人为低。遗传的因素屡见报道,第一胎如有导管未闭,以后胎次的同病机会约2%。孕妇怀孕早期患风疹者,其胎儿发病率很高(20%~50%),此期正值动脉导管开始发育,风疹病毒可影响结构的形成。早产儿因导管的发育未成熟,出生未能关闭者约占20%,但出生数月内多可自然关闭。

(一)诊断

根据典型的杂音、X线检查、心电图和超声心动图,再结合心导管检查,可准确地诊断本病。只有在偶然的情况下,需要进行主动脉造影检查。

1. 症状 PDA的症状和体征取决于导管大小、肺血管阻力、发现时年龄和合并畸形。足月产婴儿直到生后6~8周,肺血管阻力降低,产生明显的左向右分流前,常不出现症状。因为早产婴儿的肺动脉缺少平滑肌,肺血管阻力较早下降,生后第1周即可出现症状。60%以上出生时体重很轻的婴儿(≤1 000g),生后2~3d进行超声心动图检查,即可显示导管有分流,但没有PDA的心脏杂音或其他临床体征出现。大约40%患儿最终发生血流动力学变化明显的左向右分流。出生时体重超过1 000g的婴儿,即使有杂音存在,也很少发生临床上明显的血液分流。充血性心力衰竭(CHF)的婴儿常有一大的血流动力学变化明显的PDA。婴儿期容易激惹、心动过速、呼吸急促和难于喂养。体格检查常发现心前区搏动增强和弹跳样脉搏。收缩压常属正常,但舒张压可能下降。听诊可发现收缩期杂音或通常称为"机器样"的连续性杂音,肺动脉瓣区最清晰并向前传到锁骨中1/3区。二尖瓣血流增加时,心尖区舒张中期可能出现杂音。若有心力衰竭,也可听到奔马律。单纯PDA不出现发绀。

2. 体征 PDA中等大小的病人可以不出现症状,直至20~30岁发生左心衰竭或肺动脉高压。CHF加重后最早出现的症状常是劳力性呼吸困难。听诊可发现典型的杂音。心电图和胸部X线片可示左心室增大和肥大。PDA较细者常无症状或仅出现生长迟缓现象。可闻及收缩期或连续性杂音。ECG和胸部X线片常属正常。有些PDA病人最早出现的临床征象是细菌性心内膜炎,常发生在导管的肺动脉开口端。动脉导管瘤样扩张和破裂尽管很少,但在婴儿和成人均可能发生。闭合动脉导管的肺动脉开口,同时保持主动脉端开口,使导管组织面临体循环血压,可造成进行性扩张。PDA动脉瘤样扩张已有描述,常与肺动脉高压并存。新生儿导管动脉瘤须与导管被血流撞击所致的暂时性扩张区别,后者是一种良性表现,常在出生48h内痊愈。无症状的纵隔包块在胸片上常可显示,若明显增大可因支气管受压发生呼吸窘迫或压迫喉返神经引起声嘶。常可见管壁钙化和动脉瘤内血栓。因有进行性扩大和破裂的危险,一旦诊断明确应即手术治疗。通常可有分离的瘤颈,行动脉瘤缝合术较动脉瘤切除和主动脉血管移植更具指征。

(二)辅助检查

1. X线检查 动脉导管未闭的主要X线表现为两肺充血,左心室增大和主动脉改变等。

(1)与分流量的大小密切相关:Ⅰ型:分流量小,X线平片表现心脏和肺充血改变均在正常范围内。Ⅱ型和Ⅲ型:分流量中到大量,肺充血及心脏增大从轻度到重度不等。

(2)心脏增大:在新生儿及低龄儿童,心脏中度到重度增大居多,而在大龄儿童,则以轻度和中度增大居多,左心室增大较突出,左心房增大其次,在新生儿期较常见,而在儿童期仅见于大量分流者。左心房的增大也意味着分流量较大。右心室增大仅见于伴肺动脉高压的病例,在肺动脉高压的后期,左心室增大不如原来明显,而右心的显著增大可将其掩盖。

(3)主动脉改变:导管附着处近端的主动脉因接受左心室排出的大量血液而扩大,多数病例可见主动脉结增大,主动脉和左心室的搏动增强。漏斗征(infundibulum sign)为主动脉改变的另一重要征象,表现为导管附着处的主动脉壁的局部漏斗形膨出,多位于前外侧壁,故在后前位平片上可显示。其表现为主动脉结下方的动脉壁向外膨隆,随后主动脉向内凹陷。漏斗征的显示对PDA的诊断有一定意义,其阳性率为37%~48%。新生儿和幼儿显示率低,因常被胸腺掩盖。漏斗征的形成一方面与局部解剖有关,多数导管呈漏斗型,部分病例主动脉一端特别宽大,呈喇叭状;另一方面与血流动力学改变有关,分流近端主动脉扩大(膨隆)而分流远端缩小(凹陷)。第三个特点为主动脉结与肺动脉段之间的正常夹角缩小或消失,相当常见,

第十九章　先天性心脏病的鉴别诊断

但无特异性。

2. 心电图和心向量图检查

(1)心电图：本病心电图可能正常，多无电轴偏移，有时有左心室肥大或左、右心室肥大和左心房肥大。左心室肥大者，其左侧心前区各导联除 R 波增高外，Q 波常较深，ST 段可抬高，而 T 波多直立。此心电图的改变系由于左心室舒张期负荷过重所致。肺动脉有显著高压者，心电图可出现右心室肥大。

(2)心向量图：心向量图可正常，或呈现左心室肥大表现。水平面 QRS 环逆钟向运行，起始部向前向右，主体部向左向后，狭而长，最大向量振幅增大，方向后移近270°。右侧面 QRS 环呈顺钟向运行，前额面 QRS 环呈逆钟向运行的较多，最大向量振幅增大，平均电轴正常或向上移越过 0°线。QRS-T 夹角可正常或增大。肺动脉显著高压时，水平面 QRS 环逆钟向运行并移向前向右，右侧面 QRS 环顺钟向运行并主要在前，前额面 QRS 环顺钟向运行并移向右下。

3. 超声心动图检查　超声心动图显示左心室增大、心室间隔活动增强，主动脉增宽、左心房增大，肺总动脉增宽、搏动增强，肺总动脉分出左肺动脉处，可见一异常通道与降主动脉沟通。M 型超声心动图可见左心室和左心房增大，二尖瓣活动幅度和速度增加，主动脉和肺动脉增宽。多普勒彩色血流显像可探测到从降主动脉经未闭动脉导管进入肺动脉的血流，此血流部分经肺动脉瓣反流入右心室流出道。

4. 心导管检查

(1)右心导管检查：肺动脉的血标本氧含量较右心室的高出 0.5 容积％以上(多数达 2 容积％)，说明在肺动脉水平有左至右分流。至于肺动脉与右心室的压力则可能正常、略为增高或显著增高。部分病人检查时心导管可通过未闭的动脉导管，由肺动脉进入主动脉，多数是进入降主动脉。

(2)心血管造影：适用于以下情况，①诊断不明确者。②室间隔缺损或房间隔缺损可能合并 PDA 的病例，为明确诊断，除左心室造影外还须补充做升主动脉造影。③在临床和导管检查已确诊的病例，为了显示导管的解剖形态和粗细，作为栓塞前的客观依据。逆行主动脉造影，导管头放在动脉导管附着点稍上方，或主动脉弓部、侧位、大角度左前斜位，特别是长轴斜位显示未闭导管最清楚，如动脉导管很细，肺动脉显影可能很淡。右心导管检查过程中如导管能插入未闭导管内，可将导管头放在主动脉开口附近进行造影。选择性心血管造影、逆行性主动脉造影，可见主动脉与肺动脉同时显影，并可使未闭的动脉导管显影，还可能看到同时存在的动脉畸形，如主动脉缩窄，故有重要的诊断价值。但临床上需要采用此项诊断方法的病例不多。

(三)鉴别诊断

1. 先天性主动脉-肺动脉间隔缺损　此病与较大的动脉导管未闭极为相似，同样引起左至右的分流，产生相同的临床表现。与动脉导管未闭不同之点在于此病的分流部位较低，因而在临床上杂音最响的位置较动脉导管未闭低 1 个肋间且较向右，可以作为鉴别诊断的参考。但此点并非绝对可靠，比较可靠的鉴别诊断方法为超声心动图。心导管检查时，心导管如进入主动脉则是到升主动脉而非到降主动脉；逆行主动脉造影时心导管顶端送到主动脉根部注射造影剂可见主动脉与肺动脉同时显影。

2. 主动脉窦瘤破入右心 由于先天性、梅毒性或感染性心内膜炎等原因,产生主动脉窦部动脉瘤侵蚀并穿破至右心房或右心室,从而引起左至右分流。其临床表现亦酷似动脉导管未闭,同样有连续性机器样杂音。但此病有突然发病史,如突然心悸、胸部不适,并感觉左胸有声响等,随后发生心力衰竭。此病杂音的位置较动脉导管未闭为低,其舒张期部分杂音较响。这些均可作为鉴别的依据。

3. 心室间隔缺损伴有主动脉瓣关闭不全 此病可在胸骨左缘听到收缩期和舒张期来往性杂音,与动脉导管末闭的连续性杂音类似,位置较高的心室间隔缺损如恰位于主动脉瓣之下,可能将主动脉瓣的一叶拉下,或由于此瓣叶下部缺乏支持而被血流冲击脱垂而产生主动脉瓣关闭不全。此时心室间隔缺损本身所引起的收缩期杂音,加上主动脉瓣关闭不全所引起的舒张期杂音,可在胸骨左缘第三四肋间处产生来往性杂音,与上述这些畸形所产生的连续性杂音有些类似。但仔细听诊时可发现此杂音缺乏典型的连续性,X线和超声心动图检查及心导管检查和选择性心血管造影的发现,均可与动脉导管未闭、主动脉窦动脉瘤破入右心或主、肺动脉间隔缺损相鉴别。逆行性主动脉造影可以证实主动脉瓣关闭不全的存在。

4. 其他引起类似动脉导管未闭的杂音的疾患 如冠状动静脉瘘、冠状动脉肺动脉瘘、左上叶肺动静脉瘘、胸壁的动静脉瘘等,也应予鉴别。瘘管如由冠状动脉、肋间动脉或胸廓内动脉与附近静脉相通,即可产生与动脉导管未闭相似的连续性杂音。但音源表浅,似来自心外。一侧肺动脉起源于主动脉亦可产生连续性杂音。肺动静脉瘘可于不寻常的部位听到杂音。

(1)左冠状动脉起源于肺动脉:出生后肺动脉压力下降,不能灌注左冠状动脉;右冠状动脉仍由主动脉起源,产生茂密侧支以灌注左冠状动脉,并由左冠状动脉倒流入肺动脉,流量大者可产生连续性杂音,心电图上有特殊图形。肺动脉瓣缺如:肺动脉非常扩大,往往伴有室间隔缺损。杂音多为来回拉锯的性质,而非连续性。

(2)肺动脉干支狭窄:常伴有动脉导管未闭,但亦可孤立存在,在左或右侧锁骨下有连续性杂音,并向腋下传导。

(3)总动脉干:在婴儿期如血流量偏多,可无发绀。X线上肺动脉干不突出,但肺血却很多,主动脉弓(总干)有时在右侧,均与动脉导管未闭有别。

(4)肺动脉瓣闭锁:如伴有扩大的支气管动脉血流向肺循环,可以听到连续性杂音。但本病有发绀,脉搏不强烈,X线检查见肺动脉干缺如。

5. 只有收缩期杂音的鉴别诊断 本病在婴儿幼儿期或肺动脉压显著增高时,可能只有收缩期杂音,要注意与心室间隔缺损、房间隔缺损、肺动脉瓣狭窄等相鉴别。

(1)室间隔缺损:解剖上分为嵴上、嵴下、瓣下、肌部缺损等类型,病理生理决定于左向右分流量及造成肺血管病变程度。查体杂音位于胸骨左缘第三四肋间或第二三肋间(干下型);胸部X线片示肺多血,肺动脉突出,主动脉结小;心电图常见左心室高电压,超声心动图可显示缺损的形态及血流动力学改变。

(2)房间隔缺损:解剖上分为原发孔型与继发孔型,病理生理决定于左向右分流量及造成肺血管病变程度。杂音位于胸骨左缘第二三肋间;胸部X线片示肺多血,肺动脉突出,主动脉结小;心电图常见不完全性右束支传导阻滞,超声心动图可显示缺损位置形态及血流动力学改变。

(3)肺动脉瓣狭窄:杂音呈喷射性,但肺动脉瓣区第二心音减弱或消失,心电图电轴右偏,右心室肥厚,X线见心脏轻度增大,肺动脉段突出,肺血减少,超声心动图可见肺动脉瓣处血流明显增快,瓣膜增厚、开放受限。

九、主动脉-肺动脉间隔缺损

主动脉-肺动脉间隔缺损,又称为主动脉-肺动脉窦或主动脉-肺动脉窗。临床上较罕见。主动脉-肺动脉间隔缺损可发生在升主动脉与肺动脉之间的任何部位,甚至右肺动脉起源于升主动脉。可分为三种类型:①缺损位于升主动脉近端的后壁内侧。②缺损位于升主动脉远端的后壁。③右肺动脉起源于升主动脉的后壁外方。以第一类型最为多见,缺损下缘距离主动脉开口不到1cm。缺损口径小者仅0.4cm;大者达6.3cm,一般为2cm。缺损呈椭圆形,绝大多数为1个,但也有2个的报道。约40%病例伴有动脉导管未闭、室间隔缺损、右位主动脉弓、冠状动脉异位或法洛四联症等。

(一)诊断

多见于婴幼儿童。

1. 症状 症状类似动脉导管未闭,但出现较早,进展较快,可有心悸、呼吸困难、容易疲乏等。常发生支气管炎和上呼吸道感染。

2. 体征 营养不良,发育较差。脉搏呈水冲脉,脉压因舒张压有显著下降而增大。心脏检查时,左胸心前区因心脏肥大而隆起、心脏扩大,心尖移向下方和左侧。在胸骨左缘第三肋间有时可扪及收缩期震颤,并常能听到4级收缩期杂音,向左侧传导;少数病人可有舒张期杂音,形成连续性杂音。肺动脉瓣区第二心音亢进。随着病程的发展,常有心力衰竭。晚期偶有发绀,杂音变得低弱,这是因为两个动脉间的压力趋于相等的缘故。

(二)辅助检查

1. X线检查 心脏扩大。肺动脉圆锥多凸出,肺门阴影增宽,肺野充血,有时在左肺门处可见到肺门舞蹈。

2. 心电图检查 显示左、右心室肥大。

3. 超声心动图检查 在主动脉-肺动脉壁扫描可显示出缺损区。波群图形与动脉导管未闭、高位室间隔缺损相似,但部位不同。

(三)鉴别诊断

主动脉-肺动脉间隔缺损有时易与动脉导管未闭或室间隔缺损混淆。如果伴有动脉导管未闭或室间隔缺损时,诊断较为困难。

1. 动脉导管未闭 动脉导管未闭的机器样杂音,于左胸第二肋间处最为明显,多为水平向左传导,较室间隔缺损的杂音位置为高。比较可靠的鉴别诊断方法为超声心动图。追踪心导管的行径,如心导管从肺动脉直接进入升主动脉和主动脉弓部、颈总动脉者,则可诊断为主动脉-肺动脉间隔缺损;在动脉导管未闭者,有时心导管可由肺动脉进入降主动脉,但决不通向升主动脉。逆行性主动脉造影时,将心导管顶端送到主动脉根部并注射造影剂,可见主动脉与肺动脉同时显影。

2. 室间隔缺损 在心导管检查时,应密切测定各部位压力和氧含量的改变。在主动脉-肺动脉间隔缺损的病例,肺动脉主干的压力和氧含量都有明显增高。有时右心室流出道的氧含量虽然亦有所增高,但不如肺动脉显著,这是因为肺动脉瓣关闭不全所致,不应诊断为室间隔缺损。心血管造影不仅可作出鉴别诊断,而且能显示出病变情况。可从股动脉逆行插管,行升主动脉根部造影术。如果主动脉和肺动脉之间有缺损存在,即可发现主动脉与肺动脉同时显影。如果发现肺动脉不显影,可将心导管插入左心房,再做左心室造影术,观察是否有室间隔缺损和左心室流出道病变存在。

3. 主动脉窦瘤破裂、冠状动脉肺动脉交通 主动脉窦瘤破裂的杂音表浅、粗糙,为连续性,收缩期较为明显,多位于胸骨左缘第三四肋间,向下传导,容易鉴别。通过心血管造影术检查,不难与主动脉窦瘤破裂和冠状动脉肺动脉交通作出鉴别。

十、艾森门格综合征

其为左向右分流的先天性心脏病,分流量多少取决于主、肺动脉压力阶差。动脉压力阶差越大则分流量越大,反之则越少。自左向右的分流持续于整个心动周期,即收缩期和舒张期,因在这两个期主动脉压力均高于肺动脉,临床听到的心脏杂音也呈连续性。等到肺动脉压力升高至等于或超过主动脉压时,左向右分流遂消失,甚至逆转,临床上出现发绀,收缩期杂音减弱,甚至消失,病变已属晚期,称为艾森门格(Eisenmenger)综合征。即凡有左向右分流的心血管畸形,如室间隔缺损、动脉导管未闭、房间隔缺损等,因产生肺动脉高压发生右向左分流而出现发绀者,称肺动脉高压性右向左分流综合征或艾森门格综合征(Eisenmenger syndrome)。

一般而论,心室间隔缺损病人发生本综合征的较多,且发生年龄较早,可能与该畸形原来的左向右分流可从左心室直接喷入肺动脉,冲击肺血管而使胎儿期肺动脉的高阻力状态得以持续发展有关。动脉导管未闭和心房间隔缺损发生本综合征则较少亦较晚。原有的心室间隔缺损、房间隔缺损、主动脉-肺动脉间隔缺损或未闭的动脉导管均颇大,右心房和右心室增大,肺动脉总干和主要分支扩大,而肺小动脉可有闭塞性病变。

本综合征原有的左向右分流流量均颇大,及至肺动脉压逐渐增高,右心室和右心房压也逐渐增高,达到一定程度时,就使原来的左向右分流转变为右向左分流而出现发绀。此种情况发生在心室间隔缺损时多在 20 岁以后,发生在动脉导管未闭时也多在青年期后。

主要改变为肺血管梗阻性病变引起肺循环阻力增高,肺动脉压力异常增高,导致右向左分流出现持续性发绀。部分患儿生后肺血管保留胎儿特点,于出生后即出现肺动脉高压;但多数病例肺血管仍循正常演变,生后数月肺动脉压力随之下降,因存在大型缺损,产生左向右分流,肺血流量显著增加,肺动脉受大量血流的冲击致压力逐渐升高,并引起继发性肺血管梗阻性改变,使肺动脉压力进一步增高,待其增高程度超过体循环压力后,才使原来的左向右分流转为右向左分流,因而出现发绀。高位室间隔缺损及动脉导管未闭如缺损较大,右心室及肺动脉直接受主动脉压力影响,故肺动脉压力增高更为明显,易发生艾森门格综合征。其他复杂畸形易引起本征者有房室共道、完全性大动脉转位、总动脉干等。

(一)诊断

根据临床症状、X 线、心电图、超声心动图,并结合右心导管检查及造影可确定诊断。

1. 临床表现 因本征多发生于大型室间隔缺损患儿,故在婴儿期即显症状,常有呼吸急促、多汗、喂养困难、体重不增及反复发生肺炎。年龄渐长,随着肺动脉压力的增高,患儿出现明显活动后呼吸困难,活动受限,并逐渐发绀,至青春期发绀明显,伴有杵状指、趾及红细胞增多症。动脉导管未闭者下肢发绀较上肢重。晚期可有咯血,出现心力衰竭及心律失常。

2. 体征 心界扩大,心前区膨隆,搏动强烈。室间隔缺损者胸骨左缘第三四肋间典型的全收缩期响亮杂音减轻或消失,并在胸骨左缘第二三肋间听到高调舒张期杂音,此杂音系肺动脉扩张引起相对性肺动脉瓣关闭不全所致。动脉导管未闭所具有的连续性机器样杂音亦消失,或仅有轻度收缩期杂音,也可出现肺动脉相对性关闭不全的杂音。肺动脉瓣区第二心音亢进。

(二)辅助检查

1. X线检查 心脏增大,左、右心室均增大,肺动脉段凸出,肺门血管影增粗,搏动明显,周围血管影则纤细,此为肺动脉高压的典型表现。

2. 心电图检查 常呈现右心室肥厚,可同时伴有右心房肥大,有些病例左心室亦可肥厚。

3. 心导管检查 肺动脉压力明显增高,与主动脉压相等或更高,动脉血氧饱和度降低。室间隔缺损者,右心室血氧可高于右心房,说明在心室水平有双向分流,导管可通过缺损直接进入左心室和主动脉。动脉导管未闭者,肺动脉血氧浓度高于右心室,说明在肺动脉水平有双向分流。下肢血氧饱和度降低较上肢为明显,心导管可通过未闭的动脉导管而进入降主动脉。

4. 心血管造影 应用选择性心血管造影可确定缺损部位,如为动脉导管未闭,造影剂通过未闭的动脉导管进入降主动脉,主动脉与肺动脉同时显影。如为室间隔缺损,则左心室、主动脉与右心室同时显影。

(三)鉴别诊断

1. 法洛四联症 艾森门格综合征发绀于疾病晚期出现,且较轻,杵状指不明显,肺动脉瓣区第二心音亢进伴有收缩期喷射音,或者有肺动脉瓣相对关闭不全的舒张期杂音,心脏扩大明显,X线肺动脉干凸出,肺血管影增多,仅肺外侧稀少,右心导管检查显示肺动脉压力及阻力增高等特征可资鉴别。

2. 法洛三联症 本病为肺动脉口狭窄、房间隔缺损和右心室肥厚伴有右向左分流。但本病发绀出现晚且轻,胸骨左缘第二肋间收缩期杂音较响,X线检查见心影增大明显,肺动脉干凸出,主动脉结较小等特征,右心导管与右心造影亦各有其特点。

3. 三尖瓣闭锁 三尖瓣口闭合或缺如,右心房血液经未闭卵圆孔或房间隔缺损进入左心房、左心室,再经室间隔缺损或未闭动脉导管到肺循环,本病出生后即有发绀,症状重,有右心衰竭表现,心电图示P波增大,左心室肥大,X线检查见右心房、左心室增大,右心室缩小,右心造影示巨大右心房,左心房、左心室提前显影,而右心室不显影。

4. 完全性大血管错位 主动脉源出右心室,肺动脉源出左心室,常伴有房室间隔缺损或动脉导管未闭,本病发绀出现早,症状明显,X线检查示心脏增大,肺血管影增多,心导管检查显示导管自右心室进入升主动脉。血氧测定有左向右分流,右心造影有右心室显影,主动脉提前显影,肺动脉则显影在后。

第二节 心脏瓣膜畸形

先天性主动脉狭窄(congenital aortic stenosis)是包括主动脉瓣膜、瓣下及瓣上狭窄的一种心脏畸形,狭窄部位可为单一或混合型,使左心室流出道与狭窄远端主动脉之间产生收缩期压力阶差。先天性主动脉狭窄发生率约占先天性心脏病的5%。

一、主动脉瓣膜狭窄

先天性主动脉瓣膜狭窄(congenital valvular aortic stenosis)是由于主动脉瓣膜发育不良,致瓣叶增厚、融合,或瓣环过小造成血流梗阻,是主动脉狭窄最常见的一种类型,占70%~80%,男性发病为女性的3~4倍。在先天性主动脉瓣膜狭窄中,常见类型主要有:①单瓣型。②二瓣型。③三瓣型。④四瓣型。

二瓣叶畸形是最常见的一种类型,约占病例总数的70%。主动脉瓣通常由左、右两瓣叶构成,形成的前、后两个交界与身体的矢状面平行,极少情况下两瓣叶呈前后位置,两交界为冠状面,左瓣叶常较大,并且在瓣叶的中部有一垂直的突起,为正常左、右冠瓣交界的残迹。增厚的左右两瓣叶与粘连融合的前和(或)后交界形成狭窄的瓣口,但有时仅增厚的瓣膜或瓣膜游离缘长度等同于主动脉根部内径,瓣膜无法打开,造成狭窄。

有30%的病例为三瓣型,瓣叶基本对称但明显增厚,交界不同程度粘连融合,形成一穹隆状中心狭窄的瓣口。此型狭窄行瓣膜切开术常可取得较好的效果。

极少数主动脉瓣呈单瓣叶状,仅有一个交界。这在婴儿期严重主动脉瓣狭窄的病人中较多见,但偶有青壮年期发生瓣叶增厚钙化才出现症状。四瓣型虽罕见也常有报道,可见四个瓣交界但瓣膜增厚,瓣叶开放受限。

尽管瓣叶的数量有所不同,但大多数病例仍有3个主动脉窦及瓣叶间三角。主动脉瓣狭窄常合并主动脉瓣环过小而加重狭窄。此外,主动脉瓣狭窄常合并动脉导管未闭或主动脉缩窄。

(一)诊断

1. 症状 严重主动脉瓣狭窄的新生儿或婴儿常表现为面色苍白、多汗及厌食,可有呼吸困难和发绀。大龄儿或青少年期很少出现症状,如果出现呼吸困难、劳累性心绞痛或晕厥,则提示主动脉瓣狭窄较严重。

2. 体征 婴幼儿发育差,脉搏细弱,呼吸急促,可有发绀。血压低,脉压小。主动脉瓣区闻及喀喇样喷射性收缩期杂音并放射至颈部,可伴有震颤。主动脉瓣区第二心音减弱,有时可闻及第二心音逆分裂及第三或第四心音。

(二)辅助检查

1. 胸部X线检查 大龄儿的升主动脉突出,而新生儿及婴儿则较小。心功能不全时心影可扩大;成人有时可见主动脉瓣的钙化影。

2. 心电图检查 可表现明显的左心室肥厚及心肌劳损。

3. 超声心动图检查 二维及M型超声心动图可显示升主动脉增宽,主动脉瓣叶增厚,开放受限,呈圆顶状,瓣口缩小。左心室壁及室间隔向心性肥厚。二叶式主动脉瓣时收缩期主动脉瓣开放呈两条线性回声,舒张期主动脉瓣关闭呈"一"字形,关闭线偏向主动脉壁。多普勒超声心动图显示主动脉瓣口血流速度明显增快,并可据此计算出跨瓣压差和瓣口面积。彩色多普勒血流显像可见收缩期狭窄的主动脉瓣口处细小、窄带的五彩镶嵌血流图像。

4. 心导管检查及选择性心血管造影 心导管通过房间隔径路或逆行主动脉径路可测到

明显的收缩期主动脉瓣跨瓣压差,左心室舒张末压升高提示左心室功能不全或心室顺应性下降。左心室造影可见收缩期增厚的瓣膜形成穹隆状,造影剂通过狭窄的瓣口喷入升主动脉。逆行升主动脉造影可显示升主动脉扩张程度、瓣环大小及有无主动脉瓣反流和主动脉缩窄等情况。

临床上根据主动脉瓣狭窄程度分为轻、中、重三型。轻度狭窄,静息状态下心脏收缩时主动脉瓣最大跨瓣压差<5.33kPa(40mmHg),平均压差<2.67kPa(20mmHg);中度狭窄,最大跨瓣压差 5.33～10kPa(40～75mmHg),平均压差<6.67kPa(50mmHg);重度狭窄,最大跨瓣压差>10kPa(75mmHg),并且主动脉瓣口面积指数为 $0.38\pm0.15cm^2/m^2$ 体表面积。

(三)鉴别诊断

应与主动脉瓣上狭窄、主动脉瓣下狭窄相鉴别,对于年长儿童和成人病例,还应与风湿性主动脉瓣狭窄相鉴别。根据心脏杂音和临床表现,结合 X 线胸片、心电图、心导管造影检查等便可确诊,并可了解是否合并其他心血管畸形。

二、主动脉瓣上狭窄

先天性主动脉瓣上狭窄(supravalvular aortic stenosis)是指紧靠主动脉瓣上方的主动脉口局限性或弥漫性狭窄所造成的一种左心室流出道阻塞。局限性主动脉瓣上狭窄,是由于主动脉瓣交界上方的主动脉内壁有一环状嵴向主动脉腔内突出所引起,该段主动脉外径可以正常(隔膜型)或缩窄(壶腹型)。弥漫型主动脉瓣上狭窄,指主动脉管腔狭窄和管壁异常增厚,通常累及升主动脉,也可以伸展到无名动脉起始部。狭窄段有内膜增厚和中层肥厚,伴弹力纤维组织增生。约有 1/3 病例伴有主动脉瓣畸形,最常见的情况是左冠瓣发育不全。有时主要由于高压血流所引起。周围型肺动脉狭窄是最常见的合并畸形。

主动脉瓣上狭窄的发病率比主动脉瓣及瓣下狭窄为低。30%~50%的患儿有 Williams 综合征(喂养困难、呕吐、便秘、高血钙、弱智、额突、斜视、眉峰及下颌较突出,唇厚、上唇短吊等)。男女发病率相同。累及主动脉弓的大部分分支,亦经常累及主动脉瓣。单纯的主动脉瓣上狭窄也可继发于主动脉和主动脉瓣手术后。

主动脉瓣上狭窄有三种形态,沙漏型狭窄、弥漫性狭窄、隔膜型狭窄。75%为沙漏型(hourglass-shaped),主要是在主动脉嵴平面有环形狭窄,同时有一段升主动脉变细,累及的组织不能发育。约 25%的患儿为升主动脉弥漫性狭窄(diffuse narrowing)。紧邻主动脉瓣上方的孤立的隔膜型狭窄(discrete membranous)较为少见,也可认为是沙漏型的一种。

(一)诊断

大多无明显症状,但有严重狭窄、年龄较大的儿童可有昏厥和心绞痛。主动脉瓣区常可听到收缩期杂音,并向颈部传导。胸骨切迹上可触及收缩期震颤。右上肢血压常高于左上肢,其中部分病例与头臂动脉起始部狭窄有关,也可能与血流动力学的 Coarda 效应有关。

(二)辅助检查

1. X 线检查 胸部 X 线平片肺纹理正常,当合并有外周肺动脉狭窄时肺纹理纤细或者两侧肺野不对称,瓣上局限性狭窄,可有狭窄后升主动脉扩张,主动脉结增宽;而广泛性狭窄者则不明显。如伴有严重肺动脉狭窄可出现右心室扩大。

2. 心电图 可无心电图改变。随着年龄增长可逐渐出现左心室肥厚,如伴有肺动脉狭窄,也可有双心室肥大。

3. 超声心动图检查 能确定狭窄的部位。通过测定狭窄两端的血流速度可推算狭窄的程度,并可了解是否合并其他心血管畸形。

4. 心导管和造影检查 主动脉瓣上狭窄行左心室或升主动脉造影均能直接显示狭窄的征象,如是局限性狭窄,可见升主动脉根部有条状充盈缺损;如属广泛性狭窄,显示升主动脉管形缩窄,严重者可累及主动脉弓和头臂动脉分支。造影也可提示有无主动脉瓣关闭不全和冠状动脉畸形。因主动脉瓣上狭窄病人常伴有外周肺动脉狭窄,故应常规做右心室造影,以观察周围肺动脉发育情况。

(三) 鉴别诊断

能听到心脏杂音的患儿,可与室间隔缺损、肺动脉瓣狭窄、动脉导管未闭、主动脉瓣及主动脉瓣下狭窄相混淆,因此应及时进行心脏超声检查,加上左心或右心心导管及造影检查大都可以明确诊断。

三、主动脉瓣下狭窄

累及左心室流出道的主动脉瓣下狭窄(subvalvular aortic stenosis)分为三种类型,即局限性、管性和肌肉肥厚性主动脉瓣下狭窄。局限性主动脉瓣下狭窄主要特征是在左心室流出道紧邻主动脉瓣下水平有一环形纤维膜,肌纤维组织可以向二尖瓣叶伸展,也可以连接至主动脉瓣。管性狭窄包括主动脉瓣环发育不良,以及左心室流出道近端纤维性狭窄管道。肌肉肥厚性流出道狭窄亦即肥厚性心肌病(或特发性肥厚性主动脉瓣下狭窄)。一半以上的病人都合并有其他心内畸形,如动脉导管未闭、室间隔缺损和主动脉缩窄等。

主动脉瓣下狭窄在主动脉狭窄中占第二位(8%~20%)。男性病例为女性病例的2倍以上。在儿童中其合并畸形较主动脉瓣狭窄为多,50%~65%的病人合并其他畸形。最常见的合并畸形为室间隔缺损、主动脉缩窄、动脉导管未闭和永存左上腔静脉。20%~25%病人主动脉瓣也有先天性异常。与主动脉瓣狭窄不同的是,新生儿不发生主动脉瓣下狭窄,婴幼儿很少发生。

单纯的主动脉瓣下狭窄的病理生理与主动脉瓣狭窄相似。由于高收缩压而导致左心室肥厚。通常伴有主动脉瓣增厚,但瓣膜结构仍为三叶。主动脉瓣下血流冲击造成的创伤,可导致30%~50%的病例主动脉关闭不全。

(一) 诊断

主动脉瓣下狭窄的症状经常被合并畸形的症状所掩盖。超过50%的病儿到1岁时才发现心脏杂音,其心脏杂音是并非典型的左心室流出道梗阻的杂音。这一杂音经常被误认为是功能性的或是小缺损所致,但随着年龄增长,该杂音就变为典型的左心室流出道梗阻的杂音。主动脉瓣狭窄的杂音比关闭不全的杂音更常见。

主动脉瓣下狭窄是一种进行性发展的病变,管型狭窄尤其如此。主动脉瓣反流也随着年龄的增长而增加。造成主动脉瓣反流或使其加重的原因是高速血流反复冲击造成的损伤所致。由于主动脉瓣下狭窄进展较快,3岁以内每半年要进行1次随诊,3岁以后每1年进行一次随诊。猝死比主动脉瓣狭窄少见。

(二)辅助检查

65%~85%心电图表现为不同程度的左心室肥厚。胸部X线检查经常显示为左心室大小正常,但也可表现为左心室肥厚或左心缘突出。M型及二维超声检查可提供有关瓣下狭窄的信息。多普勒超声可以测量跨流出道压力阶差和估价主动脉瓣反流的情况。

由于本病常合并其他心脏畸形,建议进行左心或右心造影及心导管检查。主动脉瓣下狭窄位置经常距离主动脉瓣很近,通过左心室造影可以帮助区分是主动脉瓣水平还是主动脉瓣下水平的狭窄。心导管检查发现左心室-主动脉之间存在压力阶差。连续压力测定可发现瓣下狭窄的特征性压力曲线,其特点为左心室收缩压很高,但当导管拉过主动脉瓣下隔膜后,左心室收缩压突然降低。心血管造影检查可显示在主动脉瓣下方有一与其相平行的透亮阴影,可以是由前至后贯穿整个左心室流出道,这个横行透亮带的厚度反映了隔膜的厚薄。造影检查也可发现常见的并发畸形,如室间隔缺损、二尖瓣关闭不全等。

(三)鉴别诊断

当临床症状及实验室检查都很典型时,严重的主动脉瓣下狭窄则可明确诊断,而无须进行更进一步地检查。在听诊时与主动脉瓣狭窄的最大区别是无喷射性喀喇音,收缩期杂音位置较低,多不向颈部传导。本病合并畸形种类较多,因此在诊断本病的同时要注意是否合并其他畸形,如室间隔缺损、主动脉缩窄、动脉导管未闭和永存左上腔静脉。以下是主动脉瓣区收缩期杂音的鉴别诊断。

1. 主动脉瓣上狭窄 多见于小儿或青年男性,常有家族史,或同时伴有智能及身体发育迟缓,以及特殊面容,可伴有高钙血症。位于胸骨柄上部或胸骨右缘第一肋间,可闻及3~4级收缩中期喷射性杂音,传向右颈动脉比左颈动脉更明显,传向颈部大血管较传向心尖部更为明显,杂音的响度及其持续时间与瓣上狭窄的程度成正比。无主动脉喷射音,A_2正常或稍亢进。有时可闻及主动脉瓣关闭不全的杂音。右颈动脉及右臂动脉搏动较左侧更强。

2. 主动脉瓣膜型狭窄 常由于先天性二叶瓣、风湿性病变、退行性钙化性病变引起。青少年如出现单纯的主动脉瓣狭窄时,应首先考虑先天性病变;如同时合并动脉导管未闭、室间隔缺损(VSD)、肺动脉瓣狭窄或主动脉缩窄,则其主动脉瓣狭窄亦为先天性心血管畸形的一部分;如合并二尖瓣病变则多为风湿性。在老年病人中则经常出现退行性钙化性主动脉瓣病变。

杂音为收缩中期喷射性,出现在胸骨右缘第二肋间,向上放射至第一肋间及两侧颈部,向左放射至胸骨左缘第三四肋间及心尖,但不向腋下传导。可有主动脉喷射音。杂音粗糙,以收缩中晚期最响,多为3级以上,狭窄病变愈重,杂音愈响,持续的时间愈长,多伴有震颤。如狭窄较轻则杂音的最响部分出现在收缩期前1/2;如为中度狭窄则杂音最响的部分是收缩中期。在有严重狭窄病变者如有肥胖、肺气肿或因左心力衰竭而降低了喷血速率,则杂音可减轻;有严重钙化性主动脉瓣病变者,杂音可不太强。此外,在心尖部还可听到鸽鸣样或乐音样全收缩期杂音,可能是心底部喷射性杂音的高频部分传导至心尖部所造成,这种传导称为Gallavarding现象。A_2常减弱,由于主动脉瓣成分落后而成为单一音或呈逆分裂。与肺动脉瓣狭窄杂音的鉴别要点是:①后者杂音多局限于肺动脉瓣区,而主动脉瓣狭窄的杂音传播广泛。②肺动脉瓣杂音开始较早。③因肺动脉瓣关闭在主动脉瓣关闭之后，肺动脉瓣狭窄杂音持续时间较长。

主动脉瓣狭窄较多见于男性，症状出现较晚，即使有严重狭窄，早期也可无症状，晚期则常发生心绞痛、晕厥和左心衰竭，甚至猝死。心电图检查常有左心室肥厚与劳损。X线检查可见左心室增大，主动脉扩张与主动脉瓣钙化。超声心动图可发现，由于瓣膜增厚或钙化而在主动脉瓣叶上出现多层回声且主动脉瓣开放幅度小。左心导管检查可示显著的左心室-主动脉压力阶差，选择性左心室造影可直接显示主动脉口狭窄。

3. 主动脉瓣下狭窄 与瓣膜型狭窄不同之点是无主动脉喷射音，A_2 正常或稍减弱。瓣下狭窄见于肥厚型心肌病及先天性孤立性主动脉瓣下狭窄，前者是左心室收缩期动力性梗阻，系非对称性室间隔肥厚和二尖瓣前叶在收缩期前向运动所造成的，后者为左心室流出道器质性梗阻。

左心室流出道中、重度梗阻者，喷射性杂音一般于收缩早期开始，收缩中晚期更响，终止于第二心音之前。最易听到的部位是从心尖部到胸骨下段左缘，也可在心底部听到，但很少向颈部传导。采用增强流出道梗阻的试验，如 Valsalva 试验、坐位、立位或吸入亚硝酸异戊酯可使收缩期杂音增强。相反的采用减轻流出道梗阻的试验，如给甲氧胺提高动脉血压、蹲踞位、等长运动则可使收缩期杂音明显减轻。这些试验有助于区别其他形式的左心室流出道梗阻和二尖瓣关闭不全等。左心室收缩期动力性梗阻的杂音特征是每次检查甚至每一心搏都有所不同。左心室造影与主动脉造影有决定性鉴别诊断价值。

4. 主动脉扩张 在主动脉瓣口上方升主动脉扩张可于胸骨右缘第二肋间听到响度不强的 1～2 级收缩中期喷射性杂音。持续时间也较短促，且常有一个非瓣膜性的主动脉喷射音和亢进的 A_2，后者常呈金属样。见于原发性高血压及主动脉硬化引起的主动脉延长与扩张或巨大的主动脉瘤。

5. 左心室射血速率和血流速度增加 发热、贫血、甲状腺功能亢进症、妊娠或运动等高循环动力状态；心动过缓或房室传导阻滞很类似上述高循环动力状态。在胸骨右缘第二肋间均可闻及收缩中期喷射性杂音，有时可传向颈动脉或胸骨左缘第二肋间，为较柔和的 1～2 级杂音。

四、肺动脉瓣狭窄

肺动脉瓣狭窄（pulmonary valve stenosis）是常见的心脏畸形之一，占先天性心脏病的 7%～10%。肺动脉瓣狭窄可单独存在，亦可同时伴有室间隔缺损、房间隔缺损或卵圆孔未闭等心脏畸形。

肺动脉瓣狭窄的形态大致分为两种。常见的一种是 3 个瓣叶在交界处融合，形成隔膜，呈圆顶状或乳头状，向肺动脉内凸出。由两个瓣叶交界融合形成狭窄者较少见。瓣膜增厚纤维化并不十分明显，但狭窄瓣孔口径有时仅 2～3mm，此种类型多见于年龄较小的病人；另一种是肺动脉瓣膜明显增厚、短小，呈不对称的缩短，瓣孔边缘增厚而不规则，瓣孔口径多在 5～10mm。此种狭窄多见于成年病人，因狭窄的肺动脉瓣随着年龄增长而逐渐变厚和强直。在年龄较大的病人中，往往在瓣孔边缘朝向肺动脉侧有细小的疣状增殖体，偶有钙化斑块。融合的瓣膜交界一般均能辨认，亦有少数病例瓣膜表面非常光滑，交界难以识别。

肺动脉瓣环一般均有不同程度的狭窄。漏斗部往往发育不良，短小而肥厚，肌肉过分增厚

第十九章 先天性心脏病的鉴别诊断

可形成继发性漏斗部狭窄。右心室因阻塞而肥大，显著者呈球状扩大，使左心室向左、向后旋转，心肌过度肥厚者，比正常的心脏苍白，右心房和右心室均扩大。

肺动脉主干可有狭窄后扩张，其扩张范围常延及左肺动脉。因受到由狭窄瓣孔喷射血流的撞击，肺动脉前壁变薄，并向前凸出。肺动脉张力减低，用手指轻触肺动脉主干的前壁，可触及由血流喷射所产生的收缩期震颤。

（一）诊断

肺动脉瓣狭窄的临床表现与狭窄的程度有关，狭窄越重，症状越重。

1. 临床表现 一般早期无症状，随着年龄的增长可出现易疲劳、胸闷，劳累后心悸、气急等症状。其发生原因是肺动脉（包括漏斗部、肺动脉瓣、肺动脉瓣上）的阻力相对固定，肺动脉的血流不能随运动量的增加而增加。个别病人也可出现轻度发绀。晚期常见右心衰竭症状，如静脉充盈，水肿和发绀等。狭窄严重、病情发展急剧者，在1岁以内症状可非常明显，甚至出现心力衰竭，有时出现心前区疼痛，这可能与右心室心肌缺血有关。

2. 体征 一般发育良好，但狭窄严重者发育较差。因右心室肥大，可见胸骨左缘隆起，并可在胸骨左缘下部扪及心脏抬举感。心尖冲动不易扪及。若为肺动脉瓣狭窄，在胸骨左缘第二肋间可扪及明显的收缩期震颤，小儿或胸壁较薄的成人尤为明显，是诊断瓣膜部狭窄的重要体征之一。有时因肺动脉主干向左后方移位，远离胸壁，或肺动脉主干和胸壁之间有左肺上叶组织间隔，尤其胸壁肌肉发达者，震颤更不明显。听诊时胸骨左缘第二肋间有4~6级粗糙的收缩期吹风样杂音，向左锁骨下区和左腋部传导，有时背部亦可闻及。肺动脉瓣区第二心音减弱或消失。收缩期杂音和第二心音减弱或消失为本病重要体征。病人血压和周围动脉搏动一般均正常，但狭窄严重者，由于心排血量减少，动脉搏动幅度变小，并观察到静脉搏动，可出现周围型发绀。

（二）辅助检查

1. 胸部X线检查 心脏轻度或中度扩大，肺门血管阴影减少，肺野清晰。心脏轮廓因有心室增大，一般呈球状，重者可示右心房扩大。侧位X线胸片可见到增大的右心室与前胸壁接触面增加。肺动脉瓣狭窄时，肺动脉主干常呈狭窄后扩张，示肺动脉段向外突出。扩大的肺动脉主干可延及左肺动脉。肺动脉主干可被过分扩大的心脏推向后上方与心脏影重叠。透视可见肺动脉主干有明显的搏动，但肺门血管搏动减弱。漏斗部狭窄时，由于右心室肥大，心尖上翘。肺动脉主干不突出，亦不见搏动。右前斜位透视时，可见漏斗部搏动与右心室相反。

2. 心电图检查 轻度狭窄者，心电图在正常范围；中度以上狭窄者，则显示一定程度右心室肥大。中度狭窄者电轴偏向多在+90°左右，V_1导联QRS综合波形态主要为rSR′或Rs型，R_{V1}振幅在5~10mm之间；重度狭窄者，电轴偏向多在120°左右，V_1导联QRS综合波形态主要为R或qR型，胸前导联T波倒置，一般不超过V_3，R_{V1}振幅在10~15mm之间；极重度狭窄者，电轴偏向多在150°左右，V_1导联QRS综合波形态也主要为R或qR型，R_{V1}振幅在20mm左右。胸前导联T波倒置并多超过V_3。极重度狭窄者，可出现心房肥大的高尖P波。

3. 超声心动图

(1)二维超声心动图检查：肺动脉瓣波形的a凹加深为本病特征性表现。此外，肺动脉瓣增厚，反光增强，开放受限，右心室前壁及室间隔增厚，右心室流出道变窄，肺动脉呈狭窄后扩张。

(2) 多普勒超声心动图检查：肺动脉瓣狭窄时可见右心室流出道内流速减缓，肺动脉瓣口处流速升高，形成收缩期射流，射血时间延长。可测知肺动脉瓣的跨瓣压差、瓣口面积及肺动脉直径。漏斗部狭窄时可见右心室流出道内流速明显加快，形成收缩期射流，可测知流出道的压差及宽度。

4. 心导管检查和心血管造影

(1) 右心导管检查：本病多可经临床检查及超声心动图明确诊断，只有少数情况须行右心导管检查，对诊断本病非常重要。其主要依据是，正常人右心室收缩压与肺动脉干的收缩压相等，如有阶差亦不超过 1.33kPa(10mmHg)，凡右心室压力显著增高，肺动脉压力降低或正常，右心室与肺总动脉压力阶差在 1.33kPa(10mmHg) 以上者，即可诊断为肺动脉瓣狭窄。根据右心室压力升高和瓣口狭窄的程度分为轻度、中度、重度和极重度 4 种。

检查中将导管自肺动脉逐渐撤至右心室，瓣膜狭窄可显示明显压力阶差和压力曲线的改变，收缩压突然升高，波形呈高而尖的心室波，而舒张压则降低(表 19-1)。

表 19-1 右心室压力和瓣口狭窄程度

瓣口狭窄程度	压力(mmHg)			瓣口直径(mm)
	收缩压	平均压	压力阶差	
轻	<60	<25	<40	>15
中	61～120	26～45	40～100	10～15
重	121～180	46～65	>100	5～10
极重	>180	>65	>100	<5

(2) 心血管造影：选择性右心室造影可显示右心室漏斗部狭窄的部位和程度、瓣口狭窄的程度、肺动脉主干及分支狭窄的程度和位置。如典型瓣膜部狭窄，狭窄瓣膜呈圆顶状，瓣膜较正常增厚，有时可显示右心室漏斗部肌肉肥厚，室上嵴肥大，在侧位片中更为明显。肺动脉主干明显扩张，造影剂较淡，从狭窄的肺动脉瓣口喷出较浓的造影剂。漏斗部狭窄时，右心室造影可见造影剂滞留在右心室内。在舒张期，正常的漏斗部应扩大，其宽度超过肺动脉。由于漏斗部狭窄，有壁束和隔束的受压和牵拉，右心室前壁呈收缩状态，漏斗部不能扩大。如肺动脉干或其分支狭窄，可见狭窄前后扩张的肺动脉。

(三) 鉴别诊断

典型的单纯肺动脉瓣膜部狭窄，诊断并不困难。病史中有心悸、气急、乏力和头晕等症状。发绀一般都不存在，狭窄严重者可能有周围型发绀。体格检查能听到响亮而粗糙的喷射性收缩期杂音伴有震颤，以胸骨左缘第二肋间最为明显，而第二心音减弱或消失。X 线胸片示肺动脉阴影向外显著突出，肺野清晰。心电图示右心室肥大。最主要的诊断依据是右心导管检查测得右心室压力显著增高。特别是肺动脉与右心室间的压力阶差超过 1.33kPa(10mmHg) 以上，更能明确诊断。

单纯肺动脉瓣狭窄须与以下常见的先天性心脏病相鉴别。

第十九章 先天性心脏病的鉴别诊断

1. 房间隔缺损 肺动脉瓣区的收缩期杂音一般柔和且较低,第二心音亢进和分裂,收缩期震颤往往不能扪及。X线片示肺血管阴影增多,心电图常示不完全性或完全性右束支传导阻滞。二维超声心动图示右心房增大,四腔切面有心房回声失落,示房间隔缺损,在右心房水平有分流现象。

2. 室间隔缺损 收缩期杂音的位置一般较低,在胸骨左缘第四五肋间,肺动脉瓣区第二心音亢进。肺动脉主干突出,肺血管阴影增多。右心室肥大或左、右心室均肥大。超声心动图示室间隔有回声失落,出现左向右分流图谱。必要时可行右心导管检查,可显示在右心室部位有自左向右分流。

3. 动脉导管未闭 动脉导管未闭的杂音呈连续性机器样,由收缩期延续至舒张期。多数病人脉压增宽和有周围血管征。X线检查常见左心室肥大和主动脉搏动增强。心电图示左心室肥大等。超声心动图无回声暗区,必要时做逆行主动脉导管造影,可显示导管之存在。

4. 三尖瓣下移(Ebstein畸形) 本病为先天性三尖瓣发育异常,表现为三尖瓣向右心室移位,畸形瓣膜以上的右心室常"心房化",导致右心室排血量减少,70%～80%病例合并房间隔缺损或卵圆孔未闭。其临床表现多样化,发绀型者常被误诊为法洛四联症或三联症;非发绀型者则易被误诊为心肌病或心包疾病。本病症状轻重不一,与三尖瓣畸形程度及是否合并其他畸形有关。常有气喘、乏力或阵发性心动过速。80%病例因有心房水平的右向左分流而出现发绀。体征有心脏增大而心尖搏动减弱。第一心音常宽阔分裂,肺动脉瓣第二心音减弱并分裂,心尖常可听到第三心音或第四心音;可因三尖瓣关闭不全,在胸骨左缘第三四肋间或第五肋间听到收缩期反流性杂音,有时在心尖内侧可听到舒张早、中期杂音,心律失常呈三音律或四音律。心电图显示右心房电压明显增高,P波高尖,P-R间期延长,常有右前胸导联QRS电压甚低的右束支阻滞,本病常合并B型预激综合征而有室上性心动过速发作。X线见心影明显增大呈球形,搏动弱,右心房巨大,肺门血管影正常或减少。右心导管可发现本病的特异性改变,即在房化心室中呈现室性QRS波群的心电图,而同时可录得心房压力波。本病的超声心动图具有明显特征,M型显示三尖瓣关闭迟于二尖瓣60ms以上,而扇形切面更为直观,四腔心位图像可直接显示三尖瓣附着点下移。正常人二尖瓣至心尖与三尖瓣至心尖的距离近似(比值为1～1.2,平均1.09),三尖瓣下移时两者的比值可达1.8～3.3,并见右心房巨大。X线选择性右心造影可见右心房巨大,三尖瓣下移,而右心室腔变小且收缩力减弱可确诊。

5. 法洛三联症 心导管能自右心房通过房间隔而进入左心房,在心房水平有左向右分流,右心房和上腔静脉间有明显的血氧浓度差别;如有自右向左分流,临床上有发绀,动脉血含氧量降低。超声心动图示肺动脉瓣狭窄,心房间隔有回声失落。

6. 漏斗部狭窄

(1)肺动脉瓣膜部狭窄与漏斗部狭窄的鉴别(表19-2)

表19-2 瓣膜部狭窄和漏斗部狭窄的鉴别

检查项目	瓣膜部狭窄	漏斗部狭窄
体征		
收缩期震颤最明显的部位	胸骨左缘第二肋间(不能排除高位漏斗部狭窄)	胸骨左缘第三四肋间
收缩期杂音最响亮的部位	同上	同上

续表

检查项目	瓣膜部狭窄	漏斗部狭窄
心音图	多有肺动脉收缩期喷射音,收缩期杂音紧接于其后,呈菱形,持续时间长,可掩盖第二心音的主动脉瓣成分,而终止于肺动脉瓣成分之前,P_2幅度明显减低	无肺动脉收缩期喷射音,杂音开始于第一心音之后,终止于第二心音肺动脉瓣成分之前;P_2幅度减低不明显
X线胸片及透视肺动脉主干	扩大明显,搏动明显	不扩大或扩大不明显,无搏动
超声心动图	瓣膜狭窄	漏斗部狭窄
右心导管测得压力曲线	记录导管自肺动脉至右心室时的压力,收缩压突然升高而舒张压降低(不能排除高位漏斗部狭窄)	导管经过漏斗部时,收缩压明显低于右心室,而与肺动脉压力相等,舒张压与右心室的舒张压相等
右心选择性造影术	肺动脉瓣膜增厚和狭窄,有狭窄后肺动脉扩大	狭窄处在漏斗部,肺动脉瓣正常,无狭窄后肺动脉扩大
手术中所见		
收缩期震颤	在肺动脉主干上最明显(不能排除高位漏斗部狭窄)	在漏斗部最明显
肺动脉主干	扩大	一般正常
肺动脉瓣环	狭窄	正常
肺动脉瓣	增厚和狭窄,可扪及	无
漏斗部反常搏动	无	有时见到(中部或下部狭窄)

(2)漏斗部狭窄与先天性心脏病鉴别

①室间隔缺损。室间隔缺损的杂音与漏斗部狭窄的杂音相似,杂音最响处也在胸骨左缘第三四肋间。但室间隔缺损一般均有左心室肥大,右心导管检查发现自左向右分流,流量大者肺动脉主干突出,肺血管增粗,漏斗部狭窄者无此现象。难于鉴别者是轻度漏斗部狭窄与室间隔肌部的小缺损(Roger病)。但轻度漏斗部狭窄的病例,肺动脉瓣区第二心音分裂较Roger病明显,收缩期震颤和杂音位置可能较高。超声心动图和右心室导管测压及造影可以鉴别。

②法洛四联症。漏斗部狭窄严重者可能有周围型发绀出现。收缩期杂音在胸骨左缘的部位也较低,应与法洛四联症鉴别。单纯漏斗部狭窄严重者,收缩期震颤和杂音都较法洛四联症长,第二心音分裂,肺动脉瓣部极轻而延迟;而法洛四联症则有明显而不分裂的第二心音。单纯漏斗部狭窄严重者,右心室显著肥大,右心室收缩压显著升高,显然高出于体循环动脉的收缩压,股动脉血氧饱和度正常。法洛四联症病人常有蹲踞现象,主动脉有扩大、右移或骑跨现象,右心室肥大不显著,右心室收缩压与体循环动脉收缩压相等,导管可由室间隔缺损进入主动脉,股动脉血氧饱和度降低,指示剂稀释曲线示心室水平有分流。

五、三尖瓣下移畸形

三尖瓣下移畸形(Ebstein畸形)是一种少见的先天性心脏病,占0.5%~10%。1866年Ebstein首先对此畸形的病理解剖作了阐述,后人称之为Ebstein心脏畸形。最常见的并发畸形为房间隔缺损,有42%~60%的并发率,其他并发的畸形可有室间隔缺损,法洛四联症,动脉导管未闭和大血管转位，主动脉缩窄及先天性二尖瓣狭窄。午-帕-怀(WPW)预激综合征发生率占该病的5%～14%，其他非特异的室上性心动过速也很常见。有的可发生充血性心力衰竭。

本病是在胚胎发育过程中，心室球旋转移位时连接不良，造成了房室瓣环移位异常，从而导致了三尖瓣下移畸形。

Ebstein心脏畸形最主要病变为三尖瓣下移到右心室，并伴有三尖瓣畸形，大多数病例为三尖瓣隔瓣和后瓣下移，隔瓣发育差或缺如，前瓣增大呈帆状，上有小孔或部分附着在右心室壁上，乳头肌小，腱索短，有时只有多条细肉柱附着于瓣膜上，从而产生严重的三尖瓣关闭不全，少数形成狭窄。右心室被下移瓣膜分为两个部分，①房化心室部分，位于下移瓣膜附着处与真正三尖瓣环之间，有大有小，多数病例的这部分心室壁薄，有大量的纤维组织，心内膜平滑，缺乏心肌收缩功能。少数心脏大小正常或稍大的病例，房化心室壁不薄，有收缩功能。②功能心室部分，位于下移瓣膜的附着处至肺动脉瓣环。该部较正常右心室小，室壁较厚，有肌小梁。多数病例的右心房明显增大。

有学者将Ebstein心脏畸形的病理解剖分为三型：①轻型。三尖瓣的三个瓣叶发育较好，仅有隔瓣和后瓣下移2～3cm。②中间型。最多见，三尖瓣隔瓣发育不全或缺如，前瓣和后瓣经常融合在一起，形成大的瓣叶，有的病例在瓣叶上有大小不等的孔或裂隙，隔瓣和后瓣下移的最低点直达心尖，前瓣亦有部分下移，有的瓣下装置为小的扁平肉柱，无正常腱索与乳头肌。③重型。其特点为瓣膜严重畸形，瓣下装置缺如或发育不全，下移到肺动脉瓣下2～3cm。房室结位于Koch三角尖部，心脏传导系统位置正常，多数病人合并房间隔缺损或卵圆孔未闭，也有少数合并动脉导管未闭、肺动脉狭窄和室间隔缺损等。

三尖瓣畸形致使右心向前排血缓慢，右心室排血量减少，引起肺血流减少。右心房及房化心室部分不能完全排空，则引起体循环静脉系统淤血。有严重三尖瓣关闭不全时，右心房及房化心室高度扩张，引起心脏明显扩大。当功能心室尚能完成充分泵血作用时，心脏处于代偿状态；只有功能心室也发生肥厚扩张之后，才出现心力衰竭。

(一)诊断

临床症状可轻可重，活动后气急和疲乏为常见的症状，尤其在发绀症状出现以后。约3/4病人可有发绀，其中半数以上在出生时或婴儿期出现，其余大都在3～12岁逐渐出现，偶尔可延迟至成年期。不少病人在休息时不易察觉有发绀症状，而在运动后开始明显。动脉血氧饱和度为64%～97%。蹲踞和昏厥等症少见。

病人多发育不良，发绀明显者有杵状指(趾)。心脏显著扩大者，心前区可有轻度隆起，但心前区下部心脏搏动正常或减弱，仅在上方胸骨左缘外侧可扪到有力的心脏搏动，并可扪到震颤。这是由于圆锥部心室肌增厚所致。本病虽然心脏扩大，但与肺动脉瓣狭窄或法洛三联症等具有右心室肥大的病例不同，心前区下方并无冲动抬举感。心脏听诊，心音响度一般正常，但有时很轻。听到第三心音如同奔马律为本病的特征。心律失常呈三音律或四音律，多见于有舒张期杂音的病人。第一心音延迟，第二心音明显分裂，肺动脉瓣关闭音减弱。心前区常可听到柔和的杂音，半数病人在收缩期和舒张期均可听到，后者甚短促，其他病人多仅有收缩期杂音，少数病人则无杂音。杂音在心前区下方最清晰，响亮或低沉，常被描述为刮擦声或嘎吱声。舒张期杂音多在收缩前期或舒张中期出现，吸气时增强，提示来自三尖瓣。晚期病人尚有肝大、下肢水肿、颈静脉怒张，a波和c波显著等右心衰竭现象。

（二）辅助检查

1. X线检查 X线征象的主要特征为心脏显著扩大，但搏动减弱。与心包积液不同之点，本病呈球形，心包积液则为三角形。后前位X线胸片，心脏阴影向左、右两侧显著扩大；左心缘为右心室圆锥部，右心缘为扩大的右心房。肺门血管影正常或减弱，肺野清晰，与发绀程度成正比。侧位胸片，可见右心房极度扩大。透视见心尖搏动减弱。在左前斜位摄影时，右心室尤其如此，右前斜位时仅在圆锥部有搏动。心尖搏动减弱的征象，年龄较大的病人较婴幼儿明显。

2. 心电图检查 主要特征为完全性右束支传导阻滞，而右胸前导联的R波和S波电压低。这两种图形出现在先天性心脏病中，应疑及本病。根据Watson 505例的统计，合并有阵发性心律失常者占28%，其中10%为预激综合征。如合并预激综合征时，术前应行电生理检查，以便确定术中同时施行异常房室传导束切断术。

3. 超声心动图检查 主要的特征为前瓣在舒张全期异常地前移和三尖瓣关闭延迟。隔瓣活动亦可示异常。部分瓣叶下移，可见明确的房化右心室结构。

4. 心导管检查 心导管易在心房内打转弯曲，显示出巨大的右心房。右心房压力升高至1.33～3.33kPa（10～25mmHg），a波增大。心导管不易进入右心室和肺动脉。右心室压力正常，不比右心房高出很多。肺动脉压力等于或稍低于右心室。右心房、右心室和肺动脉血含氧量相等，但动脉血氧饱和度则见下降。如伴有房间隔缺损或卵圆孔未闭，则心导管可通过缺损而达左心房。

Herllandez等认为心腔电极导管对诊断Ebstein畸形有一定价值；在荧光透视下，心导管从右心室退回右心房，当心导管头退至房化心室腔时即出现QRS和P波，尤其是后者的出现提示有"心房化"的右心室。

Ebstein畸形心脏的应激性增强，在心导管检查过程中，容易发生心律失常，如过早搏动、传导阻滞、心房颤动等，甚至导致死亡，故应慎重。

5. 心血管造影 显示巨大的右心房阴影超过半个心影大小，有时可见到真正的右心房和心房化的右心室交替收缩，而显示出移位三尖瓣与原来房室环的关系。由于右心房排空时间延长，较小的功能性右心室和肺动脉则显影欠佳。如有卵圆孔未闭或房间隔缺损者，造影剂"自右向左"分流，左心房可先于肺动脉早期显影。从心血管造影中观察是否合并其他心脏畸形，特别是有无肺动脉狭窄，以及两侧和周围肺动脉发育情况。

（三）鉴别诊断

本病虽较少见，但在巨大心脏中如存在发绀而又能听到第三心音，应考虑到本病的可能性。根据体征，结合心电图是右束支传导阻滞，但电压低而又有P-R间期延长，以及胸部X片呈球型心影扩大，肺野清晰等特征，以至不难作出诊断。然而还是要避免与晚期风湿性心脏病、法洛三联症、法洛四联症、心包积液、重度肺动脉瓣狭窄、三尖瓣闭锁及原发性心肌病等混淆，应仔细分析临床资料，特别是心电图和超声心动图，必要时行心导管及心血管造影。

1. 法洛三联症 本病为肺动脉口狭窄，房间隔缺损和右心室肥厚伴有右向左分流。但本病发绀出现晚且轻，胸骨左缘第二肋间收缩期杂音较响，X线检查见心影增大明显，肺动脉干凸出，主动脉结较小等特征，右心导管与右心造影亦各有其特点。

2. 艾森门格(Eisenmenger)综合征 心室或大动脉水平有左向右分流性改变,伴肺动脉压力和阻力增高后引起双向分流或右向左分流,出现发绀的病例的总称。由于多数原发病特征性体征消失。故应与发绀型先天性心脏病鉴别。但本病发绀于疾病晚期出现,且较轻,杵状指不明显,肺动脉瓣区第二心音亢进伴有收缩期喷射音,或者有肺动脉瓣相对关闭不全的舒张期杂音,心脏扩大明显,X线检查见肺动脉干凸出,肺血管影增多,仅肺外侧稀少,右心导管示肺动脉压力及阻力增加等特征可资鉴别。

3. 三尖瓣闭锁 三尖瓣口闭合或缺如,右心房血液经未闭卵圆孔或房间隔缺损进入左心房、左心室,再经室间隔缺损或未闭动脉导管到肺循环。本病出生后即有发绀,症状重,有右心衰竭表现。心电图示P波增大,左心室肥大。X线示右心房、左心室增大,右心室缩小。右心造影示巨大右心房,左心房、左心室提前显影,而右心室不显影。

4. 完全性大血管错位 主动脉源出右心室,肺动脉源出左心室,常伴有房室间隔缺损或动脉导管未闭,本病发绀出现早,症状明显,X线示心脏增大,肺血管影增多,心导管显示导管自右心室进入升主动脉。血氧测定有左至右分流,右心造影显示右心室显影,主动脉提前显影,肺动脉则显影在后。

5. 法洛四联症 本症为最常见的发绀型先天性心脏病,由室间隔缺损、肺动脉口狭窄、主动脉骑跨与右心室肥大等四种先天性畸形联合构成。狭窄部位都在右心室漏斗部,约1/3病例同时有肺动脉瓣狭窄。本病为可存活至成人期的发绀型先天性心脏病中最常见的一种,男性居多。病人发育较差,都伴有杵状指与显著红细胞增多症,血红蛋白可高达180~200g/L。发绀多数在1岁后开始出现,随后逐渐加深。有时发绀在熟睡醒后、哭闹、哺乳及排便时加重;重者发生昏厥,甚至出现癫痫样抽搐,形成所谓缺氧性昏厥,这种发作被解释为右心室流出道肌肉的阵发性痉挛,其结果是患儿乏力软弱。在劳累时缺氧加重而被迫采取蹲踞姿势。主要体征在胸骨左缘第2~4肋间有喷射性收缩期杂音和震颤。肺动脉瓣狭窄者杂音位置偏高,而漏斗部狭窄的杂音可低至第四肋间。狭窄愈重通过狭窄部位的血流量减少,杂音愈轻。肺动脉瓣区第二心音常减弱或消失,但有时发现第二心音并不减弱,系主动脉第二心音传播所致。X线检查发现心尖上翘,心影呈靴形。由于漏斗部狭窄,肺动脉段常向内凹入,亦有呈轻度膨隆或平直者。此外尚有肺门血管阴影细小,肺野清晰。25%病例有主动脉向右、向前移位,以致上纵隔阴影增宽。超声心动图检查有特征性发现:①主动脉影增宽,主动脉前壁与室间隔连续中断,提示有室间隔缺损存在,主动脉后壁与二尖瓣前叶连续良好,形成主动脉骑跨于室间隔上。②右心室和右心房增大。③声学造影在右心室显影时,左心室与主动脉亦同时显影,表明心室水平存在右至左分流。选择性右心室造影不仅可证实心室水平存在右至左分流,并对鉴别右心室流出道梗阻的类型和部位有帮助,还可较精确地估计狭窄的范围和程度。

6. 无脾综合征(又称为Ivemark综合征) 为先天性无脾症,伴有房室畸形和内脏转位。病人多有发绀、心悸、呼吸困难等严重发绀型先天性心脏病表现。发育差,有杵状指,心脏扩大。心导管与超声心动图证实有肺动脉狭窄、房间隔缺损、大血管转位、房室共同通道及双上腔静脉。腹部B超证实无脾脏,可确诊本征。

六、二尖瓣关闭不全

先天性二尖瓣关闭不全主要是指二尖瓣解剖结构中1个或多个部分的发育异常,包括瓣上、瓣环、瓣叶、瓣下腱索和乳头肌畸形,造成二尖瓣关闭不全;常合并房室管畸形、左心室发育不良、大血管转位等。单纯先天性二尖瓣病变很少见。发病率占先天性心脏病的0.21%～0.42%。

二尖瓣及其相应瓣环分为前叶、后叶、前外交界、后内交界四部分。二尖瓣前叶是位于左右纤维三角间的部分，与主动脉左冠瓣和部分无冠瓣纤维相连续，形成左心室流入道和流出道。其面积与活动对二尖瓣启闭及左心室流出道通畅起主要作用。后内交界区的瓣叶较前外交界区瓣叶窄而长，且此处极易发育不良，形成后内交界关闭不全。腱索的长度和分布适当，在瓣膜启闭活动中起重要作用。Tsakiris研究了正常二尖瓣环在整个心动周期的活动，收缩期二尖瓣口面积减小，为舒张期最大面积的19%～34%，其中，心房收缩期占2/3。二尖瓣环的缩小是偏心性的，主要是后叶瓣环区和前外交界区瓣环的缩小，先关闭前外交界，而前叶瓣环区几乎无缩短。收缩期二尖瓣前叶瓣环区提高7～15mm，左心室流出道变为圆形，二尖瓣口变为肾形，有利于二尖瓣的关闭和左心室流出道通畅。二尖瓣环的后1/3缺乏胶原纤维组织，二尖瓣后叶及部分前外交界区瓣叶直接附着在心房、心室的心内膜上。了解这些解剖和生理特点，有助于提高二尖瓣成形手术的效果。

二尖瓣关闭不全分为3种类型。①瓣环扩大型。瓣膜正常、瓣环扩大不对称，以后内交界扩大明显。②瓣膜病变型。包括瓣叶裂隙、瓣叶缺损、交界区瓣叶发育不良、瓣叶孔洞等。③瓣下病变型。腱索过细、过长或断裂，腱索分布异常，致心室收缩时瓣叶部分脱入左心房造成二尖瓣脱垂。乳头肌或腱索过短或瓣叶直接附着在乳头肌或心室壁上，关闭时不能合拢。此外还有二尖瓣瓣上纤维环狭窄、双孔二尖瓣等偶见畸形。

（一）诊断

先天性二尖瓣关闭不全合并其他畸形者，临床症状和体征以其主要畸形病变为主。在这种情况下，二尖瓣关闭不全的程度有轻有重。如在原发孔型房间隔缺损合并先天性二尖瓣关闭不全者，其心悸、气短症状出现早而重，左、右心室增大，心尖抬举性搏动和收缩期杂音明显。

单纯性先天性二尖瓣关闭不全者，常有早期心功能衰竭史，主要症状是呼吸困难、端坐呼吸、夜间阵发性憋喘等左心功能不全的表现，周围性或中心性发绀等。大多数患儿有一次以上。婴幼儿期可反复出现上呼吸道感染，支气管肺炎，容易疲倦，发育受限，但无明显风湿活动史，抗"O"和血沉等检查均为阴性。晚期病人有心力衰竭时，可呈现肝大、腹水、双踝部皮下水肿等。

体检时见心脏扩大，心尖区抬举性搏动，扪及收缩期震颤。心尖部可闻及响亮的吹风样全收缩期杂音，向腋下及背部传导。严重关闭不全者还可听到短促的舒张中期杂音，为左心房大量血液流经瓣孔时所产生。心尖区第一心音正常或减弱，常可听到第三心音，但无开放拍击声。伴有肺动脉高压者，肺动脉瓣区第二心音亢进。

（二）辅助检查

1. X线检查 左心房明显增大，左心室肥厚，主动脉结典型细小，而肺血管正常或稍增粗。有明显肺动脉高压者可不显示肺周围血管变细，但Kerley线有时存在。

2. 心电图检查 电轴左偏，左心室肥厚和劳损。双峰P波示左心房扩大。合并其他畸形者可有右心室或双心室肥厚。可并有束支传导阻滞，一度或二度房室传导阻滞。

3. 超声心动图检查 可见二尖瓣开放和关闭波峰明显增高，舒张期波变得陡直。超声心动图结合 Doppler 血流显像可明确二尖瓣先天性畸形的形态改变、功能状态及合并畸形的类型。二维超声心动图检查较为准确,应作为常规检查。

4. 右心导管检查和左心室选择性造影 心导管检查示左心房压力增高,V 波高大,肺动脉压力亦增高,还可结合心排血量和心率计算二尖瓣口的面积。左心室造影可清楚显示二尖瓣反流的情况,同时可确定其他畸形。

(三)鉴别诊断

二尖瓣关闭不全单纯发生者极为少见,常合并其他畸形。最常见的合并畸形是原发孔型房间隔缺损,其次为主动脉狭窄、室间隔缺损、冠状动脉异常、动脉导管未闭、主动脉瓣狭窄和右心室双出口。近年来,继发孔房间隔缺损合并二尖瓣关闭不全也时有报道。因此在诊断本病的同时要注意是否合并其他畸形。对于年长儿童还应与风湿性及细菌性心内膜炎引起的二尖瓣关闭不全相鉴别。

第三节 血管异常

一、主动脉狭窄

主动脉狭窄是主动脉与动脉导管连接处附近发育异常,形成局部管腔狭窄,产生血流动力学障碍,是一种较常见的先天性主动脉畸形。国内统计其发生率占先天性心血管病的 3.4% 和 1.1%,男性多于女性。狭窄通常位于靠近左锁骨下动脉起始部和主动脉与动脉导管连接处的远端之间。少数病例狭窄也可发生在左颈总动脉与左锁骨下动脉之间。Bonnet 在 1903 年提出了一种临床病理分类,把在动脉导管近端弥漫性狭长的主动脉狭窄定为"婴儿型狭窄";把位于动脉导管与主动脉连接区域内的局限性狭窄称为"成人型狭窄"。Johnson 于 1951 年,根据狭窄与动脉导管所处的位置进行了分类,即"导管前型狭窄"和"导管后型狭窄"。后来证明上述分类并非尽如人意,因为"婴儿型狭窄"即"导管前型狭窄"可发生于大龄儿童,而"成人型狭窄"即"导管后型狭窄"也可见于婴儿。因此,临床通常把病人分成两种,即有症状的婴儿型和无症状的大龄儿童型或偶尔称成人型。

主动脉狭窄的发病机制尚不清楚。Skoda 认为与动脉导管在闭锁过程中纤维收缩波及主动脉峡部有关。另外很可能与胚胎期中的血流动力学有关。Rudolph 曾提出,出生前减少动脉血流的任何情况,必将导致通过动脉导管的血流量增加,从而使经过主动脉峡部的血流量相应减少,形成主动脉狭窄,其程度按实际通过的血流量而定。

主动脉狭窄的范围通常比较局限,狭窄程度不一。主动脉狭窄处主动脉管壁呈局限而均匀狭窄,动脉壁中层变形,内膜增厚,呈部分膜状或嵴状向管腔内凸出。主动脉狭窄的病理分型尚未完全统一,临床上通常分为两型:①导管前型。狭窄位于动脉导管前,动脉导管多呈开放状态,狭窄范围较广泛。常累及主动脉弓部,侧支循环不充分。此型多见于婴幼儿。常合并其他心内畸形,病情重,婴儿期病死率高。②导管后型。狭窄位于动脉导管后,且动脉导管多呈闭合状态,狭窄范围多较局限,侧支循环建立充分。此型多见于成年人。

主动脉狭窄的病理生理变化主要有:①狭窄近心端高血压的形成(可能与机械性梗阻和肾动脉血流减少有关),使左心后负荷增加,继发性左心室肥厚、劳损,甚至出现左心衰竭。脑部血管长期承受高血压,可出现动脉硬化改变,乃至发生脑血管意外。②狭窄远端血流减少,血压降低,甚至测不到。③侧支循环形成,即狭窄部近心端的血流主要通过锁骨下动脉的分支与胸部和下半身的动脉相沟通,其中包括乳内动脉、肩胛部动脉网、椎动脉。

(一)诊断

1. 临床表现

(1)有症状婴儿型:这类病人多为新生儿,常因充血性心力衰竭入院,病情危重。典型表现为渐进性呼吸急促,喂养困难,多汗。查体:胸骨左缘狭窄下部可闻及收缩期杂音,桡动脉搏动强,上肢血压高于下肢血压2.7kPa(20mmHg)以上,股动脉搏动弱以致触不到。主动脉狭窄除了合并动脉导管未闭外,最常见的合并畸形是主动脉瓣二瓣化、室间隔缺损及二尖瓣病变。当严重狭窄合并动脉导管开放时,因在降主动脉(导管)水平由右向左分流,出现右手及口唇红润,而脚趾、有时左手发绀(差异性发绀)。

(2)大龄儿童型:在大龄儿童,主动脉狭窄很少有临床症状,经常在学校查体时发现患儿体弱,发育迟缓或股动脉搏动消失,闻及心脏杂音或上肢动脉压高等异常时发现此病的。

(3)少年及成人型:生长至成年的病人,发育多正常。主要症状是头痛、头晕、耳鸣、眼花、气急、心悸、头颈部有动脉搏动感、面部潮红等高血压症状;而下肢则容易乏力,出现寒冷或麻木感,奔跑时腓肠肌部疼痛或间歇性跛行等缺血症状。发生左心室衰竭、肺淤血、肺水肿者,病程往往已到晚期。

2. 体征

(1)脉搏和血压:正常人的上、下肢脉搏能同时触及,而本病的下肢脉搏减弱,出现时间较上肢为迟,或者不能扪到。做上、下肢动脉搏动描记时,也可发现下肢搏动比上肢搏动延迟出现,可作为临床诊断的依据之一。

在少数病例中,两侧上肢脉搏有明显差别:左侧桡动脉搏动不能触及的病例,主动脉狭窄位于左锁骨下动脉起源的近心端,或左锁骨下动脉本身呈狭窄或闭塞;右侧桡动脉搏动不能触及者,可能是由于右锁骨下动脉发育不全、狭窄,或者起源畸形位于主动脉狭窄部的远侧所致。上肢高血压为本病的重要体征。许多患者上肢血压常可能接近正常,至发育期前后始出现明显的高血压。正常人运动后常有轻度血压升高,而主动脉狭窄者,运动后血压的上升和上、下肢血压的阶差更加明显,对某些无明显高血压的病例具有更大的诊断意义。

在严重主动脉狭窄的婴儿,常在出生后6周内即发生明显的心力衰竭,表现为呼吸困难、呼吸急促、呼吸不适、肺部啰音、肝大、厌食等。

(2)侧支循环体征:在单纯型狭窄病例中,由于侧支循环的广泛建立,可在背部左肩胛骨周围见到搏动和触到震颤,可听到收缩期杂音。侧支循环的形成随着年龄的增长而增加,故在婴幼儿病例中很少有这种体征。复杂型狭窄者由于右心静脉血经动脉导管流入降主动脉,可在腹部和下肢出现发绀体征。

(3)心脏检查:心脏可有不同程度的扩大,以左心室为显著。如有双叶型主动脉瓣引起的瓣膜关闭不全时,可在心底部听到舒张期杂音。临床上有时也能见到心脏极度扩大,甚至心力衰竭的病例。在婴儿期,心脏杂音常因其他合并病变而不能作为诊断的依据。

(二)辅助检查

1. X线检查 年龄越大者,X线检查所见的异常越明显。

(1)心影可正常,但在10岁以上者,则有中度左心室扩大。在心力衰竭病例中,整个心脏阴影扩大。

(2)主动脉弓阴影常见缩小,以至消失。有时因左锁骨下动脉扩大,纵隔左上部阴影增宽,形成所谓"3"字形切迹阴影。

(3)肋骨下缘可有侵蚀阴影,多见于4~9肋骨。右侧单侧肋骨下缘侵蚀意味着主动脉狭窄位于左锁骨下动脉的近心端,或左锁骨下动脉有狭窄闭锁。小儿多在10~12岁后,才开始出现肋骨下缘侵蚀。

(4)食管造影检查,在其左侧可能有被主动脉狭窄后的扩张段,或扩大的肋间动脉压迫而形成"E"字形切迹。

2. 心电图 心电图检查可显示左心室肥大和心肌劳损。在婴儿,特别是出生6个月之内的婴儿,心电图以右心室肥大为多见,可无左心室肥大,单纯左心室肥大罕见。

3. 主动脉导管检查 心导管自股动脉插入,逆行向上至降主动脉。如遇到阻碍,不能向上推进,配合X线透视,观察狭窄部位;如已通过狭窄,可行主动脉造影了解病变。造影后,将导管连接测压器,缓慢拔出导管,连续测压描记,当导管经过狭窄处时,血压可突然下降或消失,即能明确诊断。

4. 主动脉造影 应争取造影,明确病变情况。主动脉造影的途径,无论经肱动脉或股动脉都可采用经皮穿刺法或切开法。经股动脉逆行造影时,有可能因主动脉狭窄的程度极严重或完全闭塞,使心导管不能通过狭窄处,达不到造影目的。此时应经肱动脉插管至狭窄近端,完成主动脉造影。狭窄近端主动脉造影,有时亦不能显示狭窄的长度及其程度。如果合并其他心内畸形,应同时做右心导管检查和(或)右心造影。

主动脉造影能显示狭窄病变的部位和程度,可对主动脉狭窄与我国较多见的大动脉炎做出鉴别。

5. 非创伤性检查 包括二维超声心动图、彩色多普勒超声心动图,可以显示狭窄的部位,并可提示或排除有无其他合并畸形,以及估计狭窄两端的压力阶差。电子计算机X线断层扫描(CT)、数字减影血管造影和磁共振成像(MRI),对诊断也有帮助,并可手术后了解手术结果。螺旋CT三维重建可明确主动脉狭窄部位和长度。

(三)鉴别诊断

根据高血压、上肢血压与下肢血压的显著差异,以及丰富的侧支循环等典型表现,主动脉狭窄的诊断并不困难。X线片所示的征象和主动脉造影更能了解狭窄病变的部位和程度,并能与大动脉炎鉴别。隐匿型病例或主诉症状不明显、侧支循环不发达的小儿病例,常被误诊。如果对本病能提高认识,及时测量上、下肢脉搏和血压,相互比较,以及进行主动脉造影,可避免漏诊。根据临床症状,特别是高血压、股动脉搏动延迟或消失,青年病人的主动脉造影可与大动脉炎鉴别。大动脉炎以内膜不光滑为其特点。婴儿病人必须与由多种原因所致的严重心力衰竭鉴别,特别是主动脉瓣狭窄、主动脉弓缺如、左心发育不良、心内膜弹力纤维增生症等(表19-3)。

表 19-3 主动脉狭窄和大动脉炎的鉴别

	主动脉狭窄	大动脉炎
症状		
上肢或下肢供血不足	少见	常见
心力衰竭	多发生在婴幼儿或伴有其他心脏畸形	偶见
体征		
胸部杂音	位于胸部偏上	位于胸下部或腹部
背部血管杂音	常见	少见
心脏扩大	常有	少有
无脉	少见	常见
胸部 X 线所见		
"3"字形切迹	常见	罕见
左锁骨下动脉扩张、搏动强	常见	较少见
主动脉弓和弓降部凸出扩大	较少见,多无瘤样扩大	常见,可呈瘤样扩大
主动脉弓下食管压迹移位	常见	罕见
肋骨侵蚀	常见	少见
主动脉造影所见		
狭窄部位	在峡部较恒定,多属重度狭窄	多在降主动脉或腹主动脉,狭窄程度不定
狭窄后扩大	常见	罕见
头臂动脉	多呈扩大	常合并狭窄性病变
侧支循环	丰富	不定

二、主动脉弓中断

本病是一组罕见的先天性心脏畸形,是指主动脉弓的两个节段(升主动脉和降主动脉)之间完全失去解剖上的连续性而形成的畸形。本病在婴儿严重先天性心脏病中约占5%,自然成活时间很短,成活至儿童期罕见。

(一)病因与分型

主动脉弓中断以主动脉弓的连续性完全离断为其特征,如果不及时治疗,80%在出生后1个月内死亡,充血性心力衰竭是其主要死亡原因。

1. 病因 本病的具体病因还不十分清楚,有学者认为,胚胎发育第6周时,左侧背主动脉或第四主动脉弓过早的退化、消失,将会形成本病。还有人认为胚胎期异常的血流供应使降主动脉血流减少而动脉导管血流增加是本病的致病因素。B型主动脉弓中断常常合并 DiGeorge 综合征(缺乏第三、四咽囊),这种综合征表现为胸腺和甲状旁腺的缺如,出现低钙血症和细胞免疫缺陷。而胚胎期神经脊的发育障碍可能是造成 DiGeorge 综合征和 B 型主动脉弓中断的原因。此外,基因和家族性因素发病者也有报道。各型主动脉弓中断几乎都合并粗大的未闭动脉导管,与降主动脉直接延续,由肺动脉经动脉导管向降主动脉提供血流。

2. 分型 Geloria 和 Patton 根据主动脉弓中断的位置将本病分为三型:A 型中断位于左锁骨下动脉起始部紧邻远侧;B 型中断位于左锁骨下动脉与左颈总动脉之间;C 型中断位于左颈总动脉起始点近侧与无名动脉之间。如果同时合并有右锁骨下动脉异常起源于远端主动脉者,还可再分为 A_1,B_1 和 C_1 各型。Van Praagh 及其同事在回顾了 165 例本病病例后发现 A 型占 43%,B 型 53%,C 型仅占 4%。主动脉弓中断出生后短期存活多有赖于经未闭动脉导管供应中断远端的血流。一般都有比较粗大的动脉导管,而升主动脉常较细小,且常伴有左心室流出道的梗阻,包括主动脉瓣二瓣化畸形,主动脉瓣环细小,瓣下狭窄等。这可能因漏斗间隔左移或左心室前侧壁异常肌束所致。另外,各型主动脉弓中断可能合并弓部结构和分支的异常。包括右锁骨下动脉起源于右颈总动脉,右侧动脉导管或右侧降主动脉,异位动脉导管在右锁骨下动脉与右肺动脉之间,或右肺动脉起源于升主动脉等。主动脉弓中断极少为单纯性畸形,Everts-Suarez 和 Carson 曾指出,主动脉弓中断经常与动脉导管未闭及室间隔缺损合并存在。主动脉弓中断可能合并各种各样的复杂先天性心脏畸形,常见的有永存动脉干和主肺动脉窗等。绝大多数病例合并大的室间隔缺损(干下、膜周或肌部)。

(二)诊断

本病绝大多数出生后即由于经室间隔缺损的大量左向右分流而导致充血性心力衰竭,左心室容量负荷过重,表现为呼吸困难、心率增快、喂养困难等。而下肢血供经未闭动脉导管自右向左分流。若动脉导管自行闭合,下肢血供停止,可出现无尿、严重的酸中毒,股动脉搏动消失等表现。这种充血性心力衰竭和酸中毒药物治疗往往无效,可在数日内死亡。然而前列腺素 E_1 的应用使动脉导管可长期保持开放,增加下半身血液灌注,防止酸中毒,增加尿量,从而得以存活。少数未应用 PGE_1 者则因合并动脉导管未闭可存活至童年,主要临床表现为发育障碍、充血性心力衰竭、差异性发绀,差异部位因中断类型而异,四肢血压和脉搏不等,中断以远血压低,严重的肺动脉高压,肺动脉瓣区第二心音亢进等。某些病例由于有心内双向分流,上下肢差异性发绀可以不明显。合并大血管转位者,可出现倒转的差异性发绀,即下肢红,上肢紫。存活的患儿心脏体征与室间隔缺损合并动脉导管未闭者类似,无特征性杂音。部分患儿合并 DiGeorge 综合征,多为 B 型,出现低钙血症和细胞免疫低下,容易感染。

(三)辅助检查

1. 心电图 无特征性表现,可有左、右心室肥厚。

2. 胸部 X 线 看不到主动脉结,左前斜位主动脉与降主动脉延续不清;心脏增大,肺血增多;肺动脉段突出或呈瘤样扩张等肺动脉高压表现。

3. 超声心动图 可明确诊断,显示中断类型,可观察左心室流出道梗阻情况及其他合并畸形。对病情严重的患儿行造影检查困难者,仔细全面的超声检查可帮助确诊。但主动脉弓血管分支情况可能难以发现,须行心导管造影检查。

4. 心导管检查 是诊断本病的金标准。应行左、右心及升主动脉造影,以及经肺动脉和未闭动脉导管行降主动脉造影,可全面弄清中断类型,分支走行及可能合并的心内畸形。

(四)鉴别诊断

出生后早期出现严重的充血性心力衰竭,代谢性酸中毒,无尿症,四肢血压不等和差异性发绀,胸部X线片检查无主动脉结,有肺动脉高压征象者,应高度怀疑本病,进一步行超声彩色多普勒和心导管检查即可确诊。

少数患儿存活至童年应与大室间隔缺损合并动脉导管未闭者相鉴别,因两者临床表现和X线表现较类似。另外,应与其他复杂心脏畸形如永存动脉干、主肺动脉窗等相鉴别。

1. 巨大室间隔缺损 生后发现杂音位于胸骨左缘第2～4肋间,无发绀。也可表现为易患感冒等,胸部X线片提示肺血增多,肺动脉段饱满或突出,心脏扩大。但经仔细查体发现足背动脉搏动较弱,结合血气指标应怀疑有其他畸形合并存在。

2. 动脉导管未闭 该病典型体征是胸骨左缘第二肋间闻及连续性杂音,但当肺动脉压力较高时,也可仅出现收缩期杂音。胸部X线片也表现为肺血增多,左心室或双心室增大,与室间隔缺损类似,其肺动脉段较突出。但单纯的动脉导管未闭不应有本病所出现的低氧血症及上下肢血氧不等的表现。

3. 永存动脉干 该病也可出现充血性心力衰竭及肺动脉高压表现,可出现发育障碍、反复感染、心脏杂音也类似于室间隔缺损,可无发绀。胸部X线片也可表现为心脏扩大、肺血流增多,但大多无肺动脉段突出,这一点与本病不符。但应注意是否合并存在。最终通过心血管造影明确诊断。

三、血管环

血管环(vascular ring)是大动脉(主动脉弓及其分支)的畸形,可压迫气管和(或)食管。

（一）分型

血管环病人升主动脉、主动脉弓和降主动脉及其分支排列的变异很多。有几种变异形式可使气管或食管,甚至两者都受压,并具有外科意义,分为完全性血管环、部分性血管环、无名动脉或左颈总动脉压迫。

1. 完全性血管环

(1)双主动脉弓:升主动脉起源正常,但在出心包后分成两支,即左、右主动脉弓,两弓向后会合成降主动脉。左弓经气管前延伸至气管正常位置的左侧,与动脉导管(动脉韧带更多见)会合形成降主动脉;右弓越过食管右后方汇入降主动脉左侧而形成血管环。降主动脉偶尔在右侧,则左弓(或其残支)通过食管后方。Lincoln等报告的19例中13例属于这种情况。此外,降主动脉基本上处于中线。右弓发出右颈总动脉和右锁骨下动脉,左弓顺序发出左颈总动脉和左锁骨下动脉。左弓的全程或其远端部分(通常在左锁骨下动脉起点以远)常比右弓细。左弓的这一部分可保持通畅(或被纤维索取代),并常在憩室部汇入降主动脉。从左锁骨下动脉基部起源的纤维索邻近动脉韧带。从这里发出的动脉韧带(或导管)到邻近的左肺动脉近端,左弓闭锁形成血管环。少数病例右弓的远端较细,但极少闭锁。

血管环可伴有法洛四联症和大动脉转位,但不常见。

(2)右位主动脉弓伴食管后部分:右位主动脉弓伴食管后部分时,通常形成血管环,其解剖学细节变化取决于胚胎左弓中断的位置。

①主动脉弓分支镜像反位,食管后动脉韧带。左弓中断位于动脉导管近端(上游),即Ⅱ型右位主动脉弓。左侧动脉韧带从胸部降主动脉上端的憩室起始,越过食管后方,向左连接左肺动脉。血管环由右弓的升部、前面的无名动脉、后面的主动脉憩室和外侧的动脉韧带形成。可

第十九章 先天性心脏病的鉴别诊断

能出现症状,但这种畸形罕见。

②食管后左锁骨下动脉和动脉韧带(动脉导管)畸形。左弓中断发生于左锁骨下动脉和左颈总动脉之间,即Ⅲ型右位主动脉弓。右弓的第一分支为左颈总动脉,降主动脉发出左锁骨下动脉作为第四分支。动脉导管(或韧带)与左锁骨下动脉共同起源于主动脉憩室,或者起源于左锁骨下动脉本身(其起点附近),而锁骨下动脉可能狭窄。降主动脉可能右位或左位。

右位主动脉弓远端位于食管后方,动脉韧带自畸形左锁骨下动脉根部向左肺动脉延伸,是最常见的右位主动脉弓血管环类型。虽然有血管环,但是不常造成食管和气管受压。

③食管后左无名动脉畸形。左无名动脉位于食管后方,是右位主动脉弓的最末分支,构成血管环(Ⅳ型)。左颈总动脉和右位主动脉弓之间中断。但这种畸形罕见。常见情况是右位主动脉弓,无食管后部分,无血管环。主动脉弓分支表现为正常的镜像。主动脉弓分支的排列是胚胎期左位主动脉弓动脉导管远端中断的结果,尤其常见于法洛四联症和共同动脉干。

(3)左位主动脉弓和右位降主动脉:血管环可能是左位主动脉弓和右位降主动脉的结合,但不常见。左位主动脉弓越过食管后方,与右位动脉导管未闭或动脉韧带结合,形成血管环。当右位主动脉弓自主动脉憩室发出迷走左锁骨下动脉时,也可形成血管环。这种病例常伴有主动脉弓顶部颈位,成为颈部主动脉弓综合征的一部分。此时,在主动脉弓对侧有反位食管后降主动脉,主动脉的食管后段可能扭曲和严重狭窄。这种情况可能比其他类型的血管环更多伴有先天性心脏病。

2. 部分性血管环

(1)左位主动脉弓和右锁骨下动脉畸形:作为正常主动脉弓第四分支的相当常见的迷走右锁骨下动脉,向上越过食管右后方,过去认为是咽下困难的原因。个别情况下,自迷走右锁骨下动脉至右肺动脉的右侧动脉导管可形成引起症状的血管环。

(2)动脉导管悬带:Binet 等报道过 1 例婴儿,从右肺动脉起源的畸形血管,向左穿过食管和气管之间,汇入畸形右锁骨下动脉起点附近的降主动脉。

(3)心脏严重旋转不良:如果心脏严重旋转不良,进入右侧胸腔,伴有右肺发育不全,正常的左位主动脉弓可压迫气管下段。Scherer 和 Westcott 报道 1 例右位心,两肺正常,主肺动脉位于气管前、偏右,动脉导管与正常位置的降主动脉连接,向后牵拉左肺动脉,压迫气管前壁。切断动脉导管后就松解了压迫。

3. 无名动脉或左颈总动脉压迫 这些动脉可能跨过气管前壁拉紧,是造成呼吸道梗阻的潜在原因,但不常见。

(二)诊断

临床上可有两种情况,一是畸形动脉不引起任何症状,在健康检查时偶然发现。二是环状血管引起气管和食管的压迫综合征,或畸形动脉单纯压迫食管引起吞咽困难,称为畸形性吞咽困难。

在婴儿主要表现为呼吸道症状,可在出生后不久或小儿时期出现呼吸时喘鸣,发出管状啼鸣音,可伴有严重的呼吸困难、气急、咳嗽;吸气时,胸骨上区和剑突下区明显内陷。呼吸困难多为持续性,但常为阵发性发作,尤其在进食时,面色苍白或出现发绀。为了减轻气管受压,患儿喜采取过度头后仰的体位。在双主动脉弓病例中,此类症状更为明显和早期出现。每当哺乳时,呼吸症状加剧,严重者引起发绀、昏厥及短时(3min 内)的反射性呼吸停止。平时容易反复发生肺炎和呼吸道感染,呼吸时喘鸣音更趋加重和恶化。患儿虽甚饥饿,但在进食数口后,即不能吞咽而开始呕吐;有些患儿在改食固体食物时,才发生吞咽困难。

在小儿成长期间,由于心脏和纵隔组织的增长有所差异,一般受压现象可有减轻趋势,临床症状改善,但并发炎症或其他病变时,吞咽困难或呼吸道受压综合征又变明显。

值得指出的是,临床症状可在任何年龄出现。一般而言,婴幼儿症状出现的早晚,与环状血管的解剖类型和压迫严重程度有关;中年人(40～50岁)的症状出现,多由于畸形动脉硬化增粗、扩张所致。成年人呼吸困难少见,主要是食管压迫症状,从每餐进食时间延长,至明显吞咽困难,进食后常呕出,导致严重的营养不良。

(三) 辅助检查

1. X线检查 除非合并有心内畸形,一般心脏外形无特殊异常。曝光良好,显影清晰的胸部后前位片,有时足以明确诊断。双主动脉弓者可见两侧主动脉弓球形隆起阴影;右位主动脉弓者,仅在右侧见到隆起阴影,而左侧缺如;迷走左肺动脉畸形者,可见右肺呈阻塞性肺气肿或肺不张,侧位片可见气管下端前壁受压现象。

食管造影不仅能显示食管被环状血管压迫所造成的光滑充盈缺损,而且可根据后前位和侧位压迹的形态和走向,诊断出环状狭窄组织的性质。

右位主动脉弓和降主动脉(正常型的镜中位)的X线胸片,可见压迹位于后前位片的右侧,无食管后壁压迹。但如合并有从降主动脉憩室发出的迷走左锁骨下动脉畸形,可有食管后壁凹陷,并推向前方。

双主动脉弓的X线片,后前位可见两个压迹,右侧较高,左侧较低;侧位片在第三或第四胸椎水平,食管后壁有一较大的半圆形充盈缺损,前壁平直。

迷走右锁骨下动脉畸形的X线片,在后前位可见主动脉弓压迹在左方,侧位见食管后壁有一鸟嘴状充盈缺损,其尖端向上,或于斜位见斜行或螺旋形压迹。

2. 支气管镜检查 支气管镜检查可证实气管受压的位置和搏动的性质,但很少采用。

3. 无创伤性影像检查 现已证实,二维超声心动图至少对新生儿和婴儿血管环和血管带的诊断是敏感和有特殊价值的。CT可提供极好的血管结构影像。磁共振(MRI)诊断也很精确,可显示出气管狭窄的严重程度。很少有必要再做主动脉造影。

4. 心血管造影 可经心导管将导管尖端定位于升主动脉内进行主动脉造影,必要时也可行肺动脉造影和左心室造影,通常结合心血管造影检查伴随的先天性心脏畸形。第一次注射造影剂时摄取侧位和后前位像,第二次摄取左前斜和右前斜位像。斜位可较好地分开两个主动脉弓。主动脉造影可确定完全性双主动脉弓,显示左前弓狭窄或后弓狭窄(罕见)的部位。

四、永存动脉干

永存动脉干是较为罕见的先天性心脏畸形,在先天性心脏病中所占比例为0.5%～3%。其特征是有一单根动脉干起源于两个心室腔基底部,体循环、肺循环、冠状动脉循环的血流均来自于同一动脉干,常伴发室间隔缺损,在新生儿期或婴儿期即出现充血性心力衰竭和肺血管阻力增高的表现。

胚胎动脉总干在正常情况下从胚胎第29天起开始分隔,逐渐被动脉干间隔分隔成升主动脉和主肺动脉;动脉干间隔由圆锥部向头端方向螺旋状生长,其近心端则与圆锥间隔相遇并融合,参与形成膜部室间隔。如果动脉干间隔发育障碍,则将形成永存动脉干并发生室间隔缺损。

(一)分型

Collett 和 Edwards 根据肺动脉起源不同,将永存动脉干分为 4 型：Ⅰ 型为左右肺动脉通过主肺动脉与动脉干相连；Ⅱ 型为左、右肺动脉通过一个共同开口起源于动脉干后壁；Ⅲ 型为左、右肺动脉分别起源于动脉干的侧壁；Ⅳ 型左、右肺动脉缺如,肺循环完全由起自降主动脉的支气管动脉供应,有些学者将其归入肺动脉闭锁合并室间隔缺损。另外,有些病例肺动脉的起源并无上述情况,可出现一支或多支肺动脉起源于升主动脉、降主动脉、无名动脉或动脉导管。在动脉干间隔发育的同时,半月瓣也开始形成。故永存动脉干除有单一动脉干、一组半月瓣、高位室间隔缺损及肺动脉起源异常外,常合并有半月瓣的畸形,可有 1~6 个瓣叶。其中 50% 为三叶瓣,30% 为二叶瓣,15%~20% 为四叶瓣,单瓣叶者罕见。常有不同程度的瓣膜发育不良、结节性增厚等造成狭窄或关闭不全。动脉干瓣膜与二尖瓣通常有纤维连接,并骑跨在室间隔缺损和两心室之上(占 50%),还有一些动脉干瓣膜可起源于单一心室,以右心室为多见。另外,10%~20% 的永存动脉干可合并主动脉弓发育不良或中断,中断多位于左颈总动脉起始处远端。左位主动脉弓占 60%,右位主动脉弓约 30%。冠状动脉开口分布异常也较常见,一般为两支冠状动脉,但单支冠状动脉也不少见。有时冠状动脉开口较高,可位于或高于主动脉窦与动脉干连接处。室间隔缺损通常为干下型(80%),其后缘为肌肉,与三尖瓣前叶完全分开；另外 20% 为膜周部缺损,其后缘为三尖瓣前叶。传导系统如房室束与室间隔缺损的关系密切,从缺损后下缘通过,容易在手术中被损伤。其他合并畸形有动脉导管未闭、永存左上腔静脉、完全型肺静脉异位连接、房间隔缺损、单心房、单心室等。

(二)诊断

1. 临床表现 本病由于血流动力学失常,在新生儿期或婴儿期即出现充血性心力衰竭,并于出生后几周内发生肺血管阻力增高,表现为呼吸急促,易哭闹,心率增快,喂养困难,呼吸道感染,最终导致发育障碍。早期由于肺内血流大量分流,发绀可不明显,但常表现为面色苍白、消瘦、多汗。当肺血流量接近体循环时,则于哭闹后出现发绀,随着肺阻力进一步增高,肺血流量减少,则出现明显发绀。

2. 体征 体检可见心脏扩大,心尖搏动增强,心率较快,于胸骨左缘可扪及收缩期震颤。听诊于胸骨左缘第二三肋间可闻及全收缩期杂音或喷射音,第二心音增强。心尖部有时可闻及舒张期杂音,为二尖瓣的相对性狭窄所致。合并动脉干瓣膜关闭不全时,可于胸骨左缘听到高音调舒张期杂音。

一部分病人患有 DiGeoge 综合征,表现为胸腺和甲状旁腺的完全或不完全性发育不全,出现 T 细胞免疫缺陷,低钙血症和继发感染。

(三)辅助检查

1. 心电图 多为窦性心律,传导正常,左心室或双心室高电压。当肺血流减少时出现右心室肥大波形。

2. 超声心动图 具有诊断意义。可见单一大血管及其下的室间隔缺损。可显示肺动脉的起源情况,其位置有助于分型。应用二维超声及彩色多普勒可明确动脉干瓣膜及瓣叶的发育状况。还可判断有无其他合并畸形,如冠状动脉的起源异常、主动脉弓中断、多发室间隔缺损、左上腔静脉及肺静脉回流异常等。

3. 胸部 X 线片 心脏增大,主要为左、右心室肥大,平均心胸比率为 65% 左右(52%~88%)。右心室增大显著,心尖上翘,似法洛四联症的木靴心。主动脉影明显增宽,搏动显著增强,扩张的动脉干压迫食管向右或后方移位。20%~25% 有右位主动脉弓。肺门血管影主要与肺循环的解剖类型有关,如 I 型肺血管纹理粗而增多,左肺动脉影较右侧高;在较大的病儿尚能见到肺门舞蹈和肺动脉高压的征象。IV 型的肺门影少,肺内可见细而乱的侧支循环影。一侧肺动脉缺如时,能见到肺门影明显不对称;病侧肺野清晰,而对侧肺血管增多。

4. 心导管及造影

(1) 显示动脉干及肺动脉的解剖。

(2) 了解肺血管阻力。

(3) 动脉干瓣膜功能。采用导管直接插入左、右肺动脉测压对决定手术方式有很大帮助。肺小动脉阻力的估测(可通过测量肺动脉压及氧含量来获得)是很必要的。因为肺动脉的压力和氧含量不一定与动脉干相同。肺阻力的大小与手术适应证密切相关。另外,快速大剂量造影剂注入可使心脏、动脉干和肺动脉显影清晰。如果一侧肺动脉缺如,还可通过动态造影明确受累肺的血供情况。若同时行冠状动脉造影可了解冠状动脉开口的位置、分布。这些与手术时右心室切口位置和外管道的安置有关。

(四) 鉴别诊断

新生儿或婴儿期出现充血性心力衰竭,查体有特征性杂音者行超声心动图检查一般可确诊,同时应注意合并畸形的存在,行心导管及造影检查可确诊。

本病的鉴别诊断,主要是与其他新生儿期即出现心力衰竭的先天性心脏病,如单心室、主动脉弓中断等。无发绀的永存动脉干应与巨大室间隔缺损、动脉导管未闭、主动脉-肺动脉间隔缺损相鉴别;有发绀的则须与三尖瓣闭锁合并大动脉转位,重度法洛四联症等鉴别。

1. 巨大室间隔缺损 生后发现杂音,位于胸骨左缘第 2~4 肋间,同时可触及收缩期震颤。无发绀,当肺血流量接近体循环时可出现哭闹后发绀。也可表现为易患感冒、肺炎等,胸部 X 线片提示肺血增多,肺动脉段饱满或突出,心脏扩大,超声提示有室间隔缺损,但同时有共同动脉干。

2. 动脉导管未闭 该病典型体征可于胸骨左缘第二肋间闻及连续性杂音,但当肺动脉压力较高时,也可仅出现收缩期杂音。胸部 X 线片也表现为肺血增多,左心室或双室增大,但与室间隔缺损类似,其肺动脉段较突出。

3. 主动脉-肺动脉间隔缺损 此畸形与永存动脉干的不同,在于其半月瓣发育正常,室间隔也不受累。临床表现及胸部 X 线片与动脉导管未闭类似,病情变化常较快,有动脉导管未闭的体征。

4. 艾森门格综合征 狭义指不伴有肺动脉瓣狭窄,但合并有肺动脉高压的室间隔缺损而产生右向左分流,故自幼即有发绀,称为 Eisenmenger 病。广义则泛指凡有间隔缺损(室间隔缺损、房间隔缺损、动脉导管未闭等)后期并发肺动脉高压而产生右至左分流的发绀型先天性心脏病,称为 Eisenmenger 综合征,其特点有以下几点。

(1)以往有先天性心脏病史而出现迟发性发绀。

(2)肺动脉高压体征,包括右心室肥厚、肺动脉区喷射性收缩期杂音、收缩期喷射音及肺动脉瓣区第二音亢进或分裂等,肺动脉高度扩张时可并发相对的肺动脉瓣关闭不全,出现Graham-steell杂音,晚期可出现三尖瓣相对关闭不全的收缩期杂音。

(3)基础先天性心脏病的杂音。

(4)肺动脉高压的X线征象,如肺动脉段明显突出、肺门血管增粗、搏动明显而外周肺野血管影突然变细。

(5)心电图显示以右心室高电压为特征的右心室肥大。

(6)超声心动图与声学造影可见右心室、右心房及肺动脉扩大。根据缺损部位的不同声学造影可在心房、心室或主动脉水平显示右向左分流的存在。具有上述特征者一般不必做心血管造影即可诊断。

5. 右心室双出口　主动脉与肺动脉均从右心室发出,一般多与室间隔缺损并存。其血流动力学及临床改变与是否合并肺动脉瓣狭窄和室间隔缺损大小有关,可分为三型:

(1)大的室间隔缺损与肺动脉瓣狭窄并存,其临床表现酷似法洛四联症,有明显发绀与杵状指。

(2)室间隔缺损很大而无肺动脉瓣狭窄,常出现室间隔缺损伴肺动脉高压的表现。

(3)室间隔缺损过小,由于本病的室间隔缺损是左心室的惟一出口,故形成左心室流出道梗阻,其临床表现与主动脉瓣下狭窄相似,如心电图示左、右心室肥大,可为本病诊断提供线索。

本病诊断困难,有赖于心血管造影。右心室造影在侧位片上可见主动脉与肺动脉同时显影,左心室造影显示室间隔缺损为左心室惟一的出口。根据畸形的类型,超声心动图分别显示主动脉或肺动脉骑跨在室间隔,主动脉或肺动脉壁与室间隔连续中断,后壁与二尖瓣前叶显示超声中断且有移位。

6. 完全性肺静脉畸形引流　全部肺静脉通过畸形的左或右上腔静脉或冠状静脉窦引流入右心房,并存房间隔缺损或未闭的卵圆孔以与左心房沟通,使血液自右心房向左心房分流,以氧合血供应体循环。肺血流量明显增多,大多于婴幼儿期死于心力衰竭或肺部感染,少数存活至青年。临床常出现与房间隔缺损类似的杂音和心音改变及右心房、右心室增大体征。与房间隔缺损不同之点是:①常有轻微发绀,多在运动后趋于明显。②发育不良、乏力与进行性呼吸困难,最后发生右心衰竭。X线见肺显著充血,右侧心脏与肺动脉进行性扩大,左心房、左心室偏小。右心导管检查可示特征性改变:四个心腔、肺动脉、主动脉及周围动脉氧含量彼此接近,氧饱和度多在85%,稍低于正常。经肺动脉注射造影剂有助于显示畸形引流的肺静脉。有时导管可进入左侧上腔静脉。

7. 大动脉错位　系主动脉与肺动脉互换位置。可为完全型大动脉错位,主动脉发自右心室的右前方,肺动脉发自左心室居于主动脉的左后方,本病有1/4~1/3伴有房间隔缺损、室间隔缺损、动脉导管未闭或肺动脉狭窄,少数可伴发无脾症。不完全型大动脉错位为主动脉仍出自右心室,而肺动脉则骑跨于室间隔上伴有大的室间隔缺损,接受两侧心室的血液,又称为Taussig-Bing畸形。本病因主动脉发自右心室,故接纳低氧的体循环静脉血,分布于全身,而后又回流经右心房至右心室最后入主动脉;肺动脉发自左心室,多接纳已氧合的静脉血,经肺循环回流入左心房、左心室,再至肺动脉。患儿出生时即有发绀,依赖心内分流得以生存,使氧合的肺静脉血通过缺损处进入右心再至体循环。由于肺血流量和肺静脉回流量增多,左心房扩大,卵圆孔开放(或房缺),使左心房内氧合血经缺孔流入右心房和体循环;体循环血可经支气管血管、室间隔缺损或未闭的动脉导管流入肺循环。临床所见患儿以发绀与充血性心力衰竭为主,发绀的程度取决于室间隔缺损大小及肺血管阻力高低。若室间隔缺损大且肺动脉狭窄,则发绀明显。如合并动脉导管未闭,肺血管阻力超过外周血管阻力时,肺动脉氧合血流经动脉导管进入降主动脉,躯干下部和下肢的肤色可接近正常,无或仅有轻度杵状趾,而躯干上部包括头、颈、上肢有明显发绀和杵状指。多伴有严重心力衰竭,约有 1/4 病人可无杂音,如合并大的室间隔缺损或肺阻力正常,则沿胸骨缘可出现震颤及收缩期杂音,P_2 亢进与分裂;如合并肺动脉瓣狭窄,则在胸骨左上缘有喷射性收缩期杂音,P_2 减弱或消失。心电图显示右心室、右心房增大,电轴右偏。X 线检查可见心影明显增大,右心房、右心室大,心影如斜置蛋形,由于主、肺动脉前后重叠之故,心底血管变窄,侧位则见大血管影增宽,肺血管影增多;如合并肺动脉狭窄,则肺血管影减少。右心导管选择性造影发现右心室收缩压与主动脉压相等,右导管可进入主动脉。造影时右心室与主动脉同时显影,主动脉位于肺动脉前方。超声心动图检查从心底短轴切面探查主、肺动脉走向,正常人主动脉口呈圆形,位于心底中央(右后)、肺动脉口则位于主动脉口的左前上方,呈香肠形走向。当大动脉错位时,两侧瓣口方位明显改变,主动脉口由右后转至右前,肺动脉瓣口已非香肠样而呈圆环状,由左前转至左后。造影可见右心房、右心室及主动脉出现浓密造影剂,若伴有房间隔、室间隔缺损等可在左心房、左心室与肺动脉内出现造影剂,根据造影剂的分布能判断其分流方向与水平。

8. 单心室 是一种出生后即有发绀的先天性心脏病,幼年即可因心力衰竭死亡。由于室间隔缺如,使二尖瓣与三尖瓣回流心室的动静脉血混合,进入体循环的血氧饱和度明显降低。临床表现酷似大的室间隔缺损,若合并肺动脉瓣狭窄则类似法洛四联症。超声心动图各方位均不能探到室间隔。心室可见前后两组房室瓣,但其间缺乏室间隔。周围静脉注入造影剂后,首先可在三尖瓣口见云雾状造影剂,心脏舒张时造影剂进入巨大的心室腔,因左心房无分流,故二尖瓣漏斗部清晰。右心导管选择性造影可证明巨大的单心室,主动脉与肺动脉同时显影。

9. 左心发育不全综合征 其特征为左心腔狭小,主动脉口及二尖瓣口狭小甚至闭锁,有时升主动脉也变小。原因不明,可能与胚胎期卵圆孔过早关闭使右向左分流量减少,导致左心室与主动脉发育不良。临床特点为出生后数小时或数日内急剧发生心力衰竭,心脏一般无杂音。X 线见右心室扩张,肺动脉扩大,肺血管增粗;心电图见右心室、右心房增大;超声心动图对本病诊断价值甚高,可见左心室及主动脉内径极小,且探测不到二尖瓣回声或甚微小。本病病死率高,85% 在 3 个月内夭折。

五、主动脉窦瘤

主动脉窦瘤又称瓦氏窦瘤(aneurysm of valsalva),临床较为少见,占先天性心脏病的 0.31%~3.56%,东方人发病率较西方人约高出 5 倍。本病主要由于主动脉壁缺乏正常的弹力纤维组织所致,常合并室间隔缺损。

(一)病因

先天性主动脉窦瘤薄壁、管状和狭窄的向外突出,几乎全部在右冠瓣或相邻的无冠瓣,经常破入右心腔形成主动脉心腔漏,又称瓦氏窦瘤破裂。本病常合并其他心血管畸形,如室间隔

第十九章 先天性心脏病的鉴别诊断

缺损、主动脉瓣畸形、动脉导管未闭、房间隔缺损、主动脉狭窄、肺动脉瓣狭窄。主动脉窦瘤破裂少数是由于后天性疾病引起，如梅毒、细菌及真菌感染，可伴有主动脉本身的病变，也可向心外破裂。

主动脉窦瘤的发病与两方面的因素有关：①胚胎期主动脉根部中层弹力纤维与主动脉瓣环连接发生障碍，形成局部管壁的薄弱区。本病与主动脉瓣环连接的主动脉壁缺乏中层弹力纤维，只有血管内膜和心腔间疏松结缔组织构成薄弱的间隔。②主动脉瓣环本身的发育缺陷或托垫于窦壁外的肌肉组织发育不良。在以上病理基础上，主动脉窦长期受到主动脉高压血流的冲击，薄弱部分会逐渐扩张形成囊状瘤体，向心腔或心外膨出，即为主动脉窦瘤。主动脉窦瘤病人通常无症状，除非瘤体过大，阻塞右心室流出道形成不同程度的梗阻，或瘤体坠入心室发生主动脉瓣关闭不全。主动脉窦瘤长期承受主动脉压力而日益变得脆弱，在某些外因的作用下，如剧烈活动、外伤、感染性细菌性心内膜炎等，使之遭受骤然增加的压力而破裂，致瘤体破入邻近心腔、心包腔或肺动脉而产生分流，即称为主动脉窦瘤破裂。

主动脉窦瘤外观为白色薄壁的纤维样囊状膨出结构或筒状结构，直径0.5~2.0cm，长度0.4~4.0cm，顶端有一个或数个大小不一的破口。主动脉瓣位置较肺动脉瓣为低，埋藏在心脏内，被许多重要的心脏结构所包围。主动脉窦瘤多发生在右冠状窦和无冠状窦，尤以右冠状窦为多见，占60%以上，很少发生在左冠状窦。因此主动脉窦瘤破裂最多见右冠窦破入右心室流出道，占70%以上。无冠状窦多破入右心房，而左冠状窦可破入左心房、左心室、或心包腔，但极少见。合并畸形以室间隔缺损最为常见，占60%。这类主动脉窦瘤多发生在右冠状窦，室间隔缺损多为干下型，大部分都伴有主动脉瓣脱垂及关闭不全。这是因为干下型缺损使主动脉窦下方失去肌肉支持而向下脱垂，窦瘤的形成则会进一步加重瓣叶的脱垂及关闭不全。听诊可闻及双期杂音，且位置偏高，应与动脉导管未闭鉴别。主动脉窦瘤如不引起主动脉瓣关闭不全或右心室流出道梗阻，则血流动力学无改变，也无临床症状。主动脉窦瘤破裂往往突然发生，会对血流动力学方面产生极大的影响。主动脉窦瘤破入右心室或右心房，由于巨大的压力阶差，会产生大量的左向右分流，引起右心容量负荷增大，腔静脉回流受阻，肺循环血流量增加，产生右心室肥大和肺动脉高压乃至右心衰竭，还可引起左心室代偿性肥大，发生充血性心力衰竭的一系列变化。主动脉窦瘤可引起主动脉瓣环扩大，瓣叶脱垂或移位，产生主动脉关闭不全，窦瘤破裂会加重主动脉瓣反流，左心室负荷骤然增加，心脏扩大，极容易失去代偿能力，同时由于脉压差增大，舒张压下降，引起冠状动脉供血不足，或因左冠状动脉窦瘤压迫左冠状动脉，病人出现心肌缺血甚至心肌梗死，都可造成左心功能衰竭。若主动脉窦瘤突入右心室流出道而未破裂，也可造成不同程度的右心排血障碍，导致右心负荷加重。

(二) 诊断

多见于男性，与女性之比为3~4：1。主动脉窦瘤未破裂时，无症状。主动脉窦瘤破裂发生的年龄可由几岁至45岁，一般为30岁左右。破裂后有三种情况：①无症状，占2%。②症状突然，约占39%。③症状缓慢，约占59%。症状常发生于剧烈劳动、抬举重物或用力过度时，但也可发生在平静时，突然破裂引起心前区及上腹部疼痛，如同心绞痛，但不放射到颈、肩、臂及背部。同时伴有气急，迫使停止工作。休息数小时后疼痛和气急可消失。症状缓慢的自数月至数年不等，一般表现为心悸、气急、头晕、乏力等，并逐渐加重。

主动脉窦瘤破裂后舒张压明显下降，甚至降到零，形成脉压差加大，出现水冲脉和甲床毛细血管搏动征。主动脉的血液不断经破口进入右心,很快使右心扩大,引起右心衰竭症状。心脏多扩大,约94%的病人可在胸骨左缘和右缘第三四肋间摸到收缩期震颤,并可听到一个浅表粗糙的连续性杂音,于收缩中期杂音增强,可沿胸骨右缘下传至肝区和上腹部。

(三)辅助检查

1. X线检查 未破裂者一般无异常发现;破裂者心影逐渐扩大,肺野充血,肺门舞蹈。逆行升主动脉造影可显示受累的主动脉窦扩大、畸形,并有造影剂流入右心室流出道或右心房内。

2. 心电图 表现为左心室肥厚劳损。若伴有肺动脉高压,则示左、右心室肥厚。

3. 超声心动图检查 超声心动图被认为是具有诊断价值的无创性检查方法。能在主动脉根部显示出瘤体的形状、瘤体向右心室流出道突出,这是最重要的诊断依据。瘤体破裂时,可发现瘤体底部回声脱失、中断。

4. 右心导管检查 可测得右心不同水平的压力及血氧含量的变化,判断主动脉窦瘤破口的位置和大小。病人肺动脉压力往往升高。右冠窦瘤破入右心室流出道时,右心和肺动脉的压力阶差可达 4.0~6.67kPa(30~50mmHg)。

(四)鉴别诊断

未破裂的主动脉窦瘤多无症状,身体健康时,诊断颇难。如果成年人突然发生心前区或上腹部剧烈疼痛,伴严重气急;体检发现在胸骨左缘和右缘第三四肋间触及收缩期震颤,并可听到一个浅表性粗糙连续性杂音,即可拟诊为主动脉窦瘤破裂,应进行进一步检查,明确诊断,并与以下疾病鉴别:

1. 良性血管杂音 静脉营营声见于90%~95%的儿童,或50%~70%的成人。杂音在锁骨的胸骨端右侧或左侧,以右侧较响,平卧、压迫颈静脉或 Valsalva 动作可使杂音减轻或消失。在妊娠、甲状腺功能亢进症等高循环动力状态下,静脉营营声更为常见且较响,乳房杂音常在哺乳期妇女的胸骨两旁听到,是由于较多血液以较快速度通过扩张的乳内动脉所致。

2. 动脉导管未闭 杂音响亮,呈连续性机器样,绝大多数伴有震颤。最响部位一般在胸骨左缘第二肋间或稍偏外,并可向左上胸、颈部、背部放射。分流量大的病人尚可因左心室流量增多和扩大,而在心尖区出现舒张中期杂音及明显的周围血管征。根据典型杂音,X线胸片显示肺主动脉充血、左心房和左心室增大的征象,大致可作出动脉导管未闭的临床诊断。脉冲式多普勒超声心动图或多普勒彩色血流显像可对大多数病人作出诊断。如右心导管检查发现肺动脉或右肺动脉根部血氧含量高于右心室,提示肺动脉水平的左向右分流存在,可予确诊。如导管通过肺动脉进入降主动脉则为诊断本病的直接依据。诊断困难时可借助选择性逆行主动脉造影。

3. 主、肺动脉隔缺损 为主动脉、肺动脉隔发育不全,主动脉、肺动脉未被完全分隔,而在升主动脉水平产生左向右分流,其临床表现和辅助检查发现与动脉导管未闭酷似,由于两者的手术方式不同,故术前鉴别很重要。由于缺损在主动脉根部,杂音最响部位较动脉导管未闭为低,常在胸骨左缘第三四肋间。又因常伴有肺动脉高压,故典型连续性机器样杂音比较少见,而呈收缩期喷射性或来回性双期杂音。大多影响生长发育。临床表现一般较动脉导管未闭严重,且易导致右心衰竭。X线显示双室增大,肺动脉段突出甚至呈瘤样扩大,但主动脉小。右心导管检查时如导管从肺总动脉进入升主动脉,且导管顶端指向左心室则提示本病。逆行性

第十九章 先天性心脏病的鉴别诊断

主动脉造影可直接显示分流部位和缺损大小,是确定本病的主要诊断手段。

4. 冠状动静脉瘘与冠状动脉起源畸形 多因体检发现心前区响亮的连续性杂音而就诊,常误诊为动脉导管未闭,确诊有赖于逆行升主动脉造影或选择性冠状动脉造影。

5. 肺动脉狭窄及其他发绀型先天性心脏病 如法洛四联症、肺动脉闭锁或永存动脉干,可因广泛的肺内侧支循环形成,或肺动脉分支的狭窄而在胸骨左缘或右缘,或在一侧胸部听到连续性杂音。约25%的完全性肺静脉畸形引流病例可在主动脉瓣区听到连续性杂音,于吸气时增强,因为其下有大的异常静脉通道存在,临床表现酷似巨大的主动脉-肺动脉间隔缺损(ASD),但常伴有轻度发绀,确诊有赖于右心导管检查及心血管造影。三尖瓣闭锁或其他发绀型先天性心脏病,可因合并动脉导管未闭或支气管-肺动脉之间交通支而在心底部出现连续性杂音。

6. 其他 连续性杂音可在支气管扩张、肺脓肿伴有广泛胸膜粘连时出现于患侧胸部。主动脉狭窄、肺动脉分支狭窄、多发性大动脉炎、肾动脉狭窄,可因血流通过动脉局限性狭窄而分别在颈、胸、背、腹等处听到连续性杂音。

六、冠状动脉瘘

冠状动脉瘘是指左、右冠状动脉的主支或分支和心腔或其属支存在异常交通。1865年Krause首次描述这种先天性畸形。1947年,Bjork和Carfoord第一次施行结扎手术。冠状动脉瘘的发病率,估计占先天性心脏病的1/50 000。20世纪60年代末以来,由于心血管造影、超声检查在临床上普遍应用,文献报道略见增多。

(一)病因

胚胎期最原始的心脏血流是由心肌中许多内皮细胞组成的宽大的小梁间隙所供应。这些窦状间隙内与心腔交通,外与心外膜血管相连。随着心脏的发育,冠状动脉从主动脉根部生长而出;冠状静脉则起源于冠状窦,分布于心脏表面,而与心外膜血管和窦状间隙交通,故窦状间隙是冠状动脉和静脉之间的通道。心肌的发育生长将窦状间隙逐渐压缩,演变为细小管道,成为正常冠状血循环的组成部分。如果发育障碍,局部宽大的窦状间隙继续存在,将使冠状动脉系统和心腔产生异常交通,尤其是在心脏伴有瓣膜闭锁畸形,如半月瓣闭锁,而房室瓣完整时,更易使心肌内间隙扩大,在心表面汇聚成一血管,与冠状动脉交通。最近Saeian等报道放置起搏器电极如施用压力可穿破室壁至冠状血管,引起冠状动脉瘘。

至于冠状动脉与上腔静脉、心脏静脉、冠状静脉等静脉属支的异常交通,则可能与体内其他部位的动静脉瘘相同,为两者发育的异变。病理解剖在心脏表面,异常交通的近侧冠状动脉扩大曲张、壁薄,如同静脉样,有时可呈梭形动脉瘤,或在瘘入口近侧呈囊状动脉瘤。冠状动脉的长度也延长,随交通部位而有所不同,最长的1例达22cm。异常冠状动脉的开口较正常人增大,但末端瘘口只有数毫米。冠状动脉瘘的瘘管一般仅有1个,为冠状动脉主干或分支的终末,有时可为多发性瘘管,形成血管丛样与心腔交通。亦有由冠状动脉主干的后侧面分出短小交通支穿入心腔,将瘘管掩盖于其后侧。冠状动脉瘘的心脏可有不同程度的扩大,左心室常扩大和肥厚,右心室亦常肥厚,升主动脉也可扩张。冠状动脉瘘来自右冠状动脉比左冠状动脉多,前者占50%~60%,后者占30%~40%,来自两者甚少,占2%~10%。瘘的部位在上腔静脉、右心房、冠状静脉、右心室、肺动脉等右心系统者约占90%,而在左心房、左心室等左心系统者占10%,其中以在右心室最多,右心房次之,肺动脉又次之,左心室最少。

1. 冠状动脉瘘在右心房的瘘口部位有三处 前壁,来自右冠状动脉的分支;横隔壁(后壁),来自右冠状动脉或左回旋支;靠近上腔静脉入口,来自右或左冠状动脉的窦房结分支,而以前者居多。

2. 右心室瘘口的常见部位亦有三处 ①沿房间沟,由右冠状动脉的主干后侧分出的短小交通支。②横隔壁,来自右冠状动脉或左旋支。③圆锥部,来自右冠状动脉或左前降支的分支。

3. 位于肺动脉的冠状动脉瘘也有三种类型 右冠状动脉或左冠状动脉的分支直接通入肺动脉;左、右冠状动脉的分支形成动脉瘤血管丛而通入肺动脉;肺动脉的额外副冠状动脉与左、右冠状动脉交通。

左心房瘘口一般位于前壁,多来自左冠状动脉主支或左回旋支的分支,少数来自右冠状动脉的窦房结支。

冠状动脉瘘常伴有其他心脏畸形,如肺动脉瓣闭锁、主动脉瓣闭锁、动脉导管未闭、室间隔缺损等,约占总数的20%。合并有瓣膜闭锁等复杂畸形的婴儿多不能存活。

须指出的是,冠状动脉瘘的冠状动脉,由于血流量的增多,容易损伤内膜,早期发生粥样硬化病变。有动脉瘤病变者容易形成血栓,引起心肌梗死。

冠状动脉瘘使冠状动脉血流直接分流入心内,增加心脏的负荷,瘘远侧的冠状动脉血流量则减少,使局部心肌供血不足。然而,临床上缺血的表现比较少见。心排血量的增加应视分流量的多少,而分流量主要决定于瘘口大小,其次是异常交通的部位。交通在心房者,分流量比在心室多,这是因为心房压力小,扩容性大,而且房壁薄,瘘口不随心脏收缩变狭窄。瘘在右心室的分流量亦比左心室多,因为血液只在舒张期分流入左心室。总的说来,由于冠状动脉瘘的瘘口多数都较小,因此分流量一般不大,不超出体循环量的1/3,故对血循环的影响较小。随着年龄增长,瘘口可增大,血循环受到的影响亦逐渐显著,可引起充血性心力衰竭。

冠状动脉瘘与右心交通和其他自左向右分流病变相似,首先增加右心负荷,使肺充血,并可引起轻度或中度肺动脉高压。心排血量的增多,先使左心室肥大,然后再引起右心室肥大。冠状动脉瘘与左心交通则单纯增加左心负荷,只引起左心室肥大,而不影响肺循环。而升主动脉扩大则受到血流量增多和心室收缩喷射力增大的影响。

(二)诊断

1. 临床表现 许多病人可以终身没有症状。除非自左向右的分流量较大,一般在小儿期并无症状或生长发育不良。成年以后,可出现疲乏、心悸、胸痛、活动后气急、阵发性呼吸困难、咯血、水肿等不同程度的心力衰竭表现。少数病例尚有因冠状动脉血流窃血引起心肌缺血的心绞痛。根据 Liberthson 报道 174 例的资料,在 20 岁以内的 95 例中,91%无明显体征,而在 20 岁以上的 79 例中,55%有明显体征。Rittenhouae 统计分析曾施行手术的 163 例中,19%有气急,10%有疲乏,10%有心绞痛或胸痛,9%有充血性心力衰竭,4 例周围水肿,4 例心悸,1 例咯血,2 例持续发热。此外,2 例并发肺炎,4 例并发心内膜炎。

症状的出现与瘘的部位也有关系。根据 Ogden 统计 65 例冠状动脉心房瘘,其中 24 例无症状,41 例出现心力衰竭,冠状动脉瘘尚可并发心内膜炎症状,这与瘘的部位亦有密切关系。Ogden 统计 65 例心房瘘中,仅有 2 例,而在 25 例冠状静脉系瘘中,则多达 10 例。

第十九章 先天性心脏病的鉴别诊断

2. 体征 主要的体征是心前区可闻及2～3级的连续性杂音,有时可伴有局部震颤。杂音最响的部位与动脉瘘进入心腔的部位有关。右心室瘘口的杂音以胸骨左缘第四五肋间最响,右心房瘘口杂音以胸骨右缘第二肋间最响,肺动脉或左心房瘘口的杂音则沿胸骨左缘第二肋间最响。杂音的特征亦与瘘口的部位有关。右心室瘘口的杂音以舒张期成分较响,因血液在此期分流量最多。右心房瘘口的杂音常在收缩期加重。动脉瘘在心室者,仅可听到舒张期杂音。

(三)辅助检查

1. X线检查 多数正常或示心影稍增大。冠状动脉瘘右心分流量较多者,胸部X线征象与其他自左向右分流病变相同,显示左心室肥大、肺动脉圆锥突出,肺门充血,有时尚有右心房和右心室肥大。此外,心脏边缘偶因囊状或蔓状动脉瘤阴影而显示不规则。冠状动脉口在左心室者,仅有左心室肥大,而肺门血管多无明显改变。

2. 心电图检查 心电图正常。分流量较大者可示左心室肥大。McNamara统计的130例中,61%示右心室或左心室负荷过重。瘘口在左心室者,示左心室肥大。瘘口在右心房的病例,多有心房颤动。冠状动脉瘘虽然有潜在性心肌缺血,但心电图很少有心肌梗死表现。

3. 超声心动图和磁共振成像检查 都是极有诊断价值的无创伤检查法,尤其适用于重症病人。前者可示冠状动脉血流经瘘口进入心腔,多普勒在动脉瘘入口示湍流图谱。后者可清楚地显示扩大的冠状动脉和与心腔交通的瘘道。

4. 心导管检查 冠状动脉瘘口在右心腔者,右心房、右心室或肺动脉血氧含量增高,提示有分流存在和分流所在的水平。但有时亦未能测得分流。平均肺血循环与体血循环量之比为1.6∶1(1～2.8∶1)。肺动脉压力可有轻度或中度升高。

5. 心血管造影检查 逆行性升主动脉造影术或选择性冠状动脉造影术或近年来新发展的数字减影造影(DSA)对冠状动脉瘘的诊断具有决定意义。如冠状动脉扩大曲张,同时造影进入心腔显影,即能确诊,并能确定瘘口所在的部位。

(四)鉴别诊断

凡在心前区听到连续性杂音的部位,较典型动脉导管未闭的杂音部位为低者,应考虑有本病的可能,常须进行心血管造影检查确立诊断。临床上动脉导管未闭是在心前区听到连续性杂音的最常见疾病。冠状动脉瘘最易与动脉导管未闭混淆,曾有不少病例因误诊而施行手术,故在胸骨左缘上方听到表浅、响度不高的局限性连续性杂音者,在确定动脉导管未闭诊断之前尚须与本病鉴别。此外,一些在胸骨左缘下方有连续性杂音的先天性心脏病,超声心动图对鉴别诊断有一定参考价值。最后的诊断靠施行逆行性升主动脉造影术或选择性冠状动脉造影术或DSA才能明确。这是有效的、必不可少的鉴别诊断法。

1. 主动脉-肺动脉间隔缺损 杂音及病理生理与动脉导管未闭酷似,单凭体征无法鉴别。主动脉-肺动脉间隔缺损的X线片显示主动脉结不大,超声波可显示缺损的部位。心导管由肺动脉可插至主动脉,如由主动脉根部注射造影剂,可以显示分流部位及两组半月瓣,可与动脉导管未闭鉴别。

2. 主动脉窦瘤破裂 在升主动脉水平由左向右分流,产生连续性杂音。其临床特点是:①通常发生在先天性、感染性心内膜炎或外伤引起的主动脉窦瘤的基础上。②起病急骤,突然发生胸痛、呼吸困难、心力衰竭等。③连续性杂音极响亮,多在胸骨左缘第3~5肋间、胸骨右缘或心前区,以胸骨下端为最响。④常合并主动脉瓣关闭不全,出现舒张期叹气样杂音,以胸骨右缘较左缘更明显,伴有周围血管体征。⑤右心导管检查可根据右心房、右心室或肺动脉等部位左向右分流而推测动脉瘤向右心穿破的部位。⑥超声心动图和选择性主动脉逆行造影不仅显示窦瘤的部位、大小,并可确定瘤体穿破部位。

3. 动静脉瘘 如由冠状动脉及肋间动脉或胸廓内动脉与附近静脉形成动静脉瘘,即可产生与动脉导管未闭相似的连续性杂音。但音源表浅,似来自心外。一侧肺动脉起源于主动脉亦可产生连续性杂音。肺动静脉瘘可于不寻常的部位听到杂音,如流量大可有发绀。

4. 室间隔缺损伴主动脉瓣关闭不全 从生后数月到成年均可发生,而症状多发生在2岁以后。超声检查可见室间隔连续性中断,主动脉右冠瓣脱垂,伴不同程度反流。右心及升主动脉逆行造影,可见心室水平左向右分流,主动脉瓣脱垂和关闭不全。

5. 完全性肺静脉异位连接 肺静脉汇总后通过垂直静脉入左无名静脉,如无梗阻,由于流量很大,转弯又急,所以在左上胸部可以听到连续性杂音。X线、心电图及超声波检查不难鉴别。

6. 左冠状动脉起源于肺动脉 出生后肺动脉压力下降,左冠状动脉灌注压不足,故出现心肌缺血的发作性心绞痛症状。患婴于吮奶时面色苍白、哭闹不安、大汗淋漓,状似剧痛,并有心力衰竭的表现,甚至有发绀及昏迷,重者死亡。少数在左、右冠状动脉之间建立侧支循环,右冠状动脉血流通过侧支循环流向左冠状动脉,再回入压力低的肺动脉,侧支循环流量大者可产生连续性杂音。心电图有前壁心肌梗死的图形,彩色超声可显示左冠状动脉血流向肺动脉,主动脉根部造影见左冠状动脉影缺如,右冠状动脉显影后造影剂通过侧支循环入左冠状动脉回肺动脉。

7. 总动脉干 在婴儿期如血流量偏多,可无发绀严重。X线上肺动脉干不突出,但肺血却很多,主动脉弓(总干)有时在右侧。

8. 肺动脉闭锁 如伴有扩大的支气管动脉流向肺循环,可以听到连续性杂音,但本病发绀严重。X线示肺动脉干缺如。

七、左肺动脉或右肺动脉起源于升主动脉

肺动脉起源异常是一种较少见的心脏畸形,左、右肺动脉或其中一支可直接起源于升主动脉、降主动脉,也可借动脉导管、侧支循环与主动脉沟通。这种起源异常多伴有其他心血管畸形,如法洛四联症、永存动脉干、肺动脉闭锁等。

(一)分类

1. 右肺动脉起自升主动脉 右肺动脉常起自升主动脉右侧壁或侧后壁,偶见起于左侧后壁者。起点多距主动脉瓣10~20mm,无名动脉起始部近侧,通常不伴右肺动脉开口狭窄,右肺动脉远端分支发育正常,近端比起源正常的左肺动脉略粗或等粗。单纯右肺动脉起源异常不伴其他心内畸形者,其两肺血管床发育相似。Keane报道,生后6个月以内两肺不出现有临床意义的肺血管梗阻性改变;年长儿童则通常伴有肺动脉高压及肺血管器质性改变,且两肺血管改变相似。严重病例可出现三尖瓣环扩张、三尖瓣关闭不全。

约20%的病例右肺动脉起源异常为独立存在,不伴其他畸形。多数病人合并心脏畸形,

其中50%合并动脉导管未闭（PDA），少数合并法洛四联症、室间隔缺损、主-肺动脉窗、主动脉狭窄、主动脉弓中断和房间隔缺损等。

右肺动脉起源于升主动脉者，可伴有严重的肺静脉（通常为左侧）狭窄。Sievers等报道，伴有肺静脉梗阻者多于肺静脉左心房开口处有一膜样结构，可在术中一并切除。

2. 左肺动脉起自升主动脉　左肺动脉起自升主动脉为少见畸形，占该类畸形总数的40%，通常伴有右位主动脉弓，其主要合并畸形为法洛四联症，此点与右肺动脉起源异常合并畸形不同。

Calder等报道2例合并法洛四联症者均并存肺动脉瓣缺如综合征。

3. 两侧肺动脉均起自升主动脉　极为罕见。Bopp报道1例，左、右肺动脉借短干与升主动脉后壁相连，主肺动脉起源正常，仍起自右心室，与未闭动脉导管相通。该病人于生后11d手术纠治失败。

（二）诊断

婴幼儿期，由于肺血增多，患儿可较早出现呼吸功能异常，如气短、呼吸困难，多数病人体弱，发育迟缓，有充血性心力衰竭表现。重度肺动脉高压时，由于右心房压升高，右心房血经未闭卵圆孔进入左心房，或肺动脉血经未闭动脉导管流入体循环系统，可出现发绀。此病无典型体征，部分病人胸骨左缘可闻及收缩期心脏杂音，伴有动脉导管未闭或有肺动脉起始部狭窄者，可出现连续性杂音。由于升主动脉自左向右分流，可出现周围血管搏动征，毛细血管搏动征阳性。

（三）辅助检查

1. 心电图　无特征性诊断意义。通常表现为双心室大，右心房增大。

2. X线胸片　心脏增大呈球形，肺血明显增多，为双侧性，两肺无明显差异，但合并法洛四联症时，由于肺血减少，可出现两侧肺血不对称。

3. 超声心动图　直接探及升主动脉异常分支，发现分支肺动脉血流加速，肺血增多，肺动脉高压。

4. 心导管检查和心血管造影　右心室或主肺动脉造影显示一侧或双侧肺动脉缺如；而左心室或升主动脉造影时，异常起源的肺动脉显而易见。造影检查的另一目的是确定有无合并心脏其他畸形。

八、肺动静脉瘘

在肺动脉分支与肺静脉分支之间有一个或多个交通，形成一个或多个血管瘤样囊腔，部分血液未经肺泡毛细血管床氧合而直接回流到左心房，称为肺动静脉瘘。也有人称为肺动静脉瘤，临床上较少见，大多数为独立性存在，少数并发遗传性出血性毛细血管扩张症。多为肺内的先天性血管畸形。

肺动静脉瘘大小不一，一般为1~5cm，多在胸膜下突出于肺表面，少数也可埋在肺实质内。可单发或多发，多发者可限于一叶肺或散在于两肺。少数并发身体其他部位的毛细血管扩张症。通往肺动静脉瘘的动脉支常为1根，从瘘引出的静脉多为2根。囊壁很薄，由血管内皮、弹力纤维和少量平滑肌纤维构成，囊内有很多互相交通的血管腔隙。一些区域可机化形成血栓。

来自肺动脉未经氧合的血液经肺动静脉瘘直接入肺静脉,形成右向左分流。若分流量小,对全身血流无明显影响。当分流量大于20%时,可致体循环血氧饱和度下降,患儿出现末梢发绀,杵状指(趾)及红细胞增多症。大、小肺动静脉瘘囊均可自发性破裂,引起大咯血或血胸,严重时可致死亡,但临床上不多见。若肺动静脉瘘有血栓形成,并发感染时,可导致血管内膜炎、肺脓肿或转移性脓肿。

(一) 诊断

1. 临床表现 多见于男性,多数于青少年或青年时期出现症状。分流量小的肺动静脉瘘早期无症状和体征,仅在X线胸部检查时偶然发现。分流量较大时,患儿哭闹或剧烈活动后出现心悸、呼吸困难和发绀。较大儿童症状是反复咯血,有时大出血可致血胸和休克,常须紧急手术治疗。并发遗传性出血性毛细血管扩张症者,反复出现鼻出血、血尿和咯血。并发血栓形成、感染而导致脓肿或栓塞时,有高热、头痛、呕吐、头晕或抽搐、偏瘫症状。

2. 体征 若肺动静脉瘘的位置较表浅,则在胸壁局部可听到类似动脉导管未闭的连续性杂音或收缩期杂音,深吸气时增强,呼气时减弱。病儿常有杵状指和红细胞增多症。若经常出血,则有贫血和低蛋白血症。

(二) 辅助检查

由于长期慢性缺氧,患儿有红细胞、网织红细胞、血红蛋白和血细胞比容升高。反复出血者则有贫血。

1. X线检查 胸部X线透视可见局限性、搏动性块影,阴影的大小随呼吸而改变。胸部平片可见密度均匀、边缘清晰的团块状阴影,可呈分叶状,有条索影与肺门结构相连,此为供血动脉和引流静脉。80%肿块位于胸膜下肺表面,下叶多于上叶。弥漫性肺动静脉瘘患儿表现为肺纹理重和弥漫性小片状阴影。CT和核素^{99m}Tc扫描使上述显示更为清楚。

2. 肺血管造影 可以确诊,可显示动静脉瘘的部位、数目、大小及与肺血管的联系,为手术提供可靠的依据。肺动静脉瘘50%~75%为单发,25%~50%为多发,8%~10%为双侧性。

(三) 鉴别诊断

根据临床表现,结合以上检查多可在术前作出正确诊断。肺动静脉瘘应与肺囊肿相鉴别;咯血时应与支气管扩张、肺结核等鉴别。

九、肺动脉狭窄

肺动脉狭窄有广义和狭义两种。广义的是指肺动脉狭窄的部位在肺动脉瓣膜部、右心室漏斗部或肺动脉主干及其分支;狭义的是指单纯肺动脉瓣膜部狭窄。这里所讨论的肺动脉狭窄特指肺动脉瓣上及其分支的狭窄,是指主肺动脉和肺动脉分支1处或多处狭窄的先天性心脏畸形,占先天性心脏病的2%~3%。

肺动脉瓣以后的肺动脉狭窄,可发生于肺动脉主干至肺内动脉的各段,可单发或多发。按其部位分为4型:①主干或其左、右肺动脉狭窄,包括主干内局限性管状狭窄或隔膜样狭窄,

第十九章 先天性心脏病的鉴别诊断

左、右肺动脉局限性狭窄或长管状狭窄。②主干分叉部并延伸至左、右肺动脉狭窄,包括短或长管状狭窄。③周围分支多发的梗阻性狭窄。④主干及其周围分支均有狭窄。常存在狭窄后的肺动脉扩张。有时合并肺动脉瓣、右心室漏斗部狭窄。肺动脉瓣上膜样组织造成的狭窄,常伴有特殊面容,如眼距过宽,鼻梁扁平,上唇突出及双耳位置低等外貌特征。膜样组织通常厚2~3mm,距离肺动脉瓣5~10mm。

肺动脉瓣上狭窄的病理生理同肺动脉瓣狭窄。但若为单纯一侧肺动脉狭窄,则狭窄侧肺血流减少,而不狭窄侧肺血流不减少或增多,缺氧表现较轻。

(一)诊断

临床表现症状同肺动脉瓣狭窄。胸骨缘可触及收缩期细震颤,听到收缩期杂音。

(二)辅助检查

1. 胸部X线 显示肺血管阴影减少,若单纯一侧肺动脉狭窄,则相应侧肺血管阴影少,而对侧肺血管阴影多。右心房、右心室增大。

2. 心电图 示右心室肥厚。

3. 超声心动图 可显示肺动脉狭窄部位及经狭窄处的五彩相间血流和收缩期湍流频谱。

4. 右心导管检查 应注意导管要插过狭窄处,显示跨狭窄处的压力差。右心室造影可明确狭窄部位和类型。

(三)鉴别诊断

根据临床表现、超声心动图、右心导管检查和右心室造影可明确诊断。

肺动脉瓣上狭窄须与肺动脉瓣狭窄、漏斗部狭窄、房间隔缺损、室间隔缺损、动脉导管未闭、三尖瓣下移畸形及法洛三联症等先天性心脏病鉴别。详见本节肺动脉瓣狭窄。

十、下腔静脉异位连接

下腔静脉连接异常包括下腔静脉近心段缺如及下腔静脉异位连接至左心房两类。前者约占先天性心脏病的0.6%,后者则极为罕见。前者是由于在胚胎发育过程中,右侧卵黄静脉发育为下腔静脉近心段,左、右下主静脉形成下腔静脉远心段。左上主静脉则形成半奇静脉。下腔静脉远心段若不能与肝静脉连接则形成下腔静脉近心段缺如,下半身的静脉回血经奇静脉或半奇静脉直接进入右心房。

下腔静脉异位连接的分类方法较多,从心脏外科实用观点看,可按下腔静脉与上腔静脉的关系分为以下3型:Ⅰ型:下腔静脉经奇静脉或半奇静脉异位连接到右上腔静脉;Ⅱ型:下腔静脉经半奇静脉、左上腔静脉进入右心房或左心房;Ⅲ型:下腔静脉经肝静脉汇入左心房。

下腔静脉近心段缺如,与奇静脉或半奇静脉异位连接经上腔静脉入右心房,或经左上腔静脉汇入右心房者无临床症状及血流动力学改变,无须治疗。但常合并房、室间隔缺损,肺动脉狭窄、右心室双出口、右位心及右旋心等心脏畸形。在体外循环下施行心内直视手术时,如未发现,则可引起腔静脉引流不畅。在行心外探查时可见到增粗的奇静脉及上腔静脉。应注意不要将口径较细的肝静脉误认为下腔静脉。在插上腔静脉导管时应选择口径较粗的,插管位置不宜过深,应在奇静脉开口的近侧端,以免影响奇静脉回血。若下腔静脉经半奇静脉、左上腔静脉进入右心房,术中应注意探查,必要时应经右心房行冠状静脉窦导管至左上腔静脉,插管口径应稍粗,以保证引流通畅。

下腔静脉异位连接到左心房者甚为少见,且常合并房间隔缺损,由于大量未氧合的静脉血进入左心房,诊断明确后应行手术治疗。

(一)诊断

下腔静脉异位连接到左心房可引起大量右向左分流。临床上表现为发绀,杵状指、趾,体力活动受限,活动后常感心悸、气急。约有30%病例伴有内脏反位,约50%病例合并多脾症。

(二)辅助检查

1. 胸部X线平片 可见上纵隔均匀半圆形阴影。

2. 心电图 常显示冠状窦节律,有时可出现左心室肥厚。

3. 右心导管检查和造影 自大隐静脉插管经下腔静脉无法进入心脏,或经异常途径进入心脏。心房水平呈现左向右分流,无肺动脉高压,但动脉血氧饱和度低;下腔静脉造影可显示下腔静脉异常行径,有利于确定诊断,侧位片下腔静脉造影呈糖果手杖样(candy cane)像。

十一、永存左上腔静脉异位连接到冠状静脉窦

永存左上腔静脉的发生率占人口的0.3%~0.4%,通常可根据其连接的部位分为连接到冠状静脉窦和连接到左心房两类。前者较为常见,占永存左上腔静脉80%~90%,占先天性心脏病的2%~4%。伴有心脏转位的发生率可高达30%~40%。后者较为少见,其发生率仅占腔静脉连接异常的10%。Winter收集174例永存左上腔静脉病例,仅有10例连接到左心房,均伴有房间隔缺损。永存左上腔静脉通常与右上腔静脉并存,在极少数情况下右上腔静脉可缺如。

(一)诊断

永存左上腔静脉连接到冠状静脉窦通常有以下3种情况:①左、右上腔静脉并存,而无名静脉有足够的口径。②左、右上腔静脉并存,左无名静脉发育不全。③右上腔静脉缺如,但此种情况甚为罕见。

左上腔静脉异位连接到冠状静脉窦并不引起血流动力学异常,也无明显临床症状。

(二)辅助检查

1. 胸部X线片 无特异性诊断价值,在后前位胸部平片中,可见到主动脉弓上左缘至左锁骨中1/3处,有新月状的血管阴影,纵隔左上部呈V字形增宽。先天性心脏病病人的胸片有此征象者,应疑有左上腔静脉的存在。

2. 超声心动图检查 可显示冠状静脉窦扩张,提示有可能存在左上腔静脉。

3. 右心导管检查及心血管造影 在采用左肘静脉做右心导管检查时,大多数导管经左上腔静脉进入冠状静脉窦或左心房。进入冠状静脉窦时,抽得的血标本呈暗红色,导管端搏动幅度不大,压力波形较平坦,导管可再进入右心房;另有部分病例可再深入进右上腔静脉。右心导管进入左心房者,采集的血标本较鲜红,导管端搏动随心脏搏动而较明显,测压时可见左心

房的波形。必要时,于导管内注入少量造影剂,可明确诊断。当导管尖在左上腔静脉的上端或与左锁骨下静脉接连处受阻时,造影不仅能明确诊断,而且能了解进入心脏的部位和左、右上腔静脉之间的交通情况。这对手术方法有指导意义。

4. 临床意义 因经冠状静脉窦回心血流量增加,冠状静脉窦可扩张,有时可使房室结、希氏束承受更大的张力而引起房性早搏、一度房室传导阻滞等心律失常。若右上腔静脉缺如,常伴有窦房结异位或发育不全,从而可引起窦性心动过缓、交界性逸搏,甚至病态窦房结综合征等。

经静脉放置起搏器时,由于左上腔静脉的存在会遇到一些困难,如经左上肢静脉插入起搏导管,则导管难于进入右心室,即使经冠状静脉窦、三尖瓣孔进入右心室,导管电极亦易移位脱落,而致起搏失败。若右上腔静脉缺如,则经右上肢静脉径路难于将起搏导管插入右心室。

施行 Glenn 手术即上腔静脉与右肺动脉吻合术,必须注意有无左上腔静脉。若漏诊左上腔静脉而施行了上腔静脉与肺动脉吻合,则术后头、颈部及上肢的大量静脉血经左上腔静脉回入右心房,再进入右心室,而剩下的左肺动脉难以排空右心回心血流,使病人症状加重,严重者可致死,因此必须结扎左上腔静脉。若右上腔静脉缺如,则应行左上腔静脉与肺动脉吻合。

完全性大动脉转位施行 Mustard 手术即心房内血流改道手术时,必须注意将左上腔静脉回流入冠状静脉窦的开口隔入左心房,以恢复正常的血液循环途径。

施行心内直视手术时若未发现左上腔静脉,则经左上腔静脉回入右心房的大量血液影响手术野的显露,并造成失血。因此,心内直视手术在切开心包后,必须常规探查左上腔静脉。若有左上腔静脉回流入冠状静脉窦,则在施行心内直视手术前,必须行左上腔静脉阻闭试验,观察头面部是否有淤血,上肢静脉压是否升高。若无异常,则示左无名静脉发育正常或左、右上腔静脉之间有足够的交通支,可予以临时性阻闭或永久性结扎。

在左、右上腔静脉并存,但左无名静脉发育不良,或左、右上腔静脉之间无足够交通支,或右上腔静脉口径<2/3 的左上腔静脉口径,以及右上腔静脉缺如等情况下,施行心内直视手术应行冠状静脉窦插管引流左上腔静脉。其操作步骤如下:纵行切开心包,行心外探查,确定左上腔静脉情况。将心脏轻轻向右牵拉,显露左上腔静脉,用血管钳钝性分离左上腔静脉下缘,并套以阻闭带。冠状静脉窦插管有闭式插管和直视下插管两种。闭式冠状静脉窦插管适用于右上腔静脉缺如的病例。术者经右心耳插入左手示指,在右心房壁缝荷包线,做一小切口,插入腔静脉导管,在示指引导下将腔静脉导管经冠状静脉窦口送入左上腔静脉至阻闭带远端。

冠状静脉窦直视下插管法适用于左、右上腔静脉并存的病例。术者在上、下腔静脉及升主动脉插管后,开始迁回心肺灌注时,分别阻断上、下腔静脉及左上腔静脉,切开右心房,在直视下迅速将腔静脉导管经冠状静脉窦口送入左上腔静脉,此时应暂时松解左上腔静脉的阻闭带,使导管尖端进入左上腔静脉阻闭带远端。行冠状静脉窦插管时,操作应轻柔,以免损伤位于 Koch 三角区的传导束,而引起传导阻滞。

十二、永存左上腔静脉异位连接到左心房

左上腔静脉异位连接到左心房较为少见,其发生率占先天性心脏病的 2.1%~4.3%,占腔静脉异常的 10%。其开口位置常在左心房的左上角,左心耳基部和左上肺静脉开口之间。多数病例有右上腔静脉连接到右心房,少数情况下右上腔静脉缺如。本病常伴有房室间隔缺损、大血管转位、共同动脉干、肺静脉异位连接、共同心房、原发孔型房间隔缺损、右位心、主动脉狭窄、肺动脉狭窄、动脉导管未闭、法洛四联症及下腔静脉连接异常等心内外畸形。若左上

腔静脉引流入左心房伴有冠状静脉窦缺如及房间隔后下部缺损,称为 Raghib 综合征或冠状静脉窦型房间隔缺损。此类畸形是由于胚胎时期左心房皱褶和左主静脉发育不良,造成冠状静脉窦和左心房之间共同间壁部分或全部缺如,又称为无顶冠状静脉窦综合征。

(一)诊断

本病的基本血流动力学紊乱为经左心房、左心室的血流量增加。经右心房、右心室的血流量减少。其临床特点为:①发绀程度与体力活动的耐受性不成比例,说明有相当一部分未氧化的血液进入体循环。②因经二尖瓣口的血流量增加,在心尖区可听到类似二尖瓣狭窄的舒张期杂音。③在心电图上或体检时可出现不易解释原因的左心室肥厚或左心扩大。④因肺动脉血流量减低,可致肺动脉瓣第二心音减弱。⑤若右上腔静脉缺如或左、右上腔静脉之间无足够的交通支,则可产生明显的右向左分流,临床上出现发绀,杵状指(趾),劳累后气短、心悸。⑥易并发脑脓肿及神经系统栓塞。

(二)辅助检查

1. 胸部 X 线检查 无特殊诊断价值。

2. 超声心动图检查 有助于确定有无合并心内畸形。

3. 右心导管检查 经左上肢静脉行右心导管检查,导管可进入左心房和左心室,结合选择性心血管造影可明确诊断。

第四节 心脏复杂畸形

一、法洛四联症

法洛四联症(tetralogy of fallot,TOF)为最常见的发绀型先天性心脏病,是一种包括高位室间隔缺损、右心室流出道狭窄、主动脉骑跨于室间隔缺损及右心室肥大四种情况并存的先天性心血管畸形(图 19-1),约占全部先天性心脏病的10%,占出生后存活发绀型先天性心脏病的60%~70%。

在法洛四联症解剖畸形中,室间隔缺损及肺动脉口狭窄为基本病变。室间隔缺损位于右主动脉窦下方室间隔膜部,即高位室间隔缺损。通常室间隔缺损较大,约相当于主动脉环的口径。主动脉根部向前向右移位,骑跨于缺损的室间隔之上,而正常情况下它位于肺动脉根部的右后侧,大多数病例不伴随右位主动脉,右位主动脉

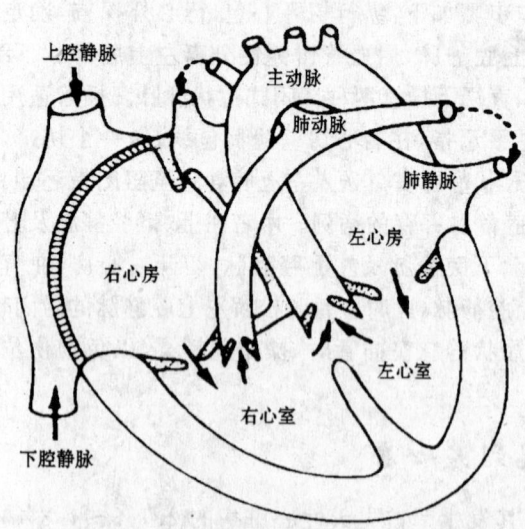

图 19-1 法洛四联症解剖及血液循环示意图
注:肺动脉发自右心室,但右心室流出道狭窄,右心室肥厚,主动脉骑跨于高位室间隔缺损之上,并接受来自左、右心室的血液

第十九章 先天性心脏病的鉴别诊断

节、主动脉弓或右位降主动脉仅占25%。主动脉骑跨是因为室间隔缺损恰好位于主动脉瓣下所致。左、右心室均与主动脉直接沟通，升主动脉粗大，其血流2/3来自左心室，1/3来自右心室。右心室流出道狭窄可表现为肺动脉瓣膜狭窄、右心室漏斗部狭窄或肺动脉的狭窄，但以右心室漏斗部狭窄为多见，约占50%，肺动脉瓣膜狭窄占20%～25%。少数病例可表现一侧肺动脉缺如，多为左肺动脉缺如。偶尔可见肺动脉瓣甚至漏斗部闭锁或主肺动脉闭锁，称为"假性永存动脉干"。由于室间隔缺损和右心室流出道狭窄，右心室压与主动脉压相似，出现代偿性右心室肥大。本病经常合并冠状动脉起源异常，且是影响手术成功的重要因素。冠状动脉起源异常主要包括左前降支起源于右冠状动脉；单一右冠状动脉左侧分支经前壁绕行到肺动脉干；单一左冠状动脉分出右侧分支到右心室漏斗部。

另外，本病约40%合并其他心脏畸形，如动脉导管未闭、完全性房室间隔缺损、局限性单一或多发肺动脉分支狭窄、多发性肌性室间隔缺损，偶有肺动脉起源于主动脉。如本病合并卵圆孔未闭或房间隔缺损，则称为法洛五联症，其临床表现与法洛四联症相似。

（一）诊断

右心室流出道狭窄导致肺动脉血流受阻的程度是决定临床表现的主要因素，本病由于右心室漏斗部发育不良，肺循环血流量明显减少，右心室血液经过室间隔缺损进入骑跨的主动脉形成右向左分流。患者出现活动后气促、发绀，喜蹲踞，经常有发作性缺氧性晕厥。晕厥发作与右心室漏斗部痉挛致肺血进一步减少有关。主动脉骑跨超过50%，肺动脉远端发育不良者很难生存到成年。患儿可有胸痛，偶有咯血，多并发心律失常。还可有生长发育迟缓，智力落后等。

部分法洛四联症患儿因室间隔缺损较小和右心室流出道梗阻程度较轻，静脉血液分流到动脉的量较小或无分流，临床上可不表现出发绀或仅有轻度发绀，称为"无发绀"或"粉色(pink)"法洛四联症。

临床发绀多为早期发绀，即在出生后即出现发绀，并常伴杵状指（趾）。在胸骨左缘第三四肋间可闻及2～3/6级收缩期吹风样杂音（漏斗部狭窄）并可触及震颤，杂音响度与肺动脉口狭窄成反比，杂音愈响发绀愈轻，杂音愈轻发绀愈重。因主动脉移位骑跨而靠近前胸壁，故肺动脉瓣区听到的第二心音亢进实际上是主动脉瓣第二心音（A_2）。发绀重者胸骨上部两侧或背部可闻连续性杂音，为支气管血管与肺血管间侧支循环所引起。

"粉色(pink)"法洛四联症随着患儿年龄的增长，右心室流出道梗阻加重，则可出现发绀或发绀进行性加重。发绀型患儿进入成年后，随着年龄的增长，右心室流出道狭窄进一步加重，发绀更为明显，继发性右心室肥厚进行性加重，可出现活动后胸痛及心力衰竭。另外，随着病程的延长，支气管动脉间大量的侧支循环形成，可经常出现咯血症状。

（二）辅助检查

1. 心电图检查 心电轴右偏，右心室肥厚，劳损少见。部分可有右心房扩大。粉色法洛四联症病人如出现左心室肥厚，则预示可能发展为临床发绀性法洛四联症。

2. 胸部 X 线检查 提示肺血少，肺野清晰；肺动脉段凹陷，右心室肥大致心尖圆钝上翘，心影可为正常或呈"靴形"；主动脉结增宽，约25%病人可见右位主动脉弓。

3. 超声心动图 可显示主动脉根部增宽，位置前移并骑跨于缺损的室间隔之上。左心室长轴切面可见主动脉前壁与室间隔的连续性中断,室间隔缺损多为嵴下型。右心室漏斗部狭窄,右心室流出道长轴面可确定肺动脉口狭窄部位。法洛四联症可为肺动脉瓣、瓣环或肺动脉主干狭窄。右心室增大,右心室前壁增厚可达 10mm。室间隔增厚可达 15~20mm,同时右心室内肌束亦增厚。

$$骑跨\% = \frac{主动脉前壁内侧至室间隔左心室面距离}{主动脉前壁内侧面至主动脉后壁内侧距离} \times 100\%$$

4. 右心导管及造影 右心导管显示右心室压力增高,其收缩压与主动脉压相似,压力波为高平原型,其平均压与左心室压相近。心导管经右心室直接进入主动脉及左心室,可证实有骑跨的主动脉和缺损的室间隔。右心室造影示主动脉早期显露并骑跨于室间隔缺损之上,多数显示漏斗部狭窄。

5. MRI 检查

(1)右心室肥厚,右心室漏斗部狭窄。

(2)室间隔缺损,以嵴下型最常见。

(3)升主动脉扩张并顺钟向转及前移,骑跨于室间隔上。

(4)肺动脉瓣狭窄,可有肺动脉干或左、右肺动脉狭窄。

(5)极重度型法洛四联症可有肺动脉闭锁,以 MRI 影像显示最佳,同时还可观察到其他畸形。

由于继发性红细胞增多,易引起脑栓塞或肺栓塞。体循环静脉系统的血栓由右向左分流而进入脑动脉引起的脑栓塞称为反常栓塞。其他并发症有感染性心内膜炎、脑脓肿、肺部感染,心力衰竭等。

(三)鉴别诊断

法洛四联症应注意与其他发绀型先天性心脏病相鉴别,如永存动脉干、大血管转位、右心室双出口和法洛三联症等。

永存动脉干常伴有左心房增大,主动脉增宽更为明显,漏斗部、肺动脉瓣与肺动脉主干均不能显示,或可显示多个瓣叶,而法洛四联症往往可见肺动脉,尽管法洛四联症肺动脉瓣闭锁时呈"假性永存动脉干",但肺动脉分支通常存在,其血液可能来自未闭动脉导管或支气管动脉侧支循环。

大血管转位与右心室双出口在超声心动图上,均可见其心脏房室腔与两大血管位置排列异常;法洛三联症则通常主动脉不宽,无前壁连续中断与骑跨等室间隔缺损(VSD)及主动脉骑跨的征象。

二、完全性房室间隔缺损

完全性房室间隔缺损(complete atrioventricular septal defect)亦称完全性房室通道,是一种心脏房室管畸形的复杂先天性心脏病,占先天性心脏病的 4%~5%。完全性房室间隔缺损的形成主要是因为在胚胎发育过程中,首先心内膜组织增厚形成两个心内膜垫,此后心内膜垫融合使室管分为两个管道,同时心房、心室之隔与心内膜垫相互连接,完成左、右心房和心室的分隔。若胚胎发育在此时发生障碍,则心内膜垫尚未形成或在中线处未融合,心房或心室之隔即无附着处可连接,使房间隔下部及室间隔上部发生缺损,且相互融合成一个较大的缺口,即房室联合缺损或称心脏房室间隔缺损。

心脏房室管畸形分为部分性和完全性两类,部分性房室管畸形除有原发孔型房间隔缺损外,还有二尖瓣大瓣裂,三尖瓣可能有不同程度的发育不全;完全性房室管畸形,即完全性心脏房室间隔缺损或完全性房室通道,它包括原发孔型房间隔缺损伴有室间隔缺损,合并二尖瓣大瓣裂和三尖瓣隔瓣裂,形成前、后两组共同瓣。共同房室瓣共有 6 个瓣叶,即左上和左下、左侧和右侧、右上和右下瓣叶,左上叶和右上叶相互融合为前组"桥性"瓣叶,而左上、下叶,右上、下叶之间相互不连接(图 19-2)。根据前组瓣叶与室间隔的桥连情况可分为三型,即:①A 型。前组瓣叶腱索几乎完全能与左心室间隔面相连。②B 型。腱索伸长并连接到异常乳头肌再与右心室面间隔相连。③C 型。前组瓣叶显著地向右移位并游离,未通过腱索与室间隔相连。

约 35% 的完全性心脏房室间隔缺损合并其他心脏畸形,尤其 C 型常合并法洛四联症、右心室双出口、大血管转位和无脾症或多脾症。A 型通常见于唐氏综合征(down syndrom)。

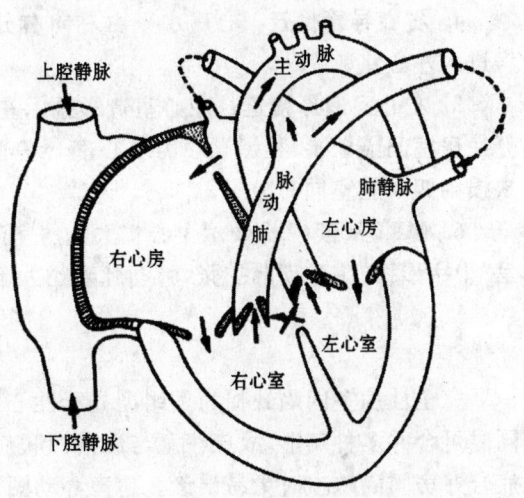

图 19-2 完全性房室间隔缺损解剖及血液循环示意图

注:房间隔下部及室间隔上部缺损,且相互融合成一个较大的缺口。由于左心室压力高于右心,故血液自左心房、左心室经缺损处流入右心房和右心室(在心脏收缩期左心室血液可逆流入右心房,而舒张期,左心房血液可流入右心室),主动脉主要接受来自左心室的血液。而在疾病的晚期,合并肺动脉高压时右侧心腔的静脉血可分流到左侧心腔

房室间隔缺损时,由于左心室压力高于右心,故血液自左心房、左心室经缺损处分流入右心房和右心室,但在心脏收缩期左心室血液可逆流入右心房,而舒张期左心房血液可流入右心室。另外,在左、右心室收缩时,心室的血液可经关闭不全的瓣膜缺口回流入左、右心房。但以上心腔内的分流均是以左向右的分流为主,故临床可不出现发绀。

(一)诊断

完全性房室间隔缺损常在婴儿期和儿童期即出现症状,轻度活动后心悸、气急,且常发生呼吸道感染,病程进展快,早期出现心脏扩大和心力衰竭。

患儿发育迟缓,胸廓隆起,除原发孔型房间隔缺损外,在心尖部可听到收缩期吹风样杂音,向左腋下传导;胸骨左缘第三四肋间听到较粗糙的收缩期杂音,常伴有震颤;肺动脉瓣区听到第二心音明显亢进和分裂。

(二)辅助检查

1. 心电图检查 P-R 间期延长,超过 0.20s,电轴左偏,右心室或双心室肥厚。

2. 胸部 X 线检查 右心房、右心室增大,尚有左心室、左心房增大,肺血增多,肺动脉段膨出。

3. 超声心动图检查 右心房、右心室和肺动脉内径增宽,二、三尖瓣裂,显示原发孔房间

隔缺损及室间隔缺损,房室瓣反流。

4. 右心导管检查 心房水平由左向右分流,心房到心室血氧渐升高,导管可直接经右心房进入左心室。

5. 左心室造影检查 左心室造影显示左心室流出道变长,形如"鹅颈",称之为鹅颈征,部分性房室间隔缺损,显影顺序为左心室→左心房→右心房→右心室→肺动脉,完全性房室间隔缺损则四个腔室同时显影。

6. MRI 检查 MRI 示全心扩大。房室间隔缺损,心内膜垫结构消失,四个心腔彼此相通呈"十字形"。主肺动脉扩张,肺动脉直径大于主动脉。

(三)鉴别诊断

完全性房室间隔缺损为发绀型先天性心脏病,因其房间隔下部与室间隔上部均有缺损,且同时可合并多种畸形,故应注意与法洛四联症、右心室双出口等畸形相鉴别,尤其是法洛四联症合并房间隔缺损时更易误诊。超声心动图仔细观察房室间隔与房室瓣环的"十字交叉"是否完整,具有重要的鉴别诊断意义。

三、大血管转位

大血管转位(transposition of the great arteries)在新生儿或幼儿先天性心脏病中为一常见类型,男婴患病率明显高于女婴。完全性大血管转位如不治疗,出生后第1周内30%死亡,6个月内70%死亡,1年生存率仅约10%左右。

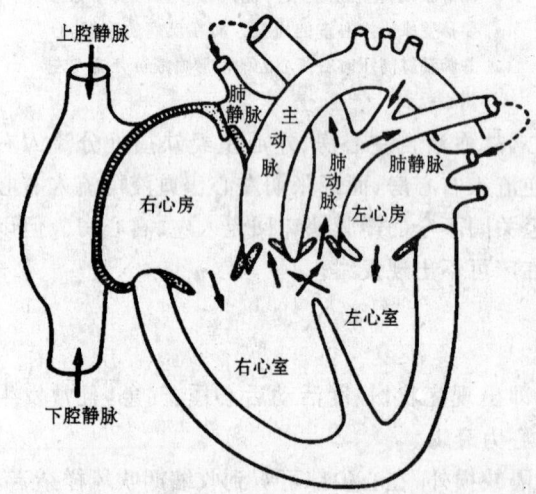

图 19-3 完全性大血管转位合并室间隔缺损解剖及血液循环示意图

注:左心室血液通过室间隔缺损进入右心室,主动脉发自右心室,接受右心室和自左心室分流来的血液;肺动脉发自左心室,接受左心室和自右心室分流来的血液

(一)分类

大血管转位是在胚胎发育过程中,动脉球嵴间隔扭转不全或分隔不匀而造成的。因为在胚胎发育的早期,动脉球嵴间隔扭转不全或分隔不匀,而心脏的其余部分则按正常模式发育,使肺动脉发自左心室而主动脉发自右心室,即造成大血管与心室连接关系颠倒,也使主动脉瓣口转位于肺动脉瓣口前方。大血管转位分为三种情况,即完全性、部分性和矫正性三种类型。

1. 完全性大血管转位 完全性大血管转位时主动脉与肺动脉在解剖上互换位置,主动脉自右心室发出,而肺动脉自左心室发出。右心房、右心室仍位于右侧,主动脉位于肺动脉的前方和右侧(故称右型大血管错位,或称 D-transposition)(图 19-3)。极少数内脏、心脏房室反位,解剖右心房、右心室位于左侧,主动脉发自解剖右心室,位于左前方,称为左转位型大动脉转位。完全性大动脉 2/3 的病例合并动脉导管未闭,1/3 的病例合并室间隔缺损。另

第十九章 先天性心脏病的鉴别诊断

外,还常伴房间隔缺损等畸形。

2. 部分性大血管转位 部分性大血管转位包括心脏双流出道和单流出道,双流出道指两个大血管出自一个心腔,出自右心腔称右心室双流出道;出自左心腔称左心室双流出道。单流出道只有一个大血管连接心室,临床上见于永存动脉干、肺动脉闭锁并主动脉成一个单动脉干、主动脉闭锁仅存一肺动脉干。

3. 矫正型大血管转位 此型在胚胎发育期心管的旋转位置与正常的恰好相反,左、右心室发生了倒转,内脏和心房位置正常,即右心房位于右侧,连接右侧的解剖左心室,肺动脉出自解剖左心室接受体循环的静脉血。同样,左侧心房接受来自肺循环的动脉血。因主动脉在左侧故称为左转位的矫正型大动脉转位(图19-4)。少数病人内脏、心房反位,右侧为左心房、右心室、主动脉,左侧为右心房、左心室、肺动脉,称为右转位的矫正性大动脉转位。矫正型大血管转位多合并其他畸形,如室间隔缺损、肺动脉瓣及瓣下狭窄、三尖瓣发育不良等。

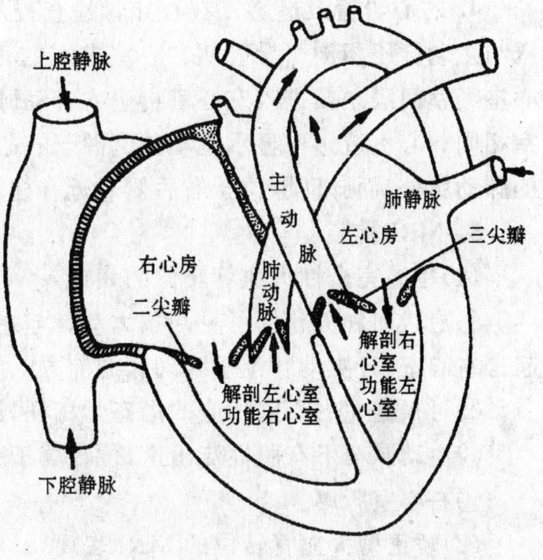

图 19-4 完全矫正型大血管转位解剖示意图

(二)诊断

由于完全性大动脉转位常伴房间隔缺损、室间隔缺损、动脉导管未闭等畸形,使体循环血液在心脏内相互分流混合,否则患儿难以生存。由于主动脉开口于右心室,体循环接受静脉血或体肺循环混合血,因此血氧含量很低。为了增加心排血量,心脏处于超负荷状态,心脏体积迅速增大,早期即出现心力衰竭。

多于出生后即有明显发绀,常有杵状指(趾)。合并动脉导管未闭者,下半身发绀较轻。合并室间隔缺损者,心前区隆起,有抬举感,搏动弥散,心脏常增大,胸骨左缘第三肋间有全收缩期吹风样杂音,可有第二心音分裂。多于出生后即喂养困难、生长迟缓,可于早期因发生心力衰竭和呼吸道感染而死亡。

部分矫正型大血管转位右侧双流出道者,主动脉和肺动脉均发自右心室,左心室血流通过室间隔缺损流入右心室,此时若有肺动脉狭窄,临床表现类似法洛四联症,若无肺动脉口狭窄则临床表现类似室间隔缺损,可有肺动脉高压而发绀不甚明显。

矫正型大血管转位者,虽大血管位置发生了改变,但因心室也随之转位,从而未因大血管位置的变化而发生异常的血流动力学改变,故临床上通常无任何症状或体征,亦无须处理。部分矫正型则根据其部位和程度不同出现相应的临床症状和体征,通常需要外科手术治疗。

(三)辅助检查

1. 心电图检查 心电图检查右心房及右心室肥厚(肺循环与体循环之间沟通小时);或双侧心室肥厚或左侧心室肥厚(肺循环与体循环之间沟通大时)。

2. 胸部 X 线检查 正位片见肺血增多,心底部血管影窄,主动脉影小,主动脉从心脏左缘升起呈瀑布状,肺动脉段消失;左心缘长而向外侧凸,心影显著扩大而呈斜位的蛋形,尖端指向左下方。侧位片见升主动脉向前移位,左、右心室及右心房增大。

3. 超声心动图 大动脉短轴可见主动脉瓣口移至右前方(正常在左后方)与右心室相连;而肺动脉瓣口在左后方(正常在右前方)与左心室相连。剑突下左心室长轴也可确认两个大动脉和两个心室的关系。四腔图可显示房间隔或室间隔连续性中断,或胸骨上主动脉长轴和胸骨旁主肺动脉长轴可发现未闭的动脉导管。

4. 右心导管及造影 右心导管检查提示右心室血氧含量增高,右心室压力增高,其收缩压与主动脉压相同。导管从右心室进入主动脉,主动脉血氧含量与右心室相同;导管也可从右心室经室间隔缺损进入左心室再进入肺动脉,其肺动脉的压力和血氧含量显著增高,且与左心室相同。心室造影可显示主动脉起源于右心室,而肺动脉起源于左心室。主动脉位于正常时的肺动脉处,而肺动脉位于右后侧靠近脊柱。

5. MRI检查

(1)单纯完全性大血管转位的表现

①冠状面和矢状面可见两条大动脉与左右心室相连异常,升主动脉起自右心室,主肺动脉起自左心室,升主动脉位于肺动脉的前方。

②可根据左右心室相应的形态学特征,辨别左右心室及其与大动脉血管的关系。

③主动脉瓣下有肌性流出道,位置高于肺动脉瓣。

④右心室肥厚。

(2)矫正型大血管转位的MRI表现

①大动脉与心室连接关系异常及两大动脉的空间位置异常。

②心房或心室亦有并存转位。

③可显示其他并存畸形。

(四)鉴别诊断

部分性大血管转位包括心脏双流出道和单流出道畸形,因单流出道只有一个大血管连接心室,临床上类似永存动脉干、单心室和肺动脉闭锁等,应注意与之相鉴别。

四、单心室

单心室(single ventricle)为先天性心脏病的少见类型,该畸形的主要特点是共同心室(单心室)通过共同房室瓣或两个房室瓣与心房连接,而主动脉和肺动脉均发自共同心室(图19-5)。在胚胎发育过程中,原始心脏由一纵行管道弯曲呈S形并产生两个收缩环,从后向前为心房、心室和心球。胚胎发育障碍时,心球和心室间分隔逐渐消失,心球纵隔亦开始形成,因此主动脉发自心室靠后,心球腹侧部分发育为右心室的出口,即右心室肺动脉圆锥,肺动脉出自

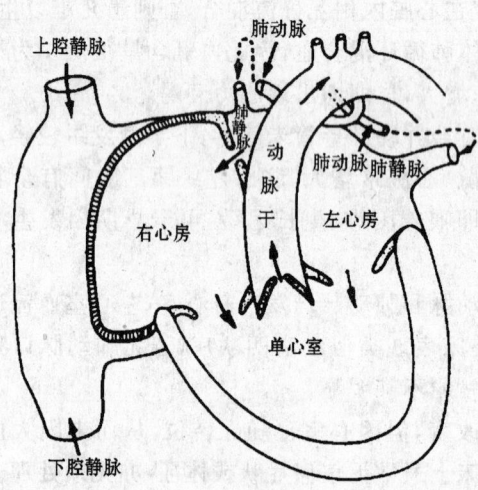

图19-5 单心室合并永存动脉干解剖及血液循环示意图

注:动脉干发自单一共同心室,无肺动脉干,左、右肺动脉分别发自永存动脉干。左、右心房的血液均注入共同心室,部分肺静脉血液亦引流到右心房,永存动脉干则接受来自共同心室的血液,并再分流一部分肺动脉

第十九章 先天性心脏病的鉴别诊断

此处。此时若心脏发育障碍,则在正常右心室的肺动脉圆锥位置上仅有发育不全的出口腔,通过肌嵴把流入腔和主心室隔开,肺动脉即出自心室小腔,而主动脉发自共同心室。单心室畸形的心室结构可表现为四种情况:①无右心室窦,主心室腔呈左心室结构。②无左心室窦,主心室腔呈右心室结构。③缺乏室间隔或残余室间隔。④无左右心室窦,只有漏斗部。根据单心室大动脉起源位置及与血流动力学的关系,将其分为三种类型:即Ⅰ型:主动脉起自单心室,肺动脉起自幼稚心腔。此型肺动脉发育细小,体循环血流量增大,肺循环血流量小,因而发绀明显;Ⅱ型:此型主动脉发自幼稚心腔,肺动脉发自单一心室,因此肺循环血流量大而体循环血流量小,肺内血管扩张,发绀较轻或无发绀;Ⅲ型:主动脉和肺动脉都起自幼稚心腔,体、肺循环血流量大致相等,发绀多为中等程度。

单心室畸形很少单独存在,如可伴有房间隔缺损,若缺损不大,则心腔仍为三心腔。若缺损大,类似单心房。若房间隔完全缺损,则为二腔心。

单心室常合并大动脉右转位,其特点为:①单室腔为左心室结构,基底部有一小漏斗部。②有两组房室瓣。③常合并大动脉右转位。④流出道腔可在心基底部右侧或左侧。⑤可有或无肺动脉狭窄。⑥可能有主动脉狭窄。另外,单心室还常伴肺动脉口狭窄等。

单心室亦常合并肺动脉瓣口狭窄、闭锁或肺动脉缺如,并可合并永存动脉干,即共同心室发出一条大动脉干(永存动脉干),如此时肺动脉干缺如,则左、右肺动脉分支分别自永存动脉干发出。

(一)诊断

单心室的临床表现随并发畸形及肺循环的血流量而异,由于左、右心室间无间隔,两侧心房的血液分别通过各自的房室瓣口而进入共同的心室腔,动静脉血液在心室混合后分别流入主动脉和肺动脉。当肺动脉发育不良时,进入肺脏的血液很少,肺氧合血占心室混合血的比例小,出生后即明显发绀,并随年龄增长而进行性加重,亦可见杵状指。如果肺动脉发自主心室,则有大量血液进入肺动脉而氧合,通常较少出现发绀或发绀较轻。由于通过发育不全的主动脉到达体循环的血量减少,则肺循环的血流量增大,临床表现为气急,反复呼吸道感染及心力衰竭,心脏明显增大,发绀轻重不一,严重者可发生晕厥。

(二)辅助检查

1. 心电图 典型心电图表现为心前导联上均为rS型波形,而aVR导联主波向上。

2. 右心导管检查 于右心室部位血氧明显升高,主动脉和肺动脉血氧含量相同。选择性心血管造影有助于了解心脏解剖异常并确定诊断,可见"两"心室同时显影,为一巨大单一心室。

3. 超声心动图 二维超声于心尖及剑突下四腔面显示单心室腔,无室间隔。主动脉、肺动脉根部关系正常,主动脉右位或左位。主动脉与肺动脉主干瓣叶及瓣下可有或无狭窄。二、三尖瓣形态正常,各自开口于单心室,或只有一组房室瓣(共同瓣)。心房与内脏关系表现为:心房与内脏位置正常为原位;镜面者为反位;异常者为异位,常伴无脾症。

4. 胸部X线检查 心脏增大,肺动脉段明显饱满凸出,随年龄增长心脏逐渐变长,肺动脉段凸出也逐渐缩小甚至消失,合并肺动脉狭窄者肺动脉可有显著凹陷。主动脉起源于幼稚心腔者,左心缘为较长的饱满凸出,主动脉常扩张并向中线弯曲。肺血管纹理的改变取决于肺动脉不同起源所导致的肺循环血流量多少。

5. MRI 检查 仅有一个心腔，无室间隔。两心房可有两组或仅有一组房室瓣与心室腔连接。左心室型单心室室壁光滑，无肌性流出道，多有输出心腔位于主心室前上方，经小球室孔与主心腔相连，输出腔与主动脉相连，即大动脉错位。右心室型单心室，心室壁粗糙，有肌性流出道，主心腔多位于前方，残留左心室位于右后下方，多数病人两大动脉都起自主心腔。未定心室型者无残留心腔，主心室内膜略显粗糙，无肌性流出道，两大动脉亦开口于单心室。可显示心室双出口。

（三）鉴别诊断

本病应注意与其他发绀型先天性心脏病相鉴别，如法洛四联症、大血管转位伴室间隔缺损等。巨大室间隔缺损合并艾森门格综合征时，发绀明显，超声心动图仅显示残留小室间隔，易被误认为单一心室，但此畸形可见发育相等的主、肺动脉，其位置亦正常，据此可与单心室畸形相鉴别。

五、三尖瓣闭锁

三尖瓣闭锁（tricuspid atresia）占先天性心脏病的 1‰~3‰，其特点是三尖瓣环缺失，常并发房间隔缺损（ASD）、右心室发育不良、室间隔缺损（VSD）、动脉导管未闭（PDA）及肺动脉狭窄、闭锁或缺如等畸形。病理改变包括右心房扩大、三尖瓣闭合仅有一小孔，右心室腔仅由流出道构成，腔很小（图 19-6）。右心房血液经房间隔缺损流入左心房，实际上相当于解剖性左心房和左心室之间通过左侧二尖瓣有一个共同房室连接。右心室腔和流出道在无 VSD 存在时仅为一个小的隔离腔室，常伴肺动脉狭窄；当存在 VSD 时，则肺动脉圆锥通往左心室，并伴随肺动脉闭锁。另外，还可出现右心室完全缺如，即表现为单一左心室和一条转移到左心室的狭窄肺动脉。左心室表现为肥厚、扩大，二尖瓣环亦增大。

三尖瓣闭锁与大血管的关系多数正常（占 70%~80%），但也可合并大血管位置异常，多为大血管右位（D-转位）。另外，三尖瓣闭锁还常合并永存左上腔静脉、主动脉弓离断等畸形（图 19-6）。

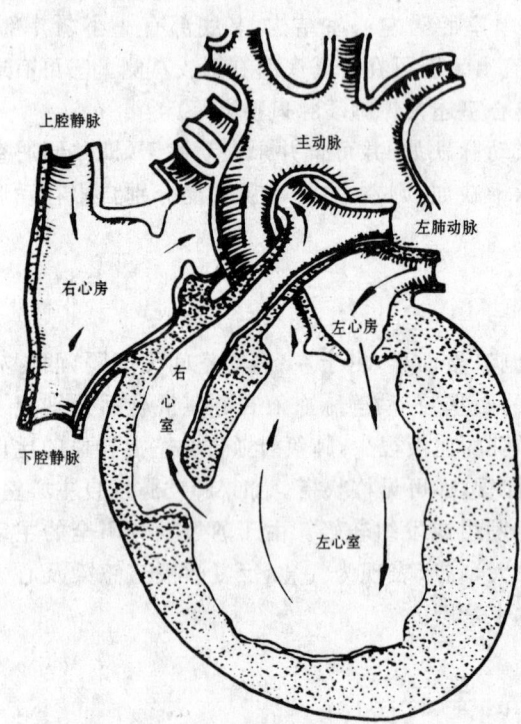

图 19-6　三尖瓣闭锁合并室间隔缺损解剖及血液循环示意图

注：右心房血液经房间隔缺损进入左心房，主动脉发自左心室，接受来自两心房的混合动静脉血；发育不良的肺动脉仍发自右心室，接受部分自室间隔缺损分流来的血液

（一）诊断

三尖瓣闭锁时，腔静脉血流入右心房后全部通过房间隔缺损分流到左心房，然后与来自肺

静脉的氧合血混合而进入左心室和主动脉。左心室的血液部分经过室间隔缺损分流入右心室而进入肺动脉,由于右心发育不良,肺循环血流量不足,仅有主动脉通过未闭动脉导管分流入肺动脉的血,因此动脉血氧饱和度降低而表现为早发发绀。

三尖瓣闭锁病儿存活期很短,大多于出生后 3 个月内死亡。

(二)辅助检查

1. 血常规检查 血红细胞数和血红蛋白含量增高。

2. 血气分析 血氧饱和度下降及酸碱平衡失调。

3. 心电图检查 主要表现为电轴左偏,左心室肥厚。

4. 胸部 X 线检查 心脏呈重度增大,主要为右心房和左心室扩大。在后前位胸片上,右心缘全部变直(房间隔通路大)或显著向右侧凸出(房间隔通路小)。由于上腔静脉扩张,上纵隔影向右增宽。左下心缘饱满变圆,向左侧凸出,心尖抬起并左移。肺动脉段凹陷,心脏右缘变直形成"木靴型心"。

5. 超声心动图检查 右心房扩大,三尖瓣闭合仅有一小孔,右心室腔仅由流出道构成,腔很小。

6. MRI 检查

(1)右心房室无直接连通,三尖瓣位置由一较高(纤维脂肪组织)或中低(纤维隔膜)信号所代替,并分隔右心房、心室。

(2)两侧心房扩大,可伴有房间隔缺损或卵圆孔未闭。

(3)右心室较小,流出道狭窄。左心室扩大,室壁增厚,多有室间隔缺损。

(4)肺动脉多有狭窄或闭锁,主动脉扩张可并发动脉导管未闭或体肺循环侧支向肺内供血,同时可合并大动脉转位。

(三)鉴别诊断

三尖瓣闭锁与肺动脉闭锁很相似,但与其他发绀型先天性心脏病在心电图上有不同的表现,三尖瓣闭锁者心电图多为电轴左偏及左心室肥厚,而后者多为右心室电轴右偏和右心室肥厚。因此,在显著发绀伴有电轴左偏和左心室肥厚者,应首先考虑此病。此外超声心动图检查对于鉴别诊断具有重要价值。

六、肺动脉闭锁

肺动脉闭锁(pulmonary atresia)为少见发绀型先天性心脏病,发病率约占先天性心脏病的 1%。在胚胎发育过程中由于动脉球嵴分隔不匀,中线极度右偏而使肺动脉闭锁,心室与肺动脉间完全不具有通道,肺动脉盲端止于左心室壁上。该畸形常合并房间隔缺损(ASD)、室间隔缺损(VSD)、动脉导管未闭(PDA)或心室发育不良。

肺动脉闭锁根据伴或不伴 VSD 表现出两种明显不同的解剖学异常,即不伴 VSD 的肺动脉闭锁者,右心室发育不良,心室腔明显缩小,常可伴有三尖瓣异常,通常瓣环和肺动脉发育不良,同时亦可由于右心室缩小而发生闭锁,表现为单心室样改变;而伴有 VSD 的肺动脉闭锁者,右心室发育程度差异很大,可不发育,也可发育如同正常,其发育的程度与肺动脉发育不全明显相关。肺动脉闭锁在病理形态学上又可分为肺动脉瓣(包括右心室流出道)闭锁(图 19-7);

主肺动脉闭锁,左、右肺动脉主干存在;肺动脉瓣、主肺动脉和一侧肺动脉闭锁;肺动脉瓣、主肺动脉和两侧肺动脉干均闭锁,肺血液循环来自体肺循环侧支血管。

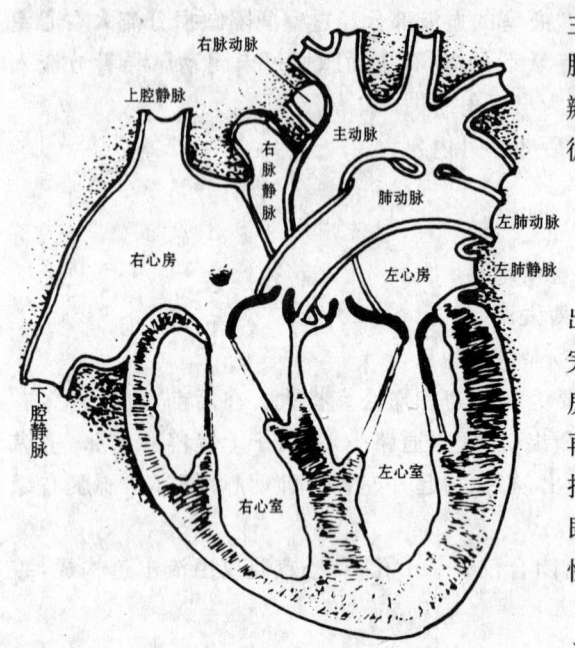

图 19-7　肺动脉瓣闭锁合并室间隔缺损及动脉导管未闭解剖及血液循环示意图

注:右心室血液自室间隔缺损分流到左心室,主动脉仍发自左心室,接受左心室及右心室分流来的血液,然后部分血液经未闭动脉导管分流到肺动脉

（一）诊 断

该畸形在胎儿期对血液循环影响不大,出生时心脏大小正常。肺动脉闭锁而室间隔完整的血流动力学改变似三尖瓣闭锁,右心房、右心室的静脉血经房间交通进入左心房,再进入左心室,体、肺循环都由左心室泵血维持,肺血主要来自未闭动脉导管。因此,生后即明显发绀,随动脉导管逐渐变细,发绀进行性加重,并出现心力衰竭。

由于右心房、右心室扩大,多出现三尖瓣关闭不全,在胸骨左缘第三四肋间可闻及全收缩期杂音,并有收缩期震颤。

（二）辅助检查

1. 心电图　电轴正常,右心房肥大;右心室除极向量减弱,表现为左心室肥厚图形。

2. 胸部 X 线检查　右心房扩大,在左前斜位上右心房弧度明显增大,搏动增强,左心房及左心室扩大。

3. 超声心动图　右心房扩大,右心室腔变小,室壁增厚,右心室流出道狭窄或闭锁,少数可见右心室扩大,室壁变薄,三尖瓣关闭不全;左心房、室扩大,室壁增厚。同时可检出合并的 ASD、PDA 或其他畸形。

4. MRI 检查　肺动脉闭锁可见肺动脉正常流空效应消失。右心室腔变小,室壁增厚,右心室流出道狭窄或闭锁,少数病例右心室扩大,室壁变薄,三尖瓣关闭不全。右心房扩大,可有 ASD、PDA。左心房、室扩大,室壁增厚。

（三）鉴别诊断

肺动脉闭锁而室间隔完整的血流动力学改变似三尖瓣闭锁,因此临床上主要应与三尖瓣闭锁相鉴别。同时,室间隔完整的肺动脉闭锁多合并 ASD、VSD 或 PDA,因此还应注意与法洛四联症等鉴别。

七、主动脉弓离断和主动脉弓闭锁

主动脉弓离断(aorta arch interruption)为少见的婴幼儿先天性心脏病,如不经外科治疗,患儿几乎于出生后 1 个月内死亡。

主动脉弓离断指主动脉弓与降主动脉之间断离,升主动脉与降主动脉之间血流中断。本病分三型：A型，中断位于左锁骨下动脉开口以远；B型，中断位于左颈总动脉与左锁骨下动脉开口之间；C型，中断位于右无名动脉与左颈总动脉开口之间（图19-8）。A、B型最为常见，其发生率相当，占存活主动脉弓离断病例的绝大部分。C型极为少见。主动脉弓离断时，由于主动脉瓣叶和肺动脉瓣叶之间的肌性连接向前移位，可造成主动脉瓣狭窄。右锁骨下动脉起源常有变异，多单独发自距离断较远的降主动脉。主动脉弓离断者，降主动脉的血液几乎均由合并存在的粗大的动脉导管未闭供应，同时该病80%～90%的病人合并VSD，且VSD常紧靠近肺动脉瓣下。10%～20%合并主动脉-肺动脉窗。还常合并完全性大血管转位、共同动脉干等畸形。也可同时合并主动脉闭锁、二尖瓣闭锁等共同构成"左心发育不全综合征"。

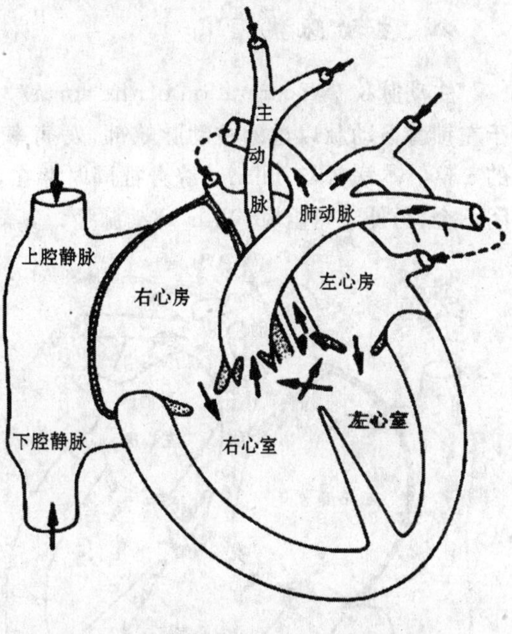

主动脉弓闭锁与主动脉弓离断不同的是本病在主动脉弓与降主动脉之间的管腔局限性闭塞，但仍有残余纤维素带相连。主动脉弓闭锁和离断的临床表现，血流动力学改变均相同，MRI检查有鉴别诊断价值。

图19-8 主动脉弓离断（C型）合并室间隔缺损及未闭的巨大动脉导管示意图

注：主动脉弓离断仅分出头臂动脉，室间隔缺损，肺动脉仍发自右心室，接受右心室及左心室分流来的血液，部分血液经巨大的未闭动脉导管分流到降主动脉

（一）诊断

由于本病降主动脉由肺动脉通过未闭动脉导管供血，故产生差异性发绀。A型者上肢头面部无发绀，下肢发绀；B型除下肢外，左上肢亦出现发绀；C型除右侧头面部和右上肢外，其余部位均发绀，合并室间隔缺损（VSD）可产生大量左向右分流而导致肺动脉高压和右心衰竭。

本病临床上常出现DiGeorge综合征，即心脏反位，甲状旁腺和胸腺功能异常，面部畸形等，尤其胸腺发育不良或不发育常伴免疫功能低下和低钙血症。

本病出生后早期即出现心力衰竭，差异性发绀，四肢血压及脉搏不同，主动脉离断较远者血压低，脉搏细弱或消失。听诊肺动脉瓣区第二心音亢进。

（二）辅助检查

1. 胸部X线检查 后前位显示心脏向两侧扩大，肺动脉段饱满。左前斜位右心室增大可更明显，左心室缩小。

2. MRI检查 可显示主动脉弓离断的部位和长度；可见未闭动脉导管与降主动脉相连；主肺动脉显著扩张，右心室壁增厚；合并VSD者两心室均扩大；MRI还可显示合并的其他畸形。

八、主动脉狭窄

主动脉狭窄(coarctation of the aorta)为主动脉先天性局限性狭窄畸形,通常狭窄部位位于左锁骨下动脉以远的主动脉峡部,发病率占先天性心脏病的1‰～3‰,男性发病率是女性的5倍。本病常与Turner综合征同时存在,并常合并主动脉瓣二瓣化、VSD、二尖瓣狭窄或关闭不全,另外还可合并Wills环动脉瘤。其病理改变为动脉管壁局限性环形狭窄,狭窄处动脉壁中层变性,内膜增厚,可呈膜状或脊状突入主动脉腔内。

根据动脉导管与主动脉狭窄部位的关系分为二型。成人型(导管后型):主动脉狭窄伴动脉导管关闭,主动脉狭窄的部位在动脉导管入口附近或远端,狭窄较局限且程度不一。该型供应下肢的血液主要通过侧支循环,主要的侧支循环有:①锁骨下动脉的上肋间支与主动脉的第一肋间分支在胸部的吻合。②锁骨下动脉的肩胛分支与主动脉的肋间分支在胸壁的吻合。③锁骨下动脉的乳内动脉分支与髂外动脉的腹壁动脉分支在腹部吻合。由于主动脉狭窄部位在动脉导管开口的远端,故左心室流入升主动脉的无阻碍,而流入下肢的血液则因狭窄而受阻,可出现狭窄部近端血压升高。狭窄部远端血压降低。侧支循环形成,婴幼儿型(导管前型),狭窄位于左锁骨下动脉与动脉导管之间,动脉导管开口近端的主动脉弓有局限性环状或节段状狭窄。动脉导管往往粗大且多合并

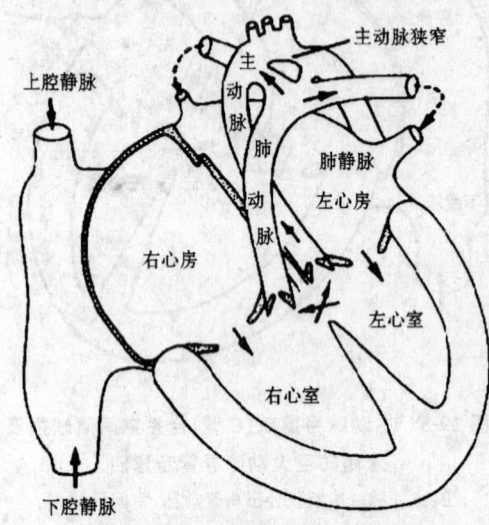

图19-9 主动脉狭窄合并室间隔缺损及动脉导管未闭解剖示意图

注:主动脉狭窄发生在左锁骨下动脉与未闭动脉导管之间,主动脉主要接受左心室的血液,肺动脉则接受右心室及部分经室间隔缺损分流来的左心室血液,然后部分血液经未闭动脉导管再分流到降主动脉

其他心脏畸形,如室间隔缺损、大血管转位、二尖瓣和主动脉瓣畸形等(图19-9)。

(一)诊断

儿童及成人型由于狭窄部位在动脉导管开口的远端,下肢供血不足而发育不良,下肢出现乏力、发冷、疼痛和麻木及间歇性跛行。由于上肢供血过多,发育正常,无发绀,但可因高血压而出现头疼、头晕、耳鸣和鼻出血等症状。上肢血压增高,可因左心室负荷过重,而致左心室肥厚,继之可扩大,晚期出现左心衰竭。体检可有上肢脉搏洪大,而下肢脉搏细弱,足背动脉搏动可消失,前胸及后背可闻及收缩期血管性杂音。

婴幼儿型由于动脉导管开放,肺动脉血经动脉导管进入降主动脉,则下肢可呈发绀,如合并其他畸形,则可出现全身发绀并常于婴幼儿期间即发生心力衰竭。

(二)辅助检查

1. 心电图检查 婴幼儿型心电图可出现电轴右偏和右心室肥厚;儿童及成人型则可表现为左心室肥厚及左束支传导阻滞图形。

第十九章 先天性心脏病的鉴别诊断

2. 胸部X线检查 在后前位和左前斜位于主动脉弓远侧与降主动脉连接处显示一个切迹或缺损,形如"3"字形,故称"3"字征;显著扩张的锁骨下动脉可凸出如主动脉结,与扩张的狭窄后段动脉形成"双主动脉结"征象;主动脉结缩小和消失,由于部分病人主动脉发育不良或左锁骨下动脉扩张,使纵隔异常突出,致主动脉结被遮盖,或由于动脉导管开口部位狭窄的牵引,使主动脉向前内方移位并内陷,故表现为主动脉结缩小或消失;升主动脉扩张;主动脉弓与降主动脉连续性中断,在后前位和左前斜位见升主动脉扩张,降主动脉不明显,形似主动脉连续性中断;左上纵隔影增宽和食管压迹,由于扩张的升主动脉及左锁骨下动脉的扩张可造成食管压迹和左上纵隔增宽;由于肋间动脉侧支循环扩张压迫肋骨所产生肋骨切迹,这是本病主要X线表现之一,常见于第4~8对肋骨。

3. 心血管造影检查 心血管造影能明确主动脉狭窄的部位或程度,以及侧支循环和可能合并的其他心脏畸形。

4. MRI检查 主动脉狭窄的MRI检查可显示主动脉狭窄的部位及其程度,左心室肥厚及后期心脏扩大,侧支循环形成以乳内动脉、椎动脉及肋间动脉为常见,同时可显示其他合并畸形。

(三) 鉴别诊断

主要为重度主动脉狭窄与主动脉闭锁或主动脉弓离断等畸形相鉴别,重度主动脉狭窄通常仍有少量血流通过;而主动脉闭锁或离断则无直接血流通过。另外,肋间动脉瘤或肋间神经瘤也可造成肋骨切迹,诊断时应注意鉴别。

九、永存动脉干

永存动脉干(persistent truncus arteriosus)属少见而严重的先天性心脏病,此畸形仅有一条大动脉和一组半月瓣骑跨于两心室之上,并由该大动脉干发出左、右肺动脉和冠状动脉,远端再发出头、臂动脉。本病常同时有高位室间隔缺损,单心室等畸形。本病的形成是由于胚胎发育缺陷,即两个动脉球嵴缺如,未能将原始动脉干分隔成主动脉和肺动脉,而留下单一通道,即共同的动脉干。Collet和Edwards将此畸形分为四种类型(图19-10),即Ⅰ型,总动脉干发出肺动脉和升主动脉;Ⅱ型,由总动脉干后壁分出左右肺动脉;Ⅲ型,由总动脉干之侧壁分出左右肺动脉;Ⅳ型,肺动脉和动脉导管缺如,肺血液供应来自降主动脉的支气管动脉侧支循环。

(一) 诊断

永存动脉干病人多于出生后即有发绀,早发心力衰竭和肺动脉高压。体检见心脏浊音界增大,心前区隆起并有抬举感。心脏杂音常不明显,有时在胸骨左缘第三四肋间可听到全收缩期吹风样杂音(室间隔缺损)和(或)舒张期吹风样杂音(动脉干反流)而类似动脉导管未闭。心底部第二心音呈单一音,无分裂。

(二) 辅助检查

1. 胸部X线检查 肺血增多,心底部阴影增宽(动脉干),斜位时变窄(无肺动脉干);肺动脉从动脉干背侧或两侧发出者,肺门血管影较重,搏动明显;心脏中度或显著扩大,心尖上翘。

2. 心电图 显示左、右心室肥大。

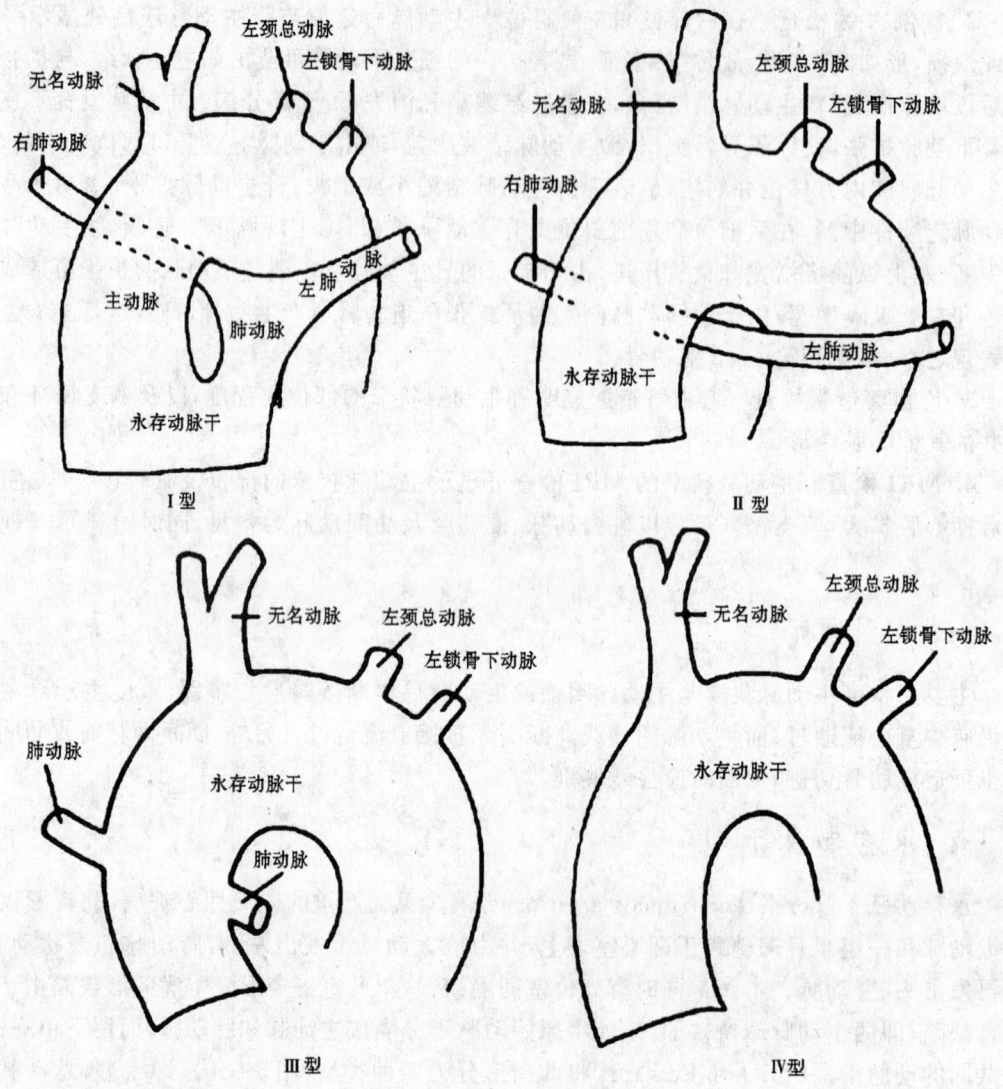

图 19-10 永存动脉干 I～IV 型示意图

注：I 型肺动脉干和升主动脉由总动脉干发出，II 型左、右肺动脉由总动脉干后壁分出，III 型左、右肺动脉由总动脉干之侧壁分出，IV 型肺动脉和动脉导管缺如，肺血液供应来自降主动脉的支气管动脉侧支循环

3. 超声心动图 超声心动图左心室长轴可见心室间隔之上骑跨一扩大的主动脉根，但主动脉短轴只见到主动脉瓣而见不到肺动脉瓣和肺动脉。

4. 心导管检查及造影 右心导管检查提示右心室压力增高，收缩压与主动脉压相同；提示有心室水平左向右分流，血氧含量可增高；导管从右心室进入肺动脉和主动脉；右心室造影可见主动脉和肺动脉同时显影，主动脉位于肺动脉的右前方。

5. MRI 检查 可见显著扩张的单一大动脉，并骑跨于室间隔之上；左、右肺动脉及左、右冠状动脉均发自大动脉；多合并高位 VSD、ASD、PDA、右位主动脉弓、单心房及单心室等畸形。

（三）鉴别诊断

主要应与肺动脉闭锁或主动脉闭锁等相鉴别，肺动脉闭锁者右心室小，肺血少。胸部 X

线、超声心动图、MRI 和心血管造影检查很容易鉴别。

第五节 心脏位置异常

正常心脏心尖位于左侧胸腔内,心脏轴线指向左下方,其内脏正位,故称正常左位心。心脏位置异常(malposition of the heart)通常指心脏心尖部位于右侧胸腔内(即右位心,dextrocardia),或位于胸腔中央(中位心),或者虽心脏位置仍位于胸腔左侧而内脏易位(如无脾症或称单纯左旋心)。通常心脏位置异常多伴有内脏易位或其他心脏畸形,临床上常根据心脏位置的变化、心脏腔室与大动脉的连接关系、心脏内其他复杂畸形和合并心外畸形或内脏转位情况,将其分为四种类型,即:镜面右位心、右旋心、左旋心和中位心。心脏异位者升主动脉在胸腔的位置可表现为右位(D-位,升主动脉位于主肺动脉的右侧)、左位(L-位,升主动脉位于肺动脉左侧)和前位(A-位,升主动脉位于肺动脉的前方)。

另外,心脏位置异常还包括心脏位于胸腔外的情况,如胸壁型,即由于先天性胸骨裂开,心脏膨入胸壁;腹型,即心脏位于横膈的下方;胸腹型,心脏位于胸腹之间;颈型,即心脏位于前颈部。此类心脏位置异常多合并其他严重心脏畸形,诊断较为容易。

一、镜面右位心

心脏位于右侧胸腔内,心尖位于右胸腔下方,通常不伴内脏转位,因其类似正常心脏位置的镜面观,故又称为镜面右位心(dextrocardia)。该型主要表现为心腔左右易位,但与大血管的关系仍保持正常,其心房、心室和大血管的位置宛如正常心脏的镜中像(图 19-11)。该型通常不引起明显的血流动力学变化,因而常无临床症状。

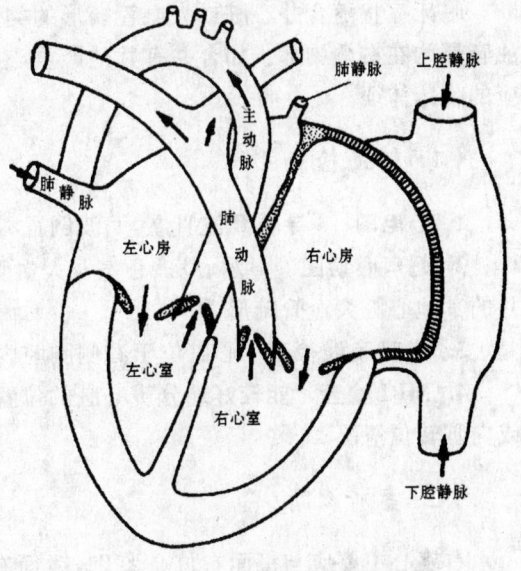

图 19-11 镜面右位心解剖示意图
注:心腔左右易位,心尖位于右侧胸腔,指向右下方。心腔与大血管的关系仍保持正常,其心房、心室和大血管的位置宛如正常心脏的镜中像

(一)诊断

临床无症状,体检时发现心脏位于右侧,心尖搏动、心音及心浊音界均在右侧胸部,无心脏杂音。

(二)辅助检查

1. 心电图 Ⅰ导联 P 波和 T 波倒置,QRS 主波向下,为正常Ⅰ导联的倒影;Ⅱ导联相当于正常的Ⅲ导联,而Ⅲ导联相当于正常的Ⅱ导联;aVR 导联相当于正常的 aVL 导联,而 aVL 导联相当于正常的 aVR 导联;胸导联中 V_3R, V_1, V_2, V_3, V_4, V_5 导联分别相当于正常时的 V_3, V_2, V_1, V_3R, V_4R, V_5R。

2. 胸部 X 线检查 X 线示心影和正常心脏呈镜中像,位于右胸内,心尖在右侧,主动脉弓及主动脉结位于脊柱右位(即右弓右结)。有内脏反位者胃泡在右侧横膈下方;但也偶有只是心脏位置右移而不转位者,其主动脉弓仍位于左侧。

3. 超声心动图 可显示心房、心室及大血管的关系。
4. MRI检查 MRI检查能较好地分辨心脏的位置、结构，同时还能显示是否合并有其他心脏畸形或内脏转位。

（三）鉴别诊断

镜面右位心的鉴别诊断主要应与右旋心鉴别。右旋心的内脏位置可正常而不转位，但常合并其他心脏畸形。

二、右旋心

为心脏发育过程中下降及向左旋转不良，甚至向右旋转所致。心脏位于右侧胸腔，心尖指向右前方，但各个心腔的左右关系保持正常，未形成镜像倒转。本型内脏位置正常无转位，心脏位置异常主要是左右心室转位，由正常的右心室在前左心室在后转为两心室左右并列（又称单发右位心），此型常合并其他心脏大血管畸形。

（一）诊断

临床症状随合并心脏或大血管畸形的类型不同而表现各异，体检可见心尖搏动、心音及心浊音界均在右侧胸部。如合并有其他严重心脏畸形，则可出现发绀、气急等症状，并能发现相应的临床体征。

（二）辅助检查

1. 心电图 Ⅰ导联P波直立，T波倒置；Ⅱ、Ⅲ导联有深Q波，V_5、V_6低电压。
2. 超声心动图 显示心房、心室及大血管呈正常左右关系。超声心动图可检查出同时合并的其他心脏大血管畸形。
3. 胸部X线检查 心脏位于右侧胸腔内，主动脉可在右侧或左侧，横膈右侧较左侧低。
4. MRI检查 能较好地分辨心脏的位置、结构，同时还能显示是否合并有其他心脏畸形或内脏转位情况。

（三）鉴别诊断

右旋心主要应与镜面右位心鉴别，镜面右位心常伴有内脏转位，通常不合并其他心脏畸形。

三、左旋心

该型心脏轴线指向左下方，心尖仍在左侧胸腔内（即心脏位置正常），但合并内脏转位（内脏反位）及其他心脏畸形。此型如不合并心房和内脏转位，则称单纯左位心，但此时常合并其他多发严重的心脏大血管畸形。

心脏位置异常伴无脾症通常合并大静脉（体循环静脉系统）连接异常、ASD或完全性心内膜垫缺损、共同心室、大血管转位、严重的肺动脉狭窄或闭锁、肺静脉连接异常等。本病根据腹部X线或二维超声所示肝脾的位置或是否缺如，较容易明确诊断。血液涂片检查红细胞内是否存在Howell-Jolly和Heinz小体对于诊断无脾症很有帮助，通常无脾症存在该小体。

多脾症通常合并下腔静脉肝脏分支缺如、双上腔静脉、肺静脉连接异常、ASD 或心内膜垫缺损、肺动脉狭窄和右心室双出口。

四、中位心

该型心脏轴线指向正下方，心尖位于正中，内脏位置可正常或转位。此型常合并心脏大血管畸形。MRI 检查可见心脏位于胸部的正中央，室间隔接近前后走行，左心室在左，右心室居右，呈两心室并列。

（解放军总医院　李伯君　杨庭树）

参考文献

1　Fvfe DA, Kline CH. Fetal echocardiographic diagnosis of congenital heart disease. Pediatr Clin North Am, 1990;37(1):45—67

2　Gatzoulis MA, Shore D, Yacoub M, et al. Complete atrioventricular septal defect with tetralogy of Fallot: diagnosis and management. Br Heart J, 1994; 71(6):579—583

3　Pinskv WW, Arcinieqas E. Tetralogy of Fallot. Pediatr Clin North Am, 1990; 37(1):179—192

4　Castaneda AR, Mayer JE, Lock JE, et al. Tetralogy of Fallot with pulmonary atresia. Rehabilitation of diminutive pulmonary arteries. Prog Pediatr Cardiol, 1993;88:205

5　Gatzoulis MA, Yacoub M, Shinebourne EA. Complete atrioventricular septal defect with tetralogy of Fallot: diagnosis and management. Br Heart J, 1994; 71:579

6　Minich LA, Snider AR, Bove EL, et al. Echocardiographic evaluation of atrioventricular orifice anatomy in children with atrioventricular septal defect. J Am Coll Cardiol, 1992;19:149

7　Merrill WH, Hammon JW, Bender HW, et al. Complete repair of atrioventricular septal defect. Ann Thorac Surg. 1991;52:29

8　Lakier JB, Stanger P, Heymann MA, et al. Early onset of pulmonary valve obstruction in patients with aortopulmonary transposition and intact ventricular septum. Circulation, 1975;51:875

9　Presbitero P, Somerville J, Rabajoli F, et al. Corrected transposition of the great arteries without associated defects in adult patients: Clinical profile and followup. Br Heart J, 1995; 74:57

10　Meissner MD, Panidis IP, Eshaghpour E, et al. Corrected transposition of the great arteries: evaluation by two-dimensional and Doppler echocardiography. Am Heart J, 1986;111:599

11　Pasquini L, Sanders SP, Parness IA, et al. Canal anatomy in 119 patients with d-loop transposition of the great arteries and ventricular sepal defect: an echocardiographic and pathologic study. J Am Coll Cardiol, 1993;21:1712

12　Wang JK, Li YM, Chiu IS, et al. Usefulness of magnetic resonance imaging in the assessment of venoatrial connection, atrial morphology, bronchial situs, and other anomalies in right isomerism. Am J Cardiol,1994;74:701

13 Rebergen SA, Guit GL, Droosa. Double outlet left ventricle: diagnosis with magnetic resonance imaging. Br Heart J,1991;66:381

14 Thies WR, Soto B, Diethelm E, et al. Angiographic anatomy of hearts with one ventricular chamber: the true single ventricle. Am J Cardiol,1985;55:1363

15 DiSessa TG, Isabel-Jones J, Heins H, et al. Two dimensional echocardiographic features of the univentricular heart. Cardiovasc Ultrason,1984;3:89

16 Gerlis LM. Covert congenital cardiovascular malformation discovered in an autopsy series of nearly 5000 cases. Cardiovasc Pathol,1996;5:11

17 Wyllie J, Wren C, Stewart H. Screening for fetal cardiac malformations. Br Heart J,1994;71:20

18 Tynan M, Qureshi S. Interventional catheterization in congenital heart disease. Curr Opin Cardiol,1993;8:114

19 Rigby ML, Carvalho JS, Anderson RH, et al. The investigation and diagnosis of tricuspid atresia. Int J Cardiol,1990;27:1

20 Sade RM, Fyfe DA. Tricuspid atresia: current concepts in diagnosis and treatment. Pediatr Clin North Am,1990;7:151

21 Freedom RM, Culham JA, Olley PM, et al. The differentiation of functional from organic pulmonary atresia: The role of aortography. Am J Cardiol,1978;41:914

22 Hanseus K, Bjorkhem G, Lundstrom NR, et al. Cross-sectional echocardiographic measurements of rigft ventricular size and growth in patients with pulmonary atresia and intact ventricular septum. Pediatr Cardiol,1991;12:135

23 Shuler CO, Fyfe DA, Sade R, et al. Transesophageal echocardiographic evaluation of cor triatriatum in children. Am Heart J,1995;129:507

24 Talner NS, Berman MA. Postnatal development of obstruction in coarctation of the aorta: role of the ductus arteriosus. Pediatrics,1975;56:562

25 Mohiaddin RH, Kilner PJ, Rees S, et al. Magnetic resonance volume flow and jet velocity mapping in aortic coarctation. J Am Coll Cardiol,1993;22:1515

26 Dekker AO, Gittenberger-DeGroot AC, Roozendaal H. The ductus arteriosus and associated cardiac anomalies in interruption of the aortic arch. Pediatr Cardiol,1982;2:185

27 Oberhoffer R, Cook AC, Lang D, et al. Correlation between echocardiographic and morphological investigations of lesions of the tricuspid valve diagnosed during fetal life. Br Heart J,1992;68:580

28 Crupi G, Macartney FJ, Anderson RH. Persistent truncus arteriosu: a study of 66 autopsy cases with special reference to definition and morphogenesis. Am J Cardiol,1977;40:569

29 Yoshizato T, Julsrud PR. Truncus arteriosus revisited: an angiographic demonstration. Pediatr Cardiol,1990;11:36

30 Eugene Braunwald. Heart Disease: a textbook of cardiovascular medicine, fifth edition. WB aunders,1997

31 Stanger P, Rudolph AM, Edwards JE. Cardiac malpositions: an overview based on study of 65 necropsy specimens. Circulation,1977;56:159

32 Wexler L. The use of magnetic resonance imaging in adult congenital heart disease. Am J Cardiac Imaging,1995;9:15

33 Geva T, Vick W, Wendt R, *et al*. Role of spin echo and cine magnetic resonance imaging in presurgical planning of heterotaxy syndrome: comparision with echocardiography and catheterization. Circulation,1994;90:348

34 Peoples WM, Moller JH, Edwards JE. Polysplenia: a review of 146 cases. Pediatr Cardiol,1983;4:129

第二十章 主动脉及大动脉疾病的鉴别诊断

主动脉及大动脉疾病主要包括主动脉夹层、主动脉窦瘤、主动脉炎及梅毒性心血管病等，其鉴别诊断分述如下。

一、主动脉夹层

主动脉夹层(aoritc dissection)是指由于主动脉内膜破裂，血管腔内血液进入主动脉壁中层而形成血肿并扩大的临床危急病症，预后极差，发病率有逐年增加的趋势，男性多于女性，好发于50~70岁。过去被称为主动脉夹层动脉瘤(aoritc dissection aneurysm)，现多改称为主动脉夹层血肿(aoritc dissecting hematoma)，或称主动脉夹层分离，简称主动脉夹层。根据DeBakey分类法，主动脉夹层可分为三型：Ⅰ型，夹层起始于升主动脉，并越过升主动脉弓而至降主动脉；Ⅱ型，夹层起始并局限于升主动脉；Ⅲ型，夹层起始于降主动脉左锁骨下动脉开口远端并可延伸至膈下腹主动脉，比较罕见的情况是逆向延伸累及主动脉弓和升主动脉。其病因至今未明，80%以上主动脉夹层病人有高血压，不少病人有囊性中层坏死。高血压并非引起囊性中层坏死的原因，但可促进其发展。主动脉夹层多发生在遗传性疾病如马方综合征、特纳(Turner)综合征、埃-当(Ehlers-Danlos)综合征等。还易在妊娠期发生，可能与妊娠期内分泌变化使主动脉结构发生改变而易于裂开有关。主动脉夹层的诊断主要依据临床表现和辅助检查两个方面。

(一)诊断

1. 临床表现

(1)疼痛：突发的剧烈疼痛为本病最开始的症状，见于90%以上的病人。疼痛发作一开始即较为剧烈，呈刀割样或撕裂样，有窒息感，甚至伴有濒死感。疼痛常为持续性，吗啡类药物亦难以止痛，有的可因夹层远端内膜破裂使夹层血肿中的血液重新回到管腔内而使疼痛消失，若疼痛消失后又反复出现，应警惕主动脉夹层又继续扩展并有向血管外破裂的危险。疼痛部位有助于提示分离起始部位，前胸部靠近胸骨处的剧烈疼痛多见于近端夹层；背部两肩胛区域的剧烈疼痛则多见于远端起始的夹层；颈部、咽部、颔或牙的疼痛常提示夹层累及升主动脉或主动脉弓部。疼痛部位呈游走性则提示主动脉夹层的范围在扩大。

(2)休克：1/3~1/2的病人在急性发病后，因疼痛而出现面色苍白、大汗淋漓、皮肤湿冷、脉搏细速及呼吸加快等休克症状，但血压仅有轻度降低，80%~90%以上的远端夹层和部分近端夹层在发病早期血压甚至较平时增高，不少原发性高血压病人发病后剧痛使血压更高。如夹层血流穿破外层可导致大量出血，绝大多数病人于数小时内死亡。

2. 体征

(1)心血管系统症状

①原有高血压的病人心脏常扩大，从而导致主动脉瓣关闭不全，可在主动脉瓣区突然出现舒张期吹风样杂音，脉压增大和水冲脉，急性主动脉瓣区反流易导致充血性心力衰竭。②夹层分离累及冠状动脉时，可引起心肌缺血甚至急性心肌梗死。③本病常在疼痛发作后数小时出

第二十章 主动脉及大动脉疾病的鉴别诊断

现周围动脉阻塞的表现,两侧动脉搏动不等或消失,两臂血压差别明显,夹层分离累及的动脉所在部位常有血管性杂音和震颤。④如血肿破入心包腔,可引起明显的心脏压塞症状,可闻及心包摩擦音,常使病情急剧恶化以致死亡。⑤胸锁关节处出现搏动或胸骨上窝可触到搏动性肿块。⑥夹层破裂入胸膜腔内可引起胸腔积液。

(2)神经系统症状:病变累及供应脑和脊髓的动脉,可致偏瘫和截瘫。夹层血肿压迫喉返神经则出现声音嘶哑。病变扩展到髂动脉,影响周围神经供血,则下肢动脉搏动减弱或消失,下肢肌张力降低或完全麻痹。

(3)呼吸系统症状:夹层血肿压迫气管、支气管或肺组织则出现呼吸困难,血肿破入胸腔时可出现胸痛、呼吸困难和出血性休克,X线胸片可见胸腔积液。

(4)消化系统症状:腹痛见于 10%~50% 病人,往往以剧烈腹痛前来就诊,很少伴有恶心、呕吐,无明确的腹部压痛和腹肌紧张,但当血液渗入到腹腔时则引起腹膜刺激,可类似各种急腹症。瘤体破入食管则发生呕血。

(5)泌尿系统症状:当夹层分离波及肾动脉时,可出现腰痛或肾区肿块,部分病人有血尿。

(二)辅助检查

1. 心电图检查 既往有高血压者,心电图可有左心室肥厚和劳损。病变累及冠状动脉时,可出现心肌急性缺血甚至急性心肌梗死改变,心包积血时可出现急性心包炎的心电图改变。

2. X线检查 胸部 X 线见上纵隔或主动脉弓影增大,主动脉外形不规则,有局部隆起。如见主动脉内膜钙化影,可准确测量主动脉壁的厚度。正常为 2~3mm,增到 10mm 时则提示夹层分离的可能,若超过 10mm 则肯定为本病。主动脉造影可显示裂口的部位,明确分支和主动脉瓣受累情况,估测主动脉瓣关闭不全的严重程度,但该法属于有创性检查,有一定危险性。

3. CT检查 CT 可显示病变的主动脉扩张。对主动脉内膜钙化的检出率优于 X 线平片,如果钙化内膜向中央移位则提示主动脉夹层,如向外围移位则提示单纯性主动脉瘤。此外,CT 还可显示由于主动脉内膜撕裂所致的内膜瓣,此瓣将主动脉夹层分为真腔和假腔。CT 对降主动脉夹层分离诊断的准确性高。由于升主动脉、主动脉弓扭曲,可产生假阳性或假阴性。但 CT 对确定裂口部位及主动脉分支血管的情况有困难,且不能估测主动脉瓣关闭不全的存在。

4. 超声心动图 对诊断升主动脉夹层具有重要意义,且易识别并发症(如心包积血、主动脉瓣关闭不全和胸腔积血等)。M 型超声可见主动脉根部扩大,夹层处主动脉由正常的单条回声带变成两条分离的回声带。在二维超声中可见主动脉分离的内膜片呈内膜摆动征,主动脉夹层形成主动脉真假双腔征。有时可见心包或胸腔积液。多普勒超声不仅能检出主动脉夹层管壁双重回声之间的异常血流,且对主动脉夹层的分型、破口定位及主动脉瓣反流的定量分析都有重要价值。应用食管超声心动图结合实时彩色血流显像技术观察升主动脉夹层较可靠。对降主动脉夹层也有较高的特异性及敏感性。

5. 磁共振成像(MRI) MRI 对主动脉壁分离的诊断,可靠性达 90% 以上。能直接显示主动脉夹层的真假,清楚显示内膜撕裂的位置和剥离的内膜片或血栓。能确定夹层的范围和分型,以及与主动脉分支的关系。其不足是费用高,不能直接检测主动脉瓣关闭不全,不能用

6. 数字减影血管造影(DSA) DSA 能充分显示主动脉全长(从主动脉瓣到腹主动脉分叉处),可见主动脉壁剥离形成的血流异常通道压迫主动脉腔,了解主动脉壁分离长度、内膜分离的部位,主动脉瓣和主动脉主要分支如颈总动脉、肾动脉等受累情况。还可以显示出主动脉壁分离后假腔显影及真腔变窄。易于发现血管造影不能检测到的钙化。

7. 血和尿检查 白细胞计数常迅速增高。可出现溶血性贫血和黄疸。尿中可有红细胞,甚至肉眼血尿。

(三)鉴别诊断

根据临床表现和辅助检查结果诊断主动脉夹层并不困难,但应与以下疾病相鉴别。

1. 急性心肌梗死 急性心肌梗死是冠状动脉急性阻塞引起的心肌急性坏死,其急性期主要症状是胸痛,胸痛的部位与主动脉夹层相仿,但疼痛高峰的出现时间较主动脉壁夹层为晚,疼痛逐渐增强;而主动脉夹层疼痛高峰出现早,一开始即为撕裂样,部位更广泛。两者都可伴有休克的主要表现,主动脉夹层有休克的临床表现时,血压不一定降低;急性心肌梗死者常有心律失常及心肌坏死的表现,如发热、红细胞沉降率增快、血清心肌酶(肌酸磷酸激酶、天冬氨酸氨基转移酶、乳酸脱氢酶等)增高,心电图检查可见一系列动态改变,面向梗死区的导联先出现弓背向上的 ST 段抬高,继而出现异常 Q 波,随后 T 波倒置,ST 段的变化在数日至 2 周左右恢复。

2. 急性心包炎 急性心包炎是心肌脏层和壁层心包膜的急性炎症。非特异性心包炎是成年人心包炎的主要类型,多见于青壮年,常先有上呼吸道感染症状,伴有发热、心悸、出汗等。至心包膜出现急性纤维蛋白渗出时,往往有剧烈的胸痛。常于体位改变如深呼吸、咳嗽、吞咽,尤其左侧卧位时加剧,坐位和前倾时疼痛减轻,疼痛常局限于胸骨下端或心前区,当心包积液多时可出现呼吸困难、面色苍白、发绀、水肿等。急性心包炎典型体征是心前区及胸骨左缘第三四肋间或胸骨下端闻及粗糙的心包摩擦音。在深吸气、身体前倾时更响,常于起病时即出现,持续数小时或数天。心电图显示 ST 段弓背向下抬高,持续 2d 至 2 周左右,以后回到基线,T 波降低、倒置可持续数周至数月;如渗液多时,QRS 波群电压降低,可见窦性心动过速及房性心律失常。早期 X 线胸片心影大小正常,当渗液超过 250ml 时,可见心影增大,心膈角变钝。超声心动图是诊断急性心包渗出简便而又可靠的方法,渗液少时仅仅在左心室后壁的心外膜与肺之间看到暗区,当渗液多时可见脏层和壁层间有液性暗区,MRI 和 CT 检查示心包增厚,当有心包积液时,积液呈低密度阴影。

3. 大面积急性肺梗死 急性肺梗死主要由右心或周围静脉内血栓脱落阻塞肺动脉引起肺组织坏死。大块的血栓阻塞肺动脉总干或其大分支时,引起急性右心室扩张和衰竭,临床上称为急性肺源性心脏病。小的肺梗死可无症状,或有发热,短暂的呼吸急促、胸痛、心悸和血压降低;较大的肺梗死引起剧烈胸痛,疼痛可放射至左肩或右肩,系因膈肌受刺激之故;常伴有发热、呼吸困难、发绀、剧烈咳嗽和咯血。体检时,肺动脉瓣区第二心音亢进伴分裂。X 线检查见肺动脉总干扩大,肺野有片状阴影。肺动脉造影可明确肺梗死部位和范围,放射性核素 ^{99m}Tc 标记的人血清白蛋白灌注扫描,显示被阻塞的肺动脉所供应的肺局部放射性分布稀疏,或有缺损存在。心电图示电轴右偏,I 导联 S 波加深,Ⅲ 导联 Q 波显著和 T 波倒置,呈 $S_I Q_{\coprod}$ 波形,当病情好转后心电图可恢复正常。

4. 自发性气胸 自发性气胸可分为原发性和继发性。原发性气胸多见于肺部无明显病变的健康者,多为 20~40 岁青壮年;继发性气胸多见于肺部有其他疾病者,常为 40 岁以上。自发性气胸最早出现的症状为突然发作的胸痛,呈刀割样锐痛,位于气胸同侧,随呼吸加重,随后出现呼吸困难。患侧胸廓膨隆,呼吸运动减弱,叩诊呈鼓音,心、肝浊音界消失,语音震颤及呼吸音均减弱或消失,心脏、气管向对侧移位。X 线检查示气胸部位透亮度增加,无肺纹理,肺脏明显萎缩呈团状。这些与主动脉夹层的表现不同。

5. 主动脉窦瘤破裂 主动脉窦瘤破裂是一种少见的先天性心血管疾病,本病是在主动脉窦部包括左、右或后主动脉窦处形成动脉瘤,瘤壁逐渐变薄而破裂,可破入右心房、右心室、肺动脉、左心室和心包腔。临床上以右主动脉窦破入右心最为常见。当瘤体破裂时,在心前区出现难以忍受的剧烈疼痛,大汗淋漓、呼吸困难和休克。严重者病情常迅速恶化,并出现顽固性心力衰竭伴进行性加剧,胸痛和体征在动脉瘤穿破时同时出现。体检时,在胸骨左缘第三四肋间闻及连续性机器样杂音伴震颤,心浊音界扩大,有周围血管体征。X 线检查示肺充血,左、右心室扩大,超声心动图可显示主动脉窦扩大,局部有囊状物凸出,主动脉窦壁波形中断。右心导管检查可发现右心房、右心室或肺动脉水平有左至右分流,选择性升主动脉造影可明确主动脉窦瘤破口部位及破入的心脏腔室。

6. 急腹症 主动脉壁夹层累及腹主动脉及其大分支时,可产生各种类似急腹症的表现。须与以下疾病鉴别:

(1)急性坏死性胰腺炎:多表现为上腹部疼痛,可伴有恶心、呕吐、低血压和休克,但急性坏死性胰腺炎的尿和血清淀粉酶均升高,有助于急性坏死性胰腺炎的诊断。

(2)急性胆囊炎和胆石症:胆绞痛可位于上腹部和胸骨下段,疼痛发作时面色苍白,全身出冷汗,也可伴有中毒性休克。病人有腹痛、发热、黄疸等既往史,疼痛伴有显著的寒战或黄疸,胆囊区明显触痛或压痛。超声检查提示胆囊增大,有结石影,无腹主动脉壁分离的表现。

(3)肠系膜动脉栓塞:常有心脏病史及持续心房颤动,起病急骤,突然发生腹部持续性剧烈疼痛,伴有呕吐,起初腹软,压痛不明显,与腹痛程度不相称。当病人呕血或便血时,疼痛减轻,但常出现腹膜刺激征,甚至发生休克。后期出现腹胀、脉速无力、发绀、皮肤湿冷等周围循环衰竭的表现。腹部 X 线平片可见大、小肠均有扩大、胀气。

(4)其他:如肠梗阻、消化性溃疡穿孔等也应与主动脉夹层相鉴别。

(四)治疗原则

一旦疑似或诊为本病,应即住院监护治疗。目的是减低心肌收缩力,减慢左心室收缩速度和外周动脉血压。治疗目标是将收缩压控制在 13.3~16.0kPa(100~120mmHg),心率 60~75 次/min。这样能有效地稳定或中止主动脉夹层的继续分离,使症状缓解,疼痛消失。治疗分为紧急治疗与巩固治疗两个阶段。

1. 紧急治疗

(1)止痛:用吗啡与镇静药。

(2)补充血容量:出血流入心包、胸腔或主动脉破裂者应予输血。

(3)降压:对合并有高血压的病人,可采用普萘洛尔 5mg 静脉间歇给药与硝普钠 2.5~5μg/(kg·min)静滴,调节滴速,使血压降低至临床治疗指标。血压下降后疼痛明显减轻或消失是夹层停止扩展的临床指征。其他药物如维拉帕米、硝苯地平、卡托普利及哌唑嗪等均可选用。利血平 0.5～2mg 每 4～6h 肌注也有效。此外,也可用拉贝洛尔,它具有 α 及 β 双重阻滞作用,且可静脉滴注或口服。需要注意的是,合并有主动脉大分支阻塞的高血压病人因降压能使缺血加重,不可采用降压治疗。对血压不高者也不应用降血压药,但可用普萘洛尔减低心肌收缩力。

2. 巩固治疗 对近端主动脉夹层、已破裂或濒临破裂的主动脉夹层,伴主动脉瓣关闭不全的病人应进行手术治疗。对缓慢发展的及远端主动脉夹层,可以继续内科治疗。保持收缩压于 13.3～16.0kPa(100～120mmHg),如上述药物不满意,可加用卡托普利 25～50mg,3 次/d,口服。

二、主动脉瘤

主动脉的管壁因动脉硬化、梅毒或中层坏死等原因,引起中层肌肉和弹力纤维脆弱或坏死,在管内血流的持续冲击下,管壁向外扩张呈瘤样肿大,称为主动脉瘤。

(一)诊断

主动脉瘤的诊断主要依据临床症状及体征,X线、超声心动图及CT等检查。

1. 临床表现

(1)疼痛:为动脉壁内神经因管壁扩张而受牵拉的结果,或其周围组织受动脉瘤压迫所致,疼痛性质不一,多为钝痛,也可呈剧烈的针刺痛,可呈持续性,也可随运动或呼吸而加剧。升主动脉或主动脉弓前壁的动脉瘤所引起的疼痛常位于胸骨后,主动脉弓降部以下的胸主动脉瘤疼痛多位于背部,并向左肩胛部放射,也可向上肢或颈部放射。

(2)压迫症状:胸主动脉瘤,尤其是主动脉弓部瘤体后凸或向下方凸出者,可压迫气管及支气管而出现呼吸困难。取胸部前倾位可缓解呼吸困难,压迫严重时,可引起支气管部分或完全阻塞,并由此产生支气管炎、肺不张或肺脓肿。声音嘶哑或失声是因左喉返神经受牵拉所致。胸主动脉弓降部以下动脉瘤压迫食管可引起吞咽困难。胸主动脉弓降部动脉瘤侵蚀椎体及压迫脊神经,可引起下肢酸痛和瘫痪。

2. 体征 主动脉瘤体积增大到相应程度后,可侵蚀胸骨、肋骨或锁骨,而使胸廓表面膨出,并可见搏动性肿块,日久后变薄并可发生溃烂。升、弓部主动脉瘤压迫上腔静脉时,常出现上腔静脉阻塞,如颈静脉和胸壁静脉怒张,面、颈部肿胀和发绀等。叩诊胸前区有异常的浊音区,听诊时常可闻及收缩期局限性杂音,胸主动脉瘤伴有主动脉瓣关闭不全时,则在主动脉瓣区闻及收缩期舒张期叹息样杂音,并有相关的周围血管征象。动脉瘤压迫交感神经时,可出现霍纳综合征。

(二)辅助检查

1. X线检查 对诊断主动脉瘤有很大帮助,主要特征为:纵隔部块状阴影,边界清楚,在胸部平片上能看到钙化斑点,而在透视下和记波摄影片上显示扩张性搏动。但如瘤体内有附壁血栓或瘤体外有钙化片包裹,则瘤体的扩张性搏动消失。

2. 超声心动图及超声多普勒仪 对动脉壁的形态、管腔大小、壁的厚度及血流量、流速及血流方向可加以观察,对了解和分析病情有帮助。

3. 磁共振成像 显示主动脉呈瘤样扩张和瘤壁变薄,并能清楚显示主动脉瘤的大小、部位,继发血栓及其主要血管分支情况。

4. 逆行主动脉造影 是诊断主动脉瘤的最可靠方法,不仅能显示瘤体的位置、形态、大小和范围,而且能显示瘤体的主要分支和其上、下段的血管情况,这对制定手术方案有很大的参考价值。

(三) 主动脉瘤的分类诊断

1. 动脉粥样硬化性主动脉瘤 主动脉粥样硬化所致的动脉瘤是最常见的一种,与脂质代谢紊乱有关。粥样斑块沉积在主动脉壁上,使主动脉壁内膜及中层遭到破坏,使管壁变薄,并向外凸出,呈进行性扩张,形成梭状或囊状主动脉瘤。本病男性多于女性,发病年龄多在50~70岁,常伴有高脂血症、高血压、糖尿病等,由于病变较广泛,常可伴有脑动脉、腹主动脉、肾动脉粥样硬化的临床表现,有时可伴有周围动脉闭塞。X线及超声检查均示有主动脉瘤样扩大伴有钙化影,超声心动图同时显示二尖瓣、主动脉瓣钙化,且病变范围较广泛。

2. 梅毒性主动脉瘤 是由于梅毒螺旋体进入主动脉外层和中层,导致主动脉炎而产生的。其好发部位在主动脉开口处逐渐向升主动脉延伸至弓、降部,很少发生于远端的腹主动脉及肾动脉,X线检查示升主动脉局部增宽、膨隆,钙化常发生在主动脉弓,呈块状。动脉瘤的形态以囊状为多见,常不累及腹主动脉。

3. 中层囊性坏死性主动脉瘤 病变位于主动脉瓣环与升主动脉之间,管壁中层因退行性变并伴囊性变化,故中层脆弱而扩张,瓣环也随之扩大而形成主动脉瓣关闭不全,瘤的形态以梭形为常见,多见于马方综合征。一般认为此病是一种少见的结缔组织遗传性疾病,临床特点为眼、骨骼和心血管系统的异常,眼部表现为双侧晶状体脱位,并可发生视网膜脱离、高度近视等。骨骼异常是本病非常显著的临床表现,典型者身材高,四肢细长,手指和足趾特别长,呈蜘蛛状指(趾)样。心血管病变主要是主动脉窦和升主动脉瘤样扩张,中层囊性坏死,可致主动脉夹层,主动脉瓣和二尖瓣有黏液样变性,出现主动脉瓣关闭不全。病变常呈进行性,晚期出现左心衰竭。X线检查示升主动脉扩张,左心室扩大。主动脉逆行造影示升主动脉花瓶样扩张和主动脉瓣关闭不全,或可见主动脉夹层。超声心动图检查可见主动脉瓣关闭不全及主动脉根部明显增宽,当发生主动脉夹层时,主动脉前后壁内可出现暗区。尿检查可见羟基脯氨酸排泄量增加。

(四) 鉴别诊断

1. 与纵隔肿瘤的鉴别 纵隔内器官较多,有心脏、心包、大血管、气管及食管,还有丰富的神经与淋巴组织。各种类型的纵隔肿瘤若发生在胸主动脉分布范围内,极易与主动脉瘤相混淆,曾有不少病例术前诊断为纵隔肿瘤,术中方明确为主动脉瘤。大部分病例,根据常规X线检查所显示肿瘤影像的位置、形态及有无搏动,可作出鉴别诊断,纵隔肿瘤常为传导性搏动,而主动脉瘤则为扩散性搏动。必要时可行心血管造影来明确诊断。

(1)胸腺瘤:胸腺瘤常位于前纵隔,与纵隔内大血管有较密切的关系。偶在X线检查时发现,瘤体紧贴于胸骨后,并邻近胸主动脉,故可有明显的传导性搏动,晚期可有邻近血管、神经受压症状,如上腔静脉阻塞综合征、膈肌麻痹、声音嘶哑等,约50%病人有重症肌无力的表现。X线检查在前上纵隔见圆形或椭圆形块影,纵隔增宽,透视下发现肿块有传导性搏动;磁共振成像、CT和主动脉造影均有助于诊断。

(2)胸内甲状腺肿:为胚胎期残留的在纵隔内的甲状腺组织,发育成甲状腺并肿大,可位于前上纵隔,当肿块牵引或压迫周围组织时,可有背痛,偶可出现甲状腺功能亢进症状。X线检查可见上纵隔增宽,呈椭圆形,轮廓清楚,且有气管受压移位和肿瘤阴影随吞咽向上移动征象。纵隔充气造影时可显示前纵隔肿瘤形态及与大血管的关系。也可行放射性核素^{131}碘扫描,以显示胸内甲状腺轮廓。基础代谢率可增高。

(3)恶性淋巴系统肿瘤:常见的有霍奇金病、网状细胞肉瘤、淋巴瘤,多以纵隔淋巴结肿大为特征。本病病程短,进展快,常伴周身淋巴结肿大、不规则发热、肝脾大和贫血等,明显肿大的淋巴结可融合成块,支气管常受压,纵隔镜检查可明确气管旁有无肿大淋巴结,并可钳取活组织明确病因诊断。也可行颈淋巴结活组织检查,由于淋巴组织肿瘤常伴有周围淋巴结受累,活组织检查有助于病因诊断。

2. 与先天性主动脉狭窄的鉴别 主动脉狭窄是主动脉局部狭窄,为较常见的先天性心血管畸形,狭窄多发生于主动脉峡部。狭窄远段主动脉常有扩大,并呈瘤样扩张。病人常有上肢血压高、下肢血压低,腹主动脉、股动脉、腘动脉、足背动脉搏动微弱或消失,沿胸骨左缘、中上腹、左侧背部均可闻及收缩期喷射样杂音,成年病人体格多较魁梧。X线检查示升主动脉扩大且搏动明显,有肋骨切迹,主动脉造影可显示狭窄段位置、长短或程度,了解该段近端和远端的主动脉扩张及侧支循环血管分布情况。

3. 与先天性双主动脉弓的鉴别 主动脉弓及其主要分支在胚胎发育异常时可致双主动脉弓畸形,由于主支气管和食管均穿行于两弓所构成的血管环之中,因此常会产生严重压迫症状而出现呼吸困难和吞咽困难。多于幼年时即发病。X线平片可见纵隔增宽,食管钡餐检查可显示主动脉弓形态及行走异常,食管和气管受压征象。血管造影可显示主动脉弓及其分支的起源、形态、行走方向,有助于鉴别。

4. 与右位主动脉弓的鉴别 也属先天性胚胎发育异常,在胚胎期,左、右主动脉弓的吸收程序反常,左侧弓吸收,右侧弓存留,即形成右位主动脉弓,常伴有头臂动脉起源异常和心内畸形合并有法洛四联症、永存主动脉干等。X线检查示纵隔阴影增大,血管造影可显示主动脉弓及其分支和心内畸形情况。超声心动图也有助于诊断。

(五)治疗原则

手术治疗,包括动脉瘤切除与人造或同种血管移植术,对于动脉瘤不能切除者,可行动脉瘤包裹术。目前腹主动脉瘤的手术死亡率低于5%,但年龄较大,有心、脑、肾或其他内脏损害者,手术死亡率可超过25%。胸主动脉瘤的手术死亡率达30%,以主动脉弓动脉瘤的手术危险性最大。动脉瘤破裂而不手术者极少幸存,故已破裂或濒临破裂者均应立即手术。凡有细菌性动脉瘤者,还须给以长期抗生素治疗。对4~6cm直径的主动脉瘤可予密切观察,有增大或濒临破裂征象者应立即手术。

三、梅毒性主动脉炎

梅毒性主动脉炎是梅毒螺旋体侵入人体后引起的心血管病,属于三期梅毒的严重内脏病变,表现为梅毒性主动脉瓣关闭不全、梅毒性主动脉瘤、冠状动脉口狭窄和心肌树胶样肿。绝大部分梅毒是后天性的,而先天性梅毒罕见。系由梅毒螺旋体进入主动脉外膜滋养血管引起慢性炎症、血管闭塞,而后发生主动脉中层弹力纤维和肌肉层坏死、纤维化瘢痕形成,导致主动

第二十章 主动脉及大动脉疾病的鉴别诊断

脉炎、主动脉瘤、冠状动脉口狭窄和主动脉瓣关闭不全等病变,出现相应的临床表现。少数病人亦可侵犯心肌。多在受染后10~25年始出现心血管的临床症状和体征。

梅毒螺旋体通过局部感染灶进入人体后,经淋巴管进入淋巴结及肝、脾、心、脑等脏器,由于升主动脉淋巴组织较多,螺旋体部分经肺门淋巴管进入主动脉外膜滋养血管,引起慢性炎症;营养血管内皮细胞增生和透明样变性,管腔闭塞,动脉外膜纤维化,中层肌肉和弹力纤维破坏,并有浆细胞浸润和局部坏死。主动脉内膜下纤维增厚,后期常伴有粥样硬化。病变好发于升主动脉和主动脉弓,较少累及胸降主动脉,颈总动脉及腹主动脉,梅毒性主动脉炎血管内膜可为光滑或有树皮样皱褶,多数伴有主动脉粥样硬化。由于病变常累及升主动脉根部,可使主动脉瓣环扩大,主动脉瓣瓣叶交界分开,而发生主动脉瓣关闭不全;主动脉瓣叶受累,瓣叶的增厚、卷缩、使主动脉瓣关闭不全更为加剧,主动脉中层弹力纤维和肌层坏死,该处动脉壁弹性消失而向外膨出,形成主动脉动脉瘤,如病变累及主动脉窦,主动脉壁纤维病变可引起冠状动脉口狭窄。由于冠状动脉口的狭窄缓慢发生,故常有侧支循环形成,较少引起心肌梗死,但心绞痛仍时有发生。

(一)诊断

梅毒螺旋体侵入主动脉后,病变及病程进展极慢,往往在感染后10~25年才产生明显症状和体征,男性多于女性,其比例为4:1或5:1。常合并有动脉粥样硬化,部分病人可因局部管壁变薄而产生动脉瘤,也可致主动脉瓣关闭不全及冠状动脉口狭窄而导致心绞痛。

单纯性梅毒性主动脉炎很难在早期发现,临床上可无任何症状,少数病人偶感心悸、胸闷,体检时仅示主动脉瓣区第二心音亢进,可伴有轻度收缩期喷射样杂音。如有梅毒史而未经充分治疗,梅毒血清反应阳性;X线检查示升主动脉局部增宽、膨隆,升主动脉和主动脉弓的曲线不一致,透视下主动脉的收缩搏动增快,而舒张搏动较慢,也可见到升主动脉条状钙化。如无主动脉瓣关闭不全和冠状动脉口狭窄,则心电图检查大多无特殊变化。

(二)鉴别诊断

1. 与主动脉粥样硬化的鉴别 主动脉粥样硬化常伴有高脂血症、高血压、糖尿病等。病人多属老年,病变主要累及主动脉全层且较广泛,常合并有脑动脉、冠状动脉、腹主动脉、肾动脉及四肢动脉的病变。X线检查见主动脉增宽,降主动脉呈块状钙化。超声心动图及主动脉造影均提示病变广泛。而梅毒性主动脉炎病程长,无动脉粥样硬化的易患因素,仅见升主动脉或主动脉弓局限性增宽,升主动脉呈条状钙化,常不累及脑、肾动脉及四肢动脉。

2. 与胸主动脉型多发性大动脉炎的鉴别 多发性大动脉炎多见于青年女性,年龄为15~30岁,早期有低热、乏力、消瘦及关节肌肉酸痛等炎性症状。当病变累及左锁骨下动脉水平以下的降主动脉而使之狭窄时,受累的升主动脉可扩张。常伴有主动脉瓣关闭不全,在主动脉瓣区闻及舒张期杂音,并出现周围血管体征。主动脉近段的血压升高,远端供血不足,临床表现主要为下肢麻木、发凉、间歇性跛行。上肢血压可高达 18.7~32.0/12.0~18.7kPa(140~240/90~140mmHg),下肢血压偏低;胸骨左缘、背部、肩胛间区均可闻及收缩期或连续性杂音。本病极易累及肾动脉,导致肾性高血压。动脉造影、MRI及CT可见升主动脉扩张,而病变部位则狭窄,病变范围常累及肾动脉、肺动脉。不难与梅毒性主动脉炎鉴别。

3. 与主动脉狭窄的鉴别 主动脉狭窄是一种较常见的先天性血管畸形。本病多见于男性,狭窄多发生在主动脉峡部,也可发生在左锁骨下动脉开口以上或降主动脉的一段中,常有上肢血压升高、脉压增大,而下肢血压显著降低,侧支循环动脉扩张,体检示心浊音界向左下扩大,沿胸骨左缘、中上腹、左侧背部有收缩中、晚期杂音。成年病人体格多较魁梧。X线检查示升主动脉扩大并向后凸,有肋骨下缘受压,由于受到曲张的肋间动脉侵蚀而呈凹缺状。超声心动图、MRI、CT及主动脉造影可明确诊断。

4. 与纵隔肿瘤的鉴别 胸主动脉瘤如有搏动较易识别。但当动脉瘤内有较大血凝块时,搏动不明显,此时须做主动脉选择性造影明确诊断。

(三)治疗原则

1. 单纯性梅毒性主动脉炎 可给予青霉素,40万~80万U/d,肌注,连续10~15d;青霉素过敏者可服红霉素,2~3g/d,10~20d为1个疗程。

2. 梅毒性主动脉瓣关闭不全伴心绞痛或心力衰竭 驱梅治疗前应先给予铋剂,常用次水杨酸铋油剂,0.1~0.2g/次,肌内注射,4d1次,8~10次后再给予青霉素治疗,青霉素开始剂量宜小,首次20万U,肌内注射,2~3d无不良反应后再逐渐增加剂量,100万U/d,10d为1个疗程。治疗过程应注意Jarisch-Herxheimer反应,如心绞痛加重,心电图ST-T明显恶化,则应减少剂量或暂停驱梅治疗。

(解放军总医院 朱冰坡 范 利)

第二十一章 周围动脉疾病的鉴别诊断

一、下肢动脉硬化闭塞症

下肢动脉硬化闭塞症(low extremity atherosclerosis obliterans,LEASO)是临床上最常见的动脉硬化闭塞症,由于动脉粥样硬化引起下肢动脉管腔狭窄、闭塞,导致肢体出现一系列慢性或急性缺血症状。动脉粥样硬化主要侵犯腹主动脉分叉以下,好发于腹主动脉下段、髂动脉、股动脉、腘动脉等大、中型动脉。在我国,随着人民生活水平的提高,饮食结构的改变及人口老龄化,下肢动脉硬化闭塞症的发病率不断上升。

(一)诊断

1. 下肢动脉硬化闭塞症临床分型

(1)Ⅰ型:病变局限于腹主动脉末端及两侧髂总动脉。此型并不常见,仅占主髂动脉闭塞症的5%~10%,其中女性约占1/2。发病率年龄偏低,合并高血压、糖尿病者较少。但多伴有高脂血症。

(2)Ⅱ型:病变较为广泛,累及髂外及股总动脉。此型约占主髂动脉闭塞症的25%。

(3)Ⅲ型:腹主动脉末端病变伴有股动脉、腘动脉病变,约占65%。此型男性中老年占多数,常伴有高血压、糖尿病及心脑血管动脉硬化。Ⅲ型的病变往往比其他两型进展迅速,多出现较严重的缺血症状,如静息痛或组织缺血坏死。

2. 临床表现 下肢动脉硬化闭塞症的临床表现与病变部位有密切关系。

(1)间歇性跛行:是下肢动脉硬化闭塞症最初出现的症状,主要表现为步行时发生的股、髋及臀部肌群的疼痛、痛性痉挛及疲乏感,休息1~5min后缓解,继续行走直至再次出现疼痛为止。症状最常出现在腓肠肌,但也可发生在足、大腿、髋及臀等部位。两侧下肢症状可以相同,但常常是一侧较重。

(2)静息痛及组织坏疽:随着下肢动脉硬化的发展,组织供血进一步减少,可于休息时发生缺血性疼痛,疼痛由肢体远端开始,是一种严重的持续性疼痛,静息痛之后可逐渐发展为组织干性坏疽或溃疡。

(3)缺血性神经病变:长期及严重的组织缺血,可以发生沿感觉神经分布的疼痛,称为单侧肢体缺血神经病变,症状可以发生于没有溃疡或坏疽的病人,表现为麻木或烧灼感。

(4)失用性肌肉萎缩及关节僵硬:由于长期的肢体供血不足,病人可能因久坐或不运动而造成下肢及足失用性肌肉萎缩,同时由于长期通过屈膝屈髋来缓解疼痛,可导致关节僵直及膝髋关节屈曲性痉挛。

(5)体征:发生动脉粥样硬化闭塞的肢体可出现脉搏减弱或消失,小血管受累者(Buerger病或糖尿病),股动脉及腘动脉均有搏动,但足背动脉搏动消失。此外,由于下肢血运不良导致皮肤干燥而带有鳞屑,毛发及指甲生长差,随着缺血加重,可出现脚趾或脚跟溃疡,也可发生在腿部,虽通常无水肿,但严重缺血的腿可以缩小或萎缩。

3. 下肢动脉硬化闭塞症的诊断 下肢动脉硬化闭塞症的诊断,在下述指标中有任意两项为阳性,高度提示有下肢动脉硬化闭塞症的可能。

(1)临床症状和体征中一项以上阳性者。

(2)踝肱指数(AAI)≤0.85。

(3)趾动脉血压(TPI)≤0.60kPa(4.5mmHg)。

(二)辅助检查

1. X线检查 动脉造影可提示闭塞性动脉系统病变的部位及范围。血管数字减影造影(DSA)一般通过周围静脉注射进行动脉造影,可显示主动脉弓、颈动脉和椎动脉、肾动脉及主动脉和股动脉的分叉,对评价动脉旁路移植术后病人的情况、经皮经腔血管成形术(PTA)术后都是有用的。X线平片对下肢动脉硬化闭塞症没有诊断价值。

2. 无创伤血管影像学检查

(1)多普勒踝肱指数测定:是最常用、最简单的一种方法,方便且廉价。踝肱指数(ankle-arm index, AAI 或 ankle-brachial index, ABI)为踝部动脉压与肱动脉压的比值,正常人休息时的 ABI 为 0.9~1.3。间歇性跛行者踝肱指数多在 0.35~0.9,而静息痛者常低于 0.4。踝肱指数不能对病变定位提供帮助。

(2)节段动脉压:分别测量下肢踝部、小腿、股下部及股上部的动脉压可以确定闭塞性病变的部位。双下肢同一部位的收缩压相差>4.0kPa(30mmHg)时,即表示有闭塞性病变。

(3)彩色多普勒检查:超声显像可以直接观察到主髂动脉病变,但确定主髂动脉狭窄还要通过检查多普勒血流速度等指标。

(4)血管扫描:通过连续性多普勒模拟成像系统在体表投影上描绘出下肢动脉的走行图像,并可标记出主髂动脉狭窄或闭塞的部位及病变程度。

(5)磁共振血管造影(MRA):MRA 可以像常规血管造影一样提供周围血管的解剖形态,同时还可以获得血流速度和方向等血流动力学指标。

(三)鉴别诊断

1. 血栓闭塞性脉管炎 本病多见于男性青壮年,好发年龄多在 20~40 岁,90%以上有吸烟史。是一种慢性、周期性加剧的全身中、小动脉及静脉的阻塞性疾病。主要累及下肢的足背动脉、胫后动脉、腘动脉或股动脉等。40%病人在发病早期或发病过程中,小腿及足部可反复发生游走性血栓性浅静脉炎,本病一般均未合并高血压病、糖尿病、冠心病等。

2. 多发性大动脉炎 本病好发年龄为 10~30 岁,多见于女性,主要侵犯主动脉及其主要动脉分支,如颈动脉、锁骨下动脉、肾动脉等。病变常引起动脉狭窄或阻塞,出现脑部、上肢或下肢缺血症状。主要表现为记忆力下降、头痛、眩晕,患肢发凉、麻木、乏力、间歇性跛行,但无下肢疼痛与坏疽。肾动脉狭窄时出现肾性高血压,如合并双侧锁骨上动脉狭窄,可有上肢低血压,下肢高血压;胸、腹主动脉狭窄者,出现上肢高血压,下肢低血压,在动脉狭窄附近有收缩期杂音,本病进展缓慢,伴有全身风湿症状者占 60%~65%。

3. 结节性动脉周围炎 本病是一种结缔组织疾病,好发于年轻女性,可有行走时下肢疼痛等症状,皮肤常有缺血或坏死,常有发热、乏力、体重下降、红细胞沉降率增快,多伴有其他内脏器官的病变,很少导致较大动脉闭塞或动脉搏动消失,确诊本病须行活组织检查。

4. 急性下肢动脉栓塞 本病起病急骤,患肢突然出现疼痛、皮肤苍白、感觉异常、运动障碍和动脉搏动减弱或消失。多见于心脏病合并心房颤动者。根据以往无下肢疼痛和间歇性跛行,发病急骤,较易与下肢动脉硬化闭塞症鉴别。

5. 神经源性跛行 腰椎管狭窄、椎间盘突出,坐骨神经痛及多发神经炎等也可表现出腰痛,臀、髋及大腿部肌肉酸痛乏力等。与下肢动脉硬化闭塞症不同,神经性跛行于站立时亦可出现症状,与是否运动无必然的关系。

6. 关节炎 髋关节炎病人行走时大腿疼痛加剧,一般表现为行走后马上出现症状,休息时症状不缓解,髋关节活动可能受到限制,下肢动脉搏动良好,踝肱指数正常。

(四)治疗原则

1. 药物治疗

(1)抗血栓治疗:对于慢性病人,合理的抗血栓治疗可以延缓病程的进展,防止动脉急性血栓性闭塞,或预防动脉重建术及其他介入治疗后的血栓并发症,在动脉急性血栓性闭塞时,有效地抗凝治疗可阻止血栓向近端或远端分支动脉发展。包括抗血小板、抗凝及溶栓治疗。常用的药物有阿司匹林、氯吡格雷、噻氯匹啶、华法林、肝素、链激酶(SK)、尿激酶(UK)及组织型纤溶酶原激活剂(t-PA)等。

(2)扩血管治疗:扩血管药物通过扩张血管,改善侧支循环,增加缺血区的供血,控制临床症状。目前应用较多的是激肽释放酶和前列腺素 E_1,它们除具有扩张血管的作用以外,还有抗血小板聚集及溶解纤维蛋白的作用。

(3)血脂调节:血脂异常是下肢动脉硬化闭塞症的重要危险因素,积极的调脂治疗、改善脂质代谢是延缓下肢动脉硬化闭塞症发展的基本治疗步骤。血脂调节包括膳食调节和药物治疗,临床上常用的调脂药物有他汀类、贝特类、胆酸螯合剂、烟酸类及普罗布考等。

2. 介入治疗 为近年来迅速发展的一项治疗技术,常用的有经皮动脉腔内球囊扩张成形术(PTA),适用于较局限的狭窄及闭塞,术后3~6个月可有20%~40%的再狭窄率;经皮动脉血管内支架植入术则特别适用于PTA后合并动脉夹层的病人,同时可预防介入治疗后的再狭窄;动脉斑块旋切术与旋磨术适用于局限的动脉分支开口处病变、严重偏心性病变及局限性狭窄;激光血管成形术适用于弥漫性狭窄及闭塞病变;超声血管成形术目前应用较少,其再通率约为86%。

3. 外科治疗 主要有动脉内膜剥脱术及自体或人工血管旁路移植术。下肢动脉硬化闭塞症晚期出现下肢坏疽后,只能行截肢手术。

二、多发性大动脉炎

多发性大动脉炎是一种主要累及主动脉及其分支的慢性、进行性且常为闭塞性的非特异性炎症,亦称狭窄性大动脉炎。其病因和发病机制尚不明确,可能与自身免疫、遗传等因素有关。本病发展缓慢,多见于青年女性,发病年龄以15~30岁为多,早期可有低热、乏力、消瘦及关节肌肉酸痛等炎症症状,可伴有关节炎和结节性红斑。后期发生动脉狭窄时,才出现特征性临床表现,根据受累动脉的不同而有不同的症状和体征,形成多种类型的多发性大动脉炎。

(一)诊断

1. 多发性大动脉炎分型 对确诊为多发性大动脉炎的病人进行分型诊断,有利于判断病人的预后和采取适合的治疗措施。

(1) 头、臂动脉型：又称上肢无脉型，占 23%～33.3%，病变累及左锁骨下动脉、左颈总动脉和无名动脉之一支或多支，其中以左锁骨下动脉受累最为常见，引起脑、眼及上肢缺血，工作时上肢易疲劳，并有疼痛、发麻或发凉，这种感觉常由锁骨下动脉、腋动脉或肱动脉阻塞所致，故常称为上肢间歇性"跛行"。缺血严重时有精神失常、晕厥、抽搐、失语、偏瘫或昏迷。体检时可发现单侧或双侧桡、肱、腋、颈或颞等动脉搏动减弱或消失，而下肢动脉搏动正常，称为"反向性主动脉狭窄"。上肢血压测不出或明显减低，或两臂收缩压持续相差≥2.67kPa(20mmHg)，下肢血压正常或增高。颈动脉部位可闻及粗糙响亮的收缩期血管杂音，如有侧支循环形成，则在血流经过扩大弯曲的侧支循环处，听到连续性血管杂音。脑血流图示有脑缺血的表现。

(2) 胸、腹主动脉型：又称下肢无脉型，约占 19.3%。病变累及左锁骨下动脉水平以下的降主动脉和腹主动脉时，受累的主动脉近段的血压增高，远段供血不足。临床表现主要为下肢麻木、疼痛、发凉和间歇性跛行。体检可发现上肢脉搏洪大有力，血压高达 18.7～32/12～18.7kPa(140～240/90～140mmHg)，而下肢股、腘、足背动脉搏动减弱或消失，下肢血压降低甚至消失，胸骨左缘、背部、肩胛间区、剑突下或脐上等处，可闻及血管收缩期杂音。当胸、腹主动脉严重狭窄产生侧支循环时，相应部位还可听到连续性血管杂音。受累主动脉近段的升主动脉扩张可导致主动脉瓣关闭不全，在主动脉瓣区可闻及叹息样舒张期杂音并出现周围血管体征。可有左心室增大或左心衰竭的体征，一般无下肢坏疽的现象。

(3) 肾动脉型：约占 15.8%。多为双侧肾动脉受累，肾动脉狭窄使肾脏缺血，引起顽固性、持续性高血压。在我国，肾血管性高血压最常见的原因，是多发性大动脉炎所引起的肾动脉炎性狭窄。体检发现血压可高达 18.7～32/12～18.7kPa(140～240/90～140mmHg)，腹部可闻及血管性杂音，顽固而持续的高血压可导致左心室扩大及左心衰竭。

(4) 肺动脉型：有 14%～50% 的多发性大动脉炎累及肺动脉，导致肺动脉高压和右心室劳损。早期无明显症状。体检在肺动脉瓣区闻及收缩中期杂音、收缩期喷射音及第二心音亢进，晚期可出现肺动脉高压所致的右心室肥大和右心衰竭。

(5) 混合型：临床上此型较常见，占 31.6%～41.5%。其临床表现兼有上述各类型的特点，为广泛性和多发性动脉炎性病变所致，一般病情较重。

(6) 其他型：多发性大动脉炎还可累及冠状动脉，导致冠状动脉狭窄，产生心绞痛和心肌梗死，但临床上较少见。

2. 诊断标准 青年女性具有下列一项或一项以上表现者，应考虑本病：

(1) 上肢和(或)下肢、单侧或双侧的肢体出现缺血症状，伴有患肢动脉搏动的减弱或消失，血压降低或不能测出者。

(2) 脑部缺血症状，伴有一侧或两侧颈动脉搏动减弱或消失，以及颈部或锁骨上、下区有血管杂音者。

(3) 持续、严重而顽固的高血压伴有上腹部或肾区 2 级以上高调血管杂音者。

(4) 上肢脉搏消失伴有视力减退和眼底改变者。

(5) 肺动脉瓣区、腋部和背部有收缩期杂音，伴肺动脉瓣区第二心音亢进；肺扫描示肺野放射性分布明显缺陷；X 线检查有肺动脉高压征象或右心导管检查有肺动脉狭窄、阻塞、血管壁不规则和肺动脉压力增高者。

（二）辅助检查

1. 血液检查　在动脉炎活动期可有血沉增快,抗链球菌溶血素"O"滴度增高,C反应蛋白（CRP）阳性,血白细胞增多,部分病人红细胞和血红蛋白降低,类风湿因子阳性。

2. 眼底检查　在头臂动脉型中可见视盘苍白、视神经萎缩、视网膜动静脉不同程度的扩张和相互吻合及末梢神经阻塞。在胸腹主动脉型和肾动脉型中可见高血压眼底改变。

3. 心电图检查　在胸腹主动脉型和肾动脉型中可见左心室肥大或伴有劳损,偶尔出现心肌梗死改变。肺动脉型中可见右心室肥厚伴劳损。

4. X线检查

(1)常规X线检查：在胸腹主动脉型和肾动脉型的胸部X线片中可见左心室增大,前者肋骨下缘还有受扩张的肋间动脉侵蚀所形成的凹陷。肺动脉型可见肺野外周纹理减少,肺动脉圆锥突出和右心室扩大。

(2)选择性动脉造影：可清晰而准确地显示病变部位及其范围,对诊断和分型都很有价值。头臂型病变可显示主动脉弓和其分支狭窄或阻塞；累及升主动脉可见其扩张和反流；累及胸、腹主动脉,可见降主动脉或腹主动脉局部狭窄或阻塞；累及肾动脉、肺动脉及冠状动脉,均可见相应部位的狭窄和阻塞。

(3)数字减影血管造影（DSA）：应用计算机减影技术探测注射造影剂前后所得显像差别,通过向静脉注射造影剂来显示动脉,其诊断价值较选择性动脉造影略差,但无创伤是其优点。

5. 磁共振成像（MRI）　为无创伤性的诊断方法,可观察到动脉壁异常增厚,受累的主动脉狭窄。

6. 排泄性尿路造影　肾动脉型静脉造影可见两肾大小差异,患侧肾缩小,两侧肾盂显影时间和浓度差异及由侧支循环所致的输尿管压迹。

7. 核素检查　放射性核素肾图显示缺血侧肾图曲线第二段较正常平坦,高峰和排泄段延迟,而且狭窄越严重,曲线改变越明显。

8. 静脉血肾素活性测定　测定两肾静脉肾素活性比值（患侧肾脏/对侧肾脏）,以及周围循环肾素的水平或对侧肾静脉肾素与周围血肾素水平的比值,不仅有助于评定血管病变对肾功能的影响程度以明确手术指征,亦可用于预测手术效果。周围血肾素活性高,两侧肾静脉肾素活性差大于2倍者,外科疗效良好；周围血肾素活性正常或对侧肾静脉与周围血肾素比值低于1.3,两侧肾静脉活性差大于1.4倍者,术后血压亦能恢复正常或明显下降；两侧肾素活性比值小于1.4者,手术效果不佳。静注呋塞米（速尿）0.33～0.36mg/kg可刺激肾素分泌,肾动脉型可使原肾静脉肾素活性差更为显著,可用于与肾实质性病变的鉴别。

（三）鉴别诊断

1. 结缔组织疾病　结缔组织疾病中的系统性红斑狼疮、结节性多动脉炎,早期均可有与多发性大动脉炎相同的症状,应加以鉴别。

(1)结节性多动脉炎：本病是一种累及中、小动脉的坏死性血管炎。常有不规则的发热、体重下降、关节痛和肌痛,常累及肾脏,并出现难以控制的高血压,也可累及肺血管和冠状动脉,导致肺动脉高压和冠状动脉阻塞,从症状上来分析很难与多发性大动脉炎相鉴别。结节性多动脉炎主要累及中、小动脉,常呈节段性,以动脉分叉处及远端分支处为多见,肺动脉造影显示肺血管弥漫性病变。本病多不发生大动脉的病变,而多发性大动脉炎病变则主要累及大动脉。

(2) 系统性红斑狼疮:本病以青年女性多见,可有发热、关节疼痛、多系统受累的表现。肾实质受累可导致肾性高血压。但不累及肾动脉及其他大动脉。故体检无大血管处收缩期杂音。两侧肾静脉肾素活性比值测定,对鉴别肾血管性高血压与肾实质损害导致的高血压很有价值。血中找到狼疮细胞可以确诊。

2. 先天性主动脉狭窄 本病是一种先天性心血管疾病。狭窄可发生在主动脉峡部、降部、腹主动脉或颈总动脉处。可与多发性大动脉炎引起的胸主动脉狭窄相混淆,两者上半身均有高血压,下肢脉搏减弱或消失。先天性主动脉狭窄分为婴儿型和成人型,两型病变多发生在特定部位,前者位于主动脉峡部,后者位于动脉导管相接处形成局限性狭窄,且多见于男性,血管杂音局限于心前区或背部,无全身炎性活动表现(低热、关节疼痛、血沉增快等)。X线平片可见肋骨下缘有虫蚀样压迹,主动脉造影、数字减影、磁共振、超声心动图等检查可显示狭窄部位,并有助于鉴别。

3. 动脉闭塞性硬化症 动脉闭塞性硬化症为动脉粥样硬化所引起的慢性动脉闭塞性疾病,主要侵犯腹主动脉下段、髂动脉、股动脉等。由于动脉粥样斑块可继发血栓形成,逐渐产生管腔闭塞,使下肢缺血。可发生患肢发凉、麻木、疼痛、间歇性跛行,动脉搏动消失,肢体组织营养障碍,发生溃疡和坏疽。本病发病年龄多在 50~70 岁,男性居多,动脉造影显示动脉呈多处伸长扭曲状,管腔出现弥漫性不规则狭窄或节段性闭塞。常有高血压、高脂血症、高血糖和冠心病史,这些对诊断有帮助。

4. 血栓闭塞性脉管炎 血栓闭塞性脉管炎是一种以周围血管炎症和闭塞为特点,主要累及四肢中、小动脉和静脉的疾病。以下肢血管受累明显,累及心、脑及肾血管者罕见。常见于青壮年男性,多有长期大量吸烟史。病人有不同程度肢体慢性缺血表现,可出现肢体发凉、麻木、疼痛、间歇性跛行、溃疡和坏死。患肢腘动脉以下的动脉搏动减弱或消失。一般无高血压、高脂血症、糖尿病和其他脏器受累表现,无周围动脉血管杂音体征。

5. 胸廓出口综合征 本病是锁骨下动脉、锁骨下静脉和臂丛神经在胸廓上口受压而产生的一系列症状。当动脉受压时,手臂或手发生缺血性疼痛、麻木、发凉和无力,桡动脉搏动减弱或消失;锁骨下静脉受压时出现颈部和上肢静脉扩张。触诊发现桡动脉搏动强弱并可随头颈和上肢转动而改变。临床上无全身炎症表现(乏力、低热等),也无肾血管、主动脉及其他大动脉受累的临床表现。

6. 原发性肺动脉高压 原发性肺动脉高压是指由原发于肺小动脉的增生性病变所致的闭塞性肺动脉高压。往往是经右心导管检查发现肺动脉高压的存在,而未能查出有引起肺动脉高压的心、肺疾病。本病多见于中年女性,肺动脉瓣区有收缩期喷射性杂音,肺动脉高压严重时该处有舒张期吹风样杂音。X线片示肺总动脉突出,左及右肺动脉明显扩大,但周围分支突然变小。右心导管检查示肺动脉、右心室压力明显增高。本病不伴有肾血管及其他大血管的病变,与肺动脉型多发性大动脉炎不同。但后者如无其他动脉受累,病变只限于肺动脉,其临床表现可类似原发性肺动脉高压,除病程早期有炎症的全身性表现外,难以鉴别。

(四) 治疗原则

在炎症的活动期和全身症状明显时,可用肾上腺皮质激素治疗,泼尼松 5~10mg,3~4 次/d,体温下降后逐渐减量至停药。如用激素后仍有症状,可加用环磷酰胺 2mg/(kg·d) 静注,维持白细胞在 $3\times10^9/L$ 以上,激素可改为隔日应用。在炎症的稳定期,可给予扩血管药物、抗血小板聚集药物或右旋糖酐 40(低分子右旋糖酐)等。在炎症的慢性期,或有严重的脑、肾及肢体缺血,影响脏器功能,或有严重的顽固性高血压,药物治疗无效时,可考虑行手术治疗,常用的有动脉内膜剥脱加自体静脉片修补术、血管重建术、自体肾移植或肾切除术,亦有采用经皮动脉腔内血管成形术者。

三、血栓闭塞性脉管炎

血栓闭塞性脉管炎是慢性周围血管疾病中最常见的病种。主要累及四肢中、小动脉和静脉,特别是下肢的胫前、胫后、足背等部位。表现为血管炎症和闭塞并伴有继发性神经病变。男性显著多于女性,病人多有长期大量吸烟史。发病多在 20～40 岁之间,冬季多发。血栓闭塞性脉管炎的病因尚不明确,可能与吸烟、内分泌紊乱、自体免疫、遗传及血液凝固性增高等因素有关。

(一)诊断

1. 局部缺血期 以患肢疼痛、麻木、发凉等症状为主,病情发展后可出现间歇性跛行甚至静息痛,足部抬高时加重,下垂时减轻。查体可见患侧动脉搏动减弱或消失,下肢抬高后皮肤苍白,下垂后潮红或发绀。用手指压迫指(趾)端皮肤或甲床,可见毛细血管充盈时间延长。40%～50%的病人在病程中可伴有反复发作的游走性血栓性静脉炎,常发生在小腿或足部,发作时,肢体浅表静脉可呈红色条索、结节状,伴有轻度疼痛,持续 2～3 周后症状缓解,但可复发。此期可出现下列体征:①患侧肢体或受累部位动脉搏动减弱或消失。②指压试验。指压指(趾)端后观察皮肤或甲床毛细血管充盈情况。正常人松压后 1～2s 内恢复原状,如松压后 5s 后皮肤或甲床仍呈苍白或紫红色,提示动脉供血不足(>2s 即为异常)。③肢体抬高试验。抬高肢体(下肢 70°～80°,上肢举过头),持续 60s。如存在肢体动脉供血不足,则皮肤呈苍白;下垂肢体后,皮色恢复时间由正常的 10～20s 延长到 45s 以上,且颜色不均,呈斑片状。④静脉充盈时间。抬高患肢使静脉排空、塌陷,然后迅速下垂肢体,观察足背动脉浅表静脉充盈情况。延长>15s(正常应在 15s 内充盈),常表示肢体动脉供血不足,部分病人可出现雷诺综合征表现。⑤尺动脉通畅试验(Allen 试验)。检查者用拇指压迫病人的桡动脉,令病人握紧拳头以挤出手部血液,然后将手指继续维持在部分伸展状态,并将手放至心脏水平。如果尺动脉通畅或有足够的侧支血流到手部,则指、掌在 3s 内转为粉红色;反之,只有解除桡动脉指压后,皮肤才会恢复正常色泽。

2. 营养障碍期 随着病情的发展,可出现患肢麻木、怕冷、发凉和静息痛,夜间更甚。查体可见患肢动脉搏动消失,局部不出汗,指(趾)甲生长缓慢、增厚变形。皮肤干燥,呈潮红、紫色或苍白色,汗毛脱落。

3. 坏死期 患肢可因局部加温、药物刺激、拔甲、损伤等因素发生溃疡或坏疽,多局限在脚趾或足部,向上蔓延累及踝关节和小腿者少见,为干性坏疽,继发感染时可发展为湿性坏疽。当患肢溃烂后,创面可经久不愈,疼痛加剧。病人体力日衰、食欲减退、消瘦无力、可有发热、贫血甚至意识模糊。

(二) 辅助检查

1. 皮肤温度测定 在一定室温（15℃～25℃）条件下，患侧肢体温度较对侧部位低2℃以上，表示该侧肢体供血不足。

2. 红外线热像图 红外线热像仪能探测肢体表面辐射的红外线并转换成热像图。本病肢体红外线热像图可显示患肢缺血部位较暗，出现异常"冷区"。

3. 节段性测压 可了解肢体各节段的动脉收缩压，本病常表现为患肢腘动脉或肱动脉以下的血压降低，可反映患肢缺血的严重程度。

4. 超声血管检查 采用多普勒血液流速仪描记肢体各节段的动脉波形。本病病人患肢远端动脉波形为单向波，波幅低平而钝，甚至呈一条直线。

5. 动脉造影 动脉造影可明确动脉闭塞的部位、范围、性质和程度，并可见典型的小动脉节段性闭塞，而在病变的动脉段之间，可见管壁光滑的正常动脉。

6. 活动平板运动试验 测量运动前臂部和踝部血压，然后在10%坡度上以3.2186km/h (2m/s)的速度运动5min，运动中每30s测血压1次。踝部压力比肱动脉压力下降2.67kPa (20mmHg)即表示动脉有明显狭窄。

7. 甲皱微循环检查 患指（趾）毛细血管内血流速度减慢，血色暗红，白细胞聚集使得血流呈颗粒状。异型毛细血管襻明显增多，其周围有渗出或出血。毛细血管张力较差，呈绒线状和波浪形。

8. 血液物理化学特性检查 可见全血黏度增高、红细胞电泳时间延长、血细胞比容（红细胞压积）增加，而血沉正常。

9. 小腿阻抗式血流图检查 患肢血流图的波形呈现峰值幅度降低，降支下降速度减慢，其改变程度与患肢病变程度平行。

(三) 鉴别诊断

1. 动脉硬化性闭塞症 本病也是常见的肢体动脉慢性闭塞性疾病。发病年龄多为50～70岁，男性多于女性，可有患肢的疼痛、发凉、麻木、间歇性跛行、肤色苍白、皮肤温度降低。两者在症状、体征和病程发展上颇为相似，但闭塞性动脉硬化症有下列特点：①病人年龄较大，大多在50岁以上，不一定有吸烟嗜好。②病变动脉常为大、中型动脉，如腹主动脉分叉处、髂动脉、股动脉或腘动脉，很少侵犯上肢动脉，常可扪及浅表动脉变硬、纡曲，有时可闻及血管杂音。③常合并有高血压、高血脂、糖尿病和内脏动脉硬化缺血。④多无游走性血栓性静脉炎。⑤X线平片可显示主动脉弓突出和动脉钙化影，动脉造影显示动脉腔不规则充盈缺损，呈虫蚀样改变。⑥病理检查可见动脉中层和内膜均有变性，静脉则不受累。

2. 多发性大动脉炎 本病具有以下的特点：①多见于青年女性。②病变常累及主动脉弓的分支和降主动脉及其内脏分支。③可有持续、顽固的高血压伴有上腹部或肾区的血管杂音。④常有肢体慢性缺血的临床表现，但一般不出现肢体缺血性溃疡和坏疽。⑤动脉造影显示动脉主要分支开口处狭窄或闭塞。⑥活动期常有低热、红细胞沉降率增快。

3. 特发性动脉血栓形成 本病少见，多见于动脉硬化、结缔组织病、血液系统疾病和转移性癌肿病人。起病较急，主要表现为髂、股动脉突然闭塞，可引起肢体广泛性坏死。

4. 结节性动脉周围炎 本病系胶原系统疾病，是一种累及中、小动脉的坏死性血管炎，可出现与血栓闭塞性脉管炎类似的肢体缺血症状,但具有以下特点:①本病常见于青年女性,多伴有发热、乏力、关节酸痛等全身症状。②病变广泛,常累及肾、心、肠系膜等内脏动脉,出现相应的内脏缺血的临床表现,如累及肾脏可出现高血压。③常出现沿动脉行径排列的皮下结节。④确诊有赖于活组织检查。

5. 雷诺(Raynaud)综合征 为血管神经功能紊乱引起的肢端小动脉发作性痉挛,其主要临床表现为当受冷或情绪激动后,手指(足趾)皮色突然变为苍白,继而发紫,逐渐转为潮红,然后恢复正常。少数血栓闭塞性脉管炎病人,早期也可出现雷诺综合征的表现,因而必须与其相鉴别。雷诺综合征的特点如下:①大多为青年女性。②发病部位多为手指,且常为对称性发病。③患肢动脉搏动正常,即便病程较长,指(趾)端也很少发生坏疽。

6. 糖尿病性坏疽 血栓闭塞性脉管炎发生肢端坏疽时,应与糖尿病性坏疽鉴别。糖尿病有烦渴、易饥、多尿的病史,尿糖阳性,血糖增高。

(四)治疗原则

血栓闭塞性脉管炎的治疗原则,主要是促进侧支循环,改善肢体血供,减轻或消除疼痛,促进溃疡愈合及防止感染,保存肢体,以恢复劳动力。重点是改善患肢的血液循环。目前,治疗血栓闭塞性脉管炎的方法很多,均有一定的疗效。

1. 非手术疗法

(1)一般疗法:严禁吸烟,防止受冷、受潮和外伤。患肢适当保暖,但不宜热敷或热疗,以免组织需氧量增加,加重组织缺氧、坏死。勿穿硬质鞋袜,以免影响足部血液循环。患肢做 Buerger 运动,以促进侧支循环的建立。方法:患者平卧,抬高患肢 45°~60°,维持 2~3min;然后坐起,两足下垂于床边,维持 4~5min;再平卧,患肢平放于床上,休息 4~5min。如此每日 3 次,每次操作 5~10 次。疼痛较重者可用吲哚美辛(消炎痛)、索密痛等镇痛药。吗啡、哌替啶等药易成瘾,应慎用。

(2)中医治疗:根据中医辨证和西医辨病相结合的方法,采用分型治疗。

①阴寒型。多属于早期或恢复阶段。治则以温经散寒为主,佐以活血化瘀,可先用阳和汤加减。

②气滞血瘀型。多为第二期。治则以疏通经络,活血化瘀,选用当归活血汤加减。

③湿热型。为三期轻度趾端坏疽、溃疡继发感染。治则以清热利湿为主,佐以活血化瘀,可用四妙勇安汤加味或茵陈赤小豆汤加减。

④热毒型。为第三期继发感染及毒血症。以清热解毒为主,佐以凉血化瘀,可用四妙活血汤加减。

⑤气血两虚型。多见于恢复阶段或病久体质虚弱者。以补养气血为主,可用顾步汤加减。

(3)中成药治疗:经临床应用和药理学研究,发现一些中草药,具有改善微循环,促进侧支循环形成,并有抗凝、消炎和止痛作用。

①毛冬青。其有效成分为黄酮苷,有扩张外周血管和消炎作用。每日 200~300g 冲服或煎服。亦可用毛冬青针剂,每次 2~4ml,每日 1~2 次,肌内注射。

②复方丹参注射液。每次 2~4ml,每日 1~2 次,肌内注射。亦可用 20ml 加入 5% 葡萄糖溶液 500ml 中,做静脉滴注,每日 1 次,一般 2~4 周为 1 个疗程。临床研究证实,复方丹参具有加速红细胞流速,改善外周微循环,减少血液淤滞,达到活血化瘀的作用,能有效地改善临床

症状和促进溃疡愈合。

③莪术油。以0.3%莪术油50ml,加入5%葡萄糖溶液500ml内,做静脉滴注,每日1次,14次为1个疗程,对改善症状也有较好效果。

(4)血管扩张药:应用血管舒张药物,可缓解血管痉挛和促进侧支循环。

①妥拉苏林。每次25～50mg,口服,每日3次;或2～50mg,肌内注射,每日1～2次。

②罂粟碱。30～60mg,每日3～4次,口服或皮下注射。此药有成瘾性,不宜长期使用。

③烟酸。50～100mg,口服,每日3次。

④硫酸镁。2.5%硫酸镁溶液100ml,静脉滴注,每日1～2次,15次为1个疗程。间隔2周后可行第2个疗程。

⑤其他。如酚妥拉明、苯苄胺、苄丙酚胺和丁酚胺等皆可选用。

(5)右旋糖酐40(低分子右旋糖酐):能减少血液黏稠度,增加红细胞表面负电荷,抗血小板集聚,因而能改善微循环,防止血栓延伸,促进侧支循环形成。每次500ml,每日1～2次,静脉滴注,10～14d为1个疗程。间隔7～10d可重复使用。溃疡坏疽继发感染时不宜使用,以免引起炎症扩散。

(6)去纤维蛋白:从蛇毒中提取的一种抗凝物质,可以降低纤维蛋白原和血液黏度,用以治疗动静脉血栓获得良好效果。近年,我国先后从东北蛇岛和长白山蝮蛇蛇毒中提纯"抗栓酶"和"清栓酶",用来治疗血栓闭塞性脉管炎,获得良好效果,且无明显不良反应。

(7)前列腺素E_1(PGE_1)具有扩张血管、抗血小板和预防动脉粥样硬化作用,近年来已用于治疗血栓闭塞性脉管炎。

2. 物理疗法

(1)超声波:用ZY-1型超声波仪,采用直接和间接接触法,对患肢进行治疗。每日1次,每次30～60min,6次后休息1d,24次为1个疗程。

(2)肢体负压与正负压交替疗法:肢体负压状态下,血管可被动扩张,有改善血流和增加侧支循环形成的作用。治疗时将患肢置入密闭舱内,上肢给予-10.6kPa(-80mmHg),下肢予-13.3kPa(-100mmHg)之压力,每次10～15min,每日1～2次,10～20次为1个疗程。由于给予正、负两种压力的组合加压,正压下促进血液回流,负压下促进血液进入肢体,从而可使肢体血流增加,血液循环得以改善。一般为-6.7～+13.3kPa(-50～+100mmHg)相互交替,各保持10～15s,治疗时间30～60min,每日1～2次,10～20次为1个疗程。

(3)高压氧:在高压氧舱内,体内血氧量的增高,可增加肢体的供氧量,对减轻疼痛和促进伤口愈合有一定疗效。每日1次,每次3～4h,10次为1个疗程。

3. 手术疗法

(1)腰交感神经节切除术:腰交感神经节切除后,能使手术侧下肢血管张力缓解,血管扩张,促进侧支循环的建立。但主要改善皮肤的血液供应,对肌肉的血液循环改善不明显,手术应切除2～4腰交感神经节和神经链,男性病人应避免切除两侧第一腰交感神经节,以免术后发生射精功能障碍。适用于腘动脉以下动脉搏动减弱或消失的第一、二期病人。一般术前应行腰交感神经阻滞试验,若阻滞后皮肤温度上升1℃～2℃以上,术后一般效果较好。若皮肤温度维持原状,说明动脉已经闭塞,血管张力解除后,并不能增加血流量,就不宜行交感神经节切除术。亦可用注射化学药物破坏交感神经节的方法,称为化学性交感神经节切除术。

(2)动脉血栓内膜剥除术:适用于股动脉或腘动脉阻塞,动脉造影显示胫前、胫后或腓动脉中至少有一支动脉通畅者。血栓内膜剥除术有开放法和半开放法两种。前者动脉壁切口长，找出内膜和中层分离面后，直视下将血栓内膜剥除；后者切口小，以内膜剥除器剥除血栓内膜。

(3)动脉旁路移植术：适应证与血栓内膜剥除术相同。应用自体大隐静脉或人工血管，在闭塞动脉的近、远端，行旁路移植，使动脉血流经移植的血管，供给远端肢体。移植材料以自体大隐静脉最好。

(4)大网膜移植术：适用于腘动脉及其以下三支动脉广泛闭塞且静脉亦有病变者，分带蒂网膜移植与游离网膜移植两种。前者较简便，根据网膜血管的不同类型，将网膜裁剪延长，通过皮下隧道，将网膜引至肢体远端；后者较复杂，游离的网膜蒂血管与股血管分支吻合。

(5)肢体静脉动脉化：适用于动脉广泛性闭塞而静脉正常者。手术将动脉血流引入静脉，利用静脉系统作为向远端肢体灌注动脉血流的通道。分浅静脉型、高位深静脉型和低位深静脉型三种手术类型。

(6)截肢术：趾(指)端已有坏疽，感染已被控制，待坏死组织与健康组织间界线清楚后，可沿分界线行截趾(指)术。若肢体有比较广泛的坏死，合并毒血症或有难以忍受的剧烈疼痛，经各种治疗均无改善，可考虑行截肢术。

四、周围动脉瘤

周围动脉瘤可发生在颈动脉、锁骨下动脉、腋动脉、肱动脉、桡动脉、髂动脉、股动脉和腘动脉等部位，但股动脉和腘动脉为好发部位，占90%以上。发生在肢体的一侧或两侧，可为单发性或多发性，有时可伴有胸或(和)腹主动脉瘤。病因以创伤性为最多，大多数为假性动脉瘤，常伴有继发感染。其他病因有动脉粥样硬化、感染、中层囊性变性、先天性及梅毒性等。

(一)诊断

1. 临床表现 发现渐增性搏动肿块是主要的临床症状。也有少数病人无明显症状，直至肿块并发感染，出现剧烈疼痛才被发现。如肿块压迫附近神经，肢体可出现麻木及放射痛。如远段动脉并发血栓栓塞，肢体远端可出现缺血症状。搏动性肿块在关节部位，可影响肢体伸屈活动。局部检查时，在肢体动脉的行径部位可扪及膨胀性搏动肿块，这是动脉瘤的典型体征。在搏动性肿块部位有时可闻及收缩期杂音，偶尔可扪及震颤。压迫动脉瘤近侧动脉可使肿块缩小，搏动、震颤及杂音等均减轻或消失。肢体动脉瘤增大压迫附近淋巴管和伴行静脉时，可产生肢体远侧淋巴水肿及浅静脉曲张。巨大髂动脉、腘动脉、腋动脉或肱动脉瘤可引起肢体屈曲畸形。根据周围动脉瘤的特征，诊断一般不难，但需要与紧贴动脉或位于动脉上方的肿瘤或脓肿相鉴别。特别要警惕不能将动脉瘤误诊为脓肿而予切开。如动脉瘤难于确诊时，可行B型超声检查或诊断性穿刺，必要时也可行动脉造影检查。

2. 周围动脉瘤分类

(1)股动脉瘤：股动脉瘤占周围动脉瘤的首位，但在欧美国家它仅次于腘动脉瘤，居第二位。常见的病因是创伤、动脉粥样硬化和感染。创伤性的多为年轻病人，动脉粥样硬化性的年龄在50~60岁或以上。多数为男性，常伴有其他部位动脉瘤及高血压史。30%以上股动脉瘤为双侧性。股动脉瘤易并发动脉瘤远侧血栓栓塞，出现急性或慢性肢体缺血现象，但并发动脉瘤破裂者较少见。

主要症状是在股三角区出现膨胀性、搏动性肿块，有时可听到收缩期杂音。患侧足背动脉搏动常减弱或消失。X线摄片有时可显示动脉瘤壁钙化阴影。B型超声检查或动脉造影检查能明确诊断。

(2)腘动脉瘤：腘动脉瘤的发病率在国内仅次于股动脉瘤，占第二位，但在欧美国家，腘动脉瘤占周围动脉瘤的70%。国内常见的病因是创伤、动脉粥样硬化和感染，发病年龄多在20～40岁。国外的病因多数是动脉粥样硬化所致，好发于50～60岁的男性。25%病人为双侧性，50%伴有高血压。

病人一般无自觉症状，在腘窝部感觉有一个搏动性肿块，有时可引起局部疼痛，膝关节伸屈活动受限制。检查时，在腘窝部位可扪得膨胀性、搏动性肿块，如动脉瘤腔被附壁血块栓塞，肿块搏动即消失，瘤体远侧动脉继发血栓闭塞而可出现肢体慢性缺血症状。B型超声检查和动脉造影检查能进一步明确诊断。

腘动脉瘤较常见的并发症为远段动脉急性血栓栓塞，往往可导致下肢急性缺血症状，甚至可发展到肢端坏疽。

(3)颈动脉瘤：颈动脉瘤是指颈总动脉、颈内动脉颅外段和颈外动脉及其分支的动脉瘤。常见的病因是动脉粥样硬化、创伤和感染；极少数是医源性的，如颈动脉血栓内膜剥除术或颈动脉切开，自体静脉补片术后并发假性动脉瘤。

颈动脉瘤的主要症状是在颈侧部出现搏动性肿块。动脉瘤增大可产生压迫症状，如声音嘶哑、进食呛咳、呼吸困难、Horner综合征。动脉瘤腔内粥样硬化斑块碎屑或附壁血栓脱落，可导致颈内动脉或脑动脉栓塞，可引起脑组织供血不足，出现头晕、头痛、昏厥、失语甚至偏瘫等。颈动脉瘤偶尔可破裂入咽喉部而引起大量咯血，窒息致死。

检查时，颈侧可扪得膨胀性搏动性肿块，有时可闻及收缩期杂音，口腔检查有时在咽部可见到搏动性肿块。伴脑组织供血不足者，可出现对侧肢体肌力减退和共济失调等。B型超声检查和颈动脉造影检查更能明确诊断。颈动脉瘤应与颈动脉体瘤、颈部神经鞘瘤和颈部血管瘤相鉴别。

(4)锁骨下动脉瘤：锁骨下动脉瘤较少见，病因常是动脉粥样硬化、外伤和感染。主要症状在锁骨上区或锁骨下区出现搏动性肿块。巨大动脉瘤可压迫臂丛神经而出现上肢麻木、疼痛和运动功能障碍。检查时，在锁骨区可扪及膨胀性搏动性肿块，可闻及收缩期杂音，桡动脉搏动减弱或消失。B型超声波和动脉造影可明确诊断。

(二)鉴别诊断

1. 颈动脉瘤与颈动脉体瘤 颈动脉体瘤是一种较为少见的化学感受器肿瘤，除颈部肿块外大多数无症状，少数病人可伴有肿块局部胀痛、晕厥、耳鸣、阵发性心动过缓、血压下降等颈动脉窦综合征。体检时，在颈前三角区的肿瘤呈海绵状或分叶状，因肿瘤附着于动脉鞘，故可向侧方移动，但垂直方向活动受限，部分肿块可扪及搏动和闻及血管杂音，血管杂音主要由于肿块内丰富血管所产生。B型超声检查可确定肿瘤的位置、与颈动脉的关系、判断肿块的性质，对鉴别颈动脉瘤和颈动脉体瘤有较大的价值。颈动脉体瘤B型超声波检查特征是颈动脉及其分叉部明显增粗，被肿块包绕；而颈动脉瘤的B型超声波检查特征是瘤体与血管相通，瘤体内可见附壁血栓。CT也有助于确定肿瘤的位置及与血管的关系，典型颈动脉体瘤CT特征是水平扫描显示肿瘤呈低密度影，CT值增高，颈动脉被肿瘤包绕受压或推移。颈动脉造影对颈动脉体瘤诊断也很有价值，可显示颈内动脉向外移位，颈总动脉分叉处呈杯状增宽，还可显示颈内动脉受压、狭窄或闭塞的情况。穿刺肿块做细胞学检查可确定肿块的性质。

2. 颈动脉瘤与颈神经鞘瘤　颈神经鞘瘤为实质性肿瘤，肿块质硬而表面光滑，包膜完整且位于颈总动脉分叉处后方，将颈内、外动脉推向前面，CT及B型超声检查有助于明确诊断。

3. 颈动脉瘤与颈动脉分叉区扩张症　颈动脉分叉区扩张症为颈总动脉分叉区轻度膨大，因动脉粥样硬化和高血压所致，易误认为颈动脉瘤，若压迫颈总动脉近端，膨大部位可明显缩小，B型超声检查对鉴别价值较大。

4. 腘动脉瘤与腘窝囊肿　腘窝囊肿以女性和青少年多见。囊肿在腕背、桡侧腕屈肌腱及足背发病率最高，掌指关节及近侧指间关节处也常见到。偶尔在膝关节前下方胫前肌腱膜上也可发生这类黏液退行性变囊肿，但因部位较深，诊断较困难。病变部出现一缓慢长大包块，小时无症状，长大到一定程度活动关节时有酸胀感。检查发现直径0.5～2.5cm的圆形或椭圆形包块，表面光滑，不与皮肤粘连。因囊内液体充盈，张力较大，扪之如硬橡皮样实质性感觉。如囊颈较小者，略可推动；囊颈较大者，则不易推动，易误为骨性包块。重压包块有酸胀痛。用9号针头穿刺可抽出透明的胶冻状物。

（三）治疗原则

周围动脉瘤一旦确诊，应尽早手术治疗。一般可选用动脉瘤切除和动脉两端吻合术及自体静脉或人造血管移植术。周围动脉瘤的治疗方法应根据动脉瘤的部位、大小、局部解剖条件，侧支循环的建立，以及有无并发感染等具体情况而定。一般可选用下列几种：①动脉瘤切除和动脉端端吻合术。②动脉瘤切除和自体静脉或人造血管移植术。③动脉瘤切线切除和动脉壁修补术。④动脉瘤切除和近、远侧动脉结扎。⑤动脉瘤腔内修补术等。如动脉瘤并发感染，动脉瘤近、远侧动脉结扎，瘤腔切开引流，并用自体静脉经解剖外途径做旁路移植术。如移植血管须通过关节时，术后可用石膏托关节制动2周。笔者经治的96例周围动脉瘤90%以上手术治疗效果是良好的。术后症状消失，肢体功能恢复。

五、急性周围动脉栓塞

周围动脉栓塞是由于脱落的血栓堵塞周围动脉，造成血流障碍的一种急性疾病。

（一）诊断

周围动脉栓塞时，典型症状是患肢突然出现剧烈的疼痛，开始在栓塞处，以后逐渐向远处延伸。肢体血液循环障碍，皮肤呈蜡样苍白，缺血加剧时，肌肉可僵直，患肢皮肤温度下降，以肢体远端更明显，并有麻木、运动障碍及动脉搏动减弱或消失。症状的轻重取决于栓塞的部位和程度。

髂总动脉栓塞时皮肤温度的改变在大腿的上部；股动脉栓塞时，约在大腿中部；腘动脉栓塞时则在小腿下部。

周围动脉栓塞常发生在心血管病病人中，大部分病人伴有心房颤动。风湿性心脏病和冠心病都可有左心房的血栓形成；风湿性心脏病，尤其是二尖瓣狭窄者，左心房内血流迟缓，加上心内膜的风湿病变，血液中纤维易附着于心房壁形成血栓。动脉瘤壁硬化时，硬化的粥样物质可形成栓塞。另外，近年来广泛开展人工心脏瓣膜置换术和人工血管移植术、安置心脏起搏器、动脉造影、血液透析所造成的动、静脉瘘等，都可引起周围动脉栓塞。

多普勒超声检查能测定动脉血流情况,能更精确地进行栓塞的定位。动脉造影是栓塞定位最正确的方法。皮肤温度测定能精确测定出温度正常与温度降低的交界部位。

(二)鉴别诊断

1. 急性动脉血栓形成 临床上鉴别急性动脉栓塞和动脉粥样硬化继发血栓形成是非常困难的,但两者的鉴别又非常重要。取栓术采用气囊导管法相对安全有效。但血栓取出术(thrombectomy)常常失败,并可能扩大阻塞范围。动脉血栓形成有长期供血不足症状,如麻木感、间歇性跛行等。检查时有皮肤、指甲及肌肉等萎缩,起病不如动脉栓塞那样急骤,往往有一段时间的血管功能不全的前驱症状。动脉造影见受累动脉管壁粗糙,血管扭曲、狭窄和节段性阻塞,周围有较多侧支循环,呈扭曲或螺旋形。

2. 急性深静脉血栓形成 急性髂股血栓性静脉炎可能引起动脉反射性痉挛,使远端动脉搏动减弱或消失、皮温降低、皮色苍白、肢体水肿,易误诊为动脉栓塞。水肿常是严重动脉供血不足之晚期表现,皮肤和肌肉明显缺血发生在先,但大多数血栓性静脉炎严重水肿发生在皮肤坏死以前。同时有浅静脉曲张,皮肤发绀等,易与动脉栓塞相鉴别。

3. 主动脉夹层 动脉夹层是因主动脉内膜断裂,血液渗入动脉壁中层而形成血肿,常见于梅毒、动脉硬化、马方综合征病人。分离常从升主动脉达腹主动脉,甚至分离至髂总动脉。动脉内膜分离引起腔内假性窦道压迫动脉腔可伴有远端动脉栓塞性阻塞。病人常有剧烈疼痛,难以忍受,常伴有休克。长期高血压病史,听诊有杂音,胸部X线片有纵隔增宽等有助于诊断。由于夹层血肿压迫,可出现不同的压迫症状和体征,常伴有心脏血管杂音。此外,周围动脉瘤血栓形成、腘动脉受压综合征(popliteal entrapment syndrome),以及麦角碱中毒(ergointoxication)都可能产生间歇性跛行和严重缺血症状,应注意鉴别。

(三)治疗原则

周围动脉栓塞病人肢体存活率与治疗的早晚有密切关系。治疗方法有手术治疗和非手术治疗两种。

1. 手术治疗

(1)手术原则

①取栓术的指征。发病后12h以内是手术最佳时期。如果肢体组织一直表现有活力,晚期取栓术仍可取得成功。因为此时病变部位的动脉内膜无损伤,栓塞部位以前的远端动脉通畅,预先已采用了抗凝治疗,这些因素都有利于取尽栓塞,恢复动脉通畅。当然,肢体坏疽是取栓术的禁忌证。Haimovici研究了一系列未经治疗,通过自然恢复循环的动脉栓塞,并把它分为四级。Ⅰ级,中度缺血,早期动脉搏动恢复,称无缺血性栓塞(anischemic embolism)占29.5%。Ⅱ级,严重缺血伴有部分晚期动脉搏动,恢复为慢性栓塞后缺血,占22.2%。Ⅲ级,严重缺血引起不同程度的坏疽,常伴有代谢方面的并发症,占28%。Ⅳ级,最严重缺血,伴有致死性结果,病人有晚期心力衰竭或有内脏动脉栓塞。

②手术前准备。采取各种措施纠正全身不良情况和改善心脏功能,采用抗凝和抗聚集疗法,抗凝药选用肝素;术前静脉注射50mg,手术中再给20~30mg。抗聚集药物选用右旋糖酐40(低分子右旋糖酐),术前即可开始静脉滴注。

③麻醉和手术期间监测。大多数病人可在局麻下采用Fogarty气囊导管进行取栓术,但

第二十一章 周围动脉疾病的鉴别诊断

对需要显露腹股沟部的病人,大腿和腘窝部手术的病人,均应做硬膜外麻醉。心电图、血压和血气的监测很有帮助。

④手术技术。自从采用Fogarty气囊导管取栓术以后,大大简化了手术方法。导管可到达血管各个部位,禁区减少了,但在某些病例,直接暴露进行动脉切开取栓仍是必要的。

⑤体位与切口。体位,下肢采用头高足低位,上肢安置在低于心脏平面的位置,以利肢体血供。皮肤准备,下肢取栓术应包括腹股沟部和整个肢体,上肢取栓术应包括胸部和整个上肢。切口,应根据不同病变部位做不同切口。

(2)髂股动脉取栓术:切口要足够长,腹股沟部取纵形切口,显露股总、股深、股浅动脉,在股动脉栓塞部位可见到动脉呈菱形扩张,略呈蓝色,栓塞的近端动脉搏动强烈,但远端搏动消失。扪及传导性搏动决不应误为栓塞在更近端动脉内。轻柔扪诊可确定栓塞和血栓范围,并了解动脉壁是否正常。切开动脉鞘后,游离股总、股深、股浅动脉,绕以塑料管,预防血栓移动进入股浅或股深动脉。股总动脉做纵形切口 $1.0 \sim 1.5$cm达股深动脉下方,栓塞会自行突出管腔,先取出栓子尾部,继用鼻甲剥离器慢慢将栓子头部取出。选择适当口径Fogarty导管插入股浅动脉,如果无动脉粥样硬化,导管很容易到达胫动脉。充盈囊腔之后慢慢拉出。股浅动脉有大量回血之后,用4F导管插入股深动脉,取出每一分支血管内栓子。然后用6F导管插入、拉出,达到完全取尽栓子并见到近端动脉有喷血,远端动脉有明显回血。再用0.5%肝素溶液冲洗,股动脉上夹,缝合修补,如果缝合后有狭窄可能,须用静脉片修补。最后必须了解重建血管是否通畅,近端动脉有强烈搏动者为通畅。虽然动脉回血是远端动脉通畅之有意义症状,但并不表示无残留栓子之可能。因为回流可能来自主要侧支循环。所以在手术结束时,确定腘动脉和足背动脉是否通畅非常重要,有任何疑问时,最好立即在手术台做血管造影。如果显示远段有栓子残留,可做大腿下1/3和腘部内侧切口,显露腘动脉及分支,用塑料管控制腘动脉和胫前、后动脉血流。腘动脉做横切口,用F2或F3 Fogarty导管分别插入胫前、胫后动脉,取出血栓。

(3)腹主动脉跨栓取栓术

①经股动脉逆行取栓术。腹部和两下肢皮肤消毒,取两侧股部切口,分别显露股总、股浅、股深动脉,绕以塑料管。在缺血明显一侧的股总动脉做切口,对侧股总动脉上钳或用塑料管阻断。首先用适当口径Fogarty导管(4F~5F)取出股浅动脉内栓塞,检查股深动脉情况,恢复良好动脉回血之后用肝素溶液冲洗。气囊导管插入肾动脉上方,给气囊充生理盐水,达到有阻力感为止。当导管从腹主动脉拉到髂动脉时,气囊导管放出盐水少许,使气囊的口径和髂动脉口径匹配。将气囊导管从股总动脉切口拉出,取出血栓。这种操作可反复几次,以见到通畅的收缩期血流为止。当取得一侧良好血流之后,注意力应转向对侧,对侧应该有良好搏动,如果怀疑有血栓存在,以同样方法取出血栓。常规方法缝合股动脉。动脉缝合之后必须检查远端动脉搏动恢复情况,皮色和浅静脉充盈情况。术中也可用多普勒测定血流情况。如果动脉搏动不满意,应做术中动脉造影,有血流不畅者,要再次探查。

②经腹主动脉取栓术。已很少采用,对已有动脉硬化性狭窄,采用股动脉逆行取栓术不可能时,须做腹主动脉分叉处直接显露。取左腹直肌旁切口,从脐上达耻骨联合。将小肠推向一侧,沿腹主动脉搏动将后腹膜切开达盆腔。肠系膜下动脉下方游离腹主动脉和两侧髂动脉,分别绕以塑料管。做一侧髂总动脉切开,取出腹主动脉血栓。再用Fogarty气囊导管做远端动脉取栓术,如果另一侧仍怀疑有栓子,按上法取栓。

③经腹膜后途径的腹主动脉跨栓取栓术。消瘦病人通过左侧腹膜后途径显露腹主动脉有许多优点,手术危险性少。肥胖病人采用这一途径,显露右髂动脉有困难。如果病人以前有远端动脉硬化及慢性缺血病史,这一途径有利进行腰交感神经切除术。

(4) 上肢动脉取栓术:上肢动脉栓塞的发病率较低,占周围动脉栓塞的16%～32%。肱动脉发病率最高。大多数上肢动脉栓塞比较小。上肢动脉取栓时,以局部麻醉或臂丛麻醉为主,皮肤准备应包括整个上肢和患侧前胸壁。不论腋动脉、肱动脉或其他动脉栓塞,都可以通过腋动脉或肱动脉顺行或逆行插入Fogarty气囊导管取出栓子。

(5) 术后处理

①继续治疗心脏疾病,恢复正常心律。

②缺血的患肢重新获得动脉血灌注后,会引起代谢变化,迅速影响全身。主要是酸中毒、高钾血症和横纹肌的酶(LDH、AST、CPK)值升高,要及时纠正。

③四肢动脉取栓术后要进行抗凝治疗,可用肝素0.8～1.0mg/kg,腹壁皮下脂肪层注射,每12h 1次,共1周,第6天开始重叠华法林应用2周。

(6) 取栓的结果:许多因素会影响取栓术的结果。病死率为15%～48%。肢体救活率为63%。最主要死亡原因是充血性心力衰竭和急性心肌梗死,其次为肺动脉血栓形成,其他原因为休克、肠系膜梗死和肝昏迷。最近还有报道提及代谢和肾脏的并发症。上海中山医院总结1963年12月至1984年12月期间,收治周围动脉栓塞43例,病死率为27.9%,与国外文献报道相近。该院有1例腹主脉跨栓取栓术后,虽然两侧股动脉搏动恢复,但术后出现肾功能衰竭,血液透析无效死亡。

Haiwexic报道,晚期取栓术动脉栓塞后22h～21d之后进行手术,血管通畅率为64.3%。

(7) 取栓术应用气囊导管的并发症:应用气囊导管有许多优点,但也有潜在危险。可能发生的并发症有:①导管戳破动脉壁,引起出血。②动脉内膜分离可造成溃疡和继发性血栓。③动脉硬化斑块撕裂。④导管断裂,留置在动脉腔内。⑤血栓被松动,进入远段动脉分支。⑥导管戳破动、静脉,造成动静脉瘘。

2. 非手术治疗 适用腘动脉分支和肱动脉分支栓塞者,病情较重难以承受手术者,肢体已经坏疽不适宜取栓者。非手术治疗包括解除动脉痉挛、建立侧支循环、防止血栓延伸等方法。

(1) 一般处理:严密观察病人生命指征和患肢的变化,并做详细记录。患肢安置在低于心脏平面位置,一般下垂15°左右,有利于血液流入肢体。室温保持在25℃左右。局部不可用热敷,以免组织代谢率增高,加重缺血、缺氧。局部冷敷、降温可引起血管收缩,减少血供,禁忌使用。

(2) 防止血栓延伸:用下列抗凝和抗血小板疗法。

①肝素治疗。在各种抗凝药中,肝素是最可靠的药物;双香豆素及其他凝血酶原抑制药,由于作用缓慢,不适宜紧急使用。

肝素最好从栓塞近端有搏动的动脉注入。一般用0.5%肝素溶液,每次10ml,每24h 1次。如果肝素不能经动脉注入,可改为静脉注射,每次50mg,每日2～3次。

②抗血小板疗法。右旋糖酐40(低分子右旋糖酐)除能扩容,降低血液的黏稠度外,尚有抗聚集和改变血管内膜电位的作用。每次500ml,每日1次。亦可选用阿司匹林和双嘧达莫(潘生丁)辅助治疗

③溶栓疗法。纤维蛋白溶酶类药物,如链激酶或尿激酶能溶解新鲜血栓。在美国用来治疗静脉和肺动脉栓塞。一般对发病 3d 以内的血栓效果最好,7d 以上者效果较差。最好直接穿刺或经导管注入栓塞近端的动脉腔内。也可经静脉滴注应用。

(3)解除血管痉挛的治疗:在动脉栓塞急性期可选用下列治疗。

①0.1%普鲁卡因 500~1 000ml 静脉滴注(皮试阴性),每日 1 次,可起缓解血管痉挛作用。

②血管扩张药,如罂粟碱 30~60mg 直接注入栓塞近端的动脉腔内,也可肌内注射或静脉滴注。前列腺素适当剂量除了有抑制血小板凝聚外,尚有扩张血管作用。血管扩张药仅在动脉供血不足时使用,急性动脉栓塞和血栓性动脉阻塞应用血管扩张药可能有害。虽然血管扩张药可能缓解血管痉挛,但也可能使病变部位血流向正常血管床转流,而加重缺血症状。也可使血栓延伸到以前处于痉挛的动脉分支。

(4)施行交感神经阻滞:交感神经阻滞是解除动脉痉挛的有效措施,施行交感神经阻滞的临床反应良好,即使在主干动脉搏动未恢复的情况下,不仅可以缓解疼痛,而且可使原先处于寒冷、苍白或发绀状态的肢体迅速转为温暖和粉红色。下肢动脉栓塞可阻滞腰交感神经。

3. 医源性动脉栓塞　所有介入性血管和心脏诊断治疗措施都可能引起医源性动脉栓塞。动脉导管术时,动脉内的硬化斑块和附壁血栓可因穿刺针、导引钢丝或导管的机械碰撞而松动、碎裂和脱落,栓塞远端的动脉。症状与脱落物的大小和栓塞部位有关。导引钢丝和导管如发生断裂,其离断部分可随血流达到动脉远端口径相似部位或分叉处造成栓塞。近年来应用于临床的激光动脉导管的金属头偶可与导管体部分离而栓塞远端动脉。右心导管的头部断裂,游离部分可经过房室间隔缺损进入左心室,然后进入体循环引起某部位的栓塞。动脉瘤瘤体内的血栓受到手术时的挤压而脱落,可引起远端动脉栓塞。人造血管移植时,缝针、缝线可将宿主动脉的斑块触落造成栓塞。心脏瓣膜置换术后,特别是并发急性细菌性心内膜炎时,极易发生动脉栓塞。这种情况下的栓塞常累及多个脏器及肢体,因而病死率很高。医源性动脉栓塞的处理原则与前述动脉栓塞相同,即及时彻底地取出栓子。处理的关键是及时发现。动脉导管术或手术结束前,必须仔细检查所用器械是否完好,远端动脉回血是否正常或恢复到切开时的水平。术前、术中和术后的动脉搏动情况或多普勒超声波检查,以及 X 线平片甚至动脉造影检查,都是尽早发现医源性动脉栓塞的有效措施。

除上述较常见的医源性动脉栓塞之外,接受华法林治疗的病人偶可出现胆固醇微栓,引起"蓝指(趾)综合征"。胆固醇微栓可广泛栓塞视网膜中央动脉,以及心、脑、肝、胰、脾和肾等多种脏器,导致相应的功能障碍以致死亡。预后取决于栓塞的广泛程度,目前尚无有效的处理方法。

(解放军总医院　曹　剑　郝卫军　朱冰坡)

第二十二章 周围静脉疾病的鉴别诊断

一、深静脉血栓形成

深静脉血栓形成(deep vein thrombosis,DVT)在临床上受到重视是由于其严重地致死性并发症——肺栓塞,以及遗留的慢性静脉功能不全综合征。

在西方国家深静脉血栓形成是一种常见病。据第19版Cedil内科学所载,40岁以上施行大手术的病人及急性心肌梗死病人约有1/3发生本病,而在股骨头骨折手术及前列腺摘除术后,深静脉血栓形成的发生率更高。美国每年约有50万人患本病,我国尚无统计数字,但并不少见。上海中山医院自1957～1977年期间共收治深静脉血栓病人49例,其中下肢深静脉30例,上腔静脉10例,下腔静脉7例,上肢静脉仅2例。该院血管外科自1978～1988年收治深静脉血栓病人124例,其中下肢深静脉106例,上腔静脉1例,下腔静脉7例,上肢静脉10例,故深静脉血栓形成的部位以下肢髂股静脉段最多见。

(一)病因

19世纪中期,Virchow提出深静脉血栓形成的三大因素:静脉血流滞缓、静脉壁损伤和血液高凝状态,至今仍为各国学者所公认。

1. 静脉血流滞缓 手术中脊髓麻醉或全身麻醉导致周围静脉扩张,静脉流速减慢;由于麻醉作用致使下肢肌肉完全麻痹,失去收缩功能,术后又因切口疼痛和其他原因卧床休息,下肢肌肉处于松弛状态,致使血流滞缓,诱发下肢深静脉血栓形成。据Borow报道手术持续时间与深静脉血栓的发生率有关,手术持续时间1～2h者20%发病;2～3h者46.7%发病,3h以上者62.5%发病(国外报道的发病率远较国内高),并发现50%在术后第1天发生,30%在术后第2天发生。Sevitt的临床观察证明,血栓常起自静脉瓣膜袋、静脉连续处,以及比目鱼肌等处的静脉窦。比目鱼肌静脉窦内的血流,是依靠肌肉舒缩作用实现向心回流的,因此它是血栓形成的易发部位。血栓也可发生于无瓣膜静脉段,可能因被前方的右髂总动脉压迫所致。约24%髂外静脉是有瓣膜的,在此瓣膜的近端也有相当高的血栓发生率。

2. 静脉壁损伤
(1)化学性损伤:静脉内注射各种刺激性药液和高渗溶液,如各种抗生素、有机碘溶液、高渗葡萄糖溶液等均能在不同程度上刺激静脉内膜,导致静脉炎和静脉血栓形成。
(2)机械性损伤:静脉局部挫伤、撕裂伤或骨折碎片创伤均可致静脉血栓形成。股骨颈骨折可损伤股总静脉,骨盆骨折常损伤髂总静脉或其分支,均可并发髂股静脉血栓形成。
(3)感染性损伤:化脓性血栓性静脉炎由静脉周围感染灶引起,较为少见,如感染性子宫内膜炎,可引起子宫静脉的脓毒性血栓性静脉炎。

3. 血液高凝状态 这是静脉血栓形成的基本因素之一。各种大型手术可使高凝状血小板聚集能力增强;术后血清前纤维蛋白溶酶活化剂和纤维蛋白溶酶两者的抑制剂水平均有升高,从而使纤维蛋白溶解减少。脾切除术后由于血小板骤然增加,可增加血液凝固性,烧伤或严重脱水使血液浓缩,也可增加血液凝固性。晚期肿瘤,如肺癌、胰腺癌、卵巢癌、前列腺癌、胃或结肠癌,在癌细胞破坏组织的同时,常释放许多物质,如黏蛋白凝血活素等,使酶的活性增高,可降低抗凝血酶Ⅲ的水平,从而增加血液的凝固度。大剂量应用止血药物,也可使血液呈高凝状态。

静脉血流滞缓和血液高凝状态是2个主要原因。单一因素尚不能独立致病,常常是2个或3个因素的综合作用造成深静脉血栓形成。例如,产后深静脉血栓形成发病率高,即是综合因素所致。产后子宫内胎盘剥离能在短期内迅速止血,不致发生产后大出血,与血液的高凝状态有密切关系。妊娠时胎盘产生大量雌激素,足月时达最高峰,其雌三醇的量可增加到非孕期的1000倍。雌激素促进肝脏产生各种凝血因子,同时妊娠末期体内纤维蛋白原也大量增加,致使血液呈高凝状态,产后卧床休息,使下肢血流滞缓,从而有发生深静脉血栓的倾向。单纯血流滞缓不足以产生本病,有时伴有血管壁的损伤,如直接损伤、慢性疾病或远处组织损伤,产生白细胞趋向性因子,使白细胞移向血管壁。同样,内皮细胞层出现裂隙,基底膜的内膜下胶原显露,均可使血小板移向血管内膜,导致凝集过程的发生。

4. 病理改变 静脉血栓可分为三种类型。①红血栓或凝固血栓。组成比较均匀,血小板和白细胞散在分布在红细胞和纤维素的胶状块内。②白血栓。包括纤维素、成层的血小板和白细胞,只有极少的红细胞。③混合血栓。最常见,由白血栓组成头部,板层状的红血栓和白血栓构成体部,红血栓或板层状的血栓构成尾部。

有些病例下肢深静脉血栓起源于小腿静脉,另有些病例起源于股静脉、髂静脉。

静脉血栓形成所引起的病理生理改变,主要是静脉回流障碍所发生的各种影响。静脉血液回流障碍的程度取决于受累血管的大小和部位,以及血栓形成的范围和性质。静脉血栓形成后,在血栓远侧静脉压力升高所引起的一系列病理生理变化,如小静脉甚至毛细静脉处于明显的淤血状态,毛细血管的渗透压因静脉压力改变而升高,血管内皮细胞内缺氧而渗透性增高,以致血管内液体成分向外渗出,移向组织间隙,往往造成肢体肿胀。如有红细胞渗出于血管外,其代谢产物含铁血黄素可致皮肤色素沉着。

在静脉血栓形成时,可伴有一定程度的动脉痉挛,在动脉搏动减弱的情况下,会引起淋巴液淤滞,加重肢体的肿胀。

此外,静脉血栓形成可引起静脉及其周围组织的炎症反应。血栓远侧静脉压迅速升高,使静脉骤然扩张,因淋巴回流障碍造成下肢水肿,因静脉血栓形成而造成的动脉痉挛,使肢体处于缺氧状态,这一系列病理生理的变化,都能引起程度不等的疼痛症状。

在静脉血栓形成的急性期,当肢体主干静脉血液回流受到障碍时,血栓远侧的高压静脉血,将利用所有通常不起重要作用的交通支增加回流。如大腿上部和腹下部的浅静脉吻合支可通至对侧躯干,向上可通过腹壁至奇静脉和胸廓内静脉系统。在深部,吻合支可通过骨盆静脉丛抵达对侧的髂内静脉。这些静脉的适应性扩张,促使血栓远侧静脉血向心回流。

血栓的蔓延可由静脉血流方向,向近心端伸延,如小腿的血栓可以继续伸延至下腔静脉。当血栓完全阻塞静脉主干后,就可逆行伸延。血栓的碎块还可以脱落,随血流经右心,继之栓塞于肺动脉,即并发肺栓塞。

另一方面,血栓可机化、再管化和再内膜化,使静脉腔恢复一定程度的通畅。血栓机化的过程自外周开始,逐渐向中央进行,进行的速度参差不一。血栓退行性变化的发生,可能是血液内纤维蛋白溶酶发生作用的结果,也可能是细胞自溶作用和吞噬作用的结果。机化的另一重要过程,是内皮细胞的生长并穿入血栓,这是再管化的重要组成部分。在动物实验中,曾观察到2～5周即可出现静脉再通,但瓣膜已受损。临床观察中发现,再管化是一个漫长的病程,需8～15年。其最后结果,将使静脉恢复一定程度的功能。但因管腔受纤维组织收缩作用的影响,以及静脉瓣膜本身遭受破坏,使瓣膜消失,或呈肥厚状黏附于管壁,从而导致继发性深静脉瓣膜功能不全,发生静脉血栓形成后综合征。

(二)诊断

1. 深静脉血栓形成临床表现 许多DVT病人缺乏典型的临床表现和客观证据,约64%的初发病人没有临床症状,而有症状的病人中仅1/4超声检查或静脉造影阳性。所以,DVT的早期诊断并非易事,仍需遵循病史—体检—辅助检查的程序。

(1)典型症状:表现为突发单侧肢体肿胀、疼痛,沿深静脉的压痛及红斑、发绀等,这是由于静脉阻塞或血管周围炎症所致。静脉血栓形成可无症状或在受累部位的上方有压痛、疼痛、水肿、温度增高、皮肤色泽改变及浅表静脉隆起。静脉血栓形成影响腘静脉、股静脉和髂静脉,在股三角、大腿中部或腘窝可触及硬的条索。髂股静脉血栓形成者,在小腿、大腿、髋部及下腹部可见扩张的浅表侧支静脉。由于至少有三支主要的静脉汇集小腿的血流,一支静脉血栓形成不影响静脉回流,故不会发生水肿、皮肤发绀和浅表静脉扩张。病人主诉站立或行走时有酸痛或疼痛,休息、下肢抬高通常可获缓解。大范围静脉血栓形成有时可使周围动脉搏动消失,但静脉血栓形成亦能继发急性动脉闭塞。

(2)急性下肢深静脉血栓形成:发病急骤、进展迅速,患肢迅速肿胀、疼痛剧烈、无法活动,常有患肢要爆裂的感觉,严重的可导致动脉被压迫而供血不足、肢体坏死。如果血栓脱落,可以导致多种重要器官的急性栓塞而危及生命。

(3)股青肿:较罕见。本病发病急骤,数小时内整个患肢出现疼痛、压痛及明显肿胀。大腿上部及同侧下腹壁浅静脉曲张。沿股三角区及股内收肌管部位有明显压痛。在股静脉部位可摸到索条物,并有压痛。严重者,患肢皮色发绀,称"股青肿"(phlegmasia cerulea dolens),提示患肢深浅静脉广泛性血栓形成,伴有动脉痉挛,有时可导致肢体静脉型坏疽。全身症状一般不明显,体温上升不超过39℃,可有轻度心动过速和疲倦不适等症状。

(4)深静脉血栓形成后小腿慢性静脉功能不全:表现为水肿和浅表静脉扩张。可有胀痛、小腿乏力或无不适。症状于站立或行走时发生,休息和下肢抬高后消失。如用弹力绷带不能控制水肿,可发生静脉血流淤滞综合征。随病程延长,踝部和下腿的内侧或外侧有色素沉着。进一步的并发症包括该部位淤滞性皮炎和淤滞性溃疡。慢性静脉功能不全的病人可发生静脉曲张,常为轻度,这些曲张的静脉一般不需要手术切除。

(5)患肢肿胀:肿胀的发展程度,须每天用皮尺精确测量,并与健侧下肢对照,单纯依靠肉眼观察是不可靠的。这一体征对确诊深静脉血栓具有较高的价值,小腿肿胀严重时,常致组织张力增高。

(6)压痛:静脉血栓部位常有压痛。因此,应检查小腿肌肉、腘窝、内收肌管及腹股沟下方股静脉。

(7)Homans征:将足向背侧急剧弯曲时,可引起小腿肌肉深部疼痛。小腿深静脉血栓时Homans征常为阳性,这是由于腓肠肌及比目鱼肌被动伸长时,刺激小腿有血栓而引起。

(8)浅静脉曲张:深静脉阻塞可引起浅静脉压升高,发病1～2周后可见浅静脉曲张。

2. 各部位静脉血栓的临床表现 根据静脉血栓的部位不同,可出现不同的临床表现。

(1) 小腿深静脉血栓形成：虽然小腿深静脉是术后最易发生血栓的部位，但有时常被漏诊。常见的症状有小腿疼痛及压痛、轻度肿胀或肿胀不明显，Homans 征可阳性，浅静脉压常属正常。

(2) 股静脉血栓形成：绝大多数股静脉血栓继发于小腿深静脉血栓。但少数股静脉血栓也可单独存在。体征为在内收肌管部位、腘窝部和小腿深部均有压痛。患侧小腿及踝部常出现轻度水肿，胫骨前浅静脉、大隐静脉扩张，患肢静脉压较健侧高 2～3 倍。Homans 征阳性或阴性。

(3) 髂股静脉血栓形成：绝大多数髂股静脉血栓形成继发于小腿深静脉血栓，但有时原发于髂股静脉或髂静脉。产后妇女、骨盆骨折、盆腔手术和晚期癌病人易发生。左侧下肢较右侧多 2～3 倍，这可能是由于左侧髂总静脉的行径较长，部分左髂总静脉腔受右髂总动脉压迫的缘故。偶尔也可能由于左髂总静脉与下腔静脉交界处存在先天性网状畸形。大腿和腹壁浅静脉扩张提示髂静脉或下腔静脉血栓形成。

3. 临床评估 恶性肿瘤、近期大手术或创伤史、近期住院史、长时间制动、妊娠及产褥期、服用激素类药物，以及明确的血栓形成倾向是重要的危险因素。肥胖、吸烟，以及长途跋涉是次要的危险因素。

应用临床模型使 DVT 的临床评估标准化是近年来研究的热点。第一个评估 DVT 发生可能性的临床模型是由 Wells 等在 1995 年首先提出的，他们将门诊怀疑 DVT 的病人根据其危险因素分为"低危、中危、高危"三组，有 DVT 典型表现，以及至少一个危险因素的病人。DVT 的可能性仅为 5%。表 22-1 是其原始临床模型的简化，主要包括 9 点内容，应用起来较为方便，适用于住院病人及门诊、急诊病人。近来 Wells 等，将此临床模型的诊断程序进一步简化，根据临床评分将病人分为两类。临床评分≤1 为无 DVT，临床评分＞1 为可能发生 DVT，很多人接受该临床模型并应用于门、急诊病人的诊断。还有将第 9 点（可替换的诊断）去除，变为"8 点"的临床评估模型。

表 22-1 发生深静脉（血栓形成）可能性的临床评估模型

危险因素	临床评分
合并癌症（治疗中或治疗后前 6 个月内或姑息治疗分）	1
瘫痪、局部麻痹或近期下肢石膏固定史	1
近期卧床＞3d 或大手术后 4 周内	1
沿深静脉走行的局限性压痛	1
整条腿肿胀	1
小腿周径肿胀侧较正常侧＞3cm（胫骨结节下 10cm 处测量）	1
限于患肢的凹陷性水肿	1
浅静脉显现（除外静脉曲张）	1
有可替换的其他诊断，或可能性大于 DVT 的诊断	−2

注：对双下肢均有症状者以症状重的一侧肢体为准。评估 DVT 发生的可能性应计总分，高危≥3，中危 1 或 2，低危≤0

4. 深静脉血栓形成的推导式诊断法 根据临床模型的评估、D-二聚体的检测，以及静脉超声检查的结果可以对 DVT 进行流水线式的推导诊断（图 22-1）。"低危"病人首选 D-二聚体检测，D-二聚体阴性则可排除 DVT 而无须超声检查；D-二聚体阳性则进一步行超声检查。对"中危"及"高危"病人应首选超声检查，超声检查阴性则以 D-二聚体帮助筛选，D-二聚体阴性则排除DVT而无须随访,D-二聚体阳性则超声或造影随访。此方法简化了DVT的诊断程序,使一部分病人避免了同时行D-二聚体及超声检查,从而节省了医疗开支。临床医师不应被此模式所限制,应结合临床进行判断,如病人症状加重时应尽早复查B超而不要等到5～7d,临床"高危"病人小腿症状较重而超声检查阴性时应行造影检查。另外,临床高度怀疑DVT而来不及等待多项检查结果时,可在无禁忌证的情况下进行诊断性的抗凝治疗。

5. 孕妇深静脉血栓形成的诊断 孕妇患DVT时不易明确诊断,因增大的子宫可压迫左髂静脉致左下肢肿胀,或孤立性髂总静脉血栓可致下肢肿胀而超声检查难以发现。为避免胎儿受到辐射应尽量避免静脉造影检查。所以应首选超声检查,当高度怀疑孤立性髂静脉血栓而超声检查难以明确时可考虑静脉造影。尽管造影时胎儿受到辐射,但由于髂静脉血栓漏诊而致胎儿肺栓塞的风险超过胎儿受辐射的风险,必要时可行造影检查。

6. 复发性深静脉血栓形成的诊断 复发性DVT的诊断程序与初发性DVT的诊断类似,但复发性者的诊断更困难,因为目前尚无有效的临床模式,残存的血栓使超声或造影更加复杂。复发性DVT的发生主要取决于两个因素:一是血栓后综合征的病史,二是目前的抗凝治疗情况。血栓后综合征病人难以区分到底是慢性症状的急性加重,还是复发性DVT。抗凝治疗时,若国际标准化指数(INR)在治疗范围内,则复发性DVT的可能性不大,但对于晚期肿瘤病人及抗磷脂抗体综合征者,即使INR在治疗范围内,也有DVT复发的可能。DVT病人1年后复查超声,50%以上深静脉仍不正常,所以若无以前检查资料作为对照,单纯超声异常难以明确是否为复发性DVT。不能被超声探头压瘪的静脉段的新病变提示有复发性血栓,以前病变段静脉受压后直径较前增加4mm以上提示此处存在复发性血栓。而静脉造影时腔内充盈缺损即可诊断为DVT,不必与以前结果进行对照,但静脉造影技术要求高,不宜反复使用。D-二聚体的检测在复发性DVT的诊断中同样具有意义。当超声正常而D-二聚体阴性时不考虑复发性DVT,当临床评估、超声检查及D-二聚体三者结果不一致时同样应进行超声或造影随访。复发性DVT的流水线式推导诊断方法(图22-1,图22-2)。

(三)辅助检查

1. 二维超声显像 二维超声显像被认为是诊断DVT的最好的非创伤性检查。对"中危"和"高危"的病人,采用静脉超声检查应列为首选。B超对症状性、中心型DVT诊断的敏感性为95%,特异性为96%,对周围型DVT诊断的敏感性和特异性为60%和70%。超声的主要缺点是其对周围型DVT诊断准确性低。当临床可能性为"中危"或"高危"而超声检查为阳性时,DVT即可确诊;而当临床可能性低且超声检查阴性时即可排除DVT的诊断。相反,当临床可能性与超声结果不一致时,DVT发生的可能性为14%～63%,这时就需要进行其他的辅助检查。

(1)方法:检查时,将超声探测仪的探头放在下肢较大静脉的体表位置上,如股静脉、髂外静脉、中段股浅静脉、腘静脉和胫后静脉。必要时辅以脉冲波多普勒检查。正常静脉壁薄而柔韧,探头稍加压力即可使静脉完全压陷,管腔内无异常回声,静脉瓣纤细并随呼吸而开闭。

(2)诊断DVT的重要标准:①直接观察到静脉腔内的血栓回声(欧洲学者认为该条是诊断DVT的最可靠最特异的标准)。②静脉不能被压陷(北美学者认为该条是主要诊断标准)。③静脉明显扩张,静脉瓣被"冻结"。④侧支循环形成。⑤多普勒信号异常。

(3)超声静脉显像优点:①无创、无痛、无禁忌证,可重复进行,可在床边检查。②能检测阻

第二十二章 周围静脉疾病的鉴别诊断

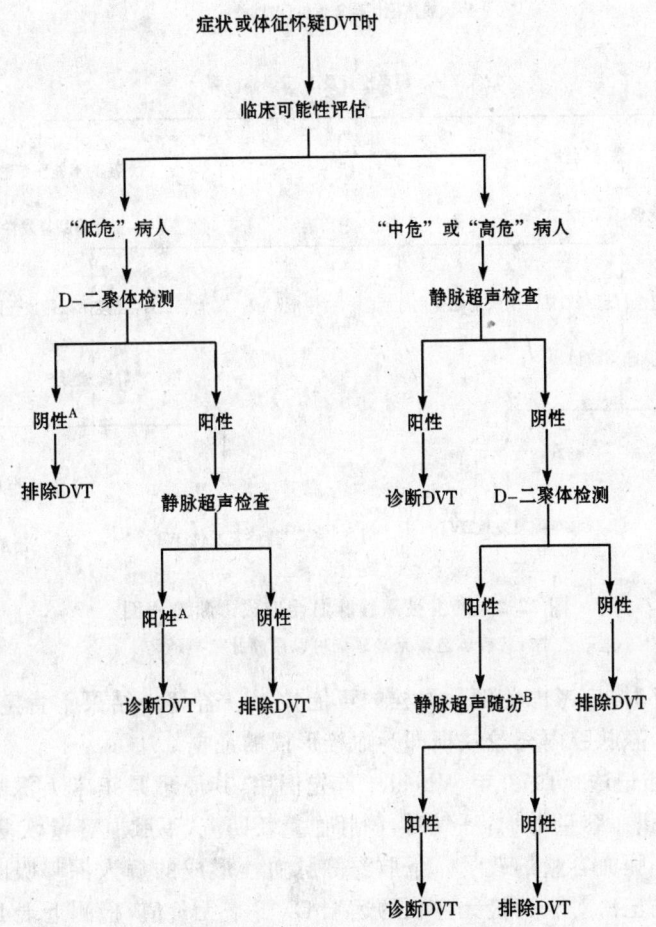

图 22-1 深静脉血栓形成(DVT)流水线式推导诊断

注：A 应重新评估病史超声图像，除外陈旧性血栓，若超声结果不肯定应考虑静脉造影；B 临床"高危"病人或不能超声随访时推荐静脉造影检查，心肺功能不佳者也应考虑静脉造影检查

塞性或非阻塞性血栓。③定位准确，并能随访观察血栓演变状况。④可鉴别静脉血栓与静脉外压迫(血肿、腘窝囊肿、肿瘤或淋巴结肿大)。⑤可估计血栓的新旧程度。

(4)超声静脉显像有下列缺点：①不适于检查较小的静脉血栓，因没有造成较大静脉的血流改变。②如早期血栓尚未形成明显阻塞，就不一定能够发现。③如有很大侧支或浅静脉，可造成深静脉通畅的假象。④不能测得肌肉中静脉、股深静脉和盆腔静脉丛的血栓。

(5)其他：临床评估为"中危"或"高危"，而超声检查阴性时应注意腓肠静脉血栓。孤立性腓肠静脉血栓占症状性 DVT 病人的 15%～20%，而未被查出的腓肠静脉血栓约有 20% 会在 1～2 周内向近心端发展。连续随访可以发现向腘静脉蔓延的腓肠静脉血栓。5～7d 内随访复查 B 超，若症状加剧或无缓解应早日复查。超声随访中 1%～2% 的病人可发现血栓，而此类病人在随访期间发生致死性肺栓塞的危险是 0.06%。

极少数病人临床评估属"低危"而超声检查阳性，这时应重新进行临床评估和超声检查。由于技术或其他原因，超声图像质量较差的情况并不少见，这时往往凭经验，如血管壁增厚，以

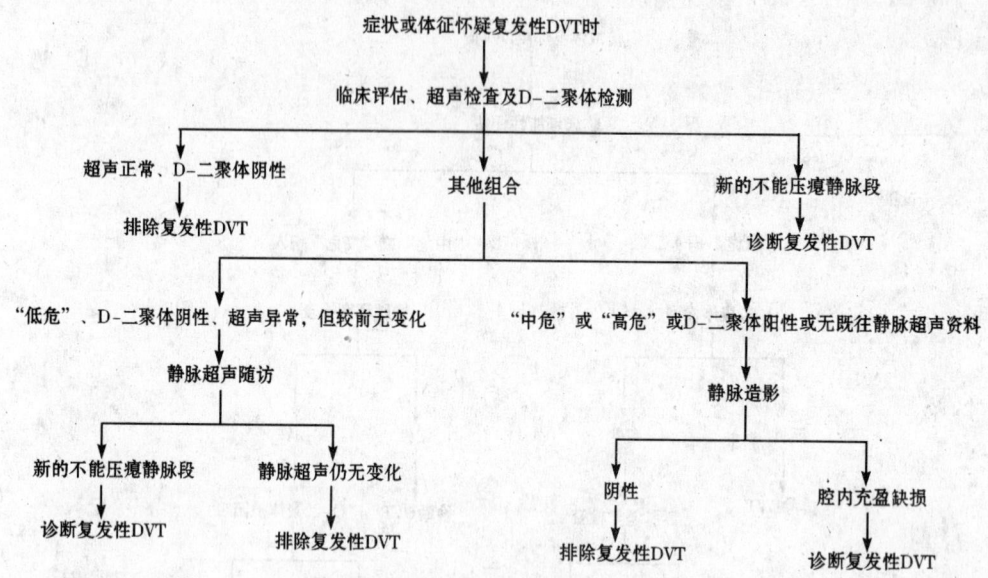

图 22-2 复发性深静脉血栓形成诊断流程图
注：若静脉造影是禁忌证可以用静脉超声随访

及存在大量侧支循环时，应考虑陈旧性血栓的可能性大。若超声结果不肯定时应行静脉造影以确诊是否为 DVT，静脉腔内充盈缺损即为血栓形成的证据。

2. 电阻抗体积描记法 1971 年 Wheeler 首先倡用，其原理是正常人深吸气时，能阻碍下肢静脉血回流，使小腿血容量增加；呼气时，静脉血重新回流，下肢血容量恢复常态。电阻抗体积描记法可以测出小腿血容量的改变。下肢深静脉血栓形成的病人深呼吸时，小腿血容量无明显的改变。体积描记法对于筛检无症状的远端 DVT 毫无价值，检测近端 DVT 的敏感性仅有 62%。

3. 多普勒血流探查 本法是最简单而迅速评价静脉疾病的非侵入性检查。选用多普勒探头，多点探查胫后静脉、胫前静脉、腓静脉、腘静脉、股浅静脉和股总静脉，注意比较双侧下肢。正常静脉血流信号有 5 项特征：自发性，在近端静脉中较明显；时相性，即血流速度随呼吸而变化；压迫远端肌肉时血流加速；静脉瓣的良好闭合能防止血流逆流；非脉动性，静脉阻塞时局部血流信号缺如或显著减弱，原段血流失去时相性，压迫肌肉时血流速度无明显增加。有经验的专家用多普勒诊断 DVT 的敏感性和特异性均达 94%。其缺点同体积描记法。多普勒血流探查与体积描记法合用时，诊断 DVT 的敏感性和特异性均高于单独使用其中一种方法。

4. D-二聚体检测 D-二聚体为纤维蛋白降解产物，DVT 时其血浆浓度增高。对"低危"病人 D-二聚体检测应列为首选。但由于其特异性较差，妊娠、感染及肿瘤病人也会升高，所以 D-二聚体阳性并不能确诊 DVT，相反，D-二聚体阴性却可以用来排除 DVT。目前检测 D-二聚体应用最广泛、最可靠的实验是两种快速酶联免疫吸附法，即酶联免疫吸附及乳胶凝集法，前者的敏感性在 95% 以上，后者约 85%。早期的一些临床研究显示"低危"病人 D-二聚体阴性时，即可排除 DVT，不必再行超声检查，因为这组病人中 3 个月内出现症状性 DVT 者不足 2%。这样 23%～40% 的可疑 DVT 病人可避免超声检查。

5. 静脉压测量 用盛满生理盐水的玻璃测量器连接针头，穿刺足部或踝部浅静脉或手臂浅静脉,测得静脉压。其数值应与健侧静脉压对照。这种检查只有在病变早期侧支血管建立之前,才有诊断价值。

6. ^{125}碘-纤维蛋白原摄取试验 放射性纤维蛋白原试验于1965年由Atkins首先应用于临床,其原理是^{125}碘标记人体纤维蛋白原,能被正在形成的血栓摄取、形成的放射射性,可从体表上进行扫描。这种试验操作简单,正确率高,特别是可以检出难以发现的较小静脉的隐匿型血栓。因此主要用于前瞻性筛检血栓正在形成的高危病人,对检查小腿深静脉血栓较敏感。

(1)此试验缺点有:①不能发现陈旧性血栓,因为陈旧性血栓不摄取^{125}碘纤维蛋白原。②不适用于检查骨盆邻近部位的静脉血栓,因为在这一区域,有较大动脉和血供丰富的组织,有含核素尿液的膀胱,扫描时难以对比。

(2)不能鉴别下列疾病:纤维渗出性炎症、浅静脉血栓性静脉炎、新近手术切口、创伤、血肿、蜂窝织炎、急性关节炎及原发性淋巴水肿。

7. 静脉造影 当临床评估与超声检查、D-二聚体之间不吻合时,应采用静脉造影。本项技术被公认是最可靠的DVT诊断技术。对于不能超声随访、症状较重或"高危"病人,以及心肺储备功能较差的病人应行静脉造影。另外,难以解释的整条肢体肿胀而超声检查阴性时,应注意孤立性髂静脉血栓,因为下肢静脉超声不常规检查髂静脉。当然,难以解释的整条肢体肿胀也可见于妊娠、盆腔巨大肿瘤或有近期盆腔手术史的病人。

检查时病人仰卧,头端高30°~45°。先在踝部扎一橡皮管止血带压迫浅静脉。用12号穿刺针直接经皮穿刺入足背浅静脉,在1min内注入40%泛影葡胺80~100ml,在电视屏幕直观引导下,先摄小腿部X线片,再摄大腿及骨盆部X线片。注射造影剂后,再快速注入生理盐水,以冲洗静脉管腔,减少造影剂刺激,防止浅静脉炎发生。

提示DVT的征象有静脉内球状或蚓蜒状充盈缺损,杯状中断,静脉主干不显影和侧支循环形成,前2项有特异性。静脉造影可了解血栓的部位和范围,但阴性结果不能完全排除DVT,因它并不总能满意显示远端静脉,也常常不能显示股深静脉或盆腔静脉。静脉造影术不能常规用于所有疑及DVT的病人,因为,本法是侵入性检查,常引起疼痛(造影剂损伤静脉内皮);有放射性,禁用于孕妇;所用造影剂可致过敏,不宜用于肾功能不全者;本身可引起静脉血栓栓塞性疾病,发生率高达3%~5%。

若静脉造影后诊断仍不明确而又高度怀疑DVT时,可以边抗凝治疗,边超声随访检查肢体远端静脉。

(四)鉴别诊断

类似的临床表现可见于表浅的血栓性静脉炎、软组织感染、贝克囊肿破裂、腓肠肌血肿、急性膝关节炎、腹膜后恶性肿瘤或纤维化压迫左髂总静脉、隐匿性股疝或大腿肿物压迫股静脉、下肢深静脉原发性肿瘤或静脉壁发育不良等,应予以鉴别。DVT危险因素的评估至关重要。

1. 急性动脉栓塞 本病常表现为单侧下肢的突发疼痛,与下肢静脉血栓有相似之处,但急性动脉栓塞时肢体无肿胀,主要表现为足及小腿皮肤厥冷、剧痛、麻木、自主运动及皮肤感觉丧失,足背动脉、胫后动脉搏动消失,有时股动脉、腘动脉搏动也消失,根据以上特点,鉴别较容易。

2. 急性下肢弥漫性淋巴管炎 本病发病也较快,肢体肿胀,常伴有寒战、高热、皮肤发红、皮温升高,浅静脉不曲张,根据以上特点,可与下肢深静脉血栓相鉴别。

3. 淋巴水肿 淋巴水肿是指机体某些部位淋巴液回流受阻引起的软组织肿胀,体表反复感染后皮下纤维结缔组织增生,脂肪硬化,肢体则增粗,后期皮肤增厚、粗糙,坚韧如象皮,亦称"象皮肿"。淋巴水肿多有丝虫感染或丹毒反复发作史,或有腋窝、腹股沟淋巴结清扫术和放射治疗史,起病较为缓慢,以足背踝部肿胀较为多见,可与深静脉血栓鉴别。

4. 原发性下肢深静脉瓣膜功能不全 多发生在股静脉、腘静脉,主要病变为瓣叶的游离缘松弛下垂,合拢时留有漏斗形间隙,发生血液向远侧逆流。其特点为患肢有较严重的重垂不适及肿胀,行走时因瓣膜失去单向开放功能而症状加重,只有在平卧时才能缓解。因早期破坏小腿交通支静脉瓣膜,常迅速出现皮肤营养不良性变化。小隐静脉瓣膜破坏的发病率,远比单纯 DVT 多见。顺行静脉造影,见深静脉主干呈筒状扩张,失去竹节状外形,瓣膜影模糊。逆行造影示造影剂逆流,根据造影剂逆流到达的部位,可以判断病变的严重程度。

5. 动静脉瘘 常有明显浅静脉曲张,后天性动静脉瘘多由创伤引起,有受伤史,局部可扪及持续性震颤,听诊可闻及连续性杂音;先天性动静脉瘘,患肢常较健肢明显粗大。动静脉瘘无论先天性或创伤性,静脉内因有动脉血灌注,体表温度升高,静脉压明显升高,抬高患肢后,不像单纯性浅静脉曲张容易瘪缩,穿刺静脉时为鲜红色氧合血。鉴别诊断一般并不困难,必要时行动脉造影,可以进一步明确诊断。

6. 先天性静脉畸形骨肥大综合征 先天性静脉畸形骨肥大综合征(klippel trenaunay syndrome,KTS)为先天性静脉畸形,由于胚胎发育过程中坐骨静脉系统残留而形成,具有浅静脉曲张、患肢增长增粗及皮肤呈现大片血管瘤样红斑三个主要体征,常局限于下肢的外侧面。认真细致检查,鉴别诊断应无困难。但本病比较少见,必须提高警惕,以免误诊为单纯性浅静脉曲张而错误地施行了不恰当的手术。

7. 其他疾病 凡因术后、产后、严重创伤或全身性疾病长期卧床的病人,突然感觉小腿深部疼痛,有压痛,Homans 征阳性,首先应考虑小腿深静脉血栓形成。但应与下列疾病鉴别:急性小腿肌炎,急性小腿纤维织炎,小腿肌劳损,小腿深静脉破裂出血及跟腱断裂。后者均有外伤史,起病急骤,局部疼痛剧烈,伴小腿尤其踝部皮肤淤斑,可资鉴别。

二、血栓性静脉炎

血栓性静脉炎是指静脉血管腔内急性非化脓性炎症的同时伴有血栓形成,是一种常见的血栓性疾病,病变主要累及四肢浅静脉和深静脉。血栓可以引起炎症,炎症也可以引起血栓,两者互为因果。

(一)病因

血栓性静脉炎常见的病因是邻近组织的化脓性感染扩散至静脉管内。有时因静脉内注射有刺激性的药物(如长时间向静脉内滴入高渗葡萄糖)或创伤时损坏静脉内膜,都可造成血栓性静脉炎。有时病因不明,属于特发性病变,有时是潜在性癌变表现。

1. 血流速度缓慢 长期卧床、心力衰竭、肿瘤压迫、静脉曲张及静脉瘤病人,以及妊娠妇女的血流速度均缓慢,血小板黏附于血管壁上,易形成血栓而导致血栓性静脉炎。

下肢静脉曲张时,无论是大隐静脉或小隐静脉属支,是在皮下的曲张静脉或小隐静脉属支,尤其静脉壁严重变性、血流淤滞,足靴区皮肤常因营养性变化易患慢性感染,使曲张静脉遭受缺氧和炎症损害,从而酿成血栓性静脉炎。本病好发于老年人,年龄在 50 岁者占 70.6%。

第二十二章　周围静脉疾病的鉴别诊断

位于小腿的浅静脉离心脏较远,静脉壁较薄,静脉曲张不仅比大腿多见,而且严重,所以膝部以下的浅部血栓性静脉炎也远比大腿多见。据 Lofgren 分析,曲张静脉的血栓性静脉炎有如下特点:病程漫长,可为隐匿性的(6.1%)、慢性的(50.3%)、亚急性的(30.7%),急性的只占少数(12.9%),而且大多局限;只要曲张静脉存在,就有复发的可能;一部分血栓性静脉炎可以扩展至隐静脉与股静脉汇合处。临床表现除具有血栓性浅静脉炎的一般症状外,由于反复多次发作,浅表皮肤多留有大量色素沉着,能扪到曲张的静脉团内有硬结样的静脉石。静脉因淤血和皮肤营养性变化而抵抗力薄弱,常并发丹毒;反复多次发作,可以因为淋巴管阻塞,导致淋巴性水肿。

2. 血液凝固性增高　冠心病、高血压、糖尿病病人的血小板或凝血因子增多,纤溶活性降低,血液凝固性增高易导致血栓形成。大手术、创伤、烧伤、分娩或严重脱水,以及其他各种原因引起的失水、失血,也可引起血液浓缩,凝固性增高;血小板数量及聚集性增加,纤维蛋白原、凝血酶原和其他凝血因子含量增加,可引起血液浓缩;若体内存在胰腺、肺脏的恶性肿瘤,可引起组织因子大量释放入血,激活凝血系统,亦可引起血液凝固性增高,导致血栓性静脉炎。

3. 血管内膜受损　静脉注入硬化剂、高渗溶液、抗肿瘤药物、造影剂,长时间静脉插管,肿瘤细胞侵犯及细菌感染,均可引起血管内膜受损,内膜损伤后粗糙不平,血小板易于黏附,引起血液凝固,促使血栓形成。

(二)分类

血栓性静脉炎主要分为血栓性浅静脉炎和血栓性深静脉炎两种。

1. 血栓性浅静脉炎　血栓性浅静脉炎是多发病,常见病。男女均可发病,以青壮年多见。血栓性浅静脉炎可发生于身体的各个部位,多发于四肢,其次是胸腹壁,少数呈游走性发作。可分为肢体血栓性浅静脉炎、胸腹壁血栓性浅静脉炎和游走性血栓性浅静脉炎等。

(1)四肢血栓性浅静脉炎:临床上可分为3类。

①化学药物刺激引起的浅静脉炎。静脉内注射各种刺激性溶液,如高渗性葡萄糖溶液,各种抗生素,烃化剂,有机碘溶液等,均能在受注射的浅静脉内膜上形成化学性刺激,导致较为广泛的损伤,迅速发生血栓形成,继而出现明显的炎性反应。

②静脉导管持续性留置。常可使静脉壁直接损伤致血栓形成,并迅速出现炎症反应,常见于大面积烧伤、严重创伤及大手术等危重病人。

③下肢静脉曲张。由于静脉血淤滞,足靴区皮肤常因营养性变化,易患慢性感染,可使曲张的静脉受到缺氧和炎症损害,导致血栓性浅静脉炎。

(2)胸腹壁血栓性浅静脉炎:指胸壁、乳房、双侧肋缘及上腹部出现静脉血栓形成,同时有炎性改变的一种常见疾病,亦称 Monder 病。致胸腹壁血栓性浅静脉炎的原因,可能是心情不舒畅,情绪低沉、内向;平素缺乏体质锻炼,突然承受重体力劳动或身体肥胖,上肢过度用力牵拉或胸腹部出汗后遭受寒冷侵袭,或受挫、撞等外伤,直接损伤胸腹部浅静脉血管壁,造成静脉壁损伤而致此病。

(3)游走性血栓性浅静脉炎:是指浅静脉炎发生部位不定,此起彼伏,反复发作,是人体浅静脉炎中的一种特殊类型。游走性血栓性浅静脉炎的致病原因及机制尚未探索清楚。文献报道认为本病与肿瘤有关,并观察到胰尾癌病人易发生游走性血栓性浅静脉炎;国内报道本病在血栓闭塞性脉管炎病人中发生率高,并认为是血栓闭塞性脉管炎病变活动阶段的临床表现。

2. 血栓性深静脉炎 血栓性深静脉炎是指深静脉腔内急性非化脓性炎症,并伴有血栓形成,导致静脉回流障碍而引起血栓远端静脉高压的疾病。多发生于下肢,累及上肢者较少见,根据发病部位,可分为小腿肌肉静脉丛血栓性静脉炎和髂股静脉与腘静脉血栓性静脉炎。引起深部静脉血栓的病因很多,如创伤、手术、妊娠、分娩、心脏病、恶性肿瘤、口服避孕药及长期站立、下蹲、久坐、久卧等,但最常见于各种外科手术后。其病理特点为,静脉壁的损伤、血流状态的改变及血液高凝状态等导致深部静脉血栓形成。

(三)诊断

急性血栓性静脉炎的症状历时数小时或1~2d,通常能自限,一般1~2周后急性过程消退,疼痛消失。

1. 血栓性浅静脉炎 血栓性浅静脉炎是体表可视静脉发生血栓性炎症。临床特点为:沿浅静脉走行突然发生红肿、灼热、疼痛或压痛,出现条索状物或硬结。急性期后,索条状物变硬,局部皮肤色素沉着。

(1)四肢血栓性浅静脉炎:肢体表浅静脉突然呈索条状或柱状,可有网状肿胀,病变静脉组织红肿或水肿,局部皮温升高,扪及热感,触痛和压痛明显,肢体活动受限,全身反应常较轻,微热不适,经休息或治疗,红热肿胀逐渐消退,遗有暗褐色或暗红色色素沉着,表浅静脉条索或硬结或串珠样改变明显,通常2~3周触痛可完全消失。若由静脉曲张或外伤引起,常逐渐出现上述症状,但静脉条索、硬节长时间不能消退,常须以手术方法治愈。若因肢体静脉留置管道引起,病人常先有寒战、发热,体温38℃~40℃,进而置管静脉红、肿、热、痛或仅有弥漫性肿胀区,拔出导管时,常带出脓汁或脓血,此型病人全身症状较局部为重。

(2)胸腹壁血栓性浅静脉炎:胸腹壁血栓性浅静脉炎多为单侧发病,往往有1~2条浅静脉受累。多在抬臂上举或胸腹伸展活动时,感到胸腹壁疼痛而发现。可见胸腹壁一侧出现1条或2条,最多者有4条静脉呈现红、肿改变。触诊可沿红肿区摸到有明显触痛的硬韧条索状物,也可为串珠样硬结。上臂上举或大幅度活动,或胸腹壁过伸时,病侧胸腹壁疼痛明显加重,因受累静脉不同,可呈现直线状或纡曲状,有的表现为银叉或串珠状。开始较柔软,随后渐变硬,直径3~5mm。条索状物与皮肤粘连,但与深部组织无粘连,可推动。通常病变静脉与正常静脉无明显界限,用手绷紧病变静脉表面的皮肤时,可见皮肤呈凹陷浅沟,条索状改变尤为明显,呈弓弦状。胸腹壁血栓性浅静脉炎,一般无明显全身症状,淋巴结亦不受累。当病变经治疗或自然缓解后,受累静脉表面皮肤可有暗灰色色素沉着,3周内病变部位常有轻度压痛,受累静脉可节段性变软或消失。

(3)游走性血栓性浅静脉炎:以小腿和足部浅静脉炎为多见,发生于大腿和上肢者较少见。其表现与一般血栓性浅静脉炎无明显不同。由于受病变累及的都是中小浅静脉,管腔内虽有血栓形成和堵塞,也不会引起静脉血液障碍,整个肢体肿胀较少见。往往在肢体或躯干的一个区域内,骤然出现多数散在红色结节,有疼痛和触痛,并与周围有炎症的皮肤粘在一起,病变多呈线状,一般较短,偶尔有长达30cm者,病变静脉为一条坚硬索状物,可分批出现。本病的特征是:大多数仅持续7~18d,索状物逐渐不明显,最终消失,留下局部棕色色素沉着,结节不化脓、不坏死,受累肢体亦无水肿形成。可出现低热、白细胞增高、血沉加快等反应,每次结节消退后间歇数周或数年,身体其他部位的浅静脉又有同样反应,屡次反复发作,长期患病后,遗留的色素沉着和索状物可布满全身。

2. 血栓性深静脉炎 小腿深部发生血栓性静脉炎时,发病突然,小腿后部中央可有明显压痛,患肢下垂时呈凹陷性肿胀,有指压痕,皮肤呈暗红色,有广泛的静脉怒张或毛细血管扩张;后期出现营养障碍性改变,伴有淤积性皮炎、色素沉着或浅表性溃疡,股、胫周径较健肢粗1cm以上,行走时肿痛加重,静卧后减轻。小腿肌肉轻微胀痛,伴轻度压痛。早期易忽视,往往血栓从小腿向大腿延伸,出现髂股静脉血栓,才被病人发觉和引起重视。髂股静脉血栓多有单侧下肢深静脉血栓形成,而后又发生对侧下肢深静脉血栓,两下肢广泛肿胀和胀痛,浅静脉曲张。若栓子脱落,可造成肺栓塞。

(四)辅助检查

1. 血液检验 血白细胞计数可能增高或无明显升高,化脓性浅静脉炎白细胞计数可达$20\times10^9/L$。可有血沉增快。尚未发现相关血液免疫指标明显异常。

2. 血浆D-二聚体测定 D-二聚体为纤维蛋白降解产物,下肢静脉血栓形成时,其血浆浓度升高,应用酶联吸附和乳胶凝集方法测定血浆中D-二聚体,敏感性高达98%,阳性预测值分别为94%和92%。其浓度<0.5mg/L者,基本上可以除外本病。

3. 实时二维超声显像 该项检查被认为是诊断下肢静脉血栓最好的非创伤性技术。与静脉造影比较,超声显像诊断的敏感性为90%~100%(平均97%),特异性为78%~100%(平均93%)。

4. 多普勒超声血流图检查 测下肢血管血流图,了解静脉血流是否畅通,有无血栓形成。这种方法简便、无损伤,其敏感性和特异性均为88%。

5. 测下肢静脉压 站立时正常人下肢静脉压为12.7kPa(130cmH_2O),踝关节伸屈活动时,压力下降5.88kPa(60cmH_2O),停止活动后压力回升,回升时间超过20s。如下肢主干静脉有血栓形成,无论静息或活动,压力明显升高,回升时间增快,仅为10s左右。

6. ^{125}碘-纤维蛋白原摄取试验 可在体外用γ-闪烁计数器测定以^{125}碘标记的纤维蛋白含量,用于诊断下肢远端血栓性静脉炎。

7. 温度记录法 采用红外摄像机可检测皮肤温度的轻微变化,据称对下肢静脉血栓有相当典型之图像,但对这种图像的解释颇具主观性。对下肢远端静脉血栓诊断的敏感性较高,而特异性较低。

8. 下肢静脉造影 了解栓塞部位、范围、形态、侧支循环形成情况,诊断下肢深部静脉栓塞最准确,对盆腔静脉栓塞的诊断也有很大帮助,但它是一种有创伤的检查方法,有2%~3%的病人可发生静脉栓塞。

9. 病理检查 不能确诊者可行病理检查。

10. 其他 患有癌症或血栓闭塞性脉管炎者,依据不同情况选做相关的实验室及仪器检查。

(五)鉴别诊断

1. 血栓性浅静脉炎的鉴别

(1)四肢血栓性浅静脉炎

①结节性红斑。多见于青年女性,与结核和风湿热有关。结节发生于小腿为多,肢体伸屈无明显变化。呈圆形、片状或斑块状。结节不发生溃疡,可有疼痛、发热、乏力、关节痛及小腿

水肿等,血沉加快。结节消退后不留痕迹,易反复发生。

②硬性红斑。为皮肤结核的一种类型,多见于青年女性。结节发生于小腿屈侧者为多,肢体伸屈则无明显变化。结节呈圆形或斑块状,为暗红色或紫红色,逐渐增大,可发生溃破,形成溃疡。有明显疼痛、肿胀,每年冬季容易发作。呈慢性病程,可找到结核病灶,结核菌素试验呈阳性,血沉加快。部分病人伴手足厥冷、发绀、水肿等症状,但易与下肢静脉曲张相鉴别。

③结节性动脉周围炎。多见于中年男性,皮损为多形性,有红斑、紫斑、网状青斑等。以皮下结节为多见,皮下结节沿小动脉分布。皮肤发红、疼痛,可发生溃疡,反复发作,此起彼伏。常有发热、关节痛、多汗等,多有胃肠、肾、心、肺、神经、肌肉、脑等脏器组织同时受累。

④结节性多动脉炎。本病多见于中年男性,男女比例为4∶1。病变主要侵犯中小动脉或静脉及淋巴管。皮肤损害为多形性结节,多发生在小腿并沿血管走行排列,结节为豆大或更大,皮色正常或呈红玫瑰色或绛紫色,有明显触痛或压痛,可与皮肤粘连,结节可发生坏死或形成溃疡。一些病人病变只局限于皮肤,预后良好。一些病人病变为多器官性,肾脏常首先受累,可出现发热,疲乏无力,多汗和四肢关节疼痛,疾病晚期多死于肾功能衰竭。

⑤结节性血管炎。多发生于中年女性,男性为偶发。四肢均可发病,但多见于小腿后侧,结节呈小圆形至较大浸润块,呈红色或紫红色,常有色素沉着,亦可发生结节溃破。双侧发病时结节常不对称,病程长,反复发作。因为结节性血管炎的病理特点是动脉、静脉皆可受累,表现为血管壁增厚,管腔闭塞,可有血栓形成,血管外膜、肌层均有弥漫性炎细胞浸润。本病虽为血管炎性疾病,但无索条状改变,与血栓性浅静脉炎形成易于鉴别。

⑥下肢丹毒。下肢丹毒以皮肤红斑、灼热疼痛伴恶寒、发热、头痛、纳差为特点。肢体皮肤红斑处,色如涂丹,压之褪色,边缘皮肤略隆起,与正常皮肤有明显界线。红斑向周围扩散时,红斑中央部分逐渐痊愈而变为暗红色或棕黄色。下肢丹毒时,内侧腹股沟淋巴结可发生肿痛,本病易与血栓性浅静脉炎相鉴别。

(2)胸腹壁血栓性浅静脉炎

① 胸壁带状疱疹。在带状疱疹病早期,尚未出现疱疹时,特别是体型肥胖的病人,胸腹壁浅静脉不明显,需要鉴别。带状疱疹有沿肋间方向的放散痛;而胸腹壁血栓性浅静脉炎有沿静脉走行方向的压痛或自觉痛,当触及条索状硬韧静脉时,或见皮肤疱疹时,两者鉴别不难。

②肩胛上背综合征。肩胛上背综合征是常见的肩胛、胸部疼痛性疾病。其表现为肩部、胸部、肩胛部及季肋部酸沉胀痛。病人多为长期伏案书写,姿势不正,又感受风寒致上背、胸部广泛筋膜非特异性炎症。若胸腹壁血栓性浅静脉炎为肥胖者,病变静脉显现不明显时,须进行鉴别,但依据两者病史及临床症状亦容易鉴别。

③布-加综合征。本病可致胸腹壁浅静脉广泛曲张,并有侧胸壁、侧腹壁及腰背部静脉扩张。本病曲张静脉外形饱满,脉管扩张,静脉管壁质软;常伴有顽固性大量腹水和下肢水肿、溃疡及色素沉着。

④下腔静脉综合征。本病由于下腔静脉上段阻塞,引起其远端回流障碍,致使其属支纡曲扩张,侧支形成。本病亦可出现胸腹壁广泛性静脉曲张,但其所表现的双下肢肿胀,沉坠不适,皮肤营养变化及溃疡形成,是胸腹壁血栓性浅静脉炎所不具有的,易于鉴别。

(3)游走性血栓性浅静脉炎:因为游走性血栓性浅静脉炎有间歇性、游走性、反复发生的特点,其明确诊断并不困难,但本病常不是原因明确的单独疾病,故依据目前所知的本病与内脏癌症和血栓闭塞性脉管炎疾病存在有关,故应特别注意早期发现潜在的内脏癌症和血栓闭塞性脉管炎。与其他疾病相鉴别的内容,基本同本节四肢血栓性浅静脉炎。

2. 血栓性深静脉炎的鉴别 见本章第一节深静脉血栓形成的鉴别诊断。

三、原发性下肢深静脉瓣膜功能不全

原发性下肢静脉瓣膜功能不全(PDVI)是20世纪80年代初出现的一种新的诊断概念,属于下肢静脉倒流性疾病。发病率较高,占下肢静脉性疾病的40%～50%。主要是下肢深静脉瓣膜的游离缘伸长、松弛、下垂,以致在重力作用下血液倒流时,不能使两个瓣叶在血管腔正中紧密对合,从而引起深静脉倒流性病变,造成下肢静脉系统淤血和高压,导致浅静脉瘤样扩张、纡曲,下肢乏力、肿胀、皮肤溃疡、湿疹、色素沉着等一系列临床症状和体征。

血液离开心脏后,通过一个单方向的血流循环,经动脉、毛细血管和静脉流回至心脏,在此过程中,静脉瓣膜具有重要作用。尤其在下肢,血液回流须克服血柱产生的重力,瓣膜的协调开合使血柱被逐级截断,以保证胸腔负压足以吸引回心血流。一旦下肢深静脉瓣膜发生病变,则将引发一系列血液逆流的临床病症,这类病症即称为下肢深静脉瓣膜功能不全。

(一)瓣膜的结构及生理功能

瓣膜在静脉全长的任何部位都可能出现,但主要位于进入主干前的分支静脉远端。如果瓣膜位置与静脉分叉部位无关,则称为游离瓣膜。瓣膜多为双瓣形,偶尔也有单瓣、三瓣或呈四瓣的形态。由两个瓣叶分隔成的圆形瓣窦是瓣膜的基本结构,包括瓣叶、游离缘、附着缘和交会点。瓣膜的组织结构非常精细,在光镜下瓣窦壁和瓣叶仅被覆一层内皮细胞,其下依次是菲薄的弹力层、纤维组织和胶原结缔组织。电镜检查发现,在瓣叶交会处有数量较多的平滑肌细胞,这提示可能与瓣膜的开合有关。虽然瓣膜组织结构非常精细,但其机械性能优良。Ackroyad等实验发现,瓣叶组织的抗张强度达到$9N/mm^2$,而相对瓣窦周围组织和静脉壁的抗张强度仅分别为$5N/mm^2$和$2.5N/mm^2$。

除足底静脉窦外,肢体位置越低,其静脉瓣膜出现的频率越高。在下肢深静脉系统中,有两处瓣膜位置较恒定。90%的肢体在股浅静脉和股深静脉交会的远端有瓣膜,而96%的肢体在腘静脉进入内收肌管处有瓣膜。与心脏瓣膜不同,静脉瓣膜活动没有一定的周期,当人体处于站立或坐位时,静脉血流较为恒定,此时瓣膜开放,静脉压由血柱压力、流体静压和中心静脉压叠加而成。而当小腿肌肉收缩时,肌间内静脉血液被挤空,静脉压降至零,此时瓣膜的作用就是保持降低的静脉压力,防止血液逆流。在行走时,瓣膜与肌肉节律运动的协调配合显得更为重要。

此外,瓣膜也有保持静脉系统内血压稳定的作用。当改变体位或剧烈咳嗽时,静脉瓣膜立即关闭,以降低突然增加的压力向远处静脉传播。在一个运动周期末,肌肉停止收缩时,瓣膜仍将关闭一些时间,避免肢体被累积的流体静压突然冲击。缓慢增加的静脉压反映了瓣膜对流体静压的屏蔽作用,也使毛细血管床内的血液得以缓慢回流入静脉系统。瓣膜对静脉压力变化的迟滞作用,也能防止突然的容量变化,以减少快速站立时血液在下肢的积聚。

静脉瓣膜活动与小腿肌肉运动周期有密切关系,但在同一个肌肉运动周期中,并非所有的瓣膜活动都相同。当小腿肌肉收缩时,交通静脉瓣膜和肌肉下游的静脉瓣膜均关闭,这些瓣膜的活动形态类似于二尖瓣。而轴向的静脉如腘静脉和股静脉,其依次排列的瓣膜在肌肉收缩时都会开放,这些瓣膜的活动类似于主动脉瓣。当小腿肌肉舒张时,瓣膜的活动与收缩时的活

动正好相反。

(二)病因

国内目前尚无下肢深静脉功能不全发病率的详细报道。根据 Nicolaides 1999 年报道,工业化国家中产业工人患病率约为 4%,而整个人群的发病率接近 2%。以下各种因素造成的瓣膜病变均可导致静脉血液逆流。

1. 年龄 瓣膜组织结构随着年龄的增长逐渐发生退行性改变。30 岁以后,胶原组织逐渐替代瓣膜的间隙组织,而且由于瓣叶弹力层拉伸、增厚和扭曲,瓣膜缘逐渐趋于平坦。40 岁以后,在紧靠瓣窦的远端静脉管壁内皮下层普遍增生肥厚,其确切的病因不明,但可能与层流的反复冲击有关。此外,随着年龄的增长,在静脉管壁内皮层有一些多核细胞浸润。在左髂总静脉出现的多核细胞可能与右髂动脉的骑跨损伤有关,但瓣膜出现多核细胞浸润则极为少见。

2. 瓣膜遗传性缺失 深静脉瓣膜遗传性缺失比较罕见,如果十几岁就发生双下肢溃疡的病人,就应该考虑有先天性瓣膜缺失可能。深静脉瓣膜缺失的病人有时还可伴有其他血管异常,如血管瘤和酒色痣等。深静脉瓣膜缺失属常染色体显性遗传病,家族内有时可出现几代深静脉瓣膜缺失的病人。

3. 损伤 原发性深静脉瓣膜功能不全,好发于重体力劳动及长久站立者。下肢深静脉瓣膜长期在血柱的重力作用下,受到膨胀应力,其游离缘变得松弛脱垂,以致瓣膜对合时有漏斗状间隙,失去阻挡血液逆流的作用。当逆流血液通过无瓣或耐受性差的股静脉时,压力升高的血柱同时作用于大隐静脉、股浅静脉和股深静脉瓣膜。由于大隐静脉处于最高位置,部位表浅,缺乏肌肉保护,最易首先受累。而股浅静脉与股静脉直接延续,承受血柱重力最大,也往往受到破坏。小腿深静脉主干和交通静脉逐渐受到破坏,最终下肢深、浅静脉瓣膜都遭破坏,造成静脉血倒流。机械性损伤可导致静脉管壁内皮细胞脱落,同样的现象也会发生在静脉瓣叶。此外,酸性或碱性环境、低张溶液或高张溶液,蛋白变性溶液都可能造成瓣膜内皮剥脱,引发瓣膜功能障碍。

4. 炎症 心内膜炎病人有时可能继发静脉瓣膜炎,病理检查发现瓣膜有多核巨细胞和淋巴细胞浸润,同时瓣叶上有红细胞和白细胞聚集,类似于赘生物生长,黏附的血栓也会对静脉瓣膜造成损害。

5. 原发性瓣膜功能不全 瓣膜游离缘长度与静脉瓣膜功能不全的发病有密切关系。正常情况下,当瓣膜关闭时瓣膜游离缘应当挺直,并与相邻的瓣叶共同封闭整个静脉管腔,使瓣窦充满阻截的逆流血液。但如果瓣膜边缘过长,瓣膜就会出现反折而不能合拢,造成瓣膜功能不全。有人发现,某些深静脉瓣膜功能不全的病人有相似的临床表现和一定的家族遗传趋势。在顺行及逆行下肢静脉造影时可见深静脉管壁光滑,缺乏瓣窦,下肢静脉血液反流明显。其子女中患该病的危险性高达 50%。1986 年 Plare 研究证明,先天性静脉瓣膜发育不良或缺如是一种常染色体的显性遗传病。但该病的发病率较低,仅占 1%~5%,尚不能圆满解释大多数 PDVI 病例。有些人认为,尽管近端瓣膜没有血栓损害的直接证据,但也可能是远端静脉血栓后遗症造成的瓣膜间接损害。也有人指出,绝大多数原发性瓣膜功能不全病人有腘静脉和胫腓静脉血栓形成的痕迹,但目前还无法解释远端血栓形成造成瓣膜间接损害的原因。

6. 瓣膜环扩张和相对瓣膜关闭功能不全 如果瓣膜环在瓣膜会合处的水平扩张,瓣叶就不能正常对合而造成瓣膜功能不全,这种类型在浅静脉曲张中比较多见。由于静脉管壁薄弱

第二十二章 周围静脉疾病的鉴别诊断

或因为持续的压力增高都会使静脉环,甚至是整条静脉扩张,临床上表现为静脉增粗、扭曲和瓣膜功能不全。而在深静脉系统中,静脉周围有肌肉和神经血管等结缔组织的支持,出现这种类型瓣膜功能不全的机会较少。但是通过大量的静脉造影检查发现,瓣窦远侧静脉宽度与静脉瓣膜功能也存有密切的联系,远端静脉扩张也会导致瓣叶闭合不良。因此,张柏根等在1986年提出了相对性瓣膜关闭功能不全的概念,并在实践中通过静脉瓣窦环下2mm处环形狭窄静脉管腔1/3的环缝狭窄手术,使静脉逆流得到很好的改善。妇女怀孕期间,由于孕激素影响静脉管壁也会出现一定程度的扩张,通常情况下,在产后扩张的静脉管壁会恢复正常。

7. 血栓形成 血栓形成是深静脉血液反流的一个最重要因素。静脉瓣膜是血栓易发部位,即使是在健康人,瓣窦处也有红细胞和血小板的纤维蛋白聚集,这极有可能是最初的血栓核心。为仰卧病人进行静脉造影时,造影剂在瓣窦处消除非常缓慢,持续聚集时间有时可长达27min,缓慢的血液流速和涡流是血栓形成的两个重要因素,特别是当静脉内膜因为缺氧而缺损时,更易促使血栓形成。血栓一旦形成将对瓣膜造成各种损害,而且这种损害很难逆转。随着血栓的进展,瓣叶因为破碎、纤维化和毛细血管浸润而破坏。如果静脉血栓形成时瓣叶是开放的,则瓣叶将有可能与静脉管壁融合,静脉再通后留下的是一条没有瓣膜的管道。如果部分瓣叶与静脉管壁黏附,瓣叶的短缩和纤维化则会造成静脉管腔狭窄。无论血栓对瓣膜的损害是部分的或是完全的,只要血栓持续存在,瓣膜功能不全的发生率就可达到40%～60%。因血栓形成造成的深静脉瓣膜功能不全称为继发性瓣膜功能不全。血栓形成到继发性瓣膜功能不全,其病程大约需要几年。

(三)病理生理

在致病因素的作用下,静脉瓣膜损伤,静脉内压力增高,血液淤滞,血流动力学改变,导致病情逐渐加重,并引起一系列临床表现,静脉血柱的重力首先破坏髂股静脉瓣膜,使其游离脱垂;进而血柱重力作用于大隐静脉,可以单独发生大隐静脉曲张;股浅静脉瓣膜受累机会也较多;而股深静脉因解剖关系受血柱的重力影响较小。

1975年Kistner指出,股浅静脉内最高的一对瓣膜是下肢深静脉中最坚韧的瓣膜,能承受近侧静脉主干中血柱的重力作用,并能阻挡由股深静脉汇入股总静脉的血液倒流,在保持下肢深静脉正常的血流动力学方面作用巨大。只要能够设法维持这一对瓣膜的单向开放功能,就能防止和治疗下肢深静脉瓣膜功能不全。如果股浅静脉第一瓣膜损害,产生的"多米诺骨牌效应"将损害后续的静脉瓣膜功能,最终导致腓肠肌泵功能障碍,肌间静脉血液排空延迟,血液淤滞而引起一系列临床症状。然而有些病人虽然股浅静脉第一对瓣膜正常,但腘静脉瓣膜却存在功能不全,这可能与静脉节段性反流或交通静脉反流有关,但确切因素有待进一步研究。

(四)诊断

1. 临床表现 原发性下肢深静脉瓣膜功能不全发病比较缓慢,多以下肢静脉曲张为主要表现,随年龄增长而逐渐加重。其临床症状和体征,均是静脉倒流,静脉系统高压和血液淤滞所引起,主要表现为浅静脉迂曲、扩张,小腿沉重、疲累感、肿胀和胀痛,长久站立、远行后加重,平卧休息后减轻,偶有夜间小腿肌肉痉挛抽搐疼痛。随着病程延长,深浅静脉交通支瓣膜功能不全,可发生小腿足靴区水肿,皮肤色素沉着,湿疹样皮炎,严重者可并发淤血性溃疡、渗液,经久难愈或反复发作。也可并发丹毒、软组织感染、血栓性浅静脉炎或深静脉血栓形成。临床症状发生的时间和程度,取决于肢体静脉瓣膜病变的部位和瓣膜功能状态,以及深浅静脉交通支功能状况,多数在20岁以后发病。

2. 体征

(1) 肿胀:肿胀通常是下肢深静脉功能不全的重要主诉。肿胀开始于踝部,然后缓慢向小腿延伸,有时甚至波及大腿。肿胀在白天明显,晚间休息后逐渐缓解。肿胀可能与腓肠肌泵功能障碍有关。有些病人有严重的深静脉逆流,但活动时肿胀却不明显,这种现象提示肿胀并非由单纯轴向逆流引起,更有可能是逆流间接作用于腓肠肌交通静脉而引起。

(2) 疼痛:疼痛并非常见,主要是因为白天活动时下肢绷紧而造成的不适。很少有病人主诉有难以忍受的疼痛。

(3) 静脉性跛行:由于静脉流出道严重受阻,在活动时会产生肌肉疼痛,这种症状称为静脉性跛行。但有些病人虽然没有机械性静脉流出道阻塞,但仍可有静脉性跛行症状,可能的解释是由于静脉逆流极为严重,产生的后果与严重的静脉流出道阻塞相似。此外,下肢深静脉瓣膜功能不全病人普遍有肌痉挛(抽筋)现象。

(4) 皮肤改变:腓肠肌泵功能正常时,即使有严重的静脉逆流(如4级静脉逆流),也很少出现水肿、色素沉着、脂质硬化性皮炎和溃疡等。而一旦逆流造成交通静脉功能不全,并影响肌泵功能时,以上的症状会迅速出现或进一步恶化。足靴区的皮肤颜色改变常常是腓肠肌静脉血栓形成的特征性表现。

(五) 辅助检查

深静脉瓣膜关闭不全虽然有诸多临床表现可以为诊断提供参考,但其最主要的病理特征还是静脉血液逆流。为明确诊断,瓣膜功能检查是必不可少的。

1. 多普勒超声 双向多普勒超声血流诊断仪是检测深静脉血液逆流较简便的方法。将超声探头放在股总静脉或股浅静脉表面,嘱病人做Valsalva运动,然后挤压病人大腿,在正常情况下病人静脉血液因胸腔压力增高而停滞,但深静脉瓣膜功能不全的病人血液短暂停滞后即逆流,此时超声即可探测到一个双相信号。多普勒检测腘静脉时应同时阻断小隐静脉,因为即使腘静脉瓣膜功能正常,如果小隐静脉瓣膜功能不全也会造成腘静脉节段性血液逆流。多普勒检测腘静脉时病人应站立,健侧足底垫一物体使患肢放松,探头放在腘窝中央,同时探头角度应控制在40°~60°之间。腘静脉一般在同名动脉上或旁边,挤压腓肠肌后静脉血流加速,即可检测到血流信号。如果检测到逆流信号,应再次检查,如用手指按压小隐静脉后仍能检测到逆流信号,则腘静脉瓣膜功能不全的诊断可以成立。

2. 双功能彩超 近几年双功能彩超逐渐成为静脉系统疾病诊断的主要方法。双功能彩超融合了多普勒超声和实时B超影像技术,可以提供血流速度和解剖方面的信息。同时结合彩色显示可以观察到血流方向及湍流的影像,由于图像直观,可以大大缩短检查时间。与单纯多普勒检查不同,双功能彩超检测时病人既可站立也可平卧,通过绑在小腿的袖带充气即可诱导逆流产生。如果逆流时间超过0.5s就有诊断意义。目前双功能彩超已取代静脉逆行造影成为静脉逆流检查的首选方法。静脉顺行造影由于可以显示静脉病变特征性的形态,如血栓后遗症等损害,因而目前仍被用于静脉瓣膜功能不全的诊断。

3. 静脉压和静脉体积描记 下肢运动时,如果静脉压不能有效下降,即可定义为静脉功能不全。虽然静脉压检查不能特异地揭示哪个瓣膜病变,但可以通过止血带分别阻断大隐静脉和小隐静脉,以此来定位发生逆流的静脉系统。静脉压检测时,将导管直接插入足背静脉,通过换能器在水压计上读出静脉压力。正常人站立位压力为 12.7kPa(95mmHg)左右,踝关节伸屈活动时,下降为 5.9kPa(44mmHg),停止活动 20s 后压力回升至原水平。深静脉瓣膜功能不全时,活动后压力下降远超过 50%,回升时间缩短至 10s 左右。

静脉体积描记与静脉压两者的检测结果有很好的相关性,由于后者需要进行静脉插管,因而前者更加容易被接受。空气静脉体积描记是较常用的方法,还有用光量和核素方法的静脉体积描记。这类方法都是探测足部或小腿运动时,静脉排空和再充盈的容量体积变化,其检测值可有不同的表达方式,如完全再充盈时间、50% 和 90% 再充盈时间和最大再充盈速率等,所有这些指标都具有相同的诊断意义。当小腿浅静脉完全阻断以后,深静脉再充盈主要依赖动脉血液的流入。用容量计检测,正常情况下小腿每分钟灌注 100ml 动脉血液,同时静脉充盈量 2.0~2.5ml。但如果存在深静脉逆流情况,再充盈率可升高至 10~15ml。用核素静脉体积描记法,正常值约为每分钟 5%,如仅有深静脉瓣膜功能不全,检测值可升至每分钟 10%,如再合并有浅静脉功能不全,检测值可达到每分钟 15%。

4. 静脉造影 虽然最近几年双功能彩超有了较大的发展,但静脉顺行造影对于静脉疾病的诊断仍然是一个金标准。静脉顺行造影可以明确显示静脉栓塞后的诸多改变,如管壁僵硬、造影剂显影不均匀、侧支形成和瓣膜缺失破坏等,还可以明确交通静脉瓣膜功能不全。因此,严重静脉功能不全的病人应常规进行静脉顺行造影检查。顺行造影可见深静脉全程通畅,明显扩张而呈直筒状,瓣膜影模糊,失去竹节状形态;增粗的股浅静脉与扩大的大隐静脉并存;足背静脉注入造影剂,越过止血带压迫平面向浅静脉逆流。

静脉逆行造影由于无法显示静脉远端和节段性的静脉反流,其诊断价值已几乎完全被双功能彩超所取代。但若为研究单一瓣膜功能状态,逆行造影还是有其独特的价值。静脉逆行造影检查时,病人体位一般采用头高足低倾斜 65°,注射造影剂后观察造影剂逆流的距离,用分级方法表示深静脉逆流的严重程度。

(1)0 级:没有深静脉逆流。

(2)1 级:在注射部位下第一个瓣膜出现逆流。

(3)2 级:逆流至大腿上 1/3。

(4)3 级:逆流至膝关节,但未到膝下。

(5)4 级:逆流至膝下。

临床症状和造影结果相关性研究发现,0 级、1 级和 2 级逆流大致可以认为是正常表现,而 3 级和 4 级逆流一般都可诊断为深静脉瓣膜功能不全,而且常伴有小腿肌肉泵功能衰竭。

(六)鉴别诊断

根据临床表现及静脉造影,一般可明确诊断。本病应与原发性静脉曲张鉴别,原发性静脉曲张造影瓣膜功能良好,无血液反流现象,但也有学者认为,原发性静脉曲张与原发性下肢深静脉瓣膜功能不全属同一类疾病范畴,只是病变程度不同。

还应与下肢深静脉血栓形成鉴别。后者主要为下肢深静脉回流障碍,待病程进入后期,血栓机化而完全再通后,也可变为深静脉逆流性病变,浅静脉曲张多为代偿性表现,下肢肿胀,酸胀不适,常在短期内即出现踝部交通支瓣膜功能不全,迅速出现皮肤营养不良性改变。在深静脉血栓形成的闭塞期,深静脉通畅试验阳性,静脉压升高,运动后更加明显。血栓再通后,深静脉通畅试验也可阴性,与原发性深静脉瓣膜功能不全表现相似。若鉴别诊断仍有混淆,可行静脉造影检查确定。

(北京阜外医院　华　潞)

参考文献

1　陈敏章．中华内科学．北京:人民卫生出版社,1999;2049—2051
2　施仲伟,龚兰生．下肢深静脉血栓形成的诊断方法．国外医学内科学分册,1994;21(1):12—15
3　曲乐丰,景在平．急性下肢深静脉血栓形成的早期诊断．中国实用外科杂志,2003;23(4):244
4　Wells PS, Hirsh J, Anderson DR, et al. Accuracy of clinical assessment of deep vein thrombosis. Lancet,1995;345(8961):1326
5　Wells PS, Anderson DR, Bormanis J, et al. Value of assessment of pretest probability of deep—vein thrombosis in clinical management. Lancet,1997;350(9094):1795
6　Gresham CL. Deep venous thrombosis. South Med J, 1993;86:438
7　Kearon C, Ginsberg JS, Hirsh J. The role of venous ultrasonography in the diagonosis of suspected deep venous thrombosis and pulmonary embolism. Ann Intern Med, 1998;129(12):1044
8　柳志红．下肢深静脉血栓形成诊治现状．中国循环杂志,2002;17(2):156—158
9　Kearon C, Ginsberg JS, Douketis J, et al. Management of suspected deep venous thrombosis in outpatients by using clinical assessment and D-dimer testing. Ann Intern Med, 2001;135(2):108
10　Cogo A, Lensing AW, Prandoni P, et al. Distribution of the thrombosis in patients with symptomatic deep-vein thrombosis. Haemostasis. 1995; 25:27
11　Kearon C, Julian JA, Newman TE, et al. Noninvasive diagnosis of deep venous thrombosis. McMaster Diagnostic Imaging Practice Guidelines Initiative. Ann Interm Med, 1998;128(8):663
12　Hutten BA, Prins MG, Gent M, et al. Incidence of recurrent thromboembolic and bleeding complications among patients with venous thromboembolism in relation to both malignancy and achieved international normalized ratio: a retrospective analysis. J Clin Oncol, 2000;18(17):3078
13　王文平,徐智章,何银凤,等．下肢深静脉栓塞的超声诊断．中华超声影像学杂志,1998;7(1):35—37
14　Prandoni P, Cogo A, Beranrdi E, et al. A simple ultrasound approach for detection of recurrent proximal-vein thrombosis. Circulation,1993;88:730
15　沙玉成,颜士杰．盆腔和下肢血栓性静脉炎的诊断和治疗．中国实用妇科与产科杂志,1998;14(6):334—336

16 张柏根. 下肢深静脉瓣膜功能不全的诊断进展. 中国现代手术学杂志,2003;17(2):86—88

第二十三章 腔静脉疾病的鉴别诊断

一、上腔静脉综合征

上腔静脉综合征(superior vena caval obstruction syndrome, SVCS),又称上腔静脉阻塞综合征,是由于各种不同病因引起的完全或不完全的上腔静脉阻塞,导致经上腔静脉回流到右心房的血液部分或全部受阻,从而引起上肢、颈部、颜面部淤血、水肿及上半身表浅静脉扩张的一组临床综合征。最先于1757年由William与Hunter报道,但当时并未命名。至1904年,Fischer收集了252例尸检病例,其共同特点是上腔静脉阻塞,因而他提议用"上腔静脉综合征"来命名。此后,Sicurian注意到上腔静脉受阻与纵隔的压迫有关,并提出"纵隔综合征"这一概念。到了1936年,本征才被正式命名为"上腔静脉综合征"。

上腔静脉是从左、右无名静脉汇合至右心房一段长6~8cm的大静脉,位于纵隔右前方,前面有纵隔淋巴结,后面被右侧支气管、气管旁淋巴结包绕,且管壁薄、压力低,故易受压而导致狭窄。它既是汇集头、颈、上肢、胸部血流至右心房的主要通道,又是肿瘤常发及转移部位,由于肿瘤浸润形成癌栓或因血流缓慢形成静脉血栓而阻塞。当上腔静脉血流受阻时,可导致区域性静脉压升高,引起颜面部和上肢水肿,胸腔和心包渗出,气管黏膜水肿,心搏出量减少和脑水肿等。如上腔静脉长时间阻塞,则可导致不可逆性血栓形成,但阻塞位于奇静脉入口处上方时,受阻的血流主要经奇静脉通道重新汇入阻塞部位下端的上腔静脉和右心房;阻塞位于奇静脉入口下方时,受阻的血流主要经奇静脉、半奇静脉逆流到腰静脉而注入下腔静脉;当上腔静脉和奇静脉入口处均阻塞时,可形成内乳静脉通路、胸外侧静脉通路和脊柱静脉通路等深浅两组静脉组成的侧支循环,引流上半身血流。

(一)病因

SVCS常因肿瘤、继发炎症、血液淤滞及血小板凝聚等因素而形成,由恶性肿瘤引起的占80%~97%。上腔静脉综合征的发生与下列因素有关:

1. 恶性肿瘤 肺癌是导致SVCS最常见的原因,占75%左右,其中右侧肺癌占2/3,最常见的是小细胞肺癌。有报道认为,支气管肺癌病人有3%~15%并发上腔静脉综合征。淋巴瘤病人有3%~8%并发上腔静脉综合征,其中包括霍奇金病及非霍奇金淋巴瘤。虽然仅有1%的胸内转移性肿瘤可发生上腔静脉综合征,但在上腔静脉综合征病人中,有3%~20%是胸内转移性肿瘤病人,其中最多见的是原发于乳腺和睾丸的肿瘤。另外,胸骨后甲状腺、胸腺瘤、支气管囊肿、结节病等良性病变,亦可压迫上腔静脉及其分支而引起上腔静脉综合征。

2. 慢性纤维性纵隔炎 纵隔内炎性病变所致的纤维性纵隔炎是引起上腔静脉综合征的主要良性病因之一。目前,引起上腔静脉综合征的特异性纵隔炎中,在国外是组织胞浆菌病,在国内多为结核病。此外,肿瘤放疗后继发性纵隔纤维化,若伴有非特异性诱因,其右上纵隔受压症状可进行性加重,最后可导致上腔静脉完全阻塞。

3. 血栓性静脉炎 随着静脉内创伤性检查及监测设备的不断增多,如心内起搏器、深静脉高营养或化疗用的静脉导管、中心静脉或Swan-Ganz导管等,由此造成的静脉血栓性炎症和静脉栓塞所致的上腔静脉综合征逐渐增多,其中以经静脉置入心内起搏器引起的上腔静脉综合征较多见,其原因是导线与血管内皮长期摩擦可刺激局部释放凝血因子,促使血栓形成;血栓形成和纤维化进一步加重上腔静脉狭窄,侧支循环的形成使上腔静脉血流进一步缓慢,加快血栓形成,最终导致上腔静脉阻塞。上腔静脉狭窄或血栓形成可发生在起搏器导线的任何部位,但以右心房上方最常见,这是由于导线经上腔静脉进入右心房、右心室时在此有一弯曲,使导线与血管内壁接触更为紧密,同时由于心房心室的舒缩使导线反复移动,从而加剧对局部血管内皮刺激的结果。

4. 主动脉弓动脉瘤压迫 20世纪50年代之前,约有30%的上腔静脉综合征是因主动脉瘤引起,但近年来此种病因明显减少,这可能与梅毒发病率下降有关。

(二) 诊断

1. 临床表现 上腔静脉综合征的临床症状与上腔静脉阻塞的部位、范围、程度、发展速度,以及侧支循环建立的完整与否有关,多数病人常有如表23-1所列的症状和体征。

表23-1　309例上腔静脉综合征患者的症状与体征

就诊时表现	例数	百分率(%)
呼吸困难	254	82.2
胸痛	162	52.4
发热	102	33.0
脸部水肿	89	28.8
声嘶	65	21.0
上肢水肿	24	7.8
吞咽困难	16	5.2
颈静脉怒张	181	58.6
胸壁静脉曲张	153	49.5
颜面发绀	43	13.9
霍纳综合征(Horner综合征)	7	2.3

(1) 病人常出现头面部、颈部及上肢、上胸部水肿,形成所谓"披肩样水肿"。并见面颈部、胸部、上肢浅表静脉怒张或曲张,淤血或发绀。平卧位时加重,坐位或站立位时症状减轻或缓解,常伴有头晕、头胀。当阻塞严重,发展迅速时,上述症状加剧,水肿可涉及颜面、颈部,甚至全身,有时还可出现胸水、腹水及心包积液。良性阻塞、病程持久者,因侧支循环建立的完善,自觉症状也渐获得缓解。

(2) 部分病人因气管、食管受压及喉返神经受侵而出现咳嗽、呼吸困难、进食不畅、声音嘶哑及霍纳综合征(同侧眼睑下垂、瞳孔缩小、眼球内陷、脸部及胸壁无汗等)。同时,由于静脉压的增高,淋巴回流受阻,导致肺门淋巴液逆流而发生肺水肿的症状,并发感染时尚可出现发热。

(3) 上腔静脉急性阻塞之后,可导致其属支血液回流障碍,受阻的远端静脉压力升高,从而导致侧支循环形成,出现静脉曲张。

① 阻塞部位在奇静脉入口以上者,血流方向正常,颈胸部可见静脉怒张。

②阻塞部位在奇静脉入口处以下时,血流方向向下,胸、腹壁静脉均可发生曲张。

③如上腔静脉和奇静脉入口均阻塞,侧支循环的建立与门静脉相通,则可出现食管、胃底静脉曲张。

2. 其他 上腔静脉阻塞往往导致不可逆性静脉血栓形成和中枢神经系统损害(脑水肿、椎弓根压迫等),出现颅内压增高症状,常表现为头痛、呕吐、视盘水肿及意识和精神改变(嗜睡,甚至昏迷)等。

(三)辅助检查

典型的上腔静脉综合征的临床诊断并无困难,但仍须进一步明确上腔静脉阻塞的病因、部位、程度和侧支循环情况。大多数上腔静脉综合征早期阶段的症状和体征相对隐匿,而直接死于上腔静脉阻塞的病例较少。上腔静脉综合征病因的确定,除了摄片、痰细胞学和CT检查之外,尚可行上腔静脉造影、浅表淋巴结活检、上肢或下肢静脉压测量、纤维支气管镜、食管镜、纵隔镜及剖胸探查等有关检查。

1. 上、下肢静脉压测量 上腔静脉阻塞所致的上肢静脉压升高,常可达1.6kPa(12mmHg)[正中静脉的正常值为0.49～1.47kPa(3.68～11.05mmHg)],而下肢静脉压则在正常范围,上肢明显高于下肢。

2. Hussey握拳试验 让病人将拳头握紧再放松,每分钟30～40次,测其肘静脉压力,正常人握拳前后无变化,而上腔静脉阻塞患者则肘静脉压上升大于或等于1.33kPa(10mmHg)为阳性。本症因握拳活动增加了供血量,加之回流受阻,故压力升高。充血性心力衰竭时则为阴性。

3. 奇静脉征 做静脉压测定时,正常人随呼吸动作,可见到液平面在吸气时下降,呼气时上升。本征与此相反,吸气时静脉压上升,呼气时下降,系因吸气时回心血量增加,致使受阻加重之故,阻塞部位多在奇静脉入口以下。

4. 束胸带试验 束以较宽布带于胸下部,如静脉压升高2.67kPa(20mmHg)以上,即为阳性。还可得知阻塞在奇静脉入口以下。因为束胸阻碍了经胸、腹壁的侧支循环。

5. X线检查 除原发病变的表现外,胸片有右上纵隔阴影增宽。

6. 上腔静脉造影 上腔静脉造影是一种安全有效的检查方法,不但可以了解上腔静脉阻塞的部位及其分支受累的程度和侧支循环情况,而且可同时观察上腔静脉内血栓大小,这对于设计旁路手术有较大的价值。造影可见血管变窄、不规则充盈、充盈缺损、移位,甚至完全阻塞。Standford等通过静脉造影把上腔静脉综合征分为四型。Ⅰ型为上腔静脉部分阻塞,狭窄达90%以上,但奇静脉通畅;Ⅱ型为上腔静脉几乎完全阻塞,血流可经奇静脉流入右心房;Ⅲ型为上腔静脉几乎完全阻塞,奇静脉逆流;Ⅳ型为上腔静脉及其重要分支(如奇静脉等)均阻塞。Ⅰ型临床表现轻微,不需要手术;Ⅱ型和Ⅳ型病人若出现气道压迫或脑静脉高压时可考虑手术;Ⅲ型由于奇静脉血液逆流,易出现明显的脑水肿和气道压迫,应首选手术。

7. 胸部CT或MRI检查 胸部CT及MRI不仅能很好地了解上腔静脉及其分支情况(尤其是注入对比剂后),还能够详细显示纵隔其他部位的解剖关系,从而为临床精确分析纵隔病变与上腔静脉的关系,了解上腔静脉内血栓阻塞部位,以及针吸活检或放射治疗的定位提供依据。

8. 放射性核素血管造影 虽然放射性核素血管造影图像的清晰度相对不如上腔静脉造

影,但可通过观察血管通畅与否和血流方向,清楚地显示侧支循环的途径和程度,且安全而无创伤性,可反复进行。

9. 纤维支气管镜检查 纤维支气管镜能直接窥视气管右侧壁或右上叶支气管口及气管隆嵴部位的肿瘤,并可获取活组织检查,为明确上腔静脉综合征的病因提供有力的证据。

(四)鉴别诊断

上腔静脉综合征应与充血性心力衰竭、狭窄性心包炎、一侧腋静脉血栓等鉴别。上、下肢静脉压测定、上腔静脉造影等检查有助于鉴别。

二、下腔静脉综合征

下腔静脉阻塞综合征(inferior vena caval obstruction syndrome, IVCS)是由多种原因导致下腔静脉发生阻塞性变化,从而引起一系列静脉回流障碍的病症。下腔静脉一旦阻塞,既能引起静脉回流障碍,从而使组织器官的血液循环发生紊乱,又可引起明显的静脉侧支循环,构成特殊的临床表现。

(一)分类

可导致下腔静脉阻塞的原因很多,通常可分三大类。

1. 血栓性疾病

(1)原发性血栓性疾病:原因不明,多为股静脉血栓或血栓性静脉炎向上扩延所形成的。

(2)继发性血栓性疾病:发自腹腔内感染的扩延,或手术(绝育术)、外伤、特发性腹膜后纤维化等。还有肿瘤、腹水、肝大所造成的压迫性阻塞。血液凝固性增强、红细胞增多症、激烈的运动、脱水等,也可成为阻塞的原因或诱因。

2. 下腔静脉的原发性肿瘤 如平滑肌瘤。

3. 先天性异常 静脉内形成膜样物,阻滞血流运行,或者静脉的一段狭细,也将阻塞循环。膜样物的形成所造成的阻塞多见于肝静脉流入处。由于发生于下腔静脉的阻塞部位不同,临床表现也不相同。阻塞可发生在肾静脉流入部位及其下段下腔静脉。如阻塞发生在肝静脉段的下腔静脉(或同时伴有肝静脉的阻塞),则称为肝静脉阻塞综合征,或布-加综合征(Bud D-Chiari Syndrome BCS)。

(1)布-加综合征(BCS)发病原因:是各种原因引起的肝静脉(HV)主干和(或)肝段下腔静脉(IVC)部分或完全梗阻性血液回流障碍,进而导致门静脉高压症(PHT)和(或)下腔静脉高压症(IVCHT)两大症候群。1842年Lambroan首先描述本病。1846年英国学者Budd报道3例HV属支炎症病变。1899年德国病理学家Chiari报道大样本HV血栓的临床病例和尸检材料,并综述以往类似资料,提出本病系一独立病种,命名为Bud D-Chiari综合征或Chiari病。广义的BCS尚伴肝段IVC流出梗阻。过去认为本病少见。随着血管造影、B超(BUS)、Doppler超声(DUS)、CT和MRI等影像学新技术的普及应用,发现BCS日渐增多。我国自1980年以来,迄今已发现3 000余例;发病率远高于其他国家。本病可发生于任何年龄,10岁以后多发,尤以20～40岁最多见;男女均可患病。本病似有地域性,多见于南非、南亚、东南亚和远东各国;我国大多集中在北方省区,尤以豫、冀、鲁、晋、陕、皖和东北三省多见。

(2)BCS的病因及病理:其改变很复杂,可分为特发性和继发性。

①特发性。指原因不明或先天性的 HV 和（或）IVC 狭窄、闭塞、膜狭窄或膜闭锁等。IVC 膜性梗阻（MOVC）在日本和其他东方民族最常见，占80％以上，其中73％伴 HV 闭塞。蹼膜结构与静脉瓣相似，主要由胶原纤维和少量弹力纤维构成，表面覆以内皮细胞，与静脉内膜相连；呈僧帽状，直径1～4mm；中央有孔的为膜狭窄，无孔的为膜闭锁（占85％）。蹼膜几乎均特定地位于膈肌水平或低于左 HV 部位，即 IVC 右心房入口下3～5cm，相当于第9～11胸椎水平处。一般认为，MOVC 是 IVC 胚胎发育过程中的畸形。

②继发性。BCS 可继发于肝源性疾病，主要为肝后上部邻近 HV 主干或 IVC 的感染（肝脓肿、肝炎、肝周围炎、肝结核、肝包虫病、肝梅毒树胶肿、HV 曲霉菌病）、肿瘤、囊肿、外伤和血管瘤等，其中以感染和肿瘤最常见。继发于肝外疾患。如血液凝固异常，多由于原发性血小板增多症、真性红细胞增多症、镰状细胞贫血、白血病、阵发性夜间血红蛋白尿、糖尿病、迁徙性血栓性静脉炎、恶性肿瘤、口服避孕药或达卡巴嗪（氮烯咪胺）者、妊娠或分娩后等，使血液处于高凝状态，而致血栓形成。血管损伤。炎症可见于膈下感染、慢性肠炎、胆管炎、胰腺炎、盆腔炎、狭窄性心包炎、结核性胸膜炎、腹膜炎或腹膜后纤维织炎等波及 HV 和（或）IVC。肿瘤多见于肾或肾上腺肿瘤、胃癌、胰腺癌、肺癌及睾丸肿瘤等，压迫或浸润 HV 和（或）IVC。其他如心包、纵隔或膈肌等纤维粘连索带嵌压、肝尾状叶肥大压迫等。

BCS 的病因也随地域、民族等不同而异。欧美国家以血液高凝为最常见，HV 血栓栓塞率高。南非黑人47.4％BCS 由肝细胞癌所致。徐忠立等报道，手术证实的70例 BCS 病因依次为腹内感染（34.3％）、口服避孕药（27.1％）、血液凝固异常（11.4％）、腹部外伤（7.1％）、肿瘤（2.9％）和原因不明（15.7％）。

布-加综合征的分型方法很多，简单地分为两型，Ⅰ型，膜性梗阻；Ⅱ型，血栓性梗阻即下腔静脉一段梗阻。Sugiura 则将其分为三型，Ⅰa型，下腔静脉膜性梗阻并肝静脉开放；Ⅰb型，下腔静脉膜性梗阻并肝静脉阻塞；Ⅱ型，下腔静脉一段梗阻并肝静脉梗阻；Ⅲ型，下腔静脉隔膜伴狭窄并肝静脉开放。

单支 HV 主干阻塞通常无症状，仅能在尸检时发现。当2支或3支 HV 流出梗阻时，则会引起两种后果：肝窦内压力升高和流经这些肝窦的血流量急剧减少。升高的肝窦压传导到门静脉系统，引起门静脉高压；肝窦扩张和淤血，使间质液滤过增加，溢出肝包膜，形成腹水。如在短期内大量腹水形成，则引起低血容量和功能性肾衰竭。肝窦缺血引起肝细胞坏死，甚至发生肝功能衰竭。但慢性病例随着肝内、外侧支循环的建立，缺血得以改善。以上两种后果导致小叶中心放射状纤维化，数月内即可在门静脉周围区形成再生结节，最终进展为肝硬化。

（二）诊断

1. 上部（肝部）下腔静脉阻塞 即 Bud D-Chiari 综合征（BCS），可以发生于各种年龄，以20～40岁多见，症状和体征与病变部位、范围、程度及起病快慢有关。下腔静脉梗阻病程较长，病变位置较固定，常位于下腔静脉与右心耳连接处，并常合并有左肝静脉梗阻。临床表现为下肢水肿、下肢浅静脉曲张、色素沉着、溃疡，胸壁、腹壁、背部静脉曲张，血流方向为头向血流，腹水，右上腹胀痛不适，食管静脉曲张，脾大，肝脏淤血肿大，这与肝性门静脉高压、肝硬化、萎缩变小不同。晚期病人可出现肝功能不全表现，如乏力、凝血机制异常等。严重时血栓累及肾静脉，可出现少尿、肌酐、尿素氮增高等肾功能不全的表现。少数病人起病较急，可出现急性肝功能衰竭，表现为上消化道大出血、黄疸、肝性脑病等。根据临床特征可分为四种类型：

(1) 暴发型：少见，骤然起病，进展迅猛，多于起病后数小时至数日内死于暴发性肝衰竭。

(2) 急性型：病程2周至数月，主要表现为上腹突发性剧痛、腹胀，急剧增加的顽固性腹水，肝大。完全梗阻时可很快发生消化道出血、黄疸、休克或急性肝、肾功能衰竭；若处理不及时或不恰当，多于短期内死亡。

(3) 亚急性型：多在病后3~12个月就诊，主要表现为PHT和（或）IVCHT两大症候群，尤以腹水和肝大为著。

(4) 慢性（潜伏）型：最多见，占60%~70%，起病隐匿，进展缓慢，病程多在1~2年以上，甚至长达10~23年，亦表现为PHT和（或）IVCHT症候群；躯干浅静脉上行性曲张更明显。

2. 中部（肾静脉流入部）下腔静脉阻塞 通常血栓型阻塞多发生于肾静脉流入部以下。但在患有肾脏病或血压降低、脱水等情况时，也能将肾静脉一并阻塞。此时，可出现肾病综合征的表现：全身水肿、蛋白尿、低蛋白血症、高胆固醇血症。久之，可引起不同程度的肾功能衰竭，以及出血性肾梗死。如果突然发生肾静脉血栓，可有腰痛、肾脏肿大、血尿、蛋白尿等。

3. 下部（肾静脉流入部以下）下腔静脉阻塞

(1) 可发生双下肢肿胀和表浅静脉（皮下，下腹部，侧腹壁静脉）曲张，血流方向均朝向上方（头侧）。如果阻塞延及髂静脉和股静脉，则双小腿可有色素沉着并发生溃疡。

(2) 症状轻微者仅有轻度的步行障碍，下腹痛、腰痛。如果反复发生静脉炎，则易致下肢静脉瘤。

(3) 侧支循环，除皮下静脉外，尚有经髂静脉通过脊柱旁静脉上行者。此外精索（卵巢）静脉也有扩张、弯曲（术中所见）。

(三) 辅助检查

影像学诊断是最重要的诊断方法。非创伤的检查方法主要为超声检查，CT和MRA。超声检查，特别是多普勒超声是经济而有效的诊断方法，可显示IVC、HV、PV及其侧支循环情况，静脉有无血栓、狭窄、闭塞、蹼膜或肿瘤等，有定位和定性诊断价值。多普勒超声可更清晰地显示上述血管病变和血流情况，使诊断更准确、可靠；有早期筛选、早期诊断、动态观察和术后随访等作用。CT平扫时可显示肝脾大等。值得注意的是淤血肝脏的密度不均匀，出现不规则低密度灶，有时可误诊为肝癌、肝脂肪变性等。肝尾状叶肥大对本病有提示作用。良好的增强扫描和血管重建可较清楚地显示肝静脉和下腔静脉狭窄和闭塞的情况。MRA利于本症的诊断，并更具立体感。血管造影包括IVC造影（IVCG）、选择性HV造影（SHVG），以及上、下腔静脉双重插管造影（IVCG+SVCG）等，可了解HV、IVC阻塞部位、形态、程度、范围和侧支循环等情况，为疾病分型、选择手术方式提供佐证，是术前必不可少的检查方法。

1. 实验室检查 实验室检查可发现肝功能异常，血清胆红素、ALT、AKP升高，出凝血功能异常，肾功能异常等。晚期病人可出现低蛋白血症，但不如肝硬化门静脉高压者明显。

2. 多普勒超声 超声检查是简单有效的诊断手段，确诊率可高达95%。检查的内容包括：下腔静脉、肝静脉及肝脏形态。有意义的改变为：下腔静脉受压（肿大的肝脏压迫）或梗阻（肿瘤、血栓等），肝后下腔静脉管壁运动消失，血流紊乱；肝静脉开口梗阻或闭塞，管壁增厚、狭窄，不规则纤曲、扩张，侧支循环形成；肝实质回声不均，肝尾叶及左肝后叶肿大（通过第三肝门直接回流至下腔静脉），肝右叶萎缩。另外，脾大，腹水，肝外侧支（奇静脉、半奇静脉、脐静脉）开放也可显现。超声的"实时显像"可以清晰显示肝静脉和下腔静脉的血流，并可根据血流速度的不同判断各支静脉受累的程度。

3. CT检查 CT应行普通扫描和增强扫描,为排除肠道积气的影响,可同时应用肠道造影剂(gastrografin)。其重要的影像为:肝后段下腔静脉受压、扭曲、狭窄。下腔静脉肝后段中央区域性扇形(fan-shaped)高密度区,周围密度稍低。肝静脉不显影。其他发现还有:肝实质密度不均(与血流速度减慢及侧支静脉形成有关),肝硬化,尾叶肿大,肝右叶萎缩,脾大,腹水等。CT检查结果结合临床表现可以提示布-加综合征。同时三维CT血管重建可以清楚地了解肝静脉、下腔静脉、右心房及三者之间的位置关系,并提示肝静脉、下腔静脉梗阻、狭窄的长度及程度,从而更好地指导治疗。

4. MRI检查 MRI是布-加综合征诊断的又一重要手段,其特有的"血管流空效应"(flow void phenomenon)使其可以在不用对比剂的条件下清楚地显示血管结构,并可进行肝脏的多平面扫描。MRI可清晰地显示肝静脉、下腔静脉的结构异常,血栓或血流速度减慢,明确诊断尤其对管腔中附壁血栓的显示,优于超声和静脉造影。其缺点是不能很好地显示小血管中的隔膜,不能进行静脉压力测定。

5. 核素检查 ^{99m}Tc肝脾扫描,早期病人显示密度不均,有肝大,腹水。晚期病变扫描提示肝左、右叶活性降低,尾叶增大,可出现局部热区(hot spot)。核素检查的结果并非特异,不能作为诊断的标准。随着多普勒超声、CT、MRI等非创伤性检查的普及和完善,核素扫描有被取代的趋势,临床应用越来越少。

6. 血管造影 血管造影是明确诊断的重要手段,包括下腔静脉造影(经股静脉、颈静脉置管),肝静脉造影,腹腔动脉及肠系膜上动脉造影。同时可进行下腔静脉不同节段静脉压力测定。血管造影可直接显示肝静脉或下腔静脉阻塞的程度、平面和长度。阻塞平面可为天幕状或锥形。血管蹼在切线位可见线状透光带。阻塞程度有完全性和部分性,主要观察从远端造影能否使近端显影。闭塞长度可通过阻塞二端造影显示,膜性阻塞一般厚度不超过10mm,否则可认为是节段性阻塞。间接征象有阻塞远端的肝静脉或下腔静脉不同的扩张、增粗。但弥漫性肝静脉闭塞者经皮肝穿造影时不能显示肝静脉分支增粗,而由细小分支迅速向门静脉回流而取代。阻塞远端常显示丰富的侧支循环。下腔静脉阻塞的主要侧支循环为椎旁静脉丛,其纡曲扩张向上引流至半奇静脉,部分尚有膈静脉等。肝静脉闭塞者的侧支循环主要有副肝静脉,门静脉和肝包膜静脉等,阻塞远端有血栓形成者可见血管内充盈缺损。测量病变远端静脉压对诊断和疗效观察有重要意义,测压显示阻塞远端静脉压明显升高。肝静脉压高于$1.47kPa(15cmH_2O)$和下腔静脉压高于$1.96kPa(20cmH_2O)$。下腔静脉狭窄者应顺序在第三腰椎、膈下平面和右心房测压以了解其压力阶差。肝静脉阻塞者常可引起肝尾叶肥大,其对下腔静脉的局部压迫形成假性狭窄,往往被误认为下腔静脉狭窄,但测压时下腔静脉压正常或轻度升高,一般不高于$1.96kPa(20mmHg)$。

造影可见下腔静脉肝后段受压、狭窄,下腔静脉进入心脏处膜性阻隔或呈鸟嘴状,也可为完全梗阻。双向置管(分别经股静脉和颈静脉插管)可显示梗阻的形态、部位及梗阻长度。侧支循环开放。肝静脉选择性造影出现特征性的蜘蛛网征(spider-web pattern)或肝静脉不显影,开口处隔膜梗阻。选择性腹腔动脉造影显示肝动脉弥漫性狭窄、僵硬。肠系膜上动脉造影可见肠系膜上静脉向肝血流减少甚至出现离肝血流。当选择性肝静脉造影不成功时,可做经皮经肝静脉造影(percutaneous transhepatic venography,PTHV)。由右侧腋中线第九或第十肋间隙肋膈角下方,向胸椎上缘或剑突方向穿刺进针,找到肝静脉后注射造影剂,使肝静脉或门静脉系统显影。PTHV可清楚显示肝内静脉、肝静脉流出道、下腔静脉及侧支循环的情况。血管造影是布-加综合征诊断的金标准,可以清晰显示病变的部位、范围、性质,为治疗提供有力的依据。

7. 经皮肝活检 粗针经皮肝活检对布-加综合征的诊断和随诊均十分重要。以往的观点认为,大量腹水、门静脉高压、凝血功能异常是进行肝穿刺的禁忌证,但近年的文献资料显示该操作安全可靠。因各支肝静脉梗阻的程度不同,左、右肝均应进行穿刺取样。治疗前后应在相同部位取样活检,以评价治疗效果。CT或超声引导穿刺可更准确的定位。镜下典型的组织学改变为中央区充血、坏死,肝窦扩张,红细胞外溢,随着病程的进展,表现为中央区纤维化、门静脉周围再生结节形成,晚期有肝细胞萎缩,广泛纤维化。

（四）鉴别诊断

因病人的临床表现复杂多样,涉及相关专业较多,临床上容易造成误诊、误治,故正确诊断的关键是对本病的充分认识。凡有门静脉高压表现,伴有胸背静脉曲张;双下肢水肿或色素沉着;肝脏明显肿大;术中发现下腔静脉或肾静脉增厚发白,静脉压力增高;门静脉高压行分流术后门静脉压力未降低的病人均应考虑布-加综合征的存在。布-加综合征为肝后性门脉高压合并下腔静脉阻塞,本病易误诊为急、慢性肝病、肝内型PHT、右心衰竭、狭窄性心包炎、结核性腹膜炎、门静脉血栓形成、肝小静脉闭塞病(VOD),以及大隐静脉曲张或精索静脉曲张等,应加以鉴别。依靠典型的临床表现,如下肢水肿、色素沉着、溃疡,胸腹壁、后背静脉曲张,腹水、肝大,以及必要的影像学检查,如超声、MRI、血管造影,诊断布-加综合征并不困难。

（北京阜外医院　华　潞）

参考文献

1　张永增主编．内科综合征．辽宁：辽宁人民出版社,1982;103—106
2　管成浓,银正民,陈　垦．上腔静脉综合征．临床荟萃,1999;14(13):599—601
3　王华庆译．肿瘤临床指南．天津：天津科技翻译出版公司,1992;285
4　Gauden SJ. Superior vena cava syndrome induced by bronchogenic carcinoma: is this an oncological emergency. Aus tralas Radiol,1993;37(4):363
5　王擎玉,张顺道主编．肿瘤科急症及并发症．北京：北京医科大学中国协和医科大学联合出版社,1994;23
6　包兴才主编．恶性肿瘤并发症．北京：人民军医出版社,1996;7
7　孙　燕,周际昌主编．临床肿瘤内科手册．第3版．北京：人民卫生出版社,1996;324
8　Tayade BO, Salvi SS, Agarwal IR. Study of superior vena cava syndrome aetiopathology, diagnosis and management. J Assoc Physicians India,1994;42(8):609
9　高　峰,付守忠,杨雪峰,等．34例肺癌伴上腔静脉压迫综合征临床观察．河南肿瘤学杂志,2000;13(1):42
10　张克信,韩振海．肺癌合并上腔静脉压迫综合征126例临床分析．实用肿瘤杂志,1999;14(6):73
11　田中良明,阿守次郎,岛田裕司．上大静派症候群に对する治疗．癌の临床,1995;

41:1519

12 水越仁志,星野俊明,景山和广.上大静派症候群の临床的检讨.临床放射线,1984;29:1085

13 邝贺龄主编.内科疾病鉴别诊断学.第3版.北京:人民卫生出版社,1995;167

14 唐宁,李拥军,管珩.Budd-Chiari综合征的诊断现状.中华现代临床医学杂志,2003;1(11)

15 De BK, De KK, Sen S, et al. Etiology based prevalence of Budd-Chiari syndrome in eastern India. J-Assoc Physicians India, 2000; 48(8):800

16 Dominique V, Hepatic vein thrombosis(Budd-Chiari syndrome). Semin Liver Dis, 2002;22(1):5—14

17 Hadengue A, Poliquin M, Vilgrain V, et al. The changing scene of hepatic vein thrombosis:recognition of asymptomatic cases. Gastroenterology, 1994;106:1042

18 徐忠立,王颖勃,王修已,等.Budd-Chiari综合征的病因、诊断、分型和处理.肝胆外科杂志,1994;2:154

19 Valla D. Obstruction of the hepatic veins. Dig Dis,1990;8:226

20 Klein AS, Cameron JL. Diagnosis and management of the Budd-Chiari syndrome. Am J Surg, 1990;160:128

21 Schwartz ME, Miller CM. Diseases of the hepatic blood vessels. In: Haubrich WS, Schaffer F, Berk JD. Bockus Gastroenterology. 5th ed. Philadelphia: WB Saunders Co, 1995;2381—2392

22 林延丽,宋伟,徐忠立,等.彩色多普勒及B型超声诊断Budd-Chiari综合征.中国超声医学杂志,1991;7:220

23 Menu Y, Sebag G, Vilgrain V, et al. Budd-Chiari Syndrome: MR evaluation. Diangn iNT Radiol,1990;2:23—28

24 Mulholland JP, Fong SM, Kafaghi FA, et al. Budd-Chiari syndrome: diagnosis with ultrasound and nuclear medicine calcium colloid liver scan following non-diagnostic contrasted CT scan. Australas Radiol,1997;41(1):53—56

25 Gupta S, Barter S, Phillips GW, et al. Comparison of ultrasonography, computed tomography and ^{99m}Tc liver scan in diagnosis of Budd-Chiari syndrome. Gut,1987;28:242

26 Rector WG, Redeker AG. Direct transhepatic assessment of hepatic vein pressure and direction of flow using a thin needle in patients with cirrhosis and Budd-Chiari syndrome. An effective alternative to hepatic vein catheterization. Gastroenterology, 1984; 86:1395—1399

27 Tanada M, Wanless IR. Pathology of the liver in Brdd-Chiari syndrome: portal vein thronbosis and the histogenesis of veno-centric cir rhosis, and large regenerative nodules. Hepatology,1998;27:488—496

28 张水军,赵永福,苟建军,等.布-加综合征460例误诊误治原因探讨.中华普通外科杂志,1999;14:165

29 Dilawari JB, Bambery P, Chawla Y, et al. Hepatic outflow obstriction(Budd-Chiari

syndrome). Experience with 177 patients and a review of the literature. Medicine (Baltimore). 1994;73:21—36

30 Dumortier J, Conord S, Henry L, et al. The Budd-Chiari syndrome(hepatic veinobstruction). The diagnostic and therapeutic management of acute and subacute forms. Presse Med, 1999;28(15):802—808

31 Ohnishi K, Terabayashi H, Tsunoda T, et al. Budd-Chiari syndrome:diagnosis with duplex sonography. Am J Gastroenterol,1990;85(2):165—169

32 Chawla Y, Kumar S, Dhiman RK, et al. Duplex Doppler sonography in patients with Budd-Chiari syndrome. J Gastroenterol Hepatol,1999;14(9):904—907

33 Millener P, Grant EG, Rose S, et al. Color Doppler imaging findings in patients with Budd-Chiari syndrome: correlation with venographic findings. AJR Am J Roentgenol,1993;161:307—312

34 Miller WJ, Federle MP, Straub WH, et al. Budd-Chiari syndrome: imaging with pathologic correlation. Abdom Imaging,1993;18:329—335

第二十四章 血脂异常的鉴别诊断

血脂异常(dyslipidemia)是指血液中一系列脂质代谢紊乱的状态,主要指高脂蛋白血症(hyperlipoproteinemia),也包括近年来逐渐被人们认识的高密度脂蛋白胆固醇(HDL-C)降低。高脂蛋白血症又分为高胆固醇血症和高三酰甘油(甘油三酯)血症,分别指血浆中胆固醇和三酰甘油水平升高,两者既可单独存在,也可以并存。高脂蛋白血症是一类较常见的疾病,除少数是由于全身性疾病所致外(继发性高脂血症),绝大多数是因遗传基因缺陷(或与环境因素相互作用)引起的(原发性高脂血症)。

一、高胆固醇血症的病因

(一) 临界高胆固醇血症病因

人类临界高胆固醇血症的原因除了其基础值偏高以外,主要是饮食因素即高胆固醇和高饱和脂肪酸摄入,以及热能过多引起的体重超重,其次包括年龄效应和女性的绝经期影响。

1. 基础血浆低密度脂蛋白-胆固醇(LDL-C)水平高　与动物相比,人类的基础 LDL-C 水平较高,这是人类临界高胆固醇血症的主要原因。

2. 饮食　胆固醇每日摄入量从 200mg 升高到 400mg,血胆固醇可升高 0.13mmol/L(5mg/dl)。其机制可能与肝脏胆固醇含量增加,低密度脂蛋白(LDL)受体合成减少有关。此外,饮食中较多的饱和脂肪酸摄入也会使血胆固醇升高,可能的原因是饱和脂肪酸抑制了 LDL 受体的活性。

3. 肥胖　肥胖可促进肝脏输出含载脂蛋白 B 的脂蛋白,继而使 LDL 产生增加。同时,肥胖可使全身的胆固醇合成增加,引起肝内胆固醇池扩大,从而抑制 LDL 受体的合成。

4. 年龄　年龄的增长可引起体重的增加,引起血胆固醇的增加,老年人的 LDL 受体活性减退,其机制尚不清楚,可能是随着年龄的增长,胆汁酸合成减少,使肝内胆固醇含量增加,进一步抑制 LDL 受体的活性。

5. 绝经后妇女　绝经后引起体内雌激素的减少也可导致血胆固醇的增加。

除上述因素以外,个体的胆固醇吸收率、合成率、肝脏胆汁分泌率,以及体内 LDL 分解代谢率差异等均可影响血浆胆固醇水平。

(二) 轻度高胆固醇血症病因

轻度高胆固醇血症是指血浆胆固醇浓度为 6.21~7.49 mmol/L(240~289mg/dl)或 LDL-C 4.15~5.41 mmol/L(160~209mg/dl)。大多数轻度高胆固醇血症的病人可能是由于以上临界高胆固醇血症的原因所致,同时存在遗传基因的异常。

由于异常基因的存在,使体内 LDL 分解代谢速率降低,LDL 合成增加或其结构改变。但是大多数情况下,尚未能在分子水平上完全认识这些异常的遗传基因。基于脂蛋白动力学研究结果,已知有几种异常能引起轻度高胆固醇血症。

1. LDL 清除率低下　某些原发性轻度高胆固醇血症的病人中,LDL 受体活性受抑制,或是 LDL 颗粒与其受体结合能力降低,均可导致 LDL 清除率低下,从而引起血浆胆固醇升高。

2. LDL 合成增加 病人的 LDL 受体活性下降,极低密度脂蛋白(VLDL)颗粒经 LDL 受体分解代谢减少,因而过多的 VLDL 转化为 LDL。此外,VLDL 颗粒自身的缺陷引起经肝脏直接清除减少,从而由 VLDL 转化的 LDL 增多。

3. LDL 富含胆固醇酯 LDL 颗粒富含胆固醇酯也是胆固醇轻度升高的原因,尤其在西方人群的轻度高胆固醇血症者中更为常见。

(三) 重度高胆固醇血症的病因

重度高胆固醇血症是指血浆胆固醇浓度超过 7.51mmol/L(290mg/dl) 或 LDL-C 高于 5.44mmol/L(210mg/dl)。最典型的例子是杂合子型家族性高胆固醇血症(FH)。在一般人群中,杂合子型 FH 的发病率为 0.2%,而重度高胆固醇血症在成人中则为 5%。显然,许多重度高胆固醇血症是由于其他基因异常所致。

多基因缺陷与环境的相互作用引起 LDL 分解代谢减低,LDL 生成增加及 LDL 颗粒富含胆固醇酯等,继而导致重度高胆固醇血症的发生,临床上已知的与基因异常有关的重度高胆固醇血症有家族性高胆固醇血症、家族性载脂蛋白 B 100 缺陷症、多基因家族性高胆固醇血症、家族性混合型高脂血症、家族性异常 β 脂蛋白血症及家族性 α 脂蛋白过多症等。

二、高三酰甘油血症的病因

乳糜微粒(CM)和极低密度脂蛋白(VLDL)富含三酰甘油(甘油三酯)(分别达 90% 和 60%~65%),因而血浆中三酰甘油升高实际上反映了 CM 和(或)VLDL 浓度升高。凡能引起 CM 和(或)VLDL 浓度升高的因素均可导致高三酰甘油血症。

(一) 继发性高三酰甘油血症

高三酰甘油血症可继发于许多代谢性疾病、某些疾病状态、激素和药物作用等情况下,称为继发性高三酰甘油血症。这些情况包括糖尿病、肾综合征、甲状腺功能减低症、肥胖、脂肪代谢障碍、高尿酸血症、Ⅰ型糖原贮积症、异型蛋白血症等,雌激素对血脂的影响是双重性的,绝经后的妇女,血浆中的胆固醇会增加,同时雌激素又可通过降低血浆脂酶的活性妨碍 CM 和 VLDL 的清除。此外,很多药物可减轻或加重高三酰甘油血症,最常见的是降血压药和皮质激素。饮食结构和生活方式也可影响血浆三酰甘油水平。

(二) 基因异常导致的高三酰甘油血症

载脂蛋白 ApoB 参与 CM 和 VLDL 的装配过程,其中 ApoB 100 通过肝脏以 VLDL 形式分泌,ApoB 48 则在肠道中以 CM 的形式分泌;分泌至血浆中的 CM 和 VLDL 则需要脂蛋白脂酶及其复合因子 ApoCⅡ来进行水解;而 CM 残粒和 VLDL 最终要通过 ApoE 与 LDL 受体结合进行分解代谢。因此,编码这些蛋白的基因异常可以导致 CM 和 VLDL 的组装、分解等代谢环节出现障碍,从而使血浆中三酰甘油水平的升高。

(三) 原发性高三酰甘油血症临床分型

1. 乳糜微粒血症 又称Ⅰ型高脂蛋白血症,由于脂蛋白脂酶和(或)ApoCⅡ缺陷,导致

CM 和 VLDL(主要是 CM)分解代谢障碍,从而浓度升高,可从空腹血浆中检测出 CM。

2. V 型高脂蛋白血症 较少见,也称混合型高三酰甘油血症。此型的基因缺陷尚不清楚。与 I 型高脂蛋白血症相比,V 型高脂蛋白血症不但 CM 浓度增高,而且 VLDL 的合成过量,同时清除亦减少,因此血 VLDL 也显著增高。

3. 肝脂酶缺乏 又称高 α 三酰甘油血症(hyperalphatriglyceridemia),其原因尚不清楚。主要表现为 HDL 颗粒很大,且大部分由三酰甘油组成,伴或不伴有 VLDL 残粒在血浆中的积聚。

4. 家族性异常 β 脂蛋白血症 即 III 型高脂蛋白血症,由于 ApoE 基因变异,引起含 ApoE 的脂蛋白(CM、VLDL 和 IDL)与受体结合障碍,从而血浆浓度升高。

5. 家族性高三酰甘油血症 为常染色体显性遗传病,表现为 VLDL 过量生成,其生化机制尚不清楚。

6. 家族性混合型高脂血症 是最常见的高脂血症类型,主要表现为血浆胆固醇和三酰甘油同时升高,其家族成员中常有多种不同类型的高脂蛋白血症存在。其分子缺陷尚不清楚。

7. HDL 缺乏综合征 见于鱼眼病、ApoA I 缺乏或 Tangier 病。表现为三酰甘油轻度升高[2.26~4.52mmol/L(200~400mg/dl)],而 HDL-C 浓度显著降低。

8. 家族性脂质异常性高血压 主要表现为过早发生家族性高血压,伴富含三酰甘油的脂蛋白代谢异常。其基因缺陷尚待进一步研究。

三、高脂血症的临床表现

高脂血症的临床表现主要包括两方面:一是脂质在真皮内沉积所引起的黄色瘤;二是脂质在血管内皮沉积所引起的动脉粥样硬化,引起冠心病和周围血管病等。由于黄色瘤(xanthoma)的发生率较低,且动脉粥样硬化的病程较长,故多数高脂血症病人无症状和异常体征,往往是通过血液生化检测而发现高脂血症的。

(一)黄色瘤

表现为异常的局限性皮肤隆起,颜色可为黄色、橘黄色或棕红色,呈结节、斑块或丘疹状,质地一般较柔软。黄色瘤产生的原因主要是真皮内聚集了吞噬脂质的巨噬细胞所致。根据其形态和发生部位可分为肌腱黄色瘤、掌皱纹黄色瘤、结节性黄色瘤、结节疹性黄色瘤、疹性黄色瘤和扁平黄色瘤六种。不同类型的黄色瘤可见于不同类型的高脂血症,而同一类型的高脂血症又可出现多种形态的黄色瘤。经过有效的降脂治疗,多数黄色瘤可逐渐消退。

(二)其他表现

除黄色瘤以外,角膜弓和脂血症眼底改变也有助于高脂血症的诊断。角膜弓又称老年环,若出现在 40 岁以下者,多伴有高脂血症,以家族性高胆固醇血症多见,但特异性不强。脂血症眼底改变是由于富含三酰甘油的大颗粒脂蛋白沉积在眼底小动脉上引起光散射所致,常是严重的高三酰甘油血症伴有乳糜微粒血症的特征性表现。此外,游走性关节炎可出现在严重的高胆固醇血症,尤其是纯合子家族性高胆固醇血症病人。明显的高三酰甘油血症可引起急性胰腺炎。

四、血脂异常的诊断

(一)诊断方法

血脂异常的诊断主要依靠实验室检查,其中最主要的是测定血浆(血清)总胆固醇(TC)和三酰甘油(TG)浓度。近年来,已逐渐认识到测定血浆 HDL-C 水平的重要性。以往曾广泛采用的脂蛋白电泳法,由于其可靠性欠佳,且为半定量分析法,其临床应用价值不大,故目前已不常用。但是,脂蛋白电泳对于某些类型的高脂血症,如家族性异常β脂蛋白血症的诊断仍有一定的帮助。利用超速离心技术将血浆脂蛋白分离,然后分别测定各类脂蛋白中胆固醇和三酰甘油浓度,是高脂血症诊断最理想的方法。但该方法要求的仪器设备昂贵,技术操作复杂,在一般的临床实验室中难以做到。判断血浆中有无乳糜微粒存在,可采用简易的方法,即把血浆放置在 4℃冰箱中过夜,然后观察血浆中是否有一"奶油样"的顶层。

(二)诊断标准

1. 高胆固醇血症 近年来,美国、英国和欧洲有关机构,根据各国人群具体情况,各自制定了高脂血症诊断指标,以及在此基础上降低人群血脂水平的指导方案,表 24-1。

表 24-1 美、英和欧洲高胆固醇诊断标准 (mg/dl)

制定机构	血总胆固醇浓度			LDL 胆固醇水平		
	正常	临界	增高	正常	临界	增高
美国心肺血液研究所(1985 年)	<180(<30 岁) <200(>30 岁)	200~239	≥240* >260*	<130	130~159	≥160
欧洲粥样硬化协会(1987 年)	<180(<30 岁) <200(>30 岁)	200~249	≥240 >300**	<135	135~154	≥155
英国心脏协会(1987 年)	≤200	200~249	≥250* >300**	<135	135~154	>155

注:* 75 百分位数;** 降脂药物治疗的起始标准

2. 高三酰甘油血症 美国国家研究院认为空腹 TG 浓度超过 500mg/dl 为异常,250~500mg/dl 为临界范围,<250mg/dl 为正常。该标准目前认为偏高。欧洲学者一般认为<200mg/dl 为正常,200~500mg/dl 为轻度增高,>500mg/dl 为严重增高,是开始药物治疗的指征。

3. 低 HDL-C 血症 血浆 HDL-C 水平小于 0.91mmol/L(35mg/dl)可定为低 HDL-C 血症。

(三)诊断思路

首先确定是否有高胆固醇血症,TC 增高的病人应进一步做血脂测定。如 TC 浓度高于 5.17mmol/L(200mg/dl),则必须在几周内复查,以获得平均值。如两次结果相差>30mg/dl,则必须做第三次测试,取 3 次平均值以减少固有误差。如仍超过 5.17mmol/L(200mg/dl),则应进一步行血脂检查。另外,如临床上高度怀疑有高脂蛋白血症表现者,也应做进一步的血脂检查。

进一步血脂检查必须空腹时取血样,且病人不改变饮食习惯,病人体重较稳定且无急性病,如可能应停用抗血脂药物。空腹血样测定血 TC、TG 和 HDL。LDL-C 依以下公式估计：LDL-C(mg/dl)=TC−HDL-C−TG/5 或 LDL-C(mmol/L)=TC−HDL-C−TG/2.2。这个公式适用于空腹 TG 水平<4.5mmol/L(400 mg/dl)者及非Ⅲ型 HLP 病人。其中 1/5 TG 一般反映为 VLDL+IDL 的浓度。

依据 LDL-C 水平可分为高危组[LDL-C>4.27mmol/L(160mg/dl)],中危组[2.6~4.27mmol/L(100~160mg/dl)]和低危组[<2.6mmol/L(100 mg/dl)]。HDL-C/LDL-C 的比值也常被用作危险性指数,尤其可对上述中危组病人进行再分类。HDL-C/LDL-C<1/5 为高危组,1/3~1/5 为显著危险组,1/3 为危险组,1/2~1/3 为轻危组,>1/2 为低危组。因此,高危组定义包括 LDL-C>4.27mmol/L(160mg/dl)或 HDL-C/LDL-C<1/5。治疗目标是 LDL-C 降到 3.64~3.9mmol/L(140~150mg/dl)以下,HDL-C/LDL-C>1/3。

对大部分血脂异常,以上血脂测定即可进行初步分类。对 TC 和 TG 水平均超过 300 mg/dl 者,常伴有更复杂的 HLP 类型,则尚须测定 VLDL 和 CM 浓度,有时尚须测定 IDL 水平。

五、高脂血症的分类诊断

(一)按病因分类

分为继发性高脂血症和原发性高脂血症。继发性高脂血症是指由于全身系统性疾病所引起的血脂异常。这些疾病包括甲状腺功能减低症、糖尿病、肾病综合征、肾功能衰竭、肝脏疾病、系统性红斑狼疮、糖原贮积症、骨髓瘤、脂肪萎缩症、急性卟啉病等。此外,某些药物如利尿药、β受体阻滞药、糖皮质激素等也可引起继发性血脂升高。在排除了继发性高脂血症之后,即可诊断为原发性高脂血症。已知部分原发性高脂血症是由于先天性基因缺陷所致,如 LDL 受体基因缺陷引起家族性高胆固醇血症等,而另一部分原发性高脂血症的病因还不清楚。

(二)按表型分类

根据各种血浆脂蛋白升高的程度不同将高脂血症分为五型。

1. Ⅰ型高脂蛋白血症 亦称外源性高三酰甘油血症。主要是血浆中乳糜微粒浓度增加所致,测血脂提示三酰甘油异常增高而胆固醇浓度正常或轻度增加。由于在禁食的血浆标本中乳糜微粒积聚,引起在清亮的底层液上层有一层奶油样漂浮液,这是Ⅰ型高脂蛋白血症的特点。临床上该型常继发于难以控制的糖尿病、胰腺炎或异常球蛋白血症。该型的原发的家庭类型罕见,常不伴早发的动脉粥样硬化。原发的家族性Ⅰ型高脂蛋白血症由以下两种原因引起:①LPL(脂蛋白脂肪酶)缺乏或无活性。②LPL 的激活剂 ApoC-Ⅱ缺乏,导致 LPL 活性降低。家族性 LPL 缺乏症常表现为显著的高三酰甘油而胆固醇水平正常,还伴有视网膜脂血症、黄斑瘤和肝脾大。常有腹痛和胰腺炎表现。LPL 基因缺乏的发生率非常低,约为百万分之一。确诊则可依据上述的临床表现及禁食后乳糜微粒血症,而胆固醇和 VLDL 正常或仅有轻度增高。可进一步鉴定 LPL 和 ApoC-Ⅱ的水平,以了解确切的发病原因。

2. Ⅱ型高脂蛋白血症 特点是血 TC 增高,且主要是 LDL-C 增高。血 TG 和 VLDL 在Ⅱa 型是正常的,而Ⅱb 型亦升高。因此,Ⅱa 型又称为孤立性 LDL 增高症,可以是原发的,最常见的原因是多基因高胆固醇血症(polygenic hypercholesterolemia)。虽然多基因高胆固醇血症在Ⅱ型中准确的发病率尚不清楚,但有人认为,用常规方法筛选检出的高胆固醇血症的个体中,约85%可能属于此型。该型的基因部位还不清楚,目前还未能确定哪些基因紊乱可引起LDL水平升高,但可能也是常染色体支配的遗传疾病。几个基因缺陷导致LDL受体抑制,并引起LDL合成增加和(或)LDL分解代谢缺陷,从而使血TC水平升高,一般在6.2~9.0mmol/L(240~350mg/dl)范围。也可继发于甲状腺功能减低、肾病和异常球蛋白血症等疾病。

3. Ⅲ型高脂蛋白血症 表现为血浆中CM和VLDL残粒水平增高,血浆TC和TG浓度均明显升高,且两者升高的程度大致相当。Ⅲ型主要由原发病性病因引起,原发性Ⅲ型高脂蛋白血症又称家族性异常β脂蛋白血症(familial dysbetalipoproteinemia)。遗传方式尚不清楚。主要是形成ApoE的等位基因ApoEⅡ。ApoEⅡ能抑制和LDL(β、E受体)受体的结合,因此影响VLDL及CM的分解。由继发原因引起的Ⅲ型高脂蛋白血症较少见,原因主要是糖尿病、甲状腺功能减退和异常球蛋白血症,主要也是抑制LDL受体,导致VLDL增高。Ⅲ型高脂蛋白血症常伴发早发的血管病变,过量饮酒或甲状腺功能减低者更易诱发。临床物理检查可以是正常的。但有一个特异性标记是常见的,即手掌黄斑瘤,常沿手掌掌纹分布形成手掌的黄色条纹。另外,发生在胫骨和肘部的管状黄斑瘤(tuberoeruptivev xanthomas)亦是常见的表现。跟腱黄色瘤多见于Ⅱ型高脂蛋白血症,而在Ⅲ型中罕见。

4. Ⅳ型高脂蛋白血症 Ⅳ型高脂蛋白血症是指在严格禁食后血样中VLDL明显增高,TG通常在2.25~5.6mmol/L(200~500mg/dl)。原发性的高脂蛋白血症又称家族性或原发性内源性高三酰甘油血症,是一种常染色体显性基因支配的遗传性疾病。Ⅳ型的主要病因是继发因素,主要包括食物热能过高,饮酒、肾衰、糖尿病、肝细胞病变(糖和脂质储存障碍)、异常蛋白血症等。糖尿病常伴血三酰甘油水平升高,这是由多种机制所致。肥胖性糖尿病病人常对胰岛素不敏感,使用胰岛素剂量较大。胰岛素高水平促使VLDL合成增加。在胰岛素缺乏性糖尿病病人中,其机制更复杂,常与LPL的活性有关。LPL的活性降低还见于黏液性水肿和肾功能衰竭,因而引起三酰甘油增高,而甲状腺功能亢进则常引起高胆固醇血症。

5. Ⅴ型高脂蛋白血症 Ⅴ型高脂蛋白血症也称混合型高三酰甘油血症。以VLDL和CM显著增高而LDL正常或较低为特征。此型的血浆常呈浑浊层,上面有一层奶油上清液。Ⅴ型高脂蛋白血症的已知病因是复杂的,包括基因及继发因素。其遗传模式及表现型都不清楚。该型患者LPL仍存在部分活性而与Ⅰ型高脂蛋白血症缺乏LPL不同。家族性Ⅴ型高脂蛋白血症患者,常伴糖耐量降低及高尿酸血症。在其他原发性高三酰甘油血症病人中,亦可表现为Ⅴ型高脂蛋白血症,虽然其基因源与家族性Ⅴ型高脂蛋白血症不同。Ⅴ型高脂蛋白血症如接受有效的治疗,使血乳糜微粒减少,则可逆转成Ⅳ型或Ⅱb型高脂蛋白血症的表现,即主要是VLDL增加引起高三酰甘油血症。Ⅴ型高脂蛋白血症的继发原因,除糖尿病、肝细胞病变、甲状腺功能减低、肾综合征外,过度饮酒及应用雌激素制剂也是常见原因,且易于发现并予以纠正。该型病人显著增高的三酰甘油常可引发胰腺炎,这常是致命性的,应予以高度重视。

在各型高脂蛋白血症中对冠心病危险性较重要的是Ⅱ型高脂蛋白血症,其次为Ⅲ型及Ⅴ型。Ⅳ型病人虽然血总胆固醇可升高,但其LDL/HDL和LDL/TC的比值常是正常的,故其对冠心病的危险性尚不清楚。

(三)按基因分类

由于高脂血症的表型分类法只注重血浆中脂蛋白的异常,而忽略了引起高脂血症的病因,即没有考虑病因诊断,因而具有很大的局限性。近年来,随着分子生物学的迅速发展,人们对高脂血症的认识已逐渐深入到基因水平。目前已发现有相当一部分高脂血症存在单一或多个遗传基因的缺陷。由基因缺陷导致的高脂血症多具有家族聚集性,有明显的遗传倾向,临床上通常称为家族性高脂血症。现将常见的家族性高脂血症的临床特征及其与高脂蛋白血症的表型间的关系列于表24-2。

表24-2 家族性高脂蛋白血症的基因缺陷与临床表现

常用名	基因缺陷	临床表现	表型分类
家族性高胆固醇血症	LDL受体缺陷	以胆固醇升高为主,可伴轻度三酰甘油升高,LDL明显增加,可有肌腱黄色瘤,多有冠心病和高脂血症家族史	Ⅱa Ⅱb
家族性载脂蛋白B100缺陷症	ApoB100缺陷	同上	同上
家族性混合型高脂血症	不清楚	胆固醇和三酰甘油均升高,VLDL和LDL都增加,无黄色瘤,家族成员中有不同型高脂蛋白血症,有冠心病家族史	Ⅱb
家族性异常β脂蛋白血症	ApoE异常	胆固醇和三酰甘油均升高,乳糜微粒和VLDL残粒及IDL明显增加,可有掌皱黄色瘤,多为ApoE2表型	Ⅲ
家族性高三酰甘油血症	不清楚	以三酰甘油升高为主,可有轻度胆固醇升高,VLDL明显增加	Ⅳ

(解放军总医院 朱冰坡 曹 剑 范 利)

第二十五章 其他心脏病的鉴别诊断

一、医源性心脏病

医疗或相关因素导致病人出现心脏病变或循环系统症状称为医源性心脏病。广义上的医源性心脏病包括两方面,一是直接由医疗护理原因所导致的心脏损害或病变;二是病人对医护人员的语言或医疗行为产生强烈的自我暗示并出现一系列心脏症状。产生医源性心脏病的原因有诊疗措施不当造成的心脏损害,如洋地黄过量造成的心律失常,心血管因介入检查和治疗造成的器质性心脏损害等。医生误诊、误治导致心血管症状,如将生理性症状和体征诊断为心脏病变并给予错误的治疗,或夸大轻微的心血管症状和体征并进行不恰当的治疗,使病人的心脏症状加重或产生新的病症。病人自我暗示导致心脏症状,这与医护人员的语言、行为有关,病人对医护人员的言行非常敏感,因而产生强烈的自我暗示,自认为患心脏病难以自拔。抗肿瘤治疗导致心脏损害,如多柔比星(阿霉素)导致心肌病,胸部放射治疗导致心脏损害等。

(一)诊断

1. 心脏结构损害 药物过量或中毒导致心肌细胞变性、坏死、纤维化;心脏导管操作导致心脏破裂、心包积液、心肌梗死、瓣膜穿孔或撕裂,临床上出现相应的症状和体征。

2. 心律失常 应用某些药物或介入检查、治疗可导致各种各样的心律失常。

3. 心功能不全 洋地黄过量,钙拮抗药、β阻滞药及某些抗心律失常药物应用不当可诱发或加重心功能不全;冠状动脉内造影剂过量可导致心脏泵功能衰竭,大量或快速输液也可诱发心功能不全。

4. 心脏神经症 将正常心脏误诊为心脏病,如将生理性杂音当作病理性杂音,将心前区不适误诊为冠心病心绞痛;病人自我暗示产生心血管症状,表现为心悸、胸闷、胸痛、气短、头晕等不适。

(二)辅助检查

心脏结构损害者胸部 X 线检查可显示有心脏形态改变;超声心动图可有各房室内径增大、瓣膜启闭异常、收缩或舒张功能障碍,心包腔液性暗区;放射性核素心肌扫描可有心肌充盈缺损;静息和动态心电图可有心脏过早搏动、传导阻滞、室上性或室性心动过速等。心脏神经症为主要临床表现者可无明显异常。

(三)鉴别诊断

1. 冠心病心绞痛 医源性心脏病可有胸痛,但多由于心外病变引起,如颈椎、胸椎的退行性病变,肋间神经痛,肋软骨炎,左肩关节的退行性病变或炎症,但这些原因引起的胸痛无明确的发作诱因,且疼痛持续时间长,发作时无心肌缺血的证据,可与冠心病心绞痛相鉴别。

2. 心脏瓣膜病 部分健康人可在心尖区或肺动脉瓣听诊区闻及收缩期生理性心脏杂音,一般在 3/6 级以下,性质柔和,呈吹风样;要注意避免将生理性杂音误诊为器质性心脏瓣膜病,心脏瓣膜病的器质性收缩期杂音可位于任何瓣膜听诊区,杂音性质粗糙,传导范围广而远,一般在3/6级以上,超声心动图可以鉴别。

3. 室性奔马律 正常人可出现生理性第三心音,多发生在心率<100/min时,第三心音距第二心音较近,音调较低,无器质性心脏病证据;室性奔马律见于有器质性心脏病的病人,出现时心率>100/min,且三个心音时间间隔大致相等,病人有器质性心脏病和心功能不全的症状和体征。

与其他非医源性心脏病相鉴别,应仔细询问病史、认真排除其他引起心脏病症状的因素,并结合辅助检查结果做出鉴别。

(四)治疗

医源性心脏病的预防很重要,应避免不必要的介入操作并防止操作过程中的各种有害刺激。医护人员要注意在病人面前的语言和行为,防止精神紧张的病人产生自我暗示。对于确诊为医源性心脏病伴器质性损害者,先去除病因并给予针对性治疗;对于无器质性心脏损害者主要强调心理治疗,做好耐心细致的思想工作,消除其顾虑,使病人逐渐恢复正常。

二、高原性心脏病

高原指海拔3 000m以上并能激发机体产生明显生物学效应的地区。高原性心脏病指正常人从平原移居高原或世居的高原人,由于机体慢性缺氧导致肺小动脉痉挛,肺循环阻力增高,产生肺动脉高压及心肌缺氧,最终导致右心室肥厚、心力衰竭的一种心脏病。

缺氧是高原性心脏病的主要发病原因,上呼吸道感染、剧烈运动、受凉是重要的诱发因素。

高原缺氧激活自主神经、儿茶酚胺、前列腺素、白三烯、组胺及其受体参与肺血管收缩;缺氧使肺血管平滑肌细胞膜钙通道开放,细胞内钙增多,促使肺血管收缩;缺氧使肺血管内皮细胞受损,释放的内皮舒张因子减少,收缩因子增多,促进肺血管收缩;缺氧还造成红细胞数量增多、体积增大、变形能力降低,进而使血液黏度增高,血流速度缓慢,易于形成肺动脉血栓。另外,缺氧可导致心肌纤维变性、坏死、心肌间质水肿,心肌能量供应不足,致使心肌收缩功能减退,严重缺氧会使左、右心室功能同时受损。心肌能量供应不足也会累及心脏传导系统,导致心律失常。

(一)诊断

1. 小儿高原性心脏病 见于移居或出生于高原的小儿,多于冬季发病。患儿早期出现夜啼不眠、烦躁不安、腹泻、气急、咳嗽等症状。病情进展迅速,很快出现呼吸困难、发绀,平静状态下心率增快,肺部可闻及干湿性啰音,肺动脉瓣听诊区第二心音亢进,心尖区收缩期吹风样杂音,颈静脉怒张、肝大、水肿、尿少等右心功能不全的表现。

2. 成人高原性心脏病 移居或世居高原的成年人,既往无心脏病史,由于缺氧和继发性红细胞增多,早期出现头痛、头晕、记忆力减退,随后出现胸闷、心悸、气短、咳嗽、胸痛,活动后加重,剧烈胸痛常提示肺小动脉栓塞。少数病人有咯血、失眠、食欲减退,疲乏无力,有的则表现为精神兴奋。部分病人可长期无任何症状和体征,仅在劳累和呼吸道感染等情况下出现心功能不全。体征有口唇发绀、心脏扩大,心率快,剑突下触及抬举样心尖搏动,肺动脉瓣听诊区第二心音亢进、分裂,最终导致心功能失代偿,出现右心衰竭的症状和体征,如颈静脉怒张、肝大、全身水肿。个别病人可有杵状指(趾),部分病人血压升高,以舒张压升高为主。

(二)辅助检查

1. 血常规 成人约50%有红细胞增多症,红细胞多在$6.5\times10^{12}/L$以上,血细胞比容>0.60,血红蛋白>200g/L;大多数患儿的红细胞在正常范围,婴幼儿常有不同程度的贫血。

2. 尿常规 可有少量蛋白尿和红细胞。

3. 动脉血氧饱和度 较高原正常人降低。

4. 胸部X线检查 肺动脉段突出,搏动增强,右肺下动脉扩张,右心室增大或以右心室增大为主的双心室增大,肺纹理增多或呈网状。

5. 心电图 主要为右心室肥厚的心电图表现,电轴右偏≥110°,顺钟向转位,$R_{V_1}+S_{V_5}\geqslant 1.2mV$,$R_{aVR}\geqslant 0.5mV$,1/3病人有完全性或不完全性右束支传导阻滞,少数有左前分支传导阻滞,房室传导阻滞少见,有P波高尖,右心室壁激动时间延长及S_1、S_2、S_3综合征;可有Ⅲ、aVF、$V_{1\sim3}$的ST段下移,T波低平或倒置。可见各种类型的过早搏动,部分病人有Q-T间期延长。

6. 超声心动图 右心室内径和右肺动脉内径增大,左心室正常或略大,肺动脉瓣α波低平或消失,室间隔增厚,部分病人左心室后壁厚度增加,左心室舒张末期内径增大。

7. 心导管检查 肺动脉压力明显增高,但左心房压和肺毛细血管嵌楔压与高原健康人基本相同。

(三)鉴别诊断

1. 肺炎合并心力衰竭 小儿高原性心脏病并发肺部感染时与肺炎合并心力衰竭很难鉴别,但肺炎先有明显的肺部感染征象,相应的胸部X线改变和血常规变化,在此基础上出现心率加快、心音低钝、脉搏细弱、颈静脉怒张、肝大、双下肢水肿等右心衰竭的表现。患儿面色苍白、发灰,不同于高原病面色青灰暗黄、水肿的面容。胸部X线、心电图、超声心动图无肺动脉高压和右心室肥大的表现。肺炎合并心力衰竭时,控制了感染和心力衰竭后症状和体征恢复正常,而高原性心脏病即使纠正了心力衰竭,右心室增大和肺动脉高压依然存在。

2. 先天性心脏病 动脉导管未闭是高原地区常见的先天性心脏病,两者的鉴别点有:高原性心脏病表现为右心室肥大、肺动脉压升高及右心衰竭;而动脉导管未闭表现为左心室增大,胸部X线片有主动脉结增大和肺血增多;动脉导管未闭有活动耐力下降、喜蹲踞、活动后发绀,而高原性心脏病主要表现为右心功能不全;动脉导管未闭的杂音在胸骨左缘第二肋间最响,杂音性质粗糙,心力衰竭纠正后杂音增强;而高原性心脏病的杂音在心尖区,性质柔和,心衰纠正后杂音减弱或消失。

3. 慢性肺源性心脏病 肺源性心脏病也是高原地区的常见病,两者有相似之处,鉴别点有:高原性心脏病以头痛、乏力、胸闷、心悸、气短、右心功能不全为主,肺心病则以气候寒冷时反复咳嗽、咳痰、喘憋为主,体征有桶状胸、叩诊过清音,双肺干、湿性啰音,心音遥远;高原性心脏病的胸部X线片上肺野基本清晰,心影呈以右心室为主的全心扩大,而肺心病的肺野模糊不清,有明显的肺气肿征及弥漫性肺实质病变,心脏是以右心室增大为主的小心型;肺功能检查高原性心脏病通气功能基本正常,肺心病则有中度以上的通气功能障碍。

4. 冠心病 高原性心脏病也可出现心前区疼痛及心电图的ST段下移,应与冠心病心绞痛鉴别,鉴别点有:冠心病心绞痛常因劳累或情绪激动而诱发,休息或含服硝酸甘油可在数分钟内缓解,疼痛很少超过 20min,而高原性心脏病胸痛的位置不固定,无明确诱因,疼痛持续时间长,可达数小时;冠心病者运动试验心电图大多为阳性,高原性心脏病很少阳性;冠心病少见右心室肥大、肺动脉高压,高原性心脏病有右心室肥大、肺动脉高压、红细胞增多、移居高原史。

(四)治疗

1. 一般治疗 卧床休息,消除诱因,鼻导管持续低流量吸氧,使血氧饱和度维持在 85% 以上,对小儿和精神紧张者可给予适量镇静药。

2. 心力衰竭的治疗 治疗原则同一般心力衰竭,但更强调尽早使用快速洋地黄,还可使用非洋地黄正性肌力药物米力农或氨力农、利尿药、血管紧张素转换酶抑制药等。肺水肿时须应用肾上腺皮质激素。

3. 降低肺动脉压力 可选用氨茶碱,α受体阻断药乌拉地尔、酚妥拉明,硝酸酯类药物,前列腺素 E,钙拮抗剂。

4. 抗凝和抗血小板聚集治疗 对红细胞增多和肺栓塞的病人,须应用抗凝和抗血小板聚集药物华法林、阿司匹林等。

5. 促进心肌能量代谢 可应用 1,6-二磷果糖、三磷腺苷、辅酶 Q_{10} 和细胞色素 C 等。

6. 转平原地治疗 对病程长、病情重,反复发作,治疗效果差的病人宜转平原地治疗。

三、放射性心脏病

放射性心脏病是指患胸部或纵隔肿瘤的病人经长期接受放射治疗后产生心脏损害,表现为心包炎、全心炎、冠状动脉疾病、心脏瓣膜功能障碍和束支传导阻滞等。

(一)诊断

1. 心包炎 放射性心包炎是放射性心脏病最早出现和常见的表现形式,有三种表现类型。

(1)急性心包炎:多发生在放疗结束后 1 年内,表现为发热、胸痛、呼吸困难,听诊可闻及心包摩擦音,心电图有 ST-T 异常改变,大多病情不重,症状可自行消退,少部分病人可发展为慢性狭窄性心包炎。

(2)慢性渗出性心包炎:也称为迟发性心包炎,多发生在放疗后 1 年内,少数出现在放疗后 2~3 年,甚至更长时间。表现为慢性心包渗出,渗出量大时心影增大,可出现心脏压塞(心包填塞),多数病情不重,少数可发展为慢性狭窄性心包炎。

(3)慢性狭窄性心包炎:临床上少见,由急性心包炎或慢性渗出性心包炎发展而来,病情演变过程平均 3~6 年,最长 20 年。临床表现同普通的狭窄性心包炎,心包增厚>3mm。

2. 全心炎 放射治疗导致的心包、心肌、心内膜纤维化,称为全心炎,临床上很少见。表现类似心肌病,可出现严重的充血性心力衰竭。

3. 冠心病 放射治疗引起冠心病在临床上非常少见,可能由于放射损伤冠状动脉内膜,血小板黏附和聚集性增强,纤维蛋白沉积和纤维组织增生等,加快了动脉粥样硬化的发展,使动脉管腔狭窄加重。临床表现同普通冠心病。

（二）辅助检查

1. 胸部 X 线　心包积液量多时心影为普遍增大型，呈烧瓶状，心脏搏动减弱或消失；全心炎也可表现为普大心。

2. 心电图　心包炎时有心动过速，除 aVR 导联外，普遍性 ST 段弓背向下的抬高，QRS 波群低电压。出现冠心病时，有缺血性 ST-T 改变，还可有心律失常。

3. 超声心动图　心包炎时可发现心包积液或心包肥厚，冠心病时可有节段性功能损害。

4. 心肌酶　放射治疗后可引起血清心肌酶升高。

（三）鉴别诊断

1. 各种原因的心包炎　放射性心包炎应与结核性心包炎、化脓性心包炎、病毒性心包炎、风湿性心包炎、急性心肌梗死后心包炎、尤其是肿瘤转移性心包炎相鉴别。仔细询问病史，化验血常规、血沉、病毒抗体滴定，做结核菌素试验，心包穿刺检查积液性质等有助于鉴别。

2. 心肌病　放射性全心炎出现充血性心力衰竭者应与扩张型心肌病相鉴别。全心炎有心包的纤维化，心肌病很少有心包受累；全心炎有肿瘤的放射治疗史，心功能不全在脱离放射治疗 6 个月后可逐渐恢复正常，而扩张型心肌病的病因不清，心力衰竭纠正后心脏扩大、心脏弥漫性搏动减弱依然存在。

3. 冠心病　放射治疗导致的冠心病临床表现同普通的冠心病，只是病史不同。如放射治疗前无冠心病证据，放射治疗后出现冠心病的表现应考虑为放射性冠心病。

（四）治疗

放射性心包炎有发热、胸痛时，给予解热镇痛、对症处理；大量心包积液心脏压塞时要及时进行心包穿刺抽液；有冠心病心绞痛时，可给予硝酸酯类药物、β受体阻滞剂、钙拮抗剂等；合并心力衰竭、心律失常的治疗同其他心脏病；慢性狭窄性心包炎影响心脏舒缩功能时可施行心包切除术。

四、贫血性心脏病

长期严重的慢性贫血可导致心脏肥大或心功能不全，临床上称为贫血性心脏病，发病机制主要是血氧供应不足。贫血时血液载氧能力下降，机体各系统缺氧，因而心排血量代偿性增加，心脏负荷增加。心排血量增加虽然与血液黏稠度下降、血流加速和心脏收缩力增强有关，但主要表现为心率和心搏量的增加。心搏量的增加与周围小动脉扩张，周围循环阻力下降有关，因此周围循环阻力的降低是高心排血量的主要因素。

（一）诊断

临床症状与贫血的严重程度密切相关，血红蛋白<70g/L 时出现症状，<50g/L 时症状进一步加重，表现为头晕、易疲劳、心悸、气短，还可有劳力性呼吸困难、肺部啰音、心功能不全及心绞痛。查体可见贫血貌，心脏扩大，心尖搏动增强，心尖区闻及收缩期吹风样杂音，舒张中期杂音，第一、二心音增强，出现第三心音，收缩压略升高，舒张压降低，脉压增宽，可见毛细血管搏动和水冲脉，颈静脉营营音，股动脉枪击音。

(二) 辅助检查

1. 胸部 X 线 血红蛋白<70g/L 时心影可呈普遍增大型,但纠正贫血后心影可逐渐恢复正常,合并心功能不全时可见肺淤血、肺水肿、胸腔积液、心包积液。

2. 心电图 可见窦性心动过速,低电压,ST 段压低,T 波低平或倒置。

3. 超声心动图 贫血性心脏病伴心力衰竭时,可有左心室肥厚、左心房扩大。

4. 右心导管 轻度贫血休息时心排血量正常,运动后排血量明显增加;重度贫血休息时心排血量也明显增加;出现心力衰竭后心排血量虽比无心力衰竭时下降,但仍在正常范围甚至增高;长期心力衰竭者心排血量才明显下降。肺动脉嵌楔压和左心室舒张末压正常,体循环阻力下降,舒张压轻度下降,但收缩压不变,故脉压增宽。

(三) 鉴别诊断

1. 甲状腺功能亢进性心脏病 与贫血性心脏病同属高动力循环,但甲状腺功能亢进病人有食欲增强、体重减轻,查体可见消瘦、突眼、甲状腺肿大,甲状腺血管杂音,血甲状腺素和三碘甲状腺原氨酸增高,白细胞减少等,但无贫血表现,血红蛋白正常。

2. 脚气性心脏病 也属于高动力循环性心脏病,但病史有营养不足、长期吃精白米,维生素 B_1 缺乏。体征有下肢水肿,肢端感觉减退或感觉异常,还可有神经深反射减退或消失,但无贫血可为主要鉴别点。

3. 扩张型心肌病 心肌病无严重贫血,有全心扩大,心腔内附壁血栓形成后,逐渐表现为充血性心力衰竭,心力衰竭纠正后心影无明显回缩;心律失常的发生率远较贫血性心脏病为高,可有各种各样的心律失常并存;少数病人心电图有病理性 Q 波;超声心动图有心脏弥漫性搏动减弱,室壁变薄。

4. 肥厚型梗阻性心肌病 30%～50%有家族史,有心悸、劳力性呼吸困难、乏力、头晕、晕厥及心绞痛。体征有胸骨左缘下段或心尖内侧收缩中晚期喷射性杂音,部分伴震颤;心电图有异常 Q 波;超声心动图有特征性表现,室间隔增厚,室间隔与左心室后壁比值>1.3。贫血性心脏病则无室间隔增厚等表现,而肥厚型梗阻性心肌病则无贫血表现。

5. 病毒性心肌炎 病毒性心肌炎可出现心脏扩大、心力衰竭,但往往在发病前 3 周内有上呼吸道感染史,病程中血清肌钙蛋白 I 或肌钙蛋白 T、CK-Mb 明显增高,相隔 2 周的 2 份血清病毒抗体滴定的第二份血清的同型病毒抗体滴度较第一份血清升高 4 倍,或 1 次抗体效价≥640,且无贫血表现。而贫血性心脏病则无病毒性心肌炎的实验室检查特点。

6. 心包积液 心包积液的心影普遍增大,心音减弱,颈静脉充盈,易与贫血性心脏病混淆。但心包积液时心尖搏动不明显,或在心左浊音界的内侧;贫血性心脏病的心尖搏动明显且向左下方移位;心包积液时有奇脉,可闻及心包叩击音,但无心尖区的收缩期杂音,贫血性心脏病则相反;超声心动图可探及心包积液,进行穿刺抽液以明确积液性质。

7. 冠心病心绞痛 贫血性心脏病可有心绞痛发作,但并不是冠状动脉供血不足所致,而是血液携氧能力下降,造成心肌供氧不足。冠心病多在中年以上发病,有冠心病易患因素,超声心动图有心脏节段性运动障碍,心绞痛发作时含服硝酸甘油有效,这些与贫血性心脏病不同。

(四)治疗

1. 去除病因、纠正贫血 补充铁剂、叶酸、维生素 B_{12} 和输血等。

2. 纠正心功能不全 卧床休息、限盐、强心、利尿。可应用小剂量洋地黄制剂和利尿药。

五、糖尿病性心脏病

由于糖尿病引起的长期糖代谢紊乱、脂质代谢紊乱,促使冠状动脉硬化、狭窄,心脏微血管病变,心肌细胞缺血、缺氧,心脏自主神经病变导致的心脏损害,称为糖尿病性心脏病。包括糖尿病性心肌病、糖尿病伴冠心病和糖尿病心脏神经病变。

(一)诊断

1. 糖尿病性心肌病 糖尿病心肌微血管病变使管壁增厚,管腔狭窄,导致心肌广泛缺血、变性、坏死和纤维化,心脏扩大,心功能不全。病人有头晕、心悸、乏力、劳力性呼吸困难、颈静脉充盈、肝大、水肿等充血性心力衰竭的症状和体征。

2. 糖尿病伴冠心病 糖尿病伴冠心病的临床症状常不典型,无症状心肌缺血较多见,出现心肌梗死时并发症较多,如休克、心力衰竭、心律失常和心搏骤停等。

3. 糖尿病心脏神经病变 可累及调节心脏的副交感神经和(或)交感神经系统,往往先累及副交感神经。临床上表现为心率变异性减慢,静息时心率增快,活动时心率变化不大,体位变化对心率影响较小,以及体位性低血压(心交感神经受损),卧位和立位收缩压差>4.0kPa(30mmHg),因而出现头晕、目眩,甚至晕厥。

(二)辅助检查

1. 胸部 X 线 可有心脏增大。

2. 心电图 心电图无特异性,可有心室肥厚、心肌缺血的表现(ST 段和 T 波改变),还可有病理性 Q 波,心律失常。

3. 心率变异性 时域分析法:糖尿病自主神经病变立卧位心率差<15/min(正常≥15/min,60 岁以上≥10/min);呼吸心率差<15/min(正常≥15/min,60 岁以上≥10/min);24h 平均心动周期标准差<50ms(正常>100ms)。频域分析法:低频峰(LF)(0.04~0.10Hz)反映交感神经的活动或受交感迷走神经活动的共同影响,高频峰(HF)反映迷走神经的活动,LF/HF 标志交感与迷走神经平衡的消长,自主神经病变有特异性改变。

4. 超声心动图 表现为左心室舒张功能异常,室间隔和(或)左心室后壁增厚,左心房扩大。

5. 实验室检查 血糖升高,空腹血糖≥7.0mmol/L,餐后 2h 血糖≥11.1 mmol/L,糖化血红蛋白升高。有脂质代谢紊乱,血三酰甘油(甘油三酯)升高,高密度脂蛋白胆固醇降低。

(三)鉴别诊断

1. 心肌病 扩张型心肌病、肥厚型心肌病和贫血性心脏病都有心脏扩大、心力衰竭,但无糖尿病病史和血糖升高,且超声心动图有各自的特异性改变,可以鉴别。

2. 冠心病 糖尿病伴冠心病与普通冠心病相比无症状心肌缺血多见,出现心肌梗死时并发症多而重,病死率较高,且有自主神经病变。

(四)治疗

控制饮食,控制血糖,纠正脂质代谢紊乱,心绞痛可用硝酸酯类药物,心力衰竭可给予强心、利尿(避免噻嗪类)、扩血管的药物治疗。

六、甲状腺功能亢进性心脏病

机体分泌过多的甲状腺激素影响全身组织的代谢过程,心血管系统对其非常敏感,当甲状腺功能亢进病人出现阵发或持久性心房颤动、心脏扩大和(或)心力衰竭时,称为甲状腺功能亢进性心脏病。

(一)诊断

除甲状腺肿大、甲状腺血管杂音、突眼、消瘦、怕热、多汗、皮肤潮湿、食欲亢进、易激动外,常有心悸、气短、劳累后呼吸困难,心力衰竭,偶有心律失常所致的心前区疼痛。查体有心尖搏动增强,第一心音亢进,心率增快,睡眠时心率仍快为其特点。心尖区和肺动脉瓣区听诊可闻及2~3级收缩期吹风样杂音。合并心力衰竭或心房颤动时心脏增大,心尖区可闻及舒张期杂音及心功能不全的体征,如肝大、下肢水肿。还有收缩压升高,舒张压略降低,脉压差增大,少数病人可见水冲脉及毛细血管搏动征。部分病人合并二尖瓣脱垂。

(二)辅助检查

1. 实验室检查 ^{131}I摄取率升高并有高峰前移,血清T_3、T_4高于正常,TSH降低。

2. 胸部X线 长期心房颤动或心力衰竭者,心影向两侧扩大。

3. 心电图 有窦性心动过速,心律失常以房性多见,尤其是心房颤动,可有不同程度的房内、房室和室内传导阻滞。还可见ST段下移,T波低平或倒置,心室肥大。

4. 超声心动图 收缩期中二尖瓣叶明显凸向左心室,左心室后壁及室间隔增厚,心肌顺应性减退。

5. 心功能测定 收缩时间间期测定可见左心室射血前期(PEP)延长,左心室射血时间(LVET)缩短,PEP/LVET比值增大,左心室收缩功能降低。

(三)鉴别诊断

1. 冠心病 甲状腺功能亢进性心脏病发生心房颤动时,须与冠心病鉴别。冠心病常有高血压、高血脂、糖尿病等易患因素,有心绞痛发作,出现心肌梗死病人有异常Q波,超声心动图可见左心室有节段性功能障碍,放射性核素心肌扫描有心肌缺血或坏死区,血清T_3、T_4水平正常;而甲状腺功能亢进性心脏病则不同,血清T_3、T_4升高为其特征,而且控制甲状腺功能亢进后,可好转或恢复。

2. 扩张型心肌病 心肌病虽有心脏扩大、心律失常和心力衰竭,但超声心动图及放射性核素心肌扫描显示为心脏弥漫性搏动减弱,而甲状腺功能亢进性心脏病为高排血量型,心脏搏动有力,且心肌病无血清T_3、T_4升高。

3. 风湿性心脏病 往往有风湿热病史,心尖区有舒张中晚期隆隆样杂音和收缩期杂音,杂音性质较甲状腺功能亢进性心脏病粗糙响亮且长期存在,而甲状腺功能亢进性心脏病的杂音常在甲状腺功能亢进症状控制后消失。超声心动图可正确反映瓣膜病变情况,区分两种心脏病。

4. 先天性心脏病房间隔缺损 甲状腺功能亢进性心脏病有心尖区杂音、心脏增大、右束支传导阻滞时应与房间隔缺损鉴别。房间隔缺损时胸骨左缘为收缩期喷射性杂音,肺动脉瓣区第二心音分裂(固定分裂)亢进,而甲状腺功能亢进性心脏病的胸骨左缘为收缩期吹风样杂音,无第二心音固定分裂;房间隔缺损伴肺动脉压明显升高时可在肺动脉瓣听诊区闻及相对性肺动脉瓣关闭不全的舒张期杂音,甲状腺功能亢进性心脏病则无;房间隔缺损时超声心动图有房间隔回声中断,多普勒显示左心房至右心房的分流频谱。

(四)治疗

主要是控制甲状腺功能亢进。可服用抗甲状腺药物他巴唑、丙硫氧嘧啶等,若甲状腺较大,有结节及腺瘤时,则须手术治疗,有心房颤动无心力衰竭者可用 ^{131}I 治疗,效果较好。心率较快时服用β受体阻滞药;心力衰竭时加用利尿药和小剂量洋地黄制剂。

七、甲状腺功能减退性心脏病

由于甲状腺激素分泌不足,组织及心肌代谢率减低引起的心脏病变称为甲状腺功能减退性心脏病,也称为黏液性水肿性心脏病。甲状腺激素分泌不足,组织及心肌细胞内 Na^+-K^+-ATP 酶活性降低,组织及心肌细胞内钠水含量增加,钾离子减少,蛋白合成减少,毛细血管通透性增加,局部水肿,嗜水性黏多糖和黏蛋白堆积,导致组织、心肌细胞及间质黏液性水肿和浆膜腔积液。甲状腺功能减退(甲减)时基础代谢率降低,心肌收缩力减弱,心率减慢,心肌耗氧量降低,血循环减慢,此时心肌对儿茶酚胺的敏感性降低,心排血量减少。由于代谢异常,血胆固醇增高,易发生动脉硬化。

(一)诊断

甲状腺功能减退的病人面色苍白、畏寒、乏力、嗜睡、智力减退、记忆力下降、言语缓慢、声音嘶哑、食欲减退、腹胀、便秘。甲状腺功能减退性心脏病表现为胸闷、心悸、气短,劳力性呼吸困难;查体有心脏增大、心率缓慢、心音低钝、脉搏弱,少数病人有高血压,主要是舒张压升高。心包积液是甲状腺功能减退性心脏病的常见表现,特点是由于积液发生缓慢,即使积液量较大,心脏压塞症状也不明显,静脉压多正常。

(二)辅助检查

1. 胸部 X 线 心脏呈普大心,因甲状腺功能减退性心肌病和心包积液所致。

2. 心电图 窦性心动过缓,QRS 波群低电压,P-R 及 Q-T 间期延长,ST 段及 T 波异常,早搏、心房颤动、房室传导阻滞。用甲状腺制剂治疗后,ST、T 改变不消失,且无 QRS 波群低电压,考虑已合并冠心病。

3. 超声心动图 可见心包积液和心室肥厚,部分病人有非对称性室间隔肥厚。

4. 心功能测定 臂至肺、臂至舌循环时间延长,射血前期(PEP)延长,射血前期与左心室射血时间比率(PEP/LVET)增加。

5. 实验室检查 血清 T_3、T_4 水平低于正常,基础代谢率和 ^{131}I 摄取率低于正常,血清胆固醇水平升高,血清心肌酶 CPK、LDH、AST 可升高。

(三)鉴别诊断

1. 贫血性心脏病 贫血性心脏病有心脏扩大、心功能不全者,应与甲减性心脏病相鉴别。贫血性心脏病有血红蛋白降低,高心排血量,窦性心动过速,周围血管扩张,舒张压降低,脉压增大,周围血管征,但心包积液少见,且血清 T_3、T_4 水平正常等特点可将两者区别开来。

2. 肾炎性心脏病 肾炎性心脏病是指肾炎引起的心血管损害,包括高血压、心脏增大、心肌损害和充血性心力衰竭。肾炎性心脏病由于心肌炎性水肿和高血压出现心脏增大,但与甲减性心脏病不同的是有低蛋白血症、从组织疏松部位如眼睑开始的全身性水肿,尿常规有蛋白、红细胞及管型等,甲状腺功能正常。

3. 其他原因的心包积液 甲减性心脏病的心包积液还应与结核性心包炎、风湿性心包炎相鉴别。结核性心包炎有结核中毒症状,午后低热、盗汗、咳嗽、胸痛,结核菌素试验常为阳性,心包穿刺液常为血性,抗结核治疗有效。风湿性心包炎常是风湿性全心炎的一部分,有风湿热的相关症状,血沉增快,血清抗链球菌溶血素"O"升高,甲状腺激素水平正常。

(四)治疗

可给予甲状腺激素替代治疗,从小剂量开始,坚持用药,直至症状缓解,甲状腺功能恢复正常。心力衰竭者给予强心、利尿治疗;有高血压时降压治疗;大量心包积液时穿刺抽液。

八、甲状旁腺功能亢进性心脏病

甲状旁腺功能亢进(甲旁亢)是甲状旁腺激素(PTH)分泌过多导致广泛骨质脱钙、泌尿系多发结石、肾小管功能受损、神经肌肉应激性降低的临床症候群。由于血钙浓度增高,可累及心血管系统,产生高血压、心律失常、心脏钙化和心肌缺血,称为甲状旁腺功能亢进性心脏病。

PTH 对心脏有正性变力和变时作用,并随细胞外液 Ca^{2+} 浓度而改变。甲旁亢时由于 PTH 分泌过多及高钙血症使心肌收缩力增强、心率增快、耗氧量增加,肾功能受损及钙沉积在大动脉和冠状动脉,导致管腔狭窄,因而出现血压增高、心绞痛,甚至心肌梗死。

(一)诊断

骨关节疼痛、骨质疏松、病理性骨折;口渴、多饮、多尿,肾及泌尿系结石、肾绞痛;神经肌肉兴奋性降低出现乏力、恶心、呕吐、腹胀、便秘;部分病人有胃溃疡。伴高血压时有头晕、头痛,还可有心悸和心绞痛。查体有血压升高,心律失常,心界扩大。

(二)辅助检查

1. X 线片 骨质吸收、脱钙、囊肿形成,肾及泌尿系结石,可有左心室增大。

2. 心电图 典型表现为 Q-T 间期缩短,ST 段与 T 波上升支融合,可有 P-R 或 QRS 间期缩短,心动过缓,少见心动过速和房室传导阻滞,还可有左心室肥厚。

3. 实验室检查 高血钙、低血磷,血清碱性磷酸酶升高,血 PTH 升高。

(三)鉴别诊断

甲旁亢性心脏病主要与引起高钙血症的疾病鉴别,如恶性肿瘤可有高钙血症,伴心包转移有心包积液时心影扩大,但肿瘤相关癌胚抗原阳性,可找到原发灶,PTH水平正常。结节病有血钙升高,但临床表现有淋巴结肿大,皮肤损害,腮腺或泪腺肿大,应用肾上腺皮质激素10d左右血清钙可恢复至正常,而甲旁亢应用肾上腺皮质激素则血清钙无变化。其他原因的高钙血症如维生素D中毒,应用噻嗪类利尿药等,一般不伴有高血压和心脏扩大,血PTH水平正常。

(四)治疗

应手术切除甲状旁腺腺瘤或部分切除增生的腺体。重度高钙血症可采取补充生理盐水、利尿,给予降钙素、透析等措施。西咪替丁可抑制PTH的合成及分泌,进而降低血钙。治疗甲状旁腺功能亢进性心脏病伴心力衰竭时要注意高血钙可增强心肌对洋地黄的敏感性,诱发严重心律失常,必须慎用洋地黄。

九、甲状旁腺功能减退性心脏病

甲状旁腺功能减退表现为PTH分泌过少引起神经肌肉兴奋性增高、血钙降低、血磷升高,当累及心血管系统时,可出现心肌张力降低,心脏扩大,心律失常和充血性心力衰竭,称为甲状旁腺功能减退性心脏病(甲旁减性心脏病)。

PTH减少可减弱心肌收缩力,引起低钙和低镁,进而影响心肌细胞的兴奋-收缩过程,导致充血性心力衰竭,还可影响心肌细胞的电生理特性,诱发心律失常。低钙影响肾小管对Na^+的重吸收,钠水潴留可加重心脏负荷。另外,血镁也可下降,由于Mg^{2+}是ATP转变为cAMP的激活剂,故低镁时cAMP水平下降、心功能受损。

(一)诊断

血钙降低引起肢体感觉异常,表现为刺痛、发麻、手足和面部肌肉痉挛、僵直。部分病人有精神症状,表现为焦虑、烦躁、幻觉、记忆力减退。心血管症状有活动后心悸、气短,充血性心力衰竭。

体征有面部轻叩试验和束臂加压试验阳性。心力衰竭时可出现颈静脉充盈,心脏向两侧扩大,心率加快,心音低钝,心尖区收缩期杂音,肺动脉瓣听诊区第二心音亢进,双肺干湿性啰音,肝大、腹水、双下肢水肿。50%的病人有白内障,常为双侧性,而且发病年龄较早。

(二)辅助检查

1. 胸部X线 心脏向两侧扩大,心力衰竭时表现为肺淤血或肺水肿。
2. 心电图 心动过速,Q-T间期和ST段延长,T波低平或倒置。
3. 超声心动图 心房、心室腔增大,左心室后壁和室间隔收缩期增厚,搏动幅度降低,类似扩张性心肌病,可有心包积液。
4. 实验室检查 血钙降低,血磷升高,尿钙减少,PTH显著降低。

（三）鉴别诊断

1. 扩张型心肌病 甲旁减性心脏病有心脏普遍增大和心力衰竭时应与扩张型心肌病鉴别。扩张型心肌病没有低血钙、高血磷，PTH 正常，甲状旁腺功能减退性心脏病则相反。

2. 维生素 D 缺乏 有营养不良、低血钙、高血磷等，但 PTH 增高，无心脏扩大等可区别。

3. 肾功能不全 有低钙、高磷，PTH 增高，尿素氮、肌酐升高。甲旁减则有心脏扩大，PTH 减低。

（四）治疗

补充钙剂和维生素 D_3，低镁时补镁。心力衰竭时在纠正低钙血症的基础上给予洋地黄和利尿药治疗。药物治疗无效时可施行甲状旁腺移植术。

十、肢端肥大症性心脏病

肢端肥大症是腺垂体（垂体前叶）生长激素（GH）分泌过多，造成全身组织增生肥大及代谢紊乱。大多数为垂体的嫌色细胞或嗜酸性粒细胞腺瘤。

GH 分泌过度促进组织细胞数量过度增加、细胞体积过度增大，导致软组织、骨骼及内脏增生肥大。过多的 GH 拮抗胰岛素的作用，促进肝糖原异生，导致血糖升高或出现糖尿病；GH 还促进脂肪的动员和分解，使血浆游离脂肪酸增加，生酮作用加强，出现酮症。过多的 GH 可直接促进心脏肥大。另外，肥大的全身组织器官需血量增加，心脏负荷相应增加，进一步促进心脏肥大，最终发生心力衰竭和心律失常。

（一）诊断

1. 肢端肥大症的表现 头痛、头晕、全身乏力，还可有糖尿病症状。

2. 心血管系统表现 10%～50%的病人并发高血压，部分病人出现心功能不全、心律失常的症状，有活动后胸闷、心悸、气短等症状。

3. 体征 面貌丑陋、手足粗大、唇厚鼻大、舌厚耳大、下颌前突、牙齿稀疏，说话语调低沉。血压升高，心界扩大，心尖区和肺动脉瓣听诊区可闻及收缩期杂音，心力衰竭时肺部有湿啰音，颈静脉充盈，肝大、水肿等。

（二）辅助检查

1. X 线 颅骨蝶鞍扩大，指端骨及软组织增生，骨质明显疏松，腰椎前凸、胸椎后凸，可有心脏扩大和心力衰竭的肺部影像。

2. CT 与磁共振成像 可发现垂体瘤。

3. 心电图 左心室肥厚，ST 段压低，T 波低平或倒置，早搏，房室传导阻滞，室内传导阻滞，病态窦房结综合征等。

4. 超声心动图 有非对称性室间隔肥厚，或向心性左心室肥厚。

5. 心功能测定 左心室射血前期（PEP）延长，左心室射血时间（LVET）缩短，PEP/LVET 比值增大。

6. 实验室检查 血浆 GH 水平升高，>921.6pmol/L；葡萄糖抑制实验为血浆 GH 不被抑制到<230.4pmol/L；用左旋多巴或溴隐亭后血浆GH可被抑制，而正常人反而升高；血浆胰岛素试验后GH水平明显升高；促甲状腺激素释放激素(TRH)兴奋试验后GH较基础值升高50%，生长介素C明显升高。可有血糖升高。

（三）鉴别诊断

1. 高血压 肢端肥大症性心脏病并发高血压者应与原发性高血压或其他继发性高血压相鉴别。原发性高血压起病缓慢，有头晕、头痛、耳鸣、失眠、心悸、乏力，逐渐出现心、脑、肾等靶器官的损害；肾实质性高血压常有慢性肾小球肾炎、慢性肾盂肾炎或肾结核病史，尿中有蛋白、红细胞、白细胞和管型，血肌酐和尿素氮升高；肾动脉狭窄引起的高血压有腹部或腰背部的血管杂音，腹部B超、肾动脉螺旋CT、肾动脉造影均可明确肾动脉狭窄的部位和程度；嗜铬细胞瘤常发生在肾上腺髓质，分泌大量肾上腺素和去甲肾上腺素，导致阵发性或持续性血压升高，血压升高时血或尿中的肾上腺素、去甲肾上腺素水平显著升高，苄胺唑啉降压试验阳性，收缩压下降4.7kPa(35mmHg)，舒张压下降3.3kPa(25mmHg)，持续3～5min，腹部超声、放射性核素、CT、磁共振成像可以发现嗜铬细胞瘤的部位；原发性醛固酮增多症的高血压有多饮、多尿、肌无力、肌麻痹，顽固性低血钾、高尿钾，血及尿中的醛固酮增多，螺内酯（安体舒通）试验阳性(320～400mg/d，服用1～2周，血钾升高，尿钾减少)，腹部超声、放射性核素、CT、磁共振成像可做出肾上腺皮质增生或肿瘤的定位诊断；皮质醇增多症引起的高血压有向心性肥胖、满月脸、水牛背、多毛、紫纹，血、尿皮质醇水平升高的特点；以上所述原发性和继发性高血压血GH均正常，无肢端肥大，可与肢端肥大症性心脏病的高血压相鉴别。

2. 冠心病 冠心病的缺血性心肌病有心脏扩大、心力衰竭、心律失常，心电图示心肌缺血等，应与肢端肥大心区别。冠心病无血GH水平升高，无肢端肥大症的特征性表现可资鉴别。

3. 心肌病 扩张型心肌病有心脏扩大、心力衰竭、心律失常；肥厚型心肌病有非对称性室间隔肥厚，心脏大，但均无GH水平升高，无肢端肥大症的体征。

（四）治疗

可手术切除垂体瘤，放射治疗垂体瘤或服用药物。药物有溴隐亭、赛庚啶、生长激素释放抑制激素及其类似物奥曲肽。但药物治疗不彻底，可用于术后或放疗之前。

十一、嗜铬细胞瘤性心脏病

嗜铬细胞瘤(PHEO)是大部分来自肾上腺髓质，少部分来自交感神经节和其他嗜铬组织，产生大量儿茶酚胺即肾上腺素和去甲肾上腺素的内分泌肿瘤。大量儿茶酚胺可直接或间接损害心脏，发生嗜铬细胞瘤性心脏病。

PHEO占高血压的0.3%～0.5%；在PHEO中肾上腺内的PHEO约占90%，而其中10%发生在双侧；肾上腺外的PHEO约占10%，其中大部分位于腹膜后腹主动脉旁；恶性PHEO约占10%。PHEO产生大量的儿茶酚胺进入血液循环，导致显著的血压升高和交感神经兴奋。

（一）诊断

1. 症状 PHEO间歇释放大量儿茶酚胺入血，可表现为阵发性高血压伴交感神经兴奋症状,如面色苍白、焦虑、恐惧、心悸、气促、恶心、呕吐、腹痛,甚至发生高血压危象。如儿茶酚胺持续进入血液循环,则表现为持续性血压升高,久而久之导致心、脑、肾靶器官损害,可产生心力衰竭、高血压脑病、肾功能衰竭。有时高血压与低血压交替出现。少部分病人有糖尿病表现。

2. 体征 发作时心率增快、低热、出汗、头痛。可有心界向左扩大,主动脉瓣听诊区第二心音亢进,心尖区可闻及收缩期杂音。心力衰竭时有肺部啰音、心尖区舒张期奔马律。极少数病人腹部可触及肿块。

(二)辅助检查

1. 胸部 X 线 可有心脏扩大。

2. 心电图 左心室肥厚,ST 段下移,T 波低平或倒置,室性早搏,阵发性心动过速,房室传导阻滞,偶可有心室颤动。

3. 实验室检查 发作时血浆肾上腺素(E)及去甲肾上腺素(NE)水平升高,24h 尿儿茶酚胺即 E 和 NE 升高,以及 24h 尿儿茶酚胺代谢产物 3-甲氧基-4-羟基苦杏仁酸(VMA)水平升高。血糖和尿糖水平升高。

4. 药理试验 当血压>22.7/14.7kPa(170/110mmHg)时,快速静脉注射苄胺唑啉 5mg,随后每 30s 测血压 1 次,共 6 次,然后每 min 测血压 1 次,共 10 次,若给药后 2min 内收缩压下降≥4.67kPa(35mmHg),舒张压下降≥3.33kPa(25mmHg),持续 2～5min 者为阳性。在高血压发作间歇期可做胰高血糖素试验,方法为测平卧位的基础血压,做冷加压试验后快速静脉注入盐酸胰高血糖素 0.5～1mg,若注射后 15s,血压骤升,较冷加压试验高峰值高 2.7/2.0kPa(20/15mmHg)为阳性。

5. 肿瘤定位诊断 B 型超声和 CT 检查阳性率较高,对异位嗜铬细胞瘤和恶性嗜铬细胞瘤转移者,用 ^{131}碘苄胍(MIBG)做肾上腺髓质显像。

(三)鉴别诊断

1. 高血压 高血压病和其他继发性高血压也可有心悸、气促、焦虑、多汗,但血、尿儿茶酚胺及其代谢产物水平测定并不高,药理试验阴性,且其他继发性高血压有各自的特点可供鉴别。

2. 甲状腺功能亢进 因属高代谢状态,也有心悸、多汗、收缩压升高,但舒张压往往不高;有血 T_3、T_4 升高,但血、尿儿茶酚胺不高,上述特点可将两者区别开来。

3. 糖尿病 嗜铬细胞瘤性心脏病有血糖升高,尿糖阳性,易与糖尿病混淆,但一般的糖尿病无特征性高血压,无血、尿儿茶酚胺水平升高,可将两者区别开来。

(四)治疗

手术切除肿瘤是最有效的治疗方法,但必须在血压正常 2～3 周后进行。发作期立即静脉注射苄胺唑啉,口服降压药可选用 α 受体阻滞药哌唑嗪和(或)β 受体阻滞药普萘洛尔(心得安)、阿替洛尔(氨酰心安)、美托洛尔等,还可选用钙拮抗药。

十二、原发性醛固酮增多症性心脏病

原发性醛固酮增多症性心脏病(原醛性心脏病)是由于肾上腺皮质球状带腺瘤或增生使醛

固酮分泌过多,造成水钠潴留、血容量增加,导致高血压、低血钾所致的心脏病。

原发性醛固酮增多症由肾上腺皮质球状带腺瘤引起者占90%,由增生引起者占10%。醛固酮增多所致高血钠和高血容量时,可使肾入球小动脉内压力上升,反馈抑制球旁细胞与致密斑分泌肾素,造成低肾素性高血压。原发性醛固酮增多症有低血钾、高尿钾,因而容易出现细胞内酸中毒和心律失常。

(一)诊断

1. 症状 主要表现为高血压,常伴有头痛,出现高血压性心脏病心功能不全时,病人有心悸、气短、劳力性呼吸困难。本病的突出症状为周期性肌麻痹、手足搐搦和肌肉痉挛。病人尿量增多,尤其夜尿增多,导致口渴、多饮,但一般不引起水肿。还可有低钾低氯性碱中毒引起的肢端麻木。

2. 体征 心界扩大,心音低钝,心前区收缩期杂音,心律失常,膝反射减弱。

(二)辅助检查

1. 胸部X线 心影增大,心力衰竭时可有肺淤血。

2. 心电图 显示低血钾波形,有U波、Q-T间期延长,ST段下降,T波增宽、低平或倒置,可出现各种心律失常,甚至出现尖端扭转型室性心动过速、心室颤动。还可有左心室肥厚的表现。

3. 定位诊断 B型超声、CT及磁共振成像可协助定位诊断。

4. 实验室检查 血钾常低至3.0mmol/L以下,有代谢性酸中毒,血浆醛固酮水平升高,肾素及血管紧张素水平降低,24h尿17-羟皮质类固醇升高,>69.4μmol/24h(20mg/24h),小剂量地塞米松试验不能抑制。

(三)鉴别诊断

1. 高血压 原发性高血压及继发性高血压均存在头痛、头晕等高血压共有的症状,但实验室检查中原发性醛固酮增多症具备特有的低血钾、高醛固酮、高血浆皮质醇,可根据其他原因的高血压所具备的各自特点将它们区别开来。

2. 心肌病 缺血性心肌病或扩张性心肌病有心脏扩大、心律失常时需与原发性醛固酮性心脏病鉴别。心电图、超声心动图,特别是冠状动脉造影和实验室检查可以鉴别。

(四)治疗

尽早切除肾上腺肿瘤。对不能手术者,口服醛固酮受体拮抗药螺内酯(安体舒通)治疗。

十三、类癌性心脏病

类癌又称嗜银细胞瘤,由来自甲状腺、胃肠、阑尾、支气管等处的神经内分泌细胞组成,类癌细胞浆内含5-羟色胺(5-HT)、促胃液素(胃泌素)、胰高血糖素、生长抑素等。类癌细胞分泌的5-HT不能被肝脏灭活,因而引起类癌综合征和类癌性心脏病。类癌分泌的5-HT使右心房、右心室内膜、肺动脉瓣、三尖瓣、乳头肌出现广泛性纤维组织增生,导致肺动脉瓣狭窄、三尖瓣狭窄并关闭不全,右心功能衰竭。

(一)诊断

类癌综合征表现为面部潮红,周围毛细血管扩张,低血压,肠蠕动增强引起的腹泻,支气管痉挛引起的哮喘等。类癌性心脏病表现为劳累后心悸、气短,肺动脉瓣听诊区第二心音亢进、并可闻及粗糙的收缩期吹风样杂音;三尖瓣听诊区收缩期和舒张期双期杂音,肝大、水肿,心律失常;如左心受累也可导致左心功能不全。还可导致类癌性心包炎。

(二)辅助检查

1. 胸部 X 线和超声心动图 可见到心脏扩大及心功能不全的表现。

2. 病理检查 心内膜心肌活检可见心内膜表面由纤维组织覆盖,纤维组织内有纤维母细胞和异染性基质,电镜下可见幼胶原。类癌原发处的细胞嗜银染色阳性。类癌低度恶性,偶有远处转移。

3. 心电图 可有心律失常,如早搏、传导阻滞等。

(三)鉴别诊断

1. 风湿性心脏病 风湿性心脏病(风心病)三尖瓣狭窄合并关闭不全在三尖瓣听诊区可闻及收缩期和舒张期双期杂音,应与类癌性心脏病相鉴别。但风心病的三尖瓣病变很少单独存在,几乎均同时伴有二尖瓣狭窄,心尖区闻及舒张期隆隆样杂音,有风湿热病史,超声心动图有二尖瓣城垛样改变可鉴别。

2. 先天性心脏病 先天性心脏病(先心病)肺动脉口狭窄在肺动脉瓣听诊区可闻及粗糙的收缩期杂音,应与类癌性心脏病鉴别。先心病肺动脉口狭窄的杂音更响亮,呈喷射性,多伴有震颤,向左锁骨下传导,背部也可听到,且无类癌综合征的临床表现如面部潮红等。

3. 限制型心肌病 也称为心内膜心肌纤维化,发病呈地域性,多分布在热带与亚热带地区,以心壁内膜病变为主,有心室腔缩小,左心房、右心房受累,心内膜心肌活检嗜酸性细胞增多,但无类癌综合征的临床表现,可以鉴别。

(四)治疗

手术切除类癌。出现低血压或高血压,心律失常,心功能不全时对症治疗。

十四、肥胖症性心脏病

人体摄入热能过多,可造成体内脂肪储存增多,当实际体重超过标准体重的20%以上,或体重指数(BMI,体重 kg/m^2)>25 时,称为肥胖症,肥胖可导致心肺负担过重,影响心肺功能,出现缺氧、心脏扩大、心功能不全,当体重减轻后心脏功能可逆转和改善,称为肥胖症性心脏病。

肥胖者胸腹部脂肪堆积过多,引起通气功能障碍,出现低换气综合征,二氧化碳潴留,继发性红细胞增多,肺动脉高压,右心室扩大,右心功能不全。重度肥胖时,耗氧量增加2%~3%,可出现代偿性心率加快,心输出量增加,左心房、左心室扩大,心肌肥厚、脂肪浸润,心包膜脂肪厚度增加,左心室收缩与舒张功能受损,左心功能不全。

(一)诊断

病程在10年以上的重度肥胖者可有乏力、心悸、气短、周期性呼吸暂停、夜间阵发性呼吸困难、口唇发绀、呼吸性酸中毒、低氧血症、颈静脉怒张、肝大、腹水、下肢水肿。还可有内分泌代谢紊乱症候群,如高胰岛素血症、胰岛素抵抗、糖耐量减低、糖尿病、高脂血症、脂肪肝、胆结石、腹胀、便秘、闭经、不孕、阳痿、不育、皮肤紫纹。可并发高血压、冠心病。

(二)辅助检查

1. 胸部 X 线 心脏扩大,横膈抬高,心胸比值增大,肺门影增宽,肺纹理增多。
2. 心电图 电轴右偏,肺型 P 波,心律失常,右心室肥厚、劳损,部分病人有左心室肥厚。
3. 超声心动图 心房扩大,心室肥厚,心包膜脂肪厚度增加,左心室射血分数下降。
4. 肺功能 1s用力呼气量、最大呼气中期流速、最大通气量、残气容积、功能残气量和补呼气容积均降低或显著降低,且与肥胖度相一致。
5. 实验室 血胆固醇、三酰甘油(甘油三酯)、低密度脂蛋白胆固醇水平升高,高密度脂蛋白胆固醇水平降低;血胰岛素和皮质醇水平升高。

(三)鉴别诊断

1. 慢性肺源性心脏病 肺源性心脏病往往有慢性阻塞性肺疾病病史,如气候寒冷时咳嗽、咳痰,少见肥胖,体征有桶状胸,双肺叩诊过清音,剑突下心脏收缩期搏动;而肥胖所致右心功能不全则无上述特点。
2. 高血压病及继发性高血压 肥胖症合并的高血压往往在迅速减肥后得到控制,而其他类型的高血压有各自的临床特点,特殊的治疗方式,且可能没有肥胖的表现。

(四)治疗

针对低氧血症、呼吸暂停可给予吸氧、呼吸兴奋药;针对心力衰竭可给予强心、利尿治疗;还应治疗高血压、冠心病、心律失常等。但最重要的是迅速减肥、减轻体重,因此要尽最大努力控制饮食,甚至采取饥饿疗法。

十五、营养缺乏性心脏病

因营养缺乏,如蛋白质、多种维生素和无机盐摄入不足,导致低蛋白血症、水肿、消瘦、内脏器官萎缩、心脏变小、心肌间质水肿、脂肪组织消失、心肌损伤、心排血量减少,称为营养缺乏性心脏病。

(一)诊断

身体消瘦,体重减轻,全身无力,体温低,怕冷,面色苍白,血压低,全身水肿,胸水、腹水,肝大,皮肤干燥,头发干枯,食欲减退,消化不良。心脏浊音界小,心动过缓,心音弱,发绀,直立性低血压。

(二)辅助检查

1. 胸部X线 心影缩小。

2. 心电图 窦性心动过缓,低电压,T波低平、倒置。

3. 超声心动图 小心脏,心排血量降低。

4. 实验室检查 血浆总蛋白、白蛋白减少,血红蛋白减少,轻中度贫血,尿比重降低,基础代谢率降低。

(三)鉴别诊断

1. 慢性肺源性心脏病 早期肺心病无心力衰竭时由于肺气肿使膈肌位置下移,心脏悬垂位、心影小,应与营养不良性心脏病相鉴别。肺心病往往有典型的肺气肿表现,如桶状胸、肋间隙增宽、叩诊过清音,肺动脉瓣听诊区第二心音亢进,剑突下心脏收缩期搏动,心电图有肺性P波,病史中有每逢气候寒冷时咳嗽、咳痰,但一般无贫血、无低蛋白血症,可根据以上特点将两者区分开来。

2. 甲状腺功能减退性心脏病 甲减性心脏病有畏寒,乏力,面色苍白,毛发稀疏干枯,心动过缓,心音低钝,低血压,但心影增大,甲状腺激素水平降低,多数病人有心包积液可供鉴别。

3. 贫血性心脏病 与营养不良性心脏病相同的是都有贫血,但贫血性心脏病属高动力循环,常表现为窦性心动过速,心脏扩大,收缩压略升高,脉压差增大,周围血管征阳性等可与营养不良性心脏病鉴别。

(四)治疗

增加蛋白质摄入,增加营养,提高每日的总热能,补充各种维生素,必要时经胃管或静脉补充高营养,输血。

十六、梅毒性心血管病

梅毒性心血管病是梅毒螺旋体侵入主动脉外层和中层,引起主动脉炎、主动脉瘤、冠状动脉口狭窄,以及主动脉瓣关闭不全,并引起相应临床表现的病变。

胎传梅毒是由于孕妇感染了梅毒螺旋体,通过胎盘直接传染给胎儿;后天性梅毒主要通过性接触传播,也可通过接吻、哺乳、输血和接触被污染的物品而传染。后天性梅毒分为三期。梅毒螺旋体初次侵入人体,局部发生的初期病变或损害称为一期或初期梅毒,常伴有局部或全身淋巴结肿大,此期持续2~6周,但梅毒螺旋体可在体内继续繁殖8~11周,大量梅毒螺旋体再次随血液循环播散至全身,引起广泛性皮肤黏膜损害,即梅毒疹,称为二期梅毒,如积极治疗二期梅毒可阻止其向三期梅毒发展;三期梅毒又称晚期梅毒,在初次感染后数年至数十年,病变累及心血管和神经系统,产生梅毒性心血管病和晚期神经梅毒。

(一)诊断

1. 单纯性梅毒性主动脉炎 无明显临床症状,但可有非特异性的主动脉瓣听诊区第二心音增强,伴粗糙的收缩期喷射性杂音。

2. 梅毒性主动脉瓣关闭不全 可有心悸、气短,心绞痛发作,心界向左下扩大,心尖搏动增强。听诊胸骨右缘第 2~4 肋间有收缩期喷射性杂音和舒张期吹风样杂音,由于舒张期从主动脉瓣反流的血液冲击正在开放的二尖瓣前叶,产生相对性二尖瓣狭窄,因此可在心尖区出现舒张早中期隆隆样杂音,也称 Austin-Flint 杂音。动脉舒张压降低,脉压增宽,出现水冲脉、毛细血管搏动征和股动脉枪击音。

3. 梅毒性主动脉瘤 临床表现由动脉瘤压迫或侵及邻近组织器官,以及动脉瘤破裂引起。动脉瘤所在部位常有收缩期血管杂音伴震颤,动脉瘤破裂可致猝死。动脉瘤附壁血栓脱落可引起脑栓塞、肾栓塞等。升主动脉瘤可压迫上腔静脉,产生上腔静脉综合征,表现为面部及上肢水肿、突眼、球结膜水肿、吞咽困难,胸壁、颈部及上肢静脉怒张;压迫右侧支气管或肺,可导致肺不张,咳嗽呈金属音调,呼吸困难和反复肺内感染。

4. 梅毒性冠状动脉口狭窄 常有心绞痛发作,持续时间长,多发生在夜间和休息状态下,含服硝酸甘油效果差。部分病人仅有心力衰竭。

(二)辅助检查

1. 胸部 X 线 单纯性主动脉炎可见升主动脉局部膨出和线条状钙化影。主动脉瓣关闭不全有左心室增大,靴型心,肺淤血。升主动脉显著增宽、扩张、钙化。动脉瘤所在部位的主动脉膨出。

2. 超声心动图 可发现主动脉瘤所在部位及是否有破裂,主动脉瓣关闭不全的程度,心腔大小及心功能状态。

3. 心电图 左心室肥厚,ST 段下移,T 波倒置。

4. 实验室检查 梅毒血清学检查分为非螺旋体血清实验和螺旋体血清实验。非螺旋体血清实验包括性病研究实验室试验(VDRL)、快速血浆反应素环状卡片试验(RPR)和自动反应素试验(APT),这些试验的检测阳性率为 70%~80%。螺旋体血清试验有荧光螺旋体抗体吸收试验(FTA-ABS)、梅毒螺旋体制动试验(TPI)和梅毒螺旋体抗体血凝试验(MHA-TP),这些试验在晚期梅毒检测的阳性率为 95%~98%,有很高的敏感性和特异性,主要用于明确诊断。

(三)鉴别诊断

1. 风心病主动脉瓣关闭不全 风湿性心脏病(风心病)大多数有风湿热病史,发病年龄较轻,很少单独有主动脉瓣关闭不全,往往伴有主动脉瓣狭窄或同时存在二尖瓣病变,梅毒血清试验阴性;梅毒性心脏病除主动脉瓣关闭不全外,不伴有主动脉瓣狭窄,也无二尖瓣病变,主动脉瓣的舒张期杂音以胸骨左缘第二三肋间最清晰,而且由于主动脉扩张在胸骨右缘第二三或三四肋间可闻及收缩期喷射性杂音。超声心动图有风心病多瓣膜病变的特异性改变可供鉴别。

2. 先天性心脏病二叶式主动脉瓣 主动脉瓣呈二叶式畸形,由于长期血流动力学变化的冲击使瓣叶受损,出现钙化性主动脉瓣狭窄或关闭不全,超声心动图可见主动脉瓣在舒张期呈两个交界,可有瓣膜增厚、钙化等改变,但无主动脉瘤,梅毒血清试验阴性。

3. 退行性心脏瓣膜病主动脉瓣关闭不全 由于主动脉粥样硬化使主动脉根部扩张和瓣环扩大,引起主动脉瓣关闭不全,往往同时伴有二尖瓣钙化,有时出现二尖瓣关闭不全,这与梅毒性心脏病不侵犯二尖瓣不同,而且退行性瓣膜病常有血胆固醇、三酰甘油升高,梅毒血清试验阴性。

4. 主动脉夹层引起的主动脉瓣关闭不全 主动脉夹层动脉瘤是由于血液进入主动脉壁将中层分开,形成夹层内血肿所致。夹层使主动脉瓣环松弛或撕裂,因而导致主动脉瓣关闭不全。初始症状有撕裂样胸痛伴濒死感,严重者出现休克,超声心动图和梅毒血清试验可明确诊断。

5. 马方综合征所致主动脉瓣关闭不全 本病为遗传性结缔组织疾病,可伴有二尖瓣黏液样变性、二尖瓣脱垂、二尖瓣关闭不全。本病有家族史,常表现为身材高大、四肢细长,指距增宽,蜘蛛样指、趾,胸廓畸形,晶状体半脱位或全脱位,高度近视,还可并发视网膜脱离和白内障。马方综合征有特异性体征,不难与梅毒性心脏病鉴别。

6. 类风湿性主动脉瓣关闭不全 类风湿关节炎偶伴有主动脉瓣关闭不全,是因类风湿性病变直接侵犯主动脉瓣所致,还有二尖瓣受侵犯。临床上有关节畸形、肿痛,关节功能严重受损;检测血清类风湿因子阳性,梅毒血清试验阴性等可作出鉴别。

7. 动脉粥样硬化性主动脉瘤 主要见于中老年人,多发生于腹主动脉,发生在胸主动脉的较少见,本病常有其他动脉粥样硬化的表现,并伴有血脂升高,梅毒血清学检查阴性,可与本病相鉴别。

8. 纵隔淋巴瘤 淋巴瘤病人深部纵隔淋巴结肿大时可引起纵隔增宽。胸部X线检查虽纵隔影增宽,但无搏动;超声心动图显示淋巴瘤病人的纵隔有实质性肿块,而梅毒性主动脉瘤显示的是纵隔有扩张性搏动。淋巴瘤病人的淋巴结活检可找到淋巴瘤细胞,梅毒血清学检查阴性可供鉴别。

9. 冠心病心绞痛 冠心病者多有高血压、高血脂等。胸痛多发生在劳累、情绪激动、饱餐或寒冷过程中,经休息、含服硝酸甘油后几分钟内可缓解;而梅毒性心脏病冠状动脉口狭窄引起的心绞痛常在夜间或静息状态下发生,含服硝酸甘油效果差,少数在心绞痛发作后出现猝死。血清学检查可供鉴别。

10. 肥厚型心肌病引起的心绞痛 此种心绞痛多发生在劳累后,因源于左心室流出道梗阻,可出现头晕、晕厥和猝死;胸骨左缘第三四肋间处可闻及收缩中晚期喷射性杂音,超声心动图可见左心室室间隔厚度与左心室后壁之比>1.3∶1,心电图有异常Q波,上述特征可将其与梅心病区分开来。

11. 多发性大动脉炎引起的心绞痛 如大动脉炎累及冠状动脉开口造成狭窄或闭塞可引起心绞痛,但梅毒血清学检查阴性。

12. 先天性冠状动脉畸形 常为左冠状动脉起源于肺动脉,造成左心室间隔缺损,病人在婴儿期即可出现心绞痛、心肌梗死,甚至出现心力衰竭而死亡。选择性冠状动脉造影可与梅毒性心脏病鉴别。

(四)治疗

积极进行驱梅毒治疗,首选青霉素,疗程2~3周,对青霉素过敏者选用四环素、多西环素(强力霉素)或红霉素,连服30d为1个疗程。对梅毒性心脏病主动脉瓣关闭不全者可行手术置换主动脉瓣。对症治疗心绞痛、心力衰竭。

十七、艾滋病性心血管损害

艾滋病是人类免疫缺陷病毒(HIV)引起的一种严重的传染性疾病,也称为获得性免疫缺陷综合征(AIDS)。

HIV通过位于辅助性T淋巴细胞表面的受体CD_4进入细胞,使辅助/诱导性T_4淋巴细胞亚群受损耗竭,导致机体免疫功能缺陷,特别是细胞免疫缺陷,进而并发严重的机会性感染和恶性肿瘤,如卡氏肺囊虫感染和卡波济肉瘤。AIDS可累及人体各系统器官组织,以肺、胃肠道及神经系统受累最为突出,最终导致各脏器功能衰竭和全身衰竭。一些研究者在AIDS死者的心肌细胞中检出HIV核酸序列,提示心肌细胞是HIV的靶细胞,临床上许多无心脏受累表现的AIDS病人具有异常的心脏组织学改变和无症状性心功能不全。

(一)诊断

1. 心肌炎　很多AIDS的心肌炎在生前并未作出诊断,尸体解剖才得以发现,说明病人生前未表现出心肌炎症状。少数病人可表现为左心功能不全或充血性心力衰竭,心律失常有顽固性持续性室性心动过速,心室颤动和传导阻滞,可出现心性猝死。部分病人伴心包积液。

2. 心内膜炎　作为全身性感染的一部分可有细菌性或真菌性心内膜炎。有寒战、发热、消瘦、乏力,皮肤黏膜淤点、淤斑、出血点,Osler结节、Janeway病变、眼底Roth点。心内膜炎的瓣膜赘生物容易脱落,引起脑栓塞和肾栓塞等。二尖瓣叶、乳头肌、腱索受累可导致穿孔、断裂,在心前区闻及收缩期杂音,出现急性左心功能不全,累及传导系统会出现传导阻滞。

3. 心包积液　部分病人无临床症状,或被严重的全身感染症状所掩盖;部分病人表现为发热、胸痛、呼吸困难、心动过速、低血压、奇脉、心脏压塞。

4. 心肌病　AIDS的心肌病表现为心脏向两侧扩大,有呼吸困难、颈静脉怒张、肝大、水肿等充血性心力衰竭的表现。

5. 恶性肿瘤的心脏损害　卡波济肉瘤或恶性淋巴瘤侵犯心脏会引起心脏扩大、心包积液、充血性心力衰竭和心律失常。

6. 血管损害　包括冠状动脉炎或动脉瘤形成,形成冠状动脉内血栓、栓塞,导致心肌梗死。

(二)辅助检查

1. 胸部X线　心肌炎伴心力衰竭和心肌病时有心脏各房室腔扩大,肺淤血、肺水肿;心包积液时心影扩大,心脏搏动减弱或消失;卡氏肺囊虫肺炎表现为双侧肺门周围模糊阴影,或弥散性网状结节样间质阴影。

2. 心电图　非特异性ST段和T波改变,肢体导联低电压,各种各样的心律失常,如早搏、心动过速、心房扑动、心房颤动、传导阻滞。超声心动图有左心室扩大、室壁变薄、室壁运动弥漫性减弱,收缩功能减退,心包积液。

3. 心内膜心肌活检　有助于早期诊断心肌炎、卡波济肉瘤和恶性淋巴瘤。

4. 病原体检查或培养　病情稳定后,取心内膜心肌活检有助于病情的诊断。

5. 实验室检查　有轻至中度贫血,淋巴细胞显著减少;检测HIV抗体,用酶联免疫吸附试验做初筛,用放射免疫沉淀测定法加以证实。还应检测HIV抗原、HIV核酸序列,以及从病人的血液和淋巴结中分离提取淋巴细胞进行培养和病毒分离。

（三）鉴别诊断

1. 非 AIDS 心肌炎 AIDS 所致的心肌炎与非 AIDS 心肌炎的临床表现之间无特殊差别，重要的是 AIDS 所致心肌炎伴全身淋巴结肿大，肝脾大，严重的感染、全身衰竭，HIV 抗体阳性，这些为有意义的鉴别点。

2. 非 AIDS 心包积液 AIDS 所致心包积液由于病人明显脱水、极度衰弱，在心脏压塞早期，颈静脉压升高和奇脉等体征可以缺如，称为"低压填塞"。而非 AIDS 心包积液则无此特点。

3. 非 AIDS 心肌病 AIDS 心肌病本身无特殊表现，与非 AIDS 心肌病不好鉴别，关键是 AIDS 心肌病伴发的全身淋巴结肿大，肝脾大，严重感染，恶性肿瘤和 HIV 抗体阳性等有特异性。

（四）治疗

AIDS 的治疗原则是抗感染、抗病毒、抗肿瘤，恢复机体的免疫功能。AIDS 所致心肌炎、心包炎、心内膜炎、心力衰竭、心律失常的治疗原则同非 AIDS 者，但最好避免使用肾上腺皮质激素和免疫抑制药。

十八、尿毒症性心肌病

尿毒症发生前心脏正常，而在终末期肾功能衰竭阶段出现了心脏扩大、心力衰竭和心律失常等，经透析治疗后心脏改变可恢复正常者称为尿毒症性心肌病。

尿毒症性心肌病的主要致病因素是毒性代谢产物潴留和肾性贫血，而代谢基本物质的缺乏，如低血糖、低血钙、缺乏维生素及某些代谢酶等也参与了发病。

（一）诊断

在尿毒症临床表现的基础上出现心悸、气短、呼吸困难。体征有颈静脉怒张，肝大，腹水，双下肢水肿，心界向两侧扩大，舒张期奔马律，心律失常，双肺湿啰音等。

（二）辅助检查

1. 胸部 X 线 心影呈球形扩大，可有肺水肿的表现。

2. 心电图 呈非特异性改变，有 ST 段下移，T 波低平或倒置，窦性心动过速、房性早搏、房性心动过速、室性早搏、传导阻滞。

3. 超声心动图 左心房、左心室扩大，心瓣膜及乳头肌功能异常，可有心包积液。

4. 实验室检查 红细胞减少，血红蛋白降低，血尿素氮和血肌酐水平升高，尿肌酐清除率降低。

（三）鉴别诊断

1. 扩张性心肌病 也表现为心脏扩大、心力衰竭和心律失常，但无尿毒症相应的临床表现，无贫血和肾功能不全相关指标的改变，无左心室肥厚；但超声心动图有左心室室壁变薄，弥漫性搏动减弱，可据此与尿毒症性心肌病鉴别。

2. 高血压性心脏病 有心脏扩大、左心室肥厚，无肾脏受累时，没有贫血和肾功能不全，而尿毒症性心脏病主要表现为肾功能不全、贫血，血液透析治疗后心脏可恢复正常。

（四）治疗

主要是治疗尿毒症，出现心功能不全和心律失常时给予相应的对症治疗，同时注意药物对肾功能的影响，适当减少药物剂量。

十九、心脏神经症

心脏神经症是神经官能症的一种特殊类型，主诉多样，以心血管系统功能失调为主要表现，一般在临床和病理上均无器质性心脏病的证据，但也可与器质性心脏病同时存在或在其基础上发生。本病多发生在中青年，以女性居多，常与器质性心脏病相混淆，造成鉴别诊断上的困难。

（一）诊断

常见的症状是心悸，病人自觉心脏搏动增强，多数可有心律失常，如早搏或心动过速。轻度活动心率即明显增快，导致心排血量增加和短暂血压升高，表明有β肾上腺素受体功能亢进。病人常常主诉胸闷、气短、呼吸不畅，须做深呼吸或叹息样大呼吸才感觉舒适，有时因过度换气导致呼吸性碱中毒。胸痛也是常见的主诉，疼痛位于心尖区或左乳房下，或呈游走性，疼痛性质为针刺样或刀割样。发作与体力活动无关，常在工作紧张、情绪激动后或静息时出现，持续数秒或数小时、数天。胸痛的发生可能由于局部肋间肌、胸肌痉挛或劳损所致。其他症状有焦虑、多汗、失眠、双手震颤、头晕、头痛、低热、全身乏力。

（二）辅助检查

1. 胸部 X 线 心影正常。
2. 心电图 窦性心动过速，房性或室性早搏，非特异性 ST-T 波改变，大多数表现为 ST 段 J 点下移，T 波低平、双向或倒置。ST-T 波改变以局限于 Ⅱ、Ⅲ、aVF 或 $V_{4\sim6}$ 导联多见，可时而加重、时而消失。心率增快时 ST-T 波异常加重，心率减慢时 ST-T 波可完全恢复正常。活动平板运动负荷试验可阳性。
3. 超声心动图 无异常发现。

（三）鉴别诊断

1. 甲状腺功能亢进 甲状腺功能亢进病人心率快、多汗、手抖、易激动，类似于心脏神经症的表现，但查体有甲状腺肿大，可闻及甲状腺血管杂音，血清 T_3、T_4 及甲状腺吸[131]碘率增高等可资鉴别。
2. 嗜铬细胞瘤 嗜铬细胞瘤发作时除了有心率快、出汗外，还有血压显著升高，血和尿中的儿茶酚胺及其代谢产物水平升高，苄胺唑啉降压试验和组胺激发试验阳性等可与心脏神经症鉴别
3. 冠心病心绞痛 冠心病心绞痛病人一般年龄较大，男性居多，往往有高血压、高血脂，心绞痛多在体力活动或情绪激动的当时发作，部位多固定，以胸骨上中段之后多见，呈

压榨性、窒息性,疼痛持续时间较短,一般 2～3min,很少超过 15min,经停止活动或含服硝酸甘油可缓解,发作时有缺血性 ST-T 波变化;而心脏神经症病人年龄较轻,女性多见,疼痛部位不固定,疼痛持续时间可为数小时或数天,含服硝酸甘油效果差,做冠状动脉造影检查可明确诊断。

4. 二尖瓣脱垂综合征 二尖瓣脱垂综合征常有胸痛,疼痛持续时间不定,与劳累和精神紧张无关,含服硝酸甘油无效,心脏听诊心尖区有收缩中期喀喇音和收缩中晚期杂音。此外,病人常有胸廓畸形,偶伴其他先天性心血管畸形,如房间隔缺损、马方综合征等。超声心动图可明确诊断。

5. 主动脉瓣狭窄 严重的主动脉瓣狭窄和(或)关闭不全会引起胸痛,但不伴焦虑、心率快、多汗、手抖等表现,在主动脉瓣听诊区可闻及收缩期喷射性杂音和(或)舒张期杂音,超声心动图可显示瓣膜病变,将两者区分开来。

6. 肥厚型心肌病 心绞痛多出现于劳累后,可伴头晕、乏力或晕厥,在胸骨左缘下段可闻及收缩中晚期喷射性杂音,胸片可见心影扩大,超声心动图可见室间隔肥厚,其厚度与左心室游离壁的比值>1.3:1,可资鉴别。

7. 病毒性心肌炎 可有心悸、胸闷、气短、心律失常,但病人一般在发病前 1 个月内有过病毒感染史,病毒抗体滴定阳性,X 线胸片可有心影增大,心力衰竭表现,而心脏神经症则无这些特点。

(四)治疗

以心理治疗为主,使病人相信自己没有器质性心脏病,提高对治疗的信心。还可给予少量镇静药和 β 受体阻滞药。

(首都医科大学附属北京安贞医院 李艳芳)

ISBN 978-7-5082-4497-6

R·807 定价:79.00元